HANDBUCH DER INNEREN MEDIZIN

BEGRÜNDET VON

L. MOHR UND R. STAEHELIN

HERAUSGEGEBEN VON

H. SCHWIEGK
MÜNCHEN

ACHTER BAND

NIERENKRANKHEITEN

SPRINGER-VERLAG BERLIN HEIDELBERG GMBH 1968

NIERENKRANKHEITEN

FÜNFTE VÖLLIG NEU BEARBEITETE
UND ERWEITERTE AUFLAGE

HERAUSGEGEBEN VON

H. SCHWIEGK

MÜNCHEN

TEIL 1

BEARBEITET VON

E. BUCHBORN · K. ČAPEK · P. DEETJEN · J. EIGLER · K. FEDERLIN
R. HEINTZ · J. HELLER · H. JESSERER · A. KLEINSCHMIDT · F. KRÜCK
J. MARTINEK · E. F. PFEIFFER · R. RICHTERICH · G. RIECKER
K. THURAU · F. WAHLIG · H. WIRZ · H. U. ZOLLINGER

MIT 407 ZUM TEIL FARBIGEN
ABBILDUNGEN

SPRINGER-VERLAG BERLIN HEIDELBERG GMBH 1968

ISBN 978-3-642-95039-1 ISBN 978-3-642-95038-4 (eBook)
DOI 10.1007/978-3-642-95038-4

 Library of Congress Catalog Card Number 52-37168.
Softcover reprint of the hardcover 5th edition 1968

Titel-Nr. 5595

Vorwort

Im Jahre 1931 erschien im Rahmen der 2. Auflage des Handbuches der Inneren Medizin der Band „Nierenkrankheiten" mit den Beiträgen von F. VOLHARD: *Die doppelseitigen hämatogenen Nierenerkrankungen* und von F. SUTER: *Die ein- und beidseitig auftretenden Nierenkrankheiten (sog. chirurgische Nierenaffektionen).* Insbesondere der umfangreiche Beitrag VOLHARDs, an dem der Autor 9 Jahre gearbeitet hatte, war ein Werk von einmaliger Bedeutung, das Klinik und Forschung für Jahrzehnte beeinflußt hat. Nach dem Kriege eröffnete der von H. FREY und F. SUTER bearbeitete Band „Nierenkrankheiten" die inzwischen abgeschlossene 4. Auflage des Handbuches.

Seit dem Ende des zweiten Weltkrieges hat nun gerade auf dem Gebiet der Nierenkrankheiten eine wissenschaftlich und klinisch außerordentlich fruchtbare Entwicklung stattgefunden, durch die das Verständnis der pathophysiologischen Vorgänge, die Diagnostik und in ungewöhnlichem Maße auch die Therapie gefördert wurden. Ich erwähne nur die neuen Erkenntnisse der Nierenphysiologie durch die Entdeckung des Gegenstromprinzips und die exakte Bestimmung der Resorptions- und Exkretionsvorgänge mittels Mikropunktion aller Einzelabschnitte des Nephrons, die Fortschritte auf dem Gebiet der pathologischen Anatomie der Niere durch Einführung der Nierenbiopsie und der Elektronenmikroskopie, die Erkennung der immunpathologischen Zusammenhänge bei Nierenkrankheiten, die Differenzierung der Diagnostik durch neue Funktionsproben und schließlich die Fortschritte der Therapie durch die genaue Bilanzierung des Wasser- und Elektrolytstoffwechsels, die Anwendung der extra- und intrakorporalen Dialyse und der Nierentransplantation. Es erschien daher notwendig, für den wissenschaftlich und praktisch tätigen Internisten wieder eine handbuchartige zusammenfassende Darstellung des neuen, fast unübersehbar gewordenen Wissens auf dem Gebiete der Nierenkrankheiten zu geben. Der vorliegende Band ist daher gleichzeitig Neuauflage und Ergänzungsband für die 4. Auflage.

Die Bearbeitung des Stoffes mußte auf eine große Anzahl von Autoren verteilt werden, damit auf jedem Teilgebiet eine fachgemäße Darstellung ermöglicht wurde. Für die Erkrankungen der ableitenden Harnwege steht jetzt ein Handbuch der Urologie zur Verfügung. Im Rahmen des Handbuches der Inneren Medizin werden daher diese sog. urologischen Erkrankungen nur insoweit kurz behandelt, als sie durch Auswirkungen auf die Nieren selbst differentialdiagnostisch und therapeutisch für den Internisten von Bedeutung sind. Dieser Band trägt daher den Titel „Nierenkrankheiten".

Er eröffnet eine Reihe von Neuauflagen bzw. Ergänzungsbänden von Teilen des Handbuches der Inneren Medizin. Auch sie sollen vorwiegend ein Bild der *neuen* Forschungsergebnisse vermitteln und auf den Darstellungen der 4. Auflage aufbauen. Eine solche Neubearbeitung einzelner Bände, jeweils wenn sie notwendig erscheint, ergibt wohl am besten die Möglichkeit, das Handbuch der Inneren Medizin in seiner Gesamtheit modern und lebendig zu erhalten.

München, September 1967 H. SCHWIEGK

Inhaltsverzeichnis

Physiologie, Pathologie und Diagnostik

Seite

Die Entwicklung der Nierenfunktion. Von Dr. K. ČAPEK, J. MARTÍNEK und Dr. J. HELLER. Mit 10 Abbildungen

A. Die phylogenetische Entwicklung der Nierenfunktion 3

B. Die Funktion der Nieren in der pränatalen Periode 16
Die Funktion des menschlichen Metanephros in der pränatalen Periode 17
Die Funktion des fetalen Metanephros bei anderen Säugetieren 18

C. Die Funktion der Nieren in der frühen postnatalen Periode des Menschen 19
I. Thematische Abgrenzung 19
II. Wasser- und Elektrolythaushalt in der Säuglingsperiode 19
III. Morphologie und Funktion der Nieren bei Säuglingen und älteren Kindern . . . 21
1. Morphologie der Nieren bei Neugeborenen und Säuglingen 21
2. Vergleich der Bezugspunkte für die quantitativen Angaben über die Nierenfunktion 23
3. Diurese bei Säuglingen und älteren Kindern 24
4. Osmotische Gesamtkonzentration und Zusammensetzung des Harns bei Säuglingen 25
5. Ausscheidung der Wasserbelastung 28
6. Das Harnkonzentrierungsvermögen 29
7. Die Regulation der Konzentrationstätigkeit der Nieren durch das antidiuretische Hormon 31
8. Glomeruläre Filtration und deren Messung. Inulin-Clearance 34
9. Clearance des Harnstoffs 36
10. Clearance der wichtigsten durch den Harn ausgeschiedenen Elektrolyte . . . 37
11. Clearance der p-Aminohippursäure, des Diodons, Diodrasts, Penicillins und Phenolrots 37
12. Die T_m-Werte der PAH und der Glucose bei Neugeborenen und Säuglingen 38
IV. Teilnahme der Nieren an der Regulation des Säure-Basengleichgewichts . . . 39

Literatur 42

Hämodynamik des Nierenkreislaufes. Von Priv.-Doz. Dr. K. THURAU. Mit 15 Abbildungen

Anatomie der Nierengefäße 47
Gefäße der Nierenrinde 47
Gesamtdurchblutung der Niere und intrarenale Strömungswiderstände 50
Hydrostatische Drucke und Widerstandsverteilung in den Gefäßen der Nierenrinde . . . 52
Autoregulation des Kreislaufes 53
Zellseparationstheorie 58
Na^+-Rückkopplungstheorie 59
Beziehung der Nierendurchblutung und des renalen O_2-Verbrauches zur Nierenfunktion 62
Intrarenales Blutvolumen und intrarenaler Hämatokrit 65
Ischämie 66
Reaktive Hyperämie 68
Nervöse Kontrolle der Nierendurchblutung 68
Pharmakologie der Nierendurchblutung 70
Orthostase 73
Hämodynamik des Nierenmarkes 74
Anatomie der Gefäße im Nierenmark 75

Seite
Die hydrostatischen Drucke in den Gefäßen des Nierenmarks 76
Durchblutung des Nierenmarkes 77
Literatur 84

Physiologie der Nierenfunktion. Die glomeruläre Filtration. Von Priv.-Doz. Dr. K. THURAU und Dr. P. DEETJEN. Mit 2 Abbildungen 90
Literatur 97

Tubulusfunktionen, Membrantransporte, Harnkonzentrierung und Diureseformen. Von Prof. Dr. H. WIRZ. Mit 3 Abbildungen 99
Die Funktion des Nierenmarks 102
Die osmotische Konzentrierung des Harns 102
Wasserdiurese und Wirkung des antidiuretischen Hormons (ADH) 109
Die tubulären Transporte 113
Aktive Rückresorption 113
Passive Rückresorption 116
Die Ionen 117
Die Wasserrückresorption und das glomerulo-tubuläre Gleichgewicht 121
Säure-Basen-Haushalt 123
Tubuläre Sekretion 125
Literatur 129

Zellstoffwechsel und Enzymologie der Niere. Von Priv.-Doz. Dr. R. RICHTERICH. Mit 6 Abbildungen
I. Kritik der Untersuchungsmethoden 137
II. Energiestoffwechsel 140
1. Aerobe und anaerobe Energiegewinnung 140
2. Nierenrinde und Nierenmark 140
3. Glomerula 141
4. Energiebereitstellung und Transportmechanismen 142
III. Zur Biochemie der Transportmechanismen 143
1. Klassifikation der Transportmechanismen 143
2. Eigenheiten physiologischer Transportmechanismen 144
3. Natriumpumpe: Hypothese von HOKIN und HOKIN 147
4. Transport von Phenolrot und p-Aminohippurat 150
5. Schlußbemerkungen 153
Literatur 153

Die pathologische Anatomie der intern-medizinisch bedeutsamsten Nierenkrankheiten. Von Prof. Dr. H.-U. ZOLLINGER. Mit 125 Abbildungen
A. Einleitung 157
B. Die normale Histologie der Niere 157
Das Glomerulum 158
Die Tubuli 160
Die Vascularisation der Niere 162
C. Pathologische Anatomie der Urämie 165
D. Die Nierenpunktion und die Nierenbiopsie 166
E. Global- und Partialstörungen der Nierenfunktion aus der Sicht des pathologischen Anatomen 168
F. Pathologische Anatomie der intern-medizinisch wichtigen Nierenmißbildungen . . . 176
Cystennieren und Nierencysten 176
Die bilateralen polycystischen Cystennieren 177
Akzessorische Nierenarterien 179
Die kongenitale tubuläre Insuffizienz 179

Seite

G. Die Kreislaufstörungen der Niere 181
Die Nierenischämie 183
Die Nierenrindennekrose 187
Die Papillennekrosen 188
Die thrombotische Mikroangiopathie 189
Sanarelli-Shwartzman-Phänomen der Niere 191

H. Die pathologische Anatomie der Nephrosen 191
I. Histologisch unspezifische Nephrosen 191
II. Die histologisch spezifischen Nephrosen 199
1. Die vorwiegend glomerulären spezifischen Nephrosen 199
2. Die vorwiegend tubulären spezifischen Nephrosen 205
a) Störungen des Fettstoffwechsels 205
Die Lipoidnephrose 205
b) Vorwiegend tubuläre spezifische Nephrosen bei Störungen des Eiweißstoffwechsels 213
c) Vorwiegend tubuläre spezifische Nephrosen bei Kohlenhydratstoffwechselstörung 214
d) Vorwiegend tubuläre Pigmentnephrosen 216
e) Histologisch spezifische Nephrosen mit Konkrementablagerungen . . . 217

I. Die entzündlichen Erkrankungen der Nierenglomerula 222
Die diffuse Glomerulonephritis 222
a) Die akute diffuse Glomerulonephritis 222
b) Die subakute diffuse Glomerulonephritis 225
c) Die diffuse chronische Glomerulonephritis 226
d) Die glomeruläre Herdnephritis 231

J. Die interstitiellen entzündlichen Nierenveränderungen 239
1. Die interstitielle nicht-destruktive Nephritis 239
a) Die akute interstitielle Nephritis 239
b) Die chronische nicht-destruktive interstitielle Nephritis 244
2. Die Pyelonephritis (interstitielle bakteriell-destruktive Nephritis) 249
a) Die akute Pyelonephritis 249
b) Die chronische Pyelonephritis 251
c) Sonderformen der Pyelonephritis 254

K. Die Gefäßveränderungen der Niere 259
1. Das Aneurysma der Nierenarterie 259
2. Die Arteriosklerose der Niere 259
3. Die fibromuskuläre Hyperplasie der Nierenarterie 261
4. Die Intimafibrose 261
5. Die Arteriolosklerose der Niere 262
6. Die Arteriolonekrose der Niere (maligne Nephrosklerose Fahr) 264
7. Die diabetische Glomerulosklerose 267
8. Die Periarteriitis nodosa der Niere 270
9. Die Gefäßveränderung der Nieren bei der Wegenerschen Granulomatose 273
10. Die Gefäßveränderungen der Niere bei Lupus erythematodes 273
11. Die Thrombangiitis von Winiwarter-Buerger der Niere 273
12. Die Sklerodermieniere 275

Literatur 276

Klinische Methoden der morphologischen und funktionellen Nierendiagnostik. Von Prof. Dr. A. Kleinschmidt. Mit 31 Abbildungen

I. Bakteriologie des Harns 296
Die Harngewinnung für die bakteriologische Untersuchung 297
Die bakteriologische Untersuchung des Urins 299
Die mikroskopische Untersuchung 299
Untersuchung im gefärbten Originalpräparat 299
Die qualitativ-diagnostische Bakterienuntersuchung 300
Quantitative Untersuchungen 300
Untersuchung im Tierversuch 300
Normale Keimflora des Urogenitaltraktes 301
a) Keimflora von Vulva und Vagina 301

Seite
b) Glans penis 301
c) Bakterienflora der Urethra 302
Die häufigsten bei entzündlichen Erkrankungen des Urogenitalsystems gefundenen Mikroorganismen 303
1. Gramnegative Stäbchen 304
Escherichia coli 304
Coliforme Bakterien 305
Aerobacter aerogenes 305
Klebsiella 305
Proteus 306
Salmonellen 306
Shigellen 306
Pseudomonas aeruginosa (Bact. pyocyaneum) 306
2. Grampositive Kokken 307
Pathogene Staphylokokken 307
Streptokokken 307
3. Gramnegative Kokken 308
4. Grampositive Stäbchen 309
Corynebakterien 309
Lactobakterien 309
5. Mykobakterien 309
6. Actinomyceten 309
7. Pilze 310
8. Pleuropneumonia like organisms (PPLO) 310
Literatur 310

II. Untersuchung der Nierenfunktion 312
Stickstoffschlacken 313
Reststickstoff (Rest-N) 313
Harnstoff 314
Harnstoffclearance 316
Harnsäure 318
Kreatinin 324
Zur Frage der Bestimmungsmethoden 325
Kreatininkonzentration im Plasma 326
Die Kreatininclearance 328
Aminosäuren, Phenolderivate, Xanthoprotein und Indican 335
Das klassische Clearanceverfahren 339
Inulin und Inulinclearance 339
Weitere Testsubstanzen zur Bestimmung der Glomerulumfiltratmenge . . . 343
Anhang. Die Prüfung der Glomerulumpermeabilität 344
Paraaminohippurat-(PAH-)Clearance 345
Die tubulären Maxima 350
Die tubuläre Sekretionskapazität (Tm_{PAH}) 350
Die tubuläre Rückresorptionskapazität (Tm_G) 352
Die Relationen von Clearancegrößen und Tm-Werten 354
Bezugswerte der renalen Funktionsgrößen 361
Normalwerte der Clearancegrößen 361
Die Indikation zur Clearanceuntersuchung 363
Methodik der Clearanceuntersuchungen unter Dauerinfusion 363
Die Verteilung der Testsubstanzen im Organismus 364
1. Berechnung der Teststoffzufuhr 365
2. Harngewinnung und Blutentnahmen 370
Clearance-ähnliche Verfahren 370
Direkte Clearance bei fallendem Teststoffspiegel 371
Indirekte Clearance bei fallendem Teststoffspiegel 371
Halbwertszeit, Eliminationskonstante und totale Clearance 373
Kritik der Clearance-ähnlichen Verfahren 375
Farbstofftests 377
Phenolrottest 377
Praktische Durchführung 380
Auswertung 381
Indigocarmintest 382
Die Erfassung einseitiger Nierenfunktionsstörungen 383

Seite
Die Bestimmung der osmotischen Leistung . . . 387
Verdünnungs- und Konzentrationsproben . . . 387
Anhang. Das quantitative Harnsediment und die Provokationstests mit Pyrexal und Corticosteroiden . . . 396
Das quantitative Harnsediment . . . 396
Provokationstests in der Nierendiagnostik . . . 399

Literatur . . . 401

III. Die Nierenbiopsie . . . 421
Technik . . . 421
1. Die Probeexcision . . . 421
2. Die Punktion nach Freilegung der Nierenoberfläche . . . 421
3. Die percutane Nierenbiopsie . . . 421
Die Durchführung der percutanen Nierenbiopsie . . . 423
Die Indikationen der Nierenbiopsie . . . 425
Die Kontraindikationen . . . 429

Literatur . . . 430

IV. Röntgendiagnostik der Nieren . . . 432
Die Leeraufnahme . . . 436
Die diagnostische Bedeutung unterschiedlicher Nierengrößen . . . 436
Die intravenöse Ausscheidungspyelographie bzw. Ausscheidungsnephropyelographie . . . 438
Die Pyelonephritis . . . 441
Die einseitig funktionslose Niere . . . 444
Das retrograde Pyelogramm . . . 445
Pyeloskopie . . . 448
Das Pneumoretroperitoneum . . . 448
Technik . . . 449
Die Nierenangiographie . . . 451
Die raumfordernden Prozesse . . . 458
Gefäßerkrankungen . . . 462
Die chronische Pyelonephritis . . . 466
Die Tuberkulose . . . 466

Literatur . . . 468

Die Isotopennephrographie. Von Dr. J. Eigler. Mit 6 Abbildungen

I. Testsubstanzen . . . 474
II. Meßtechnik . . . 476
III. Untersuchungstechnik . . . 476
IV. Das normale Isotopennephrogramm . . . 477
V. Auswertung . . . 478
VI. Ergebnisse . . . 481
a) Funktionelle Störungen . . . 481
b) Nierenarterienerkrankungen . . . 481
c) Parenchymerkrankungen . . . 483
d) Vorwiegend urologisch-chirurgische Nierenerkrankungen . . . 483

Literatur . . . 485

Pathophysiologie und allgemeine Therapie der renalen Syndrome

Störungen der Harnkonzentrierung. Von Prof. Dr. E. Buchborn. Mit 42 Abbildungen

A. Einleitung . . . 491

B. Funktionelle und strukturelle Grundlagen der Harnkonzentrierung . . . 493
I. Physiologische Grundlagen . . . 493
1. Phasen der Harnkonzentrierung . . . 493
2. Harnverdünnung . . . 497
3. ADH-Wirkungsmechanismus an der Niere . . . 498
4. Nierenmarkhypertonizität beim Menschen . . . 500

Seite
II. Morphologische Befunde 501
1. Normalbefunde 502
2. Pathologische Befunde 503

C. Klinische Funktionsprüfungen der konzentrativen Nierenleistung 506
I. Physikalische Bestimmungsmethoden der osmotischen Konzentration 506
1. Messung des spezifischen Harngewichtes 506
2. Bestimmung der osmotischen Konzentration 510
a) Kryoskopische Messung der Osmolalität 512
b) Berechnung der osmotischen Konzentration 513
c) Bestimmung der elektrischen Leitfähigkeit 514
II. Durchführung und Normalwerte klinischer Untersuchungsverfahren 516
1. Wasser- und Konzentrationsversuch 516
a) Wasserversuch 516
b) Konzentrationsversuch 517
c) Indikation und Aussagefähigkeit des Konzentrationsversuches 520
2. Der Adiuretin-Test 522
a) Durchführung und Ergebnisse 522
b) Prüfung der tubulären ADH-Empfindlichkeit 524
3. Osmotische Diurese 526
a) Definition, Physiologie, Methodik 529
b) Berechnung der Ergebnisse; Normalwerte 532
c) Aussagefähigkeit der Untersuchungen mittels osmotischer Diurese 539
4. Clearancemethoden zur Bestimmung der Wasserrückresorption 547
5. Ergebnisse vergleichender Untersuchungen 548

D. Syndrome der gestörten Harnkonzentrierung 550
1. Die Nomenklatur bei VOLHARD 550
2. Nephrogener Diabetes insipidus und verwandte Syndrome 551
3. Tubuläre Insuffizienz 552
4. ADH-Überproduktion und „Antidiabetes insipidus“ 553
5. Psychogen ausgelöste Konzentrierdefekte 554
6. Klinische Differentialdiagnose der gestörten Harnkonzentrierung 558

E. Modifizierende Einflüsse auf die normale Harnkonzentrierung 558
I. Metabolische Faktoren 559
1. Menge und Zusammensetzung ausgeschiedener Harnfixa 559
2. Wasser- und Elektrolytstoffwechsel 562
3. Säure-Basenhaushalt 565
4. Harnstoff und Eiweißstoffwechsel 566
a) Ältere Befunde vor Entdeckung des Gegenstromprinzips 566
b) Neuere tierexperimentelle Befunde 567
c) Bedeutung des Harnstoffs für die Harnkonzentrierung 570
d) Befunde beim Menschen 572
5. Kohlenhydratstoffwechsel 574
6. Thermisches Milieu 575
7. Energieliefernde Prozesse 578
8. Reifung und Alterung 579
a) Perinatale Änderungen der Konzentrationsleistung 579
b) Harnkonzentrierung im Alter 581
II. Endokrine Faktoren 582
1. Glucocorticoide 582
2. Mineralocorticoide 584
a) Befunde am Menschen 584
b) Tierexperimentelle Befunde 585
3. Sonstige Hormone 586
III. Hämodynamische Faktoren 587
1. Glomerulusfiltrat 587
2. Nierendurchblutung 590
a) Separate Änderung der Nierenmarkdurchblutung 590
b) Änderungen des renalen Perfusionsdruckes („Druckdiurese“) 592
c) Änderungen der Nierengesamtdurchblutung 593
IV. Pharmakologische Faktoren 595
1. Diuretica 595
a) Quecksilber-Diuretica 597

Seite
b) Sulfonamid-Diuretica 598
c) Xanthine 599
d) Saluretische Behandlung der Asthenurie bei Diabetes insipidus 600
2. Vasoaktive und neuroplegische Pharmaka 602
3. Antipyretica 603

F. Spezielle Störungen der Harnkonzentrierung 604
I. Verminderte konzentrative Kapazität der medullären Gegenstromsysteme (Störungen der Phase I) 604
1. Endogene osmotische Diurese bei Niereninsuffizienz 605
a) Pathophysiologie 606
b) Klinische Befunde 608
2. Lokale Läsionen des Nierenmarks 612
3. Gesteigerte Durchblutung des Nierenmarks 614
a) „Druckdiurese“ 614
b) Hyperzirkulatorische Kreislaufzustände 615
c) Hypozirkulation im Schock 619
d) Entzündliche Hyperämie 622

II. ADH-Refraktärität des distalen Nephron (Störungen der Phase II) 623
1. Familiärer nephrogener Diabetes insipidus 624
a) Genetik 624
b) Pathogenese 626
c) Klinische Symptomatik 627
d) Therapie 633
2. Symptomatische ADH-Refraktärität bei Nephropathien 633
a) Vorkommen 633
b) Pathogenese 637
3. Extrarenal bedingte symptomatische ADH-Refraktärität 638
a) Hypokaliämie 638
b) Hypercalcämie 641

Literatur 645

Die Niereninsuffizienz. Von Prof. Dr. R. HEINTZ. Mit 18 Abbildungen

Übersicht der gebräuchlichen Begriffe 674

Ätiologie 677

Pathologische Physiologie 679
1. Progressive Einschränkung der exkretorischen Kapazität 679
2. Blutchemische Veränderungen bei Niereninsuffizienz 685
3. Störungen des intermediären Stoffwechsels 691
4. Zellstoffwechsel bei chronischer Niereninsuffizienz 696
5. Immunologische Besonderheiten bei Niereninsuffizienz 700
6. Enzyme und Enzymsubstrate im Blut und Harn bei Niereninsuffizienz 701
7. Hormonuntersuchungen im Blut und Harn bei Niereninsuffizienz 704
8. Vitaminkonzentrationen im Blut bei Niereninsuffizienz 705
9. Liquorveränderungen bei Niereninsuffizienz 706

Wirkungen der Niereninsuffizienz auf den Organismus 707
1. Klinischer Allgemeinzustand 707
2. Nierensymptome 708
3. Herz- und Kreislaufveränderungen bei Niereninsuffizienz 709
4. Lungenveränderungen bei Urämie 715
5. Erscheinungen am Verdauungstrakt bei Niereninsuffizienz 719
6. Komplikationen seitens des zentralen und peripheren Nervensystems bei Urämie 720
7. Endokrine Erscheinungen bei chronischer Niereninsuffizienz 726
8. Erscheinungen am Muskel- und Skeletsystem bei Niereninsuffizienz 727

Funktionelle Niereninsuffizienz (syn. extrarenale Azotämie) 730
1. Funktionelle Niereninsuffizienz durch temporäre Ischämie der Nieren 730
2. Die funktionelle Niereninsuffizienz (extrarenale Azotämie) bei Herzinsuffizienz 734
3. Extrarenale Azotämie durch erhöhten Eiweißabbau 736

Die Therapie der akuten und chronischen Niereninsuffizienz 737
1. Verminderung des Angebots der Endprodukte des Eiweißstoffwechsels, Ernährung 738

Seite
2. Anabole Steroide 745
3. Flüssigkeits- und Elektrolytzufuhr bei Niereninsuffizienz; Ausgleich des Säure-Basen-Stoffwechsels 746
4. Ungewöhnliche Behandlungsmaßnahmen bei Niereninsuffizienz 747

Literatur 749

Störungen des Wasser- und Elektrolytstoffwechsels bei Nierenkrankheiten. Von Prof. Dr. G. Riecker. Mit 49 Abbildungen

I. Einleitung 760
Niere und Volumenregulation des Kreislaufs 762
Blutvolumen und Nierenfunktion 762
Hypervolämie 763
Hypovolämie 766

Literatur 773

II. Störungen des Wasserhaushaltes bei Nierenkrankheiten 776
Volumen, Umsatz und Verteilung des Körperwassers 776
1. Physiologie 776
a) Normalwerte (einschließlich Gewebsanalysen) 776
b) Diffusion und Filtration von Wasser durch Capillarwände 780
c) Die Regulation des Zellwassergehaltes 782
2. Die allgemeine Überwässerung (hypotone Hyperhydratation) 788
a) Ätiologie und Pathophysiologie 788
b) Klinische Symptomatologie und Differentialdiagnose 795
3. Renale Ödeme (isotone Hyperhydratation) 796
a) Ätiologie und Pathophysiologie 796
b) Klinische Symptomatologie und Differentialdiagnose 802
4. Die allgemeine Entwässerung (hypertone, isotone und hypotone Dehydratation) 803
a) Ätiologie und Pathophysiologie 803
b) Klinische Symptomatologie und Differentialdiagnose 811

III. Störungen des Elektrolytstoffwechsels bei Nierenkrankheiten 813
A. Menge, Konzentration, Umsatz und Verteilung der Elektrolyte im Organismus 813
1. Gesamtes austauschbares Natrium und Kalium 813
2. Gewebsanalysen 837
3. Die Serumelektrolytkonzentrationen 848
4. Die Bedeutung der Zellgrenzflächen für die intra-extracelluläre Elektrolytverteilung 862
a) Membranpermeabilität und Ionentransport 862
b) Aktiver Ionentransport 865
c) Grenzflächenpotentiale 869
B. Klinische Symptomatologie und Differentialdiagnose 878
1. Die Kaliumintoxikation 878
2. Das Kaliummangelsyndrom 881
3. Hyponatriämiesyndrome 885
4. Hypernatriämiesyndrome 888
Literatur 890

Renal bedingte Störungen des Calcium- und Phosphatstoffwechsels. Renale Osteopathien. Von Prof. Dr. H. Jesserer. Mit 35 Abbildungen

A. Renal bedingte Störungen des Calcium- und Phosphatstoffwechsels 909
1. Die physiologische Regulation der Calcium- und der Phosphatkonzentration im Blut und in der Gewebsflüssigkeit 909
2. Das Nebenschilddrüsenhormon 914
3. Renal bedingte Störungen des Calcium- und Phosphatstoffwechsels 916

B. Renale Osteopathien 921
I. Skeletveränderungen als Folge glomerulärer und globaler Nierenfunktionsstörungen 921
1. Ätiologie und Pathogenese 921
2. Die Klinik der renalen Osteodystrophie 923

Seite
3. Therapeutische Möglichkeiten bei Skeletveränderungen infolge glomerulärer und globaler Nierenfunktionsstörungen . . . 937
II. Skeletveränderungen als Folge tubulärer Nierenfunktionsstörungen . . . 939
1. Die genuine Vitamin D-refraktäre Rachitis (sog. Phosphatdiabetes) . . . 940
2. Die Vitamin D-resistente (pseudo-hypovitaminotische) Osteomalacie des Erwachsenen . . . 944
Die Behandlung der Vitamin D-refraktären Rachitis und Osteomalacie . . . 948
3. Das sog. De Toni-Debré-Fanconi-Syndrom und die Lignac-Fanconische Krankheit . . . 950
4. Die Glucosurische Osteopathie (das sog. Fanconi-Syndrom beim Erwachsenen) 953
5. Die renale tubuläre Acidose . . . 957
6. Die idiopathische Hypercalciurie . . . 960
Ungewöhnliche Krankheitsbilder und Befundkombinationen . . . 963
Literatur . . . 964

Renal bedingte Störungen des Säure-Basenhaushaltes. Von Prof. Dr. F. KRÜCK. Mit 28 Abbildungen
Physikalisch-chemische Vorbemerkungen . . . 970
Puffersysteme . . . 971
Störungen des Säure-Basenhaushaltes. Acidose und Alkalose . . . 973
Endogene Produktion von Säure . . . 974
Renale Regulation des Säure-Basenhaushaltes . . . 975
Die tubuläre Reabsorption von Bicarbonat . . . 976
Regulation der tubulären HCO_3^--Reabsorption . . . 976
Mechanismus und Lokalisation der tubulären HCO_3^--Reabsorption . . . 977
Abhängigkeit der tubulären HCO_3^--Reabsorption von der Elektrolytzusammensetzung des Filtrates . . . 979
Titrierbare Acidität des Urins . . . 980
Die Ammoniumausscheidung . . . 983
Mechanismus der Ammoniumsekretion . . . 984
Regulation der Ammoniumausscheidung . . . 984
Ort der tubulären Ammoniumsekretion . . . 986
Die Abhängigkeit der Säureausscheidung von der renalen Hämodynamik . . . 988
Alternativauffassung der Säure-Basenregulation . . . 989
Organische Säuren und Urinacidität . . . 990
Pathophysiologie renal bedingter Störungen des Säure-Basenhaushaltes . . . 990
Allgemeine Betrachtungen . . . 990
Acidoseformen bei verschiedenen Nierenerkrankungen . . . 991
1. Urämische Acidose . . . 993
Bedeutung der Bicarbonatreabsorption bei urämischer Acidose . . . 997
Säure-Basenhaushalt und Kalium bei renaler Insuffizienz . . . 999
Wasserstoffionenbilanz bei akutem Nierenversagen . . . 1000
Pathogenese der urämischen Acidose nach der Alternativansicht über die Regulation des Säure-Basenhaushaltes . . . 1001
2. Hyperchlorämische Acidose . . . 1002
3. Renal-tubuläre Acidose (RTA) . . . 1007
Kationenausscheidung bei RTA . . . 1009
Inkomplette renale Acidose . . . 1010
Pathogenese der renal-tubulären Acidose . . . 1011
Möglichkeiten tubulärer Dysfunktionen bei RTA . . . 1011
NH_4^+-Ausscheidung . . . 1011
Ausscheidung von HCO_3^- . . . 1012
Ausscheidung von Kalium . . . 1013
Ausscheidung von titrierbarer Acidität . . . 1013
Lokalisation der Störung bei RTA . . . 1014
Celluläre Mechanismen . . . 1014
Hydrogenbilanz bei renal bedingten Acidosen . . . 1016
Diagnostische Bewertung der Säure-Basenhaushaltstörungen . . . 1018
Klinisches Bild und therapeutische Prinzipien bei renal bedingten Acidosen . . 1020
Alkalisubstitution . . . 1022
Substitution bei RTA . . . 1024
Metabolische Alkalose und Nierenerkrankungen . . . 1025
Literatur . . . 1026

Seite

Die Immunologie der Nephropathien und Nierentransplantation. Von Prof. Dr. E. F. PFEIFFER, Dr. K. FEDERLIN und Dr. F. WAHLIG. Mit 37 Abbildungen

I. Einleitung . . . 1035
Literatur . . . 1037
II. Die Immunologie der experimentellen Nephropathie . . . 1038
A. Die akute Nephrotoxin-Nephritis . . . 1038
1. Allgemeines über Cytotoxine und die sog. Masugi-Nephritis . . . 1038
2. Die Spezifität des Antigens und des nephrotoxischen Antikörpers . . . 1041
a) Antigen und Antikörper . . . 1043
b) Grundsätzliches zur Lokalisation des nephrotoxischen Antikörpers . . . 1044
c) Spezifität des nephrotoxischen Antikörpers . . . 1045
d) Dauer der Bindung des Nephrotoxins . . . 1046
3. Unterschiede der Nephrotoxin-Nephritis bei verschiedenen Species . . . 1047
a) Beziehungen zwischen Antigen, Antikörper und Nierenläsion . . . 1047
b) Klinische Zeichen der Tiernephritis . . . 1051
c) Histologisches Bild der Nephritis verschiedener Species . . . 1052
d) Pathogenetische Einzelheiten der experimentellen Nephritis. Die Hypothese von KAY, ihre Kritik und heutige Stellung . . . 1054
4. Der Ablauf der Nephrotoxin-Nephritis unter verschiedenen Bedingungen . 1060
a) Tieralter . . . 1060
b) Diät . . . 1062
c) Verschiedene Medikamente . . . 1062
d) Hormone . . . 1063
e) Röntgenbestrahlung . . . 1064
f) Thymektomie . . . 1066
g) Nierenextrakt und Nierengewebszellen . . . 1066
B. Die experimentelle Glomerulonephritis durch bakterielle Antigene . . . 1066
C. Die experimentelle Glomerulonephritis durch kombinierte Immunisierung mit Nierengewebe und Bakterien bzw. mit Nierengewebe und Adjuvans . . . 1070
1. Frühere Versuche . . . 1070
2. Die Autoimmunnephrose . . . 1073
D. Die experimentelle Glomerulonephritis durch heterologe Proteine . . . 1074
1. Nierenveränderungen bei der experimentellen Serumkrankheit . . . 1074
2. Gezielte Lokalisation der Schädigung durch Kombinationseffekte . . . 1076
3. Das Antigen als Lokalisationsfaktor . . . 1077
4. Glomerulonephritis durch Antigen-Antikörper-Komplexe . . . 1079
E. Nephrose-Nephritis durch Aminonucleoside . . . 1079
F. Schlußfolgerungen . . . 1082
G. Das Problem der Chronizität immunologisch bedingter experimenteller Nephropathien . . . 1086
1. Die Autoimmuntheorie . . . 1086
a) Die Übertragung der Nephrotoxin-Nephritis der Ratte mittels Parabiose 1087
b) Die Übertragung der Nephrotoxin-Nephritis der Ratte mittels Kreuztransfusion . . . 1092
c) Die Übertragung der Nephrotoxin-Nephritis durch Lymphocyten . . . 1094
d) Zur Kritik der Übertragung der Nephrotoxin-Nephritis der Ratte . . . 1099
e) Die Übertragung der Autoimmunnephrose . . . 1117
2. Die Antigen-Antikörper-Komplextheorie . . . 1119
H. Zusammenfassung . . . 1121
Literatur . . . 1122
III. Die Immunologie der menschlichen Nephropathie . . . 1134
A. Die Immunologie der akuten diffusen Glomerulonephritis . . . 1134
1. Die Ätiologie der akuten diffusen Glomerulonephritis . . . 1134
2. Die nähere Identifizierung des Antigens . . . 1135
3. Die allergische Reaktion und ihr Nachweis . . . 1137
a) Der Nachweis der Antikörperbildung gegen Streptokokken . . . 1137
b) Der Nachweis der anaphylaktischen Reaktion . . . 1138
4. Zusammenfassung der Pathogenese der akuten diffusen Glomerulonephritis des Menschen . . . 1140
B. Die Immunologie der chronischen Glomerulonephritis des Menschen . . . 1141
1. Unspezifische Hinweise auf ein immunologisches Geschehen . . . 1141
a) Die Immunhistologie der chronischen Glomerulonephritis . . . 1141

Seite
b) Das Verhalten des Serumkomplements 1142
2. Spezifische Hinweise für ein immunologisches Geschehen 1142
a) Der Nachweis von Antikörpern gegen Streptokokken 1142
b) Der Nachweis von Autoantikörpern gegen menschliches Nierengewebe 1143
3. Aktuelle Gesichtspunkte zur Immunologie der chronischen Glomerulonephritis 1145
a) Die Antigen-Antikörper-Komplextheorie 1145
b) Die Autoantikörperhypothese 1146
c) Nicht immunologisch gestützte Hypothesen zur Erklärung der Progredienz 1146
4. Die Übertragung der menschlichen Glomerulonephritis 1146
a) Erfahrungen der Transplantation von Zwillingsnieren auf Kranke mit chronischer Glomerulonephritis 1146
b) Die Übertragung weißer Blutzellen chronisch nephritischer Menschen auf Affen 1147
C. Der Glomerulonephritis analoge immunhistologische und serologische Beobachtungen bei generalisierten immunopathologischen Erkrankungen an den Nieren 1148
D. Die herdförmige Glomerulonephritis 1149
E. Zusammenfassung 1152
Literatur 1152
IV. Nierentransplantation 1156
A. Allgemeine Transplantationsimmunologie 1157
1. Nomenklatur 1157
2. Auto-Iso-Allo-Xenotransplantat 1157
3. Die Natur der Allotransplantationsreaktion 1159
4. Aufhebung der Histoinkompatibilität 1161
a) Immuntoleranz 1161
b) Immunsuppression 1162
5. Reaktionen des Transplantates gegen den Empfängerorganismus 1163
6. Organtransplantation 1164
B. Spezieller Teil 1165
1. Technik der Nierentransplantation 1166
2. Transplantation bei eineiigen Zwillingen 1167
3. Transplantation bei zweieiigen Zwillingen und anderen Verwandten . . . 1167
4. Transplantation bei nichtverwandten Empfängern 1168
5. Morphologische Veränderungen im Nierentransplantat 1169
6. Veränderungen in anderen Organen 1171
7. Immunosuppressive Maßnahmen 1171
8. Indikationsstellung zur Nierentransplantation 1172
9. Immunologische Probleme der Spenderwahl 1172
10. Ethische und juristische Fragen 1174
11. Xenotransplantation 1174
12. Bisherige Ergebnisse und Zusammenfassung 1174
Literatur 1177
V. Diskussion der aktuellen Situation bei Abschluß des Manuskriptes 1180
A. Elektronenoptische Verlaufsuntersuchungen bei der menschlichen Glomerulonephritis 1180
B. Neuere immunologische und immunhistologische Befunde bei der menschlichen Glomerulonephritis 1181
C. Die aktuelle immunologische Deutung der ultrastrukturellen und immunhistologischen Gewebsbefunde 1182
D. Die morphologische und immunhistologische Verlaufsbeobachtung der menschlichen Nephritis-Nephrose unter Behandlung mit Steroiden und Immunosuppression 1184
E. Das elektronenoptische und immunhistologische Bild der Transplantatabstoßung und der Transplantatnephritis 1185
Literatur 1188
VI. Zusammenfassung 1189
Sachverzeichnis der Teilbände 1—3 am Schluß von Teil 3

Mitarbeiterverzeichnis von Band VIII/1

BUCHBORN, E., Prof. Dr., Medizinische Universitäts-Poliklinik, 5000 Köln-Merheim, Ostmerheimer Straße 200

ČAPEK, K., Dr., Physiologisches Institut der Akademie der Wissenschaften, Budejovicka 1048, Prag 4/KRC, Tschechoslowakei

DEETJEN, P., Privatdozent Dr., Physiologisches Institut der Universität, 8000 München 15, Pettenkoferstraße 12

EIGLER, J., Dr., Medizinische Klinik der Städtischen Krankenanstalten, 5000 Köln-Merheim, Ostmerheimer Straße 200

FEDERLIN, K., Dr., Medizinisch-Naturwissenschaftliche Hochschule, Zentrum für Innere Medizin, 7900 Ulm a. d. Donau, Steinhövelstr. 9

HEINTZ, R., Prof. Dr., Klinische Anstalten der Technischen Hochschule, Innere Medizin II, 5100 Aachen, Goethestraße 27/29

HELLER, J., Dr., Institut für Arbeitshygiene und Berufskrankheiten, Srobarova-Str. 48, Prag 10 — Vinohrady/Tschechoslowakei

JESSERER, H., Prof. Dr., I. Medizinische Universitätsklinik, Lazarettgasse 14, A-1000 Wien IX

KLEINSCHMIDT, A., Prof. Dr., Städtisches Krankenhaus Ost, II. Medizinische Klinik, 2400 Lübeck, Ratzeburger Allee 160

KRÜCK, F., Prof. Dr., Medizinische Universitäts-Poliklinik, 6650 Homburg/Saar

MARTÍNEK, J., Dr., Physiologisches Institut der Akademie der Wissenschaften, Na Cvicïsti No 2, Prag-Dejvice/Tschechoslowakei

PFEIFFER, E. F., Prof. Dr., Medizinisch-Naturwissenschaftliche Hochschule, Zentrum für Innere Medizin, 7900 Ulm a. d. Donau, Steinhövelstraße 9

RICHTERICH, R., Privatdozent Dr., Chemisches Zentrallaboratorium des Inselspitals Bern und der Kinderklinik der Universität, CH-3000 Bern

RIECKER, G., Prof. Dr., I. Medizinische Klinik der Universität, 8000 München 15, Ziemssenstraße 1

THURAU, K., Privatdozent Dr., Physiologisches Institut der Universität, 8000 München 15, Pettenkoferstraße 12

WAHLIG, F., Dr., Medizinisch-Naturwissenschaftliche Hochschule, Zentrum für Innere Medizin, 7900 Ulm a. d. Donau, Steinhövelstraße 9

WIRZ, H., Prof. Dr., c/o J. R. Geigy AG, CH-4000 Basel

ZOLLINGER, H. U., Prof. Dr., Pathologisches Institut der Universität, Hebelstraße 24, CH-4000 Basel

Inhaltsverzeichnis des zweiten Teiles

Pathophysiologie und allgemeine Therapie der renalen Syndrome

Seite

Experimentell renaler Hochdruck und experimenteller Hochdruck mit Nierenveränderungen. Von Prof. Dr. F. GROSS, Basel. Mit 12 Abbildungen 3

Physiologie und Pathologie des Renin/Angiotensin-Systems. Von Prof. Dr. F. GROSS, Basel. Mit 40 Abbildungen 35

Veränderungen des roten Blutbildes bei Nierenkrankheiten. Von Dr. H. M. KELLER, Belp (Schweiz). Mit 21 Abbildungen 169

Nephrotisches Syndrom einschließlich renal bedingter Ödeme. Von Prof. Dr. H. SARRE und Priv.-Doz. Dr. R. KLUTHE, Freiburg. Mit 19 Abbildungen 231

Spezielle Pathologie, Klinik und Therapie der Nierenkrankheiten

Klinik und Therapie der Glomerulonephritiden. Von Prof. Dr. F. REUBI, Bern. Mit 14 Abbildungen 333

Das nephrotische Syndrom im Kindesalter. Von Prof. Dr. F. LINNEWEH, Marburg, und Priv.-Doz. Dr. W. TELLER, Heidelberg. Mit 6 Abbildungen 435

Die Gefäßerkrankungen der Niere. Von Priv.-Doz. Dr. P. COTTIER, Interlaken. Mit 34 Abbildungen 485

Die Nephropathien in der Schwangerschaft. Von Prof. Dr. V. FRIEDBERG, Mainz. Mit 7 Abbildungen 644

Akute interstitielle Nephritis. Von Prof. Dr. H. NIETH, Tübingen. Mit 2 Abbildungen . . 668

Pyelonephritis und chronische interstitielle Nephritis. Von Prof. Dr. H. BERNING und Dr. K. G. THIELE, Hamburg. Mit 34 Abbildungen 680

Pyelonephritis im Kindesalter. Von Prof. Dr. F. LINNEWEH, Marburg, und Dr. K. H. JARAUSCH, Koblenz. Mit 20 Abbildungen 849

Hereditäre und endemische Nephropathien vorwiegend interstitieller Lokalisation. Von Prof. Dr. H. NIETH, Tübingen. Mit 14 Abbildungen 909

Akutes Nierenversagen. Von Prof. Dr. E. BUCHBORN, Köln, und Dr. H. EDEL, München. Mit 18 Abbildungen 942

Inhaltsverzeichnis des dritten Teiles

Spezielle Pathologie, Klinik und Therapie
der Nierenkrankheiten

Erbliche tubuläre Partialfunktionsstörungen. Von Prof. Dr. F. LINNEWEH, Marburg, und Prof. Dr. H. BICKEL, Heidelberg. Mit 18 Abbildungen 3

Die Gichtniere. Von Prof. Dr. N. ZÖLLNER, München. Mit 11 Abbildungen 77

Niere bei Tumoren, Blutkrankheiten und Paraproteinämien. Von Prof. Dr. J. MOELLER, Hildesheim. Mit 55 Abbildungen 114

Niere bei Endokrinopathien. Von Prof. Dr. A. LABHART und Dr. W. SCHEITLIN, Zürich 301

Das sogenannte hepatorenale Syndrom. Von Prof. Dr. G. A. MARTINI, Marburg. Mit 3 Abbildungen 350

Niere und Herzinsuffizienz. Von Prof. Dr. W. SIEGENTHALER, Dr. D. BECK und Dr. E. RITZ, Zürich 379

Über die (aseptische) Harnstauungsniere. Von Priv.-Doz. Dr. Dr. E. MATOUSCHEK, München. Mit 8 Abbildungen 402

Mißbildungen der Niere. Von Priv.-Doz. Dr. F. ARNHOLDT, Stuttgart. Mit 9 Abbildungen 504

Nierentumoren. Von Prof. Dr. E. SCHMIEDT, München. Mit 10 Abbildungen 536

Peritonealspülung, künstliche Niere und andere therapeutische Methoden bei akuter und chronischer Niereninsuffizienz bzw. akuten schweren Vergiftungen etc. Von Prof. Dr. N. ALWALL, Lund (Schweden). Mit 20 Abbildungen 566

Begutachtung der Nierenerkrankungen. Von Prof. Dr. H. LOSSE, Münster 606

Sachverzeichnis der Teilbände 1—3 668

Physiologie, Pathologie und Diagnostik

Die Entwicklung der Nierenfunktion

Von

K. Čapek, J. Martínek und J. Heller

Mit 10 Abbildungen

A. Die phylogenetische Entwicklung der Nierenfunktion

Der Begriff „Niere" umfaßt üblicherweise das Ausscheidungsorgan, das aus einer Blutgefäßkomponente (dem Glomerulum), einer Kanälchenkomponente (dem Tubulus) und dem zugehörigen Sammelrohr besteht. In diesem Sinne werden als „echte" Nieren nur die Ausscheidungsorgane der Wirbeltiere angesehen, da die wirbellosen Lebewesen keine Glomeruli besitzen. Es muß jedoch betont werden, daß die Kanälchen der „Nieren" bei höheren Wirbellosen, insbesondere bei den Stämmen (Phylum) Vermes, Mollusca und Arthropoda — von den Praevertebrata abgesehen — in mancher Hinsicht funktionsmäßig den Kanälchen der niederen Wirbeltiere, der Fische und Amphibien, ähnlich sind. Mit Rücksicht auf die gebotene Kürze dieser Abhandlung, die die Entwicklung der Niere zum Gegenstand hat, soll im weiteren nur ein Abriß der Funktion dieser Ausscheidungsorgane am Beispiel des höchsten Stammes — den Wirbeltieren — entworfen werden.

Zu Wirbeltieren zählen Fische, Amphibien, Kriechtiere, Vögel und Säugetiere. Fische werden sehr oft in drei selbständige Klassen unterteilt, so daß sich insgesamt sieben Klassen ergeben:

1. Rundmäuler — Cyclostomata;
2. Knorpelfische — Elasmobranchii;
3. Fische — Pisces;
4. Amphibien — Amphibia;
5. Kriechtiere — Reptilia;
6. Vögel — Aves;
7. Säugetiere — Mammalia.

Die Nieren aller Wirbeltiere sind immer gepaarte Organe, die an der Rückenseite der Bauchhöhle in der Nähe des Rückgrates eingebettet sind. Es werden folgende Typen von Nieren unterschieden:

1. Vorniere — Pronephros;
2. Urniere — Mesonephros;
3. Nachniere — Metanephros.

Pronephros und Mesonephros haben einen segmentalen Bau; als Harnleiter fungiert der Wolffsche Gang. Der Metanephros ist bereits eine typische, kompakte Drüse mit eigenem Harnleiter.

Bei den Wirbeltieren funktioniert der Pronephros nur embryonal; postembryonal kommt er nur bei Neunaugenlarven (Ammocoetes) vor. Bei der Unterklasse Myxini (oder Schleimfische) ist der Pronephros auch im reifen Alter neben dem Mesonephros tätig. Bei niederen Wirbeltieren (Rundmäuler mit Ausnahme der Larven, Knorpelfische, Fische und Amphibien) übt der Mesonephros ständige Funktion aus. Bei höheren Wirbeltieren ist er während einer verschieden langen Zeit im Verlauf der embryonalen Periode entwickelt. Der Metanephros stellt bei Kriechtieren, Vögeln und Säugetieren die endgültige Niere dar. Der Harnleiter des

Metanephros bei den zwei erstgenannten Klassen mündet in die Kloake (ausgebreiteter und angepaßter After), bei Säugern in die Harnblase. Übersichtlich sind diese Verhältnisse in der Tabelle 1 dargelegt.

Tabelle 1. *Nierentapen bei den einzelnen Wirbeltierklassen*

Klasse	Pronephros	Mesonephros	Metanephros
Rundmäuler . .	embryonal und bei Larven Bei Myxini im reifen Alter neben dem Mesonephros	endgültige Niere	—
Elasmobranchier	embryonal	endgültige Niere	—
Fische	embryonal	endgültige Niere	—
Amphibien . . .	embryonal	endgültige Niere	—
Kriechtiere . . .	embryonal	embryonal	endgültige Niere
Vögel	embryonal	embryonal	endgültige Niere
Säugetiere . . .	embryonal	embryonal	endgültige Niere

Der *Pronephros* entsteht dadurch, daß sich das Nephrocölom in den sog. Wolffschen Gang verwandelt, aus dessen vorderem Teil kurze Kanälchen mit trichterförmigen Enden (Nephrostoma) herauswachsen. Aus der Aorta wachsen dann diesen Nephrostomen kurze kleine Blutgefäße entgegen, die sich in ein Capillarknäuel — das Glomerulum — verästeln. Das Ultrafiltrat des Plasmas, das in den Glomerula durch Einwirkung des Blutdrucks entsteht, wird (wahrscheinlich durch Wirbelbewegung der Nephrostomazellen) in die Nierenkanälchen aufgesogen, worauf durch Resorptionstätigkeit der Kanälchenzellen die Menge des Ultrafiltrats herabgesetzt wird. Bei niederen Formen ist die Resorption von gelösten Stoffen größer als die Resorption von Wasser, wodurch der hypotone Harn resultiert.

Der *Mesonephros* formt sich in sehr ähnlicher Weise, ebenfalls aus dem Wolffschen Gang, jedoch mehr caudalwärts. Auch hier sind die Kanälchen durch gewimperte Zellen des Nephrostomas abgeschlossen, die (analog dem Pronephros) mit den aus Ästchen der Aorta entstehenden Glomerula in engem Kontakt stehen. Das Kanälchen ist in seinem Verlauf nicht überall gleich: morphologisch unterscheiden wir den sog. proximalen und den distalen Teil. Der Hauptunterschied ist quantitativ: Der Mesonephros hat viel mehr Glomerula und Tubuli als der Pronephros. Der Wolffsche Gang, der hier, ähnlich wie beim Pronephros, auch Harnleiter ist, dient zugleich als Samenleiter.

Der *Metanephros* entsteht ganz caudal aus den Zellen des nephrogenen Gewebes, als blinde Kanälchen ohne Zusammenhang mit dem Wolffschen Gang — der Grundform des Ureters. Dieser wächst in cranialer Richtung und erweitert sich zum Nierenbecken, aus welchem sich dann die künftigen Sammelrohre herausbilden. Sie wachsen in das schon im voraus bereitstehende, sog. metanephrogene Zellgewebe hinein, das um die einzelnen Sammelkanälchen Pyramiden (Columnae renales) zu bilden beginnt, aus denen sich in weiterer Folge einzelne Tubuli differenzieren, um sich endlich an die Ästchen der Sammelrohre anzuschließen. Das blinde Ende dieser Kanälchen bildet daraufhin die sog. Bowmansche Kapsel, in die sich die Glomerula einlegen. Jedes Kanälchen differenziert sich in eigene Teile, insbesondere in den proximalen und den distalen Teil, welche durch das sog. Verbindungssegment (bei Kriechtieren) oder die Henlesche Schleife (bei Vögeln und Säugetieren) verbunden sind. Das ganze komplizierte System wird durch eine Bindegewebe-Balkenstruktur gestützt und ist von einer Kapsel umgeben. Der Harnleiter des Metanephros mündet entweder in die Kloake (Kriechtiere und Vögel) oder in die Harnblase, die durch Ausstülpung der vorderen Wand der Kloake entsteht (Säugetiere).

Im weiteren soll kurz auf die Funktion der Nieren bei den einzelnen Wirbeltierklassen eingegangen werden; der Pronephros und der Mesonephros der Säugetiere werden im Teil B (Pränatale Entwicklung der renalen Funktionen) ausführlicher beschrieben.

1. Klasse: **Rundmäuler-Cyclostomata**

Die niederste Klasse der Wirbeltiere wird in zwei Unterklassen — Schleimfische (Myxini) und Neunaugen (Petromyzones) — unterteilt.

Die Schleimfische sind die einzigen Wirbeltiere, bei denen im Laufe des ganzen Lebens der Pronephros in Funktion ist, wobei jedoch die Exkretionsfunktion später überwiegend vom Mesonephros übernommen wird und beide Nierentypen nebeneinander arbeiten. Die Tätigkeit der Nieren hat ausgeprägt exkretorischen Charakter; eine osmoregulatorische Funktion wird bei diesen, ausschließlich meergebundenen Lebewesen nicht ausgeübt, da die Schleimfische, wie alle Meerrundmäuler, osmotisches Gleichgewicht mit dem Meerwasser aufrechterhalten (Bellamy u. Chester Jones 1961).

Mit den Neunaugen hat es eine etwas unterschiedliche Bewandtnis. Ihre Larve (Ammocoetea), die erst nach einigen Jahren die Metamorphose durchmacht, besitzt nur den Pronephros als Ausscheidungsorgan. Dieser ist dadurch interessant, daß er ein einziges, riesiges Glomerulum besitzt, dessen Länge bis 9 cm erreichen kann (Natotschin 1960). Zu diesem Glomerulum hin öffnen sich alle Nephrostomen der Niere, bilden um ihn eine große Höhle, die dann gewissermaßen eine Analogie zur Cölomhöhle der Wirbellosen darstellt. Bei der Metamorphose der Ammocoetea verschwindet der Pronephros, und es entwickelt sich der Mesonephros, der bereits eine ähnliche Funktion wie bei Fischen ausübt.

Bentley und Follet (1963) haben die Nierenfunktionen des an Meeresküsten lebenden, jedoch in der Laichzeit gegen den Strom der Süßwasserflüsse wandernden Flußneunauges (Lampetra fluviatilis) untersucht. Sie stellten fest, daß die Nierenfunktionen von der Osmolarität des Milieus, in dem sie leben, abhängen. In Süßwasser betrug ihre Diurese 245 ml/kg · 24 Std. Aus der Clearance des endogenen Kreatinins läßt sich — unter der Annahme, daß diese identisch mit der glomerulären Filtration ist — errechnen, daß die Resorption in diesem Falle 251 ml/kg · 24 Std betragen würde, d.h. 50,6% der filtrierten Menge. Die Ausscheidung von Na ergab 4 mEq/kg · 24 Std, die von Kalium 0,76 mEq/kg · 24 Std. Werden die Neunaugen jedoch in einer 100 mM-Lösung von NaCl gehalten, so sinken alle diese Werte stark ab: die Diurese auf 45 ml/kg · 24 Std, die Clearance des endogenen Kreatinins auf 160 ml/kg · 24 Std, so daß eine Resorption von 115 ml, d.h. von 72% der filtrierten Menge resultiert. Die Ausscheidung von Natrium sinkt auf 1,6, die von Kalium auf 0,29 mEq/kg · 24 Std. Die Erhöhung der Wasserresorption hat einen mäßigen Anstieg der Konzentration von Na und K im Harn zur Folge. Alle Änderungen der Diurese werden bei diesem Neunauge von einer gleichzeitigen Änderung der glomerulären Filtration begleitet (und offensichtlich auch durch diese bedingt); geringfügige Änderungen in der Konzentration der gelösten Stoffe im Harn sind ohne besondere Bedeutung. Es scheint also, daß sich das Neunauge in salzfreiem Wasser analog zu einem Süßwasserfisch verhält: es scheidet das überflüssige Wasser durch die Nieren aus, um dadurch zusammen mit einer intensiven tubulären Elektrolytenreabsorption (sowie der Tätigkeit der Kiemen) die Aufrechterhaltung der Osmolarität des inneren Milieus zu gewährleisten. Im Meerwasser verhalten sich die Neunaugen ganz anders als Schleimfische: sie behalten die „Stenohalinie“, d.h. der osmotische Druck des „inneren Milieus“ liegt viel niedriger als der des Meerwassers. Die von Bentley und Follet (1963) beschriebenen oben erwähnten Veränderungen in der Nierentätigkeit bei Lampetra fluviatilis deuten darauf hin, daß es sich um einen Mechanismus handelt, der analog zu dem der Meeresfische arbeitet [niedrige Diurese, niedrige Glomerulusfiltration (GFR), erhöhte tubuläre Wasserrückresorption usw.]. Hauptorgane der Ausscheidung von überschüssigen Elektrolyten sind — wie bei Meeresfischen — die Kiemen.

2. Klasse: **Knorpelfische — Elasmobranchii**

Es handelt sich überwiegend um Meereslebewesen, deren Nieren vom Mesonephros gebildet werden. Sie haben sehr gut entwickelte Glomerula. Die Höhe der GFR beträgt 80 ml/kg · 24 Std (Marshall u. Smith 1930), wenn sich das Tier im Meerwasser befindet und steigt stark an, wenn die Osmolarität des Mediums abnimmt. So wurde z.B. beim Hai, der im Meerwasser eine GFR von 90 ml/kg · 24 Std hat, nach Überführung in 70%iges Meerwasser eine Filtrationsrate von 272 ml/kg · 24 Std gemessen (Clarke 1936)! Es scheint also, daß die Höhe der GFR innerhalb weiter Grenzen regulierbar ist. In den Kanälchen des Mesonephros wird bei diesem Tier 75% der filtrierten Wassermenge resorbiert, denn die Diurese beträgt beim Aufenthalt im normalen Wasser durchschnittlich 20 ml/kg · 24 Std. Der Prozentanteil des resorbierten Wassers bleibt aufrechterhalten, auch wenn die Osmolarität des Mediums absinkt, so daß die Diurese ansteigt.

Bei den Elasmobranchiern besitzen die Kanälchen des Mesonephros die Fähigkeit, Harnstoff gegen den Konzentrationsgradienten zu resorbieren, so daß nur eine kleine Menge in den Harn gelangt. Bei zwei Arten der Elasmobranchii (Raja clavata und Trigon fastinaca) fanden Ginjezinski, Wasiljewa und Natotschin (1961), daß bei einer Plasmakonzentration von 14,8 mg-% die Konzentration des Harnstoffs im Harn nur 2,9 mg-% betrug. Die Werte der Plasmakonzentration scheinen bei diesen Versuchen niedrig zu liegen, nachdem Smith (1936) für Meerhaie Werte von 2000—2500 mg-%, d.i. 337—417 mMol/l (!) angibt. Er spricht von „physiologischer Urämie" und vertritt die Ansicht, daß diese Einrichtung für die Osmoregulation bei Elasmobranchiern wichtig ist, da dadurch der osmotische Gradient zwischen dem Meerwasser und den Körperflüssigkeiten dieser Knorpelfische ausgeglichen wird. Es muß jedoch betont werden, daß eine solche „physiologische Urämie" auch bei Süßwasserelasmobranchiern — wenn auch nicht in so hohem Grade — vorkommt (Smith 1951). Bei den Letztgenannten ist diese Einrichtung jedoch unvorteilhaft, da sie den osmotischen Gradienten zwischen den Körperflüssigkeiten und der Umwelt (stark hypotones Flußwasser) erhöht. Es gibt nur wenige Arten dieser Fische (Untersuchungen wurden vornehmlich am Pristis microdon angestellt), und es wird angenommen, daß sie sekundär — aus den Ozeanen in die Süßwässer — eingewandert sind. Kempton (1953) fand beim Hai Mustelus canis einen Harnstoff-U/P-Koeffizient von 0,4—0,1.

Der Mechanismus der aktiven tubulären Resorption von Harnstoff bei Elasmobranchiern ist unbekannt. Der Harnstoff ist nicht der einzige Stickstoffmetabolit, der von diesen Lebewesen ausgeschieden wird. Außer ihm entsteht auch Trimethylaminooxyd, das ebenfalls in den Tubuli intensiv (und gegen den Konzentrationsgradienten) resorbiert wird und am osmotischen Druck des inneren Milieus mit einem Wert von 60—80 mOsm/l teilnimmt (Cohen u. Mitarb. 1958). Cohen u. Mitarb. (1959) studierten auch den Mechanismus der Resorption dieses Stoffes und fanden, daß die Rückgewinnung des Trimethylaminooxyds durch das Trimethylamin-Hydrochlorid und das Dimethylamin, jedoch nicht durch das Methylamin gehemmt werden kann. Die Annahme, es könnte sich in diesem Falle um den bekannten, bei Säugetieren beschriebenen Transportmechanismus der organischen Basen handeln (Peters 1960), wurde nicht bestätigt, da es nicht gelang, den

Transport des Trimethylaminooxyds durch die bekannten Transporthemmstoffe (wie der Cyanine-Farbstoff 863 oder das Tetraethylammoniumbromid) zu blokkieren.

Neues Licht auf diesen Fragenkomplex warf die Entdeckung von BURGER und HESSE (1960) und BURGER (1962), daß die rectale Drüse (Appendix digiformitis) im dorsalen Mesenterium, die in den Schlußteil des Darmes mündet, beim Hai Squalus acanthias eine Flüssigkeit sezerniert, deren Na-Konzentration doppelt so hoch wie die des Plasmas war. Die Sekretionsrate ist verschieden — durchschnittlich 0,47 ml/kg · Std —, jedenfalls genügend hoch, um eine große Menge NaCl auszuscheiden. Die Autoren berechneten, daß die theoretische Konzentration von NaCl im Sekret dieser Drüsen und im Harn zusammengerechnet, eine Konzentration ergibt, die der im Meerwasser bestehenden sehr naheliegt. Einen Vergleich der Zusammensetzung des Sekrets der rectalen Drüsen mit jener des Plasmas und des Harns zeigt die Tabelle 2. Die Elasmobranchier besitzen ein Organ, das in der Lage ist, aus dem Meerwasser zugeführte Elektrolyte auszuscheiden, ähnlich wie es die Kiemen der Meeresfische tun (s. unten). Der Zweck der ,,physiologischen Urämie" bleibt also weiterhin nicht völlig geklärt.

Tabelle 2. *Zusammensetzung des Rectaldrüsensekrets, des Plasmas und des Harns beim Squalus acanthias* (BÜRGER u. HESS 1960)

mMol/l	Osmolarität	Na	K	Cl	Ca	Mg	Urea
Rectaldrüsensekret . . .	1018	540	7,1	533	1	1	14,5
Plasma	935	286		246			351
Harn	780	337		203			
Meerwasser	925—1018	440	9,1	492—500	51		

3. Klasse: **Fische — Pisces**

Der Mesonephros dieser umfangreichen Klasse dient der Ausscheidung bei Lebewesen, die einerseits in (hypotonen) Süßwässern, andererseits in (hypertonen) Meerwässern leben; hinzu kommt, daß eine ganze Reihe der Angehörigen dieser Klasse einen Teil ihres Lebens im Süßwasser und einen Teil im Meerwasser verbringt. Somit sind bei diesen Lebewesen die an die Osmoregulation gestellten Ansprüche sehr groß. SMITHs (1931) Folgerung, daß nicht die Nieren, sondern die Kiemen das hauptsächlichste Organ der Osmoregulation darstellen, scheint weiterhin Geltung zu haben. Die Letzteren transportieren das Natrium (und Chlorid) entweder in die extracelluläre Flüssigkeit hinein (bei Süßwasserfischen), oder umgekehrt, aus der extracellulären Flüssigkeit heraus (bei Meeresfischen). Die Hauptfunktion der Nieren beruht in der Ausscheidung der Metaboliten, bei Süßwasserfischen auch in der Ausscheidung des Wassers.

Süßwasserfische leben in einer stark hypotonen Umgebung, so daß sie ununterbrochen von Wasserzufuhr bedroht werden. Um die Osmolarität aufrechtzuerhalten, müssen sie dieses Wasser ausscheiden, dabei jedoch einen Verlust an Elektrolyten vermeiden. Letzteres wird von den Kiemen dadurch bewerkstelligt, daß das Natrium in das innere Milieu transportiert wird. Die Nieren scheiden das Wasser aus. Die Diurese ist bei Süßwasserfischen hoch: SMITH (1932) gibt sie mit 200—400 ml/kg Gewicht · 24 Std an. In letzter Zeit werden etwas niedrigere Werte angegeben. FROMM (1963) sowie HOLMES und MCBEAN (1963) führen für die Forelle Salmo gairdneri um 101 ml/kg · 24 Std an, SHARRAT, CHESTER JONES und BELLAMY (1954) für den Aal (Anguilla anguilla L.) 84,5 ml/kg · 24 Std, GINJEZINSKI u. Mitarb. (1961) für den Hecht Esox lucius 96,0 ml/kg · 24 Std. Die Resorption beträgt also nur etwa 30—40% des glomerulären Filtrats, während die des Na 97% und der Chloride 96% erreicht, und der Harn somit stark hypoton ist. So arbeitende Nieren stellen zweifellos eine gute Einrichtung für die Ausscheidung von großen Mengen Wasser bei genügender Einsparung von Elektrolyten dar.

Bei den Meeresfischen stellt sich das umgekehrte Problem: sie leben in einer hypertonen Umwelt. Auch bei ihnen scheinen die Nieren nicht das hauptsächlichste Osmoregulationsorgan zu sein, da sie nicht in der Lage sind, eine hypertone Flüssigkeit auszuscheiden. Diese Fähigkeit ist hingegen ihren Kiemen gegeben. Die Nieren scheiden Katabolite mit einer kleinstmöglichen Menge von Wasser aus; dementsprechend ist die Diurese bei Meeresfischen tatsächlich extrem niedrig. Clarke (1934) gibt für den Myxocephalus octodecimspinosus rund 3 ml/kg · 24 Std an, wobei die GFR nur 14 ml/kg · 24 Std betrug. Es sei jedoch erwähnt, daß bei verschiedenen Manipulationen (insbesondere bei Verfolgung) diese Werte bis zehnfach ansteigen können, so daß unter Laboratoriumsbedingungen immense Wertdifferenzen vorkommen. Dabei ist es schwierig zu bestimmen, welche Werte eigentlich die „normalen" sind; doch auch die höchsten, bei Meeresfischen gemessenen Werte, liegen immer noch markant tiefer als die bei Süßwasserfischen gemessenen.

Bei manchen Arten von Meeresfischen ging die Reduktion der GFR sogar so weit, daß sich die Glomerula praktisch völlig zurückbildeten (sog. aglomeruläre Fische). Vom Standpunkt der klassischen Definition der Niere als Organ, das Kanälchen und Glomerula besitzt, haben diese Fische eigentlich gar keine echten Nieren. Nicht ganz geklärt ist die Frage, wie in diesen Nieren der Harn eigentlich gebildet wird. Forster (1953) macht bei einem frisch gefangenen Lophius piscatorius die Feststellung, daß der Harn (Gefrierpunkt: 0,562° C) gegenüber dem Plasma (0,665° C) immer hypoton ist und fast kein Natrium und Chlorid, andererseits jedoch viel Mg und PO_4 enthält. In der Gefangenschaft und bei jedweder Manipulation schlucken die Fische mächtig Meerwasser; gleichzeitig steigt die Diurese, wobei der Harn in kurzer Zeit isoton wird und NaCl erscheint. Bezüglich des Mechanismus dieser Nierenfunktion sei hier einer der „annehmbarsten" Hypothesen Platz eingeräumt: Der „proximale" Teil des Tubulus (morphologisch kann weder ein proximaler noch ein distaler Tubulus unterschieden werden) ist für Wasser und Ionen frei permeabel, der „distale" jedoch nur für monovalente Kationen (oder sie werden hier aktiv resorbiert). Damit wäre vielleicht die Abwesenheit von Na im Harn, und umgekehrt, der große Gehalt an Mg geklärt; ein Rätsel bleibt die Hypotonie dieses Harns. Vom teleologischen Standpunkt aus stellt diese Hypothese eine sinnlose Vergeudung von Wasser dar, bei Lebewesen, die in hypertoner Umwelt leben, und somit mit Wassermangel zu kämpfen haben. Marshall und Smith (1930) suchen hierfür eine Erklärung in der Vermutung, daß diese Fische sich aus Süßwasserfischen entwickelt haben (bei denen die Hypotonie des Harns im Gegenteil eine vorteilhafte Einrichtung darstellt), und der hypotone Harn somit eine überdauernde „Erinnerung an die Süßwasserzeit" sei. Dieser Folgerung stellt sich logischerweise die Tatsache entgegen, daß diese Fische andererseits in der Lage waren, sich durch ihre Aglomerularität an die Hypertonie der Umwelt anzupassen. Wie bereits erwähnt, entwickelten manche Fische eine Lebensform, die sie befähigt, in Medien von verschiedenem osmotischem Druck zu leben. Sharrat, Chester Jones und Bellamy (1964) haben unlängst die renalen Funktionen beim Aal (Anguilla anguilla L.) eingehend studiert, der bis zur sexuellen Reife in Flüssen lebt — in einer hypotonen Umwelt also —, dann jedoch ins Meer, in ein hypertones Milieu abwandert. Im Laboratorium kann er in kurzer Zeit an dieses oder jenes Milieu adaptiert werden. Der Gehalt an Hauptelektrolyten im Plasma, Muskel und im Harn der an verschiedene Umgebungen adaptierten Tiere ist in Tabelle 3 angegeben.

Tabelle 3. *Zusammensetzung des Serums, des Muskels und des Harns beim Aal in verschiedenem Milieu* (SHARRAT u. Mitarb. 1964)

	Konzentration der Ione in mMol/kg Wasser					
	Aal, adaptiert an					
	Süßwasser			Meerwasser		
	Na	K	Cl	Na	K	Cl
Serum	155	2,7	106	178	2,8	155
parietaler Muskel	30,4	110,1	—	35	124,7	—
Harn	18,9	0,65	—	6,5	2,08	119,4

Man sieht, daß sich die Konzentration der Ionen im Plasma und im Muskel bei den an das Meerwasser adaptierten Fischen nur leicht erhöht, die Zusammensetzung des Harns jedoch weitgehend verschieden ist. Bei diesen Fischen ist nur eine kleine Menge von Na vorhanden (das offensichtlich durch die Kiemen ausgeschieden wird), und Chlorid ist wahrscheinlich durch ein anderes Kation, vielleicht durch Mg gedeckt. Sehr interessant ist der Vergleich der Diurese und der GFR (Tabelle 4). Auch hier ist offensichtlich, daß im Meerwasser die GFR, und

Tabelle 4. *Hauptfunktionen der Nieren beim Aal in verschiedenem Milieu* (Frei nach SHARRAT u. Mitarb. 1964)

	Aal, adaptiert an	
	Süßwasser	Meerwasser
GFR ml/kg · 24 Std	110,5	24,8
Diurese ml/kg · 24 Std	84,5	15,1
Prozent resorbierten Wassers	24	40

somit auch die Diurese, markant kleiner sind als im Süßwasser; andererseits ist der Prozentsatz des resorbierten Wassers höher. Es scheint also, daß diese Veränderungen tatsächlich Ausdruck einer Tendenz sind, Wasser in hypertonem Milieu einzusparen, und umgekehrt.

In letzter Zeit beschrieben STANLEY und FLEMIN (1964) ein interessantes Phänomen. Sie stellten bei dem euryhalinen glomerulären Meeresfisch Fundulus kansae fest, daß dieser einige Tage lang nach Überführung aus dem Süß- ins Meerwasser einen gegenüber dem Plasma (nicht jedoch gegenüber dem Meerwasser) markant hypertonen Harn ausscheidet. Nach einigen Tagen jedoch wird der Harn mit dem Plasma wieder isoton. Das Wesen des Mechanismus der Bildung von hypertonem Harn bei Tieren, die die Henlesche Schleife, und somit auch das Gegenstromsystem nicht besitzen, bleibt vorläufig ungeklärt.

4. Klasse: **Amphibien — Amphibia**

Dies ist die letzte Klasse, bei der auch nach Erlangung der Reife der Mesonephros funktionstüchtig bleibt. Amphibien brauchen zu ihrem Leben unbedingt Süßwasser (es gibt keine Meeramphibien), und auch das Überleben zu Lande ist nur kurzfristig möglich. Im Wasser stellt sich das Problem der Regulation ihrer Osmolarität sehr ähnlich wie bei Süßwasserfischen: Salz muß retiniert und eine große Menge Wasser ausgeschieden werden. Die Salzretention wird meistens dadurch bewerkstelligt, daß die Haut die Fähigkeit besitzt, Natrium aktiv in das innere Milieu zu transportieren, ähnlich wie es bei den Kiemen der Süßwasserfische der Fall ist. Die Nieren scheiden Wasser aus, und der Harn ist stark hypoton; er bildet sich bei Rana catesbiana in einer Menge von mindestens 24 ml/kg · 24 Std, bei einer GFR von 84 ml/kg · Std. Diese Werte können sich jedoch vielfach erhöhen, und die GFR kann bis 1200 ml/kg · 24 Std erreichen (Forster 1938, 1943). Dies hängt unter anderem von der Dauer des Aufenthaltes im Wasser (je länger diese, um so größer die GFR), sowie von der Jahreszeit und der Temperatur des Milieus ab (im Frühjahr ist sie größer als im Winter). Die Diurese ist praktisch nur von der GFR abhängig; die Resorption unterliegt keinen wesentlichen Veränderungen. Veränderlichkeit der GFR wird dadurch erreicht, daß eine unterschiedliche Anzahl von Nephronen in Tätigkeit gesetzt wird: mit steigender GFR öffnen sich mehr und mehr Glomerula, und umgekehrt (Richards u. Schmidt 1924; Forster 1942). Der dieses Öffnen und Schließen der Glomerula steuernde physiologische Mechanismus ist noch nicht ganz geklärt; es treten auch noch eine ganze Reihe von Faktoren hinzu, die diesen Vorgang beeinflussen. Im allgemeinen gilt, daß bei der Dehydratation wenige Glomerula geöffnet bleiben, bei der Expansion des Blutvolumens im Gegenteil viele. Diese Einrichtung ermöglicht die Ausscheidung entweder kleiner, oder aber außerordentlich großer Wassermengen.

Die tubulären Funktionen des Frosches sind verhältnismäßig gut untersucht worden. Sie sind in Grundzügen mit denen der Säugetiere identisch; der Hauptunterschied liegt darin, daß die Froschnieren die Prozesse ihrer tubulären Sekretion mächtig entwickelt haben. Dem kommt auch die sog. renale portale Zirkulation zu Hilfe. Außer der normalen Blutversorgung aus der Aorta fließt den Tubuli auch Venenblut zu, nachdem es das Capillarnetz des caudalen Körperteiles, insbesondere in den unteren Extremitäten, durchflossen hatte. Diese Vene verästelt sich von neuem in ein Capillarnetz um die Tubuli herum und umgeht so die Glomerula. Forster (1954) stellte z. B. fest, daß in den Tubuli des Frosches Harnstoff sezerniert wird, und daß dieser Prozeß durch 2,4-Dinitrophenol gehemmt werden kann. Der Autor vertritt die Ansicht, die tubuläre Sekretion des Harnstoffes sei für den Frosch eine vorteilhafte Einrichtung, da auch bei der stark veränderlichen GFR dadurch (d. h. mittels portaler Zirkulation und tubulärer Sekretion) eine ständige Ausscheidung dieses Kataboliten gesichert ist. Robinson und B. Schmidt-Nielsen (1963) haben in Froschnieren Arginase nachgewiesen, was offensichtlich mit der aktiven tubulären Sekretion des Harnstoffes zusammenhängt.

Es scheint, daß sich das postglomeruläre Blut mit dem aus der V. portae renalis nicht vermengt. Hiervon zeugt der Befund Swansons (1955), daß durch Infusion der p-Aminohippursäure (PAH) über die A. renalis und über die V. portae ein hohes T_m erzielt werden kann. Wird PAH nur durch eines der beiden Gefäße infundiert, so sinkt das T_m um 50% ab. Nach Ansicht des Autors zeigt dies, daß ein Teil des Tubulargewebes nur durch postglomeruläres, der andere nur durch portales Blut versorgt wird.

Bei Amphibien erreichte der Mesonephros offensichtlich den Gipfel seiner Entwicklung. Durch Einschaltung einer verschieden großen Anzahl von Glomerula wird die Ausscheidung von Wasser gut reguliert. Die Ausscheidung der Kataboliten wird durch das System der V. portae renalis und die tubuläre Sekretion gesichert.

Der Mesonephros ist ein Organ, welches die Aufgabe hat, große Mengen Wasser auszuscheiden und gleichzeitig Elektrolyte zurückzuhalten. Die Hauptrolle bei der Elektrolytretention, und damit bei der Aufrechterhaltung der Osmolarität fällt jedoch bei den meisten Amphibien der Haut zu, die auf ihrer ganzen Oberfläche Natrium (und Chlorid) in das Innere des Körpers transportiert. Dieser Prozeß wird durch Hormone gesteuert. Bei manchen Amphibien spielt wahrscheinlich auch die Harnblase eine wichtige Rolle. RUIBAL (1962) zeigte, daß sich beim Bufo cognatus bis 30% des Körperwassers in der Harnblase befindet, wohin es in Form von stark hypotonem Harn gelangt, um hier als Wasserreserve für die Dehydratationsperiode (zu Lande) zu dienen. Von hier wird das Wasser resorbiert, bis der Inhalt der Blase mit dem Plasma isoton ist.

Beim Amphibium Necturus maculosus sind die Funktionen des proximalen Tubulus mittels Mikropunktions- und Mikroperfusionsmethoden eingehend untersucht worden. Da die diesbezüglichen Resultate den Rahmen der vergleichenden Physiologie überschreiten, wird über sie an anderer Stelle berichtet.

5. Klasse: **Kriechtiere — Reptilia**

Dies ist die erste Klasse der Wirbeltiere, die als definitives Ausscheidungsorgan den Metanephros besitzen. Leider sind die Angaben über die renalen Funktionen und die Osmoregulation bei Reptilien sehr unvollständig.

HUBER beschrieb schon im Jahre 1917 die Nephrone der Reptilien als Gebilde, die außer den Glomerula auch proximale und distale Tubuli umfassen. Dazwischen befindet sich ein ganz kurzes intermediäres Segment, das jedoch mit der Henleschen Schleife nicht identisch ist. Dementsprechend wurde bei Kriechtieren auch tatsächlich nie ein hypertoner Harn gefunden. Dabei leben viele in extrem trockener Umgebung; andere wieder im Wasser. Es ist nicht ganz klar, wie die einzelnen Arten die Probleme der Osmoregulation bewältigen. Sicher ist, daß die Haut dabei keine wesentliche Rolle spielt, da viele Reptilien eine trockene Haut ohne Drüsen besitzen, die zu verschieden großen Schuppen, Schilden oder Dornen verhornt. Manchmal sind die Schuppen sogar knochenartig und bilden Panzer. Kiemen fehlen bei dieser Klasse überhaupt.

MARSHALL und SMITH (1930) klassifizieren die Reptilien nach der renalen Funktion wie folgt:

1. Kriechtiere mit einer großen glomerulären Filtrationsfläche und flüssigem Harn (bes. Chellonia — Schildkröten und Crocodilia — Krokodile). Es ist noch nicht voll aufgeklärt, wie diese Tiere ihre Osmoregulationsprobleme lösen. Soweit es sich um Wasserarten handelt, so gibt es im großen ganzen keine Schwierigkeiten: sie scheiden viel Wasser aus, und der Harn ist hypoton. So fand WILLIAMS (1956) bei der Schildkröte Pseudemys scripta elegans bei Hydratation eine Harnosmolarität von nur 5 mOsm/l, wobei die Konzentration des Harns höchstens auf das Niveau der Plasmaosmolarität ansteigen konnte. Die Zusammensetzung des Harns der Schildkröte unmittelbar nach dem Verlassen des Wassers ist in der Tabelle 5 angeführt. Die niedrige Na-Konzentration ist wahrscheinlich ebenfalls

Tabelle 5. *Zusammensetzung des Harns bei der Schildkröte Pseudemys scripta elegans*

	mMol/l		mMol/l
Urea	52	Cl	3
NH_3	8	Na	3
CO_2	12	K	6

dadurch gegeben, daß die Harnblasenwand die Fähigkeit besitzt, Natrium (und Chlorid) entgegen dem Konzentrationsgradienten zurück in das Plasma zu resorbieren (BRODSKY u. Mitarb. 1963). Bei diesen Schildkröten beträgt das pH durchschnittlich 6,8, der Harn ist flüssig, und das Stoffwechselendprodukt der Stickstoffverbindungen ist der Harnstoff. Bei diesen Tieren dürften, soweit sie genügend Wasser trinken können, keine Probleme bei der Osmoregulation auftreten. Die

„Land“-Schildkröte stellt jedoch ihre Unfähigkeit, einen konzentrierten Harn zu bilden, vor gewisse Schwierigkeiten. Dank Coulson und Hernandez (1956) stehen uns sehr gute Informationen über die renalen Funktionen beim Mississippi-Alligator zur Verfügung. Die Diurese schwankt bei diesen Tieren von 2—40 ml/kg · 24 Std, die GFR von 72—288 ml/kg · 24 Std, je nach dem Grad der Dehydratation. Das Endprodukt des Eiweißstoffwechsels ist Ammoniak. Die Konzentration der übrigen Elektrolyte ist verhältnismäßig niedrig; durch Kälte wird sie erhöht. Der Harn ist im Vergleich zum Blutplasma in der Regel hypoton, höchstens jedoch isoton (Hernandez u. Coulson 1956, 1957). Da diese Alligatoren, mit einer einzigen Ausnahme, in Süßwasserflüssen leben, gibt es bei ihnen keine besonderen osmoregulatorischen Probleme.

2. Die zweite Gruppe bilden Kriechtiere mit niedriger glomerulärer Filtrationsfläche, die einen breiartigen bis pastenförmigen Harn ausscheiden (Lacertalia Eidechsen, Ophidia-Schlangen). Der Großteil dieser Kriechtiere ist landgebunden und hat infolge seiner Unfähigkeit, hypertonen Harn zu bilden, große Schwierigkeiten bei der Osmoregulation. Es scheint, daß die Schuppenhaut ein Hindernis für Wasserverluste durch Verdunstung darstellt. Bentley (1959) stellte bei der Eidechse Trachyrus rugosus nur ganz geringfügige extrarenale Wasserverluste fest. Es versteht sich, daß der breiartige Harn eine relativ große Einsparung von Wasser bedeutet. Er entsteht in der Weise, daß das Stoffwechselendprodukt der Stickstoffverbindungen — die Harnsäure — bei diesen Kriechtieren eine übersättigte Lösung bildet und in Kristallform ausfällt, wobei der Harn dann isoton bleibt. Die endgültige Konstitution des Harns ist je nach der Menge der Urate breiartig bis pastenförmig. Auf diese Weise wird eine große Menge von Kataboliten mit einem Minimum von Wasser ausgeschieden, ohne daß es zur Hypertonie des Harns kommt. Ferner vertragen diese Lebewesen die Dehydratation sehr gut. Bentley stellte fest, daß der Trachysaurus rugosus eine Hypernatriämie bis zu 230 mEq/l ohne schädliche Folgen verträgt. Lebrie und Sutherland (1962) untersuchten die renalen Funktionen verschiedener Abarten der Natter (Natrix). Sie fanden, daß selbst nach 48stündiger Dehydratation die Osmolarität des Harns nicht über die des Plasmas ansteigt. Die GFR bewegte sich zwischen 168—576 ml/kg · 24 Std, und der Anstieg der Diurese war von der GFR direkt abhängig. Die Autoren vertreten die Ansicht, daß, während die Ausscheidung der gelösten Stoffe von der Anzahl der einzelnen tätigen Nephrone abhängt und ihre Resorption in den einzelnen Nephronen konstant ist, die Wasserausscheidung ähnlich wie bei den höheren Wirbeltieren erfolgt: im proximalen Tubulus verläuft die Resorption (obligat) in Abhängigkeit von den gelösten Stoffen, im distalen Tubulus (fakultativ) bis zu einem bestimmten Grad unabhängig davon. Die Wasserausscheidung war durch das antidiuretische Hormon beeinflußbar.

Bei manchen Kriechtieren, insbesondere bei Wüstenkriechtieren, reicht nicht einmal der Ausfall der Urate aus den übersättigten Lösungen aus, um den Bedarf an Wasser zu decken. Es scheint, daß diese Kriechtiere besondere Nasendrüsen besitzen, die es ihnen ermöglichen, Elektrolyte in hypertoner Lösung aus dem Körper auszuscheiden (K. Schmidt-Nielsen u. Mitarb. 1963). Die Nasendrüsen mancher Wüsten- und Tropen-Lacertalien (Ignuana ignuana, Dipsosaurus dorsalis, Uromastix aegyptius) scheiden ein Nasenextrakt aus, das Natrium und Kalium in Konzentrationen von 800—1300 mEq/l besitzt! Fast gleichzeitig machte Tempeton (1964) bei Ctenosura pectinata und Sauromalus obesus praktisch die gleiche Feststellung. Es ist offenbar, daß den Nasendrüsen bei der Osmoregulation eine wichtige Bedeutung zukommt.

Nur einige wenige Arten der Kriechtiere leben im Meerwasser. Sie stehen vor einem ähnlichen Problem wie die Meeresfische, nämlich die Isotonie des inneren

Milieus trotz Hypertonie der Umwelt aufrechtzuerhalten. K. SCHMIDT-NIELSEN und FÄNGE (1958) zeigten, daß zumindest einige von diesen Arten ein hypertones Sekret ausscheiden, und zwar entweder aus der „Tränen"-Drüse (Meerschildkröte beim Eierlegen) oder aus der Nasendrüse (Galapagos-Echse Amblyrchynchus cristatus). Eine einzige Abart des Meerkrokodils (Crocodylus porosus) reagierte auf keine osmotische Belastung, so daß sein Osmoregulationsmechanismus unklar bleibt. „Die Krokodilstränen müssen weiterhin als ein Geheimnis der Biologie betrachet werden" (K. SCHMIDT-NIELSEN).

6. Klasse: **Vögel — Aves**

Vögel sind die ersten Lebewesen, deren Nieren fähig sind, einen hypertonen Harn zu bilden. BURGESS, HARVEY und MARSHALL (1933) machten darauf aufmerksam, daß die Fähigkeit, einen hypertonen Harn zu bilden, zur gleichen Zeit mit dem Vorkommen der Henleschen Schleife erscheint, die sich zwischen dem proximalen und dem distalen Teil des Tubulus ausbildet. Obwohl diese Koinzidenz zunächst für zufällig gehalten wurde, wird ein kausaler Zusammenhang von der gegenwärtigen Theorie der Gegenstromkonzentrierung angenommen. Gleichfalls bei Vögeln offenbart sich zuerst die Wirkung des antidiuretischen Hormons (ADH), und zwar insofern, als die Wasserresorption ohne Änderung der GFR unter der Hormoneinwirkung neue Werte annimmt (wiewohl manche behaupten, eine ähnliche Wirkung übe ADH schon bei Reptilien aus — s. oben). Es erscheint eine neue Form der Osmoregulation: die Bildung von hypertonem Harn unter Einfluß des antidiuretischen Hormons.

Es ist jedoch bekannt, daß bei Vögeln die Osmolarität des Harns höchstens das Zweifache der Osmolarität des Plasmas erreichen kann, meistens jedoch bei eher tieferen Werten verbleibt. So z.B. stellte KORR (1919) beim Haushuhn eine maximale Osmolarität von 550 mOsm/l fest. Hierin liegt der Grund dafür, daß die meisten Vögel Wasser trinken.

Die GFR beträgt beim Haushuhn normalerweise 1,22 ml/min/kg (1756 ml/kg · 24 Std), sie steigt bei hoher Diurese bis auf das Doppelte an, und sinkt bei Dehydratation auf die Hälfte zurück (KORR 1939). Sehr ähnliche Befunde wurden auch in anderen Laboratorien erhoben (s. Übersicht bei SPERBER 1960); lediglich SPERBER fand aus ungeklärten Gründen Werte, die etwa zweimal höher waren. Die GFR ist also bei Vögeln zwar um etwas niedriger als bei Säugetieren, doch ist sie im Vergleich z.B. mit Kriechtieren relativ hoch. Die Wasserresorption in den Tubuli beträgt etwa 98—99% der filtrierten Menge; sie ist also schon sehr intensiv. Stoffwechselprodukt der Eiweißstoffe ist die Harnsäure; diese wird durch aktive tubuläre Sekretion intensiv ausgeschieden. Vollkommen ausgebildet ist auch noch das System der renalen portalen Zirkulation. Ähnlich wie bei uricothelen Reptilien fällt auch bei Vögeln die Harnsäure aus der übersättigten Lösung kristallin aus, und der Harn nimmt demzufolge breiartige Konsistenz an. Dies trägt zur weiteren Einsparung von Wasser bei.

Nicht ganz geklärt bleibt die Frage, ob in der Kloake eine weitere Resorption von Wasser stattfindet. So fand z.B. KORR (1939) eine größere Diurese, wenn er die Ureter katheterisierte, als wenn er den Urin aus der Kloake entnahm; er folgerte daraus, daß in der Kloake eine bedeutende Menge Wasser resorbiert wird. HART und ESSEX (1942) befaßten sich mit dieser Frage eingehender und konnten diese Ansicht teilweise bestätigen. Bei der Osmoregulation scheint jedoch diese Resorption keine bedeutende Rolle zu spielen.

Es kann also angenommen werden, daß bei Vögeln die Hauptmechanismen der Wassereinsparung einerseits in der Bildung von leicht hypertonem Harn, und andererseits in der Ausscheidung der Urate unter minimalem Wassereinbezug gegeben sind.

Ein bemerkenswertes Problem, das die Naturwissenschaftler von jeher stark interessierte, ist die Frage des Wasserhaushaltes bei den sog. Meervögeln, die viele Wochen, vielleicht auch Monate, weit von den Küsten über den Ozeanen leben, und somit kein freies Trinkwasser zur Verfügung haben. Meerwasser ist hyperton im Vergleich zum Harn, so daß es zur Deckung des Wasserdefizits nicht dienen kann. K. Schmidt-Nielsen u. Mitarb. fanden 1958, daß die Nasendrüse dieser Vögel ein Sekret bildet, das sehr NaCl-reich ist. Die NaCl-Konzentration kann bei manchen Arten bis 1200 mEq erreichen. Auf diese Art wird aus dem Organismus eine große Menge Salz ohne Wasser ausgeschieden; das Rätsel, wo diese Vögel freies Wasser hernehmen, wurde so gelöst. Weitere Untersuchungen zeigten, daß auch manche „Land"-Vögel durch die Nasendrüsen Salz ausscheiden. So fand Scothorne (1959), daß auch bei der Hausente eine solche Nasensekretion hervorgerufen werden kann, jedoch erst nach großer Belastung mit hypertoner Flüssigkeit. Ellis u. Mitarb. (1963) haben daraufhin festgestellt, daß junge Enten, die von Jugend an eine hypertone NaCl-Lösung zu trinken bekamen, ein hypertones Sekret aus den Nasendrüsen ausscheiden. Es ist also nicht ausgeschlossen, daß nicht nur Meervögel, sondern auch Landvögel unter bestimmten Umständen die Nasendrüse als Organ der Wassereinsparung benützen können.

Eine interessante Kuriosität ist der Steppenspatz (Passeculus sandwichensis), ein kleines Vögelchen, das auf Salzsümpfen in Kalifornien lebt. Dieser Vogel trinkt laufend Salzwasser, ohne dabei Merkmale einer Nasensekretion aufzuweisen. Poulson und Bartholomew (1962) haben jedoch festgestellt, daß die Konzentration der Chloride im Harn dieser Tiere bis 960 mEq/l erreichen kann, und die Osmolarität praktisch gleich ist, wie bei den Kontrolltieren. Die Ursache und der Mechanismus der Harnkonzentrierung und insbesondere die Morphologie des Nierenmarks sind bei diesen Vögeln noch unerforscht.

7. Klasse: **Säugetiere — Mammalia**

Die Funktion des Metanephros bei Säugetieren wird an anderer Stelle eingehend beschrieben. Die Nieren sind bei dieser Klasse das einzige Organ der Osmoregulation. Es scheint, daß die Fähigkeit, den Harn auf verschiedene Stufen zu konzentrieren, vom anatomischen Aufbau der Nieren abhängt. Bei Säugetieren ist der proximale und der distale Tubulus in der Nierenrinde eingebettet. B. Schmidt-Nielsen und O'Dell (1961) zeigten, daß es — in grober Abschätzung — eine direkte Abhängigkeit zwischen der Länge der Papille (im Mark) und der Konzentration der gelösten Stoffe im Harn gibt. Sie zeigten dies an drei verschiedenen Arten: am Bieber (Castor canadiensis), der ganz kurze Henlesche Schleifen und ein dünnes Mark hat, am Kaninchen mit mittelstarkem Mark, und am Wüstennagetier Psammomys obesus, der eine sehr lange Papille besitzt. Es scheint also, daß die Adaptation an Wassermangel bei Säugetieren durch Längenwachstum der Henleschen Schleifen erfolgen kann. Dies geht aus der Theorie über die Bildung von hypertonem Harn, der sog. Haarnadel-Gegenstrom-Konzeption hervor. Das Prinzip wurde von Hargitay und Kuhn beschrieben, von Wirz auf die Niere übertragen. Eine eingehende Beschreibung ist im Beitrag von Wirz enthalten. Je länger die Henlesche Schleife, um so stärker ist das Mark, und um so höher ist die Osmolarität des Gewebes an der Spitze der Papille, die die Osmolarität des endgültigen Harns bestimmt (s. Tabelle 6). Wüstennagetiere, wie z. B. Psammomys, besitzen lange Henlesche Schleifen mit einer außerordentlich hohen osmotischen Konzentration des Harns. Diese Anpassung an Wassermangel ist

Tabelle 6. *Relative Nierenmarkdicke und maximale Harnkonzentration bei einigen Säugetieren.* (Frei nach DOLPH u. Mitarb. 1962)

Art	Relative Nierenmarkdicke[1]	Maximale Harnkonzentration in mOsm/l
Biber (Castor canadiensis)	1,3	520
Schwein	1,6	1080
Aplodontia rufa	2,9	820
Mensch	3,0	1160
Hund	4,3	2425
Katze	4,8	3200
Kaninchen	5,4	1390
Ratte	5,8	3060
Ratte kangaro (Dipodomys obesus)	8,5	6000
Gerbillus meriones	10,4	5000

[1] Definiert nach SPERBER: "The medullary thickness × 10, divided by kidney size; where kidney size equals the cube root of the dimensions of the kidney".

zweifelsohne notwendig, und diese Tiere vertragen gleich übrigen Wüstennagetieren die Dehydratation auch besser als z. B. der Mensch. Auf lange Zeit überleben können sie eben nur dank der hohen Konzentration des Harns.

In einer ähnlichen Situation befinden sich Säugetiere, die im Meer leben, denn auch sie haben kein Süßwasser zur Verfügung. Es scheint, daß die Mehrzahl der Meersäugetiere Meerwasser nicht trinkt, und das Stoffwechselwasser ihre einzige Wasserquelle darstellt. Da sich die meisten von Fischen ernähren, bei denen der osmotische Druck der Körperflüssigkeiten dem bei Meersäugetieren ungefähr gleicht, genügt zur Verhinderung des Wasserdefizits nur eine geringe Hypertonie des Harns gegenüber dem Plasma. In Wirklichkeit kann z. B. der Seehund (Phoca vitulina) wie SMITH zeigte, den Harn so stark konzentrieren, daß sein U/P bis 5,7 ansteigen kann (beim Menschen vergleichsweise 4,2; bei der Wüstenratte Kangaroo 17). Die Bildung eines stark hypertonen Harnes ist somit bei Meersäugetieren die Garantie dafür, daß sie inmitten einer hypertonen Umwelt nicht an Wasser verarmen.

Abschließende Betrachtung

Aus dem Gesagten geht hervor, daß die Nieren bei allen Wirbeltieren das Hauptorgan der Ausscheidung der Stoffwechselendprodukte darstellen. Als Osmoregulationsorgan dienen hingegen der Pronephros und der Mesonephros überhaupt nicht, der Metanephros nur teilweise. Bei manchen Kriechtieren und Vögeln nimmt der Metanephros an der Osmoregulation in der Weise teil, daß er Harnsäure sezerniert, sie dann in der Kloake präcipitiert und hier eine weitere Wasserresorption ermöglicht. Bei Vögeln bildet sich überdies ein leicht hypertoner Harn, da diese Tiere schon Henlesche Schleifen — wenn auch nur wenige und kurze — besitzen. Bei Meerreptilien und bei Vögeln sind die Nieren jedoch nicht in der Lage, allein die Aufgabe eines Osmoregulationsorgans zu bewältigen: es treten hier Nasen- (bzw. Tränen-) Drüsen in Funktion, die ein hypertones Sekret ausscheiden.

Nur der Säugermetanephros ist fähig, einen genügend hypertonen Harn zu produzieren, so daß er eine vollkommene Osmoregulation gewährleisten kann, und zwar sowohl bei Arten, die Wüsten (mit minimalem Wasser) bewohnen, wie auch bei denen, die im Meer (gänzlich ohne Trinkwasser) leben. Die Länge der Papillen (und in diesen die Henleschen Schleifen) ist bei ihnen — in grober Abschätzung — der osmotischen Konzentration des Harns direkt proportional. Die Arten, die in einer an Trinkwasser armen Umwelt leben, besitzen deshalb normalerweise lange Papillen.

Die Biologen studieren die Frage nach dem Ursprung des Lebens oft vom Standpunkt der Osmolarität aus. Es wird gewöhnlich McCALLUMs (1926) Vorstellung wiedergegeben, die ersten (natürlich einzelligen) Lebewesen wären aus dem Urgebirgsmeer hervorgegangen, das ungefähr die gleiche osmotische Konzentration gehabt haben sollte wie das heutige menschliche Plasma (d.h. rund 300 mOsm/l). Nach und nach sei jedoch die Osmolarität des Meerwassers immer weiter angestiegen (vielleicht dadurch, daß vom Lande aus immer mehr feste Stoffe zugeführt wurden), bis sie den heutigen, etwa dreifachen Stand erreichte. Die niederen Lebewesen (von Wirbeltieren sind es Rundmäuler und einige Elasmobranchier) hätten sich diesem Anstieg in der Weise angepaßt, daß bei ihnen eine parallele Hebung des osmotischen Drucks ihrer Körperflüssigkeiten erfolgte (Euryhalinie). Für das Fortbestehen der höheren Säugetiere (öbrige Wirbeltiere) habe die Aufrechterhaltung jener rund 300 mOsm (Stenohalinie) genügt. Hierauf stützt sich die Folgerung (z.B. SMITH), daß Wirbeltiere, angefangen mit Fischen, nicht aus niederen Formen aus dem Meer hervorgegangen sind, sondern aus Süßwasserflüssen. Das Vorkommen von höheren Wirbeltieren im Meer wird für sekundär gehalten, wobei behauptet wird, daß sich die ursprünglichen Süßwasserformen auf verschiedene Weise an das Leben im Meer anpaßten. Die Elasmobranchier z.B. dadurch, daß sie für sich die ,,physiologische Urämie, d.h. einen hohen Spiegel von Harnstoff und Trimethylaminooxyd ausbildeten (was natürlich eine andere Form der Euryhalinie darstellt); die Knochenfische durch ,,Aglomerularität" u.a. Ob diese verlockende Konzeption den Tatsachen entspricht, kann heute niemand sagen. Die angeführten Fakten sprechen gewiß dafür, doch kann andererseits nicht übersehen werden, daß z.B. ,,physiologische Urämie" auch bei alten Süßwasserelasmobranchiern — wenn auch geringer ausgeprägt — vorkommt, oder daß bei weitem nicht alle Meerfische unter bestimmten Umständen eine bemerkenswert große GFR besitzen. Von weiteren, bisher ungeklärten Phänomenen seien noch zwei Arten von aglomerulären Fischen (Opsanus tan und Microphis boaja) erwähnt, die in Süßwasserflüssen entdeckt wurden (SMITH 1953) und in dieser stark hypotonen Umgebung leben, obwohl sie keine Glomeruli besitzen, und daher nach dem heutigen Stand unseres Wissens nicht in der Lage sein sollten, überschüssiges Wasser auszuscheiden.

Diese wenigen Beispiele zeigen zur Genüge, daß noch vieles abzuklären ist, bevor die erwähnte Konzeption vom Entstehen der Wirbeltiere im Süßwasser bestätigt werden kann.

B. Die Funktion der Nieren in der pränatalen Periode

Über die Funktion der menschlichen Nieren in der pränatalen Periode ist sehr wenig bekannt. Die Ursache dafür ist vor allem in den Schwierigkeiten zu suchen, die sich aus ethischen wie auch aus technischen Gründen dem Experiment am menschlichen Embryo und Fetus entgegenstellen. Doch auch unsere Kenntnisse über die pränatalen Funktionen bei Säugetieren sind sehr unzulänglich. Hier sind Gründe rein technischen Charakters gegeben: den Harn aus Säugetierfeten zu gewinnen, bedeutet nicht nur in das Lumen der Gebärmutter einzudringen, sondern auch durch die Fruchthülle und den Körper des Fetus bis zur Fetusblase zu gelangen. Das hat eine Traumatisation zur Folge und verleiht den gesamten experimentellen Bedingungen reichlich unphysiologische Züge. Allein der bei diesem Eingriff unabwendbare Verlust der Amnionflüssigkeit stellt eine grundlegende Störung der normalen Existenz des Fetus dar. Obendrein sind seine Organe gegenüber mechanischen Verletzungen ganz außerordentlich empfindlich, da sie spröde und brüchig sind. So ist z.B. eine laufende Clearance-Untersuchung, die eine permanente i.v. Infusion erfordert, technisch unmöglich. Wir sind deshalb an lückenhafte, mosaikartige Informationen angewiesen, aus denen wir uns nur ein unvollkommenes Bild über die Tätigkeit der Säugetierniere in der pränatalen Periode machen können.

Der *Pronephros* entsteht bei menschlichen Embryos sehr frühzeitig, möglicherweise schon bei 4 Segment-Embryos. Zu gleicher Zeit formt und kanalisiert sich der Wolffsche Gang, der dann in der 5.—6. Lebenswoche schon passierbar ist. Es gibt keine Beweise dafür, daß der Pronephros beim Menschen als Niere jemals funktioniert, doch scheint dies unwahrscheinlich, da zur Zeit der Kanalisierung des Wolffschen Ganges die cranialen Partien des Pronephros bereits degenerieren.

Der *Mesonephros* entsteht mehr caudalwärts, und die ersten Anlagen erscheinen bei 2,5 mm langen Embryos, also gegen das Ende des ersten Monats des intrauterinen Lebens. Er entwicklet sich sehr schnell; den Gipfel seiner Entwicklung erreicht er bei nur 8 mm langen Embryos. Als Harnleiter fungiert der Wolffsche Gang, der in den Sinus urogenitalis, eine ventrale Ausstülpung der Kloake, mündet. Die darin enthaltene Flüssigkeit unterscheidet sich nicht von der Amnionflüssigkeit, mit der sie weitgehend in Berührung kommt, so daß aus den Analysen nicht zu erkennen ist, wie der Mesonephros des Menschen arbeitet. Bei manchen Säugetieren ist er jedoch während eines längeren Zeitabschnittes der embryonalen Entwicklung in Funktion, so daß bereits eine Harnblase besteht, die mit der Amnionflüssigkeit nur durch eine dünne Harnröhre verbunden ist. Es besteht zwar eine Verbindung mit der allantoischen Flüssigkeit des Harnganges, doch ist dieser auch ziemlich eng, so daß das Vermengen des Harns mit der allantoischen Flüssigkeit erschwert ist. STANIER (1960) untersuchte die Zusammensetzung der Flüssigkeit der Harnblase von Kaninchen- und Schweineembryos zu einer Zeit, da bei diesen der Mesonephros schon in Funktion ist. Sie stellte fest, daß der osmotische Druck, die Konzentration der Chloride und des Harnstoffs bei diesen beiden Arten praktisch gleich sind wie im Plasma. Das scheint die Vorstellung zu unterstützen, daß der Mesonephros nicht die Fähigkeit besitzt, die Zusammensetzung des Plasma-Ultrafiltrats abzuändern.

Der *Metanephros* entsteht bei menschlichen Embryos ebenfalls sehr frühzeitig, doch ist seine Entwicklung wesentlich langsamer. Im zweiten Monat entstehen Kanälchen, die sich jedoch erst im vierten Monat biegen, verbinden und die Henlesche Schleife ausbilden. Weiteres Wachstum der Kanälchen in die Länge und die Bildung weiterer Kanälchen wird auch in der folgenden Periode des intrauterinen Lebens fortgesetzt. Die Nierenhülle, und mit dieser auch die definitive Form der Niere, bilden sich erst in der zweiten Hälfte der Schwangerschaft aus.

Die Funktion des menschlichen Metanephros in der pränatalen Periode

Aus bereits angeführten Gründen sind unsere Informationen über die Tätigkeit der menschlichen Niere in dieser Periode sehr lückenhaft. In der Amnionflüssigkeit, die zu dieser Zeit mit der Blase in Verbindung steht, wurde gegen Ende des zweiten Monats Harnsäure und ab drittem Lebensmonat Harnstoff bestimmt. Es ist zwar möglich, daß diese Substanzen nicht der Funktion der Nieren entspringen, und daß sie auf anderen Wegen in die Amnionflüssigkeit gelangen, doch ist dies wenig wahrscheinlich. Als man in den Blutkreislauf einer $2^1/_2$ Monate alten Frucht, die den Abortus ca. 10 min in 37^0 C warmer Ringerlösung überlebte, Inulin injizierte, erschien dasselbe binnen einiger Minuten in der Harnblase, was bedeutet, daß zu dieser Zeit die Nieren zweifellos schon funktionstüchtig sind. McCANCE und Widdowson (1953) haben den osmotischen Druck im Harn gemessen, den sie aus toten 10—20 Wochen alten Feten gewannen. Sie stellten fest, daß dessen Osmolarität immer tiefer lag als 300 mOsm/l, was mit höchster Wahrscheinlichkeit auch dem osmotischen Druck des Plasmas entspricht. Wenn wir voraussetzen, daß das glomeruläre Filtrat bei diesen Feten ein isotones Filtrat des Plasmas ist, so zeugt der Befund von hypotonem Harn von einer tubulären Resorption osmotisch aktiver Stoffe.

Schon seit 100 Jahren wird der Harn analysiert, welcher aus Früchten während der Entbindung oder kurz nachher gewonnen wurde, einem Harn also, der noch in der intrauterinen Periode gebildet worden war. Die während dieser ganzen Zeit erhobenen Befunde sind eindeutig: die Osmolarität dieses Harnes ist immer sehr niedrig. McCance und Widdowson (1953) führten eine genauere Analyse durch und stellten fest, daß die Harnosmolarität tatsächlich sehr niedrig ist (durchschnittlich 137 mOsm/l). Interessant ist weiter ihre Feststellung, daß auch die Konzentration des Harnstoffes in diesem Harn ungewöhnlich niedrig ist, und daß der Hauptanteil an der Osmolarität dem Natriumsulfat zu kommt. Der Harn enthält wenig Kalium und fast gar keinen Phosphor. Die Autoren vertreten die Ansicht, daß die Harnzusammensetzung einer Situation entspricht, als wären die Nieren dem Einfluß des antidiuretischen Hormons, des parathyreoidalen Hormons und der Nebennierenhormone nicht ausgesetzt gewesen. Heller und Čapek (1962) fanden jedoch in Hundefeten kurz vor der Geburt eine hohe antidiuretische Aktivität im Plasma; der Harn wurde dabei nicht analysiert.

Die Funktion des fetalen Metanephros bei anderen Säugetieren

Verhältnismäßig viele Informationen über die renalen Funktionen in der pränatalen Periode wurden an Schafen gewonnen. Alexander u. Mitarb. (1956) stellten fest, daß der Harn von Schafsfeten während der ganzen intrauterinen Periode hypoton ist, mit Ausnahme der letzten 2 Wochen, wo er hyperton wird. Er enthält sehr wenig Chlorid, aber viel Harnstoff. Diese Befunde weichen also von denen durch McCance und Widdowson an Menschen erhobenen, sowie von älteren Untersuchungen Jacqués (1902) ab, die ebenfalls an Schafen gewonnen wurden, und bei denen der Harn der Früchte kurz vor Geburt immer ausgeprägt hypoton war (durchschnittlich 138 mOsm/l) und einen sehr variablen Inhalt an Chloriden aufzeigte. Alexander u. Mitarb. (1958) haben bei Feten in situ die Clearance des endogenen Kreatinins gemessen und stellten fest, daß sie gegen Ende der ersten Hälfte der Trächtigkeit größer ist als bei Erwachsenen, vor der Geburt jedoch nur $^1/_4$ der Erwachsenen-Werte erreicht. Die Wasserresorption beträgt bis 14 Tage vor Geburt nicht mehr als 66% der filtrierten Menge; die Resorption der gelösten Stoffe ist jedoch höher, so daß der Harn hypoton ist. In den letzten 14 Tagen vor der Geburt erreicht die Wasserresorption 80—90%, und der Harn wird hyperton. Die Injektion von Pitressin übte jedoch nie einen Einfluß auf die Osmolarität des Harns aus. In der zweiten Hälfte des intrauterinen Lebens resorbieren die Feten Glucose, wobei der Prozeß ein T_m aufweist und durch Phlorizin blockiert werden kann (Alexander u. Nixon 1963).

Sehr ähnliche Befunde erhoben Boylan u. Mitarb. bei Meerschweinchen. Auch bei den Feten dieser Tiere sinkt die Harnbildung kurz vor der Geburt ab, während die Harnosmolarität ansteigt, so daß der Harn der Feten hyperton ist (368 mOsm/l).

Bei Kaninchen- und Schweinefeten wurden in der Periode der Metanephrosfunktion Unterschiede in der Konzentration des Harnstoffes und der Chloride im Verlauf der Trächtigkeit gefunden (McCance u. Stanier 1960). J. und A. D. Levine (1958) injizierten den Feten Phenolsulphophthalein (PSP) und Inulin, und fanden, daß sich der Prozeß der tubulären Sekretion von PSP erst sehr spät zu entwickeln beginnt, und daß die Hauptentwicklung erst postnatal verläuft. Bei Rattenfeten haben DALY, WELLS u. EVANS (1947) das spezifische Gewicht des Harns gemessen und festgestellt, daß es 1015 beträgt, während das spezifische Gewicht des Harns der Mutter zur gleichen Zeit 1029 betrug.

Diese an Tieren gemachten Studien haben eine Reihe von Erkenntnissen geliefert, von denen die wichtigste ist, daß der embryonale Metanephros quantitativ sehr leistungsfähig ist. Es scheint, daß die Osmolarität des fetalen Harns eher niedriger liegt als die Osmolarität des Plasmas, auch wenn sie offensichtlich bei manchen Arten, insbesondere bei denen, die ausgereifte Junge gebären, am Ende der Trächtigkeit vielleicht auch größer sein kann. Auffallend ist die Reaktivität der fetalen Nieren gegenüber injizierten Hormonen.

C. Die Funktion der Nieren in der frühen postnatalen Periode des Menschen

I. Thematische Abgrenzung

Die nachfolgende Übersicht soll vor allem der Erläuterung der grundlegenden Erkenntnisse über die Entwicklung der Physiologie der Niere beim Kinde gewidmet werden. Experimentelle Befunde aus dem Gebiet der postnatalen Ontogenese der Nierenfunktion bei Tieren werden deshalb nur dort erwähnt, wo es für die Klarlegung der an Kindern gewonnenen Untersuchungsergebnisse vom Standpunkt der vergleichenden Physiologie zweckdienlich ist, da allgemeine Gesetzmäßigkeiten der Entwicklung bei Säugetieren, und somit auch beim Menschen, analog sind. Da vom Gesichtspunkt der Besonderheiten des Wasser- und Elektrolythaushaltes bei Kindern die Säuglingsperiode als der wichtigste Zeitabschnitt erscheint, soll der Erläuterung der Verhältnisse beim Säugling der größte Teil dieser Übersicht eingeräumt werden. Das gleiche Thema behandelten unter anderen Aspekten die Autoren einiger Übersichten: BARNETT 1950; BARNETT, VESTERDAL 1953; EDELMANN, BARNETT 1960; FRIEDERISZICK 1964; GINJEZINSKI 1952; H. HELLER 1944, 1951; MCCANCE 1948, 1950; ROYER 1954; weiter in entsprechenden Kapiteln von Monographien: BLAND 1956; CORT, FENCL 1956; EWERBECK 1962; GAMBLE 1947; HUNGERLAND 1954; KERPEL-FRONIUS 1959; ROYER u. Mitarb. 1963; C. A. SMITH 1960; H. W. SMITH 1951.

II. Wasser- und Elektrolythaushalt in der Säuglingsperiode

Die Säuglingsperiode ist vor allem durch die spezialisierte Nahrung — die Muttermilch — gekennzeichnet, die einzige natürliche Quelle der Zufuhr aller notwendigen Nährstoffe, Vitamine, Minerale und des Wassers. Nach MCCANCE und WIDDOWSON (1957) stellt die Zusammensetzung der Milch einen der drei wichtigsten Faktoren dar, von denen die Aufrechterhaltung der Wasser- und Salzhomöostase beim Säugling abhängt. Zweiter Faktor sind die Besonderheiten des Stoffwechsels im wachsenden Organismus und dritter die Osmoregulationstätigkeit der Nieren.

Der Stoffwechsel des wachsenden Organismus ist durch die hohe anabole Aktivität gekennzeichnet, die bei der gesamtcalorischen Bilanz in einer hohen Stickstoffretention ihren Ausdruck findet. Die Notwendigkeit, Gewichtszunahmen zu decken und Substanzen in die ausreifenden Strukturen der einzelnen Zellgewebe abzusetzen, macht auch eine hohe Retention von Mineralien erforderlich. Da diese Retention auch jene hauptsächlichsten osmotisch aktiven Stoffe betrifft, deren Summe den Großteil der osmotischen Aktivität des Harns ausmacht (Na,

Cl, K, P), sinkt auch ihre vom Organismus durch die Nieren ausgeschiedene Menge. Die hohe Stickstoffretention ist der Hauptgrund dafür, daß bei einer relativ hohen Zufuhr von Eiweißstoffen der Harnstoff von den Nieren ebenfalls nur in kleinen Mengen ausgeschieden wird. Es ist deshalb angebracht, die Funktion der Nieren und das Ausmaß ihrer osmoregulatorischen Tätigkeit von diesem Standpunkt aus zu bewerten.

Der Wasser- und Elektrolythaushalt des Säuglings ist durch einen hohen Umsatz des Wassers gekennzeichnet (Gamble 1947). Im Organismus des Säuglings werden täglich rund 50% des Volumens der extracellulären Flüssigkeit ausgewechselt, gegenüber 15% im erwachsenen Organismus. Diesem Umsatz entspricht auch ein unterschiedlicher Gehalt und eine unterschiedliche Verteilung des Wassers und der Elektrolyte im Körper (Abb. 1, Tabelle 7).

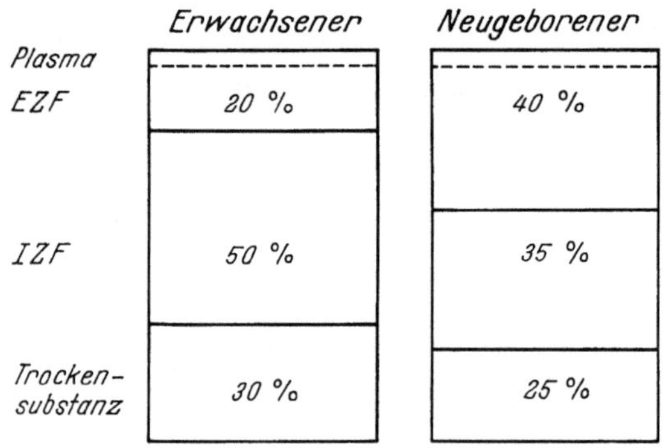

Abb. 1. Volumen und Verteilung des Wassers im Körper eines gesunden Neugeborenen und beim erwachsenen Menschen. EZF = extracelluläre Flüssigkeit; IZF = intracelluläre Flüssigkeit. (Nach McCance 1950 und Friis-Hansen 1957)

Der Körper des Neugeborenen enthält nicht nur mehr Gesamtkörperwasser, sondern verteilt es auch in den zwei Haupträumen auf unterschiedliche Weise, und zwar derart, daß das Volumen der extracellulären Flüssigkeit des Neugeborenen bei Umrechnung auf das Körpergewicht ungefähr doppelt so groß ist im Vergleich mit dem erwachsenen Menschen. 1 kg Körpergewicht entspricht also beim Neugeborenen auch eine wesentlich größere Menge der wichtigsten extracellulären Elektrolyte Na und Cl. Auf Grund der Werte der durch die Milch zugeführten Stoffe kann zur Darlegung der Besonderheiten des Elektrolyt- und Wasserhaushaltes im wachsenden Organismus die Natriumbilanz herangezogen werden.

Die extracelluläre Flüssigkeit nimmt beim Neugeborenen rund 40% des Körpergewichts, d.h. etwa 400 ml/kg Körpermasse ein. Ein Liter extracellulärer Flüssigkeit enthält Na in einer Konzentration von ca. 140 Milliäquivalent (mEq). In 400 ml extracellulärer Flüssigkeit sind somit 56 mEq Na enthalten. Der kleine Säugling nimmt nach Ausgleich der Entbindungs-Gewichtssenkung in den ersten Wochen täglich rund 30 g an Gewicht zu Janovský u. Mitarb. 1963a). Das Gesamtkörperwasser macht beim Neugeborenen durchschnittlich 70% des Körpergewichts aus (Friis-Hansen 1957). In 30 g Gewichtszuwachs sind somit 21,0 ml Wasser enthalten. Von dieser Menge entfallen auf die extracelluläre Flüssigkeit 12,0 ml, in denen 1,68 mEq Na aufgelöst sind. Reife Muttermilch enthält Natrium in einer Konzentration von ungefähr 7,0 mEq/l (Macy u. Mitarb. 1953). Nur um den täglichen Zuwachs an extracellulärer Flüssigkeit aufrechtzuerhalten, muß also der Säugling das gesamte in 240 ml Milch enthaltene Natrium retinieren, was bedeutet, daß er von dieser Menge etwa 20mal mehr Natrium als Wasser zurückerhalten muß. In Wirklichkeit ist jedoch die erforderliche Retention von Natrium

Tabelle 7. *Gehalt an Wasser, Na, Cl und K in der Körpermasse des Neugeborenen und des erwachsenen Menschen.* (Bearbeitet nach FORBES 1952)

Autor		% H_2O	mEq/kg Körpergewicht Na	Cl	K	Methode
			Neugeborene			
	max.	73,0	80,7	52,5	43,1	Leichenanalyse
CAMERER u. SÖLDNER	min.	69,2	66,9	42,7	36,5	Leichenanalyse
	ø	71,8	73,7	49,7	40,4	
WIDDOWSON	ø	69,1	82,5	—	44,1	Leichenanalyse
			Erwachsene			
MITCHEL u. Mitarb.		67,85	—	—	—	Leichenanalyse
WIDDOWSON		56,0	73,7	—	55,5	Leichenanalyse
SHOHL		59,0	39,0	34,0	56,0	Kalkulation
CORSA u. Mitarb.						
FORBES u. PERLEY						
DUNNING u. Mitarb.						
SCHLOERB u. Mitarb.						
			Männer			
	max.	70,2	54,1	35,2	57,1	Isotopendilution
	min.	55,9	32,3	27,9	37,0	
	ø	61,8	41,9	31,6	46,3	
			Frauen			
	max.	59,9	41,6	29,3	—	Isotopendilution
	min.	45,6	36,8	25,8	—	
	ø	51,9	39,5	28,6	—	

noch höher: 2,20 mEq, da sich Na im Körper auch außerhalb des Raumes der extracellulären Flüssigkeit befindet, und in 1 kg Körpermasse des Neugeborenen 70—80 mEq Na enthalten sind (s. Tabelle 7). Die erforderliche Menge von 2,2 mEq Na ist in 330 ml Milch enthalten. Die Menge der wirklich getrunkenen Milch ist jedoch größer und steigt pro Tag von etwa 550 ml beim 14tägigen Säugling bis auf Werte um 750 ml beim zweimonatigen Säugling an. Um seinen Bedarf an Natrium zu decken, muß der 14tägige Säugling demzufolge rund 60%, der zweimonatige rund 45% des gesamten mit der Nahrung zugeführten Natriums zurückhalten (JANOVSKÝ u. Mitarb. 1963a). Eine ähnliche Bilanzberechnung kann auch mit weiteren Substanzen, die zu den wichtigsten osmotischen Komponenten des Harns gehören, durchgeführt werden. Die hohe Retention dieser Stoffe im Laufe des schnellen Wachstums in der Säuglingsperiode und ihre niedrige Konzentration in der Muttermilch bestimmen somit die wichtigste charakteristische Funktion der Säuglingsnieren: die Ausscheidung einer beträchtlichen Menge von verdünntem Harn. Die schon früher von KŘEČEK (1962) an Ratten angestellte Berechnung führte zu einer ähnlichen Schlußfolgerung. Bei der Beurteilung der Nierenfunktion muß deshalb diese besondere Bewandtnis des Wasser- und Elektrolythaushaltes im Auge behalten werden, dessen Regulation auf einer anderen Ebene verläuft als beim erwachsenen Organismus, weshalb auch die Stellung der Nieren als wichtigsten Effektor der Osmoregulation ihre Besonderheiten hat.

III. Morphologie und Funktion der Nieren bei Säuglingen und älteren Kindern

1. Morphologie der Nieren bei Neugeborenen und Säuglingen

Makroskopisch zeigt die Oberfläche der Niere auch beim reifen Säugling noch Merkmale der Renkulisation, die bei Nieren von unreifen Säuglingen deutlicher und bei fetalen Nieren sehr stark ausgeprägt sind. Beim reifen Neugeborenen hat das Mark an der Gesamtfläche eines Nierenquerschnittes einen viel größeren Anteil als bei Nieren von Erwachsenen. Die Dicke der Nierenrinde macht bei Neugeborenen $^1/_5$—$^1/_4$, bei Erwachsenen $^1/_2$—$^1/_3$ des Marks aus (Ginjezinski 1963). Zahlenmäßig nehmen die Glomerula zu (und damit steigt auch die Anzahl der Nephrone) solange der Fetus nicht ein Gewicht zwischen 2100—2500 g erreicht. Von diesem Zeitpunkt an verläuft die weitere Entwicklung des Nephrons nur durch Längswachstum und im Ausreifen der Struktur (Potter 1952). Dies bedeutet, daß bei reifen Neugeborenen die Anzahl der Glomerula schon ihren Endwert erreicht. Im Blickfeld des Mikroskops erscheint auf einer Flächeneinheit — bei gleichem Vergrößerungsmaßstab in bezug auf das Gesamtwachstum der Niere — eine um so kleinere Anzahl von Glomerula, je älter die Niere ist. Ginjezinski (1963) gibt in relativer Darstellung folgende Werte an:

Neugeborene	100 Glomerula
8—10monatige Säuglinge	36—40 Glomerula
Erwachsene	8—12 Glomerula

Bei unreifen Neugeborenen wachsen die Glomerula auch zahlenmäßig an, bis sie die für die Niere des reifen Fetus typische Endzahl erreichen.

Die Capillaren der Glomerula sind bei Neugeborenen durch das hohe kuboidale Epithel des visceralen Blattes der Bowmanschen Kapsel gedeckt. Das Epithel transformiert sich während der postnatalen Entwicklung in ein flaches, wobei sich durch tieferes Versenken zwischen die Capillarschlingen die Filtrationsfläche vergrößert. Dieser Prozeß kann bis 2 Jahre lang andauern. Der Vergleich mit den funktionellen Kriterien der physiologischen Entwicklung der Nieren ergibt eine gewisse zeitliche Koinzidenz, da der Zeitraum von 2 Jahren nach Geburt ungefähr — mit großen Schwankungen — auch dem Termin des Abschlusses der funktionellen Reife entspricht. Die Entwicklungsstufe der Glomeruli stellt gemäß Potter und Thierstein (1943) einen verläßlichen Index für die Reife des gesamten Organismus dar. Der beschriebene Stand der Neugeborenenniere bildet wahrscheinlich das morphologische Fundament für wichtige funktionelle Unterschiede gegenüber der erwachsenen Niere (Hare u. Mitarb. 1948): Das hohe Epithel bildet ein Hindernis für die Filtration, und das noch wenig gewellte Epithel des visceralen Schicht der Bowmanschen Kapsel läßt nur die Ausbildung einer kleineren Gesamtfiltrationsfläche zu. Die Werte der GFR sind beim Neugeborenen, wie unten angeführt wird, tatsächlich viel niedriger als beim erwachsenen Menschen.

Über die Struktur und Länge des Nephrons gibt es einige Studien, die mittels Mikrodissektionstechnik durchgeführt wurden. Stranack (1960) führt an, daß die Länge der Nephrone selbst in einer und derselben Niere variabel ist, und Paatela (1963) machte die gleiche Feststellung. Die letztgenannte Arbeit läßt die Schlußfolgerung zu, daß bei der reifen Niere der Neugeborenen schon alle Teile des Nephrons mit ihren spezifischen Strukturen vorhanden sind, daß jedoch das ganze Nephron entsprechend kurz ist, mit einer kurzen Henleschen Schleife. Ähnliche Feststellungen konnten mittels gleicher Technik Fetterman u. Mitarb. (1963) machen.

Die juxtamedullären Glomerula sind mehr entwickelt als die Rindenglomerula, doch auch Nephrone mit einem juxtamedullärem Glomerulum haben noch kurze Henlesche Schleifen. Dies kann für die beschränkte Konzentrationsfähigkeit der Neugeborenen ebenfalls von Bedeutung sein. Auch die Verwandlung des kuboidalen Epithels in ein flaches ist in den juxtamedullären Glomerula ausgeprägter und tritt hier auch früher ein als in den Rindenglomerula. In den letzten Jahren wurden systematische histochemische Studien der Nieren bei neugeborenen

Ratten und Rattenjungen durchgeführt (Ginjezinski; Boss u. Mitarb. 1963), auf deren Grundlage eine Korrelation der Struktur mit der Entwicklung der Funktion möglich ist.

Schlußfolgerung über die Morphologie der Niere und die Struktur des Nephrons: Im Sinne der heute vorausgesetzten Korrelation einerseits zwischen der Verlängerung der Henleschen Schleife als Ausdruck strukturellen Ausreifens des Nephrons, und andererseits der Entwicklung der Konzentrationsfähigkeit der Niere auf Grund eines Gegenstrommechanismus, ist das beschriebene morphologische Bild den Forderungen gegenüber als adäquat zu betrachten, die auf die Funktion der Nieren vom Wasser- und Elektrolythaushalt des Säuglings gestellt werden; nicht aber als Ausdruck morphologischer Unreife oder einer gewissen Unzulänglichkeit. Von morphologischer sowie funktioneller Unreife kann natürlich die Rede sein, wenn es darum geht, einen bloßen formalen Vergleich mit der Niere des erwachsenen Menschen anzustellen, wobei natürlich dem Evolutionsbedingten in der jeweiligen Entwicklungsstufe der Säuglingsniere nicht Rechnung getragen wird.

2. Vergleich der Bezugspunkte für die quantitativen Angaben über die Nierenfunktion

Der Versuch eines Vergleiches der quantitativen Angaben der Nierenphysiologie ist in der vergleichenden und ontogenetischen Physiologie mit dem Problem der Wahl der richtigen Vergleichsbasis verbunden, auf die die Werte bezogen werden können. In ihrer ganzen Breite betrifft dieses Problem natürlich nicht nur die Physiologie der Nieren. Das Körpergewicht und die Körperoberfläche bilden die am meisten benützte Umrechnungsgrundlage für physiologische Wertangaben. Das *Körpergewicht* ist die am einfachsten feststellbare Größe, doch bleibt es als Vergleichsbasis etwas formal, da es einen globalen Wert repräsentiert, und demzufolge die spezifische Beziehung eines Wertes zum gegebenen Organ (Niere, Nephron), nicht auszudrücken vermag. Schon die Tatsache, daß 1 kg Körpermassegewicht die Hauptkomponenten in den einzelnen Altersperioden des Menschen in verschiedenem Verhältnis beinhaltet, und daß z.B. die Verdoppelung des Körpergewichts nicht unbedingt auch eine Verdoppelung des Gewichts der Nieren zur Folge haben muß, kann die Ergebnisse verfälschen. Die *Körperoberfläche* hat als Vergleichsbasis wiederum den Nachteil, daß sie nicht direkt festgestellt werden kann, und auf Grund zahlreicher, aus Nomogrammen des Körpergewichts, der Körperhöhe (ev.-Länge) gewonnener Angaben ausgerechnet werden muß. Beim erwachsenen Menschen von 70 kg Gewicht werden 1,73 m^2 als durchschnittliche Körperoberfläche angenommen. Zahlreiche Studien zeigen, daß das Gewicht der Nieren der Körperoberfläche proportional ist (Wald 1937). Doch auch die Umrechnung auf die Körperoberfläche ist einer gewissen Formalität nicht bar, da über die Bedeutung der eben erwähnten Korrelation hinaus die Körperoberfläche ebenfalls einen Globalwert repräsentiert. Logischer wäre die Umrechnung der Werte direkt auf das *Gewicht der Nieren*, eine in individuellen Fällen jedoch unzugängliche Größe, wobei die auf Grund anatomischer Untersuchungen gemachten Abschätzungen wahrscheinlich noch weniger genau wären als die Kalkulation der Körperoberfläche. Theoretisch wäre es möglich, die einzelnen Werte nach ihren spezifischen Eigenschaften differenziert auszudrücken, z.B. nach ihrem *Verteilungsraum* im Organismus, wie es McCance und Widdowson (1952) vorschlagen. Die gleichen Autoren führen ferner die Möglichkeit an, eine Umrechnung auf das *Volumen des Gesamtkörperwassers* vorzunehmen, oder zumindest auf die Menge des Gesamtkörperwassers beim erwachsenen Menschen, d.h. 42 Liter. Diese Anregungen (mit Ausnahme der letzten, die bei der konstanten Basis von 42 Liter wiederum zur Vereinfachung der Beziehungen führt) sind von Bedeutung, wenn auch vorläufig nur theoretisch, da die Verteilungsräume der einzelnen Substanzen kompliziert sind und sich überdies in der Ontogenese ändern. Hinzu kommt noch, daß die Verteilungsräume einer Anzahl von Stoffen, deren Ausscheidung durch die Nieren Ausgangspunkt wichtiger Untersuchungsmethoden wäre, in üblichen klinischen Laboratorien nicht ohne Schwierigkeiten abgrenzbar sind. Trotzdem ist diese Idee von McCANCE und WIDDOWSON vom Gesichtspunkt der Forschung verheißend und zweifellos anwendbar. Umrechnung auf die gesamte *Zellmasse*, die BURMEISTER (1962) vorschlägt, hat wiederum den Nachteil, daß es ein nicht direkt feststellbarer Wert ist, der selbst bei Festlegung des Volumens der extracellulären Flüssigkeit — wegen großer Streuung nur in individuellen Fällen und mit großer Fehlerreserve abschätzbar (FRIIS-HANSEN 1954) — eine mit Artefakt stark belasteten Wert darstellen dürfte.

Unter den gegenwärtigen Bedingungen ist es deshalb zweckdienlich, eine möglichst direkt bestimmbare Vergleichsbasis zu wählen, und eine Korrelation der auf Körpergewicht und Körperoberfläche umgerechneten Werte durchzuführen. In welchem Ausmaß das Resultat durch Umrechnung auf Gewicht oder Oberfläche beeinflußt wird, ist schon aus der Tatsache ersichtlich, daß das Körpergewicht des Neugeborenen etwa $^1/_{20}$ des Gewichts des Erwachsenen, und die Körperoberfläche $^1/_8$ des Erwachsenenwertes beträgt. Eine präzisere Interpretation eines bestimmten Parameters ist auf Grund eines systematischen, longitudinalen Studiums möglich, das auch die Richtung eventueller Veränderungen erkennen läßt. Dadurch kann zur quantitativen Seite der Analyse auch die qualitative hinzutreten.

3. Diurese bei Säuglingen und älteren Kindern

Über die Diurese gibt es in der Originalliteratur nicht viel verläßliche Angaben, die sich auf eine größere Anzahl von experimentellen Werten stützen. Die Ursache dafür, warum eine augenscheinlich so einfache Angabe nicht ohne weiteres zugänglich ist, beruht in den methodischen Schwierigkeiten, die sich der Sammlung des 24stündigen Harns bei Säuglingen und Kleinkindern entgegenstellen. In Übersichten und Monographien werden meist die nebenstehenden Werte (Tabelle 8) angeführt (BROCK 1954, BLAND 1956).

Diese Angaben dienen nur zur Orientierung und sind für präzisere Berechnungen unbrauchbar. JANOVSKÝ u. Mitarb. (1964) berechneten aus der 24stündigen Harnmenge einer verhältnismäßig homogenen Gruppe von 50 Säuglingen durchschnittliche Diuresenwerte (Tabelle 8).

Tabelle 8. *Absolute Durchschnittsmengen von Harn in ml · 24 Std*

Alter	Harnmenge
1—2 Tage	18—45
3—10 Tage	100—300
10 Tage bis 2 Monate	250—450
2 Monate bis 1 Jahr	400—500
1—3 Jahre	500—600
3—5 Jahre	600—700
5—8 Jahre	650—1000
8—14 Jahre	800—1400
über 14 Jahre	1000—1600

Aus Tabelle 8 geht hervor, daß die Diurese beim Säugling bei Umrechnung auf das Körpergewicht noch im 7. Monat höher ist als beim erwachsenen Menschen; wird sie auf die Körperoberfläche bezogen, so nähern sich ihre Werte zu dieser Zeit weitgehend den Werten des erwachsenen Menschen. Die Niere des Säuglings befindet sich also noch im Zustand erhöhter Diurese, mit anderen Worten, die Exkretionsfunktion der Nieren nimmt beim Säugling auch bei normalem Umsatz von Flüssigkeiten einen größeren Teil der Funktionskapazität der Nieren ein als beim erwachsenen Menschen. Die Entwicklung der Diurese hängt offensichtlich mit der Zufuhr von Flüssigkeiten zusammen, deren der Säugling mit zunehmendem

Alter im Verhältnis zum Körpergewicht immer weniger einnimmt. Obwohl die Menge der aufgenommenen Flüssigkeit beträchtlichen Schwankungen unterliegt (die wahrscheinlich vom Nahrungstypus abhängen), ist sie leicht feststellbar und als Anzeiger der Richtung ontogenetischer Veränderungen gut zu verwerten.

Tabelle 9. *Diurese bei Säuglingen in ml/min*

Alter	ml/min/kg Körpergewicht	ml/min/1,73 m² Körperoberfläche
1—3 Tage . . .	0,007	0,144
14 Tage	0,0589	1,72
$1^1/_2$—$2^1/_2$ Monate	0,0657	2,078
$2^1/_2$—$4^1/_2$ . . .	0,0486	1,64
5—7 Monate .	0,0348	1,18
Erwachsene . .	0,0142	1,00[1]

[1] KLEEMANN u. Mitarb. 1956

Die relativ niedrige Diurese bei Neugeborenen in den ersten Tagen des Lebens (s. Tabelle 9) hängt mit der niedrigen Flüssigkeitszufuhr, in der Zeit bevor der Neugeborene normal zu saugen anfängt, zusammen. Bis zu $2^1/_2$ Monaten erhöht sich die Diurese, und auch die Flüssigkeitszufuhr wächst an. Die maximale Höhe erreicht die Einnahme von Flüssigkeiten ungefähr im dritten Monat; die Diurese erreicht ihr Maximum bei $2^1/_2$ Monate alten Säuglingen. Die Ergebnisse von FRIIS-HANSEN (1957) und OWEN u. Mitarb. (1962) scheinen anzuzeigen, daß es im Laufe des zweiten Trimenons nach der Geburt zu einem schnelleren Absinken des Volumens der extracellulären Flüssigkeit kommt, und dadurch auch zur Herabsetzung der Hydratation. Für eine genaue Korrelation fehlen bisher jedoch systematischere, mittels einheitlicher Methodik gewonnene Angaben.

Tabelle 10. *Durchschnittliche Einnahme von Wasser bei normalen Säuglingen und älteren Kindern*

Alter	Körpergewicht in kg	Gesamte Wassermenge in ml · 24 Std	Wassermenge per kg Körpergewicht in ml
3 Tage	3,0	250—300	80—100
10 Tage	3,2	400—500	125—150
3 Monate	5,4	750—850	140—160
6 Monate	7,3	950—1100	130—155
9 Monate	8,6	1100—1250	125—145
1 Jahr	9,5	1150—1300	120—135
2 Jahre	11,8	1350—1500	115—125
4 Jahre	16,2	1600—1800	100—110
6 Jahre	20,0	1800—2000	90—100
10 Jahre	28,7	2000—2700	70—85
14 Jahre	45,0	2200—2700	50—60
18 Jahre	54,0	2200—2700	40—50

4. Osmotische Gesamtkonzentration und Zusammensetzung des Harns bei Säuglingen

Die osmotische Konzentration des Harns ist von der Menge der eingenommenen Elektrolyte und von den Ausgangssubstanzen anderer osmotisch aktiver Stoffe (Eiweißstoffe) abhängig. Die natürliche Nahrung des Säuglings — die Muttermilch — stellt praktisch die ideale Diät dar, bei der systematisch durchgeführte Analysen vollständig gesammelten Harns zu weitgehend homogenen Angaben führen. Bei allen solchen an Brustkindern angestellten Untersuchungen wurde in den ersten Tagen nach der Geburt ein leicht hypertoner Harn festgestellt; in den weiteren Tagen sinkt die Osmolarität mit zunehmender Diurese ab, und der Harn bleibt gegenüber dem Plasma weiterhin hypoton (HELLER 1944, MCCANCE 1956) (Abb. 2). Die niedrige Diurese und die relativ hohe Osmolarität des Harns in den ersten Tagen nach der Geburt hängt mit der relativ niedrigen Zufuhr von Flüssigkeit, und außerdem auch mit der in manchen Anstalten geübten Praxis zusammen, wo Neugeborene 12—24 Std lang nicht zu trinken bekommen.

Den Hauptanteil an der Gesamtosmolarität des Harns beim Säugling haben die gleichen Komponenten wie beim erwachsenen Menschen, i.e. der Harnstoff und das Natriumchlorid.

Von den übrigen osmotisch aktiven Substanzen kommt eine bedeutendere Rolle dem Kalium, und bei Flaschenkindern insbesondere den Phosphaten zu. Bei der Erläuterung der Fragen der osmotischen Konzentration des Harns soll deshalb vor allem diesen Stoffen Aufmerksamkeit gewidmet werden. Eine detaillierte Aufzählung der Komponenten, die der Harn überhaupt enthalten kann, würde den Rahmen des gegebenen Themas überschreiten.

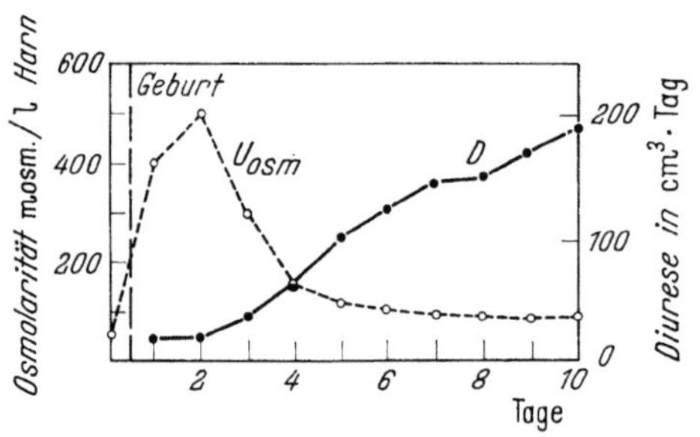

Abb. 2. Tagesmittel der Diurese und der Harnosmolarität beim reifen Neugeborenen in den ersten Lebenstagen. D = Diurese/Tag; U_{osm} = osmotische Konzentration. (Nach MCCANCE 1950)

Eine Übersicht der wichtigsten Harnkomponenten und Angaben über die Acidität des Harns ist in der Tabelle 11 angeführt (SCHREIER 1954).

Der Anteil der hauptsächlichsten osmotisch aktiven Substanzen an der gesamten osmotischen Konzentration des Harns ist aus der Tabelle 12 ersichtlich.

Das mittlere spezifische Gewicht des Säuglingsharns beträgt in den ersten Wochen nach der Geburt 1,008,8, mit Grenzwerten von 1,006—1,011. In den ersten Tagen nach der Geburt ist das spezifische Gewicht höher: das Mittel beträgt 1,012, die Grenzwerte 1,008—1,020.

Aus der Tabelle 12 geht hervor, daß auch die maximale individuelle Harnosmolarität isoton zum Plasma ist, und daß also Brustkinder ständig hypotonen Harn ausscheiden. Im Mengenverhältnis des Gehalts der einzelnen osmotisch aktiven Stoffe im Harn von Brustkindern überwiegt K über Na, was offensichtlich darauf zurückzuführen ist, daß auch die Milch ständig mehr K als Na (MACY u. Mitarb. 1953) enthält. Im Harn von Erwachsenen ist dies nur auf Grund der Einnahme einer an K reichen Diät möglich. Die Gesamtstickstoffkonzentration im Säuglingsharn ist wesentlich geringer als im Harn von Erwachsenen, was offensichtlich mit der positiven N-Bilanz zusammenhängt. Beachtenswert ist aber, daß die einzelnen stickstoffhaltigen Substanzen in einem anderen Verhältnis zueinander stehen als im Harn des Erwachsenen. Nach BARLOW und MCCANCE (1948) ist bei Säuglingen der Anteil des Harnstoffs niedriger als bei Erwachsenen, der Anteil der Aminosäuren aber höher. Nach BROCK (1954) erreicht der Harnstoff-Stickstoff nur 60% des gesamten im Harn von Brustkindern enthaltenen N. Die sehr niedrige Konzentration der Phosphate im Harn von Brustkindern hängt zusammen mit dem relativ niedrigen Gehalt der Muttermilch an anorganischem Phosphat und Casein (als Phosphoproteid Quelle von Phosphat).

Da Kuhmilch und aus ihr hergestellte künstliche Säuglingsnahrung eine wesentlich reichere Quelle von osmotisch aktiven Stoffen ist, scheiden Flaschen-

Tabelle 11. *Tagesharn beim Brust- und Flaschenkind*

	Bei Frauenmilchernährung		Bei Kuhmilchernährung	
pH	7,00		6,20	
Acidität (cm^3 0,1 n)	3,0		68,0	
HCO_3 (cm^3 0,1 n)	40,0		2,0	
$\frac{A+NH_2-HCO_3\times 100}{N}$	0,8		10,6	
Organische Säuren (cm^3 0,1 n)	32,0		53,0	
	N g	C g	N g	C g
Gesamt-V	—	0,74	—	1,40
Gesamt-N	0,62	—	2,00	—
$\frac{C}{N}$	1,25		0,70	
Harnstoff	0,370 (60%)	0,160	1,60 (85%)	0,690
NH_2	0,062 (10%)	—	0,120 (6%)	—
Aminosäuren	0,037 (6%)	0,065	0,100 (5%)	0,170
Harnsäure	0,023	0,024	0,028	0,030
Kreatinin	0,027	0,030	0,027	0,030
Kreatin	0,006	0,007	0,018	0,020
Oxyproteinsäuren	0,049 (8%)	0,099	0,080 (4%)	0,160
	0,616	0,395	1,973	1,100
	G g		G	
K	0,250		0,685	
Na	0,033		0,200	
Ca	0,014		0,011	
Mg	0,015		0,009	
Cl	0,175		0,566	
P	0,042		0,287	
anorg. Sulfat-S	0,025 (60%)		0,116 (64%)	
S Ester-Sulfat-S			0,029 (16%)	
Nichtsulfat-S (Neutralschwefel)	0,016 (40%)		0,036 (20%)	

Tabelle 12. *Osmotische Gesamtkonzentration und Konzentration von Na, K, Cl, Harnstoff und Phosphat im 24 Std-Harn bei einer Gruppe von 38 Brustkindern im Alter von 15 Tagen bis 3 Monaten* (Janovský u. Mitarb. 1963)

	Durchschnitt/min	Maximalwert
Osmolarität	161,0 mOsm/l	81,0—279,0
Konzentration von Na	9,8 mEq/l	1,0—22,0
Konzentration von K	20,3 mEq/l	6,5—24,6
Konzentration von Cl	16,4 mEq/l	7,6—33,1
Konzentration von Harnstoff	59,2 mOsm/l	15,0—90,0
Konzentration von P mg-%	5,4 mg-%	0,0—27,8

kinder im Harn auch eine größere Menge dieser Stoffe aus als Brustkinder (siehe Tabelle 11). Bei Flaschenkindern ist die gesamte Osmolarität des Harns sowie die Konzentration der wichtigsten osmotisch aktiven Substanzen bedeutend höher.

In der nachfolgenden Tabelle sind analoge Werte des Harns von Flaschenkindern angeführt, die einerseits mit üblichen Kuhmilchpräparaten, andererseits mit einem Präparat humanisierter Milch genährt wurden (Janovský u. Mitarb. 1964).

Tabelle 13. *Gesamtosmolarität und Konzentration der wichtigsten Bestandteile im Harn von Flaschenkindern im Alter von 15 Tagen bis 3 Monaten*

Osmolarität	Kuhmilch (23 Säuglinge)	Humanisierte Milch (24 Säuglinge)
mOsm/l	363 (190—570)	237 (178—366)
Na mEq/l	22 (10—37)	16 (10—19)
K mEq/l	42 (19—88)	36 (30—52)
Cl mEq/l	39 (11—70)	28 (24—41)
Harnstoff mOsm/l .	166 (113—235)	96 (52—133)
mg-% P	55 (9—117)	26 (9—32)

Daraus kann geschlossen werden, daß künstliche Nahrung im Vergleich zur Muttermilch eine ständig höhere Ausscheidung der osmotisch aktiven Substanzen der Nieren erfordert; weiter, daß die osmotische Belastung bei humanisierter Kuhmilch dem Niveau einer bei der Muttermilch üblichen Höhe nahekommt. Die Höhe dieser osmotischen Belastung kann bei Dehydratation angesichts der beschränkten Konzentrationsfähigkeit der Säuglingsnieren einen wichtigen Limitierungsfaktor des Wasserhaushalts darstellen.

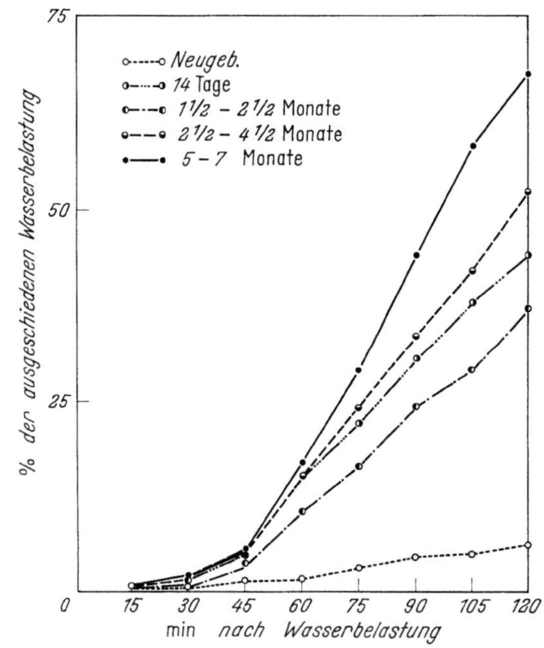

Abb. 3. Verlauf der Ausscheidung der Wasserbelastung. Abszisse: Zeit nach Wasserbelastung in Minuten; Ordinate: Prozente der ausgeschiedenen Wasserbelastung. (Janovský u. Mitarb. 1964)

5. Ausscheidung der Wasserbelastung

Erhebungen über die Fähigkeit des Säuglings, überschüssiges Wasser auszuscheiden, sind schon älteren Datums. Aschenheim (1919), Lasch (1923), Bratusch-Marrain (1929a, b), McCance u. Mitarb. (1954), Ames (1953), Bright u. Mitarb. (1960) stellten wiederholt fest, daß Neugeborene und kleine Säuglinge das Wasser, das ihnen in einer Menge von 4—5% Körpergewicht mittels Sonde in den Magen zugeführt wurde, langsamer ausscheiden als ältere Säuglinge und erwachsene Menschen. Ähnliche Feststellungen machte Heller (1947) an Ratten.

Die Fähigkeit des Säuglings, überschüssiges Wasser auszuscheiden, entwickelt sich relativ rasch. Eine markant langsamere Ausscheidung findet man in den ersten Tagen nach der Geburt (Abb. 3). Die durchschnittliche Ausscheidung beträgt bei der Gruppe 14tägiger Säuglinge in 2 Std 44% der eingenommenen Wassermenge, während die Nieren der $2^1/_2$monatigen Gruppe bereits 60 erreichen. Die träge Ausscheidung einer Wasserbelastung wird in der Literatur allgemein als Ausdruck einer unvollkommenen Nierenfunktion interpretiert. Es muß hierbei jedoch die Tatsache in Erwägung gezogen werden, daß beim kleinen Säugling die Diurese bei normalem Flüssigkeitsumsatz einen ähnlichen funktionellen Zustand darstellt wie Hyperhydratation beim erwachsenen Organismus. Diese Feststellung kann auch durch eine eventuell strittige Vergleichsbasis nicht in Frage gestellt werden, da die höhere Flüssigkeitsaufnahme des kleinen Säuglings, die höhere Hydratation, und die höhere Flüssigkeitsausfuhr, die bedeutendsten Manifestationen einer unterschiedlichen Entwicklungsstufe des Wasser- und Elektrolythaushaltes im Säuglingsalter darstellen. Die maximal erreichbare Harnverdünnung nach einer Wasserbelastung ist bei der Niere des Säuglings und des Erwachsenen gleich groß, nämlich ca. 40—60 mOsm/l Die maximale Wasserdiurese hält bei der jüngsten Gruppe der Säuglinge jedoch nicht so lange an wie bei Erwachsenen (Janovský u. Mitarb. 1964). Beachtenswert ist, daß der Spontanurin von Brustkindern sich in Ausnahmefällen diesem Wert nähern kann.

Die Ausscheidung des überschüssigen Wassers erfolgt bei Erwachsenen vor allem durch Senkung der tubulären Wasserrückresorption, über eine Hemmung der Sekretion des antidiuretischen Hormons. Die Hauptrolle kommt also dem tubulären Mechanismus zu; eine durch Hyperhydratation hervorgerufene Erhöhung der GFR wurde bei Erwachsenen nicht eindeutig nachgewiesen. Im Vergleich zu normalen Erwachsenen befindet sich der normal hydrierte Säugling ständig im Zustand erhöhter Diurese. Er nützt nur ungefähr eine Hälfte der fakultativen Wasserrückresorption aus, d.h. es werden 6—10% des filtrierten Wassers nicht reabsorbiert (Martínek u. Mitarb. 1963). Bei Hyperhydratation wurde bei Säuglingen eine Zunahme der GFR gefunden (s. weiter unten).

6. Das Harnkonzentrierungsvermögen

Unter vergleichbaren Bedingungen der Dehydratation sind die Nieren der Jungen von Säugetieren nicht in der Lage, Harn von so hoher osmotischer Konzentration auszuscheiden, wie die Nieren der Erwachsenen. In der Konzentrationsfähigkeit der neugeborenen Jungen gibt es ausgeprägte, artbedingte Unterschiede, die durch die Reifestufe des Neugeborenen, und somit auch durch die Reife seiner Nieren bedingt sind (Kerpel-Fronius 1931, Heller 1949). Das geringere Konzentrierungsvermögen wurde auch bei menschlichen Neugeborenen und kleinen Säuglingen beschrieben, und allgemein wird die Ansicht vertreten, daß die durchschnittliche maximale Grenze der Harnosmolarität bei Dehydratation um 800 mOsm/l liegt, was bedeutet, daß sie die Hälfte des durchschnittlichen Maximums der Osmolarität bei Erwachsenen eben überschreitet (König, Lederer 1930, Heller 1951). Pratt u. Mitarb. (1948) stellten demgegenüber im Harn einmonatiger Säuglinge nach neunstündigem Flüssigkeitsentzug eine durchschnittliche Osmolarität von 1240 mOsm/l fest. Obwohl es einige Gruppen von Forschern gibt (Calcagno u. Mitarb. 1954, Edelmann u. Mitarb. 1960 u.a.), die sich dem Problem der Entwicklung der Konzentrationsmechanismen bei Säuglingen widmen, treten dem Versuch einer systematischen Darstellung einige Schwierigkeiten entgegen. Es wird zwar angegeben, daß die hauptsächlichsten Parameter der Nierenfunktion sowohl bei unausgetragenen Säuglingen von 1500 g Geburtsgewicht als auch bei reifen Neugeborenen im Grunde die gleichen sind (VESTERDAL, TUDVAD 1950), doch scheint es unwahrscheinlich, daß der Unterschied des Gestationsalters gänzlich vernachlässigt werden kann, da doch ein beträchtlicher Teil der Befunde eben auf Grund von Untersuchungen an unreifen Neugeborenen erhoben wurde. Um statistisch vergleichbare Ergebnisse zu bekommen, ist es überdies notwendig, die Einnahme osmotisch aktiver Stoffe genau zu kennen, da ihre Quantität für ihr tubuläres Angebot entscheidend ist. Ungleiche Diät, und die Art und Weise wie die Dehydratation hervorgerufen wird (Einnahme von konzentrierter Milch, vollkommener Milchentzug) beeinflussen natürlich das Untersuchungsergebnis und beeinträchtigen die Vergleichbarkeit. Die Frage der Konzentrationsmechanismen ist von großer klinischer Bedeutung, da sie mit dem Problem der Dehydratation und der Rehydratationstherapie zusammenhängt. Auch bei durchschnittlich trägerer Konzentrationsfähigkeit der Nieren der kleinen Säuglinge verläuft die Dehydratation schneller, da der Mechanismus der Wasserkonservation weniger effektiv ist. Auf Abb. 4 ist MCCANCEs Kalkulation angeführt (MCCANCE 1950), die zeigt, daß der Neugeborene zur Ausscheidung einer gleichen Menge osmotisch aktiver Stoffe über 2,5mal mehr Wasser benötigt als der erwachsene Mensch, und daß sich hier somit eine Wechselwirkung zweier Tendenzen offenbart: einerseits Wasser zu konservieren, und andererseits überschüssige, osmotisch aktive Stoffe auszuscheiden. Dieses Problem tritt mit besonderer Nachdrücklichkeit bei verschiedenen Typen künstlicher Ernährung hervor.

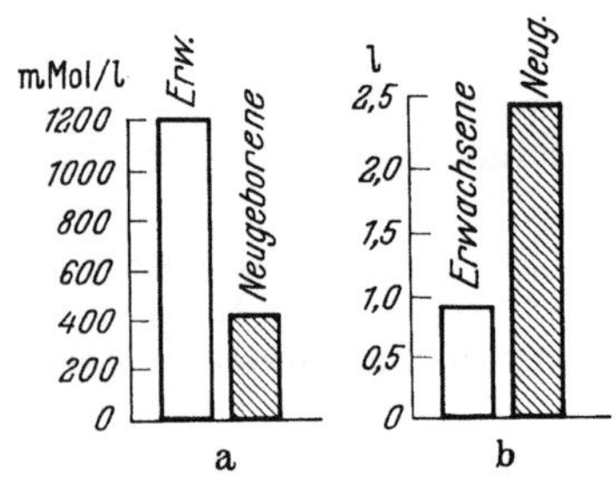

Abb. 4a u. b. Vergleich der osmotischen Konzentration des Harns (U_{osm}) beim Neugeborenen und beim erwachsenen Menschen nach 24stündigem Flüssigkeitsentzug und die Menge des für die Ausscheidung von 1000 mOsm erforderlichen Wassers. a) Osmolarität des Harns nach 24 Std Wasserentzug; b) Wasserbedarf zur Ausscheidung 1000 mMol im Harn. (Nach MCCANCE 1950)

Die Entwicklung des Konzentrierungsvermögens der Nieren kann auf die Weise verfolgt werden, daß den Säuglingen eine Zeitlang konzentrierte Milch zugeführt wird, in welcher die absolute Menge an Nährstoffen und Mineralien aufrechterhalten bleibt, und nur die Wassermenge herabgesetzt wird. Ein Beispiel einer solchen Untersuchung zeigt die Tabelle 14 (MARTÍNEK u. Mitarb. 1962, MARTÍNEK u. Mitarb. 1963). In den einzelnen Altersgruppen von je 8—10 Säuglingen wurde am ersten Tage normale Milch zugeführt und der gesamte Harn in zwei 12 Std-Perioden gesammelt. Am folgenden Tage wurde die Wasserzufuhr auf ein Drittel der am Kontrolltage verabreichten Wassermenge herabgesetzt, ohne Änderung der Menge von Nährstoffen und Mineralien.

Tabelle 14. *Einfluß der Einnahme von konzentrierter Milch auf die Osmolarität des Harns bei verschieden alten Säuglingen*

Säuglinge	Kontrolltag		Dehydratationstag	
	Tagesharn	Nachtharn	Tagesharn	Nachtharn
	mOsm/l		mOsm/l	
16—19tägige . .	149	157	269	694
sechswöchige . .	222	213	605	919
$2^1/_3$—3monatige .	220	308	622	1012
$4^1/_2$monatige . .	377	411	947	1082
$6^1/_2$monatige . . .	683	662	1077	1225

Aus dieser Übersicht ist evident, daß sich das Konzentrierungsvermögen laufend bis zum Alter von $6^1/_2$ Monaten weiterentwickelt.

Über die Ursache des niedrigeren Konzentrierungsvermögens bei Neugeborenen und kleinen Säuglingen, wie es schon früher von Hansen, Smith (1953) und Barret, Vesterdal (1953) beschrieben wurde, gibt es einige gangbare Hypothesen, die von H. Heller (1958) einer ausführlichen Analyse unterzogen wurden, wobei der Autor zum Schluß kommt, daß bei Neugeborenen einerseits das hypothalamo-neurohypophysäre System und seine Funktion noch nicht voll ausgebildet sind, und andererseits der distale Tubulus gegen das antidiuretische Hormon weniger empfindlich ist. Außer diesen möglichen Mechanismen kann auch die relative Unreife des renalen Konzentrationsapparates nicht außer Betracht gelassen werden, da dieser zumindest teilweise unabhängig vom antidiuretischen Hormon arbeiten kann. Im weiteren wollen wir die erwähnten Mechanismen, die H. Heller erwägt, näher betrachten.

7. Die Regulation der Konzentrationstätigkeit der Nieren durch das antidiuretische Hormon

a) Mobilisation des antidiuretischen Hormons bei Säuglingen

Die neurosekretorische Aktivität des hypothalamo-neurohypophysären Systems ist bei menschlichen Neugeborenen und kleinen Säuglingen mit größter Wahrscheinlichkeit niedriger als bei Erwachsenen. Dafür zeugt nicht nur der niedrigere Spiegel der antidiuretischen Aktivität in der Neurohypophyse plötzlich gestorbener Neugeborener und kleiner Säuglinge (H. Heller, Zaimis 1949), sondern auch histochemische Studien dieses Systems bei Neugeborenen (Rodeck 1958, 1962). Ein ähnlicher Unterschied zwischen Neugeborenen und Erwachsenen wurde auch bei Ratten festgestellt (H. Heller 1947; H. Heller, Lederis 1959). Vom physiologischen Standpunkt können diese Befunde nicht als eine Unvollkommenheit der Regulation des Wasser- und Elektrolythaushaltes interpretiert werden, da das Brustkind, das einen gegenüber dem Plasma hypotonen Harn ausscheidet, das antidiuretische Hormon für die Aufrechterhaltung der Wasser- und Salzhomeostase praktisch nicht braucht. Bei seinem großen Flüssigkeitsumsatz scheiden seine Nieren, wie bereits gezeigt, keinen hypertonen Harn aus.

Das Studium der ADH-Sekretion durch die Neurohypophyse wurde erst in den letzten Jahren möglich, seit es J. Heller (1959) gelang, durch biologische Titration die antidiuretische Aktivität im Plasma in kleineren Mengen als 1 Mikroeinheit Standard-Vasopressin zu bestimmen. Bei normal hydratierten Säuglingen kann man die antidiuretische Aktivität im Plasma zum ersten Male am Ende des vierten Monats titrieren (J. Heller, Hradcová 1960; Janovský u. Mitarb. 1961). Die Abb. 5 verdeutlicht die Ergebnisse der zitierten Arbeiten und zeigt weiter, daß auch bei osmotischer Belastung, hervorgerufen durch NaCl-angereicherte Milch, die Aktivität regelmäßig bereits im Laufe der zweiten Hälfte des dritten Monats titriert werden kann (Janovský u. Mitarb. 1964b). Bei jüngeren Säuglingen ist es nur ganz ausnahmsweise möglich, nach Applikation osmotischer Stimuli antidiuretische Aktivität im Plasma festzustellen. Bei Rattenjungen (Dlouhá, Křeček 1960) und auch bei jungen Hunden (Čapek, J. Heller 1961) existiert ebenfalls eine postnatale Periode, in der die Aktivität im Plasma nicht feststellbar ist. Es scheint, daß zu dieser Zeit noch kein Gleichgewicht zwischen Synthese und Freigabe des antidiuretischen Hormons aus der Neurohypophyse hergestellt ist. Laut Čapek und J. Heller (1961) verschwindet bei wenige Tage alten Hunden die antidiuretische Aktivität bei Dehydratation rasch aus der Neurohypophyse, während im Gegensatz dazu bei Hunden im Alter von mehr als 11—14 Tagen die antidiuretische Aktivität in der Neurohypophyse bei Dehydratation zunimmt, ähnlich wie bei erwachsenen Hunden. Die Dehydratation scheint hier nicht nur Anlaß zur Ausschüttung, sondern auch zur erhöhten Synthese des antidiuretischen Hormons zu sein. Möglicherweise sind die Verhältnisse des menschlichen Neugeborenen und kleinen Säuglings ähnlich, so daß es bei Dehydratation rasch zurt Ausschöpfung des mobilisierbaren ADH in der Neurohypophyse kommt. Ames und Nikitin (1954) haben im Harn von Neugeborenen und wenige Tage alten Säuglingen nach sechsstündigem Flüssigkeitsentzug eine verhältnismäßig große antidiuretische Aktivität gefunden.

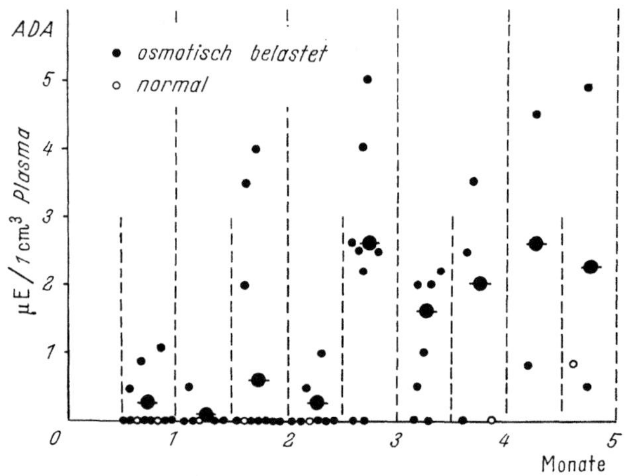

Abb. 5. Antidiuretische Aktivität (ADA) im Plasma von normal hydratierten Säuglingen vor (○) und nach (•) osmotischem Stimulus. ⊖ Mittel aus individuellen Werten in 14tägigen Zeitabschnitten. Abszisse: Alter der Säuglinge in Monaten. Ordinate: ADA in uE von Vasopressin in 1 cm³ des Plasmas. (J. Heller, Hradcová 1961, Janovský u. Mitarb. 1964)

b) Empfindlichkeit des Nephrons für das antidiuretische Hormon

Die ersten Untersuchungen über die Sensibilität des Nephrons gegenüber einem exogen zugeführten Extrakt aus der Neurohypophyse von hoher antidiuretischer Aktivität stellte H. Heller (1944) an Kindern an und machte dabei die Feststellung, daß die Einnahme dieses Extrakts bei Neugeborenen die Osmolarität des Harns nicht erhöht. 1949 und 1952 ergänzte H. Heller diese Versuche um weitere Studien an Rattenjungen und fand, daß der Einfluß von Pitressin auf die Osmolarität des Harns bei jungen Ratten markant schwächer ist als bei erwachsenen. Auch die Wirkung auf den U/P-Quotienten für Inulin zeugte von einer geringen Empfindlichkeit des Nephrons junger Ratten für Vasopressin. Ames (1953) unternahm an Säuglingen die ersten Versuche über den Einfluß von Vasopressin auf den Verlauf einer durch Zuführung 5%iger Glucoselösung gesteigerten Diurese und fand, daß Vasopressin schon bei kleinen Säuglingen antidiuretische Wirkung ausübt. Ähnliche Ergebnisse erbrachten die Untersuchungen Barnetts und Vesterdals (1953). Die Analyse dieser Befunde ist nicht einfach, da nicht nur der tubuläre Effekt des Vasopressins in Betracht gezogen werden muß, sondern auch die mögliche pressorische Wirkung auf den glomerulären Teil des Nephrons. Es scheint, daß bei kleinen Säuglingen der Einfluß des Vasopressins auf die Diurese vom Einfluß auf die Osmolarität getrennt werden kann. Bei Säuglingen, die weniger als $2^1/_2$ Monate alt sind, hat das exogen zugeführte Vasopressin bei Wasserdiurese einen statistisch signifikant niedrigeren antidiuretischen Effekt als bei älteren Säuglingen — s. Abb. 6 (Martínek u. Mitarb. 1964a); bei Neugeborenen führt Vasopressin nicht zu einer signifikanten Erhöhung der Harnosmolarität. Einen schwächeren Einfluß des Vasopressins auf das spezifische Gewicht des Harns bei kleinen Säuglingen zeigen auch die Ergebnisse der Studien von VEST und STALDER (1956). Dabei ist die Annahme angebracht, daß die Wirkung nicht nur auf den tubulären Effekt zu beschränken ist, da sich zusammen mit der Diurese auch die glomeruläre Filtration ändert (MARTÍNEK u. Mitarb. 1964a).

Beachtenswert ist dabei die zeitliche Koinzidenz: bei $2^1/_2$ Monate alten Säuglingen erscheint die antidiuretische Aktivität im Plasma bei osmotischer Belastung, und zur gleichen Zeit beginnt das exogen zugeführte Vasopressin einen markant höheren Effekt auszuüben als bei jüngeren Säuglingen. Es scheint sich also zu dieser Zeit eine präzisere Regulation des Wasserhaushaltes durch das antidiuretische Hormon einzustellen. Gleichzeitig tritt noch die Dehydratationsreaktion der Nieren hinzu (ELLKINTON u. TAFFEL 1942), deren Regulation vom Eintreten des Aldosterons in die Steuerung der Wasser- und Salzhomeostase zeugen dürfte (MARTÍNEK u. Mitarb. 1962).

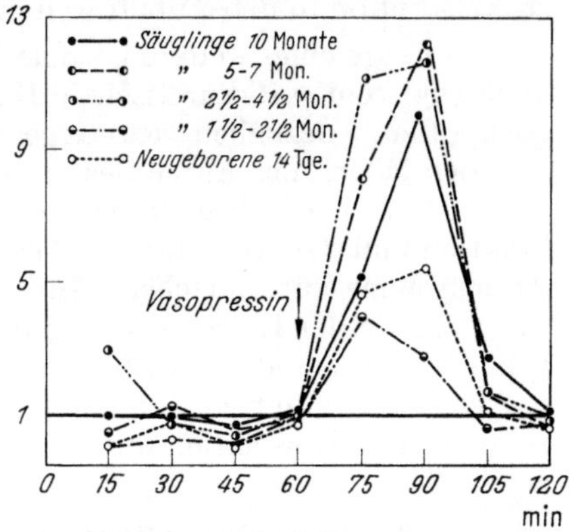

Abb. 6. Verhältnis zwischen Kontrolldiurese und Diurese nach der i.v. Injektion von Vasopressin während der Wasserdiurese in 15 min-Intervallen bei verschieden alten Kindern. 6—8 Kinder in jeder Gruppe. Abszisse: Zeit nach der Wasserbelastung in Minuten. Ordinate: Verhältnis zwischen Kontrolldiurese und Diurese nach der Applikation von Vasopressin. Unterbrochene vertikale Linie — Zeitpunkt der i.v. Applikation von Vasopressin bzw. einer physiologischen Lösung (bei der Kontrollgruppe). (MARTÍNEK u. Mitarb. 1964)

Die Tatsache, daß es bisher selbst anhand empfindlicher Methoden nicht gelang, im Plasma von Neugeborenen und jungen Säuglingen bis zu $2^1/_2$ Monaten nach Geburt, auch nach starker osmotischer Stimulation, regelmäßig antidiuretische Aktivität nachzuweisen, und daß im gleichen Zeitraum exogen zugeführtes Vasopressin die Gesamtosmolarität des Harns nicht erhöht, steht mit dem Befund im Einklang, daß kleine Säuglinge bei Dehydratation einen Harn von niedrigerer Konzentration ausscheiden als ältere Säuglinge. Die Ursache des geringen Konzentrierungsvermögens würde dann vor allem auf die Unreife des hypothalamohypophysären Systems und die schwächere Empfindlichkeit der distalen Teile des Nephrons für das antidiuretische Hormon zurückzuführen sein. Es bleibt jedoch noch die Frage zu klären, wie die Harnkonzentrierung bei Säuglingen unter $2^1/_2$ Monaten stattfindet, deren Harn bei Dehydratation zwar weniger konzentriert ist als bei älteren Säuglingen, der aber trotzdem gegenüber dem Plasma markant hyperton ist (s. Tabelle 14). Es wird allgemein angenommen, daß das antidiuretische Hormon nicht der alleinige, für die Bildung von hypertonem Harn verantwortliche Faktor ist (MILES u. Mitarb. 1954; WEST u. Mitarb. 1955; EPSTEIN u. Mitarb. 1957). Seit den Studien SHANNONs (1942) erwägt man die Möglichkeit der Teilnahme einer niedrigeren GFR an der Bildung von hypertonem Harn, wie in den letzten Jahren aus den Arbeiten DEL GRECOs und DE WARDENERs (1956) sowie BERLINERs und DAVIDSONs (1957) ersichtlich ist. Bei kleinen Säuglingen tritt bei Dehydratation mit größter Wahrscheinlichkeit tatsächlich ein Absinken der GFR ein (MARTÍNEK u. Mitarb. 1963); dieses Absinken kann jedoch nicht die einzige Grundlage des Konzentrationsmechanismus sein, da die Zufuhr einer übermäßigen Menge von NaCl beim Säugling eine Expansion der extracellulären Flüssigkeit, Steigerung der GFR und Ausscheidung des hypertonen Harns zur

Folge hat, ohne daß antidiuretische Aktivität im Plasma nachgewiesen werden konnte (Martínek u. Mitarb. 1963). Es muß bei diesen Erwägungen jedoch betont werden, daß es die angewandte Methodik nicht ermöglichte, die Teilnahme des antidiuretischen Hormons an der Bildung von hypertonem Harn auszuschließen, da es bisher keine Möglichkeit gibt, die Aktivität kontinuierlich zu verfolgen. Nichtsdestoweniger kann bezweifelt werden, daß das antidiuretische Hormon während der ganzen Dauer der Dehydratation im Plasma der kleinen Säuglinge anwesend ist. Nachdem sowohl die Dehydratation als auch die Zuführung von salzangereicherter Milch negative Freiwasser-Clearance-Werte ergibt (Martínek u. Mitarb. 1963), bleibt der Mechanismus der Aufrechterhaltung der Wasserrückresorption in den Tubuli weiterhin ungeklärt.

Die Frage eines weiteren renalen Konzentrationsmechanismus, der relativ unabhängig vom antidiuretischen Hormon funktionieren könnte, steht ebenfalls noch offen. Bezüglich des Gegenstromkonzentrationsmechanismus (in dessen Rahmen jedoch der Anteil des antidiuretischen Hormons noch einer Klärung bedarf) ist noch die Beziehung zwischen der Entwicklung der Konzentrierungsfunktion und der strukturellen Ausreifung der morphologischen Basis des Gegenstromsystems zu erforschen. Insbesondere ist es die Korrelation zwischen der Entwicklung der Konzentrierungsfähigkeit und der Verlängerung der Henleschen Schleife, die sich als Angriffspunkt für weitere Studien anbietet. Die an Rattenjungen durchgeführten Studien von Boss u. Mitarb. (1963) dürften die Annahme einer solchen Korrelation unterstützen.

8. Glomeruläre Filtration und deren Messung. Inulin-Clearance

Die Inulin-Clearancewerte betragen bei reifen Neugeborenen und kleinen Säuglingen (mit Korrektur für die Körperoberfläche) nur 20—50% der Inulin-Clearancewerte bei erwachsenen Menschen (Barnett 1940; Barnett u. Mitarb. 1942; McCance, Young 1941; Young, McCance 1942; Dean, McCance 1947; Barnett u. Mitarb. 1948a; Barnett u. Mitarb. 1948b; Barnett u. Mitarb. 1948c; Barnett u. Mitarb. 1949; West u. Mitarb. 1948; Rubin u. Mitarb. 1949; Vesterdal, Tudvad 1950; Friederiszick 1954; Schreiter 1964). Bei unreifen Neugeborenen sind die Inulin-Clearancewerte in den ersten Tagen nach der Geburt noch niedriger als bei reifen Neugeborenen (Barnett u. Mitarb. 1948a; Vesterdal, Tudvad 1950; Young u. Mitarb. 1941). Nach Vesterdal und Tudvad (1950) ist der Unterschied um so größer, je unreifer der Neugeborene ist. Vom Geburtsgewicht ab 1500 g scheinen die Inulin-Clearancewerte mit denen reifer Neugeborener identisch zu sein. Bei Säuglingen weisen die Clerarancewerte bis Ende des ersten Lebensjahres eine größere Streuung auf als bei Erwachsenen. Selbst wenn die Inulin-Clearancewerte von Säuglingen die normale Streuung der Bestimmungen an Erwachsenen aufweisen würden, wäre es schwierig, die vorhandenen Literaturangaben statistisch zu verarbeiten. Es liegen nämlich nur relativ wenig Messungen vor und diese wurden zudem mit verschiedenen Methoden gewonnen. Im folgenden soll trotzdem der Versuch um eine

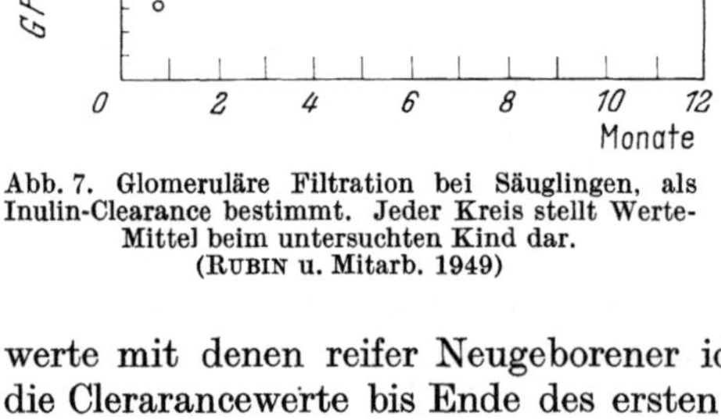

Abb. 7. Glomeruläre Filtration bei Säuglingen, als Inulin-Clearance bestimmt. Jeder Kreis stellt Werte-Mittel beim untersuchten Kind dar. (Rubin u. Mitarb. 1949)

Zusammenfassung gemacht werden, wobei im wesentlichen auf RUBIN u. Mitarb. (1949) Bezug genommen wird:

In keiner der oben zitierten Arbeiten wurden bei Säuglingen unter $4^1/_2$ Monaten GFR-Werte festgestellt, die für Erwachsene typisch sind. Im Gegenteil wurden selbst bei über 1 Jahr alten Kindern wiederholt Werte gefunden, die unter der unteren Erwachsenen-Normgrenze lagen. Die niedrige GFR ist bei Säuglingen offenbar physiologischer Natur. Wenn vorausgesetzt wird, daß die Inulinclearance beim Säugling, analog dem Erwachsenen, ein verläßlicher Maßstab für die GFR ist, muß man nach biologischen Erklärungen für die niedrigen Werte suchen. In erster Linie kommt die Besonderheit des morphologischen Baues des Glomerulum in Betracht. Es wird allgemein angenommen, daß das hohe, kuboidale Epithel der visceralen Schicht der Bowmanschen Kapsel ein Hindernis für die Filtration darstellt. Hinzu kommt, daß die gesamte Filtrationsfläche des Glomerulum der Säuglingsniere und der Filtrationsdruck viel kleiner sind (SMITH 1951). Ein systematischer Vergleich der Entwicklung der Morphologie und der Funktion des Nephrons wurde noch nicht angestellt.

a) Clearance des endogenen Kreatinins

Wenn man spezifische Methoden zur Ermittlung des Kreatinins benützt (HARE 1950), so ergibt sich beim Säugling ein Verhältnis der Kreatinin- zur Inulinclearance von 1,03 und bei Erwachsenen von 1,00 mit einer Variabilität von 0,82 bis 1,30 (HARE u. Mitarb. 1949; BARNETT, VESTERDAL 1953). Das bedeutet, daß die Clearance des endogenen Kreatinins als verläßlicher Maßstab der GFR zu benützen sein sollte. Wegen des geringen methodischen Aufwandes wäre die Kreatininclearance gegenüber der Inulinclearance besonders zur Orientierung für klinische Zwecke von Vorteil. Aus den umfangreichen Studien WINDBERGs (1959) geht ebenfalls hervor, daß die $C_{Kreat.}$-Werte bei Säuglingen und kleinen Kindern ganz gut mit den $C_{In.}$-Werten vergleichbar sind. Aus WINDBERGs Zusammenstellung kann gefolgert werden, daß die Säuglinge die untere Streugrenze der $C_{Kreat.}$-Normalwerte der Erwachsenen um den vierten Monat, die Mittelwerte um den achten Monat herum erreichen. Diese Befunde entsprechen im wesentlichen auch den Angaben FRIEDERISZICKs (1954). Die $C_{Kreat.}$ ist als Maßstab der GFR offenbar nur bei normal hydrierten Säuglingen zu verwenden. Bei niedrigen und bei hohen Diuresen stellt sich nämlich eine markante Diskrepanz zwischen $C_{Kreat.}$ und $C_{In.}$ ein. BROD und SIROTA (1948) stellten fest, daß $C_{Kreat.}$ bei Säuglingen um 40% niedriger liegt als die Mannitolclearance und erklären diesen Unterschied durch eine abweichende Zusammensetzung und wechselnde Ausscheidung des Chromogens beim Säugling. DOXIADIS und GOLDFINCH (1952) ermittelten sogar in allen Fällen einen niedrigeren $C_{Kreat.}$- als $C_{In.}$-Wert, und zwar auch bei normal hydrierten Säuglingen. KOVÁCH u. Mitarb. (1953) führen an, daß bei sinkender Diurese die $C_{Kreat.}$ stärker zurückgeht als die gleichzeitig ermittelte $C_{In.}$, woraus man schließen müßte, daß bei niedrigen Diuresen eine tubuläre Resorption des Kreatinins stattfindet. CALCAGNO u. Mitarb. (1954) fanden weiter, daß bei Säuglings-Wasserdiurese die $C_{Kreat.}$ fast doppelt so groß ist wie die gleichzeitig bestimmte $C_{In.}$, was umgekehrt bedeuten würde, daß die Tubuli bei großen Diuresen Kreatinin sezernieren. Man kann diese Befunde dahingehend zusammenfassen, daß bei Säuglingen und kleinen Kindern bei normalen Diuresen die $C_{Kreat.}$ zur Orientierung dienen kann, daß uns jedoch die $C_{Kreat.}$ bei niedrigen und bei hohen Diuresen mit größter Wahrscheinlichkeit nicht präzis informiert. Außerdem können bei Erkrankung der Nieren — auch bei älteren Kindern — die $C_{Kreat.}$-Werte mit den $C_{In.}$-Werten nicht korreliert werden, so daß für diagnostische Zwecke die $C_{In.}$ bestimmt werden muß (FRIEDERISZICK 1954).

b) Beziehung zwischen der glomerulären Filtration und der Diurese

Beim erwachsenen Menschen ändert sich die GFR bei höheren Diuresen praktisch nicht (Chassis, Smith 1938; Brodsky u. Mitarb. 1952). In einigen Fällen kann man nur von einer Tendenz zu erhöhter GFR sprechen, ohne daß signifikante Werte vorlägen. Bei Säuglingen besteht zwischen der GFR und der Diurese sehr wahrscheinlich eine enge Beziehung. Die Arbeiten von McCance, Young (1942), Barnett u. Mitarb. (1942) und Vesterdal, Tudvad (1950) brachten den Nachweis, daß mit steigenden Diuresen auch eine Erhöhung der mittels $C_{In.}$ ermittelten GFR eintritt.

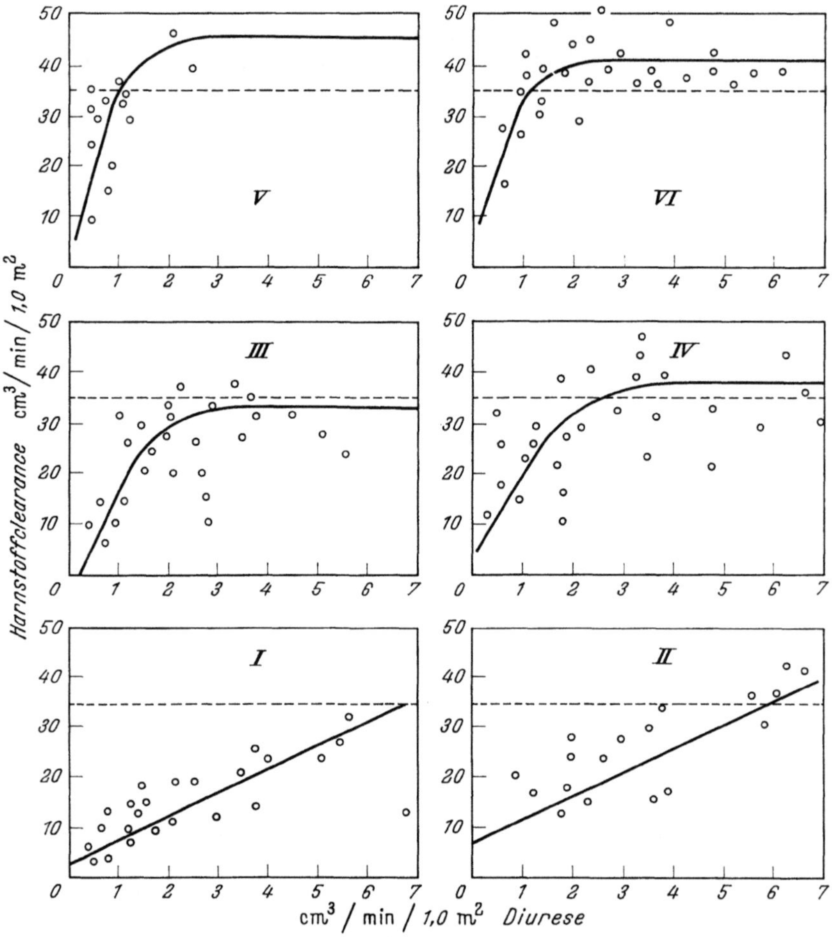

Abb. 8. Verhältnis zwischen Harnstoff-Clearance und Diurese bei Säuglingen. Abszisse: Diurese in cm³; Ordinate: Harnstoffclearance in cm³/m² Körperoberfläche (Ginetzinsky 1952). I. Säuglinge bis zum 3. Monat; II. Säuglinge, 3—6 Monate alt; III. Säuglinge, 6—9 Monate alt; IV. Säuglinge, 9—12 Monate alt; V. Kinder, 12—15 Monate alt; VI. Erwachsene

9. Clearance des Harnstoffs

Die Bestimmung der Harnstoffclearance wird bei Säuglingen schon seit geraumer Zeit, praktisch seit dem Beginn der Entwicklung der Clearancetechniken, durchgeführt. Es zeigte sich bereits in der ersten Arbeit dieser Art, daß C_{Urea} bei Säuglingen nach Umrechnung auf 1,73 m² Körperoberfläche viel tiefer liegt als bei Erwachsenen, und daß sie die Erwachsenenwerte erst bei zweijährigen Kindern erreicht (McIntosh 1928). Alle späteren Arbeiten bestätigten gleichfalls eine niedrige C_{Urea} bei Säuglingen (Gordon u. Mitarb. 1941; Deane, McCance 1947; McCance 1948; Rubin u. Mitarb. 1949; Barnett u. Mitarb. 1948; Friederiszick 1954). Laut der Mehrzahl dieser Arbeiten erreicht C_{Urea} bei Säuglingen etwa 60% der $C_{In.}$-Werte.

Der alleinige Clearancewert des Harnstoffs liefert jedoch keine genauen Informationen über die spezifische Funktion des Nephrons. Weitere Ergebnisse können nur im Zusammenhang mit bereits ermittelter GFR gewonnen werden. Der steigende Harnstoffspiegel im Blut bei erhöhtem Angebot von Eiweiß in der Nahrung könnte bei Säuglingen vielleicht durch die niedrige C_{Urea} erklärt werden (Rothe-Meyer 1949a; Janovský u. Mitarb. 1964).

Bei Säuglingen ist C_{Urea} ähnlich wie $C_{In.}$ von der Diurese abhängig (McCance u. Young 1941; Barnett u. Mitarb. 1948; Barnett u. Vesterdal 1953). Ginjezinski (1952) studierte die Abhängigkeit der C_{Urea} von der Diurese bei verschiedenen Altersgruppen von Säuglingen und stellte fest, daß sie bei 6—9 Monate alten Säuglingen den Charakter der bei Erwachsenen bestehenden Abhängigkeit erlangt (Abb. 8). Wenn auch die Altersgrenzen in dieser Gruppe ziemlich weit auseinanderliegen, und C_{Urea} keinen präzis interpretierbaren Wert darstellt, zeichnet sich aus dieser sich entwickelnden Abhängigkeit das erste Halbjahr der Säuglingsperiode als ein Abschnitt ab, in dem die Nierenfunktion charakteristische Besonderheiten aufweist.

10. Clearance der wichtigsten durch den Harn ausgeschiedenen Elektrolyte

Mit Fragen der Ausscheidung verschiedener Elektrolyte und mit der Berechnung ihrer Clearance beschäftigte sich bei Säuglingen vor allem McCance mit seinen Mitarbeitern (McCance ?, Young 1941; Young u. Mitarb. 1941; Deane, McCance 1948; McCance 1950). Die Clearancewerte des Natriums, Chlorids und Phosphats sind sehr variabel, und vom Grundtypus der Nahrung abhängig. In den ersten 14 Tagen nach der Geburt haben die Na- und Cl-Werte bei Säuglingen einen so tiefen Stand, daß sie nur etwa 20% der Erwachsenenwerte (bei üblicher Diät) erreichen. McCance (1950) sucht in den niedrigen Na- und Cl-Clearancewerten eine der möglichen Ursachen dafür, warum sich der Säugling nur schwer des Überschusses an NaCl entledigt und Ödembereitschaft zeigt (McCance, Widdowson 1957). Bei erhöhter Zufuhr von NaCl vergrößert sich tatsächlich der extracelluläre Flüssigkeitsraum (Martínek u. Mitarb. 1961), doch ist unter diesen Umständen die Niere auch beim Säugling in der Lage, die Clearance von Na wie von Cl wesentlich zu steigern (Martínek u. Mitarb. 1963). Die Clearance des Phosphats ist bei Neugeborenen und bei kleinen Kindern ebenfalls niedriger als bei Erwachsenen. Deane und McCance (1948) führen an, daß sie bei 0,10 bis 3,8 ml/m^2 · min liegt, während die Erwachsenenwerte etwa 10,0 ml betragen. Zu ähnlichen Ergebnissen kamen auch Richmond u. Mitarb. (1951). Die Clearance des Phosphats hängt ebenfalls von der Art der Säuglingsnahrung ab.

11. Clearance der p-Aminohippursäure, des Diodons, Diodrasts, Penicillins und Phenolrots

Die Clearance der p-Aminohippursäure (PAH) oder des Diodrasts sind beim erwachsenen Menschen ein Maßstab für die Nierendurchblutung. Bei Umrechnung auf 1,73 m^2 Körperoberfläche erreicht die C_{PAH} bei Neugeborenen und kleinen Säuglingen nur 20—40% der Erwachsenenwerte (Barnett u. Mitarb. 1948b; Barnett u. Mitarb. 1948c; West u. Mitarb. 1948; Rubin u. Mitarb. 1949; Vesterdal, Tudvad 1950; Friederiszick 1954; Schreiter 1964). Die niedrigen Clearancewerte beziehen sich nicht nur auf PAH, sondern auch auf die übrigen, hauptsächlich mittels tubulärer Exkretion in den Harn gelangenden Stoffe. Bei Substanzen, die für die klinische Diagnostik von Bedeutung sind (wie Diodon und Diodrast), ist es wichtig, daß sie infolge zu langsamer Ausscheidung nicht kumulieren; deswegen kann bei Säuglingen z. B. keine Urographie durchgeführt werden. Die langsame Ausscheidung von Penicillin macht bei Säuglingen eine andere Dosierung erforderlich als beim Kind oder Erwachsenen. Die Clearance des Penicillins erreicht bei Umrechnung auf die Körperoberfläche nur 17%, bei Umrechnung auf das Körpergewicht nur 34% der Erwachsenenwerte (BARNETT u. Mitarb. 1949). Auch andere, dem Körper fremdartige Substanzen, wie z.B. Phenolrot, werden von der Säuglingsniere langsamer ausgeschieden (STAVE 1956). In den meisten Fällen findet während des ersten Lebensjahres bei allen erwähnten Substanzen eine Annäherung der Clearancewerte an die Werte bei Erwachsenen statt; in einzelnen Fällen kann sich diese Entwicklung auch in ein höheres Kindesalter verzögern, ohne deshalb schon unphysiologisch zu sein. Vom Standpunkt der Nierenfunktion aus weist die niedrige Clearance aller überwiegend mittels tubulärer Exkretion in den Harn gelangenden Stoffe auf eine relative Unreife des Tubulus hin.

Die Beziehung zwischen C_{PAH} und $C_{In.}$ gibt über einen weiteren, sehr bedeutsamen Wert — die Filtrationsfraktion (FF) — Aufschluß. Der Durchschnittswert der Filtrationsfraktion beträgt bei Erwachsenen $\pm 2\%$ (BROD 1962). Dieser Wert bezeugt, daß das glomeruläre Filtrat 17% der Menge des Plasmadurchflusses beträgt. Im Vergleich mit den Werten beim Erwachsenen ist $C_{In.}$ und C_{PAH} beim Säugling niedriger. Die Differenz ist jedoch bei C_{PAH} ausgeprägter als bei $C_{In.}$; wahrscheinlich beruht dies darauf, daß auch die tubuläre Funktion noch weniger reif ist als die Funktion der Glomerula. Deshalb erscheint aber der Prozentsatz der FF bei Neugeborenen und Säuglingen sehr hoch, da er Werte bis 30—40% erreicht. Das würde bedeuten, daß etwa ein Drittel des durchfließenden Plasmavolumens vom Glomerulum filtriert wird. Dieser Folgerung gegenüber verhalten sich viele Autoren mit Recht sehr kritisch und glauben dieses Phänomen eher auf „unphysiologische", mit der Untersuchungstechnik zusammenhängende Ursachen zurückführen zu können. H. SMITH (1951) setzt ähnlich wie andere Autoren voraus, daß die hohe FF möglicherweise durch eine niedrigere Extraktion von PAH und anderer Stoffe ähnlichen Charakters bedingt ist. Die niedrigere Extraktion von PAH wurde in der letzten Zeit tatsächlich an vier dreimonatigen Säuglingen nachgewiesen. CALCAGNO und RUBIN (1963) bedienten sich der Katheterisierung der V. renalis und fanden, daß E_{PAH} (Extraktion der PAH) bei diesen Säuglingen um 30% niedriger liegt als bei älteren Säuglingen. Entsprechende Korrekturen der FF-Werte aus der älteren Literatur würden zeigen, daß die Filtrationsfraktion bei Säuglingen zwar höher als bei älteren Kindern ist, daß sie sich jedoch um 23% bewegt. Das ist ein viel wahrscheinlicherer Wert als der von 30—40%. Eine endgültige Entscheidung kann natürlich auf Grund einiger weniger Beobachtungen nicht getroffen werden, und es müssen weitere Ergebnisse abgewartet werden, die auf Grund verfeinerter Versuchstechnik zuverlässigere Werte ergeben werden. Ein anderer Einwand, daß nämlich ein Teil des Blutes sofort nach dem Verlassen des Glomerulum die venöse Gefäßbahn erreicht ohne vorher in Kontakt mit dem funktionellen Gewebe der proximalen Tubuli gekommen zu sein (SMITH 1951), erfordert ebenfalls Klärung durch weiteres Studium.

12. Die T_m-Werte der PAH und der Glucose bei Neugeborenen und Säuglingen

T_mPAH ist ein Wert, der über die Exkretionstätigkeit der Tubuli Aufschluß gibt. Bei erwachsenen Menschen beträgt er rund 80 mg/1,73 m² · min (SMITH 1951). Da dieser Wert der Anzahl der tätigen Nephrone direkt proportional ist, liefert er auch den Maßstab der gesamten tubulären Exkretlonsmasse. T_mPAH erreicht bei kleinen Säuglingen nur etwa 14—40% der Erwachsenenwerte (BARNETT, VESTERDAL 1953). Die Beziehung zwischen $C_{In.}$ und T_mPAH, verglichen mit der entsprechenden Beziehung bei Erwachsenen, ermöglicht eine approximative Orientierung über das Verhältnis der Funktion der Glomerula zur gesamten tubulären Exkretionsmasse. Der $C_{In.}/T_m$PAH-Quotient ist bei kleinen Säuglingen höher als bei Erwachsenen (BARNETT, VESTERDAL 1953), was bedeutet, daß die Funktion der Glomerula ausgereifter ist als die der Tubuli. Das uns über das Resorptionsvermögen der Tubuli informierende T_m der Glucose beträgt bei erwachsenen Männern 375 mg $\pm$ 80, bei erwachsenen Frauen 313 mg $\pm$ 55/min/ 1,73 m^2 (SMITH 1951). Bei kleinen Säuglingen ermittelten TUDVAD u. VESTERDAL (1949) Werte, die 10—30% der Erwachsenenwerte betrugen. Auch hier ist der $C_{In.}/T_m$G-Quotient bei Säuglingen höher als bei erwachsenen Menschen und beweist wiederum die relativ höhere Unreife der Tubulusfunktion gegenüber der Funktion der Glomerula.

IV. Teilnahme der Nieren an der Regulation des Säure-Basengleichgewichts

Unter den homeostatischen Mechanismen, an die der Organismus besonders hohe Ansprüche stellt, nimmt die Aufrechterhaltung des Säure-Basengleichgewichts einen wichtigen Platz ein. Dieser Regulation liegt das relativ konstante Verhältnis zwischen der CO_2- und der Bicarbonat-Konzentration (als wichtigstem Puffersystem der extracellulären Flüssigkeit) zugrunde.

Die Nieren des Erwachsenen nehmen an dieser Regulation durch Aufrechterhalten der Bicarbonat-Plasmakonzentration (im Ausmaß von 26—28 mEq/l) teil und gewährleisten damit auch die notwendige Konzentration in den übrigen Teilen des extracellulären Flüssigkeitsraumes. Das Respirationssystem sichert die Konzentration der Kohlensäure innerhalb der Grenzen zwischen 1,3 und 1,4 mEq/l. Die einzelnen Mechanismen, mittels deren die Nieren diesen Teil ihrer Funktion ausüben, sind bei Erwachsenen gut bekannt. Bisherige systematische Studien dieser Mechanismen in der postnatalen Entwicklung sind zwar bei weitem noch nicht vollständig, doch zeichnen sich schon wesentliche Züge einiger Besonderheiten ab, die insbesondere bei Neugeborenen und bei jungen Säuglingen definiert werden können.

Generell kann vorausgeschickt werden, daß das Säure-Basengleichgewicht — ähnlich wie die Wasser- und Salzhomeostase — in der Säuglingsperiode auf ein anderes Niveau reguliert wird als im reifen Alter. Aus dem Gesamtkomplex der Faktoren, die den Säuglingszeitraum als eine definierbare Evolutionsetappe charakterisieren, sind für die acidobasischen Regulationsmechanismen von bestimmender Bedeutung:

Eine im Vergleich mit dem Erwachsenenorganismus unterschiedliche Verteilung und Zusammensetzung der Körperflüssigkeiten und eine abweichend orientierte Funktion der Nieren.

Bei Neugeborenen ist die Konzentration des Bicarbonats in der extracellulären Flüssigkeit niedrig; bei Nichtausgetragenen variiert sie sogar um 22 mEq/l (DUPONT 1949). Demgegenüber ist bei ihnen die Konzentration von PO_4 hoch (MCCANCE, FINCK 1947) und es scheint, daß dies auch für Cl im Plasma der Fall ist (MCCANCE 1950). Das bedeutet aber, daß die Deckung des Bedarfs an Anionen bei gleicher Konzentration von Na bei Neugeborenen und Erwachsenen trotz niedriger Bicarbonationenkonzentration gewährleistet ist. Die niedrige Konzentration des Bicarbonats muß jedoch nicht unbedingt zu der Schlußfolgerung führen, daß das Standard-Bicarbonat bei Neugeborenen niedrig ist. Wird nämlich der Bicarbonatgehalt in der extracellulären Flüssigkeit auf 1 kg Körpergewicht bezogen, so besitzt der Neugeborene ein viel größeres Standard-Bicarbonat als der Erwachsene, da 1 kg seiner Körpermasse ungefähr das Doppelte der extracellulären Flüssigkeit (s. S. 20, Abb. 1) besitzt.

Innerhalb der abweichenden Funktion der Säuglingsniere kommt bei der Säure-Basenregulation besonders der niedrigen Ausscheidung des Phosphats Bedeutung zu. Zu hoher Phosphatverlust würde zu einer Beschränkung der Leistungsfähigkeit des Phosphatpuffersystems führen.

Aus dem Gesagten gehrt hervor, daß im Vergleich mit Erwachsenen die Säure-Basenregulation beim Neugeborenen und beim jungen Säugling eher in Richtung der Acidose verschoben ist. Es ist bekannt, daß sich bei Neugeborenen und Säuglingen leicht eine Acidose einstellt (PFLAUNDER 1904; YLLPÖ 1916, 1924). Sie entsteht scheinbar „spontan" bei Dehydratation, bei Fieber, bei Einnahme von Milch mit hohem Eiweißgehalt, oder bei Intoxikation durch Salicylate (CORT, FENCL 1958).

Die bisherigen physiologischen und biochemischen Studien führten zu folgenden Ergebnissen:

Anionen scheidet die Niere bei Neugeborenen und Säuglingen in grundsätzlich gleicher Weise aus wie bei Erwachsenen, d.h. teilweise ohne das zugehörige Kation, teilweise als Ammoniumsalze. Die Menge der ungedeckten H^+-Ionen ist für die *Titrationsacidität* bestimmend, die bei Neugeborenen klein ist, auch wenn der Harn ein niedriges pH (5,5—5,8) als bei älteren Säuglingen aufzeigt (WIDDOWSON, MCCANCE 1958). Die Gesamtmenge der durch fixe Basen ungedeckten H^+-Ionen ist bei Neugeborenen in den ersten Tagen niedrig (bei Umrechnung auf 1 kg Körpergewicht), erreicht jedoch nach 7 Tagen schon Werte wie bei Erwachsenen, und übersteigt sie sogar bei älteren Säuglingen (Abb. 9) (WIDDOWSON, MCCANCE 1958). Die Fähigkeit der Nieren, saure Valenzen auszuscheiden, ist bei ausgetragenen Säuglingen offensichtlich schon gut ausgebildet. Die Zellen der Nierentubuli sind schon in der Lage, H^+-Ionen ebensogut zu sezernieren wie die Nierenzellen bei Erwachsenen, da der pH des Harns auch bei Unausgetragenen bis auf Werte von 4,6—4,8 herabsinken kann (HOFMAN u. Mitarb. 1948). In der Rinde und im Mark der reifen Neugeborenen ist die Aktivität der Carboanhydrase gleich groß wie in den Nieren Erwachsener, wenn auch der Spiegel des Enzyms im Blut Neugeborener niedrig ist (DAY und FRANKLIN 1951). Die Nieren der Frühgeborenen haben nur wenig Carboanhydrase (DAY, MARTIN 1949).

Bei Erwachsenen wird im Harn (dessen pH um 6,0 schwankt) der Großteil der Titrationsacidität von den Phosphaten gestellt (70—80%). Im Harn von Neugebornen und von Brustkindern sind organische Säuren für den größten Teil der Titrationsacidität verantwortlich, während der Anteil an Phosphaten unbedeutend ist (Abb. 10) (WIDDOWSEN, MCCANCE 1958). Von den organischen Säuren wird vor allem Citronensäure im Harn ausgeschieden. Die niedrige Ausscheidung von Phosphaten und Sulphaten hängt offensichtlich mit dem hohen Aufbau an Eiweißstoffen zusammen und ändert sich auch bei hohen Phosphatspiegeln im Plasma nicht (MCCANCE, FINCK 1947). Bei Neugeborenen und Brustkindern bleibt die Ausscheidung der Phosphate stets niedrig und hat somit keinen Anteil am Anwachsen der Anionen im Harn, wie es auf Abb. 9 veranschaulicht ist (WIDDOWSON, MCCANCE 1958). Unter physiologischen Bedingungen scheiden die Nieren des erwachsenen Menschen durchschnittlich mehr als 50% aller Anionen in Form von Ammoniumsalzen aus (PITTS 1964). Bei Neugeborenen und Brustkindern scheint dieser Prozentsatz ungefähr auf gleicher Stufe — vielleicht eher noch höher — zu liegen (WIDDOWSON, MCCANCE 1958). Bei reifen Neugeborenen und Brustkindern beträgt die Ammoniakausscheidung 0,5—1,0 mEq/kg Körpergewicht/24 Std; bei älteren Kindern etwas weniger (HUNGERLAND, SCHULZ 1956). Diese Werte zeugen von einer gut ausgebildeten Ammoniogenese — wohlverstanden unter physiologischen Bedingungen — in den Nierentubuli reifer Neugeborener. Sogar bei erhöhtem Anspruch an Ammoniakbildung während einer durch Zufuhr von NH_4Cl hervorgerufenen Acidose, kann es bei über 15 Tage alten Säuglingen zu einer deutlich erhöhten Ausscheidung von Ammoniak kommen (GORDON u. Mitarb. 1948, 1949). Laut Untersuchungen von RUBEN u. Mitarb. (1956) erhöhte sich unter ähnlichen Bedingungen die Ausscheidung von Ammoniak auch bei unreifen Neugeborenen. Die Ergebnisse, die an ihnen gewonnen wurden, sind jedoch nicht einheitlich, was wahrscheinlich auf die verschiedenen Reifestufen der untersuchten Gruppen zurückzuführen ist. HOFMAN u. Mitarb. (1948) untersuchten eine Gruppe unreifer Neugeborener, bei der auch nach Zufuhr von

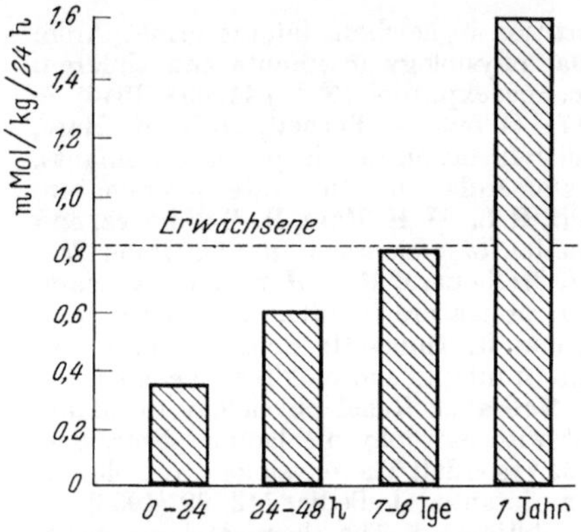

Abb. 9. Überschüssige Anionen (nicht verbunden mit fixen Basen), ausgeschieden von Neugeborenen während der ersten Woche und im 12. Lebensmonat

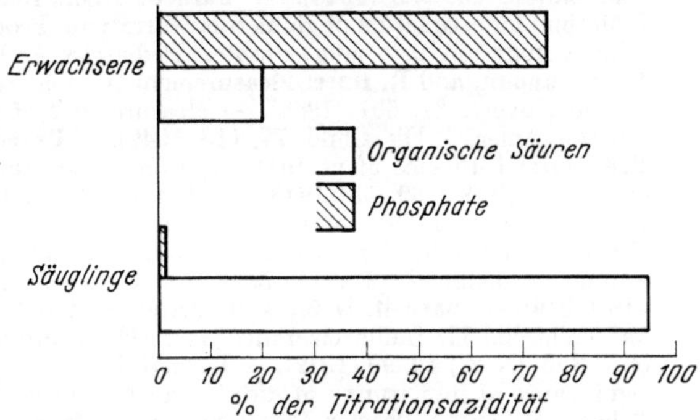

Abb. 10. Verhältnis der titrierbaren, von Phosphaten und organischen Säuren herkömmlichen Säure im Harn (pH 5,5—6,0) bei Erwachsenen und Kindern

NH_4Cl keine wirksame Erhöhung der Ammoniakbildung zu erkennen war. Dabei sank durch Ausscheidung im Harn das überschüssige, durch Na gedeckte Cl-Anion selbst um den Preis einer erniedrigten Bicarbonationen-Konzentration im Plasma bis auf Werte von 10—11 mEq/l. Vom Standpunkt der vergleichenden Physiologie scheint die Fähigkeit der Ammoniogenese in den Nieren reifer menschlicher Neugeborener höher entwickelt zu sein als z. B. bei neugeborenen Ratten, Hunden und Kaninchen, deren Nieren eine sehr niedrige Glutaminase-Aktivität aufzeigen (ROBINSON 1954, HINES u. MCCANCE 1954). Gemäß diesen an Gewebeschnitten der Nieren gemachten Beobachtungen sind junge Hunde bis zum 14. Lebenstag unfähig, auf eine durch Zufuhr von NH_4Cl hervorgerufene Acidose mit einer deutlich erhöhten Ammoniakausscheidung zu reagieren (CORT, MCCANCE 1954).

Besondere Bedeutung kommt dem Studium der Säure-Basenregulation bei Flaschenkindern zu. Die Einnahme von Milch mit hohem Proteingehalt ruft bei Neugeborenen, insbesondere bei Unreifen, eine Acidose hervor (DARROW u. Mitarb. 1945). Auch Kuhvollmilch hat acidifizierenden Einfluß (FOMON u. Mitarb. 1959). Bei Flaschenkindern nähert sich das Ionogramm des Harns demjenigen der älteren Kinder, da im Vergleich mit dem Harnionogramm von Brustkindern der Anteil der Phosphate an der Titrationsacidität bedeutend höher ist. Es ist bisher nicht geklärt, in welchem Maße die Niere bei Flaschenkindern in der Lage ist, diese Phosphate als Puffersystem für eine wirkungsvollere Säure-Basenregulation zu benützen. Es scheint eher, daß der erhöhte Phosphatumsatz bei künstlicher Ernährung für den Säugling eine Belastung und zusätzliche Beanspruchung der

Regulation bedeutet; und zwar vor allem deshalb, weil der höhere Phosphatspiegel im Plasma von Flaschenkindern die Regulation weiter in Richtung der Acidose verschiebt (WIDDOWSON, MCCANCE 1958). Die Ausscheidung von Ammoniak scheint vom Grundtyp der Nahrung unabhängig zu sein (HUNGERLAND 1954).

Literatur

Alexander, P.D., and **D.A. Nixon:** Reabsorption of glucose, fructose and meso-inositol by the foetal and post-natal sheep kidney. J. Physiol. (Lond.) **167**, 480 (1963). — **Alexander, P.D., D.A. Nixon, W.F. Widdas,** and **F.X. Wohlzogen:** Renal function in the sheep foetus. J. Physiol. (Lond.) **140**, 14 (1958). ~ Functional development of the foetal kidney in the sheep. Proc. XXth Congr. Physiol. Sci. Brussel, 1956. — **Ames, R.G.:** Urinary water excretion and neurohypophysial function in full term and premature infants shortly after birth. Pediatrics **12**, 272 (1953). — **Aschenheim, E.:** Der Wasserversuch bei Säuglingen. Z. Kinderheilk. **24**, 281 (1919).

Barlow, A., and **R.A. McCance:** The nitrogen partition in newborn infants urine. Arch. Dis. Childh. **23**, 225 (1948). — **Barnett, H.L.:** Renal physiology in infants and children. I. Method for estimation of glomerular filtration. Proc. Soc. exp. Biol. (N.Y.) **44**, 654 (1940). ~ Kidney function in young infants. Pediatrics **5**, 171 (1950). — **Barnett, H.L., K. Hare, H. McNamara,** and **R. Hare:** Measurement of glomerular filtration rate in premature infants. J. clin. Invest. **27**, 691 (1948). ~ Measurement of glomerular filtration rate in premature infants. Amer. J. Dis. Child. **77**, 113 (1949). — **Barnett, H.L., W.K. Hare, H. McNamara,** and **R.S. Hare:** Influence of postnatal age on kidney function of premature infants. Proc. Soc. exp. Biol. (N.Y.) **69**, 55 (1948). — **Barnett, H.L., H. McNamara, R.S. Hare,** and **K. Hare:** Inulin, urea, mannitol, and PAH clearance ratios in premature infants. Fed. Proc. **7**, 5 (1948). — **Barnett, H.L., H. McNamara, S. Schultz,** and **R. Tompsett:** Renal clearances of sodium, penicillin G, procaine penicilline G, and inulin in infants and children. Pediatrics **3**, 418 (1949). — **Barnett, H.L., A.M. Perley,** and **H.G. McGinnis:** Renal physiology in infants and children. II. Inulin clearances in newborn infant with extrophy of bladder. Proc. Soc. exp. Biol. (N.Y.) **49**, 90 (1942). — **Barnett, H.L.,** and **J. Vesterdal:** The physiology and clinical significance of immaturity of kidney function in young infants. J. Pediat. **42**, 99 (1933). — **Belamy, D.,** and **I. Chester Jones:** Studies on Myxina glutinosa I. The chemical composition of the tissues. Comp. Biochem. Physiol. **3**, 175 (1961). — **Bentley, P.J.:** Studies on the water and electrolyte metabolism of the lizard Trachyssaurus rugosus. J. Physiol. (Lond.) **145**, 37 (1959). — **Bentley, P.J.,** and **B.K. Follet:** Kidney function in a primitive vertebrate, the cyclostome Lampetra fluviatilis. J. Physiol. (Lond.) **169**, 902 (1963). — **Berliner, R.W.,** and **D.G. Davidson:** Production of hypertonic urine in the absence of pituitary antidiuretic hormone. J. clin. Invest. **38**, 1416 (1957). — **Bland, H.J.:** Clinical recognition and management of disturbances of body fluids. Philadelphia and London: W.B. Saunders Co. 1956. — **Boss, J.M.N., H. Dlouhá, M. Kraus,** and **J. Křeček:** The structure of the kidney in relation to age and diet in white rats during the weaning period. J. Physiol. (Lond.) **168**, 196 (1963). — **Bratusch-Marrain, A.:** Über die Wasserausscheidung des Säuglings. I. Mitt. Physiologie. Arch. Kinderheilk. 87, 81 (1929a). ~ Über die Wasserausscheidung des Säuglings. II. Mitt. Ernährungsstörungen. Arch. Kinderheilk. 87, 115 (1929b). — **Bright, N.H.,** and **M.A. Holiday:** Response of newborns to water loads. Amer. J. Dis. Child. **100**, 574 (1960). — **Brock, J.:** Biologische Daten für den Kinderarzt. I. u. II. Teil. Berlin-Göttingen-Heidelberg: Springer 1954. — **Brod, J.:** Ledviny. Fysiologie, klinická fysiologie, klinika. Praha: SZdN 1962. (Die Nieren. Physiologie, klinische Physiologie, Klinik. Praha: SZdN-Verlag 1962) [Tschechisch].— **Brod, J.,** and **J.H. Sirota:** The renal clearance of endogenous creatinine in man. J. clin. Invest. **27**, 645 (1948). — **Brodsky, W.A., S. Rapoport, H.N. Graubarth,** and **A.H. Levkoff:** Osmotic diuresis as a measurement of renal function in man. J. appl. Physiol. **5**, 62 (1952).— **Brodsky, W.A., T.P. Schilb,** and **A.K. Spafford:** Anion transport in the isolated turtle bladder. Fed. Proc. **22**, 332 (1963). — **Burger, J.W.:** Further studies on the function of the gland in the spiny dogfish. Physiol. Zoöl. **35**, 205 (1962). — **Burger, J.W.,** and **G.N. Hess:** Function of the rectal gland in the spiny dogfish. Science **131**, 670 (1960). — **Burgess, W.W., A.M. Harvey,** and **E.K. Marshall jr.:** The site of the antidiuretic action of pituitary extract. J. Pharmacol. exp. Ther. **49**, 237 (1933). — **Burmeister, W.:** Die Beziehung zwischen Extrazellular-(Thiosolphat-)Raum und Zellmasse während des Wachstums. Ann. paediat. (Basel) **198**, 185 (1962).

Calcagno, P.L., and **M.I. Rubin:** Renal extraction of para-amino-hippurate in infants and children. J. clin. Invest. **42**, 1632 (1963). — **Calcagno, P.L., M.I. Rubin,** and **D. Weintraub:** Studies on the renal concentrating and diluting mechanisms in the premature infant. J. clin. Invest. **33**, 91 (1954). — **Čapek, K.,** and **J. Heller:** Antidiuretic activity of the plasma and posterior pituitary lobe during ontogenesis in the dog. Physiol. Bohemoslov. **10**, 522 (1961). —

Chassis, H., and **H. W. Smith:** The excretion of urea in normal man and in subjects with glomerulonephritis. J. clin. Invest. **17**, 347 (1938). — **Clarke, R. W.:** The xylose clearance of Myxocephalus octodecimspinosus under normal and diuretic conditions. J. cell. comp. Physiol. **5**, 73 (1934). ~ Experimental production of diuresis in the dogfish. Bull. Mt Desert Isl. Biol. Lab. **23**, 523 (1936). — **Cohen, J. J., M. A. Krupp,** and **C. A. Chidsey III.**: Renal conservation of trimethylamine oxide by the spiny dogfish, Squalus acanthias. Amer. J. Physiol. **194**, 229 (1958). — **Cohen, J. J., M. A. Krupp, C. A. Chidsey III,** and **C. I. Biltz:** Effect of trimethylamine and its homologues on renal conservation of trimethylamine oxide by the spiny dogfish, Squalus acanthias. Amer. J. Physiol. **196**, 93 (1959). — **Cort, J. H.,** u. **V. Fencl:** Körperflüssigkeiten. Jena: Gustav Fischer 1958. — **Cort, J. H.,** and **R. A. McCance:** The renal response of puppies to an acidosis. J. Physiol. (Lond.) **124**, 358 (1954).

Daly, H., L. J. Wells and **G. Evans:** Experimental evidence of secretion of urine by fetal kidney. Proc. Soc. exp. Biol. (N.Y.) **64**, 78 (1947). — **Darrow, D.C., M.M. da Silva,** and **S. S. Stevenson:** Production of acidosis in premature infants caused by the feeding of protein milk. J. Pediat. **27**, 43 (1945). — **Day, R.,** and **J. Franklin:** Renal carbonic anhydrase in premature and mature infants. Pediatrics **7**, 182 (1951). — **Day, R.,** and **R. Martin du Pan:** Carbonic anhydrase in the blood and kidneys of premature infants. Amer. J. Dis. Child. **77**, 109 (1949). — **Dean, R. F.,** and **R. A. McCance:** Inulin, diodone, creatinine, and urea clearances in newborn infant. J. Physiol. (Lond.) **106**, 431 (1947). — **Deane, R. F.,** and **R. A. McCance:** Phosphate clearances in infants and adults. J. Physiol. (Lond.) **107**, 182 (1948). — **Del Greco, F.,** and **H. E. de Wardener:** The effect on urine osmolarity of a transient reduction in glomerular filtration rate and solute output during a "water" diuresis. J. Physiol. (Lond.) **131**, 307 (1956). — **Dlouhá, H.,** u. **J. Křeček:** Uvolňování ADH u krysích mláďat. Čs. Fysiol. **9**, 224 (1960). (Ausschüttung des ADH bei Rattenjungen) [Tschechisch]. — **Dolph, C. I., H. A. Braun,** and **E. W. Pfeiffer:** The effect of vasopressin upon urine concentration in Aplodontia rufa (Sewellel) and the rabbit. Physiol. Zoöl. **35**, 263 (1962). — **Doxiadis, S. A.,** and **M. K. Goldfinch:** Comparison of inulin and "endogenous creatinine" clearances in young children. J. Physiol. (Lond.) **118**, 454 (1952). — **Dupont, A.:** Investigations on serum bicarbonate in prematures. Acta paediat. (Uppsala) **77**, 113 (1949).

Edelmann, C. M., and **H. L. Barnett:** Role of the kidney in water metabolism in young infants. J. Pediat. **56**, 154 (1960. — **Edelmann jr., C. M., H. L. Barnett,** and **V. Troupkou:** Renal concentrating mechanisms in newborn infants. Effect of dietary protein and water content, role of urea, and responsiveness to antidiuretic hormone. J. clin. Invest. **39**, 1062 (1960). — **Ellis, R. A., C. C. Goertenmiller jr., R. A. Delellis,** and **Y. H. Kablotsky:** The effect of a salt water regimen on the development of the salt glands of domestic ducklings. Develop. Biol. 8, 286 (1963). — **Epstein, F. H., C. R. Kleeman, S. Pursel,** and **A. Hendrikx:** The effect of feeding protein and urea on the renal concentrating process. J. clin. Invest. **36**, 635 (1957). — **Ewerbeck, H.:** Der Säugling. Physiologie, Pathologie und Therapie im ersten Lebensjahr. Berlin-Göttingen-Heidelberg: Springer 1962.

Fetterman, G. H., A. Shuplock, F. J. Phillipp, and **H. S. Gregg:** The postnatal growth and maturation of the glomeruli and proximal convolutions in the human kidney: studies by microdissection. Second Internat. Congr. of Nephrology, Prague. Excerpta med. (Amst.), Sect. I **67**, 49 (1963). — **Fomon, S. J., D. M. Harris,** and **R. L. Jensen:** Acidification of the urine by infants fed human milk and whole cow's milk. Pediatrics **23**, 113 (1959). — **Forbes, G. B.:** Chemical growth in infancy and childhood. J. Pediat. **41**, 202 (1952). — **Forster, R. P.:** The use of inulin and creatinine as glomerular filtrate measuring substances in the frog. J. cell. comp. Physiol. **12**, 213 (1938). ~ The nature of the glucose reabsorptive process in the frog tubule. Evidence for intermitency of glomerular function in the intact animal. J. cell. comp. Physiol. **20**, 55 (1942). ~ The effect of epinephrine upon frog renal hemodynamics in the intact animal. Amer. J. Physiol. **140**, 221 (1943). ~ A comparative study of renal function in marine teleost. J. cell. comp. Physiol. **42**, 487 (1953). ~ Active cellular transport of urea by frog renal tubules. Amer. J. Physiol. **179**, 372 (1954). — **Friederiszick, F. K.:** Nieren-Clearance-Untersuchungen im Kindesalter. Ann. paediat. (Basel), Suppl. 57 (1954). ~ Die Nierenphysiologie im Kindesalter. In: Entwicklungsphysiologie des Kindes (Ed. H. Wiesener). Berlin-Göttingen-Heidelberg: Springer 1964. — **Friis-Hansen, B.:** Changes in body water compartments during growth. Acta paediat. (Uppsala), Suppl. 110 (1957). — **Fromm, P. O.:** Studies on renal and extra-renal excretion in a freshwater teleost, Salmo Gairdneri. Comp. Biochem. Physiol. **10**, 121 (1963).

Gamble, J. L.: Chemical anatomy, physiology and pathology of extracellular fluid. A lecture syllabus. Cambridge (Massachusetts): Harvard University Press 1947. — **Ginetzinsky, A. G.:** Funkcija poček v rannem postnatalnom periode. Usp. sovrem. Biol. **33**, 233 (1952). (Die Funktion der Nieren in der frühen postnatalen Periode) [Russisch]. ~ Fiziologitscheskie mechanizmi vodno-solevogo ravnovessija. Moskva i. Leningrad: Izdatelstvo akademii nauk SSSR. 1963. (Physiologische Mechanismen des Wasser- und Elektrolytengleichgewichts) [Russisch]. — **Ginetzinsky, A. G., V. F. Wassilewa** i **J. V. Natotschin:** Reakcija ryb na izmenenije solenosti sredy. Problemy evol. funkciij i enz. proc. vozb. Moskva, 1961, S. 89—102. (Die Reaktion der Fische auf die Veränderungen des Salzgehaltes im externen Milieu) [Russisch]. — **Gordon, H.H., H.E. Harrison,** and **H. McNamara:** The urea clearance of young premature and fullterm infants. J. clin. Invest. **21**, 499 (1942). — **Gordon, H.H., H. McNamara,** and **H.R. Benjamin:** The response of young infants to ingestion of ammonium chloride. Pediatrics **2**, 290 (1948). ~ Acidosis in young infants: effect of ingestion of ammonium chloride. Amer. J. Dis. Child. **77**, 114 (1949).

Hansen, J.D.L., and **C.A. Smith:** Effects of withholding fluid in the immediate postnatal period. Pediatrics **12**, 113 (1953). — **Hare, K., H. Goldstein, H.L. Barnett, H. McNamara,** and **R.S. Hare:** Renal excretion of creatinine in man. Fed. Proc. 8, 67 (1949). — **Hare, R.S.:** Endogenous creatinine in serum and urine. Proc. Soc. exp. Biol. (N.Y.) **74**, 148 (1950). — **Hart, W.M.,** and **H.E. Essex:** Water metabolism of the chicken (Gallus domesticus) with special reference to the role of the cloaca. Amer. J. Physiol. **163**, 657 (1942). — **Heller, H.:** The renal function of newborn infants. J. Physiol. (Lond.) **102**, 429 (1944). ~ Antidiuretic hormone in pituitary glands of newborn rats. J. Physiol. (Lond.) **106**, 28 (1947). ~ The response of newborn rats to administration of water by the stomach. J. Physiol. (Lond.) **106**, 245 (1947). ~ Effects of dehydration on adult and newborn rats. J. Physiol. (Lond.) **108**, 303 (1949). ~ The water metabolism of newborn infants and animals. Arch. Dis. Childh. **26**, 195 (1951). ~ The action and fate of vasopressin in newborn and infant rats. J. Endocr. 8, 214 (1952). ~ Die Hypophysenhinterlappen und Nebennierenrindenhormone während der ersten Lebenszeit im Zusammenhang mit der Regulation des Wasserhaushaltes. Mschr. Kinderheilk. **106**, 81 (1958). — **Heller, H.,** and **K. Lederis:** Maturation of the hypothalamoneurohypophysial system. J. Physiol. (Lond.) **147**, 299 (1959). — **Heller, H.,** and **E.J. Zaimis:** The antidiuretic and oxytocic hormones in the posterior pituitary glands of newborn infants and adults. J. Physiol. (Lond.) **109**, 162 (1949). — **Heller, J.,** and **K. Čapek:** Antidiuretic activity of plasma and neurohypophysis in dog foetus and puppy. Proc. of the XXIInd Int. Congr. Physiol. Sci., Leiden 1962. — **Heller, J.,** and **L. Hradcová:** The physiology of the antidiuretic hormone. VI. The antidiuretic activity of plasma in human infants. Physiol. bohemoslov. **9**, 351 (1960). — **Heller, J., J. Štulc,** and **Z. Roth:** The physiology of the antidiuretic hormone. I. A simple titration method. Physiol. bohemoslov. 8, 558 (1959). — **Hernandez, T.,** and **R.A. Coulson:** Renal clearance in the alligator. Fed. Proc. **15**, 91 (1956). ~ Inhibition of renal tubular function by cold. Amer. J. Physiol. 188, 485 (1957). — **Hines, B.E.,** and **R.A. McCance:** Ammonia formation from glutamine by kidney slices from adult and newborn animals. J. Physiol. (Lond.) **124**, 8 (1954). — **Hoffman, W.S., A.H. Parmelee,** and **A. Grossman:** Mechanism of production of acidosis in premature infants by protein milk. Amer. J. Dis. Child. **75**, 637 (1948). — **Holmes, W.N.,** and **R.L. McBean:** Studies on the glomerular infiltration rate of rainbow trout (Salmo gairdneri). J. exp. Biol. (in Press). Zit. nach Sharratt u. Mitarb. — **Huber, G.D.:** Zit. nach Marshall u. Smith 1930. — **Hungerland, H.:** Wasserhaushalt. In: Brock, Teil II, S. 480—542. 1954. ~ Der Säurebasenstoffwechsel. In: Brock, Teil II, S. 543. 1954. — **Hungerland, H.,** u. **R. Schulz:** Über die Ammoniakausscheidung des Säuglings. Arch. Kinderheilk. **153**, 91 (1956).

Jacqué, L.: Zit. nach McCance u. Widdowson 1953. — **Janovský, M., J. Martínek** u. **V. Stanincová:** Antidiuretická aktivita (ADA) plasmy novorozenců a mladých kojenců po osmotickém podnětu. Čs. Fysiol. **10**, 251 (1961). (Antidiuretische Aktivität (ADA) des Plasmas von Neugeborenen und jungen Säuglingen nach osmotischem Stimulus) [Tschechisch]. ~ Nároky na funkci kojených a uměle živených kojenců. Čs. Pediat. **18**, 769 (1963a). (Ansprüche an die Funktion der Nieren von Brust- und Flaschenkindern) [Tschechisch]. ~ Rozdilný účinek vodního deficitu u kojených a uměle živených kojenců. Čs. Fysiol. **12**, 321 (1963). (Verschiedener Einfluß von Wasserdefizit bei gestillten und künstlich ernährten Säuglingen) [Tschechisch]. ~ Vodní a elektrolytové hospodářství kojenců při různém způsobu výživy. K problematice humanisovaného mléka. Čs. Pediat. (1964a) (im Druck). (Wasser- und Elektrolytenhaushalt der Säuglinge bei verschiedener Ernährung. Zur Problematik der humanisierten Milch) [Tschechisch]. ~ Antidiuretic activity in the plasma of human infants after the load of sodium chloride. Acta paediat. (Uppsala) (1964b) (in Press). — **Janovský, M., J. Martínek, V. Stanincová** u. **R. Šlechtová:** Vývoj vodní diuresy u dětí v l. roce života. Čs. Fysiol. **13**, 211 (1964c). (Entwicklung der Wasserdiurese bei Kindern im ersten Lebensjahr) [Tschechisch].

Kempton, R.T.: Studies on the elasmobranch kidney. II. Reabsorption of urea by the smooth dogfish, Mustelus canis. Biol. Bull. **104**, 45 (1953). — **Kerpel-Fronius, E.:** Die Nierenfunktion bei Exsikkose. Mschr. Kinderheilk. **51**, 400 (1931). ~ Pathologie und Klinik des Salz- und Wasserhaushaltes. Budapest: Verlag der Ungarischen Akademie der Wissenschaft 1959. — **Kleeman, Ch.R., F.H. Epstein,** and **C. White:** The effect of variations in solute excretion and glomerular filtration on water diuresis. J. clin. Invest. **35**, 749 (1956). — **Konig, I.,** u. **E. Lederer:** Konzentrations- und Verdünnungsversuche beim Säugling. Jb. Kinderheilk. **126**, 20 (1930). — **Korr, I.M.:** The osmotic function of the chicken kidney.

J. cell. comp. Physiol. **13**, 175 (1939). — **Kovách, I., J. Csorddás, L. Sáfár** u. **I. Kelemen:** Verwendbarkeit der endogenen Kreatinin-Clearance im Säuglings- und Kindesalter. Acta med. Acad. Sci. hung. **4**, 191 (1953). — **Křeček, J.:** Údobí odstavu a vodní metabolismus. Praha: SZdN 1962. (Die Periode der Absetzung und Wasserhaushalt) [Tschechisch].

Lasch, W.: Weiteres über den Wasserversuch im Säuglingsalter. Z. Kinderheilk. **36**, 42 (1923). — **Le Brie, S. J.,** and **I. D. W. Sutherland:** Renal function in water snakes. Amer. J. Physiol. **203**, 995 (1962). — **Levine, J.,** and **A. D. Levine:** Excretion of phenol red and inulin by the fetal and the newborn rabbit. Amer. J. Physiol. **193**, 123 (1958).

MacCallum, A. B.: The paleochemistry of the body fluids and tissues. Physiol. Rev. **6**, 316 (1926). — **Macy, I. G., H. J. Kelly,** and **R. E. Sloan:** The composition of milks. A compilation of the comparative composition and properties of human, cow, and goat milk, colostrum, and transitional milk. Publication 254, National academy of science—National Research Council, Washington, D. C., 1953. — **Marshall jr., E. K.,** and **H. W. Smith:** The glomerular development of the vertebrate kidney in relation to habitat. Biol. Bull. **59**, 135 (1930). — **Martínek, J., M. Janovský,** and **V. Stanincová:** Water and mineral metabolism in human infants and its regulation by antidiuretic hormone. XXIInd Intern. Congr. Physiol. Sci. Leiden, 1962. Free communications No 263. ~ Concentration mechanism in young infants. Proc. of the IInd Intern. Congr. Nephrol. Prague, 1963. **Martínek, J., M. Janovský, V. Stanincová** u. **R. Šlechtová:** Vliv vasopressinu na průběh vodní diuresy a vylučování Na, Cl, K a urey u kojenců. Čs. Fysiol. **13**, 220 (1964). (Einfluß des Vasopressins auf den Verlauf der Wasserdiurese und der Ausscheidung von Na, Cl, K und Harnstoff bei Säuglingen) [Tschechisch]. — **Martínek, J., V. Stanincová,** and **M. Janovský:** Some factors affecting the distribution of water and electrolytes in infants. Symposium of the Czechoslovak Academy of Sciences Prague, 1960. The development of homeostasis with special reference to factors of the environment, S. 109. Prague: Publ. House of the Czech. Acad. Sci. 1961. — **McCance, R. A.:** Renal function in early life. Physiol. Rev. **28**, 331 (1948). ~ Renal physiology in infancy. Amer. J. Med. **9**, 229 (1950). ~ Unconsidered mechanisms responsible for maintaining the stability of the internal environment. Cand. med. Ass. J. **75**, 791 (1956). — **McCance, R. A.,** and **M. A. von Finck:** The titrable acidity, pH, ammonia and phosphates in the urines of very young infants. Arch. Dis. Childh. **22**, 200 (1947). — **McCance, R. A., N. J. B. Naylor,** and **E. M. Widdowson:** The response of infants to a large dose of water. Arch. Dis. Childh. **29**, 104 (1954). — **McCance, R. A.,** and **W. M. Stanier:** The function of the metanephros of foetal rabbits and pigs. J. Physiol. (Lond.) **151**, 479 (1960). — **McCance, R. A.,** and **E. M. Widdowson:** The correct physiological basis on which to compare infant and adult renal function. Lancet **1952**, 860. ~ Renal function before birth. Proc. roy. Soc. B **141**, 488 (1953). ~ Hypertonic expansion of the extracellular fluid. Acta paediat. (Uppsala) **46**, 337 (1957). — **McCance, R. A.,** and **W. F. Young:** Secretion of urine by newborn infants. J. Physiol. (Lond.) **99**, 265 (1941). — **McIntosh, J., F. E. Møller,** and **D. D. van Slyke:** Studies of urea excretion. III. The influence of body size on urea output. J. clin. Invest. **6**, 467 (1928). — **Miles, B. E., A. Paton,** and **H. E. de Wardener:** Maximum urine concentration. Brit. med. J. **1954 II**, 901.

Natotschin, J. V.: Zit. nach Ginetzinsky 1963. — **Nikitin, P. I.:** Antidiuretitscheskij gormon w motsche detej perwogo goda schisni. Bull. exp. Biol. med. **35**, 2 (1953). (Das antidiuretische Hormon im Harn der Kinder im ersten Lebensjahr) [Russisch].

Owen, G. M., R. L. Jensen, and **S. J. Fomon:** Sex-related differences in total body water and exchangeable chloride during infancy. J. Pediat. **60**, 858 (1962).

Paatela, M.: Renal microdissection in infants. With special reference to the congenital nephrotic syndrom. Ann. Paediat. Fenn., Suppl. **21** ad **9** (1963). — **Peters, L.:** Renal tubular excretion of organic bases. Pharmacol. Rev. **12**, 1 (1960). — **Pflaunder, M.:** Physikalisch-chemische Untersuchungen am Kinderblut. Verh. Ges. Kinderheilk., Breslau 1904. — **Pitts, R. F.:** Physiology of the kidney and body fluids. Chicago: Year Book Publ., Inc. 1964. — **Potter, E. L.:** Pathology of the foetus and the newborn. Chicago: Year Book Publ., Inc. 1952. — **Potter, E. L.,** and **S. T. Thierstein:** Glomerular development in the kidney as an index of foetal maturity. J. Pediat. **22**, 695 (1943). — **Poulson, T. L.,** and **G. A. Bartholomew:** Salt balance in the savanah sparrow. Physiol. Zoöl. **35**, 109 (1962). — **Pratt, E. L., B. Bienvenu,** and **M. M. Whyte:** Concentration of urine solutes by young infants. Pediatrics **1**, 181 (1948).

Richards, A. N., and **C. F. Schmidt:** A description of the glomerular circulation in the frog's kidney and observations concerning the action of adrenalin and various other substances upon it. Amer. J. Physiol. **71**, 178 (1924). — **Richmond, J. B., H. Kravitz, W. Segor,** and **H. A. Waisman:** Renal clearance of endogenous phosphate in infants and children. Proc. Soc. exp. Biol. (N.Y.) **77**, 83 (1951). — **Robinson, J. R.:** Ammonia formation by surviving kidney slices without specific substrates. J. Physiol. (Lond.) **124**, 1 (1954). — **Robinson, R. R.,** and **B. Schmidt-Nielsen:** Distribution of arginase within the kidneys of several vertebrate species. J. cell. comp. Physiol. **62**, 147 (1963). — **Rodeck, H.:** Die Entwicklung der neurosekretorischen Regulation des Wasserhaushaltes beim Säugling. Mschr. Kinderheilk. **106**, 87 (1958). ~ Untersuchungen über den Einfluß der Dehydration auf die postnatale Entwicklung der

Regulationszentren des Wasserhaushaltes. Sonderheft Anales Nestle 1962. — **Rothe-Meyer, A.:** Serum protein and blood urea in prematures on high protein nutrition. Acta paediat. (Uppsala) **38**, 551 (1949). — **Royer, P.:** Les fonctions rénales du nouveau-né à terme et prématuré. Étud. néo-natal. **3**, 177 (1954). — **Royer, P., R. Habib** et **H. Mathieu:** Problèmes actuels de néphrologie infantile. Paris: Éditions Médicales Flammarion 1963. — **Ruben, B.L., P.L. Calcagno, M.J. Rubin,** and **D.H. Weintraub:** Renal defense response to induce acidosis in premature infants. (Ammonia production and titrable acid excretion.) Amer. J. Dis. Child. **92**, 513 (1956). — **Rubin, M.I., E. Bruck,** and **M. Rapoport:** Maturation of renal function in childhood: clearance studies. J. clin. Invest. **28**, 1144 (1949). — **Ruibal, R.:** The adaptive value of bladder water in the toad, Bufo cognatus. Physiol. Zoöl. **35**, 218 (1962).

Schmidt-Nielsen, B., and **R. O'Dell:** Structure and concentrating mechanism in the mammalian kidney. Amer. J. Physiol. **200**, 1119 (1961). — **Schmidt-Nielsen, K., A. Borut, P. Lee,** and **P. Crawford jr.:** Nasal salt excretion and the possible role of the cloaca in water conservation. Science **142**, 1300 (1953). — **Schmidt-Nielsen, K.,** and **R. Fänge:** Salt gland in marine reptiles. Nature (Lond.) **182**, 783 (1958). — **Schmidt-Nielsen, K., C.B. Jörgensen,** and **H. Osaki:** Extrarenal salt excretion in birds. Amer. J. Physiol. **193**, 101 (1958). — **Schreier, K.:** Biochemie der Körpersäfte. In: Brock, Teil II, S. 318—355. — **Schreiter, G.:** Zur Frage der physiologischen Vergleichsbasis für Beurteilung der Nierenfunktion bei Frühgeborenen. Z. Kinderheilk. **89**, 305 (1964). — **Scothorne, R.J.:** On the response of the duck and the pigeon to intravenous hypertonic saline solution. Quart. J. exp. Physiol. **44**, 200 (1959). — **Shannon, J.A.:** The control of the renal excretion of water. I. The effect of variations in the state of hydration on water excretion in dogs with diabetes insipidus. J. exp. Med. **76**, 371 (1942). — **Sharratt, B.M., I. Chester Jones,** and **D. Bellamy:** Water and electrolyte composition of the body and renal function of the eel (Anguilla anguilla L.). Comp. Biochem. Physiol. **11**, 9 (1964). — **Smith, C.A.:** The physiology of the newborn infant. Springfield (Ill.): Ch.C. Thomas 1961. — **Smith, H.W.:** Water regulation and its evolution in fishes. Quart. Rev. Biol. **7**, 1 (1932). ~ The retention and physiological role of urea in elasmobranchii. Biol. Rev. **11**, 49 (1936). ~ The kidney. Structure and function in health and disease. New York: Oxford University Press 1951. ~ From fish to philosopher. Boston: Little, Brown & Co. 1953. — **Sperber, I.,** and **A.J. v. Marshall:** Biology and comparative physiology of birds. New York and London: Academic Press 1960. — **Stanier, M.W.:** The function of the mammalian mesonephros. J. Physiol. (Lond.) **151**, 472 (1960). — **Stanley, J.G.,** and **W.R. Fleming:** Excretion of hypertonic urine by a teleost. Science **144**, 63 (1964). — **Stave, U.:** Beitrag zur funktionellen Reifung der Nierentubuli: die Phenolrot-Ausscheidung im Säuglingsalter. Z. Kinderheilk. **77**, 554 (1956). — **Stranack, F.:** Investigation of the kidney by microdissection. Thesis for Ph. D. degree London 1960. — **Swanson, R.E.:** Distribution of renal arterial and portal fluids to proximal tubules in doubly-perfused frog kidneys. Amer. J. Physiol. **187**, 636 (1956).

Templeton, J.R.: Nasal salt excretion in terrestrial lizards. Comp. Biochem. Physiol. **11**, 223 (1964). — **Tudvad, F.,** and **J. Vesterdal:** Inulin and PAHclearances in newborn infants. Scand. J. Lab. Invest. **1**, 345 (1949).

Vest, M., u. **G. Stalder:** Zum Pitressintest im Kindesalter. Ann. paediat. (Basel) **186**, 36 (1956). — **Vesterdal, J.,** and **F. Tudvad:** Studies on the kidney function in premature and fullterm infants by estimation of the inulin and paraaminohippurate clearances. Acta paediat. (Uppsala) **37**, 429 (1950).

Wald, H.: The weight of normal adult human kidneys and its variability. Arch. Path. **23**, 493 (1937). — **West, C.D., J. Traeger,** and **S.A. Kapland:** A comparison of the relative effectiveness of hydropenia and of pitressin in producing a concentrated urine. J. clin. Invest. **34**, 887 (1955). — **West, J.R., H.W. Smith,** and **H. Chassis:** Glomerular filtration rate, effective renal blood flow, and maximal tubular excretory capacity in infancy. J. Pediat. **32**, 10 (1948). — **Widdowson, E.M.,** and **R.A. McCance:** The development of acid-base control. Ciba Foundation Colloquia on Ageing, vol. 4. Water and Electrolyte Metablismo in Relation to Age and Sex 1958, p. 209—219. — **Williams, J.K.:** Renal excretion in a fresh-water turtle. Fed. Proc. **15**, 200 (1956). — **Winberg, J.:** The 24 hour true endogenous creatinine clearance in infants and children without renal disease. Acta paediat. (Uppsala) **48**, 443 (1959). — **Wirz, H., B. Hargitay** u. **W. Kuhn:** Lokalisation des Konzentrierungsprozesses in der Niere durch direkte Kryoskopie. Helv. physiol. pharmacol. Acta **9**, 196 (1951).

Yllpo, A.: Neugeborenen-Hunger und Intoxikationsazidose in ihren Beziehungen zueinander. Z. Kinderheilk. **14**, 268 (1916). ~ Beitrag zur Azidose bei Neugeborenen. Acta pediat. **3**, 235 (1924). — **Young, W.F., J.L. Hallum,** and **R.A. McCance:** Secretion of urine by newborn infants. Arch. Dis. Childh. **16**, 243 (1941). — **Young, W.F.,** and **R.A. McCance:** The secretion of urine by dehydrated and normal infants. Arch. Dis. Childh. **17**, 65 (1942).

Hämodynamik des Nierenkreislaufes

Von

Klaus Thurau

Mit 15 Abbildungen

Einleitung. Bei dem Versuch, die Hämodynamik des Nierenkreislaufes zusammenfassend darzustellen, liegt eine nahezu unüberwindbare Schwierigkeit in der engen Verknüpfung der renalen Kreislaufdynamik zur Ausscheidungsfunktion der Niere. Eine isolierte Beschreibung der Durchblutung oder der Mechanismen der Harnbereitung beinhaltet zwangsläufig eine Beschränkung, die der Gliederung eines Handbuches zweifellos dienlich ist, dem Verständnis des funktionellen Zusammenspiels jedoch immer wieder Schwierigkeiten entgegenstellt. Es ist daher im folgenden Beitrag versucht, über die reine Phänomenologie des Nierenkreislaufes hinaus die gegenseitigen Beeinflussungen von Ausscheidungsfunktion und renaler Hämodynamik soweit anzudeuten, daß dem Leser eine Zuordnung zu den an anderer Stelle dieses Buches beschriebenen Mechanismen der Harnbereitung erleichtert ist.

Anatomie der Nierengefäße

Gefäße der Nierenrinde

Eine Zusammenfassung der zahlreichen Literatur über den Gefäßverlauf in der Niere findet sich in den Arbeiten von Hou-Jensen 1930, Trueta, Barclay, Daniel, Franklin u. Prichard 1948 sowie v. Kügelgen, Kuhlo, Kuhlo u. Otto 1959. Beiträge über extraglomeruläre Gefäßverläufe in Nierenkapsel und Nierenbecken stammen von v. Kügelgen und Passarge 1960, Staubesand und Hammersen 1961. Moffat und Fourman 1963, 1964b, sowie Rollhäuser, Kriz u. Heinke 1964 haben über den Verlauf der Vasa recta und der Capillaren im Nierenmark neue Beiträge geliefert. Die Gefäße im Nierenmark sind im Abschnitt *Hämodynamik des Nierenmarkes* gesondert dargestellt.

Arterien. Für die meisten Säugetiere und auch für den Menschen gilt, daß sich die A. renalis in einen dorsalen und ventralen Ast aufteilt. Nach der ersten Aufteilung bleiben die folgenden Verästelungen streng auf die dorsale bzw. ventrale Nierenhälfte beschränkt. Auf diese Weise entsteht eine Längshalbierung der Niere hinsichtlich ihrer arteriellen Blutversorgung. Da es keine arterio-arteriellen Anastomosen in der Niere gibt (v. Kügelgen, Kuhlo, Kuhlo u. Otto 1959), führt die Abklemmung eines Arterienastes zu einer Unterbrechung der Zirkulation in einem Gebiet, dessen Ausdehnung dem Versorgungsgebiet der unterbundenen Arterie entspricht. Gelegentlich wird eine Niere beim Hund und beim Menschen von zwei Arterien versorgt, die getrennt aus der Aorta entspringen. Sind die beiden Gefäße etwa gleichgroß, versorgt jede Arterie eine dorsale bzw. ventrale Nierenhälfte, sog. akzessorische Nierenarterien dagegen versorgen ventrale bzw. dorsale Segmente meist im Polabschnitt. Sie können im Hilus oder auch außerhalb desselben in das Organ eintreten. Akzessorische Arterien sollen bis zu 25%

der Fälle vorkommen (Hafferl 1957). Das Verzweigungsmuster der Nierenarterie, wie es von v. Kügelgen, Kuhlo, Kuhlo u. Otto 1959 an der Hundeniere gefunden wurde, ist in Tabelle 1 zusammengefaßt.

Tabelle 1. *Aufteilung der A. renalis in einer 50 g-Hundeniere* (Nach v. Kügelgen, Kuhlo, Kuhlo und Otto 1959)

	Anzahl der Arterien der einzelnen Gattungen		
Name der Arterie	Durchschnittliche Gesamtzahl je Niere	Durchschnittliche Anzahl der Äste der nächstniedrigen Gattung	Beobachtete Schwankungszahl der Äste dieser nächstniedrigen Gattung
A. renalis	1	jede A. renalis hat 15 Aa. interlobares	13—17 Aa. interlobares
A. interlobaris	15	jede A. interlobaris hat 5 Aa. arcuatae	4—6 Aa. arcuatae
A. arcuata	75	jede A. arcuata hat 75 Aa. interlobulares	60—90 Aa. interlobulares
A. interlobularis	5625	jede A. interlobularis hat 35 Vasa afferentia	25—45 Vasa afferentia
Vas afferens	196875	jedes Vas afferens hat 1 Glomerulus	1—4 Glomeruli

Bei Nieren mit grobanatomischen Anomalien hinsichtlich Gestalt, Größe, Lage und Anzahl wird fast regelmäßig auch eine ungewöhnliche arterielle Versorgung gefunden (Vogler, Herbst 1958, Boijsen 1959, Olsson u. Wholey 1964). Bei einseitiger Nierenagenesie kann die hypertrophierte Niere mit sechs Arterien versorgt werden, die zum Teil aus der A. iliaca comm. entspringen. Eine gleiche Vielzahl von Nierenarterien haben zum Teil Hufeisennieren, wobei die Abgänge von der thorakalen Aorta bis zur A. iliaca intern. verstreut sein können. Die Arteriendurchmesser variieren bei vielfacher Arterienversorgung nach angiographischen Ausmessungen zwischen 1,5 und 7,5 mm (Olsson u. Wholey 1964).

Die prä- und postglomerulären Arteriolen besitzen glatte Muskulatur in der Gefäßwand. Am Ende der afferenten Arteriole finden sich in der Media der Gefäßwand Zellen mit granuliertem Cytoplasma und allen elektronenoptischen Hinweisen einer sekretorischen Funktion (Goormaghtigh 1937, 1945, Bohle 1954, Latta u. Maunsbach 1962). Nach Hartroft (1963) wird in diesen Zellen das Enzym Renin gebildet, das die Freisetzung des Polypeptids Angiotensin bewirkt. Diese epitheloiden Zellen stehen in engem räumlichen Kontakt mit zwei anderen Zellelementen (Abb. 1):

a) Macula densa-Zellen, die gleichzeitig einen Teil der distalen Tubuluswand bilden (Peter 1909) und

b) Zellen, die zwischen den epitheloiden Zellen und den Macula densa-Zellen liegen.

Alle drei Zelltypen bilden zusammen den juxtaglomerulären Apparat.

Capillaren. Zwei in Serie liegende Capillargebiete, das glomeruläre und das peritubuläre Capillargebiet zeigen wesentliche morphologische Unterschiede entsprechend ihrer jeweiligen funktionellen Bedeutung. Glomeruläre Capillaren finden sich ausschließlich in der Nierenrinde in den Malphigischen Körperchen, gelegentlich gefundene ektopische Glomerula im Bindegewebe um die großen Nierengefäße oder in der Mucosa des Nierenbeckens stellen Ausnahmen dar (Moffat u. Fourman 1964b) und haben offenbar keine funktionelle Bedeutung für die Harnbereitung.

Elektronenoptische Untersuchungen der Glomerulumcapillaren haben über den Aufbau der glomerulären Capillarwand wesentliche Beiträge geliefert, wenn auch die Einschränkung der Aussagen auf Grund von Fixationsartefakten nicht gänzlich vernachlässigt werden darf. Die glomeruläre Capillarwand ist aus drei Schichten gebildet:

a) eine endotheliale Epithelschicht,
b) eine wenig strukturierte Basalmembran und
c) eine viscerale Epithelschicht.

Die endotheliale Epithelschicht kleidet die Capillarwand nicht homogen aus, sondern spart zahlreiche Flächen mit einem Durchmesser von ca. 1000 Å aus, die jedoch noch von sehr dünnen Plasmamembranen der Endothelzellen überzogen

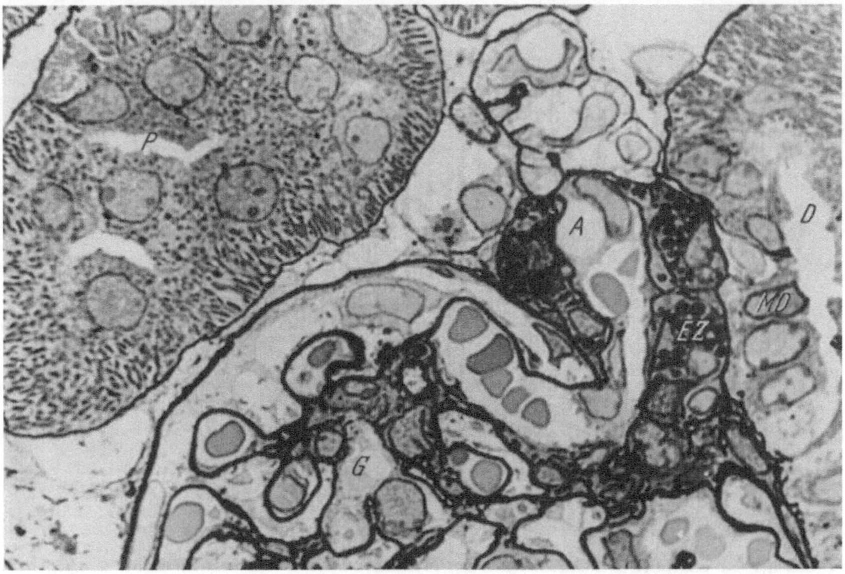

Abb. 1. Mäuseniere. Vas afferens (*A*) beim Eintritt in ein Glomerulum (*G*) mit granulierten Epitheloidzellen (*EZ*) in unmittelbarer Nähe des Gefäßpols. Rechts vom Vas afferens die Macula densa-Zellen (*MD*), die einen Teil der Wand des distalen Tubulus (*D*) bilden. *P* = proximaler Tubulus. Versilberung nach MOVAT, Mikrophotogramm, Vergr. 1400fach, Schnittdicke ca. $^1/_2$ μ (von A. BOHLE freundlicherweise zur Verfügung gestellt)

sind. Als Filtrationshindernis für nicht filtrierbare Substanzen wie Eiweiß mit einem Molekülradius zwischen 30—150 Å kommen diese Endothelfenster daher offenbar nicht in Frage, dagegen stellen sie ein Filtrationshindernis für die corpusculären Blutbestandteile dar.

Von der Kapselraumseite liegen der Basalmembran viscerale Deckzellen auf, deren zahlreiche cytoplasmatischen Fortsätze so mit der Basalmembran Kontakt haben, daß Zwischenräume mit einem Durchmesser von 200—500 Å frei bleiben. Die Fortsätze bilden ein weitverzweigtes Geäst und überbrücken die Räume zwischen den Capillarschlingen. Die Zwischenräume dürften normalerweise kein Filtrationshindernis darstellen, da sie einmal jenseits der dichteren Basalmembran liegen und zum anderen mit einem Durchmesser von 200—500 Å weit über der Grenze der größten filtrierbaren Moleküle liegen. Für eine ausführliche Beschreibung und Literaturzusammenstellung über den Wandaufbau der Glomerulacapillaren s. RHODIN 1962.

Venen. Der Venenverlauf weicht in einigen Punkten vom Verlauf der Arterien ab: Das Blut der äußeren Hälfte der Nierenrinde fließt zu subcapsulären Venen (Venae stellatae), und wird von dort über Venen, die radial durch die Rinde ziehen, in die Venae arcuatae abgeleitet. Das Blut der inneren Rindenschicht fließt direkt in die Venae arcuatae (Abb. 2). Im Gegensatz zur arteriellen Strombahn bestehen umfangreiche Verbindungen der einzelnen Venenabschnitte untereinander. Da auch zahlreiche veno-venöse Anastomosen zwischen dorsaler und ventraler Nierenhälfte bestehen, ist eine den arteriellen Zuflußgebieten vergleichbare Zuordnung des venösen Abflusses nicht vorhanden. Die venösen Abflußgebiete gruppieren sich vielmehr in craniocaudal aufgegliederte Segmente.

Die Existenz von veno-venösen Anastomosen hat für die Katheterisierung der Nierenvenen Bedeutung: sie verhindert selbst bei einem tiefen Einführen des Katheters in intrarenale Venenabschnitte eine Unterbrechung des venösen Abflusses aus einzelnen Gebieten.

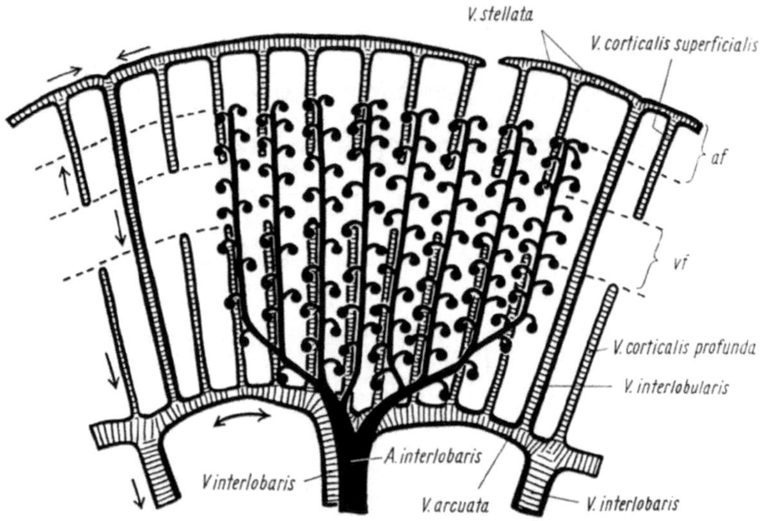

Abb. 2. Schema der corticalen Gefäßarchitektur der Hundeniere. Die Pfeile bezeichnen die möglichen Stromrichtungen des Venenblutes. *af* arterienfreie Rindenzone; *vf* bis auf die Vv. interlobulares venenfreie Rindenzone (Nach v. Kügelgen, Kuhlo, Kuhlo und Otto 1959)

Die Nierenvene des Menschen besitzt im intrarenalen Verlauf in zwei Fünftel der Fälle Klappen oder Klappenrudimente (v. Kügelgen und Greinemann 1958). Diese Klappenanlagen sind aber nur in ganz vereinzelten Fällen verschlußfähig. Die Vv. pelvicae dagegen haben an ihrem Übergang in die Nierenvene voll verschlußfähige Mündungsklappen.

Gesamtdurchblutung der Niere und intrarenale Strömungswiderstände

Die Nierenarterie versorgt innerhalb der Niere Kreislaufgebiete, die in ihrer Hämodynamik und Regulation stark voneinander abweichen. Für die Beurteilung und Wertung der Nierengesamtdurchblutung hat diese Inhomogenität der intrarenalen Stromstärkenverteilung einige Konsequenzen:

Die Nierenrinde mit einem Gewichtsanteil an der Gesamtniere von etwa 75% wird mit 400—500 ml/100 g Gewebe/min durchblutet. Die entsprechenden Werte für das Nierenmark betragen für die äußere Zone etwa 120 ml/100 g/min und für die innere Zone etwa 25 ml/100 g/min (Näheres s. *Hämodynamik des Nierenmarkes*). Aus dem Überwiegen des corticalen Gewichtsanteiles und der relativen Stromstärke in der Rinde resultiert, daß etwa 93% der Nierengesamtdurchblutung auf die Perfusion der Nierenrinde entfallen. Somit entspricht das, was man mit den verschiedensten Methoden als *Gesamtnierendurchblutung* mißt, fast ausschließlich der Rindendurchblutung. Es wird weiterhin aus diesen Zahlen ersichtlich, daß eine alleinige Änderung der Stromstärke im Nierenmark die Gesamtdurchblutung nur wenig oder in einer Größenordnung beeinflußt, die meist außerhalb der Meßgenauigkeit liegt. Der Ausdruck „*Nierengesamtdurchblutung*" ist somit annähernd identisch mit dem Begriff „*Nierenrindendurchblutung*".

Die Durchblutung beider menschlicher Nieren mit etwa 1200 ml/min ist für ein Gesamtgewicht von 300 g außerordentlich hoch verglichen zu anderen Organen. Die Analyse phasischer Stromstärken in der Nierenarterie, wie sie mit elektromagnetischer Meßtechnik registriert wurden, ergibt Anhaltspunkte dafür, daß die hohe Stromstärke nicht allein durch eine hohe Vascularisierung zustande kommt, sondern daß auch der Widerstand der arteriellen Endaufzweigungen relativ niedrig ist. Dies folgt aus Beobachtungen, daß unter normalen Bedingungen während der Diastole in der Nierenarterie des Hundes (GREGG 1962) und des Menschen (THURAU 1964c) immer eine Grundströmung herrscht, die etwa 40% des Maximalwertes während der Systole ausmacht. Rückströme, besonders zu Beginn der Diastole oder starke diastolische Fluktuationen treten in der Nierenarterie nur auf, wenn der periphere Reflexionsfaktor durch Vasoconstriction stark erhöht ist, wie dies OKINO und SPENCER 1961 nach Adrenalin an der Hundeniere beschrieben haben. Die unter physiologischen Bedingungen auftretenden Widerstandszunahmen in der Niere reichen jedoch nicht aus, in der Frühdiastole einen Rückstrom zu erzeugen.

Die arterielle Pulsform hat keinen Einfluß auf die Größe der renalen Blutstromstärke, allein der arterielle Mitteldruck bestimmt die Höhe der Nierendurchblutung (GOODYER und GLENN 1951, RITTER 1952).

Der normalerweise sehr niedrige Strömungswiderstand des Nierenkreislaufes mit einer Stromstärke, die etwa 25% des Herzminutenvolumens ausmacht (renale Fraktion des Herzminutenvolumens), wird häufig im Zusammenhang mit Problemen der Kreislaufregulation diskutiert. Dabei wird formal die Nierenstrombahn als eine Art von arteriovenöser Anastomose betrachtet, die durch Widerstandsänderungen an kreislaufregulatorischen Vorgängen beteiligt sein könnte. Eine quantitative Betrachtung wirft hinsichtlich einer solchen Funktion Zweifel auf: Wird bei Muskelarbeit das Herzminutenvolumen z.B. von 5 auf 15 l/min gesteigert, ohne daß der arterielle Druck sich wesentlich ändert, dann könnte im Extremfall ein totaler Stop der Nierendurchblutung 1,2 l/min an dem Anstieg des HMV um 10 l/min beitragen, also 12%. Ein Einsparen zugunsten anderer Kreislaufgebiete ist also gerade in Fällen höchster Kreislaufbelastung durch renale Vasoconstrictionen wenig wirkungsvoll.

Die Befunde in der Literatur über eine Veränderung der renalen Fraktion des Herzminutenvolumens bei hämorrhagischer Hypotension sind widersprechend (Lit. SELKURT 1963). Dies beruht im wesentlichen darauf, daß entsprechende tierexperimentelle Versuche fast ausschließlich unter dem Einfluß verschiedener Narkotica und verschieden großer, nicht steriler Operationseingriffe ausgeführt wurden. Weiterhin wurde in vielen Fällen allein aus der PAH-Clearance auf die Durchblutung geschlossen, ohne die Änderung der PAH-Extraktion zu berücksichtigen, die bei der Durchblutungsbestimmung nach dem Fickschen Prinzip in die Berechnung eingeht. Die Einschränkung der indirekten PAH-Methode — auch für hämorrhagische Hypotensionsversuche — wurde von SELKURT 1962 und BALINT und FEKETE 1960 und BALINT, FEKETE und FORGÁCS 1964 diskutiert. Neuere Befunde an nichtnarkotisierten Hunden, in denen die Nierendurchblutung mit chronisch implantierten elektromagnetischen Meßeinheiten registriert wurde, zeigen, daß eine Widerstandszunahme in der Niere überhaupt erst bei hämorrhagischen Hypotensionen unterhalb 70—80 mm Hg auftritt (GREGG 1962).

Die dann einsetzende Widerstandszunahme der Nierengefäße ist stärker als die im Gesamtkreislauf. Daraus resultiert dann eine Abnahme der renalen Fraktion des Herzminutenvolumens. Unberücksichtigt sind bisher bei der Fragestellung Faktoren geblieben, wie Schnelligkeit des Blutentzuges, arterielle oder venöse Wiederauffüllgeschwindigkeit und Elektrolyt-Wasserbalance vor der Schockphase.

Hydrostatische Drucke und Widerstandsverteilung in den Gefäßen der Nierenrinde

Unter normalen, nicht diuretischen Zuständen fällt der arterielle Druck bis zur peritubulären Capillare auf etwa 16 mm Hg ab. Dieser Wert wurde übereinstimmend von mehreren Arbeitsgruppen mit der Mikropunktionsmethode gemessen (Wirz 1955, Gottschalk und Mylle 1956, Thurau und Wober 1962).

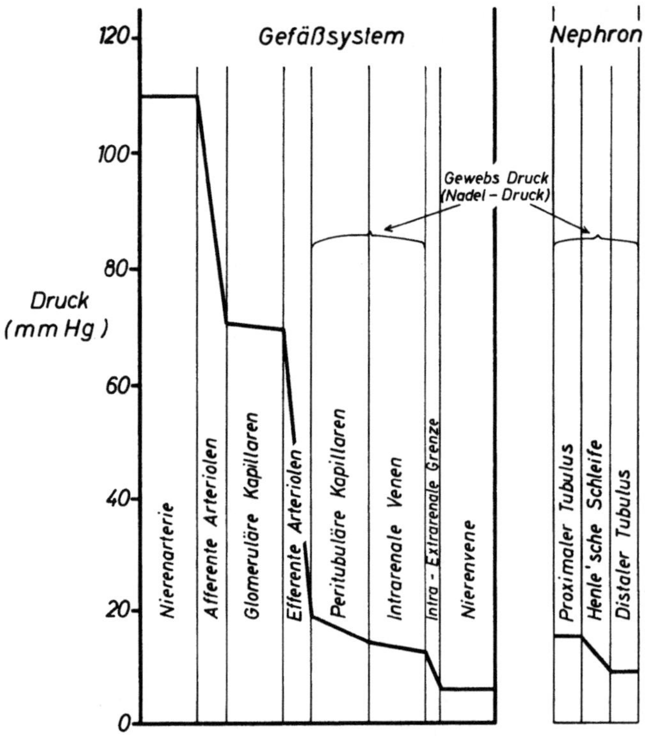

Abb. 3. Hydrostatischer Druckabfall von der A. zur V. renalis und im tubulären System während Antidiurese

Nicht gesichert durch direkte Messungen dagegen ist der Druck in den glomerulären Capillaren, dessen Höhe etwa im Bereich von 70 mm Hg liegt (Winton 1951/52, Pappenheimer 1955). Damit würde sich der Druckabfall und somit der Widerstand zwischen Arterie und peritubulärer Capillare annähernd gleichmäßig auf die afferenten und efferenten Arteriolen der Glomerula verteilen (s. Abb. 3). Der Druckabfall von den ersten Aufteilungen der efferenten Arteriolen zu den dünnsten peritubulären Capillaren beträgt 4,7 mm Hg (Gottschalk und Mylle 1956). Schließlich wurde ein gut lokalisierter Druckabfall in den Venen am Übergang des intra- zum extrarenalen Verlauf von etwa 7 mm Hg gemessen (Swann 1952, Gottschalk und Mylle 1956, Brun, Crone, Davidsen, Fabricius,

HANSEN, LASSEN und MUNCK 1956). Vorausgesetzt, daß arteriovenöse Anastomosen nicht existieren (v. KÜGELGEN, KUHLO, KUHLO und OTTO 1959), verhalten sich somit die in Serie liegenden Widerstände wie in Tabelle 2 aufgeführt. Diese

Tabelle 2. *Hydrostatischer Druckabfall in den corticalen Gefäßen der Niere und intrarenale Verteilung des Strömungswiderstandes*

	Antidiurese		Maximale osmotische Diurese	
	ΔP (mm Hg)	% des Gesamtwiderstandes	ΔP (mm Hg)	% des Gesamtwiderstandes
Arteriolen				
afferent	40	38	10	9
efferent	54	51	20	19
Peritubuläre Capillaren	4,7	4	(?)	
Intrarenale Venen	7	7	73	70

Verteilung kann sich ganz wesentlich ändern unter bestimmten Bedingungen wie osmotischer Diurese, Druckanstieg im Nierenbecken oder pharmakologischer Gefäßdilatation, bei denen der peritubuläre Capillardruck bei gleichbleibender oder meist erhöhter Durchblutung auf Werte bis zu 80 mm Hg ansteigen kann (GOTTSCHALK und MYLLE 1957). Die Drucke in den intrarenalen Venen steigen dabei auf vergleichbare Werte an, während der extrarenale Venendruck unverändert bleibt (BRUN, CRONE, DAVIDSEN, FABRICIUS, HANSEN, LASSEN und MUNCK 1956, THURAU und HENNE 1964). Dies zeigt, daß die Erhöhung des intrarenalen Gewebsdruckes zu einer Einengung der Venen am Übergang vom intra- zum extrarenalen Verlauf führt.

Intrarenaler Gewebsdruck. Direkte Messungen des Gewebsdruckes etwa vergleichbar denen in Tubuli und Capillaren mit Mikrotechniken liegen nicht vor. Häufig (SWANN, MOORE und MONTGOMERY 1952, WINTON 1956, HINSHAW, DAY und CARLSON 1959) wird der sog. „Nadeldruck" als Maß des Gewebsdruckes verwendet, der über eine ins Nierenparenchym gestochene Injektionskanüle gemessen wird. Diese Methode kann jedoch unter keinen Bedingungen Werte über den Gewebsdruck liefern, da durch den Einstich der Kanüle in das Parenchym arterielle und venöse Gefäße sowie Tubuli eröffnet werden. Der an der Kanülenspitze im Flüssigkeitssee gemessene Druck wird dann abhängig von den arteriellen Zufluß- und venösen Abflußverhältnissen.

Aus Berechnungen über die Wasserpermeabilität der proximalen Tubuli und der transtubulären Wasserflüsse kommen ULLRICH, RUMRICH und FUCHS 1964 auf Grund theoretischer Überlegungen zu dem Schluß, daß der hydrostatische Druck in den interstitiellen Räumen zwischen den basalen Einstülpungen der Tubuluszellen höher als in den Tubuli und peritubulären Capillaren ist.

Autoregulation des Nierenkreislaufes

Eine zentrale Stellung in allen hämodynamischen Betrachtungen des Nierenkreislaufes nimmt der Befund ein, daß die Nierendurchblutung annähernd konstant bleibt, wenn der arterielle Druck über 90 mm Hg ansteigt (Abb. 4). Da sich diese, mit dem arteriellen Druck korrelierte Änderung des Strömungswiderstandes an innervierten, denervierten und isoliert perfundierten Nieren, sowie nach pharmakologischer Ausschaltung intrarenaler nervöser Strukturen nachweisen läßt, werden die Widerstandsänderungen durch einen in der Niere lokalisierten, nicht nervösen Mechanismus ausgelöst. Das Phänomen wird deshalb als *Autoregulation des Nierenkreislaufes* bezeichnet (FORSTER und MAES 1947,

SELKURT, HALL und SPENCER 1949, SHIPLEY und STUDY 1951, MILES, VENTON und DE WARDENER 1954, OCHWADT 1956, GRUPP, HEIMPEL und HIERHOLZER 1959, THURAU, KRAMER und BRECHTELSBAUER 1959, WAUGH und SHANKS 1960).

Bereits in einer der ersten Arbeiten zu dieser Frage haben FORSTER und MAES 1947 nicht nur die Konstanz der Durchblutung, sondern auch die des Glomerulumfiltrates beschrieben, ein Befund, der von mehreren Autoren bestätigt wurde (SELKURT, HALL und SPENCER 1949, SELKURT 1951, SHIPLEY und STUDY 1951, THOMPSON, KAVALER, LOZANO und PITTS 1957, THURAU und KRAMER 1959) und der auf eine präglomeruläre Lokalisation der Widerstandsänderungen hinweist. Damit in Einklang stehen Mikropunktionsmessungen der postglomerulären Drucke in den peritubulären Capillaren und Harnkanälchen, die bei arteriellen Drucksteigerungen von 90 auf 190 mm Hg nicht ansteigen (THURAU und WOBER

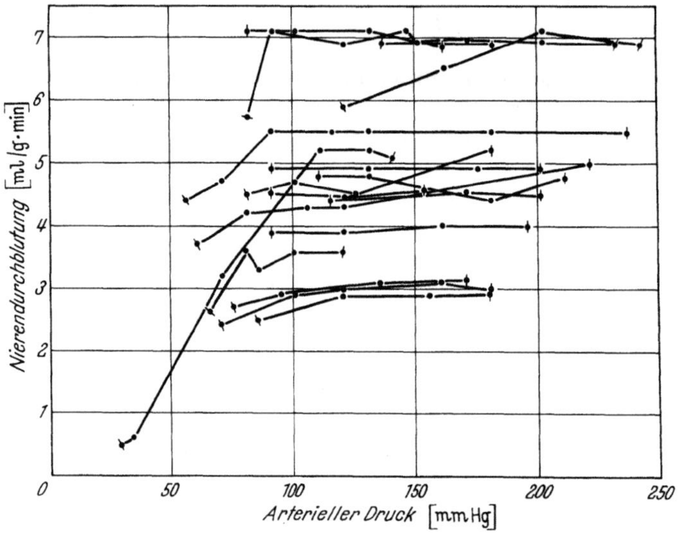

Abb. 4. Druck-Stromstärkebeziehungen in der A. renalis. (Nach THURAU u. HENNE 1964)

1962). Zu ähnlichen Ergebnissen kommen Untersucher, die die postglomerulären Drucke mit der *Nadeltechnik* an Hunden (MILES und DE WARDENER 1954, THURAU und HENNE 1964), Ratten, Meerschweinchen, Katzen und Kaninchen (GOTTSCHALK 1952) gemessen haben.

Während an der funktionell intakten Niere die autoregulativen Widerstandsänderungen präglomerulär lokalisiert sind, können Zustände auftreten, wie es besonders von HINSHAW, DAY und CARLSON (1959), HINSHAW, FLAIG, CARLSON und THUONG (1960) an der isoliert perfundierten Niere gezeigt wurde, in denen sich der postglomeruläre Gewebsdruck bei arteriellen Drucksteigerungen erhöht und dadurch den Widerstand der intrarenal verlaufenden Venen durch Kompression vergrößert. Die isoliert perfundierten Hundenieren unterscheiden sich außerdem von der intakten Niere a) durch eine niedrige Durchblutung, b) durch eine fehlende Dilatation auf Chloralhydrat und c) durch eine Abnahme der Durchblutung bei Ureterverschluß (WINTON 1951/52, WINTON 1956). Zu wenig Daten sind über die Filtrationen Sekretionen und Resorptionen der isoliert perfundierten Hundenieren bisher bekannt, als daß man über die Beschreibung der Unterschiede hinaus die Gründe für die Veränderungen aufzeigen könnte. Die hämodynamischen und hydrostatischen Befunde lassen eine Kontraktur der Gefäßmuskulatur und eine erhöhte Capillarpermeabilität vermuten.

Die ersten experimentellen Befunde für eine Beteiligung der Gefäßmuskulatur an den autoregulativen Widerstandsänderungen finden sich in den Arbeiten von LOCHNER und OCHWADT 1954, sowie OCHWADT 1956, die die Autoregulation durch Novocain in hohen Dosen (10^{-3} g/cm^3) und KCN aufheben konnten. Die Druck-

Stromstärkekurven verlaufen dann auch bei Drucken über 90 mm Hg konvex zur Druckabszisse. In der Literatur existiert eine gewisse Verwirrung über den Begriff „aufgehobene Autoregulation", da von einigen Autoren jede Druck-Stromstärkekurve, die konvex zur Druckabszisse verläuft, als aufgehobene Autoregulation interpretiert wird. Der Begriff sollte auf den Fall beschränkt bleiben, daß die Widerstandszunahme bei einem arteriellen Druck von 90 mm Hg nicht eintritt, die bei weiter ansteigendem arteriellen Druck die Durchblutung konstant hält. Es resultiert daraus ein weiterer Anstieg der Blutstromstärke bei Druckerhöhungen über den normalen Autoregulationswert *hinaus*. Anders sind die Verhältnisse, wenn der hohe Strömungswiderstand, der normalerweise erst im Verlauf der arteriellen Drucksteigerung entsteht, dem Gefäßsystem bereits bei niedrigen Drucken vorgegeben ist, wie es z.B. durch Adrenalinzugabe möglich ist. Die Druck-Strom-

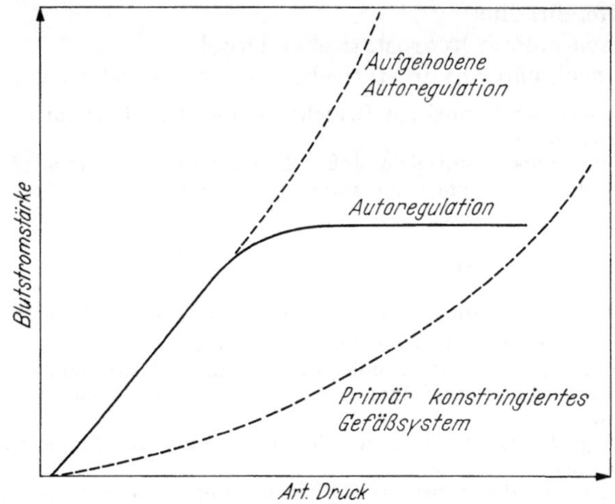

Abb. 5. Druck-Stromstärkebeziehungen in der A. renalis unter normalen Bedingungen (Autoregulation), nach aufgehobener Autoregulation (z.B. unter Papaverin) und bei primär erhöhtem Gefäßtonus (z.B. unter Adrenalin oder Hämorrhagie)

stärkekurven verlaufen dann wesentlich flacher und eine zusätzliche Widerstandszunahme bei Druckerhöhung tritt nicht mehr auf. Auch in diesem Fall resultieren Druck-Stromstärkekurven, die in ihrer Charakteristik denen bei aufgehobener Autoregulation ähnlich sind (Abb. 5). Die Autoregulation ist jedoch nicht aufgehoben, sondern durch einen primären Gefäßtonus überlagert.

Die autoregulativen Widerstandsänderungen werden außer durch Novocain und KCN auch durch Papaverin (Thurau und Kramer 1959), Procain oder Chloralhydrat (Waugh und Shanks 1960) und Acetylcholin (Nahmod und Lanari 1964) aufgehoben. Aus diesen Untersuchungen geht weiterhin hervor, daß normalerweise eine Dilatation nur bei arteriellen Drucken über 90 mm Hg möglich ist und daß bei niedrigeren Drucken die Nierengefäße keinen myogenen Tonus besitzen (Ochwadt 1956, Thurau, Kramer und Brechtelsbauer 1959). Die genannten Substanzen könnten theoretisch auch arteriovenöse Kurzschlußgefäße eröffnet haben, was ebenfalls die Blutstromstärke ansteigen lassen würde. Dieser Effekt müßte jedoch auch bei Drucken unter 90 mm Hg nachzuweisen sein. Da außerdem unter Papaverinwirkung das Glomerulumfiltrat (Thurau und Kramer 1959), die postglomerulären Drucke in den peritubulären Capillaren und Tubuli (Thurau und Wober 1962) und der intrarenale Gewebsdruck (Nadeldruck) (Gilmore 1964a) mit dem arteriellen Druck auch über 90 mm Hg variieren, erscheint eine Beteiligung von eröffneten Kurzschlußgefäßen unwahrscheinlich.

Schließlich hat eine ausführliche anatomische Studie über die intrarenale Gefäßarchitektur der Hundeniere von v. KÜGELGEN, KUHLO, KUHLO und OTTO 1959, die früher immer wieder beschriebenen arteriovenösen Kurzschlußgefäße als Experimentierartefakte entlarvt, so daß auch von anatomischer Seite Gefäße in Abrede gestellt werden, die „Shunt"-Durchblutungen in der Niere gestatten.

Transmurale Drucktheorie. Als Reiz für die Kontraktion der präglomerulären Gefäßmuskulatur bei arteriellen Druckanstiegen über 90 mm Hg wird in dieser Theorie die Zunahme der Gefäßdehnung angesehen (SEMPLE und DE WARDENER 1959, GILMORE 1964a, NASH und SELKURT 1964, WAUGH 1964, THURAU 1964b), die sich als Tangentialspannung der Gefäßwand (T_{Wand}) nach der La Place-Gleichung beschreiben läßt:

$$T_{\text{Wand}} = r\,(P_{\text{innen}} - P_{\text{außen}}) \tag{1}$$

r = innerer Gefäßradius;
T_{innen} = intravasculärer hydrostatischer Druck;
$P_{\text{außen}}$ = extracellulärer hydrostatischer Druck (Gewebsdruck).

Die Verwendung dieser Formel zur Berechnung der Reizstärke für die Gefäßmuskulatur ist in vieler Hinsicht limitiert:

1. r läßt sich aus hämodynamischen Meßgrößen nur für ein Kenngefäß berechnen, das als Einzelgefäß den gleichen Strömungswiderstand wie die zahllosen parallel geschalteten Gefäße im Organ entwickelt:

$$r_{\text{Kenngefäß}} = \sqrt[4]{\frac{\text{I} \times \eta \times l \times 8}{P \times \pi}} \tag{2}$$

I = Stromstärke; η = Viscosität; l = Gefäßlänge; = P arteriovenöse Druckdifferenz.

2. Das nach Gl. (2) berechnete r ist aus einem anderen Grund unreal: Der Gefäßradius ist in Wirklichkeit größer am Arteriolenbeginn als am Arteriolenende. Vergleichbare Verkürzungen der Gefäßmuskulatur erhöhen daher den Widerstand dort relativ stärker, wo das *Ausgangs-r* niedriger ist.

3. Die Gefäßlänge l variiert von Arteriole zu Arteriole, zur Berechnung von $r_{\text{Kenngefäß}}$ ist l als Konstante eingesetzt.

4. $P_{\text{innen}} - P_{\text{außen}}$ ist die transmurale Druckdifferenz, von der man nicht weiß, wie sie sich entlang der Arteriole verändert. Bei einem linearen Abfall des intravasculären Druckes vom Arteriolenbeginn zum Arteriolenende und überall gleichem extravasculären Druck würde sich die transmurale Druckdifferenz pro Längeneinheit Arteriole immer um den gleichen Betrag vermindern und am Arteriolenende Null sein. Bei einem nichtlinearen Abfall des intravasculären Druckes entlang der Arteriole verändert sich die Tangentialspannung entsprechend unterschiedlich in den einzelnen Arteriolenabschnitten.

Die dargestellten Einschränkungen in der Verwendung von Formel 1 machen eine quantitative Berechnung der Tangentialspannung in den Widerstandsgefäßen als Reizparameter unsinnig, dagegen lassen sich qualitative Änderungen damit sinnvoll beschreiben. Es wurde bereits oben darauf hingewiesen, daß normalerweise der intrarenale Gewebsdruck bei arteriellen Drucksteigerungen konstant bleibt. Da die muskelhaltigen afferenten Glomerulumarteriolen von diesem Gewebe umgeben sind, steigt die transmurale Druckdifferenz dieser Gefäße und damit deren Tangentialspannung an, wenn arterielle Drucksteigerungen erfolgen.

Für die glatte Muskelzelle von Gefäßen (SPARKS und BOHR 1962, SPARKS 1964) und der Taenia coli (BÜLBRING 1955) ist eine Kontraktionszunahme in Abhängigkeit von der Spannung gezeigt worden, so daß die autoregulativen Widerstandsänderungen auf einen solchen Mechanismus zurückgeführt werden könnten. Für den Befund, daß der renale Widerstand erst oberhalb eines arteriellen Druckes von 90 mm Hg zunimmt, muß man bei dieser Theorie annehmen, daß die Gefäßmuskulatur erst von einer gewissen Tangentialspannung an reagiert.

Die Theorie, wonach die Tangentialspannung der Widerstandsgefäße den präglomerulären Widerstand reguliert, wird durch Versuche gestützt, in denen die

Wandspannung der arteriolären Gefäße durch eine Erhöhung des extravasalen Druckes vermindert wurde. Im Verlauf einer osmotischen Diurese, bei Venendruckerhöhung und bei Abklemmung des Ureters (stop flow) steigen die postglomeru-

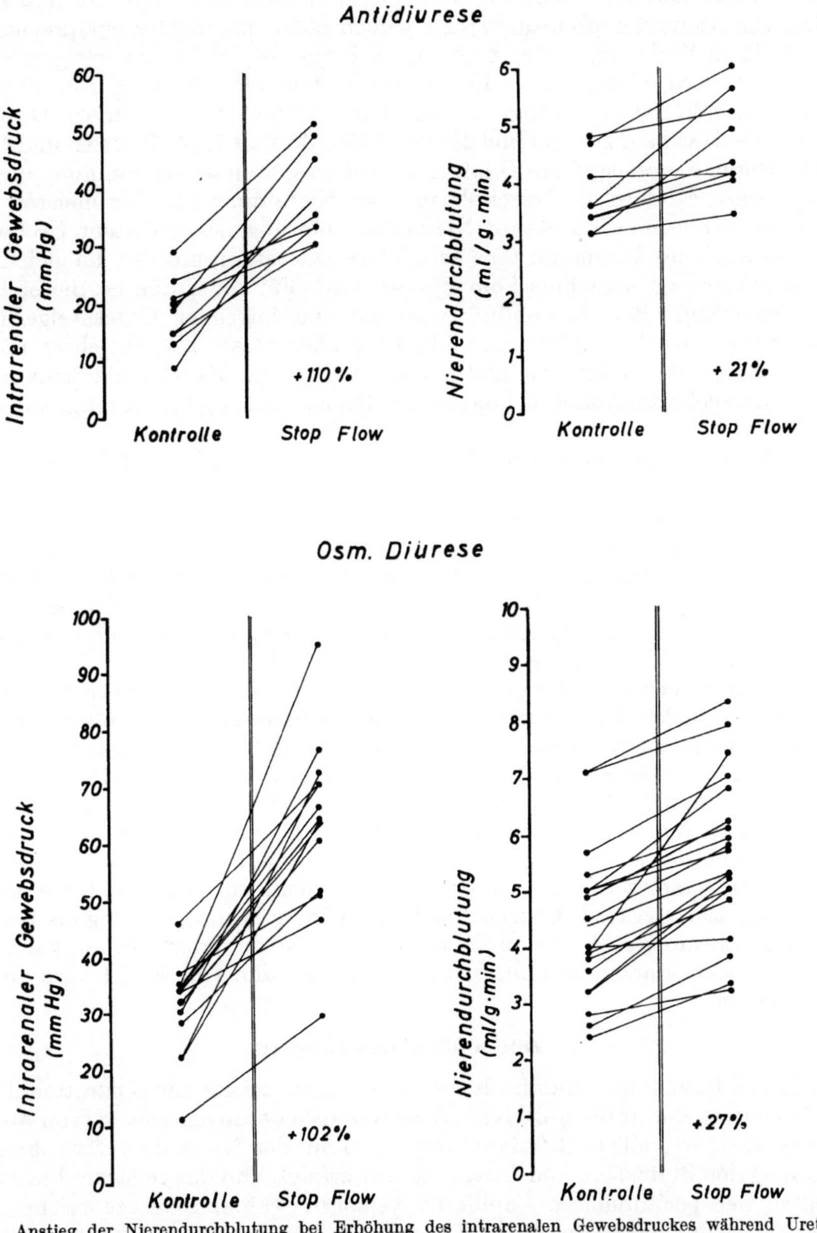

Abb. 6. Anstieg der Nierendurchblutung bei Erhöhung des intrarenalen Gewebsdruckes während Ureterabklemmung (stop flow) in Antidiurese und osmotischer Diurese. Die Prozentzahlen bedeuten mittlerer Anstieg in Prozent des mittleren Kontrollwertes. (Nach THURAU u. HENNE 1964)

lären Gewebsdrucke an (GOTTSCHALK u. MYLLE 1957/1959, THURAU u. HENNE 1964) und vermindern dadurch die transmurale Druckdifferenz der präglomerulären Widerstandsgefäße. Unter diesen Bedingungen wurden, wie in Abb. 6

dargestellt, eine Steigerung der Nierendurchblutung gefunden (Enger, Gerstner und Sarre 1937, Blake, Wégria und Keating 1949, Shave 1952, Schirmeister, Schmidt und Söling 1959, 1962, Kiil und Aukland 1961, Selkurt, Elpers, Womack und Dailey 1963, Gilmore 1964a, Waugh 1964, Thurau und Henne 1964). Die Nierendurchblutung steigt jedoch nicht quantitativ entsprechend der präcapillären Widerstandsabnahme an, da durch die gleichzeitig erfolgende intrarenale Gewebsdrucksteigerung die venösen Gefäße am Übergang von intra- zum extrarenalen Verlauf eingeengt werden (Swann 1952, Brun, Crone, Davidsen, Fabricius, Hansen, Lassen und Munck 1956, Waugh 1964, Thurau und Henne 1964). Durch die präcapillare Dilatation wird diese venöse Abklemmung nicht nur kompensiert, sondern die Durchblutung der Niere nimmt in den meisten Fällen sogar zu. Schon eine konstante Nierendurchblutung bei erhöhtem Ureterdruck und Gewebsdruck beinhaltet eine arterioläre Dilatation, mit der die gleichzeitige venöse Widerstandszunahme kompensiert wird. Für die Klinik ist dieser Befund von Bedeutung: Bei Harnabflußstauungen und folgender Drucksteigerung im Nierenbecken wird die Nierendurchblutung eher besser als schlechter (Edvall 1959), solange die Gefäßmuskulatur noch reaktiv ist. Es ist nicht bekannt, wie lange eine solche Dilatation bei dauernder Druckerhöhung im Nierengewebe nachweisbar ist.

Nach der dargestellten Theorie müßte die Gefäßmuskulatur inhärent in der Lage sein, bei arteriellen Drucksteigerungen immer gerade denjenigen Verkürzungszustand einzustellen, um die Durchblutung und das GFR konstant zu halten. Hier liegt zweifellos eine Schwierigkeit in der Beweisführung der Theorie: Es gibt keine Beziehung zwischen der geregelten Stromstärke und dem Reizparameter für die glatte Muskulatur. Wird der arterielle Druck verdoppelt und die autoregulative Gefäßeinengung hält die Stromstärke konstant, dann ist die Wandspannung mit 190% der Kontrolle fast verdoppelt (Thurau 1964b). Da die Wandspannung der Reizparameter der glatten Muskulatur sein soll, müßte sich nach der Theorie die Muskulatur auf den noch erhöhten Spannungsreiz weiter verkürzen, bis die Ausgangsspannung von 100% wieder eingestellt ist. Nur eine Abnahme des Gefäßradius um den Faktor 1,9 würde den Kontraktionsreiz wieder von 190 auf 100% reduzieren [s. Gl. (1)]. Das bedeutet nach Poiseuille einen Anstieg des Widerstandes um den Faktor $1{,}9^4 = 13{,}0$. Die Durchblutung müßte daher bei Verdoppelung des arteriellen Druckes auf $^1/_{13}$ oder auf 7,7% abfallen. Diese Verkürzung der glatten Muskulatur tritt jedoch nicht ein, sondern bei einer Verdoppelung des arteriellen Druckes bleibt die höhere Wandspannung als Kontraktionsreiz unbeantwortet, so daß die Stromstärke unverändert bleiben kann. Weshalb die höhere Spannung unbeantwortet bleibt, kann von der Theorie nicht erklärt werden.

Zellseparationstheorie

Die von Pappenheimer und Kinter 1956 inaugurierte cell separation-Theorie zur Erklärung der autoregulativen Widerstandsänderungen geht davon aus, daß entlang den arteriellen Gefäßaufzweigungen in der Niere eine fortschreitende Trennung der Blutzellen vom Plasma derart erfolgt, daß das zellarme Plasma den Großteil der peritubulären Capillaren versorgt, während der zellreiche Strom über Kurzschlußgefäße durch die Niere fließt. Das Ausmaß der Zelltrennung soll abhängig sein von der kinetischen Energie des arteriellen Druckes, so daß bei höheren arteriellen Drucken der Hämatokrit und die Blutviscosität in den Kurzschlußgefäßen ansteigt. Die Widerstandszunahme bei hohen arteriellen Drucken wird in dieser Theorie durch die Veränderung der physikalischen Eigenschaften des Blutes in den Kurzschlußgefäßen erklärt, da der Strömungswiederstand unter anderem eine lineare Funktion der Viscosität der Flüssigkeit ist (Poiseuillesches Gesetz).

Experimentelle Nachuntersuchungen haben die Richtigkeit dieser Theorie nicht bestätigen können (Lit. s. SELKURT 1963). Die wichtigsten Gegenbefunde sind folgende:

1. Voraussetzung für die Verwirklichung dieser Theorie ist die Anwesenheit von Blutkörperchen. Von mehreren Autoren (THOMPSON, KAVALER, LOZANO und PITTS 1957, THURAU und KRAMER 1959, WEISS, PASSOW und ROTHSTEIN 1959, WAUGH und SHANKS 1960) wurden autoregulative Widerstandsänderungen jedoch auch bei zellfreier bzw. zellarmer Perfusion der Niere gefunden. Dabei ist hervorzuheben, daß eine Autoregulation bei Perfusion mit zellfreier Blutersatzlösung nur in den ersten 5—10 min nachweisbar ist, danach nimmt die Autoregulationsfähigkeit ab und verschwindet schließlich ganz. Wird der Blutersatzlösung jedoch zellfreies Plasma zugesetzt, bleibt die Autoregulation auch über die ersten 5—10 min hinaus nachweisbar (WAUGH und SHANKS 1960). Dieser Befund läßt die Beteiligung eines *Plasmafaktors* vermuten. In Übereinstimmung mit der im folgenden zu besprechenden Na^+-Rückkopplungstheorie könnte es sich bei dem Plasmafaktor um Angiotensinogen handeln.

2. Die cell separation-Theorie verlangt einen intrarenalen Hämatokriten, der etwa halb so groß wie der Systemhämatokrit ist und bei Steigerung des Blutdruckes weiter abnimmt. Mit der im Abschnitt *Intrarenales Blutvolumen und intrarenaler Hämatokrit* beschriebenen Durchflußzeitmethode wurde ein solches Verhalten des intrarenalen Hämatokriten nicht gefunden. Der intrarenale Hämatokrit beträgt etwa 90% des Systemhämatokriten und variiert nicht mit dem arteriellen Druck (OCHWADT 1957, LILIENFIELD und ROSE 1958).

3. Nach der Zellseparationstheorie sollte die O_2-Ausnutzung im erythrocytenarmen peritubulären Capillarblut stärker sein als in den zellreichen Kurzschlußgefäßen und im venösen Mischblut. PAPPENHEIMER und KINTER (1956) errechneten eine O_2-Sättigung des Blutes am Ende der peritubulären Capillare von nur 32%, im Gegensatz zum venösen Nierenblut mit einer O_2-Sättigung von 80—90%. Diese O_2-Sättigungsdifferenz zwischen Capillarblut in der Nierenrinde und Venenblut konnte experimentell nicht bestätigt werden, beide Sättigungswerte sind praktisch identisch (KRAMER und ULLRICH 1958) und stimmen auch überein, wenn in hämorrhagischer Hypotension die O_2-Sättigung im Nierenvenenblut bis auf 40% absinkt (MUNCK, LASSEN, DEETJEN und KRAMER 1962). Für einen O_2-Shunt mit Umgehung der peritubulären Gefäßstrecke gibt es daher keinen Anhalt.

Na^+-Rückkopplungstheorie

Neuerdings finden sich experimentelle und theoretische Ansätze, die das Phänomen Autoregulation in der Niere nicht als primär vasomotorisches Phänomen betrachten, sondern als Folge eines intrarenalen Regulationsmechanismus, der den druckpassiven Filtrationsprozeß und damit die von den Tubuli zu resorbierende Na^+-Menge (tubuläres Na^+-load) konstant hält. Im Mittelpunkt dieser Theorie stehen die anatomische Anordnung und die Funktion des juxtaglomerulären Apparates: der aufsteigende dicke Schenkel einer jeden Henleschen Schleife ist an der Übergangsstelle in das distale Konvolut mit dem Gefäßpol des jeweils zum gleichen Nephron gehörigen Glomerulum verbunden (PETER 1907). An der Nahtstelle stehen spezialisierte Epithelzellen des distalen Tubulus (Macula densa-Zellen) in direktem Kontakt mit den reninbildenden Epitheloidzellen (Granulazellen) in der Media der afferenten Arteriole (RUYTER 1925, GOORMAGHTIGH 1937, DUNIHUE 1941, GOORMAGHTIGH 1945, BOHLE 1954, BUCHER und

Reale 1961/62, Hartroft 1963). Macula densa-Zellen und reninhaltige Epitheloidzellen bilden zusammen mit weniger differenzierten Zwischenzellen den juxtaglomerulären Apparat (Abb. 1).

Die Theorie von der Beteiligung dieses Apparates an der Autoregulation geht von der Vorstellung aus, daß präglomeruläre Widerstandsänderungen durch eine Freisetzung von Renin und einer lokalen Angiotensinbildung in der Arteriolenwand erfolgt. Dies setzt die Anwesenheit des Reninsubstrates in der interstitiellen Flüssigkeit der Arteriolenwand voraus. Lever und Peart (1962) haben in der Lymphe der Niere das Reninsubstrat *Angiotensinogen* nachgewiesen, womit gezeigt wurde, daß das Substrat, ein α_2-Globulin, nicht nur im Plasma, sondern auch in der interstitiellen Flüssigkeit vorhanden ist. Außerdem haben Lever und Peart 1962 gezeigt, daß die Reninkonzentration[1] in der Nierenlymphe höher ist als im Nierenvenenblut, womit die Vermutung bestätigt wurde, daß Renin primär in die interstitielle Flüssigkeit sezerniert wird und nicht durch die Intima der Arteriolenwand in das Blut der afferenten Arteriole. Es sind daher die Voraussetzungen geschaffen, daß Angiotensin II lokal in der afferenten Arteriolenwand entstehen und den präglomerulären Widerstand erhöhen kann. Die wichtige Frage nach der intrarenalen Steuerung der Reninfreisetzung wird unterschiedlich beantwortet:

Tobian (1960) hat den juxtaglomerulären Apparat als arteriellen Dehnungs- oder Druckreceptor aufgefaßt und Änderungen der Reninfreisetzung durch die Höhe des arteriellen Druckes für möglich gehalten. Sicherlich ist die Lokalisation des juxtaglomerulären Apparates *am Ende* der afferenten Arteriole dafür wenig günstig, da in diesem Gefäßsegment arterielle Druckänderung nur noch abgeschwächt wirksam sind. Zudem zweifeln Vander und Miller (1964) die Druckreceptorentheorie von Tobian (1960) auf Grund von Versuchen an, in denen Nierenfunktion und arterieller Druck unabhängig voneinander verändert wurden. Die Beziehung zwischen Reninkonzentration im Nierenvenenblut und arteriellem Druck, wie sie Tobian 1960 gefunden hatte, war dabei nicht mehr zu erhalten.

Guyton, Langstone und Navar (1964) kommen auf Grund einer Computer-Analyse zu dem Schluß, daß ein osmotischer Rückkopplungsmechanismus am juxtaglomerulären Apparat in der Form existieren könnte, daß eine präglomeruläre Dilatation erfolgt, wenn die osmotische Belastung des Gesamtorganismus ansteigt. Dabei gehen die Autoren von der Annahme aus, daß bei hyperosmolaren NaCl-Infusionen auch die Osmolarität des Tubulusharnes im Macula densa-Segment ansteigt, die ihrerseits über eine Hemmung der präglomerulären Angiotensinbildung zu einer präglomerulären Dilatation und Filtratsteigerung führt. Diese Voraussetzung eines parallelen Verhaltens von Osmolarität im Plasma und im Tubulusharn des Macula densa-Segmentes ist jedoch experimentell widerlegt. Gottschalk und Mylle (1959), sowie Lassiter, Mylle und Gottschalk (1964) fanden in Mikropunktionsanalysen zu Beginn des distalen Tubulus sowohl eine Abnahme des osmolaren Konzentrationsverhältnisses von Tubulusflüssigkeit/Plasma (TF/P_{osm}) als auch der absoluten osmolaren Konzentration. Die Computer-Analyse von anderen möglichen Rückkopplungsmechanismen hat zu keinem Ergebnis geführt, auch wurde die Bedeutung der Na^+-Konzentration von dem Analog-Computer nicht erkannt.

Die experimentelle Prüfung der Funktion des juxtaglomerulären Apparates hat neuerdings Befunde dafür erbracht, daß die lokale Angiotensinbildung in der afferenten Arteriole von der Na^+-Konzentration im Harn an den Macula densa-Zellen abhängig ist.

[1] Die Autoren nennen es vorsichtig *Konzentration einer reninähnlichen Substanz*, da der direkte Identitätsnachweis bisher nicht möglich ist.

In Mikropunktionsversuchen an Rattennieren haben THURAU und SCHNERMANN 1965 die Elektrolytzusammensetzung der tubulären Flüssigkeit im Macula densa-Segment eines einzelnen Nephrons verändert und dabei gleichzeitig die Auswirkung auf das Glomerulumfiltrat des gleichen Nephrons beobachtet. In reninreichen Nieren wurde durch Erhöhung der normalerweise hypotonen Na^+-Konzentration in der Tubulusflüssigkeit an den Macula densa-Zellen eine reversible Unterbrechung des Einzelnephronfiltrates erzielt. Dagegen konnte diese Reaktion nicht oder nur abgeschwächt ausgelöst werden in Nieren, deren Reningehalt nach vorangegangener einseitiger Nephrektomie und NaCl-Belastung stark vermindert war. Durch Variation der Osmolarität der Testlösungen und Austausch der Na^+- und Cl^+-Ionen gegen andere Kationen und Anionen wurde eine spezifische Na^+-Abhängigkeit der Reaktion gefunden. Damit existiert für die einzelne Nephroneinheit eine Beeinflussung des afferenten Arteriolenwiderstandes und damit auch des Glomerulumfiltrates durch die Na^+-Konzentration am Ende der Henleschen Schleife. In Mikroperfusionsversuchen der Henleschen Schleife haben CORTNEY, NAGEL und THURAU 1965 nachweisen können, daß mit zunehmender Stromstärke durch die Henlesche Schleife die Na^+-Konzentration im Macula densa-Segment ansteigt. Tritt also im Verlauf einer arteriellen Drucksteigerung vorübergehend eine Vermehrung des Glomerulumfiltrates und der tubulären Harnstromsärke ein, dann führt die Erhöhung der Na^+-Konzentration im Macula densa-Segment über den juxtaglomerulären Apparat zu einer afferenten Vasoconstriction, wodurch das Glomerulumfiltrat wieder reduziert wird. In dieser Autoregulationstheorie gibt es im Gegensatz zu der oben erwähnten Theorie, in der die Wandspannung der arteriellen Gefäße den Reiz für die vasomotorischen Reaktionen darstellt, einen regulierten Parameter, nämlich die Na^+-Konzentration am Ende der Henleschen Schleife. Die Konstanz der Nierendurchblutung bei arteriellen Drucksteigerungen ist in dieser Theorie ein Sekundärphänomen, das zwangsläufig auftreten muß, wenn das Glomerulumfiltrat und die filtrierte Na^+-Menge konstant gehalten werden.

Es ist bisher nicht bekannt, wie eine Änderung der Na^+-Konzentration im Harn des Macula densa-Abschnittes in die Enzymreaktion eingreift. Nach HESS und GROSS (1959) wird die Enzymaktivität der Glucose-6-phosphat-dehydrogenase in den Macula densa-Zellen durch chronische Na^+-Belastung vermindert. In gleichem Maße nimmt auch die Reninaktivität im Nierengewebe ab.

Die Na^+-Rückkopplungstheorie unterscheidet sich in einem wesentlichen Punkt von den bisher diskutierten Vorstellungen über die Autoregulation, indem sie das hämodynamische Phänomen als notwendige Folge der spezifischen Organfunktion ableitet. Sie ist außerdem imstande, die Tatsache zu erklären, daß autoregulative Widerstandszunahmen überhaupt erst beginnen, wenn der arterielle Druck über 60 mm Hg ansteigt (SHIPLEY und STUDY 1951, OCHWADT 1956). Bei Blutdrucken unterhalb 60 mm Hg kommt die glomeruläre Filtration und somit die tubuläre Harnströmung praktisch zum Erliegen. Erst mit dem Einsetzen des tubulären Harnstromes können von der Macula densa-Seite her präglomeruläre Gefäßreaktionen ausgelöst werden. In diesem Zusammenhang müssen auch vasomotorische Reaktionen der Niere genannt werden, die bei Funktionsänderungen der Niere auftreten und ebenfalls mit Änderungen der Na^+-Konzentration im Macula densa-Segment des Nephrons einhergehen. In Mannitoldiurese und Harnstoffdiurese wurde in Mikropunktionsuntersuchungen eine Abnahme der Na^+-Konzentration im distalen Konvolut von normalerweise 88 meq/l auf etwa 35 meq/l gemessen (ULLRICH, SCHMIDT-NIELSEN, O'DELL, PEHLING, LASSITER und MYLLE 1963). In beiden Diuresetypen tritt eine Vasodilatation ein (KRAMER und WINTON 1939, HARVEY 1960, PETERS und BRUNNER 1963, BRAUN und LILIENfield 1963, Teschan, Gagnon und Murphy 1963, Bermann, Önen und Chisholm 1963, Thurau und Henne 1964), die sich durch die Hemmung der Reninfreisetzung auf Grund der niedrigen Na^+-Konzentration an den Macula densa-Zellen erklären läßt. Eine direkte erschlaffende Wirkung von Mannitol auf die renale Gefäßmuskulatur konnte jedenfalls nicht bewiesen werden (Thurau und Henne 1964). Überraschenderweise bleibt die Na^+-Konzentration am Beginn des distalen Konvolutes auch unverändert hypoton, wenn eine Kochsalzdiurese durch i.v. Infusion von 4% NaCl erzeugt wird. Eine Extrapolation des von Giebisch, Klose und Windhager 1964 gefundenen Na^+-Konzentrationsverlaufes im distalen Konvolut läßt sogar eine Abnahme der Na^+-Konzentration an den Macula densa-Zellen in 4% NaCl-Diurese vermuten. Zum gleichen Schluß kommt man auch auf Grund der osmolaren Konzentrationen im distalen Tubulus bei 5% NaCl-Diurese (Lassiter, Mylle und Gottschalk 1964). Das osmolare Konzentrationsverhältnis Tubulusflüssigkeit/Plasma (TF/P_{osm}) am Anfang des distalen Tubulus nimmt von 0,6 in Antidiurese auf 0,3 in hypertoner NaCl-Diurese ab. Da die Plasmaosmolarität nur geringgradig ansteigt, folgt aus diesen Werten eine Abnahme der frühdistalen Osmolarität von etwa 190 auf 110 mOsm/kg H_2O. Da der Großteil der frühdistalen Osmolarität durch NaCl bedingt ist, sprechen auch diese Befunde für eine Abnahme der Na^+-Konzentration im Macula densa-Segment bei i.v. Infusion hypertoner NaCl-Lösungen. Die begleitende Zunahme des Glomerulumfiltrates und der Durchblutung stehen daher nicht im Widerspruch zur Theorie.

Beziehung der Nierendurchblutung und des renalen O_2-Verbrauches zur Nierenfunktion

Lange Zeit blieb ein in den dreißiger Jahren von Glaser, Laszlo und Schürmeyer (1933), van Slyke, Rhoads, Hiller und Alving (1934) und Kramer und Winton (1939) erhobener Befund ungeklärt, wonach im Gegensatz zu anderen Organen der Sauerstoffverbrauch der Niere mit steigender Organdurchblutung proportional zunimmt, so daß eine konstante renale AVD_{O_2} bei Änderungen der Durchblutung resultiert. Die ungewöhnlich hohe Blutstromstärke in der Niere (400 ml/100 g Gewebe/min) mit einer sehr niedrigen arteriovenösen Sauerstoffdifferenz von 1,2—1,8 Vol.-% (Cargill und Hickam 1949, Smith 1951, Deetjen und Kramer 1961, Crosley, Castillo und Rowe 1961) gegenüber von 4—5 Vol.-% des Gesamtkreislaufes sprechen schon von vornherein gegen das Konzept, daß in der Niere die Höhe des Stoffwechsels die bestimmende Größe für die Durchblutung ist und daß die Durchblutung allein eine nutritive Bedeutung für das Gewebe hat.

Die Schwierigkeit in der Aufklärung ergab sich aus der Unkenntnis desjenigen Prozesses in der Harnbereitung, der den Hauptanteil des renalen Sauerstoffverbrauches bestimmt. Die Bemühungen, eine Beziehung der osmotischen Konzentrierungsarbeit der Niere zum renalen Sauerstoffverbrauch aufzuzeigen, haben zu keinem Ergebnis geführt (Eggleton, Pappenheimer und Winton 1940). Angeregt durch die Arbeiten von Zerahn (1956) über eine positive Korrelation zwischen Na^+-Transport und O_2-Verbrauch an der Froschhaut wurde von mehreren Arbeitsgruppen (Lassen, Munck und Thaysen 1961, Deetjen und Kramer 1961, Thurau 1961, Kill, Aukland und Refsum 1961, Eisner, Slotkoff und Lilienfield 1964) für die Warmblüterniere gefunden, daß normalerweise etwa drei Viertel des O_2-Verbrauches auf Kosten der aktiven Rückresorption von gefiltertem Natrium entfällt (Abb. 7a). Die restlichen 25% des O_2-Verbrauches, die keine Beziehung zur Na^+-Resorption zeigen, werden als basaler O_2-Verbrauch der

Niere bezeichnet. Er beträgt 0,06—0,1 mMol O_2/min/100 g Niere (DEETJEN und KRAMER 1961, LASSEN, MUNCK und THAYSEN 1961, THURAU 1961), wobei in diesem Basisumsatz energieverbrauchende Prozesse zur Strukturhaltung eingehen.

Aus der Beziehung des suprabasalen O_2-Verbrauches zur resorbierten Na^+-Menge läßt sich berechnen, daß pro 1 Eq transportierten Natriums 32—35 mMol O_2 verbraucht werden, was identisch ist mit einem $\frac{\text{Na (Eq)}}{O_2\text{(Mol)}}$-Quotienten von 28—31 (LASSEN, MUNCK und THAYSEN 1961, DEETJEN und KRAMER 1961, THURAU 1961, KIIL, AUKLAND und REFSUM 1961, EISNER, SLOTKOFF und LILIENFIELD 1964).

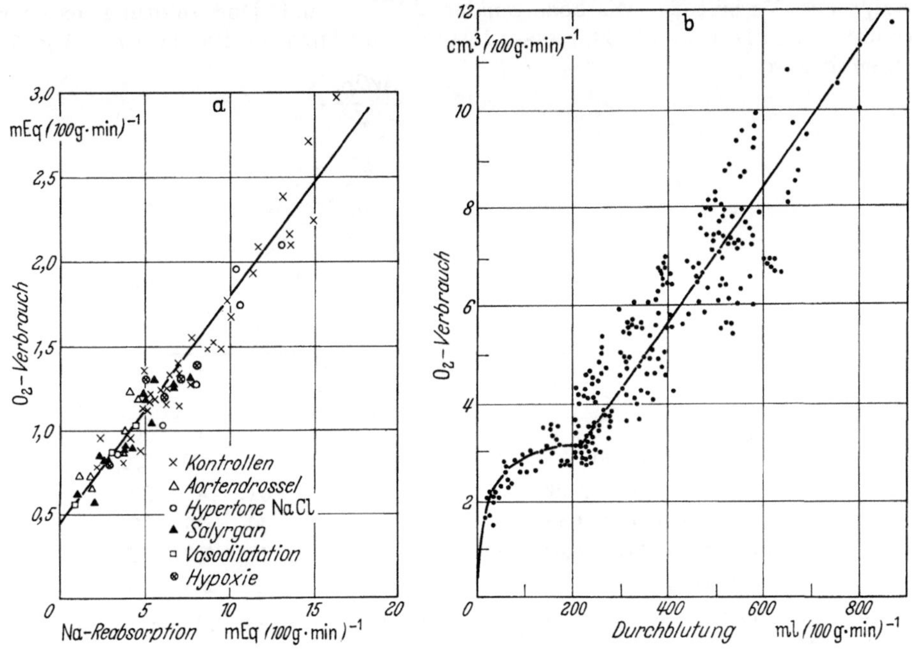

Abb. 7a u. b. a Beziehung zwischen renalem O_2-Verbrauch und tubulärer Na^+-Resorption. Die Na^+-Resorption wurde durch Verminderung des Glomerulumfiltrates (Aortenklemme), hypertone NaCl-Infusion, Natriuretica und Hypoxie variiert. b Beziehung zwischen renalem O_2-Verbrauch und Nierendurchblutung. Beachte den exponentiellen Anstieg des O_2-Verbrauches bei niedrigen Durchblutungswerten. (Nach DEETJEN u. KRAMER 1961 und KRAMER u .DEETJEN 1960)

Dieser Wert liegt etwas über dem an der isolierten Froschhaut von ZERAHN (1956) gefundenen Quotienten von 16—20. Eine Erniedrigung des renalen $\frac{Na}{O_2}$-Quotienten bis auf Werte von 20—24 wurde von KIIL, AUKLAND und REFSUM (1961), sowie DEETJEN und KRAMER (1961) in Mannitoldiurese ermittelt. Möglicherweise beruht der größere Energieaufwand darauf, daß bei der Na^+-Resorption besonders im proximalen Tubulus ein zusätzlicher Na^+-Konzentrationsgradient unter Mannitoldiurese zu überwinden ist. Die Beziehung des renalen O_2-Verbrauches zum Glomerulumfiltrat und dadurch zur resorbierten Na^+-Menge bleibt auch erhalten in krankhaft veränderten Nieren, wie von CARGILL und HICKAM (1949) und CROSLEY, CASTILLO und ROWE (1961) gezeigt wurde. Aus den Werten von CROSLEY, CASTILLO und ROWE (1961) wird jedoch erkennbar, daß die Beziehung zwischen GFR und renalem O_2-Verbrauch (T_{QO_2}) beim Menschen flacher verläuft als an der Hundeniere. Dieser Unterschied, der bedeuten könnte, daß die tubuläre Na^+-Resorption beim Menschen unter größerem O_2-Verbrauch erfolgt, bleibt ungeklärt, zumal von EISNER, SLOTKOFF und LILIENFIELD (1964) wenige Werte am Menschen gemessen wurden, die mit den Ergebnissen beim Hund übereinstimmen.

Die Menge des resorbierten Natriums ist normalerweise mit 99% ungefähr identisch mit der Menge des glomerulär gefilterten Natriums. Bei einem Anstieg der Durchblutung erhöht sich das Filtrat und damit die in die Tubuli filtrierte Na^+-Menge (Na^+-load), so daß eine Zunahme des O_2-Verbrauches erfolgt, je höher die Durchblutung ist (Abb. 7b). Diese Kopplung besteht jedoch erst von einer Durchblutungsgröße an, bei der auch ein Filtrat gebildet wird. Bei niedrigen Durchblutungswerten und unterbrochener Filtration ist der O_2-Verbrauch unabhängig von der Durchblutung (basaler O_2-Verbrauch), so daß dann auch ein reziprokes Verhältnis zwischen renaler AVD_{O_2} und Durchblutung existiert (KRAMER und DEETJEN 1960, LASSEN, MUNCK und THAYSEN 1961) wie aus Abb. 7b erkennbar ist.

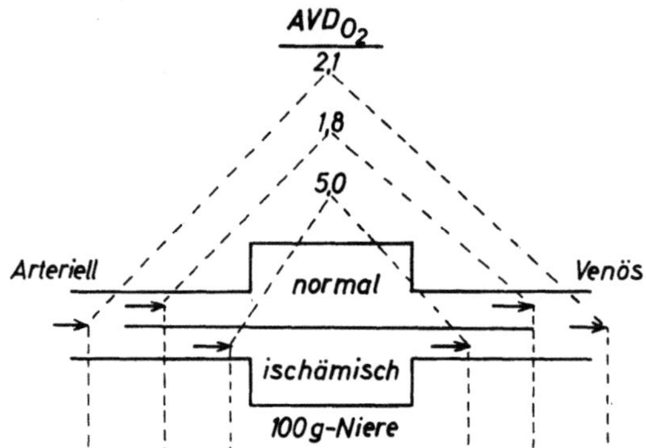

Nieren-durchbl. (ml/min)	220	200	20	20	200	220
" (ml/g·min)	2,2	4	0,4	0,4	4	2,2
" (% der Norm)	55	100	10	10	100	55
O_2-Gehalt (ml/100 ml)	20	20	20	15	18,2	17,9
O_2 - Strom (ml/min)	44	40	4	3	36,4	39,4

Abb. 8. Schematische Darstellung der Beeinflussung der renalen arteriovenösen O_2-Differenz durch partielle Ischämie der Niere. (Näheres siehe Text)

Die Verknüpfung von Durchblutung und energieverbrauchender Na^+-Resorption führt im Gegensatz zu anderen Organen insofern zu einer ungewöhnlichen Situation, als die zu leistende Arbeit eine Funktion der Blutstromstärke ist. Daraus leiten sich folgende Besonderheiten ab:

a) Die Nierendurchblutung kann sich bis auf etwa ein Drittel der Norm erniedrigen, ohne daß ein O_2-Mangel des Nierengewebes anhand einer vergrößerten AVD_{O_2} nachweisbar sein muß.

b) Erst bei niedrigen Durchblutungen, bei denen eine glomeruläre Filtration nicht mehr stattfindet, stehen Durchblutung und AVD_{O_2}, wie z.B. an der Muskulatur, in einem reziproken Verhältnis.

c) Bei konstanter Filtrationsfraktion und normaler tubulärer Na^+-Resorption bleibt die arteriovenöse O_2-Differenz konstant, der suprabasale O_2-Verbrauch variiert mit der Durchblutung.

d) Die AVD_{O_2} erniedrigt sich, wenn entweder die Filtrationsfraktion abnimmt oder bei erhaltener Filtrationsfraktion die tubuläre Na^+-Resorption z.B. durch Pharmaka (Diuretica) oder in osmotischer Diurese erniedrigt wird.

Die unter a—d aufgeführten Bedingungen haben nur Gültigkeit für den Fall, daß die Veränderungen gleichmäßig die gesamte Niere betreffen. Werden dagegen nur Teile der Niere in ihrer Durchblutung verändert, dann wird das Bild wesentlich komplizierter. Als Beispiel ist in Abb. 8 der Fall schematisch dargestellt, wenn 50% einer 100 g-Niere nur mit einem Zehntel der normalen Durchblutung versorgt werden, so daß in der ischämischen Hälfte weder filtriert noch resorbiert wird. Die Sauerstoffausnützung bei einer AVD_{O_2} von 5 Vol.-% ist in der ischämischen Hälfte zur Deckung des basalen O_2-Verbrauches für die Niere unverhältnismäßig hoch und spiegelt die Hypoxie wider. Da die hypoxische Blutmenge von 20 ml, die sich in der Nierenvene mit den 200 ml aus der normalen funktionierenden Nierenhälfte mischt, verhältnismäßig klein ist, bleibt im venösen Mischblut der Gesamtniere die Hypoxie unerkannt, die AVD_{O_2} steigt von 1,8 auf nur 2,1 Vol.-% an. Diese Überlegungen, die auch für den Fall disseminierter Hypoxieherde in der Niere gelten (BUCHBORN 1962), weisen auf die Schwierigkeiten, renale Hypoxien an der AVD_{O_2} zu erkennen.

Intrarenales Blutvolumen und intrarenaler Hämatokrit

In Tabelle 3 sind die intrarenalen Blutvolumina nach den Methoden gegliedert, mit denen die Werte gewonnen wurden. Bei der Durchflußmethode werden die mittleren Kreislaufzeiten von der A. zur V. renalis für Plasma und Erythrocyten

Tabelle 3. *Intrarenales Blutvolumen und intrarenaler Hämatokrit*

	Intrarenales Blutvolumen (% der Gesamtniere)	System-Hct / Intraren. Hct	Versuchstier
	Durchflußmethode		
LILIENFIELD et al. (1958)	24,0	0,89	Hund
OCHWADT (1957)	20,0	0,90	Hund
CHINARD et al. (1964)	19,8	0,88	Hund
	Gewebsanalysen		
EMERY et al. (1959)	34,0	0,45	Hund
LILIENFIELD et al. (1958)	32,8	0,49	Hund
PAPPENHEIMER und KINTER (1956)	24,8	0,48	Katze
ULFENDAHL (1962)	20,0	0,53	Kaninchen

getrennt bestimmt zusammen mit der renalen Blutstromstärke. Daraus läßt sich das intrarenale Blutvolumen ($Vol_{intraren}$) bestimmen:

$$Vol_{intrarenal} = RBF\ (1 - Hct) \cdot \bar{t}_{Plasma} + Hct \cdot \bar{t}_{Ery} \qquad (3)$$

RBF = renale Blutstromstärke;
Hct = Hämatokrit des arteriellen Blutes;
$\bar{t}_{Plasma}$ = mittlere Kreislaufzeit für Plasma;
$\bar{t}_{Ery}$ = mittlere Kreislaufzeit für Erythrocyten.

Bei der Methode, bei der das intrarenale Blutvolumen aus Gewebsanalysen ermittelt wird, werden Erythrocyten und Plasma des Blutes radioaktiv markiert und die Aktivitäten in Gewebsschnitten analysiert. Das Verhältnis Aktivität pro Gewebsvolumen zu Aktivität pro arterielles Blutvolumen ergibt den Blutanteil im Gewebe.

Die intrarenalen Hämatokrite wurden entweder aus den mittleren Kreislaufzeiten für Erythrocyten und Plasma oder aus dem Verhältnis der Plasma- und Erythrocytenaktivität im Gewebe berechnet. Über Einzelheiten der intrarenalen Verteilung der Blutvolumina s. Tabelle 5.

Aus Tabelle 3 geht hervor, daß die Werte aus den Gewebsanalysen im Mittel höher liegen als bei Benutzung der Durchflußmethode. Dies beruht darauf, daß durch den Austritt von Plasmaindicatoren in den extravasculären Raum das Plasmavolumen zu groß bestimmt wird. Durch diesen Fehler erklären sich auch die niedrigeren Hämatokritwerte und die Tatsache, daß die Blutvolumina um so höher bestimmt werden, je länger die Zeit zwischen Indicatorinjektion in die Blutbahn und Gewebsanalyse ist. Den wahren Verhältnissen am nächsten dürften die mit der Durchflußmethode bestimmten Werte von Ochwadt (1957), Lilienfield und Rose (1958), Chinard, Enns und Nolan (1964) kommen, obwohl auch hier folgende Einschränkung gemacht werden muß:

a) In die arteriovenösen Durchflußzeiten für Erythrocyten und Plasma gehen auch die Passagezeiten durch die großen Gefäße der Niere (arteriell und venös) ein, in denen der Hämatokrit dem Systemhämatokrit entspricht. Eine Korrektur dafür würde zu einem niedrigeren Hämatokrit in den kleinen Gefäßen führen als in Tabelle 3 angegeben.

b) Die Plasmaindicatoren, mit denen die Passagezeiten bestimmt werden, treten auch bei einem einmaligen Durchfluß durch die Niere in den extravasculären Raum über (Chinard, Enns und Nolan 1964). Damit wäre die längere Plasmapassagezeit gegenüber der Erythrocytenzeit nicht nur durch einen relativ größeren *intravasculären* Plasmaverteilungsraum bedingt, sondern die längere Plasmapassagezeit käme zum Teil durch die selektive Durchlässigkeit der Capillarmembran für Plasma zustande.

v. Kügelgen und Braunger (1962) haben in einer ausgedehnten histologischen Studie das Capillarsystem der Hundeniere ausgemessen. In dieser Arbeit finden sich Angaben über die Capillardichte im Gewebe, Capillaranordnung, Capillaroberflächen und Capillarvolumina, auf die an dieser Stelle verwiesen werden muß.

Ischämie

In zahlreichen Versuchen (Sarre und Ansorge 1939, Selkurt 1946, Phillips und Hamilton 1948, Roof, Aluson, Bella und Eder 1951, Dutz und Kretschmar 1954, Birkeland, Vogt, Krog und Semb 1959, Neely und Turner 1959), wurde die Erholung der Nierenfunktion nach unterschiedlich langer Unterbrechung der Nierendurchblutung untersucht. An dieser Stelle wird nur auf das postischämische Verhalten der Durchblutung und des Filtrates eingegangen, dagegen nicht auf Veränderungen der tubulären Funktionen und der Morphologie.

Ischämien bis zu 20 min führen zu keinen langanhaltenden Veränderungen der Nierendurchblutung und der Filtration. Es wurden vorübergehende Minderdurchblutungen (Dutz und Kretschmar 1954), sowie Mehrdurchblutungen gefunden (Sarre und Ansorge 1939, Fajers 1955). Nach 30 min Ischämie wurden Kontrollwerte wieder nach etwa $^1/_2$ Std erreicht, dagegen war nach 45 min Ischämie die PAH-Clearance und die Inulinclearance noch nach 2 Std nicht normalisiert (Dutz und Kretschmar 1954).

Die PAH-Clearance ist in der postischämischen Phase nicht mehr als Maß für die Durchblutung zu werten, da die PAH-Extraktion (E_{PAH}) im Anschluß an eine Ischämie unberechenbar abnimmt. Während nach 15 min Ischämie die E_{PAH} noch fast unbeeinflußt bleibt (Dutz und Kretschmar 1954), nimmt sie nach länger ausgedehnten Ischämien ab. Phillips und Hamilton (1948) fanden die E_{PAH} nach 20 min Ischämie von 0,87 auf 0,74 erniedrigt, nach 60 min von 0,80 auf 0,53 und nach 120 min von 0,92 auf 0,22. Diese postischämischen E_{PAH}-Werte wurden jeweils 2 Std nach Wiederdurchblutung gewonnen. Zu qualitativ ähnlichen Ergebnissen kommen Selkurt (1946), Friedman, Johnson und Friedman (1954),

THORN, LIEMANN und WICHERT (1961). Die Ursache für die anhaltende erniedrigte PAH-Extraktion bei fast vollständig erholter Nierendurchblutung ist unbekannt, es kann sowohl die tubuläre Sekretionsleistung für PAH vermindert sein, als auch auf Grund einer Permeabilitätszunahme der Tubuluszellen für PAH eine verstärkte Rückdiffusion von PAH aus dem Tubulusharn in das peritubuläre Capillarblut erfolgen. Aus den Angaben von SELKURT (1946) lassen sich für die postischämische Phase Durchblutungswerte miteinander vergleichen, die mit direkter Meßmethodik gewonnen wurden bzw. sich aus $\frac{C_{PAH}}{E_{PAH}}$ errechnen lassen. Die direkt ermittelten Werte liegen immer höher. PAH muß also unter diesen Bedingungen entweder von der Niere gespeichert oder zerstört worden sein. Da letzteres unwahrscheinlich ist, kommt entweder eine intracelluläre PAH-Speicherung in Frage oder aber PAH wird durch Sekretion im tubulären Harn von Nephronen angereichert, deren Filtrat noch sehr niedrig und deren Anteil am Endharn daher verhältnismäßig klein ist.

Sieht man von kurzzeitigen Ischämien bis zu 10 min ab, dann wurde übereinstimmend eine renale Vasoconstriction in der postischämischen Phase beobachtet (FRIEDMAN, JOHNSON und FRIEDMAN 1954, SELKURT 1946, PHILLIPS und HAMILTON 1948, ROOF, LAUSON, BELLA und EDER 1951, DUTZ und KRETSCHMAR 1954). SELKURT (1946) fand 1 Std nach einer Nierenarterienabklemmung für 20 min die Durchblutung (direkte Methode) auf 55% der Kontrolle erniedrigt. Ähnlich verhielt sich die Reduktion des GFR. In akut einseitig nephrektomierten Hunden betrug die renale Plasmastromstärke 2 Std nach Ischämie 81—85% des Kontrollwertes, gleichgültig ob die Ischämiedauer 20, 60 oder 120 min betrug (PHILLIPS und HAMILTON 1948). Bei gleichzeitiger Abklemmung der A. und V. renalis scheinen in der postischämischen Phase stärkere und länger anhaltende Veränderungen aufzutreten als nach Abklemmung nur der Arterie (NEELY und TURNER 1954). Die Erholungsphase nach Ischämie wird durch eine Mannitoldiurese vor Beginn der Arterienabklemmung begünstigt (SELKURT 1946), ebenso durch lokale Abkühlung der Niere während der Ischämie auf 5—17° C (BIRKELAND, VOGT, KROG und SEMB 1959). Eine Erholung der Nierenfunktion erfolgt dann selbst nach 7—12stündiger Ischämie. Dagegen reicht eine mäßige Allgemeinhypothermie von 31—33° C nicht aus, die Toleranz der Niere gegen die Ischämie zu vergrößern.

Wenig ist über den Mechanismus bekannt, der die lang anhaltende renale Vasoconstriction im Anschluß an eine Ischämie erzeugt. Gegen die Annahme eines intrarenalen nervösen Reflexes (FRANKLIN, MCGEE und ULLMANN 1951) sprechen die Befunde, daß Ganglienblocker keinen Einfluß auf den renalen Strömungswiderstand ausüben (OCHWADT 1956, WAUGH und SHANKS 1960). Dagegen tritt die seit langem diskutierte Vorstellung über einen intrarenalen humoralen Mechanismus, der die Vasoconstriction unterhält, neuerdings wieder in den Vordergrund. Auf S. 59 sind die heutigen Vorstellungen über die Beteiligung des intrarenalen Renin-Angiotensinsystems an renalen Widerstandsänderungen näher besprochen. Einen wichtigen Faktor in der Aktivierung dieses Systems stellt danach die Na^+-Konzentration im Tubulusharn am Ende des aufsteigenden Teils der Henleschen Schleife dar. Die normalerweise hypotone Na^+-Konzentration in diesem Nephronabschnitt wurde in Mikropunktionsversuchen an Ratten im Anschluß an eine Ischämie von 30 min bis auf isotone Werte erhöht gefunden (SCHNERMANN, NAGEL und THURAU 1965). Gleichzeitig war das Glomerulumfiltrat als Zeichen der renalen Vasoconstriction bis auf $^1/_{10}$ des Ausgangswertes erniedrigt. Diese Befunde zeigen, daß nach der ischämischen Phase der aufsteigende Schenkel der Henleschen Schleife die Fähigkeit eingebüßt hat, die Na^+-Konzentration in der Tubulusflüssigkeit auf hypotone Werte zu erniedrigen. Die dadurch bedingte Na^+-Konzentrationserhöhung an den Macula densa-Zellen des juxtaglomerulären Apparates erklärt die auf die Niere lokalisierte Vasoconstriction über eine Aktivierung des Renin-Angiotensinsystems (Thurau und Schnermann 1965). Dieser Mechanismus ist ebenfalls für die renale Vasoconstriction und Filtratserniedrigung im Anschluß an eine hämorrhagische Hypotension heranzuziehen. Nieren, deren Reningehalt durch hohe NaCl-Vorbehandlung des Versuchstieres erniedrigt war, haben in der posthämorrhagischen Phase eine geringere und kurzfristigere Vasoconstriction als Nieren mit hohem Reningehalt (Wolff, Nagel, Weichert, Dräger, Schwager und Thurau 1964). Auch der von Selkurt (1946) erhobene Befund, daß durch Gabe von Mannitol die Erhöhung des Filtrates im Anschluß an eine Ischämie besser verläuft, stimmt mit diesen Vorstellungen überein. Durch die Anwesenheit von Mannitol wird bereits im proximalen Konvolut des Nephrons eine hypotone Na^+-Konzentration erzielt (Windhager und Giebisch 1961), wodurch selbst bei vollständiger Schädigung der Na^+-Pumpe im aufsteigenden Schleifenschenkel eine hypotone Na^+-Konzentration mit den Macula densa-Zellen in Kontakt geraten kann.

Reaktive Hyperämie

Eine Mehrdurchblutung der Niere nach einem Durchblutungsstop, deren Ausmaß abhängig ist von der Dauer der Abklemmung, wurde von Sarre und Ansorge (1939) beschrieben. Grupp und Heimpel (1958) fanden dagegen eher vasoconstrictive Reaktionen. In die Kategorie der reaktiven Hyperämie gehört nicht die nach Wiedereröffnung der Zirkulation zu beobachtende initiale Mehrdurchblutung, die etwa 5—10 sec anhält und in ihrem Ausmaß keine Beziehung zur vorangegangenen Abklemmdauer hat. Weiterhin scheint wichtig zu sein, daß an der Niere das Ausmaß der reaktiven Hyperämie auch nicht annähernd so groß ist wie z. B. in der Muskulatur, wo die Durchblutung auf das 10—20fache ansteigen kann. Die zum Teil entgegengesetzten Ergebnisse der einzelnen Arbeitsgruppen wie auch die sehr variierenden Ergebnisse innerhalb der einzelnen Versuchsreihen bleiben bislang ungeklärt. Wenn an der Niere bei Durchblutungsstop eine Sauerstoffschuld eingegangen wird, dann jedenfalls nur für den sog. Basalstoffwechsel der Niere (s. S. 62), da der mit der tubulären Natriumresorption korrelierte O_2-Verbrauch bei Durchblutungs- und Filtrationsunterbrechung sowieso aufhört. Berücksichtigt man, daß der basale O_2-Verbrauch der Niere etwa nur ein Viertel des Gesamt-O_2-Verbrauches beträgt, wird es verständlich, daß bei Wiederdurchblutung der Niere nach einer Ischämie die Gesamtstromstärke nur wenig durch eine *hyperämische* Beimischung erhöht wird. Eine weitere Besonderheit sei erwähnt: Die renalen Gefäße sind bei normalen arteriellen Drucken nahezu tonuslos (Ochwadt 1956, Thurau, Kramer und Brechtelsbauer 1959) und nicht durchblutete Capillargebiete wie beispielsweise in der ruhenden Muskulatur sind nicht vorhanden. Damit ist generell die Fähigkeit zur Verminderung des renalen Strömungswiderstandes limitiert.

Nervöse Kontrolle der Nierendurchblutung

Normalerweise besitzen die Nierengefäße nur einen geringen vasoconstrictiven, sympathischen Tonus. Besonders von Smith (1951) wurde hervorgehoben, daß an nichtnarkotisierten Menschen und Hunden die Nierendurchblutung denervierter Nieren gleichhoch wie die Durchblutung innervierter Nieren ist. Auch gelang es nicht, die Nierendurchblutung durch eine Hemmung der sympathischen Innervation mittels Depressorenreizung am Sinus caroticus zu steigern (Kramer

1959). Die häufig in der Literatur mitgeteilten Ergebnisse, daß die Nierendurchblutung nach Denervierung ansteigt, beziehen sich nur auf die Verhältnisse bei narkotisierten Tieren, in denen ein neurogener Vasoconstrictorentonus durch die Narkose erzeugt ist. BERNE (1952) denervierte an Hunden eine Niere 6—40 Tage vor dem Experiment und bestimmte dann in Nembutal- oder Chloralosenarkose bei 68% der Versuche Mehrdurchblutung bis zu 13% auf der denervierten Seite. Ohne Narkose waren Seitendifferenzen nicht nachweisbar. Ein ähnliches Verhalten gilt auch für das Glomerulumfiltrat. Überzeugende Hinweise für eine Bedeutungslosigkeit der Niereninnervation unter normalen Bedingungen am Menschen geben die Ergebnisse nach Nierentransplantationen, die normale Werte für das Glomerulumfiltrat und die Durchblutung zeigen (BRICKER, GUILD, REARDAN und MERRILL 1956). Möglicherweise existieren hinsichtlich eines neurogenen Gefäßtonus in der Niere Unterschiede zwischen den Tierarten. So wurde an wachen Kaninchen eine Mehrdurchblutung an denervierten Nieren gemessen (KORNER 1963a). Ein neurogener Gefäßtonus mit Abnahmen von Filtrat und Durchblutung läßt sich außer in Narkose auch während arterieller Hypoxie nachweisen, wobei eine Vasoconstriction auftritt, wenn der Sauerstoffgehalt der Einatmungsluft unter 10—7% absinkt (KRAMER 1952, KORNER 1963b). Da die Filtrationsfraktion kaum verändert wird, scheint es sich primär um eine Widerstandserhöhung der afferenten Arteriolen zu handeln. Die Vasoconstriction tritt in denervierten Nieren nicht ein und auch nicht nach bilateraler Durchtrennung der Chemoreceptoren und der Depressornerven (KORNER 1963b), so daß die Aktivierung der Chemoreceptoren als Ursache für das Zustandekommen der renalen Vasoconstriction in Hypoxie sehr wahrscheinlich ist. Der neurogene Ursprung der renalen Vasoconstriction in Hypoxie wird außerdem dadurch belegt, daß bei Reizung der Pressoreceptoren im Carotissinus und Aortenbogen während einer arteriellen Hypoxie die Nierendurchblutung wieder ansteigt (KRAMER 1959). Die Ansichten, ob man durch Entlastung der Pressoreceptoren im Carotis-Bifunktionsbereich eine neurogene renale Vasoconstriction auslösen kann, widersprechen sich. Die Schwierigkeit in der Interpretation der Befunde liegt zum Teil daran, daß gleichzeitig mit der Pressoreceptorenentlastung der arterielle Systemdruck ansteigt, so daß die dabei beobachtete Konstanz der Durchblutung nicht auf einer neurogenen Widerstandszunahme beruhen muß, sondern ebensogut Ausdruck der intrarenalen Autoregulation sein kann. So wurde auch bei innervierten (SOMLAY, THORN, PETRAN und CARL 1962) und denervierten (THURAU und HENNE 1964) Nieren eine Widerstandszunahme gefunden, die die Nierendurchblutung konstant hält, wenn der arterielle Blutdruck durch Ausschaltung der Pressoreceptoren gesteigert wurde. Zudem wird bei Pressoreceptorenentlastung vermehrt Adrenalin aus dem Nebennierenmark sezerniert, so daß auch dadurch renale Vasoconstrictionen ausgelöst werden können, die primär nicht neurogenen Ursprungs sind (NAKANO und DE SCHRYVER 1963).

GILMORE (1964b) konnte in einigen Versuchen die bei Carotidenabklemmung auftretende renale Widerstandszunahme durch eine sympathicolytische Substanz (Phenoxybenzamin) verhindern. In solchen Fällen scheint es sich um einen neurogenen Gefäßtonus zu handeln, da nach OCHWADT (1956) und WAUGH (1960) sympathicolytische Substanzen *autoregulative* Widerstandsänderungen nicht beeinflussen. In Clearanceuntersuchungen an wachen hydrierten Hunden fanden SOMLAY, THORN, PETRAN und CARL (1962) bei Carotidenabklemmung beiderseits keine Änderung der PAH-Clearance, gleiche Ergebnisse erhielt PERLMUTT (1963) an hydrierten, narkotisierten Hunden. Das Glomerulumfiltrat stieg dagegen an wachen Hunden sogar geringgradig an (SOMLAY, THORN, PETRAN und CARL 1962).

Zweifellos gelingt es durch direkte Reizung (Study und Shipley 1950, Houck 1951, Block, Wakim und Mann 1952, Kubicek, Kottke, Laker und Visscher 1953, Celander 1954) der zu den Nieren ziehenden Nerven eine starke Durchblutungsminderung zu erzielen, es fehlen aber bis heute experimentelle Beweise dafür, daß die Nierendurchblutung normalerweise reflektorisch gesteuert wird. Die Befunde von Block, Wakim und Mann (1952) zeigen außerdem, daß es durch direkte Reizung der Nierennerven nicht gelingt, eine anhaltende, gleichstarke renale Vasoconstriction zu erzeugen. Nach einer initialen Vasoconstriction steigt die Durchblutung bei erhaltener Nervenreizung innerhalb von 1—2 Std an und kann Ausgangswerte wieder erreichen, ähnlich verhält sich das Glomerulumfiltrat. Hoff, Kell, Hastings, Sholes und Gray (1951) sahen dagegen bei chronischer Reizung für mehrere Tage Tubulusnekrosen als Ausdruck einer anhaltenden Ischämie.

Elektrophysiologische Untersuchungen über die efferente Innervation der Warmblüterniere (Katze und Hund) wurden von Engelhorn (1957) ausgeführt. Die Analysen haben im wesentlichen bestätigt, was aus Durchblutungsmessungen gefolgert war: die efferente Entladungsfrequenz der Nierennerven nahm zu bei Asphyxie, Carotidenabklemmung und Aderlaß; die vorher herzsynchronen Potentiale verschmolzen zu Dauerentladungen. Ebenso vermehrten sich die efferenten Impulse im Verlauf einer Blutdrucksenkung mit Acetylcholin bzw Histamin. Die Durchtrennung des Vagus hatte keine Wirkung auf das Entladungsmuster. Hemmungen der efferenten Entladungen traten nach Adrenalin, Noradrenalin und blutdrucksteigernden ADH-Dosen auf.

Pharmakologie der Nierendurchblutung

Die Wirkung zahlreicher Pharmaka auf die Nierendurchblutung wurde meist dadurch geprüft, daß die Substanzen entweder intravenös oder direkt in die Nierenarterie injiziert wurden. Dabei zeigten sich häufig unterschiedliche Wirkungen, so daß z.B. von Aviado, Wnuck und De Beer (1958) die Substanzen je nach ihrer Wirkung bei i.v. oder i.a. ren. Verabreichung gruppiert wurden. Die Aussagefähigkeit einer solchen Einteilung wird jedoch eingeschränkt, da bei Dauerinfusionen, aber auch bei Einzelinjektionen direkt in die Nierenarterie, keine vollständige Mischung der injizierten Substanz mit dem Blutstrom erfolgt. Setzt man z.B. der Infusionsflüssigkeit einen Farbstoff zu, sieht man die Farblösung nur durch Teile der Nierenoberfläche fließen, die sich segmental nach dem Arterienverlauf abgrenzen. Dadurch werden nicht nur Dosiswirkungsbeziehungen bei Applikation in die Nierenarterie hinfällig, sondern auch zeitliche Verläufe von vasomotorischen Reaktionen bei dieser Verabfolgung werden unübersehbar. So vermindert sich die Nierendurchblutung bei Dauerinfusion von 1 γ/min Adrenalin in die Nierenarterie eines Hundes nach 60 sec auf den Wert Null. Daraus läßt sich nicht folgern, daß die Dauer bis zur maximalen Constriction des Einzelgefäßes 60 sec beträgt, sondern Adrenalin gelangt bei Applikation in die Nierenarterie initial nur in wenige Areale, konstringiert dort maximal und wird dann mit der in der Nierenarterie verbleibenden Blutströmung in andere Gebiete gebracht. Aus diesem Grund wird im folgenden auf Dosiswirkungsbeziehungen und zeitliche Reaktionsabläufe bei Injektion in die Nierenarterie nicht eingegangen.

Adrenalin und *Noradrenalin* sind an der Niere ausschließlich vasokonstringierende Substanzen (Corcoran und Page 1947, Burn und Hutcheon 1949, Kramer 1952, Spencer, Denison und Green 1954, Dörner 1954, Ahlquist, Taylor, Rawson und Sydow 1954, Marson 1956, Mehrizi und Hamilton 1959, Weber, Betz und Gayer 1964, Nahmod und Lanari 1964). Die PAH-Clearance wird beim Menschen durch 20,4 γ/min Noradrenalin i.v. stärker als durch 24,5 γ/min Adrenalin i.v. herabgesetzt, das Glomerulumfiltrat (C_{In}) bleibt bei diesen Dosen praktisch unverändert (WERKÖ, BUCHT, JOSEPHSON und EK 1951). Bei ausreichender Dosierung läßt sich die Nierendurchblutung praktisch vollständig unterbrechen. Am Hund reichen 4—8 γ/kg i.v. oder 10 γ i.a. ren. zu einem kurzfristigen Durchblutungsstop aus, bei 8 γ/kg i.v. erreicht die Nierenoberfläche ihre maximale Blutleere (KRAMER 1952). Die Wiedererholung nach einmaliger Adrenalininjektion geht innerhalb 40—50 sec vonstatten. SPENCER, DENISON und GREEN (1954) sahen in der Erholungsphase die Durchblutung über den Kontrollwert ansteigen, andere Autoren haben eine sog. reaktive Hyperämie nach Adrenalin nicht beobachtet. Über den genauen intrarenalen Wirkungsort der adrenergischen Substanzen lassen sich nur grobe Angaben machen, da bei der Berechnung der intrarenalen Teilwiderstände nach GOMEZ (1951) peritubuläre Capillardrucke eingesetzt werden, die nach den Mikropunktionsmessungen von WIRZ (1952) falsch sind. Sicher steht im Vordergrund eine Constriction der afferenten Glomerulumarteriolen (ZIMMERMANN, ABBOUD und ECKSTEIN 1964), wie es auch an der Reduktion des Glomerulumfiltrates erkennbar ist. Die Erhöhung der Filtrationsfraktion (BARCLAY, COOKE, KENNEY 1947) zeigt aber, daß auch der Strömungswiderstand in den postglomerulären Gefäßen erhöht wird (MEHRIZI und HAMILTON 1959, ZIMMERMANN, ABBOUD und ECKSTEIN 1964).

Eine adrenergisch dilatierende Komponente (β-Receptoren) ist an der Niere nicht eindeutig nachgewiesen. CORCORAN und PAGE (1947) fanden am wachen Hund nach Isoproterenol i.v. eine geringe Abnahme des renalen Widerstandes, SPENCER (1956) dagegen sah bei Injektion in die Nierenarterie eher eine Vasoconstriction, die aber unvergleichbar schwächer als bei Adrenalininjektion ist.

Angiotensin II (Hypertensin) vermindert beim Menschen in einer Menge von 7,5 γ/min i.v. die PAH-Clearance maximal um 45% von 605 auf 330 ml/min (BOCK und KRECKE 1958). Das Glomerulumfiltrat nimmt dabei von 111,0 auf 78 ml (—29%) ab, bei einem Anstieg der Filtrationsfraktion von 0,18 auf 0,24. C_{PAH} und C_{In} steigen jedoch unter der Infusion wieder an, die Inulinclearance erreicht annähernd Kontrollwerte (s. Abb. 9). Zu ähnlichen Ergebnissen kommt SCHRÖDER (1963), der während 0,01 γ/kg/min Angiotensin II i.v. nach etwa 20 min wieder Kontrollwerte für die Inulinclearance maß.

5-Hydroxytryptamin (Serotonin) bewirkt bei intravenöser Injektion am wachen Hund eine Zunahme der PAH-Clearance und Abnahme der Inulinclearance. Während 5 µg/kg/min praktisch ohne Wirkung sind, fällt C_{Inulin} bei 15 µg/kg/min um 11%, bei 25 µg/kg/min um 26%, die C_{PAH} nimmt maximal um 22% zu (SPINAZZOLA und SHERROD 1957, BLACKMORE 1958). Der arterielle Druck blieb in diesen Versuchen nahezu unbeeinflußt. Bei Injektion von 10—100 µg/min in die Nierenarterie des Hundes wurden dagegen Vasoconstrictionen von EMANUEL, SCOTT, COLLINS und HADDY (1959) gesehen. Auch an der isoliert perfundierten Rattenniere wurden bei einer Serotoninkonzentration im Perfusat von 0,034—10,0 µg/ml reversible Constrictionen beobachtet (PASSOW, SCHNIEWIND und WEISS 1960).

Acetylcholin in niedrigen Dosen vermindert den renalen Strömungswiderstand, wobei ähnlich wie unter dem Einfluß anderer dilatierender Stoffe (Papaverin, Euphyllin, Apresolin) das Glomerulumfiltrat nicht parallel ansteigt (PINTER, O'MORCHOE und SIKAND 1964, VANDER 1964). Dieser Effekt beruht darauf, daß sich die Dilatation auch auf die efferenten Arteriolen erstreckt und daß der effektive Filtrationsdruck zusätzlich durch einen Anstieg des hydrostatischen Druckes im Bowmannschen Kapselraum im Gefolge der Gefäßdilatation vermindert wird (THURAU und KRAMER 1959, SCHIRMEISTER, SCHMIDT und SÖLING

1962). Auch die autoregulativen Widerstandszunahmen bei arterieller Drucksteigerung werden durch Acetylcholinbeimengung zum arteriellen Blut vollständig verhindert (NAHMOD und LANARI 1964), so daß auch für das Acetylcholin eine musculotrope Wirkung in den afferenten Arteriolen im Vordergrund steht. Die Acetylcholinwirkung kann durch Atropin aufgehoben werden (VANDER 1964) Atropininfusion allein ohne vorherige Zufuhr von Acetylcholin ist an der Niere hinsichtlich der Hämodynamik und der Ausscheidungsfunktion wirkungslos. VANDER (1964) schließt daraus, daß endogen gebildetes Acetylcholin in der Niere nicht vorhanden ist.

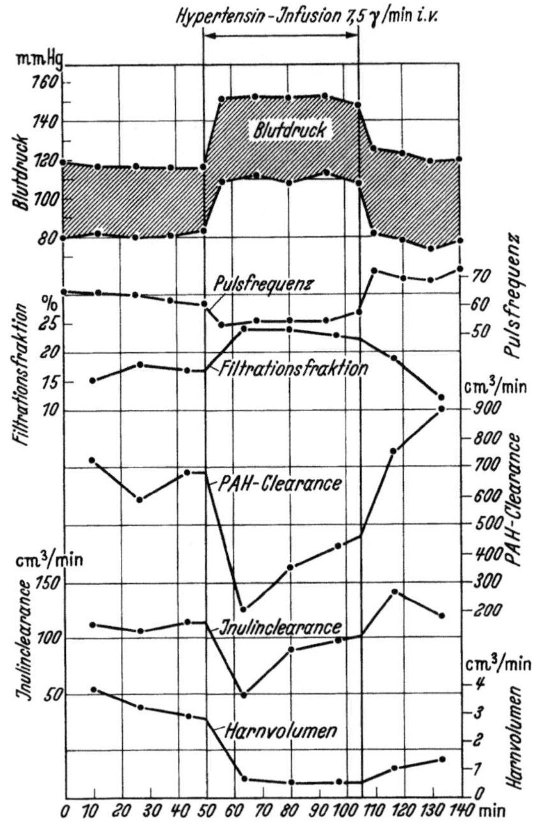

Abb. 9. Blutdruck, Pulsfrequenz, PAH-Clearance, Inulinclearance, Filtrationsfraktion und Harnvolumen vor, während und nach einer Hypertensininfusion (7,5 γ/min). Mittelwert aus sechs Versuchen. (Nach BOCK und KRECKE 1958)

ÅSTRÖM, CRAFOORD und SAMELIUS-BROBERG sahen in Versuchen an Katzen und Hunden eine renale Vasoconstriction bei Injektionen von 0,2—200 µg Acetylcholin in den arteriellen Einstrom von Nieren, die mit konstantem Volumen perfundiert wurden. Niedrigere Dosen (0,002—0,02 µg) erzeugten Vasodilatationen. Die constrictorische Wirkung von Acetylcholin wurde durch Neostigmin (30 mg/kg i.v.) potenziert und durch Atropin (0,2 mg/kg i.v.) aufgehoben. Nach Dihydroergotamin (0,5 mg/kg i.v.) und Reserpin (5 mg/kg i.p., 24 Std vorher) blieb die Vasoconstriction erhalten, obwohl dadurch die constrictorische Wirkung von Adrenalin, Noradrenalin und direkter Reizung der Nierennerven aufgehoben war. Die Autoren nehmen daher eine direkte konstringierende Wirkung von Acetylcholin auf die renale Gefäßmuskulatur an. In diesen Versuchen ist jedoch nicht ausgeschlossen, daß Acetylcholin in hohen Dosen eine intrarenale Bildung von Angiotensin II durch Reninfreisetzung erzeugt. Die Angaben, daß die constrictorische Wirkung von Acetylcholin am Anfang des Versuches stärker ist und daß zwischen den Injektionen mindestens 2 min vergehen müssen um Constrictionen erneut zu erzeugen, könnten dafür sprechen, daß durch Acetylcholin Renin aus den Granulazellen des juxtaglomerulären Apparates freigesetzt wird.

Bradykinin. Über die Wirkung der Polypeptide Bradykinin, Kallidin und Eledoisin auf die renale Hämodynamik liegen nur wenige Befunde vor (BARER 1963, MERTZ 1963, 1964, HEIDENREICH, KELLER und KOOK 1964). Im Gegensatz zu der Bedeutung des Bradykinins für die Durchblutung bestimmter Drüsen scheint Bradykinin an der Niere keine funktionelle Rolle zu spielen. Am Menschen wurde von MERTZ (1963) bei 0,15—0,3 µg/kg/min i.v. eine Zunahme von C_{Inulin} von 69,4 auf 82,8 ml/1,73 m²/min gefunden, C_{PAH} erhöhte sich von 417 auf 472 ml/1,73 m²/min. In Tierexperimenten wurden von BARER (1963) ähnliche Ergebnisse an der Katze erhoben, dagegen finden HEIDENREICH, KELLER und KOOK (1964) am Hund praktisch keine Beeinflussung der C_{PAH} durch 0,5—1,0 µg/kg/min Bradykinin i.v. Unübersichtlich sind zur Zeit noch die Befunde über die teils antidiuretische, teils diuretische Wirkung des Bradykinins. Am Hund wurde bei i.v.-Injektion eine Abnahme des Harnvolumens gemessen, wobei die Interpretation dieser Harnvolumenabnahme als *Antidiurese* (HEIDENREICH, KELLER und KOOK 1964) fragwürdig ist, wenn man unter dem Begriff Antidiurese nicht nur eine Harnvolumenabnahme versteht, sondern auch eine Zunahme der Harnkonzentration. Die Natriumkonzentration im Endharn fällt jedenfalls von 50,0 mEq/l unter Bradykinin auf 20 mEq/l ab, um nach Absetzen von Bradykinin wieder auf 41 mEq/l anzusteigen. MERTZ (1963) hat am Menschen unter Bradykinin i.v. eine leichte Diurese beobachtet.

Orthostase

Das Ausmaß der renalen Durchblutungsabnahme bei aufrechter Körperstellung wird davon bestimmt, 1. ob die Körperstellung passiv, d.h. auf dem Kipptisch ohne aktive Unterstützung durch die Versuchsperson geändert wird, 2. ob

Tabelle 4. *Renale Hämodynamik im Orthostaseversuch am Menschen (Kipptisch).* (Nach WERKÖ et al. 1949)

	C_{In}		C_{PAH}		E_{PAH}	$\frac{C_{PAH}}{E_{PAH}}$ (renaler Plasmafluß)		Mittlerer arterieller Druck (mm Hg)
	ml/min	% der Kontrolle	ml/min	% der Kontrolle		ml/min	% der Kontrolle	
Horizontal	141	100	588	100	0,96	620	100	94
30°. . . .	109	77	543	92	0,88	573	92	116
45°. . . .	77	55	235	40	0,90	262	42	104
Horizontal	152	108	766	130	0,97	790	127	98

die Versuchsperson zu orthostatischen Blutdruckabfällen neigt und 3. wie lang die orthostatische Belastung beibehalten wird. Übereinstimmend wird an gesunden Versuchspersonen eine Abnahme der C_{PAH} als auch der C_{Inulin} gefunden, bei einem Anstieg der Filtrationsfraktion (Lit. s. SELKURT 1963, SMITH 1951). WERKÖ, BUCHT und JOSEPHSON (1949) und BRODWALL (1960) haben unter orthostatischer Belastung keine eindeutige Änderung der PAH-Extraktion gefunden, so daß die C_{PAH}-Werte etwa die Änderungen der Nierendurchblutung widerspiegeln (s. Tabelle 4).

Die Nierendurchblutung wird in solchen Fällen kaum eingeschränkt, in denen es zu orthostatischen Blutdruckabfällen bis zum Bewußtseinsverlust kommt. BRODWALL (1960) sah hierbei einen unveränderten Nierenplasmastrom bei arteriellen Druckabfällen bis auf 57 mm Hg während 25° Schrägstellung. Bei weiterer arterieller Druckverminderung sank dann auch der renale Plasmastrom. Der errechnete renale Strömungswiderstand zeigte bei diesen Personen anfänglich eine renale Vasodilatation, die auch eintrat, wenn eine vago-vasale Synkope durch Abschnüren der unteren Extremität und Aderlaß erzeugt wurde (DE WARDENER und McSWINEY 1951). Bei einer passiven Schrägstellung der Versuchsperson um 60° gegen die Horizontale vermindert sich die C_{Inulin} von 127 auf 98 ml/min mit vollständigem Rückgang bei anschließender Horizontallage (BRUN, KNUDSON und RAASCHOU 1945). Die aus den Angaben von WERKÖ, BUCHT und JOSEPHSON (1949) in Tabelle 4 zusammengestellten Werte für das Glomerulumfiltrat zeigen stärkere Veränderungen. Die orthostatische Verminderung der Nierendurchblutung und des Glomerulumfiltrates tritt auch bei nierenkranken Patienten ein. In Abb. 10 sind Veränderungen der Nierenfunktionen wiedergegeben, wie sie von HEIDLAND, KLÜTSCH und SUZUKI (1964) während einer aktiven Orthostase gefunden wurden.

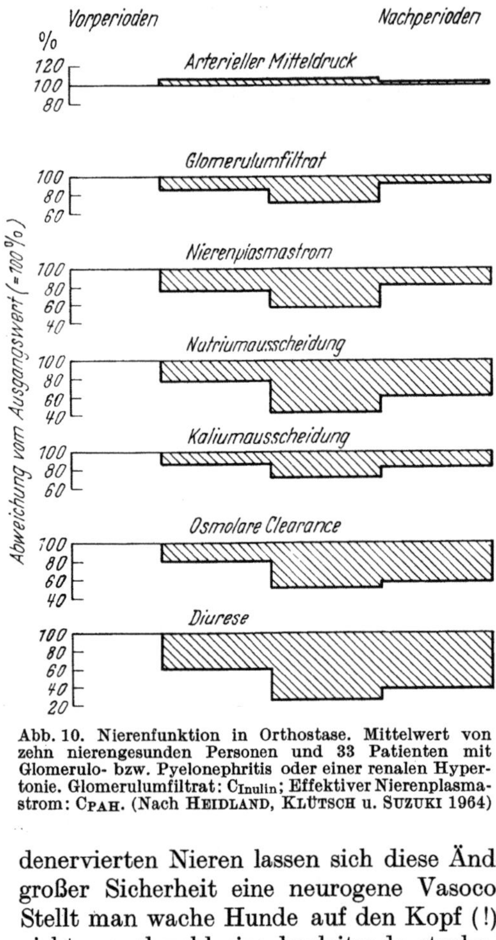

Abb. 10. Nierenfunktion in Orthostase. Mittelwert von zehn nierengesunden Personen und 33 Patienten mit Glomerulo- bzw. Pyelonephritis oder einer renalen Hypertonie. Glomerulumfiltrat: C_{Inulin}; Effektiver Nierenplasmastrom: C_{PAH}. (Nach HEIDLAND, KLÜTSCH u. SUZUKI 1964)

Fortlaufende Messungen der Nierendurchblutung am wachen Hund haben gezeigt, daß die renale Vasoconstriction etwa 1—5 sec nach orthostatischer Lageänderung eintritt (THURAU 1964a). Ferner ergaben diese Versuche, daß ein und derselbe Hund an verschiedenen Tagen unterschiedliche Reaktionen zeigt. An denervierten Nieren lassen sich diese Änderungen nicht nachweisen, so daß mit großer Sicherheit eine neurogene Vasoconstriction angenommen werden muß. Stellt man wache Hunde auf den Kopf (!), dann nimmt die Nierendurchblutung nicht zu, obwohl eine begleitende starke Bradykardie die Hemmung der Sympathicuserregung zeigt. Dieser Befund unterstreicht noch einmal die Tatsache, daß normalerweise ein sympathischer Gefäßtonus in der Niere nicht vorhanden ist.

Hämodynamik des Nierenmarkes

Nachdem zu Beginn der fünfziger Jahre durch die Untersuchungen von KUHN, WIRZ und HARGITAY die Funktion des Nierenmarkes als Gegenstromsystem zur osmotischen Konzentrierung des Endharnes erkannt war, wurde eine Klärung der Strömungsdynamik in den medullären Blutgefäßen erforderlich, da die Wirksamkeit dieser Gegenstromanordnung unter anderem von der Stromstärke in den Gefäßschleifen abhängig ist (BERLINER, LEVINSKY, DAVIDSON und EDEN 1958).

In einem Modell hat GÜNZLER (in: THURAU, DEETJEN und GÜNZLER 1962) die folgende Beziehung zwischen Blutstromstärke ($\dot{V}$) und osmotischer Konzentration an der Papillenspitze (c_1) aufgestellt:

$$c_1 = c_0 + \frac{\Phi m_a}{\dot{V}} \left(1 + 2 \frac{P m_i}{\dot{V}} L\right) x - \frac{\Phi m_a \cdot P m_i}{\dot{V}^2} x^2 \qquad (4)$$

c_1 = osmotische Konzentration an der Schleifenspitze;
c_0 = osmotische Konzentration am Anfang des Schleifensystems;
Φm_a = Einstrom osmotisch aktiver Teilchen über die Außenwände der Gefäße in das Vasa recta-Blut pro Fläche pro Zeit;
$P m_i$ = Gegenstromdiffusion osmotisch aktiver Teilchen über die Grenzflächen der ab- und aufsteigenden Gefäße pro Fläche pro Zeit;
L = Gesamtlänge der Gefäßschleife;
x = Abstand vom Beginn der Schleife;
$\dot{V}$ = Blutstromstärke.

Die Konzentrierungsfähigkeit (c_1) des Markes steht somit *ceteris paribus* in umgekehrter Beziehung zur Blutstromstärke, und zwar zu einem Wert der zwischen $\dot{V}$ und $\dot{V}^2$ liegt. Diese aus einem Modell abgeleiteten Wechselbeziehungen zwischen Funktion und Blutstromstärke beherrschten das Interesse bei den Untersuchungen der medullären Hämodynamik. Hieraus ergibt sich auch die Notwendigkeit einer gesonderten Darstellung, wobei an dieser Stelle auf die Funktion des Markes nur soweit eingegangen werden kann, wie es zur Beschreibung der funktionellen Verknüpfung zwischen Hämodynamik und Konzentrierungsfähigkeit erforderlich ist. Eine ausführliche Darstellung der Funktion des Nierenmarkes findet sich in dem Beitrag von WIRZ in diesem Handbuch.

Anatomie der Gefäße im Nierenmark

Neben der klassischen Arbeit von TRUETA, BARCLAY, DANIEL, FRANKLIN und PRICHARD (1948) über die Anordnung der Gefäße im Nierenmark wurden kürzlich von drei Arbeitsgruppen detaillierte Untersuchungen über das medulläre Gefäßsystem veröffentlicht (MOFFAT und FOURMANN 1963, PLAKKE und PFEIFFER 1964, ROLLHÄUSER, KRIZ und HEINKE 1964), die die seit TRUETA, BARCLAY, DANIEL, FRANKLIN und PRICHARD (1948) gültigen Annahmen von Gefäßschleifen im Mark weitgehend revidieren.

Die Gefäße des Nierenmarkes der Warmblüterniere sind fast ausschließlich postglomerulären Ursprungs aus dem Gebiet der inneren Rindenschicht (juxtamedullär). Die efferenten Arteriolen der juxtamedullären Glomerula sind relativ dick, zum Teil entspringen zwei efferente Arteriolen aus diesen Glomerula, von denen eine in ein capilläres System sich aufzweigt, das den Außenstreifen des äußeren Markes versorgt. Der Großteil der efferenten Arteriolen spaltet sich zu parallel verlaufenden Gefäßen auf, den arteriellen Vasa recta, die gebündelt im Bereich des äußeren Markes zum inneren Mark absteigen. Aus diesen Bündeln scheren im Bereich des äußeren Markes Gefäße aus, die ein stark entwickeltes Capillarnetz zwischen den Bündeln versorgen (s. Abb. 11). Nach ROLLHÄUSER, KRIZ und HEINKE (1964) handelt es sich dabei um das dichteste und engmaschigste Capillarnetz der Niere überhaupt. Die in den Bündeln zentralgelegenen Vasa recta gelangen bis zur inneren Markzone und splittern hier in verschiedenen Höhen bis hinab zur Papillenspitze in Capillaren auf. Das Capillarsystem der inneren Markzone ist weniger stark entwickelt und besteht aus längs orientierten Maschen. Dieses elongierte Capillarnetz setzt sich deutlich gegen das dichte, engmaschige

Capillarnetz der äußeren Markzone ab (Abb. 11). Die venösen Vasa recta entstehen entsprechend den Endigungen der arteriellen Vasa recta in den verschiedenen Ebenen des Markes. Sie verlaufen in der äußeren Markzone in den Gefäßbündeln aufwärts in engem Kontakt mit den absteigenden Gefäßen. Ungeklärt ist bis heute die räumliche Anordnung der arteriellen zu den venösen Vasa recta in den Bündeln, sicher scheint es dagegen zu sein, daß es im Gegensatz zu der Auffassung von TRUETA, BARCLAY, DANIEL, FRANKLIN und PRICHARD (1948) keine arteriellen Vasa recta gibt, die ohne in ein Capillarnetz sich zu verzweigen, als venöse Vasa recta wiederaufsteigen. Die Capillargebiete der einzelnen Markzonen kommunizieren wohl an den Grenzschichten, besitzen aber generell eigene zu- und abführende Vasa recta.

Die Vasa recta des Markes, soweit sie elektronenoptisch bei Mäusen und Ratten untersucht wurden, sind ihrem Wandaufbau nach Capillaren, glatte Muskelzellen lassen sich nicht nachweisen (LONGLEY, BANFIELD und BRINDLEY 1960). Der Ausdruck *Arteriole* sollte daher für die absteigenden arteriellen Vasa recta nicht gebraucht werden. Zwischen ab- und aufsteigenden Gefäßen bestehen Unterschiede im Wandaufbau, nach LONGLEY, BAUFELD und BRINDLEY (1960) sind die Wände der absteigenden Gefäße dicker als die porenhaltigen Wände der aufsteigenden Gefäße. Der sichere Nachweis, im histologischen Schnittpräparat ab- und aufsteigende Gefäße zu differenzieren, steht jedoch aus.

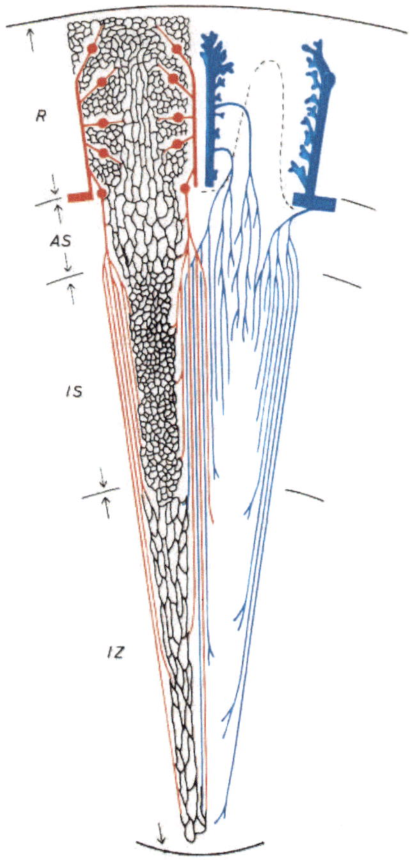

Abb. 11. Schema der feineren Gefäßverteilung in der Rattenniere. Die arteriellen Gefäße sind rot, die venösen blau und die Capillaren schwarz gezeichnet. Im linken Teil des Schemas sind der besseren Übersicht wegen nur die arteriellen Gefäße und die Capillaren, im rechten Teil nur die venösen Gefäße dargestellt; lediglich im mittleren Gefäßbündel sind — entsprechend den tatsächlichen Gegebenheiten — sowohl die arteriellen als auch die venösen Vasa recta des Markes eingetragen, um die Gegenstromanordnung dieser Gefäße hervorzuheben. *R* = Rinde; *AS* Außenstreifen = subcorticale Zone; *IS* Innenstreifen; *IZ* Innenzone = Papillenregion; der Bereich eines Markstrahles ist rechts durch die gestrichelte Linie markiert. (Von ROLLHÄUSER modifiziert nach ROLLHÄUSER, KRIZ und HEINKE 1964)

Die hydrostatischen Drucke in den Gefäßen des Nierenmarks

Der Druckabfall in den Gefäßen des Markes unterscheidet sich von den Verhältnissen in der Nierenrinde. Mikropunktionsmessungen des Druckes in verschiedenen Höhen der Vasa recta von Goldhamsternieren, soweit sie der Mikropunktion zugänglich sind, ergaben in den absteigenden Vasa recta einen Druckabfall von 6,5 mm Hg/mm Gefäßlänge (SCHNERMANN, in: THURAU 1964d). Der Druck an der Papillenspitze beträgt 7,0 mm Hg. Nimmt man für die absteigenden Gefäße im nicht punktierbaren Teil den gleichen Druckabfall an, dann errechnet sich für den Beginn der Vasa recta ein intravasculärer Druck von etwa 50 mm Hg. Ein solch hoher postglomerulärer Druck stimmt mit den anatomischen Befunden überein, daß die efferenten Arteriolen der juxtamedullären Glomerula weiter sind als in den übrigen Abschnitten der Nierenrinde (TRUETA, BARCLAY, DANIEL, FRANKLIN und PRICHARD 1948, ROLLHÄUSER, KRIZ und HEINKE 1964) und daher als Strömungswiderstand weniger wirksam sind. Der postglomeruläre Druckabfall von der Glomerulumcapillare zur peritubulären Capillare ist im Mark über die Gesamtlänge der absteigenden Vasa recta verteilt, im Gegensatz zur Rinde, wo dieser Druckabfall über das kurze Segment der efferenten Arteriole erfolgt. Der Strömungswiderstand der aufsteigenden (venösen) Vasa recta ist bedeutend niedriger. Ob dies auf einem größeren Gefäßdurchmesser oder einer größeren Anzahl paralleler Gefäße beruht, ist nicht bekannt.

Die Anordnung der Vasa recta in Bündeln führt dazu, daß in der äußeren Markzone transmurale Drucke in der Größenordnung von 40 mm Hg zwischen ab- und aufsteigenden Vasa recta bestehen, die eine transmembranale Passage von Flüssigkeit vom ab- in den aufsteigenden Gefäßschenkel verursachen können. Ob ein solcher Flüssigkeitskurzschluß eine Bedeutung am Aufbau des osmotischen Konzentrationsanstieges zur Papillenspitze hin hat, hängt von den Permeabilitätseigenschaften der Vasa recta-Wände ab. Nur eine vorwiegend H_2O-permeable absteigende Gefäßwand könnte zu einer Anreicherung von osmotisch wirksamen Teilchen im Gefäß führen. Mit einer transmembranalen Filtration von Wasser *und* niedermolekularen Teilchen läßt sich zumindest die Erhöhung der Eiweißkonzentration in den Vasa recta auf das Doppelte (ULLRICH, PEHLING und ESPINAR-LAFUENTE 1961, GOTTSCHALK, LASSITER und MYLLE 1962, WILDE, THURAU, SCHNERMANN und PRCHAL 1963) erklären.

Durchblutung des Nierenmarkes

Eine direkte Messung der Blutstromstärke im Markgewebe ist technisch nicht möglich, da es kein gemeinsames zu- oder abführendes Gefäß gibt. Es wurden daher in den letzten Jahren indirekte Methoden entwickelt, die einen Aufschluß über die Blutstromstärke im Mark gestatten. Die ersten quantitativen Untersuchungen über die Hämodynamik im Nierenmark von KRAMER, THURAU und DEETJEN (1960) ergaben, daß die Blutstromstärke in der äußeren und inneren Markzone niedriger als in der Rinde ist. Die Autoren berechneten die lokale Blutstromstärke (I) nach der Gleichung:

$$\text{I (ml/100 g/min)} = \frac{\text{vasculäres Volumen (ml/100 g)}}{\text{mittlere Kreislaufzeit (min)}} \qquad (5)$$

Die niedrige Blutstromstärke der Markzone beruht im wesentlichen auf den verlängerten Kreislaufzeiten und nicht auf einem geringeren Gefäßvolumen pro Gewebseinheit. Farbstoffverdünnungskurven, die nach Injektion eines Farbindicators in die Nierenarterie in den einzelnen Gebieten der Niere lokal gemessen wurden, sind in Abb. 12 wiedergegeben. Die daraus berechneten mittleren Kreislaufzeiten für die Nierenrinde, die äußere und innere Markzone sind in Tabelle 5 zusammen mit den lokalen Blutvolumina eingetragen.

Einige Bemerkungen sind zur Definition dieser mittleren Kreislaufzeiten erforderlich: Der Farbkonzentrationsverlauf wurde mit kleinen Photozellen gemessen, die im Rindengebiet als Reflektometer unter der Nierenkapsel der Oberfläche auflagen. Im Nierenmark erhielt eine Photozelle, die in einem Nierenkelch entweder einer Seite der Papille anlag (innere Markzone) oder im Gewölbe des Calyx gegen die äußere Markzone anlag, Licht von einer Mikrolampe, die an der Spitze einer Injektionskanüle von der Nierenoberfläche so eingestochen wurde, daß das von den Photozellen empfangene Licht nur äußeres oder inneres Markgewebe passierte. Die mittlere Kreislaufzeit der Nierenrinde bezieht sich somit auf die Gefäßstrecke zwischen Injektionsort in die Nierenarterie und der Meßstelle etwa bei 50% der corticalen Capillarstrecke. Bei der Berechnung der Blutstromstärke des inneren Markes müßte theoretisch die Farbstoffverdünnungskurve am Ende der aufsteigenden Vasa recta gemessen werden, wenn in Gl. (5) das relative Blutvolumen dieses Gebietes eingesetzt wird. Eine solche Messung ist technisch jedoch nicht möglich, sondern die dem Mark-anliegende Photozelle mißt die Passage des Farbstoffes sowohl während der Passage durch die absteigenden als auch durch die aufsteigenden Gefäße. Die erhaltene Farbstoffverdünnungskurve stellt daher eine Integration zahlloser Einzelkurven dar, wie sie an jedem Punkt vom Beginn bis zum Ende der Markgefäße theoretisch meßbar sind. Die aus der integrierten Kurve ermittelte mittlere Kreislaufzeit entspricht daher nicht der Kreislaufzeit vom Beginn bis zum Ende der medullären Gefäßstrecke, sondern nur etwa bis zur Hälfte. Für die Berechnung der medullären Blutstromstärke nach Gl. (5) muß daher die Kreislaufzeit aus der integrierten Kurve verdoppelt werden:

$$I_{\text{Inneres Mark}}\ (\text{ml}/100\ \text{g}/\text{min}) = \frac{\text{vasculäres Volumen (ml/100 g)}}{2 \times \text{mittlere Kreislaufzeit (min)}} \tag{6}$$

Die Werte in Tabelle 5 für das innere Mark sind entsprechend korrigiert.

Tabelle 5 enthält außerdem die von THORBURN, KOPALD, HERD, HOLLENBERG, O'MORCHOE und BARGER (1963) am nichtnarkotisierten Hund mit der Krypton^{85}-Auswaschtechnik ermittelten Werte. Die Methode besteht darin, daß Krypton^{85}

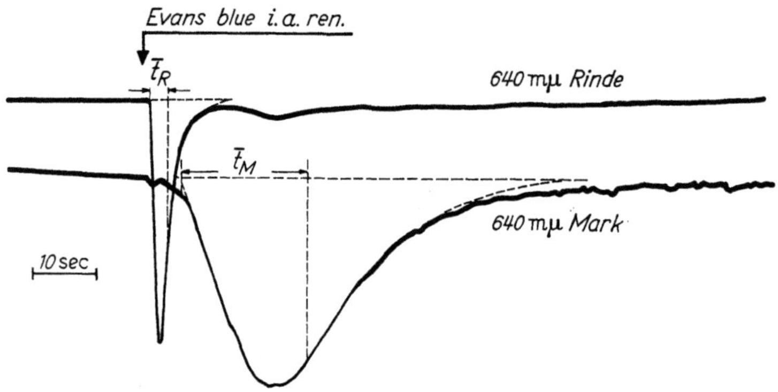

Abb. 12. Farbstoffverdünnungskurve in Nierenrinde und Nierenmark der Hundeniere nach stoßweiser Injektion von Evans-blue in die A renalis (↓). Empfindlichkeit der Photozellen bei 640 mμ. $\bar{t}_R$ = mittlere Kreislaufzeit in der Rinde; $\bar{t}_M$ = mittlere Kreislaufzeit im Mark. (Durchgezeichnete Originalkurve nach KRAMER, THURAU u. DEETJEN 1960)

gelöst in 0,9% NaCl-Lösung über einen Nierenarterienkatheter als Einzelinjektion dem arteriellen Einstrom zugegeben wird. Außerhalb des Körpers wird über der Niere die Abfallkurve der γ-Emission des Kr^{85} mit einem Na-(Tl-)Jodid-Kristallszintillator registriert. Unter der Voraussetzung einer gleichmäßigen Verteilung des Kr^{85} zwischen Blut und Gewebe und der geringen Rezirkulation dieses Indicators ist die Abfallsteilheit der Aktivität über der Niere eine Funktion der Blutstromstärke (I):

$$I\ (\text{ml}/100\ \text{g}/\text{min}) = \frac{k \cdot \lambda \cdot 100}{p} \tag{7}$$

k = Abfallsteilheit der Kurve;
λ = Löslichkeitsverhältnis für Kr^{85} zwischen Blut und Gewebe (Verteilungskoeffizient);
p = Dichte des Gewebes.

Im Gegensatz zu anderen Organen ist die Abfallkurve des Kr^{85} über der Niere nichtexponentiell, sondern besteht aus vier voneinander abgrenzbaren exponentiellen Verläufen, denen unterschiedliche Blutstromstärken in vier abgrenzbaren Gebieten der Niere entsprechen: 1. Rinde, 2. juxtamedullärer Teil der Rinde und des äußeren Markes, 3. inneres Mark und 4. perirenales und hiläres Fettgewebe. Die Methode ermöglicht die Berechnung von Blutstromstärken, solange die Auswaschgeschwindigkeit für Kr^{85} allein von der Durchblutung abhängig ist. Für die äußere und innere Markzone sind die Verhältnisse durch Gegenstromdiffusion des sehr diffusiblen Gases komplizierter. Die ermittelten Werte (s. Tabelle 5) stimmen

Tabelle 5. *Zusammenstellung der Angaben über intrarenale Kreislaufzeiten ($\bar{t}$), vasculäre Volumina (V) und Blutstromstärken (I)*

	Gewicht (% der Gesamtniere)	$\bar{t}$ (min)	V (ml/100 g Gewebe)	V (ml/100 g Niere)	I (ml/100 g Gewebe/min)	I (ml/100 g Niere/min	I (% der Gesamtdurchblutung)	Autor
Rinde	70	0,021 (Plasma)	19,2	13,5	458	321,0	92,5	Kramer et al. (1960)
	75				472	354,0	94,1	Thorburn et al. (1963)
Äußeres Mark	20	0,086 (Plasma)	19,2	3,9	112	22,4	6,5	Deetjen et al. (1964)
	15				132	20,0	5,3	Thorburn et al. (1963)
Inneres Mark	10	0,75* (Plasma)	22,0	2,2	29	2,9	1,0	Kramer et al. (1960)
	10				17	2,0	0,6	Thorburn et al. (1963)
					22			Lilienfield et al. (1961)
Compartment I+II		0,095 (Plasma)		17,3		209,5	96,9	Ochwadt (1964)
		0,073 (Ery.)						Ochwadt (1964)
Compartment III		1,4 (Plasma)		6,1		6,5	3,1	Ochwadt (1964)
		1,1 (Ery.)						Ochwadt (1964)

* Korrigiert nach Formel (6).

jedoch mit den von Kramer, Thurau und Deetjen (1960) mit photoelektrischer Methode berechneten Stromstärken verhältnismäßig gut überein.

Der von Lilienfield, Maganzini und Bauer (1961) in Tabelle 5 enthaltene Wert über die Blutstromstärke in der inneren Markzone wurde in Hundeversuchen aus der Anreicherungsgeschwindigkeit eines mit dem Blut dem Markgewebe zugeführten Plasmaindicators errechnet. Die Nieren wurden zu verschiedenen Zeiten nach Beginn einer arteriellen J^{131}-Infusion entnommen und kältefixiert. In Nierenschnitten aus verschiedenen Zonen wurde danach die J^{131}-Aktivität gemessen. Da aus jeder Niere nur ein Punkt in der Kurve der Anreicherungsgeschwindigkeit erhalten werden kann, lassen sich mit dieser Methode Änderungen der Hämodynamik an einer Niere bei Funktionsänderungen nicht ermitteln.

Schließlich sind in Tabelle 5 Werte der intrarenalen Durchblutungsverteilung und intrarenalen Blutvolumina von Ochwadt (1964) eingetragen, die an isolierten Hundenieren mit der Auswaschtechnik von Cr^{51}-Erythrocyten und J^{131}-Albumin gewonnen wurden. Nach 20 min Perfusion der Niere mit dem Indicatorblut wurde auf Perfusion mit indicatorfreiem Blut umgeschaltet und die Abfallkurve der Aktivität im venösen Blut ermittelt. Aus dem nicht exponentiellen Abfall der Aktivität wurden drei Regionen mit unterschiedlichen Blutstromstärken differenziert und der Nierenrinde, dem juxtamedullären Gebiet und dem Mark zugeordnet.

Unabhängig von der angewandten Methodik zeigen die Ergebnisse übereinstimmend, daß die Blutstromstärke pro Gewichtseinheit in der äußeren und inneren Markzone wesentlich niedriger als in der Nierenrinde ist und daß der Anteil der Markdurchblutung an der Nierengesamtdurchblutung etwa 6—7% ausmacht (Tabelle 5). Die innere Markzone hat in der Niere die niedrigste Blutstromstärke pro Gewichtseinheit, der Anteil an der Gesamtdurchblutung beträgt etwa 1%. Es muß hervorgehoben werden, daß der Begriff der *niedrigen Blutstromstärke im inneren Mark* nur relativ zu den Verhältnissen in der Nierenrinde gilt. Verglichen zur ruhenden Muskulatur ist die Stromstärke pro Gewebseinheit im inneren Mark 15mal höher und immer noch halb so groß wie im Gehirn.

Die relativ niedrige Durchblutung des Markes beruht nicht darauf, daß pro Gewebseinheit weniger Gefäße vorhanden wären, der Anteil des Gefäßvolumens am Gewebe ist im Mark etwa gleichgroß wie in der Rinde (s. Tabelle 5). Die niedrige Blutstromstärke dürfte im wesentlichen Ausdruck eines hohen Strömungswiderstandes, verursacht durch die Länge der Einzelgefäße sein. Beim Hund sind die längsten Vasa recta bis zu 40 mm lang. Die oben erwähnten Befunde über den hydrostatischen Druckverlauf in den Vasa recta zeigen, daß der hohe Strömungswiderstand im Gefäßsystem des Markes fast ausschließlich auf den absteigenden Schenkel der Vasa recta entfällt. Dies stimmt mit Befunden von Meier, Brechtelsbauer und Kramer (1964) überein, die die Strömungsgeschwindigkeiten des ab- und aufsteigenden Blutes in verschiedenen Etagen des Nierenmarkes mit einer verfeinerten photoelektrischen Methode nach Kramer, Thurau und Deetjen (1960) gemessen haben. Danach macht das Volumen der absteigenden Gefäße nur 37% des gesamten medullären Gefäßvolumens aus. Die höchste Plasmageschwindigkeit in den absteigenden Vasa recta beträgt etwa 2 mm/sec, die mittlere Plasmageschwindigkeit für das gesamte Mark 0,65 mm/sec. Bei einer mittleren Länge der Vasa recta im inneren Mark von 20 mm liegt somit die mittlere Passagezeit des Plasmas durch die innere Zone bei 31 sec.

Der hohe Strömungswiderstand in den Vasa recta kann außer durch ihre Länge durch eine Viscositätszunahme des Blutes infolge des Eiweißkonzentrationsanstieges bedingt sein, wie durch Mikropunktionsanalysen (Ullrich, Pehling und Espinar-Lafuente 1961b, Gottschalk, Lassiter und Mylle 1962, Wilde,

THURAU, SCHNERMANN und PRCHAL 1963) und indirekt in Gewebsanalysen gefunden wurde (LASSEN, LONGLEY und LILIENFIELD 1958, BETHGE, OCHWADT und WEBER 1962, ULFENDAHL 1962, YOUNG und WISSING 1964). Eine Quantifizierung des Viscositätseffektes ist durch den Umstand erschwert, daß der Hämatokrit des Vasa recta-Blutes etwa nur die Hälfte desjenigen im peripheren Blut beträgt (THURAU, SUGIURA u. LILIENFIELD 1960, ULLRICH, PEHLING und STÖCKLE 1961) und daß durch die Schrumpfung der Erythrocyten im hyperosmotischen Milieu des Markes unberechenbare Strömungsverhältnisse bestehen.

Im Gegensatz zur Konstanz der Nierendurchblutung nimmt im inneren Mark die Durchblutung bei arterieller Drucksteigerung über 90 mm Hg zu (THURAU und DEETJEN 1962), autoregulative Widerstandsänderungen lassen sich hier nicht nachweisen. Wieweit die äußere Markzone eine Autoregulation besitzt, ist unbekannt. Es ist jedoch wenig wahrscheinlich, daß sich die äußere Markzone anders als die innere Markzone verhält, da die Vasa recta, die beide Zonen versorgen, jeweils den efferenten Arteriolen der juxtamedullären Glomerula entspringen.

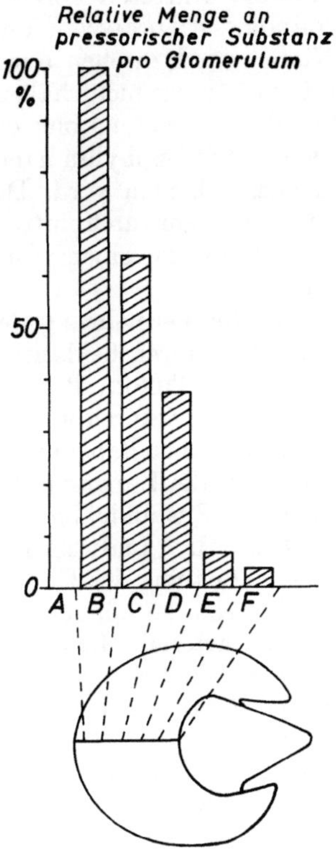

Abb. 13. Corticale Verteilung pressorischer Substanz pro Glomerulum in Prozent der Konzentration in Schicht „B". (Modifiziert nach PEART 1959)

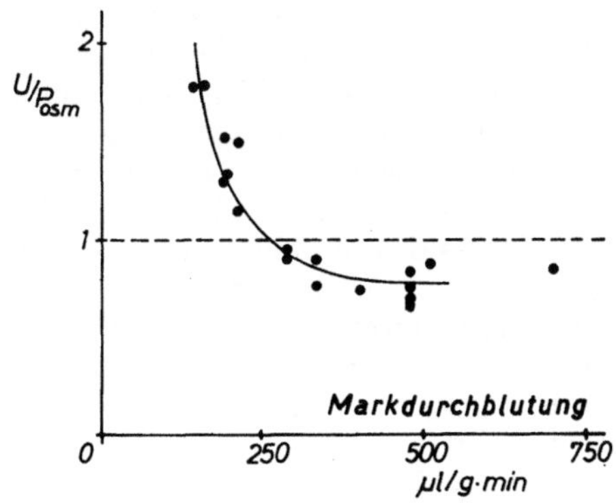

Abb. 14. Osmolales Konzentrationsverhältnis von Urin zu Plasma (U/P_{osm}) in Abhängigkeit von der Markdurchblutung. (Nach THURAU und DEETJEN 1962)

Als Ursache für das abweichende Verhalten der Markdurchblutung kann der Befund von PEART (1959) herangezogen werden, wonach der Reningehalt der juxtaglomerulären Apparate in der tiefsten Rindenschicht unverhältnismäßig niedrig ist (Abb. 13). Damit ist ein indirekter Beweis für den auf S. 59 dargestellten Autoregulationsmechanismus erbracht, der die Beteiligung des Renin-Angiotensinsystems voraussetzt. Die Zunahme der Markdurchblutung bei arteriellen Drucksteigerungen wirkt sich nach Gl. (4) auf das Konzentrierungsvermögen des Gegenstromsystems aus. In Versuchen an Hundenieren wurde diese Beziehung experimentell gesichert (THURAU und DEETJEN 1962). Die Durchblutung der inneren Markzone wurde durch Erhöhung des Nierenperfusionsdruckes gesteigert, während Glomerulumfiltrat und corticale Durchblutung als Ausdruck der Autoregulation konstant blieben. Dabei ergab sich eine hyperbolische Beziehung zwischen Stromstärke im Mark und osmotischem Konzentrierungsvermögen der Niere (Abb. 14). Da die ADH-Aktivität im Plasma in diesen Versuchen konstant war, wurde die Ausscheidung eines hypotonen Harnes bei Blutstromstärken über 300 µl/g/min dahin gedeutet, daß der hypotone Harn aus dem Anfangsteil des distalen Konvolutes bei der Passage durch die Sammelrohre nicht in osmotisches Gleichgewicht mit dem medullären Interstitium getreten ist. Ob beim Menschen eine Erniedrigung der Endharnosmolarität unter den Isotoniepunkt durch eine Steigerung der Markdurchblutung möglich ist, kann nicht entschieden werden. Die Befunde zeigen aber soviel, daß Änderungen des Konzentrierungsvermögens der Niere ohne Änderungen der ADH-Aktivität im Plasma auftreten können.

In gleiche Richtung weisen die Ergebnisse von Buchborn, Anastasakis und Edel (1961), die das Konzentrierungsvermögen der Nieren am Menschen unter dem Einfluß von Euphyllin (Aminophyllin) 0,24—0,48 mg i.v. untersucht haben. Die am Menschen selbst bei hypertoner Mannitoldiurese im Sammelrohr erfolgende Resorption osmotisch freien Wassers (T^cH_2O) wird nach Euphyllin nahezu vollständig aufgehoben, so daß ein isotoner Harn ausgeschieden wird. Die Befunde werden von den Autoren dahin interpretiert, daß die Mehrdurchblutung der Niere nach Euphyllin auch im Nierenmark stattfindet und zu einem Auswaschen des osmotischen Restpools im Markgewebe führt.

Die Verminderung des Konzentrierungsvermögens und die Vermehrung des Harnvolumens bei einer arteriellen Drucksteigerung, ausgelöst durch beidseitige Carotidenabklemmung am Hund (Hungerland 1934, Somlyay, Thron, Petran und Carl (1962), scheint sich nicht allein durch eine vermehrte Markdurchblutung erklären zu lassen. Somlyay, Thron, Petran und Carl (1962) sahen dabei in der Mehrzahl einen Anstieg des Glomerulumfiltrates, womit auch die Zunahme der Na^+-Ausscheidung bei Carotidenabklemmung erklärt wird. Am Zustandekommen der klassischen Druckdiurese, die erstmals von Goll (1854) aus dem Ludwigschen Labor beschrieben wurde, scheinen beide Mechanismen — Zunahme des Glomerulumfiltrates und vermehrte Markdurchblutung — beteiligt sein zu können. Im einzelnen wird es davon abhängig sein, auf welche Weise der arterielle Druck erhöht wird. Im Extremfall, wie bei einer Erhöhung des arteriellen Druckes durch Adrenalin, tritt durch die gleichzeitige renale Vasoconstriction und Filtratabnahme eine Verminderung der Harnausscheidung ein.

Beim Übergang von der Antidiurese zur Wasserdiurese nimmt nach den photoelektrischen Untersuchungen von Thurau, Deetjen und Kramer (1960) an Hundenieren die Durchblutung des inneren Markes zu. In Abb. 15 ist als Maß für die medulläre Blutstromstärke der Reziprokwert der Plasmapassagezeit durch das Mark eingetragen. Die Zunahme der inneren Markdurchblutung um etwa 70% ist in Wirklichkeit eher noch größer, da in Wasserdiurese das vasculäre Volumen, das in der Abb. 15 als konstant angesetzt ist, nach den Untersuchungen von Ulfendahl (1962) eher noch zunimmt. Die Ursache für die vermehrte Durchblutung des inneren Markes ist im einzelnen nicht bekannt. Die Annahme, ADH hätte in physiologischer Konzentration eine vasomotorische Wirkung auf die Vasa recta, ließ sich experimentell nicht nachweisen (Kramer, persönliche Mitteilung). Eine vermehrte vasculäre Stromstärke im inneren Mark kommt möglicherweise dadurch zustande, daß während Wasserdiurese der transmembranale H_2O-Kurzschluß von den ab- in die aufsteigenden Gefäße in den Gefäßbündeln der äußeren Markzone vermindert ist. Solch ein Mechanismus würde den Bluteinstrom in das Mark nicht verändern, sondern nur einen größeren Anteil dieses Einstromes durch das innere Mark leiten. Die stärkere Durchblutung des inneren Markes in der Wasserdiurese begünstigt den Abbau des osmotischen Konzentrationsanstieges im Gewebe zur Papillenspitze. Eine Erniedrigung der osmotischen Konzentration im Markgewebe bis auf Isotonie tritt aber selbst bei stärkster Wasserdiurese nicht ein. Boylan und Asshauer (1962) bestimmten die

Gewebsosmolarität an der Papillenspitze während starker Wasserdiurese mit 458 mosm/kg H_2O bei einer peripheren Plasmaosmolarität von 311 mosm/kg H_2O. LEVITIN, GOODMANN, PIGEON und EPSTEIN (1962) fanden in der Papille 381 mosm/kg H_2O gegenüber 315 mosm/kg H_2O in der Nierenrinde.

Für den Menschen fehlen bisher quantitative Angaben über die Größe der Markdurchblutung. Zur approximativen Berechnung der Markdurchblutung wurde von REUBI (1960) und SELKURT (1963) die nicht vom PAH extrahierte Fraktion des Nierenvenenblutes herangezogen. Diese Berechnung gründet sich auf die Vorstellung, daß die Tubuluszellen des Nierenmarkes die PAH nicht in den

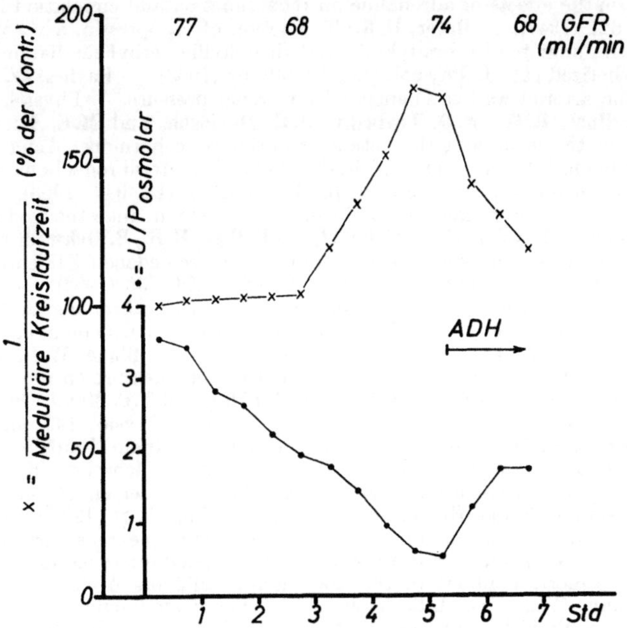

Abb. 15. Verhalten der Markdurchblutung (berechnet als Reziprokwert der Kreislaufzeit) bei Erzeugung einer Wasserdiurese und deren Hemmung durch ADH. (Modifiziert nach THURAU, DEETJEN und KRAMER 1960)

Tubulusharn sezernieren, so daß das Mark mit arterieller PAH-Konzentration durchströmt wird. Bei einer renalen Extraktion der PAH von 0,90 würde der medulläre Anteil an der Gesamtplasmadurchströmung 10% betragen. Die Verhältnisse sind jedoch komplizierter. SCHNERMANN und THURAU (1965) haben in Mikropunktionsversuchen festgestellt, daß die PAH-Konzentration im Vasa recta-Blut an der Papillenspitze im Mittel achtmal höher als im arteriellen Plasma ist, was durch einen kontinuierlichen Konzentrationsanstieg in den Gefäßen von der Basis zur Spitze des Markes erfolgt. Als Ursache des PAH-Konzentrationsanstieges wird eine Rückdiffusion von PAH aus den Henleschen Schleifen und den Sammelrohren in die Vasa recta mit PAH-Gegenstromdiffusion angenommen. Die PAH-Menge, die dem Markblut über die Rückdiffusion zugeführt wird, wurde mit 4% der insgesamt der Niere mit dem arteriellen Blut zugeführten PAH-Menge berechnet. Dieser Wert wird kleiner bei Diurese, da die PAH-Konzentrationen in den Henleschen Schleifen und in den Sammelrohren dabei erniedrigt sind.

Diese Befunde vermehren die Interpretationsmöglichkeiten für Änderungen der renalen PAH-Extraktion, die man weder allein zur Beweisführung arteriovenöser Shuntgefäße, noch allein zur Bestimmung der Markdurchblutung noch allein zur Berechnung rückdiffundierter PAH benutzen kann.

Literatur

Ahlquist, R.P., J.P. Taylor, C.W. Rawson, and V.L. Sydow: Comperative effects of epinephrine and levarterenol in intact anaesthetized dogs. J. Pharmacol. exp. Ther. **110**, 352 (1954). — **Åström, A., J. Crafoord, and U. Samelius-Broberg:** Vasoconstrictor action of acetylcholine on kidney blood vessels. Acta physiol. scand. **61**, 159 (1964). — **Aviado, D.M., A.L. Wnuck, and E.J. de Beer:** The effect of sympathomimetic drugs on renal vessels. J. Pharmacol. exp. Ther. **124**, 238 (1958).

Bálint, P. u. A. Fekete: Das Verhalten des Minutenvolumens und der Nierendurchblutung bei stagnierender Hypoxie. Pflügers Arch. ges. Physiol. **270**, 575 (1960). — **Bálint, P., A. Fekete, and I. Forgács:** Quantitative considerations on the storage of clearance substances in the kidney. Clin. Sci. **26**, 345 (1964). — **Barclay, J.A., W.T. Cooke, and R.A. Kenney:** Observations on the effects of adrenaline on renal function and circulation in man. Amer. J. Physiol. **151**, 621 (1947). — **Barer, G.R.:** The action of vasopressin, a vasopressin analogue (PLV_2) oxytocin, angiotensin, bradykinin and theophylline ethylene diamine on renal blood flow in anaesthetized cat. J. Physiol. (Lond.) **169**, 62 (1963). — **Bayliss, W.M.:** On the local reactions of the arterial wall to changes of intrarenal pressure. J. Physiol. (Lond.) **28**, 220 (1902). — **Berliner, R.W., N.G. Levinsky, D.G. Davidson, and M.E. Eden:** Dilution and concentration of the urine and the action of antidiuretic hormone. Amer. J. Med. **24**, 72 (1958). — **Bermann, L.B., K. Önen, and G. Chrisholm:** Unilateral renal hemodynamic changes with hypertonic mannitol. Proc. Soc. exp. Biol. (N.Y.) **113**, 949 (1963). — **Berne, R.M.:** Hemodynamics and sodium excretion of denervated kidney in anaesthetized and unanaesthetized dogs. Amer. J. Physiol. **171**, 148 (1952). — **Bethge, H.B., B. Ochwadt u. R. Weber:** Der scheinbare Verteilungsraum von 131-J Albumin in verschiedenen Schichten der Niere bei Diurese und Antidiurese. Pflügers Arch. ges. Physiol. **276**, 236 (1962). — **Birkeland, S., A. Vogt, J. Krog, and C. Semb:** Renal circulatory occlusion and local cooling. J. Appl. Physiol. **14**, 227 (1959). — **Blackmoore, W.P.:** Effect of serotonin on renal hemodynamics and sodium excretion in the dog. Amer. J. Physiol. **193**, 639 (1958). — **Blake, W.D., R. Wégria, R.P. Keating, and H.P. Ward:** Effect of increased renal venous pressure on renal function. Amer. J. Physiol. **157**, 1 (1949). — **Block, A.M., K.G. Wakim, and F.C. Mann:** Circulation through the kidney during stimulation of the renal nerves. Amer. J. Physiol. **169**, 659 (1952). — **Bock, K.D. u. H.J. Krecke:** Die Wirkung von synthetischem Hypertenin II auf die PAH- und Inulin-Clearance, die renale Hämodynamik und die Diurese beim Menschen. Klin. Wschr. **36**, 69 (1958). — **Bohle, A.:** Kritischer Beitrag zur Morphologie einer endokrinen Nierenfunktion und deren Bedeutung für den Hochdruck. Arch. Kreisl.-Forsch. **20**, 193 (1954). — **Boijsen, E.:** Angiographic studies of the anatomy of single and multiple renal arteries. Acta radiol. (Stockh.) Suppl. 183 (1959). — **Boylan, J.W., and E. Asshauer:** Depletion and restoration of the medullary osmotic gradient in the dog kidney. Pflügers Arch. ges. Physiol. **276**, 99 (1962). — **Braun, W.E., and L.S. Lilienfield:** Renal hemodynamic effects of hypertonic mannitol infusion. Proc. Soc. exp. Biol. (N.Y.) **114**, 1 (1963). — **Bricker, N.S., W.R. Guild, J.B. Reardan, and J.P. Merrill:** Studies of the functional capacity of a denervated homotransplanted kidney in an identical twin with parallel observation in the donor. J. clin. Invest. **35**, 1364 (1956). — **Brodwall, E.K.:** A study of renal function in orthostatic hypotension. Circulation **21**, 38 (1960). — **Brun, C., C. Crone, H.G. Davidsen, J. Fabricius, T. Hansen, N.A. Lassen, and O. Munck:** Renal interstitial pressure in normal and in anuric man: Based on wedged renal vein pressure. Proc. Soc. exp. Biol. (N.Y.) **91**, 199 (1956). — **Brun, C., E.O.E. Knudson, and F. Raaschou:** Glomerular dynamics in the passive erect posture. Acta med. scand. **122**, 332 (1945). — **Buchborn, E.:** Zur Abgrenzung des Begriffes der „Schockniere“ im Rahmen des akuten Nierenversagens. In: Akutes Nierenversagen. Stuttgart: Georg Thieme 1962. — **Buchborn, E., S. Anastasaki u. H. Edel:** Zum Wirkungsmechanismus des Euphyllin als Diureticum. Klin. Wschr. **39**, 748 (1961). — **Bucher, O. u. E. Reale:** Zur elektronenmikroskopischen Untersuchung der juxtaglomerulären Spezialeinrichtungen der Niere. II. Über die Macula densa des Mittelstückes. Z. mikr.-anat. Forsch. **67**, 514 (1961). ~ Zur elektronenmikroskopischen Untersuchung der juxtaglomerulären Spezialreinrichtungen der Niere. III. Die epitheloiden Zellen der Arteriola afferens. Z. Zellforsch. **56**, 344 (1962). — **Bülbring, E.:** Correlation between membrane potential, spike discharges and tension in smooth muscle. J. Physiol. (Lond.) **128**, 200 (1955). — **Burn, J.H., and D.E. Hutcheon:** Action of noradrenaline. Brit. J. Pharmacol. **4**, 373 (1949).

Cargill, W.H., and J.B. Hickam: The oxygen consumption of the normal and the diseased human kidney. J. clin. Invest. **28**, 526 (1949). — **Celander, O.:** Range of control exercised by the sympathico-adrenal system. Acta physiol. scand. **32**, Suppl. 116 (1954). — **Chinard, F.P., T. Enns, and M.F. Nolan:** Arterial hematocrit and separation of cells and plasma in the dog kidney. Amer. J. Physiol. **207**, 128 (1964). — **Corcoran, A.C., and I.H. Page:** Renal hemodynamic effects of adrenaline and "Isuprel". Proc. Soc. exp. Biol. (N.Y.) **66**, 148 (1947). — **Cortney, M.A. W. Nagel, and K. Thurau:** Early distal Na^+-concentration in the rat nephron at various perfusion rates of the loop of Henle. Pflügers Arch. ges. Physiol. (in press). — **Crosley, A.P., C. Castillo,** and **G.G. Rowe:** The relationship of renal oxygen consumption to renal function and weight in individuals with normal and diseased kidneys. J. clin. Invest. **40**, 836 (1961).

Deetjen, P., H. Brechtelsbauer u. **K. Kramer:** Hämodynamik des Nierenmarkes. III. Mitt. Farbstoffpassagezeiten in äußerer Markzone und V. renalis. Die Durchblutungsverteilung in der Niere. Pflügers Arch. ges. Physiol. **279**, 281 (1964). — **Deetjen, P.** u. **K. Kramer:** Die Abhängigkeit des O_2-Verbrauches der Niere von der Na^+-Rückresorption. Pflügers Arch. ges. Physiol. **273**, 636 (1961). — **Dörner, J.:** Vergleichende Untersuchungen über die Kreislaufwirkungen des Adrenalins und des Arterenols im Tierexperiment. Arch. Kreisl.-Forsch. **21**, 88 (1954). — **Dole, V.P., K. Emerson, R.A. Philips, P. Hamilton,** and **D.D. van Slyke:** The renal extraction of oxygen in experimental shock. Amer. J. Physiol. **145**, 337 (1946). — **Dunihue, F.W.:** Effect of cellophane perinephritis on the granular cells of the juxtaglomerular apparatus. Arch. Path. **32**, 211 (1941). — **Dutz, H.** u. **G. Kretzschmar:** Die Veränderungen in der Funktion beider Nieren nach einseitiger vollständiger Ischämie. Z. ges. exp. Med. **123**, 497 (1954).

Edvall, C.A.: Influence of ureteral obstruction (hydronephrosis) on renal function in man. J. appl. Physiol. **14**, 855 (1959). — **Eggleton, M.G., J.R. Pappenheimer,** and **F.R. Winton:** The influence of diuretics on the osmotic work done and on the efficiency of the isolated kidney of the dog. J. Physiol. (Lond.) **97**, 363 (1940). — **Eisner, G.M., L.M. Slotkoff,** and **L.S. Lilienfield:** Sodium reabsorption and oxygen consumption in the human kidney. Proc. II. Intern. Congr. Nephrology, p. 118. Amsterdam-NewYork-London-Milano-Tokyo: Excerpta Med. Fd. 1964. — **Emanuel, D.A., J. Scott, R. Collins,** and **F.J. Haddy:** Local effect of serotonin on renal vascular resistance and urine flow rate. Amer. J. Physiol. **196**, 1122 (1959). — **Emery, E.W., A.M. Gowenlock, A.G. Riddel,** and **D.A.K. Black:** Intrarenal variations in hematokrit. Clin. Sci. 18, 205 (1959). — **Engelhorn, R.:** Aktionspotentiale der Nierennerven. Naunyn-Schmiedebergs Arch. exp. Path. Pharmak. **231**, 219 (1957). — **Enger, R., H. Gerstner** u. **H. Sarre:** Die Abhängigkeit der Nierendurchblutung vom Ureterdruck. Zbl. inn. Med. **58**, 865 (1937).

Fajers, C.M.: On the effect of brief unilateral renal ischemia. Acta path. microbiol. scand., Suppl. 106 (1955). — **Forster, R.P.,** and **J.P. Maes:** Effects of experimental neurogenic hypertension on renal blood flow and glomerular filtration rates in intact denervated kidneys of unanesthetized rabbits with adrenal glands demedullated. Amer. J. Physiol. **150**, 534 (1947). — **Franklin, K.J., L.E. McGee,** and **E.A. Ullmann:** Effects of severe asphyxia on the kidney and urine flow. J. Physiol. (Lond.) **112**, 43 (1951). — **Friedman, S.M., R.L. Johnson,** and **C.L. Friedman:** The pattern of recovery of renal function following renal artery occlusion in the dog. Circulat. Res. **2**, 231 (1954).

Giebisch, G., R.M. Klose, and **E.E. Windhager:** Micropuncture study of hypertonic sodium chloride loading in the rat. Amer. J. Physiol. **206**, 687 (1964). — **Gilmore, J.P.:** Influence of tissue pressure on renal blood flow autoregulation Amer. J. Physiol. **206**, 707 (1964a). ~ Contribution of baroreceptors to the control of renal function. Circulat. Res. **14**, 301 (1964b). — **Glaser, H., D. Laszlo** u. **A. Schürmeyer:** Über Durchblutung und Energieumsatz der Niere. Klin. Wschr. **12**, 138 (1933). — **Goll, F.:** Über die Abhängigkeit der Wasserabsonderung von dem Aortendruck. Z. nat. Med., N.F. **4**, 86 (1854). — **Gomez, D.M.:** Evaluation of renal resistance, with special reference to changes in essential hypertension. J. clin. Invest. **30**, 1143 (1951). — **Goodyer, A.V.N.,** and **W.W.L. Glenn:** Relation of arterial pulse pressure to renal function. Amer. J. Physiol. **167**, 689 (1951). — **Goormaghtigh, N.:** L'appareil neuro-myoartériel juxtaglomérulaire du rein: ses reactions en pathologie et ses rapports avec le tube urinifère. C.R. Soc. Biol. (Paris) **124**, 293 (1937). — **Goormaghtigh, N.:** Facts in favour of an endocrine function of the renal arterioles. J. Path. Bact. **57**, 392 (1945). — **Gottschalk, C.W.:** A comparative study of renal interstitial pressure. Amer. J. Physiol. **169**, 180 (1952). — **Gottschalk, C.W., W.E. Lassiter,** and **M. Mylle:** Studies of the composition of vasa recta plasma in the hamster kidney. Excerpta med. (Amst.) **47**, 375 (1962). — **Gottschalk, C.W.,** and **M. Mylle:** Micropuncture study of pressures in proximal tubules and peritubular capillaries of the rat kidney and their relation to ureteral and renal venous pressures. Amer. J. Physiol. **185**, 430 (1956). ~ Micropuncture study of pressures in proximal and distal tubules and peritubular capillaries of the rat kidney during osmotic diuresis. Amer. J. Physiol. **189**, 323 (1957). ~ Micropuncture study of mammalian urinary concentration mechanism, evidence for the counter-current hypothesis. Amer. J. Physiol. **196**, 927 (1959). — **Gregg, D.E.:** Hämodynamische Faktoren im Schock. In: Schock — Pathogenese und Therapie, S. 57. Berlin-Göttingen-Heidelberg: Springer 1962. — **Grupp, G.** u. **H. Heimpel:** Zum Problem der „reaktiven Hyperämie“ der Niere. Pflügers Arch. ges. Physiol. **267**, 426 (1958). — **Grupp, G., H. Heimpel** u. **K. Hierholzer:** Über die Autoregulation der Nierendurchblutung. Pflügers Arch. ges. Physiol. **269**, 149 (1959). — **Guyton, A.C., J.B. Langstone,** and **G. Navar:** Theory for renal autoregulation by feedback of the juxtaglomerular apparatus. Circulat. Rec. **15**, Suppl. I, 187 (1964).

Hafferl, A.: Lehrbuch der topographischen Anatomie. Berlin-Göttingen-Heidelberg: Springer 1957. — **Hammersen, F. u. J. Staubesand:** Arterien und Kapillaren des menschlichen Nierenbeckens mit besonderer Berücksichtigung der sog. Spiralarterien. Z. Anat. Entwickl.-Gesch. **122**, 314 (1961). — **Hartroft, P.M.:** Juxtaglomerular cells. Circulat. Res. **12**, 525 (1963). — **Harvey, R.B.:** Vascular resistance changes produced by hyperosmotic solutions. Amer. J. Physiol. **199**, 31 (1960). — **Heidenreich, O., P. Keller u. Y. Kook:** Die Wirkung von Bradykinin und Kallidin auf die Nierenfunktion des Hundes. Naunyn-Schmiedebergs Arch. exp. Path. Pharmak. **247**, 243 (1964). — **Heidland, A., K. Klütsch u. F. Suzuki:** Nierenhämodynamik und Elektrolytausscheidung in Orthostase. Verh. dtsch. Ges. inn. Med. **70**, 674 (1964). — **Hess, R., and F. Gross:** Glucose-6-phosphate dehydrogenase and renin in kidneys of hypertensive or adrenalectomized rats. Amer. J. Physiol. **197**, 869 (1959). — **Hinshaw, L.B., S.B. Day, and C.H. Carlson:** Tissue pressure as a causal factor in the autoregulation of blood flow in the isolated perfused kidney. Amer. J. Physiol. **197**, 309 (1959). — **Hinshaw, L.B., R.D. Flaig, C.H. Carlson, and N.K. Thuong:** Pre- and postglomerular resistance changes in the isolated perfused kidney. Amer. J. Physiol. **199**, 923 (1960). — **Hoff, E.C., J.F. Kell jr., N. Hastings, D.M. Sholes, and E.H. Gray:** Vasomotor, cellular and functional changes produced in the kidney by brain stimulation. J. Neurophysiol. **14**, 317 (1951). — **Hou-Jensen, H.H.:** Die Verästelung der A. renalis in der Niere des Menschen. Z. Anat. Entwickl.-Gesch. **91**, 1 (1930). — **Houck, C.R.:** Alteration of renal hemodynamics and function in separate kidneys during stimulation of the renal artery nerves in dogs. Amer. J. Physiol. **167**, 523 (1951). — **Hungerland, H.:** Änderung der Harnzusammensetzung nach Abklemmung der Arteriae carot. communes. Naunyn-Schmiedebergs Arch. exp. Path. Pharmak. **176**, 306 (1934).

Kiil, F., and K. Aukland: Renal concentration mechanism and hemodynamics at increased ureteral pressure during osmotic and saline diuresis. Scand. J. clin. Lab. Invest. **13**, 276 (1961). — **Kiil, F., K. Aukland, and H.E. Refsum:** Renal sodium transport and oxygen consumption. Amer. J. Physiol. **201**, 511 (1961). — **Korner, P.I.:** Renal blood flow, glomerular filtration rate, renal PAH extraction ratio, and the role of the renal vasomotor nerves in the unanaesthetized rabbit. Circulat. Res. **12**, 353 (1963a). ~ Effects of low oxygen and of carbon monoxide on the renal circulation in unanaesthetized rabbits. Circulat. Res. **12**, 361 (1963b). — **Kramer, K.:** Zur Vasomotorik des intrarenalen Kreislaufes. Marburger Sitzungsber. **75**, 26 (1952). ~ Die Stellung der Niere im Gesamtkreislauf. Verh. dtsch. Ges. inn. Med. **65**, 225 (1959). — **Kramer, K. u. P. Deetjen:** Beziehungen des O_2-Verbrauches der Niere zu Durchblutung und Glomerulusfiltrat bei Änderung des arteriellen Druckes. Pflügers Arch. ges. Physiol. **271**, 782 (1960). — **Kramer, K., O. Munck, N.A. Lassen, and P. Deetjen:** Evidence against renal hypoxia in acute haemorrhagic shock. Pflügers Arch. ges. Physiol. **274**, 356 (1962). — **Kramer, K., K. Thurau u. P. Deetjen:** Hämodynamik des Nierenmarks. I. Mitt. Pflügers Arch. ges. Physiol. **270**, 251 (1960). — **Kramer, K. u. K.J. Ullrich:** O_2-Sättigung und Hb-Gehalt des Kapillarblutes der Nierenrinde. Pflügers Arch. ges. Physiol. **267**, 251 (1958). — **Kramer, K., and F. R. Winton:** The influence of urea and of change in aterial pressure on the O_2 consumption of the isolated kidney of the dog. J. Physiol. (Lond.) **96**, 87 (1939). — **Kubicek, W. G., F. J. Kottke, D. J. Laker, and M.B. Visscher:** Renal function during arterial hypertension produced by chronic splanchnic nerve stimulation in the dog. Amer. J. Physiol. **174**, 397 (1953). — **Kügelgen, A.v. u. B. Braunger:** Quantitative Untersuchungen über Kapillaren und Tubuli der Hundeniere. Z. Zellforsch. **57**, 766 (1962). — **Kügelgen, A.v. u. H. Greinemann:** Die Klappen in den menschlichen Nierenvenen besonders an der Mündung der Nierenbeckenvenen. Z. Zellforsch. **47**, 648 (1958). — **Kügelgen, A.v., B. Kuhlo, W. Kuhlo u. K.J. Otto:** Die Gefäßarchitektur der Niere. Untersuchungen an der Hundeniere. Stuttgart: Georg Thieme 1959. — **Kügelgen, A.v. u. E. Passarge:** Das Nierenbeckengefäßsystem als extraglomerulärer Blutweg. Z. Anat. Entwickl.-Gesch. **122**, 86 (1960).

Lassen, N.A., J.B. Longley, and L.S. Lilienfield: Concentration of albumin in renal papilla. Science **128**, 720 (1958). — **Lassen, N.A., O. Munck, and J.H. Thaysen:** Oxygen consumption and sodium reabsorption in the kidney. Acta physiol. scand. **51**, 371 (1961). — **Lassiter, W.E., M. Mylle, and C.W. Gottschalk:** Net transtubular movement of water and urea in saline diuresis. Amer. J. Physiol. **206**, 669 (1964). — **Latta, H., and A.B. Maunsbach:** The juxtaglomerular apparatus as studied electron microscopically. J. Ultrastruct. Res. **6**, 547 (1962). — **Lever, A.F., and W.S. Peart:** Renin and angiotensin-like activity in renal lymph. J. Physiol. (Lond.) **160**, 548 (1962). — **Levitin, H., A. Goodman, G. Pigeon, and F.E. Epstein:** Composition of the renal medulla during water diuresis. J. clin. Invest. **41**, 1145 (1962). — **Lilienfield, L.S., H.C. Maganzini, and M.H. Bauer:** Blood flow in the renal medulla. Circulat. Res. **9**, 614 (1961). — **Lilienfield, L.S., and J.C. Rose:** Effect of blood pressure alterations on intrarenal red cell—plasma separation. J. clin. Invest. **37**, 1106 (1958). — **Lilienfield, L.S., J.C. Rose, and N.A. Lassen:** Diverse distribution of red cells and albumin in dog kidney. Circulat. Res. **6**, 810 (1958). — **Lilienfield, L.S., J.C. Rose, and F.A. Porfido:** Evidence for a red cell shunting mechanism in the kidney. Circulat. Rec. **5**, 64 (1957). — **Lochner, W. u. B. Ochwadt:** Über die Beziehung zwischen arteriellem Druck, Durchblutung, Durchflußzeit und Blutfüllung an der isolierten Hundeniere. Pflügers Arch. ges. Physiol. **258**, 275 (1954). — **Longley, J.B., W.G. Banfield,** and **D.C. Brindley:** Structure of the rete mirabile in the kidney of the rat as seen with the electron microscope. J. biophys. biochem. Cytol. **7**, 103 (1960).

Marson, F.G.: Effect of noradrenaline on urine and renal blood flow. Brit. J. Pharmacol. **11**, 431 (1956). — **Mehrizi, A.,** and **W.F. Hamilton:** Effect of levarterenol on renal blood flow and vascular volume in dogs. Amer. J. Physiol. **197**, 1115 (1959). — **Meier, M., H. Brechtelsbauer** u. **K. Kramer:** Hämodynamik des Nierenmarks. IV. Mitteilung: Farbstoffverdünnungskurven in verschiedenen Abschnitten des Nierenmarks. Pflügers Arch. ges. Physiol. **279**, 294 (1964). — **Mertz, D.P.:** Renotrope Wirkungen von synthetischem Bradykinin. Naunyn-Schmiedebergs Arch. exp. Path. Pharmak. **244**, 405 (1963). ~ Über die Wirkung von synthetischem Eledoisin auf die Nierenfunktion, den Wasser- und Elektrolythaushalt beim Menschen. Naunyn-Schmiedebergs Arch. exp. Path. Pharmak. **246**, 338 (1964). — **Miles, B.E., M.G. Venton,** and **H.E. de Wardener:** Observations on the mechanism of circulatory autoregulation in the perfused dog's kidney. J. Physiol. (Lond.) **123**, 143 (1954). — **Miles, B.E.,** and **H.E. de Wardener:** Intrarenal pressure. J. Physiol. (Lond.) **123**, 131 (1954). — **Moffat, D.B.,** and **J. Fourman:** The vascular pattern of the rat kidney. J. Anat. (Lond.) **97**, 543 (1963). ~ Observation on the fine blood vessels of the kidney. Symp. zool. Soc. Lond. **11**, 57 (1964a). ~ Ectopic glomeruli in the human and animal kidney. Anat. Rec. **149**, 1 (1964b). — **Munck, O., N.A. Lassen, P. Deetjen,** and **K. Kramer:** Evidence against renal hypoxia in acute haemorrhagic shock. Pflügers Arch. ges. Physiol. **274**, 356 (1962).

Nahmod, V.E., and **A. Lanari:** Abolition of autoregulation of renal blood flow by acetylcholine. Amer. J. Physiol. **207**, 123 (1964). — **Nakano, J.,** and **C. de Schryver:** Effect of changes in carotid sinus pulse pressure on catecholamine blood levels. Amer. J. Physiol. **204**, 467 (1963). — **Nash, F.D.,** and **E.E. Selkurt:** Effects of elevated ureteral pressure on renal blood flow. Circulat. Res. **14**, Suppl. I, 142 (1964). — **Neely, W.A.,** and **M.D. Turner:** The effect of arterial, venous and arterio-venous occlusion on renal blood flow. Surg. Gynec. Obstet. **108**, 669 (1959).

Ochwadt, B.: Zur Selbststeuerung des Nierenkreislaufes. Pflügers Arch. ges. Physiol. **262**, 207 (1956). ~ Durchflußzeiten von Plasma und Erythrocyten, intrarenaler Hämatokrit und Widerstandsregulation der isolierten Niere. Pflügers Arch. ges. Physiol. **265**, 112 (1957). ~ The measurement of intrarenal blood flow distribution by wash-out technique. Proc. II. Intern. Congr. Nephrol. Excerpta Med. Fd. Amsterdam 1964, p. 62. — **Okino, H.,** and **M.P. Spencer:** Analysis of the dynamic pressure flow relationship in renal artery. Fed. Proc. **20**, 109 (1961). — **Olsson, O.,** and **M. Wholey:** Vascular abnormalities in gross anomalies of kidneys. Acta radiol. (Stockh.) **2**, 420 (1964).

Pappenheiner, J.R.: Über die Permeabilität der Glomerulummembranen in der Niere. Klin. Wschr. **33**, 362 (1955). — **Pappenheimer, J.R.,** and **W.B. Kinter:** Hematocrit ratio of blood within mammalian kidney and its significance for renal hemodynamics. Amer. J. Physiol. **185**, 377 (1956). — **Passow, H., H. Schniewind** u. **C. Weiss:** Die Wirkung von 5-Hydroxytryptamin auf das Gefäßsystem der isolierten Rattennieren. Naunyn-Schmiedebergs Arch. exp. Path. Pharmak. **240**, 179 (1960). — **Peart, W.S.:** Renin und hypertension. Ergebn. Physiol. **50**, 409 (1959). — **Perlmutt, J.H.:** Reflex antidiuresis after occlusion of common carotid arteries in hydrated dogs. Amer. J. Physiol. **204**, 197 (1963). — **Peter, K.:** Untersuchungen über Bau und Entwicklung der Niere. Jena 1909 u. 1927. — **Peters, G.,** and **H. Brunner:** Mannitol diuresis in hemorrhagic hypotension. Amer. J. Physiol. **204**, 555 (1963). — **Phillips, R.A.,** and **P.B. Hamilton:** Effect of 20, 60 and 120 minutes of renal ischemia on glomerular and tubular function. Amer. J. Physiol. **152**, 523 (1948). — **Pinter, G.G., C.C.C. O'Morchoe,** and **R.S. Sikand:** Effect of acetylcholine on urinary electrolyte excretion. Amer. J. Physiol. **207**, 979 (1964). — **Plakke, R.K.,** and **E.W. Pfeiffer:** Blood vessels of the mammalian renal medulla. Science **146**, 1683 (1964).

Reubi, F.: Nierenkrankheiten. Bern u. Stuttgart: Hans Huber 1960. — **Rhodin, J.A.G.:** Fine structure of the nephron. In: Glomeruläre und tubuläre Nierenerkrankungen. Stuttgart: Georg Thieme 1962. — **Ritter, E.R.:** Pressure flow relations in the kidney. Alleged effects of pulse pressure. Amer. J. Physiol. **168**, 480 (1952). — **Rollhäuser, H., W. Kriz** u. **W. Heinke:** Das Gefäßsystem der Rattenniere. Z. Zellforsch. **64**, 381 (1964). — **Roof, B.S., H.D. Lauson, S.T. Bella,** and **H.A. Eder:** Recovering of glomerular and tubular function, including PAH-extraction, following two hours of renal artery occlusion in the dog. Amer. J. Physiol. **166**, 666 (1951). — **Ruyter, J.H.C.:** Über einen merkwürdigen Abschnitt der vasa afferentia der Mäuseniere. Z. Zellforsch. **2**, 242 (1925).

Sarre, H. u. **E. Ansorge:** Über die reaktive Hyperämie der Niere. Pflügers Arch. ges. Physiol. **242**, 79 (1939). — **Schirmeister, J., L. Schmidt** u. **H.D. Söling:** Die renale Extraktion verschiedener Clearance-Substanzen beim Hund während maximal erhöhtem Ureterdruck. Naunyn-Schmiedebergs Arch. exp. Path. Pharmak. **237**, 473 (1959). ~ Über die Autoregulation des Glomerulumfiltrates bei intratubulärem Druckanstieg am Hund. Klin. Wschr. **40**, 884 (1962). — **Schnermann, J., W. Nagel** u. **K. Thurau:** Die frühdistale Natriumkonzentration in Rattennieren nach renaler Ischämie und hämorrhagischer Hypotenison. Pflügers Arch. ges. Physiol. **287**, 296 (1966). — **Schnermann, J.,** u. **K. Thurau:** Mikropunktionsversuche zum Verhalten der PAH-Konzentration im Vasa recta-Blut der Goldhamsterniere. Pflügers Arch. ges. Physiol. **283**, 171 (1965). — **Schröder, R.:** Die Beeinflussung der Angiotensinwirkung auf die renale Elektrolyt- und Wasserausscheidung durch Aldosteronvorbehandlung. Klin. Wschr. **41**, 620 (1963). — **Selkurt, E.E.:** Comparison of renal clearance with direct renal flow under control conditions and following renal ischemia. Amer. J. Physiol. **145**, 376 (1946). ~ Effect of pulse pressure and mean arterial pressure modification on renal hemodynamics and electrolyte and water excretion. Circulation **4**, 541 (1951). ~ Nierendurchblutung und renale Clearance bei Blutverlust und im hämorrhagischen Schock. In: Schock-Pathogenese und Therapie, S. 162. Berlin-Göttingen-Heidelberg: Springer 1962. ~ The renal circulation. Handbook of Physiology, Circ. II, 1457 (1963). — **Selkurt, E.E., M.J. Elpers, I. Womack,** and **W.N. Dailey:** Effect of ureteral blockade on renal blood flow and urinary concentrating ability. Amer. J. Physiol. **205**, 286 (1963). — **Selkurt, E.E., P.W. Hall,** and **M.P. Spencer:** Influence of graded arterial pressure decrement on renal clearance of creatinine, PAH and sodium. Amer. J. Physiol. **159**, 369 (1949). — **Semple, S.J.G.,** and **H.E. de Wardener:** Effect of increased renal venous pressure on circulatory autoregulation of isolated dog kidneys. Circulat. Res. **7**, 643 (1959). — **Shave, L.:** Effect of increased ureteral pressure on renal function. Amer. J. Physiol. **168**, 97 (1952). — **Shipley, R.E.,** and **R.S. Study:** Changes in renal blood flow, extraction of inulin, glomerular filtration rate, tissue pressure and urine flow with acute alterations of renal artery blood pressure. Amer. J. Physiol. **167**, 676 (1951). — **Slyke, D.D. van, C.P. Rhoads, A. Hiller,** and **A.S. Alving:** Relationships between urea excretion, renal blood flow, renal oxygen consumption, and diuresis. Amer. J. Physiol. **109**, 336 (1934). — **Smith, H.W.:** The kidney. Structure and function in health and disease. New York: Oxford Univ. Press 1951. — **Somlyay, L., H.L. Thron, K. Petran** u. **G. Carl:** Die Nierenfunktion während doppelseitiger Carotisabklemmung am wachen Hund. Pflügers Arch. ges. Physiol. **276**, 117 (1962). — **Sparks, H.V.:** Effect of quick stretch on isolated vascular smooth muscle. Circulat. Rec. **15**, Suppl. 1, I-245 (1964). — **Sparks, H.V.,** and **D.F. Bohr:** Effect of stretch on passive tension and contractility of isolated vascular smooth muscle. Amer. J. Physiol. **202**, 835 (1962). — **Spencer, M.P.:** The renal vascular response to vasodepressor sympathomimetics. J. Pharmacol. exp. Ther. **116**, 237 (1956). — **Spencer, M.P., A.B. Denison,** and **H.D. Green:** Direct renal vascular effects of epinephrine and norepinephrine before and after adrenergic blockade. Circulat. Res. **2**, 537 (1954). — **Spinazzola, A.J.,** and **T.R. Sherrod:** The effect of serotonin (5-hydroxytryptamine) on renal hemodynamics. J. Pharmacol. exp. Ther. **119**, 114 (1957). — **Staubesand, J.** u. **F. Hammersen:** Über die Stromwege in der Nierenkapsel von Mensch und Hund: zugleich ein Beitrag zum Begriff der arterio-venösen Anastomosen. Z. Anat. Entwickl.-Gesch. **122**, 363 (1961). — **Study, R.S.,** and **R.E. Shipley:** Comparison of direct with indirect renal blood flow, extraction of inulin and diodrast before and during acute renal nerve stimulation. Amer. J. Physiol. **163**, 442 (1950). — **Swann, H.G.:** In: Renal function, vol. 3. New York: Josiah Macy Jr. Found. 1952. — **Swann, H.G., V. Moore,** and **A.V. Montgomery:** Influence of arterial pressure on intrarenal pressure. Amer. J. Physiol. **168**, 637 (1952).

Teschan, P.E., J.A. Gagnon, and **G.P. Murphy:** Renal function in hypotension with observations on the action of hypertonic mannitol. Clin. Res. **11**, 241 (1963). — **Thompson, D.D., F. Kavaler, R. Lozano,** and **R.F. Pitts:** Evaluation of the cell separation hypothesis of autoregulation of renal blood flow and filtration rate. Blood flow, filtration rate and PAH extraction as functions of arterial pressure in normal and anemic dogs. Amer. J. Physiol. **191**, 493 (1957). — **Thorburn, G.D., H.H. Kopald, J.A. Herd, M. Hollenberg, C.C.C. O'Morchoe,** and **A.C. Barger:** Intrarenal distribution of nutrient blood flow determined with Krypton^{85} in the unanaesthetized dog. Circulat. Res. **13**, 290 (1963). — **Thorn, W., F. Liemann** u. **P. v. Wichert:** Metabolitenkonzentration in der Niere und PAH-Clearance nach akuter Ischämie und in der Erholung nach Ischämie. Pflügers Arch. ges. Physiol. **273**, 528 (1961). — **Thurau, K.:** Renal sodium reabsorption and O_2 uptake in dogs during hypoxia and hydrochlorothiazide infusion. Proc. Soc. exp. Biol. (N.Y.) **106**, 714 (1961). ~ Renal hemodynamics. Amer. J. Med. **36**, 698 (1964a). ~ Autoregulation of RBF and GFR including data on tubular and peritubular capillary pressure and vessel wall tension. Circulat. Res. **14**, Suppl. 1, 132 (1964b). ~ In Kreislaufmessungen, S. 182. München-Gräfelfing: Werkverlag Dr. Edmund Banaschewski 1964c. ~ Fundamentals of renal circulation. In: Proc. 2nd Intern. Congr. Nephrol., p. 51. Amsterdam-New York-London-Milano-Tokyo: Excerpta Medica Found. 1964d. — **Thurau, K., P. Deetjen** (mit einem theoretischen Beitrag von **H. Günzler**)**:** Die Diurese bei arteriellen Drucksteigerungen. Pflügers Arch. ges. Physiol. **274**, 567 (1962). — **Thurau, K., P. Deetjen** u. **K. Kramer:** Hämodynamik des Nierenmarks. II. Mitteilung. Pflügers Arch. ges. Physiol. **270**, 270 (1960). — **Thurau, K.** u. **G. Henne:** Die transmurale Druckdifferenz der Widerstandsgefäße als Parameter der Widerstandsregulation in der Niere. Pflügers Arch. ges. Physiol. **279**, 156 (1964). — **Thurau, K.** u. **K. Kramer:** Weitere Untersuchungen zur myogenen Natur der Autoregulation des Nierenkreislaufes. Pflügers Arch. ges. Physiol. **269**, 77 (1959). — **Thurau, K., K. Kramer** u. **H. Brechtelsbauer:** Die Reaktionsweise der glatten Muskulatur der Nierengefäße auf Dehnungsreize und ihre Bedeutung für die Autoregulation des Nierenkreislaufes. Pflügers Arch. ges. Physiol. **268**, 188 (1959). — **Thurau, K.** u. **J. Schnermann:** Die Natriumkonzentration an den Macula densa-Zellen als regulierender Faktor für das Glomerulumfiltrat. Klin. Wschr. **43**, 410 (1965). — **Thurau, K., T. Sugiura,** and **L. S. Lilienfield:** Micropuncture of renal vasa recta in hydropenic hamsters. Clin. Res. 8, 383 (1960). — **Thurau, K.** u. **E. Wober:** Zur Lokalisation der autoregulativen Widerstandsänderungen in der Niere. Pflügers Arch. ges. Physiol. **274**, 553 (1962). — **Tobian, L.:** Interrelationship of electrolytes, juxtaglomerular cells and hypertension. Physiol. Rev. **40**, 280 (1960). — **Trueta, J., A. E. Barclay, P. M. Daniel, K. J. Franklin,** and **M. M. C. Prichard:** Studies of the renal circulation. Oxford: Blackwell Sci. Publ. 1948.

Ulfendahl, H. R.: Distribution of red cells and plasma in rabbit and cat kidneys. Acta physiol. scand. **52**, 1 (1962). — **Ullrich, K. J., G. Pehling** u. **M. Espinar-Lafuente:** Wasser- und Elektrolytfluß im vasculären Gegenstromsystem des Nierenmarks. Mit einem theoretischen Beitrag von R. Schlögl: „Salztransport durch ungeladene Porenmembranen". Pflügers Arch. ges. Physiol. **273**, 562 (1961b). — **Ullrich, K. J., G. Pehling** u. **H. Stöckle:** Hämoglobinkonzentration, Erythrocytenzahl und Hämatokrit im Vasa recta-Blut. Pflügers Arch. ges. Physiol. **273**, 573 (1961a). — **Ullrich, K. J., G. Rumrich** u. **G. Fuchs:** Wasserpermeabilität und transtubulärer Wasserfluß corticaler Nephronabschnitte bei verschiedenen Diuresezuständen. Pflügers Arch. ges. Physiol. **280**, 99 (1964). — **Ullrich, K. J., B. Schmidt-Nielsen, R. O'Dell, G. Pehling, C. W. Gottschalk, W. E. Lassiter,** and **M. Mylle:** Micropuncture study of composition of proximal and distal tubular fluid in rat kidney. Amer. J. Physiol. **204**, 527 (1963).

Vander, A. J.: Effects of acetylcholine, atropine and physostigmine on renal function in the dog. Amer. J. Physiol. **206**, 492 (1964). — **Vander, A. J.,** and **R. Miller:** Control of renin secretion in anaesthetized dogs. Fed. Proc. **23**, No. 2, 467 (1964). — **Vogler, E.** u. **R. Herbst:** Angiographie der Nieren. Stuttgart: Georg Thieme 1958.

Wardener, H. E. de, and **R. R. McSwiney:** Renal hemodynamics in vago-vasal fainting due to hemorrhage. Clin. Sci. **10**, 209 (1951). — **Waugh, W. H.:** Circulatory autoregulation in the fully isolated kidney and in the humorally supported, isolated kidney. Circulat. Res. **15**, Suppl. I, 156 (1964). — **Waugh, W. H.,** and **R. G. Shanks:** Cause of genuine autoregulation of the renal circulation. Circulat. Res. **8**, 871 (1960). — **Weber, H., E. Betz** u. **J. Gayer:** Die Einwirkung vasoaktiver Substanzen auf die Durchblutung der Nierenrinde im Normalzustand und im Entblutungsschock. Z. Kreisl.-Forsch. **53**, 619 (1964). — **Weiss, C., H. Passow,** and **A. Rothstein:** Autoregulation of flow in isolated rat kidney in the absence of red cells. Amer. J. Physiol. **196**, 1115 (1959). — **Werkö, L., H. Bucht,** and **B. Josephson:** The renal extraction of PAH und O_2 in man during postural changes of the circulation. Scand. J. clin. Lab. Invest. **1**, 321 (1949). — **Werkö, L., H. Bucht, B. Josephson,** and **J. Ek:** The effect of nor-adrenaline and adrenaline on renal hemodynamics and renal function in man. Scand. J. clin. Lab. Invest. **3**, 255 (1951). — **Wilde, W. S., K. Thurau, J. Schnermann,** and **K. Prchal:** Counter current multiplier for albumin in renal papilla. Pflügers Arch. ges. Physiol. **278**, 43 (1963). — **Windhager, E. E.,** and **G. Giebisch:** Micropuncture study of renal tubular transfer of sodium chloride in the rat. Amer. J. Physiol. **200**, 581 (1961). — **Winton, F. R.:** Physical factors involved in the activities of the mammalian kidney. Physiol. Rev. **17**, 408 (1937). ~ Hydrostatic pressure affecting the flow of urine and blood in the kidney. Harvey Lect., Ser. 47 (1951/52). ~ The pressure and flows of blood and urine within the kidney. The Cushny Memorial Lectures. Boston: Little, Brown & Co. 1956. — **Wirz, H.:** Druckmessungen in Kapillaren und Tubuli der Niere. Helv. physiol. pharmacol. Acta **13**, 42 (1955). — **Wolff, G., W. Nagel, G. Weichert, U. Dräger, R. Schwager** u. **K. Thurau:** Die Verminderung des Glomerulumfiltrates nach hämorrhagischer Hypotension in Abhängigkeit vom Reningehalt der Niere. Pflügers Arch. ges. Physiol. **281**, 95 (1964).

Young, D., and **S. L. Wissing:** A histologic description of certain epithelial and vascular structures in the kidney of the normal rat. Amer. J. Physiol. **115**, 43 (1964).

Zerahn, K.: Oxygen consumption and active sodium transport in the isolated and short circuited frog skin. Acta physiol. scand. **36**, 300 (1956). — **Zimmermann, B. G., F. M. Abboud,** and **J. W. Eckstein:** Effects of norepinephrine and angiotensin on total and venous resistance in the kidney. Amer. J. Physiol. **206**, 701 (1964).

Physiologie der Nierenfunktion

Die glomeruläre Filtration

Von

Klaus Thurau und **Peter Deetjen**

Mit 2 Abbildungen

Die Harnbereitung beginnt an der Membran der glomerulären Capillaren mit der Abtrennung einer fast eiweißfreien Flüssigkeit vom Plasma. Es ist heute weitgehend anerkannt, daß der Primärharn durch einen Filtrationsvorgang erzeugt wird, dessen treibende Kraft sich als algebraische Summe von hydrostatischen und osmotischen Gradienten über die Capillarmembran errechnen läßt.

Gegen diese auf STARLING zurückgehende Vorstellung haben CHINARD, VOSBURGH u. ENNS (1955) allerdings eingewandt, daß sich das Starlingsche Gesetz mehr auf Intuition als auf Daten gründet. Ihr Alternativvorschlag, daß es sich bei der Primärharnbereitung um eine Diffusion über die gesamte glomeruläre Capillarmembran und nicht um „bulk-Filtration" durch sog. „Poren" handele, hat sich bis heute nicht durchsetzen können (PAPPENHEIMER 1953 u. 1955, GARBY 1955). Der kritische Punkt in der Theorie von CHINARD, VOSBURGH u. ENNS (1955) liegt in der Definition derjenigen elektrochemischen Gradienten, die eine effektive, unidirektionale Diffusion über die glomeruläre Capillarmembran unterhalten sollen. Da die glomeruläre Capillarmembran für größere Teilchen, wie Protein, in erster Annäherung nicht durchlässig ist, entsteht ein Konzentrationsunterschied für die permeierenden Teilchen zwischen Plasma und Primärharn (s. Gibbs-Donnan-Verteilung, S. 94). Theoretisch ist jeder Konzentrationsgradient in der Lage, eine effektive, unidirektionale Diffusion von Teilchen zu unterhalten, die eine Netto-Wasserbewegung bewirken könnte. Es hängt von der elektrischen Ladung und der Permeabilität der Membran für die Teilchen ab, ob dieser Fall eintreten kann. Die von CHINARD, VOSBURGH u. ENNS (1955) erbrachten Befunde lassen darüber keine Aussagen zu, sie zeigen jedoch, daß Diffusionsvorgänge überhaupt existieren, wobei es sich im wesentlichen um Selbstdiffusion von Teilchen durch eine Membran ohne Nettobewegung handeln dürfte (bidirektionale Diffusion). Die Befunde erfahren noch dadurch eine Einschränkung, daß als Testsubstanz, die die Capillarwand *nicht* permeiert, T 1824 (Evans blue) verwandt wurde. CHINARD, ENNS u. NOLAN (1961) selbst aber haben es kürzlich wahrscheinlich gemacht, daß der Farbstoff bereits während *einer* Passage durch die Niere in den extravasculären Raum übertritt.

Die Mikropunktionsversuche von WEARN und RICHARDS (1924) lieferten den ersten Beweis, daß die Zusammensetzung des Primärharnes beim Frosch einem Ultrafiltrat entspricht: 1. das Filtrat ist eiweißfrei und 2. die Konzentration von Teilchen mit niederem Molekulargewicht ist unter Berücksichtigung der Gibbs-Donnan-Verteilung gleich der Plasmakonzentration.

Die Bildungsgeschwindigkeit des Primärharnes wird nach dem Prinzip der Filtration durch folgende Parameter bestimmt:

a) Hydrostatischer Druck in den glomerulären Capillaren ($P_{Capillare}$);

b) Hydrostatischer Druck im Bowmanschen Kapselraum (P_{Kapsel});

c) Plasmaonkotischer Druck in den glomerulären Capillaren (P_{onk});

d) Durchlässigkeit der glomerulären Capillarmembran für das Ultrafiltrat (Filtrationskoeffizient, K_F):

$$GFR = K_F\,[P_{Capillare} - (P_{onk} + P_{Kapsel})]. \qquad (1)$$

In dieser Gleichung sind K_F und $P_{Capillare}$ bis heute nur näherungsweise anzugeben. Der Filtrationskoeffizient ist von PAPPENHEIMER, RENKIN u. BORRERO (1951), PAPPENHEIMER (1953) und RENKIN u. PAPPENHEIMER (1957) nach der Theorie der Molekülsiebung und der Durchlässigkeit der Filtrationsmembran für verschieden große Moleküle (s. Tabelle 1) mit 3,1 ml/min/mm Hg/100 g Niere oder

Tabelle 1. *Physikalische Eigenschaften von Molekülen und ihre Fähigkeit, die glomeruläre Capillarwand zu passieren.* (Modifiziert nach PAPPENHEIMER 1955)

Substanz	Mol.-Gewicht	Kugelradius aus dem Diff.-Koeffizienten Å	Dimensionen aus Viscosität Röntgenstrahlenbeugung Å	Clearance Quotient $\frac{C_x}{C_{Kreatinin}}$
Wasser	18	1,0		1,0
Glucose . . .	180	3,6		1,0
Inulin	5500	14,8		0,98
Myoglobin. . .	17000	19,5	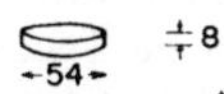	0,75
Eieralbumin .	43500	28,5	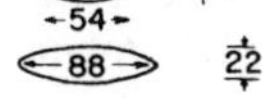	0,22
Hämoglobin . .	68000	32,5	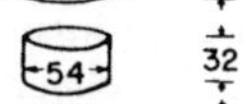	0,03
Serumalbumin	69000	35,5	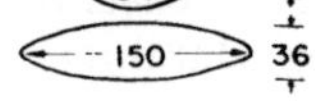	0,01

Tabelle 2. *Kenngrößen der glomerulären Permeabilität, berechnet nach der Molekülsiebung.* (PAPPENHEIMER 1955)

Filtrationskoeffizient K_F	1,9—4,5 ml/min/mm Hg/100 g Niere
Effektiver Porendurchmesser	70—80 Å
Porenfläche	500—1000 cm²/100 g Niere
Anteil der effektiven Porenfläche an der Capillaroberfläche	5—10%

3×10^{-6} ml/sec/cm H_2O/cm² Filtrationsfläche berechnet worden. Er liegt damit etwa 100mal höher als K_F der Muskelcapillaren. Der effektive Porenradius liegt zwischen 35—40 Å. Unter der Voraussetzung einer homogenen Wandstruktur beträgt der Anteil der Porenoberfläche 4,5%. In Tabelle 2 sind die von PAPPENHEIMER (1953, 1955) angegebenen Nenngrößen der glomerulären Permeabilität zusammengefaßt.

Der glomeruläre Capillardruck wurde bisher nicht direkt gemessen. PAPPENHEIMER (1955) errechnete einen hydrostatischen Druckgradienten über die glomeruläre Capillarmembran ($\Delta P_{Membran}$) von 52 mm Hg. Der intracapilläre Druck ist:

$$P_{Capillare} = \Delta P_{Membran} + P_{Bowmansche\ Kapsel}. \qquad (2)$$

Über den Bowmanschen Kapseldruck lassen sich ausreichend genaue Angaben machen. Der Druck im glomerulumnahen Abschnitt des Nephrons wurde in Antidiurese mit der Landisschen Mikropunktionsmethode im Mittel mit 15,4 mm Hg bestimmt (Wirz 1955, Gottschalk u. Mylle 1956, Thurau u. Wober 1962). Der intracapillare Druck beträgt somit nach Gl. (2) 67,4 mm Hg, ein Wert, mit dem die von Winton (1951/52) indirekt ermittelten Angaben von 60—80 mm Hg übereinstimmen.

Bei einem arteriellen Druck von 100 mm Hg würde somit entlang der afferenten Arteriole der Druckabfall 20—40 mm Hg betragen. Dieser afferente Strömungswiderstand ist keine konstante Größe. Bei Mannitoldiurese an Hunden haben Boylan und Schenk (1963) eine Harnausscheidung noch bei arteriellen Drucken von 10—17 mm Hg (im Mittel 14,7 ± 2,8 mm Hg) erhalten. Der plasmaonkotische Druck bei diesen Versuchen war durch die Mannitolinfusion auf 10 mm Hg herabgesetzt, so daß ein Druckabfall entlang der afferenten Arteriole praktisch nicht mehr vorhanden war. Über die Ursachen präglomerulärer Widerstandsregulationen s. Kapitel Hämodynamik des Nierenkreislaufes.

Der mittlere plasmaonkotische Druck (P_{onk}) in den Glomerulumcapillaren beträgt normalerweise bei einer Filtrationsfraktion von 0,2 etwa 28 mm Hg, wenn als Eiweißkonzentration im arteriellen Plasma 6,59% angesetzt werden.

Mit diesen Angaben läßt sich Gl. (1) lösen:

$$GFR = 3{,}1\ [67{,}4 - (28 + 15{,}4)] = 74{,}4\ \text{ml/min/100 g Niere.} \quad (3)$$

Das Filtrat der menschlichen Niere ist etwa nur halb so groß wie dieser Wert. Eine bessere Übereinstimmung ist schon deshalb nicht zu erwarten, da die in Gl. (3) eingesetzten Werte entweder nur indirekt bestimmt oder an Kleintieren gemessen wurden, die ein höheres Filtrat pro Nierengewicht haben.

Anatomie des glomerulären Filters. In den letzten Jahren wurden besonders durch elektronenoptische Technik Erkenntnisse über das glomeruläre Filtrationshindernis gewonnen (Literatur s. Rhodin 1962, Bohle u. Sitte 1962).

Die glomerulären Capillaren werden auf der inneren Fläche mit einem Endothel ausgekleidet, das in Flachschnitten zahlreiche Stellen erkennen läßt, die wie Öffnungen mit einem Durchmesser von 500—1000 Å aussehen (s. Abb. 1). Diese Endothelunterbrechungen werden gelegentlich als Capillarporen oder Capillarfenster bezeichnet, kommen wegen ihrer Größe als Filtrationshindernis jedoch höchstens für corpusculäre Blutbestandteile in Frage. Möglicherweise werden diese „Fenster" doch von einer äußerst dünnen Membran verschlossen, die als cytoplasmafreie Fortsetzung der Plasmamembran der Endothelzelle aufgefaßt wird. Das Endothelblatt liegt auf einer wenig strukturierten Verdichtung des Bindegewebes, der Basalmembran. Mit histochemischer Technik wurden in der Basalmembran Mucopolysaccharide und Proteine nachgewiesen (Literatur s. Graumann 1964). Die Basalmembran besteht aus drei Schichten: Eine mittlere, elektronenoptisch dichtere Schicht wird von zwei elektronenoptisch durchlässigeren Schichten umgeben. Die mittlere Schicht besteht bei guter elektronenoptischer Auflösung aus einem Netzwerk feinster Filamente (30—60 Å), die in eine homogene Matrix eingebettet sind (Miller u. Bohle 1957, Sitte 1959, Pease 1958, Farquhar u. Pallade 1961, Farquhar, Wissig u. Pallade 1961, v. Bruchhausen u. Merker 1965). Auf der Außenseite der Basalmembran sind besonders geformte Epithelzellen zu erkennen, die als viscerales Blatt der Bowmanschen Kapsel bezeichnet werden könnten. Der Körper dieser Deckzellen liegt nicht der Basalmembran flach auf, sondern ist mehrfach verzweigt, wobei die peripheren Enden der zahlreichen cytoplasmatischen Fortsätze so auf der Basalmembran aufsitzen, daß Zwischenräume von 200—500 Å entstehen. Diese Cytoplasmafortsätze bilden ein Geäst, das aus einer Zelle entspringend zu mehreren Capillarschlingen Kontakt erhält, so daß ein Spalt zwischen den Capillarschlingen offengehalten wird. Die weiten Abstände zwischen den Ausläufern sind ebenso wie die endothelialen

Fenster wegen ihrer Größe nicht als Äquivalent von Filterporen aufzufassen, vielmehr scheint in der Basalmembran das Filtrationshindernis lokalisiert zu sein. FARQUHAR, WISSIG u. PALLADE (1961) haben zeigen können, daß Ferritin- und

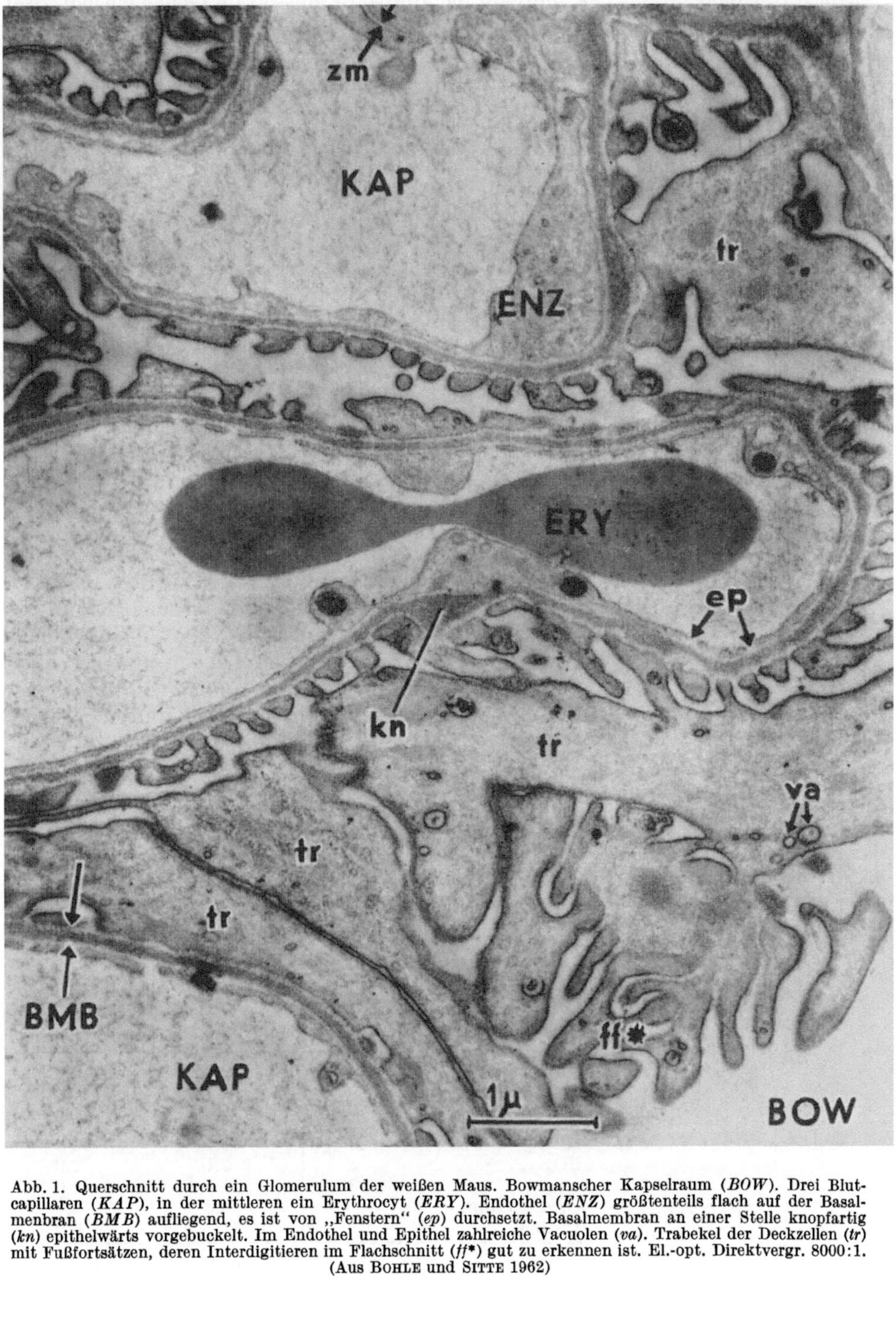

Abb. 1. Querschnitt durch ein Glomerulum der weißen Maus. Bowmanscher Kapselraum (*BOW*). Drei Blutcapillaren (*KAP*), in der mittleren ein Erythrocyt (*ERY*). Endothel (*ENZ*) größtenteils flach auf der Basalmenbran (*BMB*) aufliegend, es ist von „Fenstern" (*ep*) durchsetzt. Basalmembran an einer Stelle knopfartig (*kn*) epithelwärts vorgebuckelt. Im Endothel und Epithel zahlreiche Vacuolen (*va*). Trabekel der Deckzellen (*tr*) mit Fußfortsätzen, deren Interdigitieren im Flachschnitt (*ff**) gut zu erkennen ist. El.-opt. Direktvergr. 8000:1. (Aus BOHLE und SITTE 1962)

Thorotrastmoleküle (ca. 90 Å) nach intravenöser Verabreichung bis in die Mittelschicht der Basalmembran gelangen und sich dort anreichern.

Gibbs-Donnan-Gleichgewicht. Die Kristalloidkonzentrationen in Plasma und Ultrafiltrat weichen geringgradig voneinander ab. Auch bei der Anwesenheit eines nicht diffusiblen Anions (Protein) auf der Blutseite müssen im Gleichgewicht zwei thermodynamische Bedingungen erfüllt sein:

1. Das Produkt der Konzentrationen von diffusiblen Anionen $[A^-]$ und Kationen $[K^+]$ beiderseits der Membran muß gleich groß sein (Gleichheit der elektrochemischen Aktivität) (Abb. 2, *1*).

2. Auf beiden Seiten der Membran muß Elektronenneutralität herrschen (Abb. 2, *2*).

Da $[K_i^+]$ nach Bedingung 2 gleich $[Prot^-] + [A_i^-]$ ist, läßt sich Bedingung 1 formulieren:

$$[A_i^-] \times ([Prot^-] + [A_i^-]) = [A_a^-] \times [K_a^+] \qquad (4)$$

Nach Bedingung 2 ist außerdem $[A_a^-]$ gleichgroß wie $[K_a^+]$, so daß Gl. (4) wird:

$$[A_i^-] \times ([Prot^-] + [A_i^-]) = [A_a^-]^2 \qquad (5)$$

Daraus folgert für die Verteilung diffusibler Anionen:

$$[A_i^-] < [A_a^-] < ([Prot^-] + [A_i^-]) \qquad (6)$$

Für die Kationenverteilung gilt:

$$[K_i^+] > [K_a^+] > ([K_i^+] - [Prot^-]) \qquad (7)$$

Die Unterschiede in der Konzentration univalenter Kationen und Anionen auf Grund des Gibbs-Donnan-Gleichgewichtes zwischen Plasma und Ultrafiltrat sind in Tabelle 3 zusammengestellt. Die Gibbs-Donnan-Korrektur gilt für die passive Ionenverteilung an allen Capillarmembranen, die intravasculäre und extravasculäre Räume mit differenten Eiweißkonzentrationen trennen.

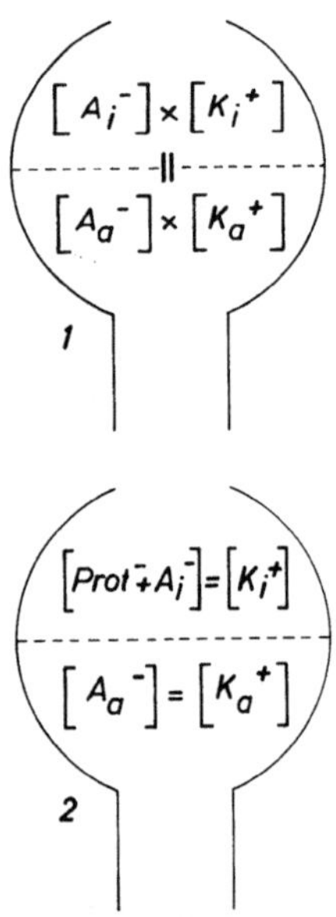

Abb. 2. Bedingungen für die Donnan-Verteilung. *1* = Gleichgewicht der elektrochemischen Aktivität der diffusiblen Teilchen; *2* = Elektroneutralität

Tabelle 3. *Ionale Zusammensetzung von Plasma und interstitieller Flüssigkeit bzw. Primärharn auf Grund der Gibbs-Donnan-Verteilung.* (Nach PITTS 1959)

Ionenart	Plasma (mEq/L)	Plasmawasser (mEq/L)	Interstitielle Flüssigkeit (mEq/L)
Na	142	151	144
K	4	4,3	4
Ca	5	5,4	2,5
Mg	3	3,2	1,5
Kationen . . .	154	163,9	152,0
Cl	103	109,7	114
HCO_3	27	28,7	30
PO_4	2	2,1	2,0
SO_4	1	1,1	1,0
Organ. Säuren .	5	5,3	5,0
Protein	16	17	0,0
Anionen . . .	154	163,9	152,0

Die Bestimmung des Glomerulumfiltrates. Das pro Zeiteinheit von allen Glomerula filtrierte Volumen läßt sich mit Hilfe von Substanzen bestimmen, die folgende Voraussetzungen erfüllen:

1. Frei filtrierbar durch die glomeruläre Capillarmembran (nicht an Eiweiß gebunden).
2. Keine tubuläre Resorption oder Sekretion.
3. Kein Abbau oder Neubildung im Stoffwechsel der Niere.
4. Nicht toxisch in Konzentrationen, die zu einer quantitativen Analyse erforderlich sind.

Die heute am häufigsten gebrauchte Substanz, die diese Eigenschaften besitzt, ist das Polysaccharid Inulin (Richards, Westfall u. Bott 1934, Shannon u. Smith 1935). Von Schmidt (1964a, b) wurde in jüngster Zeit J^{131}-markiertes Inulin zur Bestimmung des Glomerulumfiltrates untersucht. Eigler, Heuer u. Hauffe (1965) haben am Menschen Vergleichsuntersuchungen mit J^{131}-Inulin und nichtmarkiertem Inulin durchgeführt. Sie fanden eine befriedigende Übereinstimmung zwischen chemisch bestimmter Inulinclearance und J^{131}-Inulinclearance, der Quotient beider Werte betrug aus 29 Messungen im Mittel 1,068. Nach den tierexperimentellen Untersuchungen von Schmidt (1964b) scheint es möglich zu sein, die J^{131}-Inulinclearance allein aus der infundierten J^{131}-Inulinmenge zu berechnen, vorausgesetzt, daß die J^{131}-Inulinkonzentration im Plasma konstant und der Verteilungsraum für dies Substanz sich nicht ändert. Die Verwendung von J^{131}-Inulin ermöglicht es, die Isotopenaktivität im Blut fortlaufend mit einem externen Zählrohr zu erfassen. Von Schmidt (1964b) wurde dazu vorgeschlagen, die Aktivität über dem Herzen zu messen. Durch die fortlaufende Aktivitätsmessung ist es offenbar möglich, den Zeitpunkt der konstanten Blutkonzentration mit größerer Sicherheit zu erfassen als bei chemischer Analyse nichtmarkierten Inulins in periodisch entnommenen Blutproben.

Von Rehberg (1926) war ursprünglich das Kreatinin zur Bestimmung des Glomerulumfiltrates eingeführt worden. Kreatinin wird jedoch beim Menschen auch sezerniert, besonders unter pathologischen Bedingungen (Literatur s. H.W. Smith 1951). Bei der Benutzung des endogenen, körpereigenen Kreatinins ist außerdem der Plasmaspiegel mit 0,8—1,0 mg-% so niedrig, daß die colorimetrischen Bestimmungen durch andere chromatogene Mitreaktionen im Plasma nicht kreatininspezifisch sind. Die *endogene* Kreatininclearance ist zur Bestimmung des Glomerulumfiltrates besser geeignet, wenn die Mitbestimmung der Nicht-Kreatininchromatogene bei der Jaffé-Reaktion durch Adsorption an Lloyds Reagens verhindert wird (Brunner, Kuschinsky, Münchow u. Peters 1957). Der Nicht-Kreatininchromatogenanteil kann außerdem dadurch verkleinert werden, daß man die Plasmakreatininkonzentration durch intravenöse Zufuhr erhöht (*exogene* Kreatininclearance). Sowohl bei der endogenen als auch der exogegen Methode ist der sezernierte Kreatininanteil jedoch nicht konstant, so daß die Kreatininclearance für die *genaue* Bestimmung des Glomerulumfiltrates nicht geeignet ist.

Neuerdings wurde von Harth (1963) in Tierexperimenten und von Mertz u. Sarre (1963) am Menschen eine inulinartige Substanz, das Polyfructosan S, als Testsubstanz für das Glomerulumfiltrat untersucht. Es handelt sich um ein Polyfructosesaccharid aus etwa 14—28 Monosaccharideinheiten mit einem Molekulargewicht zwischen 2270—4740. Gegenüber dem Inulin hat es den Vorteil guter Löslichkeit in kaltem Wasser, Alkalistabilität und geringerer Hydrolysegeschwindigkeit. Die Clearance des Polyfructosan S stimmt mit der Clearance von Inulin überein, ebenso das Verteilungsvolumen beider Substanzen im Organismus. Die Übereinstimmung ist auch bei nierenkranken Personen erhalten.

Andere Testsubstanzen werden zur Bestimmung des Glomerulumfiltrates nicht mehr verwandt, da sie zum Teil resorbiert werden (Mannitol, CORCORAN u. PAGE 1947) oder eine Clearance in Abhängigkeit von der Höhe des Plasmaspiegels zeigen (Thiosulfat, BUCHT 1946).

Da Inulin nur über den Weg der Filtration mit dem Endharn ausgeschieden wird, ist die pro Minute im Endharn erscheinende Inulinmenge gleich der pro Minute filtrierten Menge:

$$U_{\text{Inulin}} \times \dot{V} = P_{\text{Inulin}} \times \text{GFR} \tag{8}$$

U_{Inulin} = Inulinkonzentration im Harn, $\dot{V}$ = Harnvolumen pro Minute } Produkt: ausgeschiedene Menge

P_{Inulin} = Inulinkonzentration im Plasma, GFR = Glomerulumfiltrat pro Minute } Produkt: filtrierte Menge

Daraus ergibt sich:

$$\frac{U_{\text{Inulin}} \cdot \dot{V}}{P_{\text{Inulin}}} = \text{GFR} = C_{\text{Inulin}} \tag{9}$$

Die Werte der linken Seite dieser Gleichung sind am Menschen meßbar und ermöglichen somit die Bestimmung des GFR, das für den Fall des Inulins demjenigen Plasmavolumen identisch ist, das pro Minute beim Durchfließen der Niere vom Inulin befreit wird (Clearance für Inulin). Der Ausdruck „Clearance“ wurde von MÖLLER, MCINTOSH u. VAN SLYKE (1929) in die Nierenphysiologie eingeführt und von den Autoren im Zusammenhang mit Untersuchungen über die Harnstoffausscheidung dem Blutvolumen gleichgesetzt, das pro Minute vom Harnstoff „geklärt“ wird. Dabei ist dieses Volumen eine virtuelle Größe, da von dem Blutvolumen, das die Niere durchfließt, nicht ein Teil *vollständig* geklärt wird, sondern der Harnstoffspiegel des durchfließenden Blutvolumens nur erniedrigt wird. Der Vergleich der Clearance einer beliebigen Substanz (x) mit der Inulinclearance gibt einen Anhalt über den Ausscheidungsmechanismus des frei filtrierbaren Anteils der Substanz (x). Ist C_X größer als C_{Inulin}, dann wird (x) über den Weg der Filtration hinaus durch einen zusätzlichen Mechanismus dem Plasma entnommen und in den Tubulusharn abgegeben (tubuläre Sekretion). Ist C_X kleiner, dann beruht das darauf, daß die Substanz x entweder zum Teil an Eiweiß gebunden und somit nur teilweise frei filtrierbar ist oder daß die Substanz x aus dem Tubulusharn in das peritubuläre Capillarblut resorbiert wird. Diese Betrachtungsweise ist in ihrer Aussage insofern sehr beschränkt, als nur Bilanzen erfaßt werden. Wird z.B. eine Substanz resorbiert *und* sezerniert, dann läßt sich eine solche Differenzierung mit der Clearancetechnik nicht durchführen.

Das Glomerulumfiltrat beim erwachsenen Menschen beträgt etwa 125 ml/min und ist normalerweise weitgehend konstant und unabhängig von Änderungen der Endharnausscheidung. Der Grad der Diurese wird primär bestimmt von der Funktion der Tubuli und den extrarenalen Steuerungen dieser Funktionen (s. tubuläre Resorption).

Für die Bestimmung des Glomerulumfiltrates mit der Inulinclearance, wie bei jeder anderen Clearancebestimmung einer Substanz, ist zu fordern, daß der Plasmaspiegel der betreffenden Substanz während der Harnsammelperiode konstant ist. Bei körperfremden Stoffen wie dem Inulin, setzt das eine intravenöse Dauerinfusion voraus. Es wurde häufig versucht, die i.v.-Infusion durch i.v.-, i.m.-, oder s.c.-Einzelinjektionen von Inulin zu umgehen, was besonders bei Kleinkindern einen großen technischen Vorteil bieten würde. Die Höhe des dadurch initial erzielten Plasmaspiegels, sowie die Steilheit des Konzentrationsabfalles im Plasma läßt sich jedoch nur mit großer Fehlerbreite voraussagen (SMITH 1951). Hinzu kommt, daß bei fallendem Plasmaspiegel die während der Harnsammelperiode existierende mittlere Plasmakonzentration in die Clearanceformel eingesetzt werden muß. Da die Urinpassagezeit vom Glomerulum zum Nierenbecken (proximalste Harnsammelstelle) 2—5 min beträgt und mit der Diurese variiert, ist eine zeitliche Zuordnung der Plasmakonzentration zu derjenigen Urinfraktion, die während der Sammelperiode ausgeschieden wird, schwer möglich. Zum Zeitpunkt nämlich, als der ausgeschiedene Harn im Glomerulum filtriert wurde, war die Plasmakonzentration noch höher als während der Clearanceperiode.

Literatur

Bohle, A. u. **H. Sitte:** Vergleichende elektronenmikroskopische Untersuchungen zur Struktur des Glomerulums unter Berücksichtigung pathologischer Veränderungen. In: Glomeruläre und tubuläre Nierenerkrankungen. Stuttgart: Georg Thieme 1962. — **Boylan, J.W.,** and **W.G. Schenk:** Minimal glomerular filtration pressure. J. clin. Invest. **42,** 920 (1963). — **Bruchhausen, F.v.** u. **H.J. Merker:** Gewinnung und morphologische Charakterisierung einer Basalmembranfraktion aus der Nierenrinde der Ratte. Naunyn Schmiedebergs Arch. exp. Path. Pharmak. **251,** 1 (1965). — **Brunner, H., G. Kuschinsky, O. Münchow** u. **G. Peters:** Der Einfluß von natürlichem und synthetischem Oxytocin auf die endogene Kreatininclearance, Salzausscheidung der Ratte und auf die Diurese des Menschen. Naunyn-Schmiedebergs Arch. exp. Path. Pharmak. **230,** 80 (1957). — **Bucht, H.:** On the tubular excretion of thiosulfate and creatinine and the influence of carenamide. Scand. J. clin. Lab. Invest. **1,** 270 (1949).

Chinard, F.P., T. Enns, and **M.F. Nolan:** Arterial hematocrit and separation of cells and plasma in the dog kidney. Amer. J. Physiol. **207,** 128 (1964). — **Chinard, F.P., G.J. Vosburgh,** and **T. Enns:** Transcapillary exchange of water and of other substances in certain organs of the dog. Amer. J. Physiol. **183,** 221 (1955). — **Corcoran, A.C.,** and **I.H. Page:** A method for the determination of mannitol in plasma and urine. J. Biol. Chem. **170,** 165 (1947).

Eigler, J., K. Heuer u. **C. Hauffe:** Die Bestimmung des Glomerulumfiltrates mit ^{131}J-Inulin. IV. Symp. Ges. Nephrologie, Saarbrücken 1965. Berlin-Heidelberg-New York: Springer (im Druck).

Farquhar, M.G., and **G.E. Palade:** Glomerular permeability. II. Ferritin transfer across the glomerular capillary wall in nephrotic rats. J. exp. Med. **114,** 699 (1961). — **Farquhar, M.G., S.L. Wissig,** and **G.E. Palade:** Glomerular permeability. I. Ferritin transfer across the normal glomerular capillary wall. J. exp. Med. **113,** 47 (1961).

Garby, L.: On the mechanism of formation of the glomerular fluid. Acta physiol. scand. **35,** 88 (1955). — **Gottschalk, C.W.,** and **M. Mylle:** Micropuncture study of pressures in proximal tubules and peritubular capillaries of the rat kidney and their relation to ureteral and renal venous pressure. Amer. J. Physiol. **185,** 430 (1956). — **Graumann, W.:** Handbuch der Histochemie, Bd. II, Polysaccharide, Teil 2. Stuttgart: Georg Fischer 1964.

Harth, O.: Ein neues inulinähnliches Polyfructosesaccharid. Klin. Wschr. **41,** 769 (1963).

Mertz, D.P. u. **H. Sarre:** Polyfructosan-S: Eine neue inulinartige Substanz zur Bestimmung des Glomerulumfiltrates und des physiologisch aktiven extracellulären Flüssigkeitsvolumens beim Menschen. Klin. Wschr. **41,** 868 (1963). — **Miller, F.,** and **A. Bohle:** Electron microscopy of the glomerular basement membrane in experimental amyloidosis of the mouse. Proc. Stockholm Conf. Electron Microscopy 1956, p. 254. Stockholm: Almquist & Wiksells 1957. — **Möller, E., J.M. McIntosh,** and **D.D. van Slyke:** Studies of urea excretion. J. clin. Invest. **1,** 349 (1929).

Pappenheimer, J.R.: Passage of molecules through capillary walls. Physiol. Rev. **33,** 387 (1953). ~ Über die Permeabilität der Glomerulummembranen in der Niere. Klin. Wschr. **33,** 362 (1955). — **Pappenheimer, J.R., E.M. Renkin,** and **L.M. Borrero:** Filtration, diffusion and molecular sieving through peripheral capillary membranes. A contribution to the pore theory of capillary permeability. Amer. J. Physiol. **167,** 13 (1951). — **Pease, D.C.:** The basement membrane: substratum of histological order and complexity. Internat. Kongr. f. Elektronenmikroskopie 1958, Bd. II, S. 139. Berlin-Göttingen-Heidelberg: Springer 1960.

Rehberg, P.B.: Studies on kidney function. I. The rate of filtration and reabsorption in the human kidney. Biochem. J. **20,** 447 (1926). — **Renkin, E.M.** u. **J.R. Pappenheimer:** Wasserdurchlässigkeit und Permeabilität der Capillarwände. Ergebn. Physiol. **49,** 59 (1957). — **Rhodin, J.A.G.:** Fine structure of the nephron. In: Glomeruläre und tubuläre Nierenerkrankungen. Stuttgart: Georg Thieme 1962. — **Richards, A.N., B.B. Westfall,** and **P.A. Bott:** Renal excretion of inulin, creatinine, and xylose in normal dogs. Proc. Soc. exp. Biol. (N.Y). **32,** 73 (1934).

Schmidt, H. A. E.: Untersuchungen über die Verwendbarkeit von Inulin-[131]J zur Funktionsdiagnostik der Niere. I. Mitt. Klin. Wschr. **42**, 966 (1964a). ~ Untersuchungen über die Verwendbarkeit von Inulin-[131]J zur Funktionsdiagnostik der Niere. II. Mitt. Klin. Wschr. **42**, 967 (1964b). — **Shannon, J. A.,** and **H. W. Smith:** The excretion of inulin, xylose and urea by normal and phlorizinized man. J. clin. Invest. **14**, 393 (1935). — **Sitte, H.:** Veränderungen im Glomerulum der Rattenniere nach Fremdeiweißgaben und hypothetische Erklärung der glomerulären Ultrafiltration. Verh. dtsch. Ges. Path. **43**, 225 (1959). — **Smith, H. W.:** The kidney. Structure and function in health and disease. New York: Oxford Univ. Press 1951.

Thurau, K. u. **E. Wober:** Zur Lokalisation der autoregulativen Widerstandsänderungen in der Niere. Pflügers Arch. ges. Physiol. **274**, 553 (1962).

Wearn, J. T., and **A. N. Richards:** Observations on the composition of glomerular urine, with particular reference to the problem of reabsorption in the renal tubules. Amer. J. Physiol. **71**, 209 (1924/25). — **Winton, F. R.:** Hydrostatic pressure affecting the flow of urine and blood in the kidney. Harvey Lect., Ser. XLVII (1951/52). — **Wirz, H.:** Druckmessung in Kapillaren und Tubuli der Niere durch Mikropunktion. Helv. physiol. pharmacol. Acta **13**, 42 (1955).

Tubulusfunktionen, Membrantransporte, Harnkonzentrierung und Diureseformen

Von

H. Wirz

Mit 3 Abbildungen

In der ersten Hälfte dieses Jahrhunderts ist die Nierenphysiologie aus einer vorwiegend deskriptiven und spekulativen in eine quantitative Phase übergetreten. Die Filtrationstheorie hat sich durchgesetzt (CUSHNY, 1917), und die neu entwickelten Clearance-Methoden erlauben die quantitative Erfassung nicht nur der Filtrationsrate, sondern auch der filtrierten, rückresorbierten oder sekretierten Anteile jedes einzelnen Plasma- und Harnbestandteils. Diese Entwicklung ist im großen Standardwerk von H. W. SMITH (1951) „The kidney: Structure and function in health and disease“ meisterhaft dargestellt. Das Buch mit seinen über 2000 Literaturzitaten sollte von allen jenen konsultiert werden, die an den Grundlagen der heutigen Nierenphysiologie interessiert sind.

Der *Clearance-Begriff* geht zurück auf MÖLLER, MCINTOSH und VAN SLYKE (1929), die Berechnungsformel auf ADDIS und DRURY (1923). Er verdankt seine Entstehung der reinen Empirie, dem Wunsch nämlich, die Harnstoffausscheidung in eine mathematische Formel zu kleiden, die es erlaubt, eine gesunde von einer kranken Niere zu unterscheiden. VAN SLYKE verstand es jedoch, seine Formel mit einer handgreiflichen Vorstellung zu verbinden: $\frac{UV}{P}$ hat die Dimension eines Volumens pro Zeiteinheit, und unter dem Ausdruck „Clearance“ können wir dasjenige (virtuelle) Plasmavolumen verstehen, das pro Minute vom untersuchten Stoff „gereinigt“ oder „geklärt“ wird. Auch mit dieser konkreten Ausdrucksweise verbindet sich jedoch noch keinerlei Vorstellung über den Ausscheidungs*mechanismus*. Und wenn wir heute beim Wort Clearance unwillkürlich auch an spezifische Vorgänge wie Nierendurchblutung, Filtration etc. denken, so ist dies dem überragenden Verdienst von H. W. SMITH und seiner Schule zu danken. Die Methodik von SMITH besaß und besitzt heute noch den Vorzug, daß sie sich nicht nur im Laboratorium des Experimentators, sondern auch am Krankenbett mit Erfolg einsetzen läßt.

Neben allen unbestrittenen Vorzügen haftet der Clearance-Technik — von Anfang an eingestanden — der Nachteil an, daß sie nur die *Netto*-Werte von Rückresorption oder Sekretion zu erfassen erlaubt. Ungewollt vermittelt sie daher allzu starre Vorstellungen über die tubulären Transportvorgänge. So drängt sich auf Grund der Clearance-Versuche die Annahme auf, daß etwa der Harnstoff des Harns aus denjenigen Harnstoffmolekeln bestehe, die zunächst filtriert werden und dann der tubulären Rückresorption entgehen. Die Wahrscheinlichkeit, daß neben den Netto-Transporten auch eine bidirektionale Diffusion eine bedeutende Rolle spielen könnte, wurde stillschweigend vernachlässigt. Auch die Möglichkeit, daß einzelne Filtratbestandteile zunächst aktiv rückresorbiert und in einem späteren Tubulusabschnitt wieder sekretiert werden könnten — oder umgekehrt — wurde zunächst nicht in Betracht gezogen. Die Ergebnisse von Berliner, Kennedy und Hilton (1950) und von Mudge et al. (1950) und ihre Schlußfolgerung, daß für das Kalium ein derartiger Ausscheidungsmechanismus gefordert werden muß, wurden als Einzelfall betrachtet und in ihrer allgemeinen Bedeutung nicht erkannt (Smith, 1951).

Derartigen Problemen ist die klassische Clearance-Technik nicht gewachsen. Es ist daher in den meisten physiologischen Laboratorien in den letzten Jahren etwas ruhiger um sie geworden. Trotzdem sei hier mit aller Deutlichkeit festgehalten, daß die Clearance-Methode ihren reichen diagnostischen Wert ungeschmälert beibehalten hat. Sie allein bietet heute die Möglichkeit, am Krankenbett quantitative Aussagen über die Nierenfunktion und den Verlauf des pathologischen Geschehens zu machen.

Was die physiologische Forschung betrifft, so verdient betont zu werden, daß die Clearance-Methode (mit ihren Modifikationen) als einzige die Untersuchung am nicht narkotisierten Tier erlaubt. Es hat sich gezeigt, daß zahlreiche ältere Befunde nicht als physiologische Reaktionen, sondern — bedingt durch Narkose, Laparotomie etc. — als Antwort auf meist schlecht definierte Stress-Situationen gewertet werden müssen. Leider sind auch die heute gangbaren Methoden nicht ganz frei von diesem Vorwurf. Immerhin haben die Clearance-Versuche gelehrt, wie eine normale Niere funktioniert, so daß frühere Fehler weitgehend ausgeschaltet werden können.

Andere Methoden. An neuartigen Methoden, die zum Teil in Kombination mit dem Clearance-Versuch zu wichtigen Erkenntnissen geführt haben, sind die folgenden zu erwähnen: *Die Technik der raschen Injektion* in die Nierenarterie (Chinard, 1955). Dabei wird der Harn der beiden Nieren getrennt in kurzen Einzelperioden von 30 sec oder weniger gesammelt. Es folgt eine rasche Injektion einer Testlösung, die ein Gemisch mehrerer Substanzen enthält, in die eine Nierenarterie. Enthält diese Lösung Inulin oder Kreatinin, so dauert es $1^1/_2$—2 min, bis die ersten meßbaren Mengen im Harn erscheinen. Nach kurzer Zeit erreicht die Konzentration einen steilen Gipfel und ebbt etwas langsamer wieder ab. Spätere Fluktuationen sind auf die Rezirkulation des nicht ausgeschiedenen Anteils zurückzuführen und lassen sich zum guten Teil durch die Untersuchung des Harns der zweiten Niere eliminieren. Erscheint ein Stoff (z.B. Na^{22} oder THO) früher im Harn als das Kreatinin, so muß er zum Teil der Tubulusflüssigkeit distal vom Glomerulum beigemischt worden sein und kann nicht ausschließlich aus dem Filtrat stammen. Wird umgekehrt — z.B. beim Harnstoff — der Ausscheidungsgipfel später erreicht und überschneidet sich die Ausscheidungskurve mit der Kreatininkurve, so muß angenommen werden, daß dieser Stoff nach seiner Filtration zu einem Teil nicht im Tubuluslumen bleibt, sondern in den Zellen der Tubuli, vielleicht sogar im Interstitium (des Marks) zurückgehalten und mit Verzögerung dem Harn wiederum beigemischt wird.

Eine Methode, die Informationen ganz neuer Art zu liefern imstande ist, wurde 1958 von Malvin, Wilde und Sullivan eingeführt. Der englische Ausdruck „*Stop-flow*“ hat sich derart eingebürgert, daß er mit Vorteil auch im deutschen Text verwendet wird. Beim narkotisierten, oder nach geeigneter operativer Vorbereitung auch am nicht narkotisierten Tier (Falbriard, 1963) wird der Harn beider Nieren nach Kanülierung der Ureteren getrennt in kleinen Einzelportionen gesammelt. Nach einigen Kontrollperioden wird der eine Ureter für 8—10 min abgeklemmt. Bei genügender osmotischer Diurese kommt die Filtration nach einigen Minuten zum Stillstand, die aktiven tubulären Transportvorgänge laufen jedoch weiter und streben einem Gleichgewicht zu. Mit fortschreitender Zeit wird die Konzentration einer jeden Substanz innerhalb des Nephrons variieren, je nachdem, wie die verschiedenen Abschnitte die betreffende Substanz behandeln. Für die Wasserverschiebung liefert die Kreatininkonzentration beim Hund ein zuverlässiges Maß. Tubulär rückresorbierte Stoffe zeigen eine geringere, tubulär sekretierte eine stärkere Konzentrierung als das Kreatinin im betreffenden Tubulusabschnitt.

Nach der vorbestimmten Zeit wird das Abflußhindernis gelöst, und nun erscheinen der Reihe nach Harnportionen, die während der Stop-Periode im Nierenbecken, Sammelrohr, distalen und proximalen Konvolut blockiert waren. Schließlich erscheint wieder regelrechter Harn, dessen Filtrat nach dem Lösen des Blocks gebildet wurde. Um das Erscheinen des neuen Filtrats zu markieren, wird häufig unmittelbar vor dem Lösen des Blocks eine weitere „Glomerulumsubstanz" (Inulin oder Ferrocyanid) i.v. injiziert. Der Aussagewert dieser Methode ist eingeschränkt dadurch, daß die Proben immer bis zu einem gewissen Grad durchmischt werden, und daß der Harn aus den proximalen Abschnitten nach dem Öffnen der Sperre auch die weiter distal gelegenen Tubuluspartien durchlaufen muß, wo seine Zusammensetzung weiteren Veränderungen unterworfen wird. Trotzdem haben wir zahlreiche neue Erkenntnisse gerade dieser Methode zu verdanken.

Die Methode der *Mikropunktion*, vor dem zweiten Weltkrieg auf die Kaltblütlerniere begrenzt, wurde von Walker, Bott, Oliver und McDowell (1941) auch an der Nierenrinde der Ratte erfolgreich eingesetzt. Ihr Anwendungsbereich hat sich seither weiter ausgedehnt auf die Vasa recta (Wirz, 1953) und die Henleschen Schleifen (Gottschalk und Mylle, 1959) des Goldhamsters und anderer kleiner Nager. Das distale Konvolut läßt sich dank verbesserter Technik mühelos erkennen (Wirz, 1956), so daß gezielte Untersuchungen auch an diesem Segment möglich wurden. Die Methode wurde modifiziert zur Messung des hydrostatischen Druckes (Wirz, 1955; Gottschalk und Mylle, 1956) in Tubuli und peritubulären Capillaren sowie zur Bestimmung tubulärer Strömungsgeschwindigkeiten (Thurau und Deetjen, 1961).

Die Messung transtubulärer Potentialdifferenzen war schon 1938 von Wilbrandt mit Erfolg versucht worden. Die Fortschritte, die in der Zwischenzeit in der Nerven- und Muskelphysiologie auf diesem Gebiet erzielt wurden, insbesondere aber die Entwicklung einer brauchbaren Mikroelektrode durch Ling und Gerard (1949), haben zu einem vermehrten Einsatz dieser Technik auch im nephrologischen Bereich geführt (S. Solomon, 1957; Giebisch, 1958).

Die Mikrokatheterisierung der Sammelrohre (Hilger, Klümper und Ullrich, 1958) brachte den Beweis einer aktiven Leistung dieser Strukturen, nachdem schon vorher (Wirz, Hargitay und Kuhn, 1951) ihre mindestens passive Beteiligung am Mechanismus der Harnkonzentrierung erkannt worden war.

Die Methode der *Mikroperfusion* einzelner Tubuli wurde schon von Richards und Walker (1937) am Kaltblüter verwendet. Sie wurde neuerdings von Shipp et al. (1958) zunächst für Untersuchungen am Necturus modifiziert und wird heute mit zahlreichen Varianten auch am Säuger eingesetzt (Windhager und Giebisch, 1961.

Die *Verwendung von Isotopen* hat das Studium der gerichteten Ionenbewegungen ermöglicht (Oken et al., 1959; Giebisch und Windhager, 1959). Diese Untersuchungen haben z. B. gezeigt, daß der Netto-Flux von Natrium- und Chlorionen nur einen relativ kleinen Teil der gerichteten Verschiebungen dieser Ionen ausmacht. Die Permeabilität, besonders der proximalen Tubulusmembran, ist also für diese Ionen nicht zu vernachlässigen, und es muß mit einem beträchtlichen Rückstrom der transportierten Ionen gerechnet werden.

Die Funktion des Nierenmarks

Die osmotische Konzentrierung des Harns

Das Gegenstromprinzip. Es ist heute allgemein anerkannt, daß die endgültige Konzentrierung des Harns auf einem osmotischen Wasserentzug aus den Sammelrohren in eine hypertonische Umgebung beruht. Diese Hypertonie wird produziert durch die Funktion der Henleschen Schleifen als Gegenstrommultiplikatoren. Sammelrohre und Schleifen bilden also eine funktionelle Einheit, der auch noch das System der Vasa recta zuzuordnen ist.

Das Problem der Harnkonzentrierung ist in den letzten Jahren wiederholt in Übersichtsarbeiten abgehandelt worden (Smith, 1959; Ullrich, Kramer und Boylan, 1961; Gottschalk, 1964, u.a.). Das Prinzip der Gegenstrommultiplikation geht zurück auf Werner Kuhn und fand seinen ersten Niederschlag bereits 1942 (Kuhn und Ryffel), allerdings in einer Form, die dem Nierenphysiologen nicht direkt akzeptierbar war und daher kaum beachtet wurde. 1951 entwickelten Hargitay und Kuhn ein System, das sich in der mathematischen Behandlung und im Arbeitsmodell als funktionstüchtig erwies und auch mit den morphologischen und physiologischen Gegebenheiten im Einklang stand. Gleichzeitig wurde durch direkte Kryoskopie der experimentelle Beweis erbracht, daß in allen Kanälchen des Nierenmarks der osmotische Druck von der Mark-Rindengrenze bis zur Papillenspitze stetig zunimmt (Wirz, Hargitay und Kuhn).

Im Vordergrund stand damals der Gesichtspunkt, daß mit dem Gegenstrommechanismus die Möglichkeit aufgezeigt wurde, wie die Niere „mit milden Mitteln" also ohne die Produktion steiler osmotischer Gradienten, hohe osmotische Drucke erzielen kann. Ein noch wesentlicherer Gesichtspunkt tauchte erst im Laufe der weiteren Bearbeitung auf (Wirz, 1956a, b; Kuhn und Ramel, 1959): *Dank dem Gegenstrommechanismus gelingt die Harnkonzentrierung ohne aktiven Wassertransport.* Noch 1951 war es eine Selbstverständlichkeit, für die „fakultative Wasserrückresorption" oder mindestens für die Rückresorption des osmotisch freien Wassers ($T^c{}_{H_2O}$ oder $T^x{}_{H_2O}$) einen aktiven Transportmechanismus in Anspruch zu nehmen (Smith, p. 244ff.). Mit den thermodynamischen Gegebenheiten war jedoch eine solche Forderung nur schwer in Einklang zu bringen (Brodsky et al., 1955; Berliner et al., 1958).

Schon früher waren zahlreiche Tatsachen bekannt, die sich heute zwanglos in die Gegenstromtheorie einbauen lassen, jedoch mit den damals geltenden Vorstellungen nur schwer in Einklang zu bringen waren. Um die Jahrhundertwende wurde bekannt, daß der osmotische Druck der Zellen im Nierenmark höher ist als in der Rinde (Filehne und Biberfeld, 1902; Hirokawa, 1908), und es wurde auch schon damals auf eine wahrscheinliche Beteiligung der Markkanälchen an der Harnkonzentrierung hingewiesen. 1947 stellte Ljungberg eine fortschreitende Zunahme der Chlorkonzentration im Nierenmark durstender Kaninchen fest. Peter wies 1909 auf die Korrelation zwischen der Länge der Schleifen, insbesondere der dünnen, langen Schleifen und der Konzentrierfähigkeit der Nieren bei verschiedenen Säugerarten hin. Auch Sperber kam 1944 zum gleichen Ergebnis, wobei nach seiner Ansicht alle Abschnitte der Schleifen, also nicht nur die dünnen Segmente an dieser Korrelation beteiligt sind. Vergleichend physiologische Versuche wurden in neuerer Zeit fortgesetzt (O'Dell und Schmidt-Nielsen, 1962; Barclay et al., 1959; Poulson, 1965), und führten zu einer konkreten Bestätigung der früher zum Teil auf indirekten Beweisen basierenden Vermutungen.

Unter den Wirbeltieren sind einzig die Säuger und bis zu einem gewissen Grad die Vögel imstande, einen hypertonen Harn zu produzieren. Da das dünne Segment die einzige Struktur ist, die bei Vögeln und besonders bei Säugern, nicht aber bei den Kaltblütlern auftritt, wurde vermutet (Burgess et al., 1933; Marshall, 1934), der antidiuretische Effekt beruhe auf einer Stimulation der Wasserresorption im dünnen Segment. Dieser Auffassung widersprach jedoch der Befund von Walker et al. (1941), daß der osmotische Druck im distalen Konvolut niedriger oder bestenfalls gleich hoch war wie im Systemblut. Aus diesem Grunde, vor allem aber auch aus theoretischen Erwägungen vermutete Smith (1951) in den Sammelrohren den Ort der aktiven Wasserresorption, die zur Steigerung des osmotischen Druckes führt.

Im folgenden sei das Prinzip der Gegenstrommultiplikation in vereinfachter Form dargestellt. Für die eingehende mathematische Behandlung muß auf die Originalarbeiten (HARGITAY und KUHN, 1951; KUHN und RAMEL, 1959) verwiesen werden.

Zur modellmäßigen Verwirklichung der Gegenstrommultiplikation brauchen wir ein haarnadelförmig gekrümmtes Rohr (Abb. 1), dessen beide Schenkel (S_1 und S_2) eine gemeinsame transportaktive und wasserundurchlässige Membran (M) besitzen. Durch den aktiven Transport eines gelösten Stoffes aus S_2 nach S_1 (Einzeleffekt) wird kontinuierlich ein osmotischer Gradient zwischen den beiden Schenkeln aufgebaut. Es soll angenommen werden, daß sich dieser Gradient limitierend auf die Transportaktivität auswirkt, daß also der Nettotransport zum Stillstand kommt, wenn die osmotische Druckdifferenz einen bestimmten Wert erreicht hat. Zu diesem aktiven Transport, der sich quer zur Achse des Modells vollzieht, kommt die Strömung entlang der Längsachse, vom Beginn des Schenkels S_1 bis zum Umkehrpunkt und im andern Schenkel wieder zurück. Diese Strömung bewirkt, daß am Umkehrpunkt die durch den Einzeleffekt etwas konzentrierter gewordene Lösung aus S_1 nach S_2 übertritt. Dadurch wird in der Nähe des Umkehrpunktes die limitierende osmotische Differenz vorübergehend aufgehoben und der Einzeleffekt kann sich erneut auswirken.

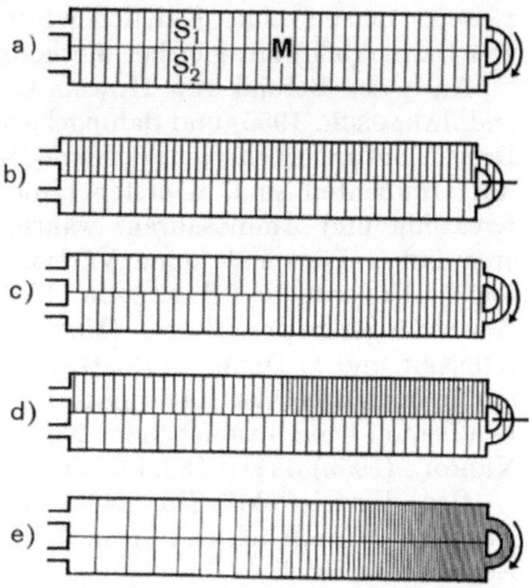

Abb. 1. Das Haarnadelgegenstrom-System. S_1 und S_2 die beiden Schenkel des haarnadelförmig gekrümmten Rohres. M die gemeinsame transportaktive Membran. Näheres s. Text. (Nach H. WIRZ, 1960)

Besser verständlich wird der Multiplikationseffekt, wenn wir in Gedanken das Modell nicht kontinuierlich, sondern in einzelnen Stufen arbeiten lassen. Zunächst ist das System gleichmäßig gefüllt mit einer einheitlichen, z. B. isotonischen Lösung (Abb. 1a). Bei (b) wird die Verbindung zwischen den beiden Schenkeln gesperrt; der Einzeleffekt tritt in Funktion und bewirkt eine Konzentrierung in S_1 und eine entsprechende Verdünnung in S_2. Wir öffnen nun die Verbindung so lange, bis sich die Hälfte des Inhaltes von S_1 nach S_2 verschoben hat (c), und dann sperren wir wieder zu. Nun enthalten beide Schenkel in ihrer rechten Hälfte eine Lösung von erhöhter, aber unter sich gleicher Konzentration. Der Einzeleffekt kann sich nun wieder auswirken; die Lösung im unteren Schenkel wird gegenüber dem bei (c) gezeigten Zustand verdünnt, im oberen Schenkel dagegen noch weiter konzentriert (d). Wir haben jetzt in der rechten Hälfte des oberen Schenkels bereits eine Konzentration, wie sie der Einzeleffekt allein nicht zustande bringen könnte. Diesen Prozeß können wir wiederholen, indem wir zunächst die Hälfte des Schenkelinhaltes übertreten lassen, nachher ein Viertel, ein Achtel usw. Sind die Stufen unendlich klein geworden, dann sind wir wieder beim kontinuierlichen Vorgang, von dem wir ausgegangen sind und dessen Konzentrationsverlauf in (e) dargestellt ist: Zunahme der Konzentration bis zum Umkehrpunkt in S_1 und Rückverdünnung bis zur ursprünglichen Konzentration im anderen Schenkel.

Wenn im Nierenmark das Gegenstromprinzip Geltung besitzen soll, dann muß in erster Linie gefordert werden, daß in der Antidiurese der osmotische Druck in allen Flüssigkeitsräumen und Kanälchen papillenwärts zunimmt. Für die Sammelrohre und die ab- und aufsteigenden Schenkel der Henleschen Schleifen wurde dies durch „direkte Kryoskopie“ bewiesen (Wirz, Hargitay und Kuhn, 1951). Die Methode beruht darauf, daß Eiskristalle anisotrop sind und sich polarisationsoptisch gegen den dunklen Hintergrund abheben. Bei langsamem Erwärmen von Gefrierschnitten unter genauer Temperaturkontrolle läßt sich am Verschwinden der Kristalle der Schmelzpunkt (bzw. die Gefrierpunktserniedrigung als Ausdruck des osmotischen Druckes) in jedem einzelnen Kanälchen bestimmen. Es zeigte sich, daß der osmotische Druck mit zunehmender Tiefe des Nierenmarks in *allen* Kanälchen stetig anstieg, daß aber innerhalb einer Schnittebene — die Schnitte waren senkrecht zur Papillenachse angelegt — keine nennenswerten Unterschiede zwischen den einzelnen Kanälchen festgestellt werden konnten. Der Befund wurde von Bray (1960) mit gleicher Methodik bestätigt und erweitert.

Auch der Befund von Hirokawa wurde bestätigt (Ullrich, Drenckhahn und Jarausch, 1955) und dahingehend erweitert, daß beim Hund der osmotische Druck kontinuierlich von der Mark-Rindengrenze bis zur Papillenspitze ansteigt. Am Gradienten sind in erster Linie Kochsalz und Harnstoff beteiligt, ferner Kreatinin und Aminosäuren, während Kalium, Magnesium, Calcium und anorganisches Phosphat keine Variationen in Abhängigkeit vom Diuresezustand zeigen (Ullrich und Jarausch, 1956). Ähnliche Befunde wurden bei verschiedenen Säugerspecies erhoben (Morel, Guinnebault und Amiel, 1960; Schmidt-Nielsen und O'Dell, 1961; Guinnebault, 1961). Guinnebault und Morel (1957) fanden bei der Ratte nach Adrenalektomie eine Abflachung des Natrium-Gradienten trotz ausreichender Kochsalzzufuhr. Allerdings konnten Crabbé und Nichols (1959) diesen Defekt durch Zufuhr von Aldosteron nicht beheben.

Der „Einzeleffekt“. Ein schwierigeres Problem stellt sich, wenn wir nach der Natur des Einzeleffektes fragen, des Mechanismus also, der zur Multiplikation im Gegenstrom führt.

Die Tatsache, daß im Arbeitsmodell von Hargitay und Kuhn (1951) ein hydrostatischer Druck als treibende Kraft verwendet wurde, hat reichlich Verwirrung gestiftet und wohl mit zur ursprünglich weitgehenden Ablehnung der Hypothese beigetragen. Trotzdem muß betont werden, daß schon die ersten Berechnungen ergeben haben, daß die in der Niere vorhandenen hydrostatischen Drucke nicht ausreichen können, die Harnkonzentrierung vollständig zu erklären. Hargitay und Kuhn haben zunächst in erster Linie an einen aktiven Wassertransport gedacht, jedoch bereits auf die Möglichkeit hingewiesen, daß auch der Transport eines osmotisch aktiven gelösten Stoffes in umgekehrter Richtung den Einzeleffekt zu einer Gegenstrommultiplikation abgeben könnte. Den mathematischen Beweis für die Richtigkeit dieser Behauptung erbrachten Kuhn und Ramel (1959).

Wenn heute allgemein als Einzeleffekt ein aktiver Auswärtstransport von Natrium aus dem aufsteigenden Schenkel der Schleife angenommen wird, so beruht diese Annahme auf dem indirekten, allerdings recht beweiskräftigen Argument, daß im Beginn des distalen Konvoluts die Tubulusflüssigkeit regelmäßig deutlich hypotonisch ist (Wirz, 1956a, b; Gottschalk und Mylle, 1959) und eine erniedrigte Natriumkonzentration aufweist (Ullrich et al., 1963; Giebisch, Klose und Windhager, 1964), während am Ende des proximalen Konvoluts das Konzentrationsverhältnis für Natrium zwischen Tubulusflüssigkeit und Plasma (TF/P) normalerweise nahe bei 1 liegt.

An sich ließe sich die frühdistale Hypotonie auch mit einer aktiven Sekretion von Wasser in den aufsteigenden Schenkel erklären. Ein aktiver Wassertransport ist jedoch aus theoretischen Erwägungen unwahrscheinlich (Berliner et al., 1958;

Brodsky et al., 1955). Neuerdings läßt sich aus der Zunahme der Inulinkonzentration zwischen dem Ende des proximalen und dem Beginn des distalen Konvoluts auf einen Wasserverlust während der Schleifenpassage schließen (Ullrich et al., 1963)

Durch den Natriumtransport aus dem aufsteigenden Schenkel wird im Interstitium eine Hypertonie erzeugt, die an sich schon durch einen osmotischen Wasserentzug aus den Sammelrohren zu einer gewissen Konzentrierung des Endharns führen müßte. Tatsächlich haben Berliner et al. (1958) eine Theorie entwickelt, die ohne Gegenstrommultiplikation auszukommen schien. Ein solcher Mechanismus würde jedoch bedingen, daß der Inhalt der Schleifen auch in der Papille hypotonisch sein müßte, und daß die Wandung der Schleifen die gesamte osmotische Druckdifferenz — die bei einigen Wüstennagern über 100 Atmosphären betragen kann — auszuhalten hätte.

Gottschalk und Mylle (1959) gelang die Mikropunktion langer Schleifen an der freigelegten Papille des Goldhamsters. Sie konnten nachweisen, daß der Inhalt der langen Schleife in der Nähe ihrer Scheitel unter allen Umständen einen ähnlichen osmotischen Druck besitzt wie das Blut in den Vasa recta auf der gleichen Höhe der Papille. Die Rolle des absteigenden Schenkels der Schleife besteht also darin, eine möglichst vollständige osmotische Angleichung ihres Inhaltes mit der jeweiligen Umgebung zu gewährleisten. Neuere Untersuchungen von Gottschalk et al. (1963) machen es wahrscheinlich, daß dieser osmotische Ausgleich zum größten Teil durch eine Wasserverschiebung zustande kommt. Daneben ist aber ein (aktiver oder passiver) Übertritt von Natrium *in* den absteigenden Schenkel nicht ausgeschlossen. Stop-flow-Experimente am Kaninchen (Morel und Falbriard, 1959) ergeben einen sehr ausgeprägten Übertritt von Na^{24} ins Tubuluslumen in einer Gegend unmittelbar proximal von der Stelle der intensivsten Natriumresorption, die ihrerseits für einen derartigen Natriumübertritt ein praktisch absolutes Hindernis zu bilden scheint. Jedenfalls bildet der osmotische Ausgleich im absteigenden Schenkel die wichtigste Voraussetzung für eine Gegenstrommultiplikation. Genau wie im Modell tritt nun am Scheitel der Schleife eine hypertonische Lösung in den aufsteigenden Schenkel über, womit für den „Einzeleffekt" eine erhöhte Ausgangsbasis geschaffen wird.

Die Gegenstrommultiplikation beruht also in der Niere wahrscheinlich weder auf einem reinen Wassertransport aus dem absteigenden in den aufsteigenden Schenkel (Hargitay und Kuhn, 1951; Wirz, Hargitay und Kuhn, 1951), noch auf einem reinen Transport gelösten Materials im umgekehrten Sinn (Kuhn und Ramel, 1959), sondern auf einer Kombination dieser beiden Prozesse: Aus dem aufsteigenden Schenkel wird Natrium ins Interstitium transportiert. Die daraus resultierende (zunächst mäßige) extracelluläre Hypertonie entzieht dem absteigenden Schenkel Wasser, wodurch sein Inhalt ebenfalls hypertonisch wird. Auch dieser kombinierte Effekt muß zu einer Gegenstrommultiplikation führen. Ob daneben auch im absteigenden Schenkel eine aktive oder passive Natriumverschiebung stattfindet, läßt sich gegenwärtig nicht entscheiden.

Es ist klar, daß keine Multiplikation eines Einzeleffektes auftreten kann, wenn die Strömung in den Schleifen vollständig unterbrochen ist, wie etwa im Stop-flow-Experiment. Kessler, Hierholzer, Gurd und Pitts (1958) waren enttäuscht, in solchen Experimenten keinen Hinweis für die erwartete distale Konzentrierung zu finden. Malvin und Wilde (1959) dagegen sehen gerade im Ausbleiben einer Konzentrationszunahme ein weiteres Argument, das zugunsten einer Gegenstrommultiplikation spricht: Eine „Wasserpumpe" müßte sich auch während der Stop-Periode auswirken und zu einer Steigerung des osmotischen Druckes führen. Eine osmotische Verdünnung läßt sich dagegen mit aller Deutlichkeit nachweisen, wenn es gelingt, auf die im Stop-flow-Versuch unerläßliche osmotische Diurese eine Wasserdiurese aufzupfropfen. Die stärkste osmotische Verdünnung zeigt sich in den gleichen Portionen, die auch den ausgeprägtesten Abfall der Natriumkonzentration aufweisen (Cooke et al., 1962).

Nach den Berechnungen von Hargitay und Kuhn (1951) und von Kuhn und Ramel (1959) muß die Harnkonzentrierung um so größer werden, je geringer ceteris paribus die Strömung durch das Gegenstromsystem und je größer die Volumverminderung im distalen Konvolut ist. Die bekannte Abnahme der Harnkonzentration in der osmotischen Diurese erklärt sich zwanglos mit der rascheren Strömung in den Schleifen, aber auch mit einer verminderten Volumeinschränkung im distalen Konvolut, was meistens (aber nicht notwendigerweise) Hand in Hand geht.

Beim Hund ist die Menge isotonischer Flüssigkeit, die unter normaler Antidiurese dem Gegenstromsystem angeboten wird, bereits zu groß, um einen maximalen Konzentrationseffekt zu ermöglichen. Mäßige Reduktion der Filtration bewirkt daher noch eine weitere Steigerung der Harnosmolalität (Levinsky, Davidson und Berliner, 1959). Wird allerdings die Filtration zu weit eingeschränkt (30% oder mehr), dann nimmt die Konzentrierung wieder ab. Dieses Verhalten wird durch die Berechnungen von Kuhn u. Mitarb. nicht vorausgesagt. Wahrscheinlich ist unter diesen Bedingungen das Natriumangebot an den aufsteigenden Schenkel so gering geworden, daß die Produktion eines optimalen Konzentrationsgradienten (Einzeleffekt) erschwert ist.

Die Funktion der Innenzone und der dünnen Segmente. In den ersten Präsentationen des Gegenstromprinzips wurde stillschweigend angenommen, daß sich die ganze Schleife, also auch das dünne Segment an der Gegenstrommultiplikation beteiligt. Dies stimmt mit dem experimentellen Befund überein, daß der osmotische Druck auch in der Innenzone kontinuierlich ansteigt und kurz vor der Papillenspitze sein Maximum erreicht (Wirz, Hargitay und Kuhn, 1951; Ullrich, Drenckhahn und Jarausch, 1955). Allerdings scheint das flache, wenig differenzierte und mitochondrienarme Epithel der dünnen Segmente für eine aktive osmotische Leistung wenig geeignet (Smith, 1959; Thoenes, 1965). Außerdem müßte das dünne Segment beim Übergang vom absteigenden in den aufsteigenden Schenkel einen brüsken Funktionswechsel vollziehen „for no better reason, apparently, than the circumstance that it has turned a corner" (Smith, 1959).

Gewisse funktionelle Unterschiede zwischen dem absteigenden und dem aufsteigenden dünnen Segment lassen sich jedoch nachweisen. In vivo ist das Lumen des aufsteigenden Schenkels regelmäßig etwas weiter als das des absteigenden (Gottschalk, 1964; Windhager, 1965). An der Papille des Goldhamsters ist das transtubuläre Potential im aufsteigenden Schenkel um einige mV größer (Lumen negativ) als im absteigenden, und läßt sich reversibel umkehren, wenn mit Cholinchlorid durchströmt wird anstatt mit NaCl (Windhager, 1964). Da sich jedoch durch Verhinderung der natürlichen Strömung das Potential im aufsteigenden Schenkel unterdrücken läßt, schließen Marsh und S. Solomon (1965), daß es sich dabei um ein Strömungspotential und nicht um das Zeichen eines aktiven Transportes handle.

Durch eine vorbereitende Operation (Sakai, Jamison und Berliner, 1965) läßt sich bei der Ratte das Nierenmark auf eine wesentlich größere Strecke der Mikropunktion zugänglich machen als dies bisher (beim Goldhamster) möglich war. Mit dieser Methode haben Berliner, Jamison und Bennett (1966) nachgewiesen, daß in den äußeren Regionen der Innenzone der Inhalt des dünnen aufsteigenden Schenkels um 100—150 m Osmol/l gegenüber dem Inhalt des absteigenden Schenkels auf der gleichen Höhe verdünnt ist. Damit ist die aktive Beteiligung des aufsteigenden dünnen Schenkels an der Gegenstromkonzentrierung gesichert und die Bedeutung der Natriumpumpe rückt auch hier in den Vordergrund.

Verschiedene Vorschläge sind aufgetaucht, wie die Beteiligung der Innenzone am Aufbau der osmotischen Schichtung auf andere Weise erklärt werden könnte. Sie haben durch die neueste Entwicklung wesentlich an Bedeutung eingebüßt, wenn auch nach wie vor die Möglichkeit besteht, daß für gewisse Teilfunktionen der Innenzone neben dem Natriumtransport aus dem aufsteigenden Schenkel noch andere Mechanismen eine Rolle spielen.

Niesel und Röskenbleck diskutieren (1963) eine Konzentrierung durch Entstehung osmotisch aktiver Substanzen in der Innenzone und (1965) eine Konzentrierung durch Diffusion, wobei sie in Anlehung an Kuhn und Ryffel (1942) eine Membran benötigen, die für Gelöstes (Harnstoff), nicht aber für das Lösungsmittel (Wasser) durchlässig ist. Beide Vorschläge sind theoretisch in Ordnung; experimentelle Anhaltspunkte für ihre Verwirklichung in der Niere fehlen jedoch.

Pinter und Shohet (1963) gehen von der sicher berechtigten Annahme aus, daß das Austauschsystem der Vasa recta (s. unten) nicht ideal arbeitet, und daß der Multiplikationseffekt immer bis zu einem gewissen Grad durch die Blutströmung „verschmiert" wird. Ihre mathematische Bearbeitung dieses von Kuhn u. Mitarb. bewußt vernachlässigten Problems führt zum Resultat, daß auch dann in der Innenzone mit einer Konzentrationszunahme gerechnet werden darf, wenn das aktive Transportsystem auf die Außenzone (dicker aufsteigender Schenkel) beschränkt ist (Ullrich und Pehling, 1958). Die weitere Entwicklung dieser Arbeitshypothese wird man wachsam verfolgen müssen.

Die Funktion der Vasa recta. Wenn der Gegenstrommechanismus in der Niere auf der oben beschriebenen kombinierten Leistung der beiden Schleifenschenkel beruht, dann kommt den Blutgefäßen des Marks eine wesentlich größere Bedeutung zu als ursprünglich angenommen wurde. Ihnen obliegt dann nicht nur die Ernährung des Gewebes, sondern auch der Abtransport erheblicher Mengen von Wasser und gelösten Substanzen: des Natriums, samt einer äquivalenten Menge Anionen, das aus dem aufsteigenden Schenkel in den Extracellulärraum gepumpt wird, und des Wassers, das den absteigenden Schenkel aus osmotischen Gründen verläßt. Dazu kommt noch das Wasser, das den Sammelrohren bei der endgültigen Harnkonzentrierung entzogen wird. Ullrich, Kramer und Boylan (1961) haben versucht, die Verschiebung von Wasser und gelösten Bestandteilen im Mark quantitativ zu beschreiben. Sie kommen zum interessanten Schluß, daß das Blutvolumen beim Verlassen des Marks um rund 20% größer sein muß als beim Einstrom, und daß sein osmotischer Druck um etwa 3% angestiegen ist. Kuhn et al. sind in ihren Berechnungen auf die Funktion der Vasa recta bewußt nicht eingegangen. Immerhin war es von Anfang an klar (Wirz, Hargitay und Kuhn, 1951), daß eine Blutversorgung des Marks nach dem in anderen Organen üblichen direkten Durchlaufsystem den Aufbau der osmotischen Schichtung empfindlich stören müßte. Die anatomische Anordnung der Vasa recta läßt erwarten, daß sie ein System des Gegenstromaustauschs bilden. Damit würden sie zwar nicht aktiv zum Aufbau des osmotischen Gradienten beitragen, aber auch nicht ernstlich damit interferieren.

An der Papillenspitze des Goldhamsters wurde der osmotische Druck in den Vasa recta gleich hoch gefunden wie in den Sammelrohren (Wirz, 1953) und in den langen Henleschen Schleifen (Gottschalk und Mylle, 1959). Daraus wurde (vielleicht etwas voreilig) der Schluß gezogen, die Austauschfunktion der Vasa recta sei eine praktisch vollkommene, und die Existenz dieser Gefäße könne für eine Berechnung des Konzentriereffektes vernachlässigt werden. In Wirklichkeit dürfte wohl immer mit einer gewissen Beeinträchtigung der Konzentrierleistung durch den Blutstrom zu rechnen sein: der Harn kann nicht konzentrierter werden, als dies mit der Austauschleistung der Vasa recta vereinbar ist. Von einer Veränderung der medullären Durchblutung ist eine bedeutende Beeinflussung der erreichbaren Harnkonzentration zu erwarten (THURAU, 1964). Tatsächlich haben THURAU, DEETJEN und KRAMER (1960) eine enge Beziehung zwischen Markdurchblutung und Diurese gefunden. In der Antidiurese besitzen der medulläre Blutstrom und der Flüssigkeitsstrom in den Henleschen Schleifen etwa die gleiche Größe.

Die Anpassung des osmotischen Druckes an die jeweilige Umgebung geschieht einerseits durch Wasserverschiebung, andererseits durch den Austausch von Elektrolyten und anderen osmotisch aktiven Substanzen. Die Vasa recta sind ideale Objekte zum Studium der Diffusion im Gegenstrom. Je besser die Diffusibilität eines Stoffes, desto leichter tritt er schon in der Außenzone in den aufsteigenden Schenkel über, und desto langsamer dringt er gegen die Papillenspitze vor. Umgekehrt verlassen diejenigen Stoffe, die dem vasculären Gegenstromsystem in der Tiefe des Marks zugesetzt werden, diesen Raum um so langsamer, je diffusibler sie sind. Solche Stoffe diffundieren, den jeweiligen Konzentrationsgradienten folgend, aus den aufsteigenden in die absteigenden Gefäße und rezirkulieren über längere Zeit im Mark.

Im Gegensatz etwa zu den Muskelcapillaren scheinen die Vasa recta dem Durchtritt einiger Ionen (Na^+) einen erheblich größeren Widerstand entgegenzustellen als dem Wasser, das schon in der Außenzone die Abkürzung in den aufsteigenden Schenkel wählt und die Papillenspitze praktisch kurzschließt. MOREL, GUINNEBAULT und AMIEL (1960) haben gezeigt, daß beim Goldhamster noch 10 min nach einer i.v. Injektion von HTO das Gewebswasser der Papille nicht vollständig erneuert ist, während sich für Na^{22} schon 1 min nach der Injektion der totale Ausgleich vollzogen hat. Kalium-Ionen dagegen scheinen besser diffusibel zu sein und entsprechend langsamer vorzudringen (MOREL und GUINNEBAULT, 1956; SCHÜCK et al., 1962).

Im Blute gelöste Gase — und zwar sowohl Fremdgase (Krypton) (LASSEN und LONGLEY, 1958) als auch die normalen Blutgase O_2 und CO_2 — diffundieren sehr leicht quer zur Papillenachse und schließen damit das Mark weitgehend kurz. So dauert es beim Hund mehrere Minuten, bis nach einem Übergang von Luft- zu O_2-Atmung in der Tiefe des Marks ein neuer Gleichgewichtszustand erreicht ist (KRAMER, DEETJEN und BRECHTELSBAUER, 1961).

Mit einem Sauerstoffkurzschluß erklärt sich zwanglos die seit bald 100 Jahren (PFLÜGER, 1869) bekannte Tatsache, daß der O_2-Druck im Harn meist niedriger gefunden wird als im arteriellen und sogar im venösen Blut. Daß daneben die Durchströmung des Nierenmarks mit zellarmem Blut, entsprechend der Theorie von PAPPENHEIMER und KINTER (1956) eine unterstützende Rolle spielt (RENNIE, REEVES und PAPPENHEIMER, 1958) ist damit nicht ausgeschlossen.

Für das Kohlendioxyd läßt sich im Prinzip die gleiche Situation mit umgekehrtem Vorzeichen erwarten. Das in der Tiefe des Marks anfallende CO_2 rezirkuliert im vasculären Gegenstrom und erreicht im Gewebe und damit auch im Harn eine höhere Spannung als im venösen Blut. Das Problem ist jedoch nicht leicht zu überblicken, weil das CO_2 nicht nur als Stoffwechselprodukt eine Rolle spielt, sondern auch als Bestandteil eines der wichtigsten Puffersysteme und als Lieferant für Wasserstoff- und Bicarbonationen. Die Säuerung des Harns läßt sich auch in den Sammelrohren nachweisen (ULLRICH, EIGLER und PEHLING, 1958; GOTTSCHALK, LASSITER und MYLLE, 1960), und damit ist besonders bei stark saurem Harn mit einem vermehrten Verbrauch von CO_2 gerade in den Endstrecken des Kanälchensystems zu rechnen. Mit dieser Auffassung stimmt überein, daß hohe CO_2-Drucke besonders im alkalischen Harn gefunden werden, während im sauren Harn der CO_2-Druck gelegentlich unerwartet niedrig ist (SENDROY, SEELIG und VAN SLYKE, 1934; PITTS und LOTSPEICH, 1946; BRODSKY et al., 1958; u.v.a.).

Da beim Hund durch i.v. Infusion von Carboanhydratase (OCHWADT und PITTS, 1956) die CO_2-Spannung des alkalischen Harns herabgedrückt wird, muß auch mit der Möglichkeit gerechnet werden, daß die normalerweise gefundenen hohen CO_2-Spannungen auf eine verzögerte Spaltung der Kohlensäure zu CO_2 und Wasser zurückzuführen sind. Dies hätte allerdings zur Voraussetzung, daß auch bei der Produktion stark bicarbonathaltiger Harne die distalen Segmente (Sammelrohre) eine Sekretion von H-Ionen aufweisen. HOAGLAND und S. SOLOMON (1962) konnten ein solches Verhalten in Stop-flow-Versuchen am Hund nachweisen.

Schließlich ist noch die von KENNEDY, ORLOFF und BERLINER (1952) vorgeschlagene „Mischungshypothese" anzuführen, wonach sich die abweichenden CO_2-Spannungen durch das Zusammenströmen von Flüssigkeiten mit verschiedenem pH und verschiedener Pufferkapazität aus heterogenen Nephren erklären lassen. Allerdings hält diese Hypothese bei extremen Versuchsbedingungen einer exakten Analyse nicht stand (RECTOR, PORTWOOD und SELDIN, 1959).

Noch nicht völlig geklärt ist das Verhalten der Proteine im vasculären Gegenstrom des Marks. LASSEN, LONGLEY und LILIENFIELD (1958) waren die ersten, die mit ^{131}I-Albumin einen überdurchschnittlichen Eiweißgehalt des tiefen Marks feststellten. Die Methode läßt jedoch keine genauen Schlüsse auf die Albuminkonzentration zu, da sie extravasales Albumin miterfaßt und da sich freies ^{131}Jodid unabhängig von den Albuminen im Mark anreichert (BETHGE, OCHWADT und WEBER, 1962). ULLRICH, PEHLING und ESPINAR-LAFUENTE (1961) fanden im Plasma, das durch Mikropunktion der Goldhamsterpapille gewonnen wurde, die Eiweißkonzentration im Mittel um 26% höher als im Plasma der Körpervenen. Diese Zunahme ließe sich ohne weiteres durch die Eindickung während der glomerulären Filtration erklären. Dagegen fanden WILDE et al. (1963) Zunahmen der Eiweißkonzentration bis zu 90% und schlossen daraus auf eine Ultrafiltration in den absteigenden Schenkeln der Vasa recta und auf eine Konzentrierung der Eiweiße im Gegenstrom. Es ist versucht worden (LEVER, 1965) in einer derartigen Ultrafiltration die Grundlage für die gesamte Harnkonzentrierung zu erblicken. Eine solche Hypothese hält jedoch der mathematischen Überprüfung nicht stand. [Die Berechnungsgrundlagen können der Arbeit von HARGITAY und KUHN (1951) entnommen werden, obwohl dort die Ansätze für die Henleschen Schleifen aufgestellt wurden.]

Es ist zu erwarten, daß *die Erythrocyten* im Nierenmark während der Antidiurese erheblich schrumpfen. Dies konnte tatsächlich nachgewiesen werden. ULLRICH, PEHLING und STÖCKLE (1961) fanden, daß in den Vasa recta des Goldhamsters der Hämatokrit gegenüber dem des Systemblutes wesentlich stärker vermindert ist als die Erythrocytenzahl. Der Grad der Schrumpfung ist abhängig vom osmotischen Druck und erreicht bei guter Konzentrierleistung Werte bis zu 40%. Auch im Mikroskop zeigen die aus den Vasa recta entnommenen roten Blutkörperchen die charakteristische Stechapfelform. Es scheint, daß diese Schrumpfung auch in vivo auftritt. Jedenfalls ist die Durchflußzeit des Blutes in der inneren Markzone groß genug. Sie beträgt beim Hund größenordnungsgemäß 1 min, während deutliche Volumänderungen der Erythrocyten schon nach Bruchteilen einer Sekunde (SIDEL und A. K. SOLOMON, 1957) beobachtet werden.

Wasserdiurese und Wirkung des antidiuretischen Hormons (ADH)

Die Niere der Säuger kann nicht nur konzentrieren, sondern auch sehr ausgesprochen verdünnen. Je nach dem Hydrierungszustand des Körpers variiert der osmotische Druck des Harns unter dem Einfluß des antidiuretischen Hormons (und anderer Mechanismen) zwischen einem Minimum von etwa 50 m Osmol/l und einem artspezifischen Maximum von 600—6000 m Osmol/l.

Es war eine der in keiner Arbeitshypothese vorgesehenen überraschenden Entdeckungen (WIRZ, 1956), daß für die Verdünnung wie für die Konzentrierung des

Harns der gleiche Mechanismus im gleichen Segment des Nephrons verantwortlich sein muß: die Natriumpumpe im aufsteigenden Schenkel der Schleife. Im einen Fall wird die durch die aktive Rückresorption im Tubuluslumen erzeugte Hypretonie verwertet und bis zum Ende des Sammelrohrs beibehalten. Im andern Fall wird die durch den gleichen Vorgang im Extracellulärraum erzeugte Hypertonie (zunächst im Gegenstrom multipliziert und dann) für den definitiven Wasserentzug aus den Sammelrohren nutzbar gemacht. Welche der beiden Möglichkeiten zutrifft, hängt ab von der Wasserdurchlässigkeit des distalen Konvoluts und der Sammelrohre.

Die Wasserdurchlässigkeit der verschiedenen Abschnitte des Nephrons. Wir haben in der Niere mit dreierlei Membranen bzw. Zellverbänden zu rechnen, die sich gegenüber dem passiven Wasserdurchtritt grundsätzlich verschieden verhalten: *Das Hauptstück* mit einer konstanten, hohen Permeabilität, den *aufsteigenden Schenkel der Schleife* mit einer konstanten, sehr geringen Durchlässigkeit, *das distale Konvolut und das Sammelrohr* mit einer fakultativen Permeabilität, die durch das antidiuretische Hormon gesteigert wird (Abb. 2).

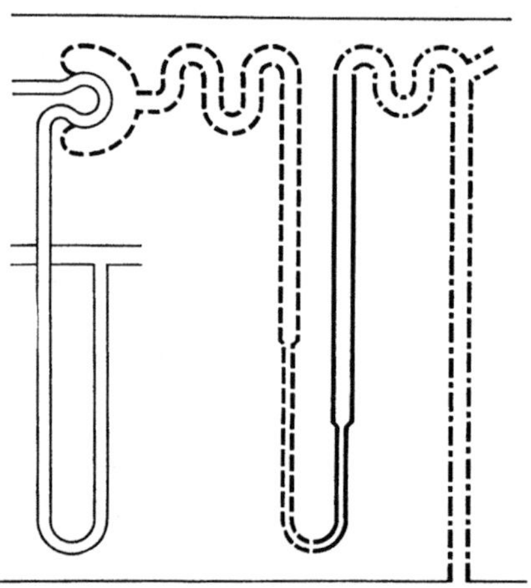

Abb. 2. Wasserpermeabilität der verschiedenen Tubulusabschnitte. — — — frei durchlässig, ——— praktisch undurchlässig, —·—·— fakultativ durchlässig. (Nach H. Wirz, 1967)

Das *Hauptstück* besitzt sicher in der Pars contorta und wahrscheinlich auch in der Pars recta eine Wasserdurchlässigkeit, die das Entstehen meßbarer osmotischer Gradienten ausschließt (Walker, Bott, Oliver und McDowell, 1941; Wirz, 1956; Gottschalk und Mylle, 1959 [Ratte]; Clapp, Watson und Berliner, 1963 [Hund]). Alle Transportvorgänge — im rückresorbierenden oder sekretorischen Sinn — verlaufen streng isotonisch. Jedes Milli-Osmol eines transportierten Stoffes wird pari passu begleitet von ca. 3,3 ml Wasser. Wird im isoliert durchströmten Tubulus der osmotische Druck künstlich verändert (Ullrich, Rumrich und Fuchs, 1964), so bewegt sich das Wasser entsprechend dem osmotischen Druckgefälle. Dabei liegt die Flußgeschwindigkeit des Wassers für Einstrom (hypertonische Lösung) und Ausstrom (hypotonische Lösung) im gleichen Bereich. Das antidiuretische Hormon hat in physiologischen Dosen auf die Permeabilität keinen Einfluß. Diese Permeabilität ist im Vergleich mit anderen Membranen außerordentlich hoch, allerdings nicht hoch genug, um die Abwesenheit jeder meßbaren osmotischen Differenz zu erklären. Die Autoren nehmen daher an, daß das Wasser zum Teil durch „Kodiffusion" resorbiert wird, d.h. daß der Fluß der gelösten und aktiv resorbierten Teilchen das Wasser durch Reibung mitnimmt.

Im Beginn des distalen Konvoluts ist die Tubulusflüssigkeit ausnahmslos deutlich hypotonisch. Die Wasserdurchlässigkeit im *aufsteigenden Schenkel* der Schleife muß so gering sein, daß ein namhafter osmotischer Gradient entstehen und aufrechterhalten werden kann. Da in der Wasserdiurese und in der Antidiurese Hypotonien von ähnlichem Ausmaß gefunden werden, scheint hier die Wasserundurchlässigkeit ein obligatorischer Zustand zu sein. Jedenfalls wird sie vom antidiuretischen Hormon nicht merklich beeinflußt (Wirz, 1956; Gottschalk, 1961).

Im Gegensatz dazu müssen wir in der *Pars contorta des distalen Tubulus* und im *Sammelrohr* eine fakultative Wasserdurchlässigkeit annehmen. Sie ist gering im Zustand der Wasserdiurese und wird durch das antidiuretische Hormon soweit gesteigert, daß Konvolut und Sammelrohr keine osmotische Barriere mehr bilden, und daß der osmotische Druck ihres Inhalts gleich dem ihrer Umgebung gefunden wird.

Für das distale Konvolut wurde dies 1956 zum ersten Mal gezeigt (WIRZ): Die Tubulusflüssigkeit strömt unter allen Umständen hypoton in das distale Konvolut. In der Wasserdiurese, wenn auch der Endharn hypoton ist, bleibt der

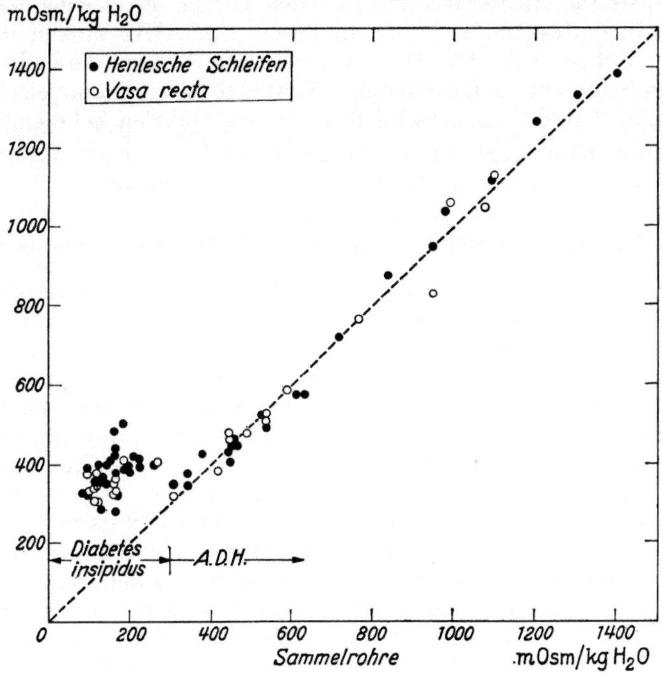

Abb. 3. Beziehung zwischen den osmotischen Konzentrationen von Flüssigkeit aus Henleschen Schleifen (•), Blut aus Vasa recta (○) (Ordinate) und Harn aus Sammelrohren (Abszisse) verschiedener kleiner Nager. [Nach C.W. GOTTSCHALK: Physiologist **4**, 35 (1961)]

erniedrigte osmotische Druck über den ganzen Verlauf des distalen Konvoluts erhalten. Dies ist nur möglich bei einer äußerst geringen Wasserdurchlässigkeit. In der Antidiurese, wenn der Endharn konzentriert ist, wird durch eine verbesserte Wasserdurchlässigkeit der osmotische Ausgleich ermöglicht und etwa in der Mitte des Konvoluts tatsächlich erreicht. Diese Veränderlichkeit der Permeabilität des distalen Konvoluts haben kürzlich ULLRICH, RUMRICH und FUCHS (1964) durch Mikroperfusionsversuche bestätigt.

Für das Sammelrohr läßt sich die Abhängigkeit der Wasserdurchlässigkeit von der ADH-Aktivität indirekt aus den gleichen Versuchen folgern. Noch eindeutiger geht sie aus den Untersuchungen von GOTTSCHALK (1961) an der freigelegten Papille verschiedener kleiner Nager hervor (Abb. 3).

Im Diabetes insipidus bleiben Blut und Schleifeninhalt isotonisch bis leicht hypertonisch, obwohl in den Sammelrohren der osmotische Druck weit unter dem des Systemblutes liegt. Es muß also an oder in den Sammelrohrepithelien eine osmotische Barriere vorhanden sein, die aufgehoben wird, sobald wir unter dem Einfluß des antidiuretischen Hormons in den hypertonischen Bereich vordringen.

Schon Ullrich, Drenckhahn und Jarausch (1955) sind auf Grund ihrer Quellversuche an Nierenschnitten zum gleichen Schluß gekommen: Wurden die Tiere im Zustand der Wasserdiurese getötet, so sanken die osmotischen Drucke der Zellen im Nierenmark nicht auf hypotone Werte ab. Die für die fakultative Wasserdurchlässigkeit maßgebende Membran muß daher an der apikalen Seite der Sammelrohrzellen gesucht werden.

An Ratten mit experimentellem Diabetes insipidus konnten Morel, Mylle und Gottschalk (1965) nach Mikroinjektion von HTO in distale corticale Tubuli bis zu 50% (im Mittel 19%) der injizierten Aktivität im Harn wiedergewinnen. 10% der injizierten Aktivität erreichten den Ureter im gleichen Zeitraum wie gleichzeitig injiziertes Inulin. Nach Injektion von ADH sanken diese Durchschnittswerte auf 8% bzw. 1%. Die mathematische Analyse dieser Resultate läßt ebenfalls den Schluß zu, daß im distalen Konvolut und im Sammelrohr das ADH die Permeabilität praktisch ausschließlich an der apikalen Zellmembran erhöht.

Das antidiuretische Hormon des Menschen und der meisten Säuger ist das Arginin-Vasopressin, ein Oktapeptid der folgenden Struktur:

$$\overline{\text{CyS}—\text{Tyr}—\text{Phe}—\text{Glu}(\text{NH}_2)—\text{Asp}(\text{NH}_2)—\text{CyS}}—\text{Pro}—\text{Arg}—\text{Gly}(\text{NH}_2).$$

Es wurde von du Vigneaud (1956) aus Rinderhypophysen dargestellt und seine Struktur aufgeklärt. Wenig später folgte die Synthese (du Vigneaud et al., 1958). Im antidiuretischen Hormon des Schweins ist das Arginin der Seitenkette durch Lysin ersetzt. Die antidiuretische Wirksamkeit des Lysin-Vasopressins ist etwas geringer als die des Arginin-Vasopressins. Bei den meisten niederen Wirbeltieren ist nicht Vasopressin die charakteristische antidiuretische Substanz sondern Vasotocin, ebenfalls ein Oktapeptid, das die Ringstruktur des Oxytoxins (Phenylalanin durch Isoleucin ersetzt) mit der Seitenkette von Arginin- (oder Lysin-) Vasopressin kombiniert. Die Substanz war von Katsoyannis und du Vigneaud (1958) synthetisiert worden, bevor ihr natürliches Vorkommen bekannt war.

Durch die Autoradiographie von Rattennieren nach Injektion von markiertem Vasopressin konnte eine Fixierung des Hormons speziell an den Zellen des distalen Konvoluts und der Sammelrohre nachgewiesen werden (Darmady et al., 1960; Schwartz et al., 1960). Die hohe Spezifität der Wirkung und ihre kompetitive Hemmbarkeit durch an sich unwirksame Analoge sprechen für eine direkte Fixierung des Peptids an den Receptor. Für diese Fixierung scheint die sterische Konfiguration des Rings von ausschlaggebender Bedeutung zu sein (Morel und Jard, 1963). Es scheint, daß es sich dabei um eine Konvalenzbindung handelt, wobei die Disulfidbrücken des Hormons und freie Sulfhydrylgruppen des Receptors beteiligt sind. Es ist vorgeschlagen worden, daß dadurch eine Neuorientierung der Membranstruktur erreicht wird, was zu einer Erweiterung der Poren führt (Schwartz et al., 1960).

Daneben werden auch indirekte Wirkungsweisen des ADH diskutiert. Ginetzinsky (1958) findet in der Antidiurese einen erhöhten Gehalt an Hyaluronidase im Harn. Nach seiner Auffassung wirkt das ADH dadurch, daß es eine Sekretion von Hyaluronidase anregt. Dadurch sollen die Mucopolysaccharide der intercellulären Kittsubstanz abgebaut und die Wasserpermeabilität erhöht werden. Die Vermehrung der Hyaluronidase im Harn bei Antidiurese konnte von Dicker und Eggleton (1961) bestätigt werden. Hingegen zweifelt Berlyne (1960) die Ergebnisse aus methodischen Gründen an. Mit einer verbesserten Methode ist er nicht in der Lage, die Befunde zu bestätigen. Auch die von Ginetzinsky beschriebenen histologischen Veränderungen konnten von einigen Autoren nicht reproduziert werden (Breddy, Cooper und Boss, 1961; J. Heller und Lojda, 1960).

Es ist interessant festzustellen, daß das Ziel der Wasserkonservierung durch Hormone des Hinterlappens nicht nur an den Nierentubuli, sondern auch an anderen Strukturen wie der Haut (SAWYER, 1951; KOEFOED-JOHNSEN und USSING, 1953) und der Harnblase (SAWYER und SCHISGALL, 1956; LEAF, 1960, u.a.) von Amphibien mit dem gleichen Wirkungsmechanismus der Permeabilitätserhöhung erreicht wird. Beide Organe eignen sich dank ihrer einfachen Struktur hervorragend zum Studium aktiver und passiver Transportvorgänge. Das ADH fördert bei ihnen neben dem Wasserdurchtritt auch denjenigen von Harnstoff und den aktiven Natriumtransport (FUHRMANN und USSING, 1951; LEAF, 1960). An der Säugerniere wurde eine Verbesserung des Natriumtransportes nicht mit Sicherheit nachgewiesen, hingegen scheinen Anzeichen für eine Begünstigung des Harnstoffdurchtritts durch die Membranen der Sammelrohre zu bestehen (JAENIKE, 1961; GARDNER und MAFFLY, 1963).

Auf Versuchen an der Amphibienharnblase beruht die Hypothese von ORLOFF und HANDLER (1962, 1963), daß ADH die Umwandlung von ATP in Adenosin-3',5'-phosphat (cyclisches AMP) fördert und so auf indirektem Wege die Membranpermeabilität steigert. Das cyclische AMP spielt eine zentrale Rolle bei einer Reihe von Hormonfunktionen. An der Amphibienblase bewirkt es wie ADH eine reversible Verbesserung der Wasserdurchlässigkeit und Steigerung des Natriumtransports. Wie diese Wirkungen zustande kommen sollen ist noch unklar.

Die tubulären Transporte

Aktive Rückresorption

Glucose. Für eine Reihe von Substanzen ist, wenn nicht der Mechanismus im einzelnen so doch die Charakteristik der Rückresorption schon seit Jahren recht genau bekannt. Zu diesen Stoffen gehört die Glucose. Bei normalem Blutzucker ist die Rückresorption der Glucose (bis auf Spuren) vollständig. SHANNON und FISHER (1938) zeigten, daß beim Hund bei stufenweiser Erhöhung der Plasmaglucose schließlich ein Punkt erreicht wird, bei dem die Glucoserückresorption ein Maximum erreicht und nicht mehr weiter ansteigt. Derartige maximale tubuläre Rückresorptionsraten werden seit SHANNON, FARBER und TROAST (1941) allgemein als Tm bezeichnet. Dieselbe Charakteristik ließ sich auch beim Menschen nachweisen (SMITH et al., 1943).

Aus Mikropunktionsversuchen geht hervor, daß die Glucoserückresorption sich bei Amphibien (WALKER und HUDSON, 1937) und Säugern (WALKER et al., 1941) normalerweise in der proximalen Hälfte des proximalen Konvoluts abspielt. Bei vermehrtem Angebot von Glucose sind auch distalere Abschnitte des proximalen Konvoluts zur aktiven Resorption befähigt, nicht aber das distale Konvolut.

Der Mechanismus des Transportes ist auch heute noch nicht im einzelnen geklärt. Schon SHANNON et al. haben versucht, die Kinetik der Rückresorption zu charakterisieren. Nach ihrer Auffassung bindet sich die Glucose durch einen enzymatischen Prozeß im Zellinnern reversibel an einen zunächst nicht näher definierten Stoff, wodurch ein hoher Konzentrationsgradient erzeugt wird. Es ist naheliegend, an eine Phosphorylierung zu denken; verschiedene spätere Befunde, unter anderem die Tatsache, daß 2,4-Dinitrophenol die Rückresorption der Glucose nicht hemmt (MUDGE und TAGGART, 1950), stehen jedoch mit dieser Annahme im Widerspruch.

In neuerer Zeit (1964) hat die von KESTON (1954) vorgeschlagene Mutarotasetheorie wieder an Aktualität gewonnen. Nach dieser Theorie wird die Glucose in der Tubuluszelle enzymatisch in eine bevorzugt resorbierte Form umgewandelt, wodurch wie bei der Phosphorylierungstheorie ein Konzentrationsgradient geschaffen wird.

Wenn sich diese Theorie bewahrheitet, dann *handelt es sich bei der „aktiven" Glucoserückresorption nicht um einen „aktiven Transport" im strengen Sinn dieses Begriffs*. Durch die enzymatische Tätigkeit der Zelle wird lediglich für die (an sich passive) Diffusion eine optimale Voraussetzung geschaffen. Trotzdem kann ein solcher Mechanismus den wichtigsten Kriterien gerecht werden, die im allgemeinen als für aktive Transporte charakteristisch betrachtet werden: die Hemmbarkeit durch Stoffwechselgifte (Phlorizin), die limitierte Transportkapazität (Tm) und die Rückresorption gegen das Konzentrationsgefälle.

Aminosäuren. Ähnliche Verhältnisse herrschen auch in bezug auf die natürlich vorkommenden Aminosäuren. Zunächst wurde ein Tm für den Aminostickstoff nach Infusion einzelner Aminosäuren festgestellt (Pitts, 1943). Später wurden einzelne Aminosäuren individuell durch mikrobiologische Methoden (Beyer et al., 1946, 1947; Wright et al., 1947; Kamin und Handler, 1951) oder nach säulenchromatographischer Trennung (Webber, Brown und Pitts, 1961) quantitativ erfaßt.

Es zeigt sich dabei, daß die tubuläre Rückresorptionskapazität für die einzelnen Aminosäuren sehr unterschiedlich ist. So werden Arginin und Lysin nur in geringem Maße rückresorbiert. Sie zeigen ein niedriges Tm und eine scharfe Rückresorptionsschwelle (Wright et al., 1947). Die meisten anderen Aminosäuren werden ausgiebiger zurückresorbiert, und eine Limitierung der Rückresorption läßt sich bis zu den praktisch erreichbaren Plasmaspiegeln nicht erkennen (Beyer et al., 1946, 1947; Wright et al., 1947)

Da verschiedene natürliche Aminosäuren sich gegenseitig in ihrer Rückresorption hemmen, darf auf gemeinsame Transportmechanismen geschlossen werden. Eines dieser Systeme umfaßt die basischen Aminosäuren Arginin, Lysin und Histidin (Beyer et al., 1947), ein zweites Leucin und Isoleucin (Beyer et al., 1947) und andere neutrale Aminosäuren (Kamin und Handler, 1951). Die Grenzen sind jedoch nicht scharf und eine exakte Gruppeneinteilung ist kaum möglich.

Ferner muß berücksichtigt werden, daß bei all diesen Studien die „Rückresorption" durch Subtraktion der ausgeschiedenen von der filtrierten Menge einer bestimmten Aminosäure gemessen wurde. Diese Differenz umfaßt neben der eigentlichen Rückresorption auch andere Verluste, z.B. durch Transaminierung. Diese Einschränkung wiegt um so schwerer, als möglicherweise die gleichen Fermentsysteme für den Transport der Aminosäuren wie für einige Transaminierungen verantwortlich sind (Lotspeich, 1959).

Phosphat. Auch das anorganische Phosphat gehört zu den Tm-Stoffen. Beim Hund (Pitts und Alexander, 1944) und beim Menschen (Schiess et al., 1948) steigt die Rückresorption gleichsinnig mit der filtrierten Phosphatmenge, bis ein Tm erreicht wird.

Im Gegensatz zum Tm Glucose, das so hoch liegt, daß bei normalem Plasmaspiegel alle Glucose zurückresorbiert wird, liegt das Tm_P so niedrig, daß die Niere an der Regulation des Phosphathaushaltes maßgeblich beteiligt ist. Außerdem ist das Tm_P bei ein und demselben Individuum recht variabel. Es ändert sich z.B. in Abhängigkeit vom Säure-Basenhaushalt. Die Rückresorption wird durch exogenes und endogenes Parathormon gedämpft. Bei Hypoparathyreoidismus ist das Tm_P erhöht. Der Effekt ist nicht immer leicht demonstrierbar, da einzelne Injektionen von Parathormon häufig zu Veränderungen der Filtration führen oder endogene Gegenregulationen auslösen.

Aktive Rückresorption und Tm-Limitierung wird ferner postuliert für Sulfationen (Lotspeich, 1947), Ascorbinsäure (Ralli, Friedman und Rubin, 1938) und Malonsäure (VISHWARKARMA und LOTSPEICH, 1959); aktive Rückresorption ohne nachweisbares Tm für Milchsäure (CRAIG, 1946).

Durch die Stop-flow-Analyse lassen sich alle diese aktiven Rückresorptionsprozesse — soweit sie mit dieser Methode untersucht sind — in das proximale Konvolut verlegen [MALVIN, WILDE und SULLIVAN, 1958 (Glucose); BROWN, SAMIY und PITTS, 1961 (Aminosäuren); PITTS et al., 1958 (Phosphat); HIERHOLZER et al., 1960 (Sulfat)]. Auch für Hämoglobin läßt sich im Stop-flow-Versuch eine proximale Rückresorption nachweisen, obwohl dies im Clearance-Versuch nicht mit Sicherheit möglich ist (LATHEM et al., 1960).

Eine kleine Fraktion der Plasma-Albumine (weniger als 1%) scheint auch durch das normale Filter der Glomerula nicht zurückgehalten zu werden (TERRY et al., 1948). Für die aktive Rückresorption von Albumin wird ein Tm von etwa 55 mg/min angegeben. Diese Kapazität wird normalerweise nicht beansprucht. Beim normalen Menschen entsteht eine meßbare Albuminurie, wenn die Albuminkonzentration des Plasmas auf mehr als 7% erhöht wird (LAMBERT et al., 1957).

Auch für (intravasal entstehendes oder infundiertes) Hämoglobin wurde die Rückresorption einer kleinen konstanten Menge angenommen, da meßbare Quantitäten erst im Harn erscheinen, wenn die Plasmakonzentration eine Schwelle von etwa 100—170 mg-% übersteigt. Es hat sich jedoch gezeigt, daß gerade etwa diese Hämoglobinmenge eine feste Bindung mit einem Plasmaglobulin eingeht, welches das glomeruläre Filter nicht passieren kann. Resorption und Tm für Hämoglobin sind also nicht reell und lassen sich mit den üblichen Clearance-Methoden nicht nachweisen (LAMBERT et al., 1957; LATHEM, 1959).

Die Harnsäure nimmt eine Sonderstellung unter den aktiv reabsorbierten Bestandteilen ein. Die Ergebnisse von Tierversuchen können hier nicht auf den Menschen übertragen werden, da die meisten Laboratoriumstiere die Harnsäure weiter oxydieren zu Allantoin, so daß die renale Harnsäure-Elimination eine untergeordnete Rolle spielt. Neben einigen Primaten scheidet einzig der Dalmatiner Hund relativ große Uratmengen aus. Bei ihm ist die Urat-Clearance praktisch identisch mit der Filtrationsrate.

Dank der Bedeutung der Harnsäure in der Pathogenese der Gicht hat der Ausscheidungsmechanismus dieses Stoffwechselendproduktes beim Menschen seit langer Zeit großes Interesse gefunden mit entsprechendem Niederschlag in der Literatur (s. GUTMAN und YÜ, 1957, 1958). Die Harnsäure-Clearance beträgt etwa 6—12 ml/min; über 90% der filtrierten Harnsäure werden tubulär reabsorbiert. Nach Infusion von Uraten nehmen mit steigendem Plasmaspiegel sowohl die Rückresorption als auch die Ausscheidung zu. Bei einem Plasmaspiegel von etwa 15 mg-% wird die Rückresorptionskapazität gesättigt; aber schon vorher — wie übrigens auch bei normalem Plasmaspiegel — ist die Ausscheidung bedeutend (BERLINER et al., 1950).

Stop-flow-Analyse beim Hund zeigt, daß die Rückresorption im gleichen proximalen Segment vor sich geht wie die von Glucose, Phosphat etc. und wie die Sekretion von PAH und anderen organischen Säuren (KESSLER, HIERHOLZER und GURD, 1959).

Aus der Tatsache, daß unter dem Einfluß von Anturan®, einem Uricosuricum, das die aktive Rückresorption der Harnsäure blockiert, die Uratclearance gelegentlich über die Inulinclearance ansteigt, schließen GUTMAN und YÜ (1957), daß neben einer (proximalen) aktiven Rückresorption eine (distale) Sekretion von Harnsäure stattfinden muß. Wegen den erwähnten großen Speciesunterschieden wird es schwer sein, diese Frage eindeutig zu lösen, da die am Menschen durchführbaren Methoden einen exakten Einblick in derartige Einzelmechanismen kaum zulassen werden.

Passive Rückresorption

Harnstoff. An der herkömmlichen Vorstellung über den Mechanismus der Harnstoffausscheidung hat sich wenig Prinzipielles geändert. Durch die Einbeziehung des Harnstoffs in die Gegebenheiten der Gegenstromverteilung haben einige ungeklärte Befunde eine plausible Erklärung gefunden. Aktive Sekretion ist nicht mit Sicherheit auszuschließen; hingegen läßt sich die Harnstoffausscheidung bei Nagern, Hund und Mensch ohne eine solche erklären. Bei einigen Wiederkäuern stößt allerdings die Erklärung der Harnstoffausscheidung auf Schwierigkeiten, wenn man ohne die Annahme eines aktiven Transportes auskommen will (SCHMIDT-NIELSEN, 1960; SCHMIDT-NIELSEN und O'DELL, 1959). Das gleiche gilt für die Amphibien und einige Fische.

Mikropunktionsversuche zeigen, daß im proximalen Konvolut der Harnstoff etwa halb so stark konzentriert wird wie das Inulin. Mit anderen Worten, etwa die Hälfte des filtrierten Harnstoffs geht im proximalen Konvolut aus dem Tubuluslumen verloren (LASSITER, GOTTSCHALK und MYLLE, 1961; CLAPP, 1965). Sehr wahrscheinlich handelt es sich dabei um eine passive Diffusion entlang dem Konzentrationsgradienten. In der Mannitdiurese, wo der Konzentrationsgradient vermindert ist, sinkt auch der proximale Harnstoffverlust (ULLRICH et al., 1963).

Auffallend ist der Befund (SCHMIDT-NIELSEN et al., 1961; LASSITER, GOTTSCHALK und MYLLE, 1961), daß mehr Harnstoff aus der Schleife ins distale Konvolut strömt als am Ende des proximalen Konvoluts in die Schleife gelangt. Der Quotient: $\frac{TF/P_{(Harnstoff)}}{TF/P_{(Inulin)}}$, der den an einer untersuchten Stelle noch vorhandenen Anteil an filtriertem Harnstoff ergibt, beträgt im Mittel etwa 0,5 am Ende des proximalen Konvoluts und steigt auf 1, gelegentlich sogar auf noch höhere Werte am Beginn des distalen Konvoluts. Die Rechnung könnte natürlich nicht aufgehen, wenn der dort festgestellte Harnstoff quantitativ ausgeschieden würde. Tatsächlich sinkt der Quotient bis zum Ende des Sammelrohrs wieder bis auf etwa 0,2 (ULLRICH et al., 1963).

An durstenden und diuretischen Hunden stellen ULLRICH und JARAUSCH (1956) eine weitgehende Übereinstimmung der Harnstoffkonzentration im Harn und im Gewebswasser der tiefsten Markzonen fest. Andere Autoren (LEVINSKY und BERLINER, 1959) finden die Konzentration im Gewebswasser der Papille meist etwas niedriger als im Harn. Beide Befunde lassen sich erklären mit einer passiven Diffusion aus den Sammelrohren ins Interstitium der Papille. Durch Mikrokatheterisation der Sammelrohre zeigen KLÜMPER et al. (1958), daß namhafte Mengen nicht nur von Wasser und Na-Salzen, sondern auch von Harnstoff aus den Sammelrohren verschwinden. Dieser Verlust darf jedoch nicht als eigentliche Rückresorption gewertet werden. Der Harnstoff gehört offenbar zu jenen Stoffen, die dank ihrer guten Diffusibilität im Gegenstrom-Austauschsystem der Vasa recta rezirkulieren und die tiefen Markzonen nur langsam verlassen. Aus diesem Pool gelangt offenbar ein Teil in den absteigenden Schenkel der Schleife und wird durch den schlechter durchlässigen aufsteigenden Schenkel in die Rinde transportiert (LASSITER, GOTTSCHALK und MYLLE, 1961).

In der Initialphase einer Diurese kehrt sich vorübergehend das Diffusionsgefälle um und die Konzentration wird im Sammelrohr niedriger als im Gewebswasser der Papille. Der medulläre Harnstoffpool entleert sich in die Sammelrohre und führt zu der bekannten vorübergehenden Erhöhung der Harnstoffclearance bei steigenden Harnmengen (SHANNON, 1936, 1938).

Der Harnstoff benötigt für seine Ausscheidung kein zusätzliches Wasser. Die Harnmenge ist um so kleiner, die maximal erreichbare Osmolalität des Harns um so größer, je größer der Anteil des Harnstoffs an der Summe der ausgeschiedenen

Stoffe ist. Dies wurde schon 1934 von GAMBLE et al. an der Ratte festgestellt und seither wiederholt bestätigt für die Ratte (CRAWFORD, DOYLE und PROBST, 1959), für den Hund (LEVINSKY und BERLINER, 1959) und auch für den Menschen (EPSTEIN et al., 1957). Gelegentlich ist sogar bei Anwesenheit großer Harnstoffmengen die Konzentration der Nichtharnstoffbestandteile erhöht (CRAWFORD et al., 1959). Dieses Phänomen kann vielleicht auch ohne die Annahme eines aktiven Harnstofftransports damit erklärt werden, daß der Harnstoff nicht ungehindert in die absteigenden Schenkel der Schleifen diffundiert, sondern diesen Wasser entzieht und damit die Gegenstrommultiplikation begünstigt (GOTTSCHALK, 1964).

Die Ionen

Das Schicksal der Ionen ist in den letzten Jahren nach strengen physikalischen und physikalisch-chemischen Gesichtspunkten analysiert worden. So ist es heute möglich, exakte Aussagen über die treibenden Kräfte im tubulären Ionentransport zu machen. Als „aktiv" dürfen wir einen Transport nur dann bezeichnen, wenn ein Ion sich dem kombinierten elektrischen und chemischen Gradienten entgegenbewegt. So darf z.B. der Transport eines gleichnamig geladenen Ions entgegen einem aktiv transportierten oder eines ungleichnamig geladenen in gleicher Richtung nicht a priori als aktiv bezeichnet werden. Wir werden sehen, daß die Rückresorption von Na^+ und K^+ aktive Prozesse sind, während die Rückresorption von Cl^- und die Sekretion von H^+ und K^+ ganz oder teilweise als passive Vorgänge betrachtet werden können.

Normalerweise ist das Tubuluslumen über den ganzen Verlauf des Nephrons gegenüber der peritubulären Flüssigkeit elektronegativ (WINDHAGER und GIEBISCH, 1965). Im proximalen Konvolut werden fast übereinstimmend von allen Autoren Werte von etwa —20 mV angegeben. Dieser Wert gilt sowohl für den Necturus (GIEBISCH, 1958; WHITTEMBURY und WINDHAGER, 1961) als auch für die Ratte (BANK, 1962; S. SOLOMON, 1957; CLAPP, RECTOR und SELDIN, 1962; BLOOMER, RECTOR und SELDIN, 1963; GIEBISCH et al., 1964; KASHGARIAN et al., 1963) und für den Hund (WATSON, CLAPP und BERLINER, 1964). Der Inhalt der proximalen Tubuluszellen ist dagegen negativ sowohl gegenüber dem Tubuluslumen (—60 mV) als auch der peritubulären Flüssigkeit (—80 mV) (GIEBISCH, 1958; WHITTEMBURY und WINDHAGER, 1961).

Im distalen Konvolut sind bei Necturus (GIEBISCH, 1958) und Ratte (CLAPP, RECTOR und SELDIN, 1962; HIERHOLZER et al., 1965; KASHGARIAN et al., 1963; MALNIC, KLOSE und GIEBISCH, 1964) die transcellulären Potentialdifferenzen meist wesentlich größer, nämlich —35 bis —60 mV, während in der Papille des Goldhamsters im dünnen absteigenden Schenkel der Schleife nur sehr geringe und im aufsteigenden Schenkel kaum höhere Werte gemessen werden (MARSH und S. SOLOMON, 1965; WINDHAGER, 1964).

Natrium. Dieses wichtigste Kation des Extracellulärraums bildet neben dem Wasser den Hauptbestandteil des Filtrats. Es wird ausgiebig über den ganzen Bereich des Nephrons mit Einschluß des Sammelrohrs (HILGER, KLÜMPER und ULLRICH, 1958) aber vielleicht mit Ausnahme des dünnen absteigenden Schenkels der langen Schleifen zurückresorbiert. Es handelt sich dabei um einen aktiven Transport, denn das positiv geladene Ion bewegt sich gegen den elektrischen Gradienten, wobei unter Umständen auch ein Konzentrationsgradient aufgebaut bzw. aufrechterhalten werden kann.

Im proximalen Konvolut wird allerdings normalerweise kein Konzentrationsgradient für Natrium gefunden (WALKER et al., 1941; BOTT, 1962; LITCHFIELD und BOTT, 1962; ULLRICH et al., 1963; WINDHAGER und GIEBISCH, 1961), wie auch in diesem Abschnitt niemals ein osmotischer Gradient auftritt (WALKER et al., 1941; WIRZ, 1956; GOTTSCHALK und MYLLE, 1959). Dagegen lassen sich experimentell mit Leichtigkeit deutliche Natriumgradienten von etwa 30—50 m Äq/l erreichen, z.B. durch Einleitung einer osmotischen Diurese mit Mannit (WINDHAGER und GIEBISCH, 1961; ULLRICH et al., 1963), oder durch Perfusion einzelner Tubulussegmente mit Lösungen abnormer Zusammensetzung. In beiden Fällen wird Natrium gegen das Konzentrationsgefälle transportiert (GIEBISCH et al., 1964; s. dort auch weitere Literatur).

Im Stop-flow-Experiment fanden MALVIN et al. (1958) keinen Natriumgradienten im proximalen Konvolut. Sie schlossen daraus auf eine passive Rückresorption von Natrium und Wasser unter dem Einfluß des kolloidosmotischen Druckes in den peritubulären Gefäßen. In den Händen von PITTS u. Mitarb. (KESSLER et al., 1958) zeigten jedoch auch die aus dem proximalen Nephron stammenden Proben ein U/P_{Na^+} von ca. 0,5.

Auch die Richtung und Größe des „Kurzschlußstroms" stimmen mit der Annahme eines aktiven Natriumtransportes überein. Diese Meßgröße wurde 1951 von USSING und ZERAHN bei der Untersuchung aktiver Transporte an der isolierten Froschhaut eingeführt. Sie beruht auf der Überlegung, daß bei einem Kurzschluß oder auch bei einer vollständigen Kompensation des durch den aktiven Ionentransport aufgebauten Membranpotentials alle entlang dem elektrischen Feld gerichteten (also passiven) Ionenbewegungen zum Stillstand kommen müssen.

Im distalen Konvolut (und wohl auch im dicken aufsteigenden Schenkel der Schleife) arbeitet die Natriumpumpe gegen noch steilere elektrochemische Gradienten. Das transtubuläre Potential ist hier höher als im proximalen Konvolut und ein namhafter Konzentrationsgradient die Regel (ULLRICH et al., 1963; HIERHOLZER et al., 1965; WINDHAGER und GIEBISCH, 1961). Ebenso darf eine aktive Natriumrückresorption im Sammelrohr als sicher angenommen werden, da auch hier diese Ionen gegen einen steilen chemischen (HILGER, KLÜMPER und ULLRICH, 1958) und elektrischen (MARSH und S. SOLOMON, 1965; WINDHAGER, 1964) Gradienten transportiert werden.

Im Stop-flow-Versuch läßt sich regelmäßig ein (früh)distaler Bereich mit besonders niedriger Natriumkonzentration erkennen (MALVIN et al., 1958; KESSLER et al., 1958, u.a.). Hier kann das Natrium bis auf einen kleinen Rest von etwa 5 mÄq/l resorbiert werden, so daß ein U/P-Quotient von 0,04 entsteht.

Chlor. Die Untersuchungen von GIEBISCH und WINDHAGER (1963) zeigen, daß beim Necturus die im proximalen Konvolut vorhandene Elektronegativität genügt, um die Rückresorption der Chlorionen als passiven Vorgang zu erklären. Jedenfalls ist die Aufwendung von spezieller Energie nicht notwendig. Auffallend ist, daß der Nettoflux der Chlorionen nur einen Bruchteil der gesamten Chloridbewegung darstellt. Auch die Untersuchungen von EIGLER (1961) sprechen im gleichen Sinn: Am proximalen Konvolut der perfundierten Necturusniere hat ein Ersatz von Cl^- durch SO_4^{--} keinen Einfluß auf den Kurzschlußstrom. Da es sehr unwahrscheinlich ist, daß Sulfationen von einem hypothetischen Transportsystem gleich behandelt würden wie Chlorionen, spricht dieser Befund für ein passives Verhalten der letzteren. Bei der Ratte glauben KASHGARIAN et al. (1963) sogar Anzeichen für die Existenz einer Kraft gefunden zu haben, die der Rückresorption der Chlorionen entgegenwirkt.

Für das distale Konvolut der Ratte schließen KASHGARIAN et al. auf ein elektrochemisches Gleichgewicht der Chlorionen und finden keine Anzeichen für einen aktiven Transport, während RECTOR und CLAPP (1962) unter extremen Versuchsbedingungen (natriumverarmte Ratten unter Infusion mit Natriumsulfat) eine aktive Rückresorption von Chlorionen im distalen Konvolut nachweisen konnten. Auch MOREL und BOUDIAK (1962) kommen auf Grund von Stop-flow-Experimenten am Kaninchen zum Schluß, daß unter Umständen im distalen Tubulus die Chlorionen aktiv rückresorbiert werden. Diese Auffassung würde auch mit der Tatsache übereinstimmen, daß die Permeabilität für Chlorionen im distalen Konvolut relativ gering ist (AMIEL et al., 1961).

Kalium. Da die Kaliumclearance normalerweise niedriger ist als die Inulinclearance, war es zunächst naheliegend, nur an eine Rückresorption zu denken (SMITH, 1951) und da die Kaliumkonzentration im Harn praktisch immer höher ist als im Plasma, dachte man in erster Linie an eine passive Rückdiffusion entlang einem Konzentrationsgradienten.

Vereinzelte Beobachtungen, wonach unter Umständen die Kaliumclearance die Inulinclearance übertreffen kann (MCCANCE und WIDDOWSON, 1938; WIRZ, 1945), fanden kein besonderes Interesse, bis MUDGE et al. (1949, 1950) und BERLINER, KENNEDY und HILTON (1950) unabhängig voneinander, unter verschiedenen, definierbaren Voraussetzungen regelmäßig eine tubuläre Nettosekretion von Kalium demonstrieren konnten. Andererseits gelingt es z. B. in Wasserdiurese unter Umständen ein U/P_{K^+} zu erhalten, das unter 1 liegt, was für eine aktive Kaliumrückresorption spricht (MUDGE et al., 1950).

Dieser Situation waren die klassischen Clearance-Versuche nicht gewachsen. Es drängte sich auf, für das Kalium ein Nebeneinander oder Nacheinander von Rückresorptions- und Sekretionsvorgängen anzunehmen. Die Resultate ließen sich am zwanglosesten erklären durch die Annahme einer weitgehenden oder praktisch vollständigen Rückresorption des filtrierten Kaliums in einem (nicht näher definierten) proximalen Tubulusabschnitt mit nachfolgender tubulärer Sekretion, die praktisch die ganze im Harn erscheinende Kaliummenge liefert.

Mikropunktionsversuche im proximalen Konvolut der Ratte (WIRZ und BOTT, 1954) schienen zunächst die Auffassung von einer dort stattfindenden weitgehenden Rückresorption zu bestätigen. Spätere Nachprüfungen (LITCHFIELD und BOTT, 1962; MARSH und RUMRICH, 1962; WATSON, CLAPP und BERLINER, 1964) ergaben jedoch im proximalen Konvolut keine verminderten Kaliumkonzentrationen. Einzig MALNIC, KLOSE und GIEBISCH (1964) stellten bei normalen Ratten einen F/P_{K^+} von im Mittel 0,81 fest.

Die distale Kaliumsekretion kommt besonders deutlich in Stop-flow-Experimenten zum Ausdruck (PITTS et al., 1958; SULLIVAN, WILDE und MALVIN, 1960; W. G. WALKER et al., 1961, u.a.). Der Gipfel der Kaliumsekretion liegt beim Hund unmittelbar distal vom Minimum der „Natriumsenke" und beginnt sich schon nach dem Lösen des Abflußhindernisses bemerkbar zu machen. Der Prozeß muß also sehr weit distal ablaufen: im Sammelrohr und vielleicht im distalen Konvolut. Diese Aussage wurde präzisiert durch Markierung der corticalen Segmente mit K^{42} gegen das Ende der Stop-Periode (JAENIKE und BERLINER, 1960). Beim Kaninchen finden MOREL und FALBRIARD (1959) den Kaliumgipfel verglichen mit dem Hund etwas nach proximal verschoben. Er koincidiert mit dem tiefsten Punkt der Natriumsenke, während die distalsten Kanälchenstrecken (Sammelrohre ?) für K^{42}, das gegen das Ende der Stop-Periode i.v. injiziert wird, undurchlässig zu sein scheinen. Beim Goldhamster konnte HIERHOLZER (1961) durch Mikrokatheterisation eine Kaliumsekretion in die Sammelrohre nachweisen. Bei der normalen Ratte läßt sich die Zunahme der Kaliumkonzentration im Sammelrohr durch die Wasserrückresorption erklären; bei kaliumverarmten Ratten findet dort sogar eine Rückresorption von Kalium statt (MALNIC, KLOSE und GIEBISCH, 1964).

Im Lichte der modernen Betrachtungsweise, die auch die transtubulären Potentiale berücksichtigen muß, ergibt sich heute folgendes Bild (WINDHAGER und Giebisch, 1965; Giebisch und Windhager, 1964): Auch wenn das TF/P_{K^+} im proximalen Konvolut nicht wesentlich unter 1 sinkt, wird dort doch ein bedeutender Anteil des filtrierten Kaliums zurückresorbiert, da ja sonst wegen der Wasserrückresorption die Kaliumkonzentration erheblich ansteigen müßte. Diese Rückresorption vollzieht sich zwar meist nicht gegen den chemischen, immer aber gegen den elektrischen Gradienten! Es muß also im proximalen Konvolut eine aktive Rückresorption von Kalium gefordert werden (Bloomer, Rector und Seldin, 1963; Marsh und Rumrich, 1962; Watson, Clapp und Berliner, 1964). Die distale Sekretion dagegen — obwohl gegen den Konzentrationsgradienten gerichtet — läßt sich ohne die Annahme einer Transportaktivität erklären, da sie entlang dem im distalen Konvolut besonders hohen elektrischen Gradienten verläuft.

Zu diesem Schluß gelangen Morel und Boudiak (1962) aufgrund von Stop-flow-Versuchen am Kaninchen, indem sie unter der willkürlichen Annahme einer passiven Verteilung der Kaliumionen bei verschiedenen extremen Bedingungen die notwendigen transtubulären Potentiale berechnen. Erstaunlicherweise liegt die Mehrzahl der so ermittelten Potentiale zwischen —38 und —50 mV, also in einem Bereich, wie er (bei der Ratte) tatsächlich gefunden wird, unabhängig davon, ob die Kaliumausscheidung hoch oder niedrig ist. Anzeichen für einen gekoppelten Austausch von Na^+ gegen K^+ ergaben sich nicht. Das Vorhandensein von genügend Natriumionen, durch deren aktive Rückresorption ja das transtubuläre Potential entsteht, ist allerdings eine Voraussetzung für die Kaliumsekretion.

Durch Mikropunktions- und Mikroperfusionsversuche konnten Malnic, Klose und Giebisch (1964) die Voraussagen von Morel und Boudiak bestätigen: Im Beginn des distalen Konvoluts ist die Kaliumkonzentration niedriger als im Plasma (TF/P_{K^+} bis 0,19). Unter Berücksichtigung des gleichzeitig bestimmten TF/P_{Inulin} läßt sich auf eine „proximale" Rückresorption von über 90% des filtrierten Kaliums schließen; der steilste Gradient wird wahrscheinlich im dicken aufsteigenden Schenkel der Schleife erreicht. Gegen das Ende des distalen Konvoluts steigt die Kaliumkonzentration bis auf ein Mehrfaches der Plasmakonzentration. Der Anstieg der Kaliumkonzentration ist steiler als der der gleichzeitig bestimmten Inulinkonzentration, was eine Kaliumsekretion beweist. In keinem Fall war der beobachtete transtubuläre Kaliumgradient größer als sich bei Anwendung der Nernstschen Gleichung aus den transtubulären Potentialdifferenzen errechnen ließ.

Calcium und Magnesium. Vom gesamten Plasmacalcium sind etwa 50—70% filtrierbar, davon der größte Teil als freie Calciumionen. Die Rückresorption vollzieht sich entgegen dem elektro-chemischen Gradienten, ist also ein aktiver Prozeß.

Bei mäßiger bis starker Diurese läuft beim Hund (Walser, 1961) und beim Menschen (Kleeman et al., 1964) die Ca-Clearance parallel der Na-Clearance. Wird nur das ionisierte Calcium berücksichtigt, so sind die Clearances beider Stoffe praktisch gleich. Damit drängt sich die Vermutung auf, daß die Ca-Rückresorption auf dem gleichen Transportsystem basiert wie die Na-Rückresorption.

Diese Vermutung wird durch Mikropunktionsversuche an der Ratte bestätigt (Lassiter, Gottschalk und Mylle, 1963): In der Bowmanschen Kapsel ist das F/P etwa 0,70, oder wahrscheinlich recht genau 1,0, wenn nur der filtrierbare Anteil berücksichtigt wird. Dieses Konzentrationsverhältnis wird über das ganze proximale Konvolut beibehalten. In der Mannitdiurese ist die Konzentration des intratubulären Calciums etwa im gleichen Ausmaß vermindert wie die des Natriums. In Mikroperfusionsversuchen (Frick et al., 1965) wird für das filtrierbare Calcium praktisch der gleiche Konzentrationsgradient aufgebaut wie für das Natrium. Auch in den übrigen Tubulusabschnitten zeigt sich eine enge Korrelation zwischen den Konzentrationen von Natrium und Calcium. Das Stop-flow-Minimum fällt praktisch mit dem Natrium-Minimum zusammen (HOWARD, WILDE und MALVIN, 1959).

Erst im Sammelrohr tritt eine deutliche Dissoziation zwischen der Natrium- und der Calciumrückresorption auf. Besonders bei kleinen Harnmengen ist die Calciumclearance meist größer als die Natriumclearance. Im Harn liegt das Calcium zu einem erheblichen Teil nicht in ionisierter Form vor, sondern ist komplex gebunden an Citrat, Phosphat, Sulfat, etc. Trotz der engen Verwandtschaft der Rückresorption von Natrium- und Calciumionen ist daher die Calciumausscheidung weitgehend und in erster Linie abhängig von der Verfügbarkeit komplexierender Anionen im Harn (CHANG und FREEMAN, 1950; BERNSTEIN et al., 1962; CHEN und NEUMAN, 1955, u.a.).

Über den Ausscheidungsmechanismus der *Magnesiumionen* sind wir praktisch nur durch Stop-flow-Versuche orientiert. Beim Hund zeigt sich regelmäßig ein frühdistales Mg-Minimum, das auf eine aktive Rückresorption hinweist und mit dem Ca-Minimum zusammenfällt (WESSON und LAULER, 1959; SAMIY et al., 1960; MURDAUGH und ROBINSON, 1960). Da Magnesium und Calcium gegenseitig ihre Rückresorption hemmen, darf auf ein für beide Ionen gemeinsames Transportsystem geschlossen werden (SAMIY et al.). Auch die Rückresorption von *Strontium* scheint an dasselbe Transportsystem geknüpft zu sein (ROBINSON et al., 1962).

Ebenfalls aus Stop-flow-Versuchen darf geschlossen werden, daß beim Hund weite Strecken des Tubulussystems für Magnesium und Calcium durchlässig sind. Beim Kaninchen dagegen scheint die Tubuluswand für Magnesium undurchlässig zu sein. Im Stop-flow-Versuch verhält es sich praktisch gleich wie Inulin und wird nur durch Filtration ausgeschieden (RAYNAUD, 1962).

Die Wasserrückresorption und das glomerulo-tubuläre Gleichgewicht

Nach der Vorstellung von LUDWIG (1843) beruht die Wasserrückresorption auf dem, was wir heute als kolloidosmotischen oder onkotischen Druck bezeichnen würden. Es ist wahrscheinlich, daß diese Kraft tatsächlich eine Rolle spielt, allerdings nur soweit, als es sich um die Aufnahme von Flüssigkeit aus dem interstitiellen Raum bzw. dem basalen Labyrinth in die Blutgefäße handelt (WIRZ, 1955; THOENES, 1965). Es ist denkbar, daß bei schweren Störungen der Capillarpermeabilität oder des Eiweißstoffwechsels, oder bei entsprechenden experimentellen Versuchsbedingungen die gesamte Rückresorption indirekt beeinflußt werden kann (VOGEL und HEIM, 1955). Normalerweise hat jedoch der kolloidosmotische Druck auf die Wasserrückresorption keinen Einfluß. Der Wasserdurchtritt durch die (apikalen und basalen) Zellmembranen gehorcht den Gesetzen der Osmose (s. oben) und wird in erster Linie bestimmt durch das Ausmaß der aktiven Rückresorption der Ionen.

Für das proximale Konvolut schließen WALKER et al. (1941) aus ihren Mikropunktionsversuchen, daß die Rückresorption nicht eine absolut konstante Größe sei, sondern eine konstante Fraktion des Filtrats. Für je 12,5% der Gesamtlänge des Hauptstücks finden sie bei der Ratte eine Rückresorption von 10% des Filtrats (beim Meerschweinchen etwas weniger) und berechnen daraus, daß am Ende des Hauptstückes etwa 80% des Filtrates zurückresorbiert seien.

Obwohl in den Versuchen von WALKER et al. die große Streuung der Einzelwerte auch andere Interpretationen zulassen würde, ist diese Auffassung doch zum Ausgangspunkt zahlreicher Berechnungen und Spekulationen geworden. Ganz besonders hat man sich immer wieder die Frage gestellt, wie man sich den Mechanismus der Anpassung einer tubulären Leistung an die Funktion der Glomerula („glomerular-tubular balance") vorstellen soll. Das Problem ist bis heute nicht endgültig gelöst.

H. W. SMITH (1951) nimmt an, daß unter normalen Bedingungen die (passive) proximale Wasserrückresorption nicht mit der Natriumrückresorption Schritt hält, und daß der so entstehende Natriumgradient die Natriumrückresorption verlangsamt. Vergrößerung der Menge des Filtrats würde diesen limitierenden Gradienten vermindern, so daß die Rückresorption pari passu mit der Filtration vermehrt würde (WESSON, ANSLOW und SMITH, 1948). Diese Hypothese hat sich in einigen Punkten nicht bestätigt. Der osmotische Druck (WIRZ, 1956; GOTTSCHALK und MYLLE, 1959, u.a.) läßt im proximalen Tubulus keinen Gradienten gegenüber dem Plasma erkennen und die Konzentration der Natriumionen ist meistens so, wie sie sich aus dem Donnan-Gleichgewicht gegenüber dem Plasma erwarten läßt. Es ist denkbar, daß in der Pars recta des Hauptstücks, die der Mikropunktion nicht zugänglich ist, durch die fortschreitende Anhäufung von nicht resorbierten Filtratbestandteilen ein limitierender Natriumgradient auftreten könnte (GIEBISCH und WINDHAGER, 1964).

In der osmotischen Diurese dagegen können Konzentrationsunterschiede der Natriumionen bis zu 30% auftreten (WINDHAGER und GIEBISCH, 1961). Hier ist eine Limitierung der Rückresorption durch den Natriumgradienten sehr wohl denkbar. Gleichzeitig ist aber auch das glomerulo-tubuläre Gleichgewicht empfindlich gestört.

Mikropunktionsversuche haben bis jetzt kaum zu einer Klärung geführt. Je nach Versuchsbedingung werden alle Varianten zwischen einem vollkommenen glomerulo-tubulären Gleichgewicht, d.h. einer konstanten *prozentualen* Rückresorption und einem vollständigen Fehlen eines Gleichgewichts mit gleichbleibender *absoluter* Rückresorption gefunden. Speciesunterschiede können die divergierenden Befunde nur zum Teil erklären.

So finden GIEBISCH, KLOSE und WINDHAGER (1964) sowie LASSITER, MYLLE und GOTTSCHALK (1964) bei der Ratte keine Veränderung der *prozentualen* Rückresorption im zugänglichen Teil des Hauptstücks, wenn sie die filtrierte Natriummenge durch Infusion von hypertonischer Kochsalzlösung steigern. Wird dagegen bei der Ratte eine Diurese durch Infusion von isotonischer Kochsalzlösung ausgelöst, so bleibt die proximale Rückresorption *absolut* konstant und das glomerulotubuläre Gleichgewicht wird empfindlich gestört (CORTNEY et al., 1965). Zum selben Resultat kommen DIRKS et al. (1965) beim Hund. In diesen Versuchen wird dieselbe Stelle des proximalen Konvoluts vor und während einer Infusion von isotonischer Kochsalzlösung punktiert. Das TF/P_{Inulin} als Ausdruck der *prozentualen* Wasserrückresorption ist während der Infusion in der Mehrzahl der Fälle vermindert. Drosselung der Nierenarterie und Reduktion der Filtration stört dagegen das glomerulo-tubuläre Gleichgewicht nicht und ist auch nicht in der Lage, die durch Kochsalzinfusion ausgelöste Verminderung der *prozentualen* Rückresorption aufzuheben.

Demgegenüber konstatieren GERTZ et al. (1965) bei der Ratte eine Erhöhung des TF/P_{Inulin} (eine Vermehrung der *prozentualen* Rückresorption), wenn der Blutdruck gesenkt und die Filtration vermindert ist. Gleichzeitig verlangsamt sich die Strömung in den Tubuli, wie auch von STEINHAUSEN et al. (1965) beobachtet.

Wird die Nierenzirkulation durch Arterienverschluß vollständig unterbrochen, so läuft die Rückresorption weiter bis zum vollständigen Kollaps der proximalen Tubuli. Die dazu benötigte Zeit (occlusion time) ist um so kürzer, je größer unmittelbar vor der Abklemmung die Inulinclearance war. Da bei dieser Methodik ein direkter Einfluß der Strömung auf den Resorptionsprozeß ausgeschaltet ist,wird der Schluß gezogen, daß die Größe der Filtration durch die Rückresorption von Natrium reguliert werde und nicht umgekehrt (LEYSSAC, 1963).

Wie man sich den Informationsweg eines solchen Mechanismus vorstellen könnte, geht vielleicht aus den Experimenten von THURAU und SCHNERMANN (1965) hervor, die durch retrograde Infusion von Lösungen mit verschiedenem Natriumgehalt in eine Schlinge des distalen Konvoluts einen direkten Einfluß der Macula densa-Zellen auf die Filtration wahrscheinlich machen: Ist die Natriumkonzentration der infundierten Lösung höher als 75 mÄq/l (was etwa der normalen Konzentration an dieser Stelle entsprechen dürfte) (ULLRICH et al., 1963; GIEBISCH et al., 1964), so kollabiert das zum gleichen Nephron gehörige proximale Konvolut innerhalb etwa 10 sec vollständig. An Tieren, deren Nieren infolge mehrwöchiger Kochsalzzulagen an Renin verarmt sind, läßt sich der Tubuluskollaps nur ausnahmsweise provozieren. Die Autoren nehmen daher an, daß eine präglomeruläre Vasoconstriction, ausgelöst durch das Renin-Angiotensinsystem den Filtrationsstop bewirkt. Diese Befunde und deren Interpretation (die wohl noch einer Bestätigung bedürfen) sind bestechend. Jedes einzelne Nephron würde damit ein in sich selbst geschlossenes Reglersystem bilden. Die Filtration würde gedrosselt, sobald die tubuläre Natriumresorption mit der Filtration nicht Schritt halten könnte. Die Filtration würde also ceteris paribus der Tubulusleistung angepaßt.

Die Auswirkungen dieser Theorie auf unsere Vorstellungen über zahlreiche Phänomene der normalen und pathologischen Nierenfunktion sind nicht abzuschätzen. So führen SCHNERMANN, NAGEL und THURAU (1966) die postischämische und posthämorrhagische Erniedrigung des Filtrats auf die Störung der Natriumrückresorption, besonders im dicken aufsteigenden Schenkel der Schleife zurück. Nach experimenteller Ischämie vermindert sich die Fähigkeit dieses Segments, einen deutlichen Natriumgradienten aufzubauen.

Säure-Basen-Haushalt

Die pH-Werte, die der Harn der Säuger annehmen kann, liegen zwischen etwa 4,5 und 8,4. Wenn der Harn sauer ist, enthält er regelmäßig hohe Konzentrationen von NH_4-Ionen, dagegen praktisch kein Bicarbonat, während alkalischer Harn durch praktische Abwesenheit von Ammoniak und durch hohe Konzentrationen von Bicarbonat ausgezeichnet ist.

Im Plasma beträgt die Bicarbonatkonzentration beim Menschen normalerweise 26—28 mÄq/l. Bis zu einem Grenzwert von 26 mÄq/l wird alles filtrierte Bicarbonat zurückresorbiert. Erst nach Überschreiten dieser Schwelle kommt es zu einer freien Ausscheidung von Bicarbonationen. Die Rückresorption bleibt limitiert, und zwar nicht im Sinn eines absoluten Maximums (Tm), sondern sie steht in einer festen Relation zur Filtrationsrate: Pro 1000 ml Filtrat werden im Maximum 28 mÄq Bicarbonationen zurückresorbiert (PITTS, AYER und SCHIESS, 1949). Beim Hund sind die Verhältnisse ähnlich, nur daß dort die Schwelle bei 24—26 mÄq pro Liter Filtrat etwas tiefer liegt (PITTS und LOTSPEICH, 1946). Die Ausscheidung der Bicarbonationen läßt sich also zunächst mit der klassischen Filtrations-Rückresorptionstheorie befriedigend erklären, wenngleich auch hier das Problem des glomerulo-tubulären Gleichgewichts so wenig abschließend gelöst ist wie im Falle der Natriumionen und des Wassers.

Im umgekehrten Fall, wenn der Harn sauer ist, reicht jedoch die Menge der filtrierten Wasserstoffionen bei weitem nicht aus, um extreme Werte der Harnacidität zu erklären. Es muß eine tubuläre Sekretion von Wasserstoffionen postuliert werden (PITTS und ALEXANDER, 1945; PITTS, 1945). Durch eine Reihe von

Hemmstoffen der Kohlensäure-Anhydratase (Carboanhydrase, C.A.) z.B. Acetazolamid (Diamox®) wird die Sekretion von Wasserstoffionen vermindert. Daraus darf geschlossen werden, daß die Hauptmenge der sekretierten Wasserstoffionen von der Kohlensäure bzw. vom dauernd im Stoffwechsel der Tubuluszellen anfallenden CO_2 geliefert wird. Unter Acetazolamid wird jedoch der Harn nicht nur nicht sauer, sondern das pH steigt dank einer reichlichen Ausscheidung von Bicarbonationen bis auf den Maximalwert an. Bis zu 50% der filtrierten Bicarbonationen lassen sich unter geeigneten Versuchsbedingungen auf diese Weise eliminieren.

Die Sekretion der Wasserstoffionen und die Rückresorption des Bicarbonats sind also eng gekoppelt. Die Annahme liegt nahe, daß es sich dabei um einen einheitlichen Prozeß handelt und daß die H-Ionensekretion der primäre Vorgang ist. Die in den Tubuluszellen reichlich vorhandene C.A. beschleunigt die erste Stufe der spontan bedeutend langsamer ablaufenden Reaktion:

$$CO_2 + H_2O \overset{\text{C.A.}}{\rightleftharpoons} H_2CO_3 \rightleftharpoons H^+ + HCO_3^- .$$

Dadurch werden aus dem intracellulär entstehenden Kohlendioxyd Wasserstoffionen gebildet, die für eine Sekretion ins Tubuluslumen im Austausch gegen Natriumionen zur Verfügung stehen.

Solange im Tubuluslumen noch Bicarbonationen vorhanden sind, vollzieht sich dort die umgekehrte Reaktion: Durch die Zunahme der Wasserstoffionenkonzentration verschiebt sich das Reaktionsgleichgewicht nach links; der CO_2-Druck steigt, und das in allen Medien leicht lösliche CO_2 diffundiert in die Zelle. Erst wenn durch diesen Vorgang die Hauptmenge der filtrierten Bicarbonationen aus der Tubulusflüssigkeit verschwunden ist, kann das pH deutlich abnehmen.

Es läßt sich heute noch nicht entscheiden, ob für die Sekretion der Wasserstoffionen ein aktiver Transport postuliert werden muß, oder ob die Ionen entlang dem elektrischen Gradienten ins Tubuluslumen gelangen. Eine endgültige Aussage ist noch nicht möglich, weil das intratubuläre pH nicht definitiv bekannt ist.

Da die Tubulusflüssigkeit keine aktive C.A. enthält, wird meistens angenommen, daß im Tubuluslumen die Reaktion $H_2CO_3 \rightarrow H_2O + CO_2$ unkatalysiert und daher relativ langsam verläuft. pH und pCO_2 könnten sich daher nach der Entnahme der Flüssigkeitsprobe noch verändern und dadurch ein zu hohes intratubuläres pH vortäuschen. Meist wird für derartige Untersuchungen die Tubulusflüssigkeit direkt in eine Kanüle aufgenommen, die eine Mikro-Chinhydronelektrode enthält. Die Sperrflüssigkeit ist mit 5% oder 8% CO_2 gesättigt. Das CO_2, das nach der Entnahme noch neu entsteht, äquilibriert sich mit der Sperrflüssigkeit, so daß bis zur Einstellung eines neuen Gleichgewichts die Reaktion nach rechts weiterlaufen kann.

Alle Untersucher finden schon im proximalen Konvolut deutliche Anzeichen einer Wasserstoffionensekretion. Das Gleichgewichts-pH liegt im mittleren Drittel des Konvoluts um etwa 0,3—0,5 Einheiten niedriger als im Plasma. Im distalen Konvolut werden ähnliche Werte gefunden. Die endgültige Harnsäuerung erfolgt im Sammelrohr (Gottschalk, Lassiter und Mylle, 1960; Giebisch, Windhager und Pitts, 1960; Clapp, Watson und Berliner, 1963). Die Sekretion von Wasserstoffionen in die Sammelrohre wurde schon von Ullrich, Eigler und Pehling (1958), durch Mikrokatheterisation festgestellt.

Anzeichen dafür, daß im Tubulus das Gleichgewicht noch nicht erreicht ist, glauben Rector und Carter (1963) bei direkter Beobachtung der Nierenoberfläche nach Injektion von Indicatoren gefunden zu haben. Bank und Aynedjian (1963) stellen bei Messungen unmittelbar während der Punktion ein um bis zu 2 Einheiten tieferes pH fest als im Gleichgewichtszustand.

Neuerdings ist es jedoch RECTOR, CARTER und SELDIN (1965) gelungen, das intratubuläre pH mit Hilfe von Mikro-Glaselektroden direkt zu bestimmen. In diesen Experimenten stimmt im proximalen Konvolut das intratubulär gemessene pH sehr genau mit dem Gleichgewichts-pH überein, das nach der Entnahme in vitro bestimmt wird. Die Kohlensäure wird demnach unmittelbar nach ihrer Entstehung dehydratiert, so daß bereits im Tubuluslumen das Gleichgewichts-pH erreicht wird. Die Autoren nehmen an, daß der Vorgang im engen Kontakt der Tubulusflüssigkeit mit der im Bürstensaum reichlich vorhandenen C.A. katalysiert wird. Im distalen Konvolut dagegen ist das pH in vivo um durchschnittlich 0,85 E niedriger als im Gleichgewichtszustand. Hier (und in den Sammelrohren) wird offenbar das Gleichgewicht nicht unmittelbar erreicht. Diese Annahme wird dadurch unterstützt, daß nach Verabreichung eines C.A.-Hemmers auch im proximalen Konvolut in vivo ein erheblicher pH-Gradient gemessen werden kann, während umgekehrt nach i.v. Injektion des Ferments (C.A.) auch im distalen Konvolut das Gleichgewichts-pH schon in vivo erreicht wird. Dies führt zurück zur Frage, ob die Wasserstoffionensekretion als aktiver Transportprozeß betrachtet werden muß oder nicht. Wenn die Messungen von RECTOR, CARTER und SELDIN tatsächlich die endgültige Wahrheit in bezug auf das intratubuläre pH gebracht haben, dann würde unter normalen Bedingungen im proximalen Konvolut die transtubuläre Potentialdifferenz von etwa 20 mV genügen, um den Transport der Wasserstoffionen zu erklären. Eine Transportaktivität müßte nicht angenommen werden; allerdings würde dies ein recht niedriges intracelluläres pH voraussetzen.

In den Sammelrohren konnten Potentiale bis jetzt nur in den Endstrecken gemessen werden, wo sie etwa die gleiche Größe zeigen wie im proximalen Konvolut (MARSH und S. SOLOMON, 1965). Da jedoch im Endharn das U/P-Verhältnis der Wasserstoffionen einen Wert von etwa 800 annehmen kann, besitzt die Annahme eines aktiven Transports in den Sammelrohren eine hohe Wahrscheinlichkeit, sofern nicht eine noch unbekannte Anreicherung von Wasserstoffionen im Gegenstromsystem des Marks zu einer Verminderung des Gradienten führt.

Tubuläre Sekretion

Zahlreiche organische Säuren und Basen werden vom Tubulusapparat durch einen aktiven, Energie verbrauchenden Prozeß sekretiert. Aus Stop-flow-Versuchen geht hervor, daß sich diese Sekretion auf einen proximalen Abschnitt, wahrscheinlich das Hauptstück beschränkt (MALVIN et al., 1958; PITTS et al., 1958).

Diese Stoffe werden in vivo und in vitro in den Tubuluszellen akkumuliert (CROSS und TAGGART, 1950); der Transport aus der Tubuluszelle ins Lumen stellt beim Säuger wahrscheinlich einen passiven Diffusionsprozeß dar (FOULKES und MILLER, 1959). Falls sie nicht in einem späteren Nephronabschnitt wieder zurückresorbiert werden, ist ihre Clearance größer als diejenige von Inulin. Für eine Reihe von ihnen ist der Sekretionsprozeß so wirksam, daß er die Konzentration im peritubulären Plasma bis gegen Null reduzieren kann. In diesem Fall nähert sich die Clearance der Größe des renalen Plasmastroms. Besonders die Clearance von p-Aminohippurat (PAH) wird in Klinik und Experiment ausgiebig zur Bestimmung der effektiven Nierendurchblutung verwendet.

Die Messung der Nierendurchblutung mit Hilfe einer Ausscheidungsgröße geht zurück auf VAN SLYKE et al. (1934): Bei Hunden mit explantierten Nieren ermittelten sie den renalen Blutstrom nach dem von FICK zur Bestimmung des Herzminutenvolumens angegebenen Prinzip. An die Stelle der Sauerstoffaufnahme tritt bei dieser Fragestellung die Harnstoffausscheidung. Die arteriovenöse Differenz läßt sich bei derartig präparierten Hunden leicht durch eine Punktion der Vena renalis bestimmen. Obwohl in der Zwischenzeit die Kliniker gelernt haben, Blut aus der Nierenvene durch Katheterismus auch beim Menschen zu erhalten, bleibt der Wunsch nach einer einfacheren Methode, welche die Gewinnung von Nierenvenenblut überflüssig macht, zu Recht bestehen. Die PAH-Clearance kommt diesem Bedürfnis weitgehend entgegen.

Eine Anzahl organischer Säuren wird mit der gleichen Vollständigkeit eliminiert wie PAH. Ursprünglich wurde das Jodopyracet (Diodrast®) zur Bestimmung der Nierendurchblutung verwendet (SMITH, GOLDRING und CHASIS, 1938). Der Grund für die Beliebtheit und die fast universelle Verwendung von PAH liegt neben seiner Unschädlichkeit ausschließlich in der einfachen und exakten—narrensicheren — quantitativen Bestimmbarkeit auch bei niedrigen Konzentrationen.

Schon SMITH erkannte, daß zahlreiche organische Säuren sich in ihrer tubulären Sekretion gegenseitig hemmend beeinflussen, also offenbar den gleichen Sekretionsmechanismus verwenden. Bis heute ist noch keine sichere Ausnahme von dieser Regel festgestellt worden. Alle organischen Säuren — sofern sie überhaupt aktiv sekretiert werden — kompetieren um ein gemeinsames Sekretionssystem. Der Mechanismus umfaßt eine erstaunlich hohe Zahl von Stoffen, die chemisch keinerlei Verwandtschaft zeigen (außer daß sie organische Säuren sind). Irgendein gemeinsames Strukturmerkmal kann nicht aufgezeigt werden (WEINER und MUDGE, 1964).

Die Affinität zum Transportsystem bestimmt die Reihenfolge bei der gegenseitigen Kompetition für die Sekretion. Sie braucht nicht mit der Eliminationsgeschwindigkeit parallel zu gehen, weil ein Teil derartig sekretierter Substanzen in einem weiter distal gelegenen Teil des Nephrons wieder durch „non ionic diffusion" (s. unten) zurückresorbiert wird. Von diesem Verhalten wird gelgentlich in der Pharmakotherapie Gebrauch gemacht. Probenezid beispielsweise wird bei normaler Harnacidität langsam ausgeschieden, hemmt aber die tubuläre Sekretion von Penicillin und verlängert dadurch seine Verweildauer im Organismus (BEYER et al., 1951).

Man kann sich fragen, wieso die Niere einen derart wirkungsvollen Mechanismus zur Ausscheidung von körperfremden, synthetischen Produkten ausgebildet und in der Evolution beibehalten habe. Es gibt aber doch eine Reihe von Naturprodukten, die — besonders in Form ihrer Metaboliten — den aktiv transportierten organischen Säuren zugerechnet werden müssen (Hippursäure und andere Glycinverbindungen, Acetate, Glucuronide etc.). Die Sekretion organischer Säuren gehört also zu den teleologisch bedeutungsvollen Eliminationsfunktionen der Niere.

Neben der kompetitiven Hemmung gilt als Zeichen einer aktiven Sekretion auch die Tatsache, daß die Sekretionskapazität für diese Substanzen limitiert ist. Bei erhöhtem Plasmaspiegel wird ein Ausscheidungsmaximum (Tm) erreicht, das auch bei weiter erhöhtem Angebot nicht überschritten wird. Das Tm_{PAH} dient in Klinik und Experiment zur Bestimmung der tubulären Leistungsfähigkeit.

Auch organische Basen (einschließlich Amine und quaternäre Ammoniumverbindungen) werden aktiv sekretiert (PETERS, 1960; WEINER und MUDGE, 1964). Auch hier handelt es sich offenbar um einen einheitlichen Transportmechanismus, der in gleicher Weise natürlich vorkommende (z.B. N'-Methylnicotinamid) und synthetische Produkte erfaßt. Auch hier läßt sich in vivo und in vitro eine Kompetition der verschiedenen Basen für ein gemeinsames — aber von demjenigen für organische Säuren unabhängiges — Transportsystem nachweisen (FARAH, FRAZER und PORTER, 1959). Die Extraktion einiger dieser Stoffe kann ebenso vollkommen sein wie die von PAH. Es bestehen auch Anhaltspunkte für eine limitierte Transportkapazität (Tm) aller dieser Stoffe. Das Erreichen der notwendigen Plasmakonzentrationen ist jedoch meist erschwert durch die starke pharmakodynamische oder toxische Wirkung.

„Non ionic diffusion". Auch ohne einen aktiven Transport können schwache Säuren und Basen auf der einen Seite einer biologischen Membran konzentriert werden, wenn ein Gradient der Wasserstoffionen besteht. Diese Konzentrierung beruht darauf, daß im allgemeinen die nicht-dissoziierte Form derartiger Substanzen eine größere Affinität zur Lipidphase der Membran besitzt und diese daher leichter durchdringen kann als die dissoziierte. Unter der — wohl niemals vollständig zutreffenden — Annahme, die Membran sei für die ionisierte Form vollständig undurchlässig, ist ein Diffusionsgleichgewicht dann erreicht, wenn die nicht ionisierte Form, also die „freie Säure" oder die „freie Base" beidseits der Membran die gleiche Konzentration besitzt. Unabhängig davon stellt sich auf jeder Seite der Membran in Abhängigkeit von der Dissoziationskonstanten und vom pH ein Gleichgewicht ein zwischen dem dissoziierten und dem nicht dissoziierten Anteil, wobei die Dissoziation einer schwachen Säure im alkalischen Milieu, diejenige einer schwachen Base im sauren Milieu begünstigt wird. Bei gleicher Konzentration des nicht dissoziierten Anteils beidseits der Membran wird daher die schwache Säure auf der alkalischeren Seite eine höhere (Gesamt)-konzentration aufweisen als auf der sauren Seite der Membran, und bei schwachen Basen wird man eine umgekehrte Tendenz feststellen („*Non ionic diffusion*", MILNE, SCRIBNER und CRAWFORD, 1958).

Es handelt sich also um eine rein physikalisch-chemisch determinierte Verteilung, die keinen Energieaufwand erfordert (außer selbstverständlich für die Aufrechterhaltung des pH-Gradienten). — Der entstehende Konzentrationsgradient ist um so höher, je größer der pH-Unterschied zwischen beiden Seiten der Membran ist. Je besser die Lipidlöslichkeit der nicht-ionisierten Phase, desto rascher erfolgt die Diffusion. In der Niere dürfte allerdings das Diffusionsgleichgewicht nur in Ausnahmefällen erreicht werden.

In Mikroperfusionsversuchen am proximalen Konvolut der Ratte konnten BAUMANN, OELERT und SONNENBERG (1965) die „non ionic diffusion" am Beispiel von Phenobarbital und von Sulfamerazin nachweisen. Beide Substanzen werden in der Niere nicht aktiv transportiert. Sie werden bei pH 5 bedeutend rascher aus dem Tubuluslumen resorbiert als bei pH 8; bei beiden pH-Werten diffundiert das (im nicht-ionisierten Zustand besser lipidlösliche) Phenobarbital rascher zurück als das Sulfamerazin.

Der Vorgang der „non ionic diffusion" kann sich mit einem aktiven Transport kombinieren. Einer proximalen aktiven Sekretion schließt sich dann im distalen Bereich eine vom Harn-pH abhängige mehr oder weniger ausgiebige Rückresorption an. Die Entscheidung, ob eine aktive Leistung an der Ausscheidung beteiligt ist, ist nicht immer einfach. Die Erscheinung der kompetitiven Hemmung z.B. mit PAH darf als Beweis für eine aktive Sekretion gelten. Beispiele für ein solches Verhalten bilden Probenecid und Salicylsäure. Beide zeigen bei saurem Harn eine Nettorückresorption und bei alkalischem Harn eine Nettosekretion. Die Ausscheidung beider wird durch gleichzeitige Administration von PAH vermindert (MUDGE und WEINER, 1963).

Vom PAH, dessen Lipidlöslichkeit auch für den nicht ionisierten Anteil gering ist, wird im allgemeinen angenommen, die „non ionic diffusion" könne vernachlässigt werden. Immerhin läßt sich *bei kleinen Harnmengen* doch eine deutliche Abhängigkeit der PAH-Clearance vom pH nachweisen (BRAUN, HESSE und MALORNY, 1963).

Die Ausscheidung von Ammoniak und Ammonium-Ionen. Einen interessanten Spezialfall der „non ionic diffusion" bildet die renale Ausscheidung von Ammoniak und Ammoniumionen. Wird nach der Methode von CHINARD NH_4Cl rasch in eine Nierenarterie injiziert (BALAGURA und PITTS, 1962), so erscheint es je nach dem Harn-pH vorwiegend im Harn oder im Blut der Nierenvene. Bei saurem Harn wird es (filtriert und) tubulär sekretiert; alkalischer Harn dagegen ist praktisch frei von Ammoniak; auch der filtrierte Anteil wird vollkommen zurückresorbiert. Offenbar diffundiert die freie Base ungehindert in beiden Richtungen durch die Tubulusepithelien. Die Verteilung zwischen Blut, Epithelzellen und Tubulusflüssigkeit hängt ab von den entsprechenden Wasserstoffionenkonzentrationen.

In erster Linie wird jedoch das Ammoniak in der Niere *produziert*. Dies wurde 1921 von NASH und BENEDICT aus der Tatsache geschlossen, daß die Konzentration an Gesamtammoniak im Nierenvenenblut meist höher ist als im arteriellen. VAN SLYKE et al. konnten 1943 diesen Befund bestätigen und darüber hinaus zeigen, daß die Extraktion von Glutamin etwa 60% des ausgeschiedenen Ammoniaks erklären kann.

Das Ausmaß der Ammoniakausscheidung wird im wesentlichen von drei Faktoren bestimmt: 1. von der Verfügbarkeit des Ausgangsmaterials, 2. vom pH des Harns bzw. der Tubulusflüssigkeit und 3. von der Geschwindigkeit der Ammoniakproduktion in den Tubuluszellen.

ad 1. Das wichtigste Ausgangsmaterial für die Produktion der Ammoniumionen ist das l-Glutamin. LOTSPEICH (1959) unterscheidet drei Gruppen von Aminosäuren (und Aminen) bezüglich ihrer Fähigkeit, die NH_4^+-Produktion zu steigern: Hoch wirksam sind (in absteigender Reihenfolge) l-Glutamin, l-Asparagin, l- und d-Alanin und l-Histidin; mäßig wirksam: l-Asparaginsäure, Glycin, l-Leucin und l-Cystein; während l-Glutaminsäure, l-Lysin und l-Arginin jede Wirkung vermissen lassen. Da in diesen Versuchen die Testsubstanzen i.v. appliziert wurden, läßt sich nicht entscheiden, ob sie als direkte oder indirekte Donatoren in der Niere wirken, oder ob sie zunächst in anderen Organen (Leber) in direkte Donatoren umgewandelt werden. Eine direkte Verwertung (Extraktion) durch die Niere konnte bisher mit Sicherheit nur für Glutamin und in geringem Grad für Glycin, mit einer gewissen Wahrscheinlichkeit auch für Asparagin nachgewiesen werden (SHALHOUB et al., 1963).

Bilanzstudien (PITTS, DE HAAS und KLEIN, 1963) machen es wahrscheinlich, daß nicht nur der Amidstickstoff von Glutamin und Asparagin, sondern auch der Aminostickstoff zur Ammoniakbildung beitragen. Aus Studien mit N^{15}-markiertem Glutamin läßt sich folgern, daß beim acidotischen Hund 35—50% des Harnammoniaks aus dem Amidstickstoff des Glutamins stammen und 15—25% aus dem Aminostickstoff (PITTS, PILKINGTON und DE HAAS, 1965).

ad 2. In der akuten experimentellen „metabolischen" Acidose steigt die Ausscheidung der Ammoniumionen pari passu mit der Wasserstoffionenkonzentration und der titrierbaren Acidität des Harnes an (SARTORIUS et al., 1949; ORLOFF und BERLINER, 1956). Diese Anpassung wird heute nicht als eine Regulation betrachtet, sondern scheint durch die „non ionic diffusion", also durch rein physikalisch-chemische Gesetzmäßigkeiten bestimmt zu sein: Sowohl in den Tubuluszellen als auch im Tubulusharn (und im peritubulären Blut) besteht ein Gleichgewicht zwischen freiem Ammoniak (NH_3) und Ammoniumionen (NH_4^+), die durch Anlagerung eines Wasserstoffions entstehen. Die Lage dieses Gleichgewichtes ist abhängig vom pH. Da praktisch nur das freie NH_3 die Lipidmembran der Tubuluszellen durchdringen kann, ist für die Diffusion nur die NH_3-Konzentration beidseits der Membran maßgebend.

Solange der Tubulusharn saurer ist als der Inhalt der Tubuluszelle, besteht für NH_3 ein Diffusionsgradient ins Tubuluslumen. Auf diese Weise kann im Harn die Konzentration des gesamten Ammoniaks ($NH_3 + NH_4^+$) erheblich ansteigen, ohne daß für den Transport Energie aufgewendet werden muß. Ein beträchtlicher Anteil des in den Tubulusepithelien gebildeten Gesamtammoniaks verläßt daneben die Niere auch über die Nierenvene (Pitts et al., 1963; Nash und Benedict, 1921; McDermott, Adams und Riddell, 1954). Die Niere ist also häufig eine Quelle des Blutammoniaks und nicht ein Eliminationsorgan.

ad 3. Dauert dagegen eine Acidose längere Zeit an, so steigt die für jedes pH charakteristische Ammoniakausscheidung während einiger Tage an (Sartorius et al., 1949). Dies wird auf eine Anreicherung bzw. Aktivierung oder Enthemmung spezifischer Fermente zurückgeführt. Näheres hierüber siehe bei Richterich (dieser Band S. 137). Bei größeren Harnzeitvolumina ist die Ammoniakausscheidung von der Harnmenge unabhängig. Die „kritische Harnmenge" unterhalb welcher die Ammoniakausscheidung von der Harnmenge abhängig wird, liegt um so niedriger, je tiefer das pH des Harns liegt (Richterich, Macknight et al.). Oberhalb der kritischen Harnmenge scheint die Anreicherung im Tubuluslumen durch die Produktion limitiert zu sein, während unterhalb derselben die Produktion zur Erreichung eines annähernden Gleichgewichts ausreicht (Orloff und Berliner, 1956).

Als Ort der Ammoniakproduktion wurde aufgrund von Mikropunktionsversuchen an Amphibien (Walker, 1940) vorwiegend der distale Teil des Tubulus betrachtet. An der Ratte stellten jedoch Glabman, Klose und Giebisch (1963) einen stetigen Anstieg der NH_4^+-Konzentration über den ganzen Verlauf des Nephrons fest. Die Konzentrationszunahme ist auch im proximalen Konvolut größer als sie sich durch die Wasserreabsorption erklären lassen könnte; sie muß also auf einer Sekretion beruhen. In der metabolischen Acidose ist die Sekretion vermehrt. Durch Mikrokatheterisation an der Goldhamsterniere haben Ullrich, Hilger und Klümper (1958) festgestellt, daß auch die Sammelrohre sich an der Sekretion beteiligen. Beim Hund läßt sich die proximale Ammoniakproduktion nur bei chronischer Acidose feststellen (Clapp, Owen und Robinson, 1965).

Auch in Stop-flow-Versuchen kommt praktisch nur die distale Ammoniaksekretion zum Ausdruck. Sie erstreckt sich über denselben Bereich wie die Akkumulation der Wasserstoffionen. Die Konzentrationen der beiden Stoffe verhalten sich in den verschiedenen Sammelperioden und unter verschiedenen experimentellen Bedingungen streng gleichsinnig, was ebenfalls für eine direkte Abhängigkeit der Sekretionsmechanismen spricht (Pitts et al., 1958; Sullivan, Wilde und Malvin, 1960).

Literatur

Addis, T., and **D. R. Drury:** The rate of urea excretion V. The effect of changes in blood urea concentration on the rate of urea excretion. J. biol. Chem. **55**, 105—111 (1923). — **Amiel, C., M. Guinnebault, C. Boudiak** et **F. Morel:** La perméabilité du nephron pour les ions Na^+, K^+ et Cl^- étudiée chez le lapin à l'aide d'indicateurs pendant l'épreuve de diurèse interrompue. Rev. franç. Étud. clin. biol. **6**, 125—137 (1961).

Balagura, S., and **R. F. Pitts:** Excretion of ammonia injected into renal artery. Amer. J. Physiol. **203**, 11—14 (1962). — **Bank, N.:** Relationship between electrical and hydrogen ion gradients across rat proximal tubule. Amer. J. Physiol. **203**, 577—582 (1962). — **Bank, N.,** and **H. S. Aynedjian:** Measurements of tubular fluid pH in vivo in rats. Nature (Lond.) **197**, 185—186 (1963). — **Barclay, J. A., R. F. Crampton,** and **D. M. Matthews:** Henle's loops and the sodium content of the medullae of mammalian kidneys. J. Physiol. (Lond.) **147**, 48P—49P (1959). — **Baumann, K., H. Oelert** u. **H. Sonnenberg:** pH-abhängige Diffusion organischer Substanzen im proximalen Konvolut der Rattenniere. 3. Symposium der Gesellschaft für Nephrologie (1964), S. 167—171. Bern und Stuttgart: Hans Huber 1965. — **Berliner, R. W.,**

J. G. Hilton, T. F. Yü, and **T. J. Kennedy:** The renal mechanism for urate excretion in man. J. clin. Invest. **29**, 396—401 (1950). — **Berliner, R. W., R. L. Jamison,** and **C. M. Bennett:** Concentration and dilution of urine. Lancet **1966 I**, 495—496. — **Berliner, R. W., T. J. Kennedy,** and **J. G. Hilton:** Renal mechanisms for excretion of potassium. Amer. J. Physiol. **162**, 348—367 (1950). — **Berliner, R. W., N. G. Levinsky, D. G. Davidson,** and **M. Eden:** Dilution and concentration of the urine and the action of antidiuretic hormone. Amer. J. Med. **24**, 730—743 (1958). — **Berlyne, G. M.:** Urinary hyaluronidase. A method of assay and investigation of its relationship to the urine concentrating mechanism. Clin. Sci. **19**, 619—629 (1960). — **Bernstein, D., C. R. Kleeman, R. E. Cutler, J. T. Dowling,** and **M. H. Maxwell:** Comparison of renal clearance of calcium during infusions of calcium chloride and calcium gluconate. Proc. Soc. exp. Biol. (N.Y.) **110**, 671—673 (1962). — **Bethge, H., B. Ochwadt** u. **R. Weber:** Der scheinbare Verteilungsraum von ^{131}J-Albumin in verschiedenen Schichten der Niere bei Diurese und Antidiurese. Pflügers Arch. ges. Physiol. **276**, 236—241 (1962). — **Beyer, K. H., H. F. Russo, E. K. Tillson, A. K. Miller, W. F. Verwey,** and **S. R. Gass:** "Benemid", p-(di-n-propylsulfamyl-)benzoic acid: its renal affinity and its elimination. Amer. J. Physiol. **166**, 625—640 (1951). — **Beyer, K. H., L. D. Wright, H. F. Russo, H. R. Skeggs,** and **E. A. Patch:** The renal clearance of essential amino acids: tryptophane, leucine, isoleucine and valine. Amer. J. Physiol. **146**, 330—335 (1946). — **Beyer, K. H., L. D. Wright, H. R. Skeggs, H. F. Russo,** and **G. A. Shaner:** Renal clearance of essential amino acids: their competition for reabsorption by the renal tubules. Amer. J. Physiol. **151**, 202—210 (1947). — **Bloomer, H. A., F. C. Rector,** and **D. W. Seldin:** The mechanism of potassium reabsorption in the proximal tubule of the rat. J. clin. Invest. **42**, 277—285 (1963). — **Bott, P. A.:** Micropuncture study of renal excretion of water, K, Na, and Cl in Necturus. Amer. J. Physiol. **203**, 662—666 (1962). — **Braun, W., I. Hesse** u. **G. Malorny:** Zur Bedeutung pH-abhängiger Diffusionsvorgänge für die Nierenfunktion. Naunyn-Schmiedebergs Arch. exp. Path. Pharmak. **245**, 457—470 (1963). — **Bray, G. A.:** Freezing point depression of rat kidney slices during water diuresis and antidiuresis. Amer. J. Physiol. **199**, 915—918 (1960). — **Breddy, P., G. F. Cooper,** and **J. M. N. Boss:** Antidiuretic hormone and renal collecting tubules. Nature (Lond.) **192**, 76 (1961). — **Brodsky, W. A., J. R. Miley, J. T. Kaim,** and **N. P. Shah:** Characteristics of acidic urine after loading with weak organic acids in dogs. Current concepts on renal mechanisms of acidification in relation to data on CO_2 tension. Amer. J. Physiol. **193**, 108—122 (1958). — **Brodsky, W. A., W. S. Rehm, W. H. Dennis,** and **D. G. Miller:** Thermodynamic analysis of the intracellular osmotic gradient hypothesis of active water transport. Science **121**, 302—303 (1955). — **Brown, J. L., A. H. Samiy,** and **R. F. Pitts:** Localization of aminonitrogen reabsorption in the nephron of the dog. Amer. J. Physiol. **200**, 370—372 (1961). — **Burgess, W. W., A. M. Harvey,** and **E. K. Marshall jr.:** Site of antidiuretic action of pituitary extract. J. Pharmacol. exp. Ther. **49**, 237—249 (1933).

Chang, T. S., and **S. Freeman:** Citric acid and its relation to serum and urinary calcium. Amer. J. Physiol. **160**, 330—334 (1950). — **Chen, P. S.,** and **W. F. Neuman:** Renal excretion of calcium by the dog. Amer. J. Physiol. **180**, 623—631 (1955). — **Chinard, F. P.:** Comparative renal excretions of glomerular substances follwing "instantaneous" injection into a renal artery. Amer. J. Physiol. 180, 617—619 (1955). — **Clapp, J. R.:** Urea reabsorption by the proximal tubule of the dog. Proc. Soc. exp. Biol. (N.Y.) **120**, 521—523 (1965). — **Clapp, J. R., E. E. Owen,** and **R. R. Robinson:** Contribution of the proximal tubule to urinary ammonia excretion by the dog. Amer. J. Physiol. **209**, 269—272 (1965). — **Clapp, J. R., F. C. Rector,** and **D. W. Seldin:** Effect of unreabsorbed anions on proximal and distal transtubular potentials in rats. Amer. J. Physiol. **202**, 781—786 (1962). — **Clapp, J. R., J. F. Watson,** and **R. W. Berliner:** Osmolality, bicarbonate concentration, and water reabsorption in proximal tubule of the dog nephron. Amer. J. Physiol. **205**, 273—280 (1963). — **Cooke, C. R., W. G. Walker, D. J. Andrew,** and **A. B. Paulino:** Stop flow studies of renal concentrating mechanism. Amer. J. Physiol. **203**, 331—338 (1962). — **Cortney, M. A., M. Mylle, W. E. Lassiter,** and **C. W. Gottschalk:** Renal tubular transport of water, solute, and PAH in rats loaded with isotonic saline. Amer. J. Physiol. **209**, 1199—1205 (1965). — **Crabbé, J.,** and **G. Nichols:** Effects of adrenalectomy and aldosterone on sodium concentration in renal medulla of hydropenic rats. Proc. Soc. exp. Biol. (N.Y.) **101**, 168—170 (1959). — **Craig, F. N.:** Renal tubular reabsorption, metabolic utilization and isomeric fractionation of lactic acid in the dog. Amer. J. Physiol. **146**, 146—159 (1946). — **Crawford, J. D., A. P. Doyle,** and **J. H. Probst:** Service of urea in renal water conservation. Amer. J. Physiol. **196**, 545—548 (1959). — **Cross, R. J.,** and **J. V. Taggart:** Renal tubular transports: Accumulation of p-Aminohippurate by rabbit kidney slices. Amer. J. Physiol. **161**, 181—190 (1950). — **Cushny, A. R.:** The secretion of urine. London: Longmans, Green & Co. 1917.

Darmady, E. M., J. Durant, E. R. Matthews, and **F. Stranack:** Location of ^{131}I pitressin in the kidney by autoradiography. Clin. Sci. **19**, 229—241 (1960). — **Dicker, S. E.,** and **M. G. Eggleton:** Renal excretion of hyaluronidase and calcium in man during the antidiuretic action of vasopressins and some analogues. J. Physiol. (Lond.) **157**, 351—362 (1961). — **Dirks, J. H.,**

W. J. Cirksena, and **R. W. Berliner:** The effect of saline infusion on sodium reabsorption by the proximal tubule of the dog. J. clin. Invest. **44,** 1160—1170 (1965).

Eigler, R. W.: Short-circuit current measurements in proximal tubule of Necturus kidney. Amer. J. Physiol. **201,** 157—163 (1961). — **Epstein, F. H., C. R. Kleeman, S. Pursel,** and **A. Handriks:** The effect of feeding protein and urea on the renal concentrating process. J. clin. Invest. **36,** 635—641 (1957).

Falbriard, A.: Introduction à la diurèse interrompue (stop flow). Schweiz. med. Wschr. **93,** 553—559 (1963). — **Farah, A., M. Frazer,** and **E. Porter:** Studies on the uptake of N′-Methylnicotinamide by renal slices of the dog. J. Pharmacol. exp. Ther. **126,** 202—211 (1959). — **Filehne, W.,** u. **H. Biberfeld:** Beiträge zur Diurese. Pflügers Arch. ges. Physiol. **91,** 569—573 (1902). — **Foulkes, E. C.,** and **B. J. Miller:** Transport of p-aminohippurate from cell to lumen in kidney tubule. Amer. J. Physiol. **196,** 83—85 (1959). — **Frick, A., G. Rumrich, K. J. Ullrich,** and **W. E. Lassiter:** Microperfusion study of calcium transport in the proximal tubule of the rat kidney. Pflügers Arch. ges. Physiol. **286,** 109—117 (1965). — **Fuhrmann, F.,** and **H. H. Ussing:** A characteristic response of the isolated frog skin potential to neurohyphysial principles and its realtion to the transport of sodium and water. J. cell. comp. Physiol. **38,** 109—130 (1951).

Gamble, J. L., C. F. McKhann, A. M. Buttler, and **E. Tuthill:** An economy of water in renal function referable to urea. Amer. J. Physiol. **109,** 136—154 (1934). — **Gardner, K. D.,** and **R. H. Maffly:** The effect of vasopressin on rat collecting tubule permeability to urea studied in vitro. Clin. Res. **11,** 241 (1963). — **Gertz, K. H., J. A. Mangos, G. Braun,** and **H. D. Pagel:** On the glomerular tubular balance in the rat kidney. Pflügers Arch. ges. Physiol. **285,** 360—372 (1965). — **Giebisch, G.:** Electrical potential measurements on single nephrons of Necturus. J. cell. comp. Physiol. **51,** 221—225 (1958). — **Giebisch, G., R. M. Klose, G. Malnic, W. J. Sullivan,** and **E. E. Windhager:** Sodium movement across single perfused proximal tubules of rat kidney. J. gen. Physiol. **47,** 1175—1194 (1964). — **Giebisch, G., R. M. Klose,** and **E. E. Windhager:** Micropuncture study of hypertonic sodium chloride loading in the rat. Amer. J. Physiol. **206,** 687—693 (1964). — **Giebisch, G.,** and **E. E. Windhager:** Chloride fluxes across single proximal tubules of Necturus kidney. Fed. Proc. **18,** 52 (1959). ~ Characterization of renal tubular transport of sodium chlorid and water as studied in single nephrons. Amer. J. Med. **34,** 1—6 (1963). — **Giebisch, G., E. E. Windhager,** and **R. F. Pitts:** Mechanism of urinary acidification. Proc. Intern. Symposium Pyelonephritis, p. 277—287. Boston: Little 1960. — **Ginetzinzky, A. G.:** Role of hyaluronidase in the reabsorption of water in renal tubules: the mechanism of action of the antidiuretic hormone. Nature (Lond.) **182,** 1218—1219 (1958). — **Glabman, S., R. M. Klose,** and **G. Giebisch:** Micropuncture study of ammonia excretion in the rat. Amer. J. Physiol. **205,** 127—132 (1963). — **Gottschalk, C. W.:** Micropuncture studies of tubular function in the mammalian kidney. Physiologist **4,** 35 (1961). ~ Osmotic concentration and dilution of urine. Amer. J. Med. **36,** 670—685 (1964). — **Gottschalk, C. W., W. E. Lassiter,** and **M. Mylle:** Localization of urine acidification in the mammalian kidney. Amer. J. Physiol. **198,** 581—585 (1960). — **Gottschalk, C. W., W. E. Lassiter, M. Mylle, K. J. Ullrich, B. Schmidt-Nielsen, R. O'Dell,** and **G. Pehling:** Micropuncture study of composition of loop of Henle fluid in desert rodents. Amer. J. Physiol. **204,** 532—535 (1963). — **Gottschalk, C. W.,** and **M. Mylle:** Micropuncture study of pressures in proximal tubules and peritubular capillaries of the rat kidney and their relation to ureteral and renal venous pressures. Amer. J. Physiol. **185,** 430—439 (1956). ~ Micropuncture study of the mammalian urinary concentrating mechanism: evidence for the countercurrent hypothesis. Amer. J. Physiol. **196,** 927—936 (1959). — **Guinnebault, M.,** et **F. Morel:** Rôle de la surrénale dans les mécanismes de concentration de l'urine. C. R. Acad. Sci. (Paris) **244,** 2741—2745 (1957). — **Gutman, A. B.,** and **T. F. Yü:** Renal function in gout. With a commentary on the renal regulation of urate excretion, and the role of the kidney in the pathogenesis of gout. Amer. J. Med. **23,** 600—622 (1957). ~ Renal regulation of uric acid excretion in normal and gouty man: modification by uricosuric agents. Bull. N.Y. Acad. Med. **34,** 287—296 (1958).

Hargitay, B., u. **W. Kuhn:** Das Multiplikationsprinzip als Grundlage der Harnkonzentrierung in der Niere. Z. Elektrochem. **55,** 539—558 (1951). — **Heller, J.,** and **Z. Lojda:** The physiology of the antidiuretic hormone. VII. Histological notes on Ginetzinsky's theory of the action of antidiuretic hormone. Physiol. bohemoslov. **9,** 504—509 (1960). — **Hierholzer, K.:** Secretion of potassium and acidification in collecting ducts of mammalian kidney. Amer. J. Physiol. **201,** 318—324 (1961). — **Hierholzer, K., R. Cade, R. Gurd, R. Kessler,** and **R. Pitts:** Stop flow analysis of renal reabsorption and excretion of sulfate in the dog. Amer. J. Physiol. **198,** 833—837 (1960). — **Hierholzer, K., M. Wiederholt, H. Holzgreve, G. Giebisch, R. M. Klose,** and **E. E. Windhager:** Micropuncture study of renal transtubular concentration gradients of sodium and potassium in adrenalectomized rats. Pflügers Arch. ges. Physiol. **285,** 193—210 (1965). — **Hilger, H. H., J. D. Klümper** u. **K. J. Ullrich:** Wasserrückresorption und Ionentransport durch die Sammelrohrzellen der Säugetierniere. Pflügers Arch. ges. Physiol. **267,** 218—237 (1958). — **Hirokawa, W.:** Über den osmotischen Druck des Nierenparenchyms.

Hofmeisters Beitr. Physiol. u. Path. 11, 458—478 (1908). — **Hoagland, H. C.,** and **S. Solomon:** Stop flow studies of alkaline urines. Experientia (Basel) 18, 228—229 (1962). — **Howard, P. J., W. S. Wilde,** and **R. L. Malvin:** Localization of renal calcium transport; effect of calcium loads and of gluconate anion on water, sodium and potassium. Amer. J. Physiol. **197**, 337—341 (1959).

Jaenike, J. R., and **R. W. Berliner:** A study of distal renal tubular function by a modified stop flow technique. J. clin. Invest. **39**, 481—490 (1960).

Kamin, H., and **P. Handler:** Effect of infusion of single amino acids upon excretion of other amino acids. Amer. J. Physiol. **164**, 654—661 (1951). — **Kashgarian, M., H. Stöckle, C. W. Gottschalk, K. J. Ullrich,** and **C. Rumrich:** Transtubular electrochemical potentials of sodium and chloride in proximal and distal renal tubules of rats during antidiuresis and water diuresis (Diabetes insipidus). Pflügers Arch. ges. Physiol. **277**, 89—106 (1963). — **Katsoyannis, P. G.,** and **V. du Vigneaud:** Arginine-vasotocin, a synthetic analogue of the posterior pituitary hormones containing the ring of oxytocin and the side chain of vasopressin. J. biol. Chem. **233**, 1352—1354 (1958). — **Kennedy, T. J., J. Orloff,** and **R. W. Berliner:** Signification of carbon dioxide tension in urine. Amer. J. Physiol. **169**, 596—608 (1952). — **Kessler, R. H., K. Hierholzer,** and **R. S. Gurd:** Localization of urate transport in the nephron of mongrel and Dalmatian dog kidney. Amer. J. Physiol. **197**, 601—603 (1959). — **Kessler, R. H., K. Hierholzer, R. S. Gurd,** and **R. F. Pitts:** Localization of diuretic action of chlormerodrin in the nephron of the dog. Amer. J. Physiol. **194**, 540—546 (1958). — **Keston, A. S.:** Occurrence of mutarotase in animals: Its proposed relationship to transport and reabsorption of sugars and insulin. Science **120**, 355—356 (1954). — **Kleeman, C. R., J. Bohannan, D. Bernstein, S. Ling,** and **M. H. Maxwell:** Effect of variations in sodium intake on calcium excretion in normal humans. Proc. Soc. exp. Biol. (N.Y.) **115**, 29—32 (1964). — **Koefoed-Johnsen, V.,** and **H. H. Ussing:** The contribution of diffusion and flow to the passage of D_2O through living membranes. Effect of neurohypophyseal hormone on isolated anuran skin. Acta physiol. scand. **28**, 60—76 (1953). — **Klümper, J. D., K. J. Ullrich** u. **H. H. Hilger:** Verhalten des Harnstoffes in den Sammelrohren der Säugetierniere. Pflügers Arch. ges. Physiol. **267**, 238—243 (1958). — **Kramer, K., P. Deetjen** u. **H. Brechtelsbauer:** Gegenstromdiffusion des Sauerstoffs im Nierenmark. Pflügers Arch. ges. Physiol. **274**, 63 (1961). — **Kuhn, W.,** u. **A. Ramel:** Aktiver Salztransport als möglicher (und wahrscheinlicher) Einzeleffekt bei der Harnkonzentrierung in der Niere. Helv. chim. Acta **42**, 628—660 (1959). — **Kuhn, W.,** u. **K. Ryffel:** Herstellung konzentrierter Lösungen aus verdünnten durch bloße Membranwirkung. Ein Modellversuch zur Funktion der Niere. Hoppe-Seylers Z. physiol. Chem. **276**, 145—147 (1942).

Lambert, P. P., F. Grégoire, C. Malmendier, F. Vanderveiken et **G. Gueritte:** Recherches sur le mécanisme de l'albuminurie. Bull. Acad. roy. Méd. Belg., VI. sér. **22**, 524—601 (1957). — **Lassen, N. A.,** and **J. B. Longley:** Countercurrent exchange in vessels of renal medulla. Proc. Soc. exp. Biol. (N. Y.) **106**, 743—748 (1961). — **Lassen, N. A., J. B. Longley,** and **L. S. Lilienfield:** Concentration of albumin in renal papilla. Science **128**, 720—721 (1958). — **Lassiter, W. E., C. W. Gottschalk,** and **M. Mylle:** Micropuncture study of net transtubular movement of water and urea in nondiuretic mammalian kidney. Amer. J. Physiol. **200**, 1139—1146 (1961). ~ Micropuncture study of renal tubular reabsorption of calcium in normal rodents. Amer. J. Physiol. **204**, 771—775 (1963). — **Lassiter, W. E., M. Mylle,** and **C. W. Gottschalk:** Net transtubular movement of water and urea in saline diuresis. Amer. J. Physiol. **206**, 669—673 (1964). — **Lathem, W.:** The renal excretion of hemoglobin: Regulatory mechanisms and the differential excretion of free and protein bound hemoglobin. J. clin. Invest. **38**, 652—658 (1959). — **Lathem, W., B. B. Davis, P. H. Zweig,** and **R. Dew:** The demonstration and localization of renal tubular reabsorption of hemoglobin by stop flow analysis. J. clin. Invest. **39**, 840—845 (1960). — **Leaf, A.:** Some actions of neurohypophysial hormones on a living membrane. J. gen. Physiol. **43**, 175—189 (1960). — **Lever, A. F.:** The vasa recta and countercurrent multiplication. Acta med. scand., Suppl. 1965. — **Levinsky, N. G.,** and **R. W. Berliner:** The role of urea in the urine concentrating mechanism. J. clin. Invest. **38**, 741—748 (1959). — **Levinsky, N. G., D. G. Davidson,** and **R. W. Berliner:** Effects of reduced glomerular filtration on urine concentration in the presence of antidiuretic hormone. J. clin. Invest. **38**, 730—740 (1959). — **Leyssac, P. P.:** Dependence of glomerular filtration rate on proximal tubular reabsorption of salt. Acta physiol. scand. **58**, 236—242 (1963). — **Ling, G.,** and **R. W. Gerard:** The normal membrane potential of frog sartorius fibres. J. cell. comp. Physiol. **34**, 383—405 (1949). — **Litchfield, J. B.,** and **P. A. Bott:** Micropuncture study of renal excretion of water, K, Na and Cl in the rat. Amer. J. Physiol. **203**, 667—670 (1962). — **Ljungberg, E.:** On the reabsorption of chlorides in the kidney of rabbit. Acta med. scand., Suppl. **186** (1947). — **Lotspeich, W. D.:** Renal tubular reabsorption of inorganic sulfate in the normal dog. Amer. J. Physiol. **151**, 311—318 (1947). ~ Metabolic aspects of renal function. Springfield (Ill.): Ch. C. Thomas 1959. — **Ludwig, C.:** Beiträge zur Lehre vom Mechanismus der Harnsecretion. Marburg 1843.

Malnic, G., R. M. Klose, and **G. Giebisch:** Micropuncture study of renal potassium excretion in the rat. Amer. J. Physiol. **206**, 674—686 (1964). — **Malvin, R. L.,** and **W. S. Wilde:** Washout of renal countercurrent Na gradient by osmotic diuresis. Amer. J. Physiol. **197**, 177—180 (1959). — **Malvin, R. L., W. S. Wilde,** and **L. P. Sullivan:** Localization of nephron transport by stop flow analysis. Amer. J. Physiol. **194**, 135—142 (1958). — **Malvin, R. L., W. S. Wilde, A. J. Vander,** and **L. P. Sullivan:** Localization and characterization of sodium transport along the renal tubule. Amer. J. Physiol. **195**, 549—557 (1958). — **Marsh, D.,** and **G. Rumrich:** Micropuncture analysis of potassium concentration in mammalian renal tubular fluid. Proc. XXII. Internat. Physiol. Congr. Leiden 1962, vol. II, p. 251. — **Marsh, D. J.,** and **S. Solomon:** Analysis of electrolyte movement in thin Henle's loops of hamster papilla. Amer. J. Physiol. **208**, 1119—1128 (1965). — **Marshall, E. K. jr.:** The comparative physiology of the kidney in relation to theories of renal secretion. Physiol. Rev. **14**, 133—159 (1934). — **McCance, R. A.,** and **E. M. Widdowson:** Alkalosis with disordered kidney functions. Lancet **1937 II**, 247—249. — **McDermott, W. V., R. D. Adams,** and **A. G. Riddell:** Ammonia metabolism in man. Ann. Surg. **140**, 539—556 (1954). — **Milne, M. D., B. H. Scribner,** and **M. A. Crawford:** Non-ionic diffusion and the excretion of weak acids and bases. Amer. J. Med. **24**, 709—729 (1958). — **Möller, E., J. F. McIntosh,** and **D. D. van Slyke:** Studies of urea excretion. II. Relationship between urine volume and the rate of urea excretion by normal adults. J. clin. Invest. **6**, 427—465 (1929). — **Morel, R.,** et **C. Boudiak:** Recherches sur les mécanismes du transfert des ions chlore et potassium à travers l'épithélium tubulaire distal du rein. Helv. physiol. pharmacol. Acta **20**, 173—192 (1962). — **Morel, F.,** et **A. Falbriard:** Etude de la perméabilité des diverses parties du néphron pour les ions sodium et potassium. Rev. franç. Étud. clin. biol. **4**, 471—474 (1959). — **Morel, F.,** et **M. Guinnebault:** Origine tubulaire du potassium excrété par le rein. Etude expérimentale à l'aide du radiopotassium chez le lapin. Helv. physiol. pharmacol. Acta **14**, 255—263 (1956). — **Morel, F., M. Guinnebault** et **C. Amiel:** Mise en évidence d'un processus d'échange d'eau par contrecourant dans les régions profondes du rein de hamster. Helv. physiol. pharmacol. Acta **18**, 183—192 (1960). — **Morel, F.,** and **S. Jard:** Inhibition of frog (rana esculenta) antidiuretic action of vasotocin by some analogues. Amer. J. Physiol. **204**, 227—232 (1963). — **Morel, F., M. Mylle,** and **C. W. Gottschalk:** Tracer microinjection studies of effect of ADH on renal tubular diffusion of water. Amer. J. Physiol. **209**, 179—187 (1965). — **Mudge, G. H., A. Ames, J. Foulks,** and **A. Gilman:** Effect of drugs on renal secretion of potassium in the dog. Amer. J. Physiol. **161**, 151—158 (1950). — **Mudge, G. H., J. Foulks,** and **A. Gilman:** Renal secretion of potassium in the dog during cellular dehydration. Amer. J. Physiol. **161**, 159—166 (1950). — **Mudge, G. H.,** and **I. M. Weiner:** Renal excretion of weak organic acids and bases. Proc. I. International Pharmacological Meeting, vol. 4, p. 157—164. London: Pergamon Press 1963. — **Murdaugh, H. V.,** and **R. R. Robinson:** Magnesium excretion in the dog studied by stop flow analysis. Amer. J. Physiol. **198**, 571—574 (1960).

Nash, T. P. jr., and **S. R. Benedict:** The ammonia content of the blood and its bearing on the mechanism of acid neutralization in the animal organism. J. biol. Chem. **48**, 463—488 (1921). — **Niesel, W. A.,** u. **H. Röskenbleck:** Möglichkeiten der Konzentrierung von Stoffen in biologischen Gegenstromsystemen. Pflügers Arch. ges. Physiol. **276**, 555—567 (1963). ~ Konzentrierung von Lösungen unterschiedlicher Zusammensetzung durch alleinige Gegenstromdiffusion und Gegenstromosmose als möglicher Mechanismus der Harnkonzentrierung. Pflügers Arch. ges. Physiol. **283**, 230—241 (1965).

Ochwadt, B. K., and **R. F. Pitts:** Effects of intravenous infusion of carbonic anhydrase on carbon dioxide tension of alkaline urine. Amer. J. Physiol. **185**, 426—429 (1956). — **O'Dell, R.,** and **B. Schmidt-Nielsen:** Concentrating ability and kidney structure. Fed. Proc. **19**, 366 (1960). — **Oken, D. E., G. Whittembury, E. E. Windhager, H. J. Schatzmann,** and **A. K. Solomon:** Active sodium transport by the proximal tubule of Necturus. J. clin. Invest. **38**, 1029 (1959). — **Orloff, J.,** and **R. W. Berliner:** The mechanism of the excretion of ammonia in the dog. J. clin. Invest. **35**, 223—235 (1956). — **Orloff, J.,** and **J. S. Handler:** The similarity of effects of vasopressin adenosine-3′,5′-phosphate (cyclic AMP) and theophylline on the toad bladder. J. clin. Invest. **41**, 702—709 (1962). ~ The effect of adenosine-3′,5′-phosphate (cyclic AMP), theophylline, and vasopressin on water movement and sodium transport in the toad bladder. In: Hormones and the kidney. Memoirs of the Society for Endocrinology Nr. 13, p. 89—96. London and New York: Academic Press 1963.

Pappenheimer, J. R., and **W. B. Kinter:** Hematocrit of blood within mammalian kidney and its significance for renal hemodynamics. Amer. J. Physiol. **185**, 377—390 (1956). — **Peter, K.:** Untersuchungen über Bau und Entwicklung der Niere. Jena 1909. — **Peters, L.:** Renal tubular excretion of organic bases. Pharmacol. Rev. **12**, 1—35 (1960). — **Pflüger, E.:** Die Gase der Secrete. Pflügers Arch. ges. Physiol. **2**, 156—178 (1869). — **Pinter, G. G.,** and **J. L. Shohet:** Origin of sodium concentration profile in the renal medulla. Nature (Lond.) **200**, 955—958 (1963). — **Pitts, R. F.:** A renal reabsorptive mechanism in the dog common to glycin and creatine. Amer. J. Physiol. **140**, 156—167 (1943). ~ The renal regulation of acid base balance with special reference to the mechanism for acidifying the urine. Science **102**, 49—54, 81—85 (1945). — **Pitts, R. F.,** and **R. S. Alexander:** The renal reabsorptive mechanism for inorganic phosphate in normal and acidotic dogs. Amer. J. Physiol. **142**, 648—662 (1944). ~ The nature of the renal tubular mechanism for acidifying the urine. Amer. J. Physiol. **144**, 239—254 (1945). — **Pitts, R. F., J. L. Ayer,** and **W. W. Schiess:** The renal regulation of acid base balance in man. III. The reabsorption and excretion of bicarbonate. J. clin. Invest. **28**, 35—44 (1949). — **Pitts, R. F., R. S. Gurd, R. H. Kessler,** and **K. Hierholzer:** Localization of acidification of urine, potassium and ammonia secretion, phosphate reabsorption in the nephron of the dog. Amer. J. Physiol. **194**, 125—134 (1958). — **Pitts, R. F., J. C. M. de Haas,** and **J. Klein:** Relation of renal amino and amide nitrogen extraction to ammonia production. Amer. J. Physiol. **204**, 187—191 (1963). — **Pitts, R. F.,** and **W. D. Lotspeich:** Bicarbonate and the renal regulation of acid-base balance. Amer. J. Physiol. **147**, 138—154 (1946). — **Pitts, R. F., L. A. Pilkington,** and **J. de Haas:** N^{15} tracer studies on the origin of urinary ammonia in the acidotic dog, with notes on the enzymatic synthesis of labeled glutamic acid and glutamines. J. clin. Invest. **44**, 731—745 (1965).

Ralli, E. P., G. J. Friedmann, and **S. H. Rubin:** The mechanism of excretion of vitamin C by the human kidney. J. clin. Invest. **17**, 765—770 (1938). — **Raynaud, C.:** Renal excretion of magnesium in the rabbit. Amer. J. Physiol. **203**, 649—654 (1962). — **Rector, F. C. jr.,** and **N. W. Carter:** Evidence for a disequilibrium pH in the proximal tubule of rat kidney. Proc. Soc. exp. Biol. (N.Y.) **112**, 466—468 (1963). — **Rector, F. C., N. W. Carter,** and **D. W. Seldin:** The mechanism of bicarbonate reabsorption on the proximal and distal tubules of the rat kidney. J. clin. Invest. **44**, 278—290 (1965). — **Rector, F. C.,** and **J. R. Clapp:** Evidence for active chloride reabsorption in the distal renal tubule of the rat. J. clin. Invest. **41**, 101—107 (1962). — **Rector, F. C., R. M. Portwood,** and **D. W. Seldin:** Examination of the mixing hypothesis as an explanation for elevated ruinary CO_2 tensions. Amer. J. Physiol. **197**, 861—864 (1959). — **Rennie, D. W., R. B. Reeves,** and **J. R. Pappenheimer:** Oxygen pressure in urine and its relation to intrarenal blood flow. Amer. J. Physiol. **195**, 120—132 (1958). — **Richards, A. N.,** and **A. M. Walker:** Methods of collecting fluid from known regions of the renal tubules of amphibia and of perfusing the lumen of a single tubule. Amer. J. Physiol. **118**, 111—120 (1936).

Sakai, F., R. L. Jamison, and **R. W. Berliner:** A method for exposing the rat renal medulla in vivo: micropuncture of the collecting duct. Amer. J. Physiol. **209**, 663—668 (1965). — **Samiy, A. H. E., J. L. Brown, D. L. Globus, R. H. Kessler,** and **D. D. Thompson:** Interrelation between renal transport systems of magnesium and calcium. Amer. J. Physiol. **198**, 599—602 (1960). — **Sartorius, O. W., J. C. Roemmelt,** and **R. F. Pitts:** The renal regulation of acid-base balance in man. IV. The nature of the renal compensation in ammonium chloride acidosis. J. clin. Invest. **28**, 423—439 (1949). — **Sawyer, W. H.:** Effect of posterior pituitary extract on permeability of frog skin to water. Amer. J. Physiol. **164**, 44—48 (1951). — **Sawyer, W. H.,** and **R. M. Schisgall:** Increased permeability of the frog bladder to water in response to dehydration and neurohypophysial extracts. Amer. J. Physiol. **187**, 312—314 (1956). — **Schiess, W. A., J. L. Ayer, W. D. Lotspeich,** and **R. F. Pitts:** The renal regulation of acid-base balance in man. II. Factors affecting the excretion of titratable acid by the normal human subject. J. clin. Invest. **27**, 57—64 (1948). — **Schmidt-Nielsen, B.:** Urea excretion. In: Kramer u. Ullrich, Nierensymposium Göttingen 1959, S. 82—100. Stuttgart: Thieme 1960. — **Schmidt-Nielsen, B.,** and **R. O'Dell:** Effect of diet on distribution of urea and electrolytes in kidneys of sheep. Amer. J. Physiol. **197**, 856—860 (1959). ~ Structure and concentration mechanism in the mammalian kidney. Amer. J. Physiol. **200**, 1119—1124 (1961). — **Schmidt-Nielsen, B., K. J. Ullrich, R. O'Dell, G. Pehling, C. W. Gottschalk, W. E. Lassiter,** and **M. Mylle:** Micropuncture study of the composition of fluid from cortical nephron in the rat kidney. C. R. I. Internat. Congr. Nephrology (Richet, ed.), p. 13 (1961). — **Schnermann, J., W. Nagel** u. **K. Thurau:** Die frühdistale Natriumkonzentration in Rattennieren nach renaler Ischämie und hämorrhagischer Hypotension. Ein Beitrag zur Pathogenese der postischämischen und posthämorrhagischen Filtraterniedrigung. Pflügers Arch. ges. Physiol. **287**, 296—310 (1966). — **Schwartz, I. L., H. Rasmussen, M. A. Schoessler, L. Silver,** and **C. T. O. Fong:** Relation of chemical attachment to physiological action of vasopressin. Proc. nat. Acad. Sci. (Wash.) **46**, 1288—1298 (1960). — **Sendroy, J., S. Seelig,** and **D. D. van Slyke:** Studies of acidosis. XXIII. The carbon dioxide tension and acid-base balance of human urine. J. biol. Chem. **106**, 479 (1934). — **Shalhoub, R., W. Webber, S. Glabman, M. Canessa-Fischer, J. Klein, J. de Haas,** and **R. F. Pitts:** Extraction of amino acids from and their addition to renal blood plasma. Amer. J. Physiol. **204**, 181—186 (1963). — **Shannon, J. A.:** Glomerular filtration and urea excretion in relation to urine flow in the dog. Amer. J. Physiol. **117**, 206—225 (1936). ~ Urea excretion in the normal dog during forced diuresis. Amer. J. Physiol. **122**, 782—787 (1938). — **Shannon, J. A., S. Farber,** and **L. Troast:** The measurement of glucose Tm in the normal dog. Amer. J. Physiol. **133**, 752—761 (1941). — **Shannon, J. A.,** and **S. Fisher:** The renal tubular reabsorption of glucose in the normal dog. Amer. J. Physiol. **122**, 765—774

(1938). — **Sidel, V. W.,** and **A. K. Solomon:** Entrance of water into human red cells under an osmotic pressure gradient. J. gen. Physiol. **41**, 243—257 (1957). — **van Slyke, D. D., R. A. Phillips, P. B. Hamilton, R. M. Archibald, P. H. Futcher,** and **A. Hiller:** Glutamine as a source material of urinary ammonia. J. biol. Chem. **150**, 481—482 (1943). — **van Slyke, D. D., C. P. Rhoads, A. Hiller,** and **A. S. Alving:** Relationships between urea excretion, renal blood flow, renal oxygen consumption, and diuresis. The mechanism of urea excretion. Amer. J. Physiol. **109**, 336—374 (1934). — **Smith, H. W.:** The kidney, structure and function in health and disease. New York: Oxford Univ. Press 1951. ~ The fate of sodium and water in the renal tubules. Bull. N.Y. Acad. Med. **35**, 293—316 (1959). — **Smith, H. W., W. Goldring,** and **H. Chasis:** The measurement of the tubular excretory mass, effective blood flow, and filtration rate in the normal human kidney. J. clin. Invest. **17**, 263—278 (1938). — **Smith, H. W., W. Goldring, H. Chasis, H. A. Ranges,** and **S. E. Bradley:** The application of saturation methods to the study of glomerular and tubular function in the human kidney. J. Mt Sinai Hosp. **10**, 59 (1943). — **Solomon, S.:** Transtubular potential differences of rat kidney. J. cell. comp. Physiol. **49**, 351—365 (1957). — **Sperber, I.:** Studies on the mammalian kidney. Zool. Bridrag (Uppsala) **22**, 249—432 (1944). — **Steinhausen, M., A. Loreth** u. **S. Olson:** Messungen des tubulären Harnstromes, seine Beziehungen zum Blutdruck und zur Inulin-Clearance. Intravitalmikroskopische Untersuchungen an der Nierenrinde von Ratten und Katzen. Pflügers Arch. ges. Physiol. **286**, 118—141 (1965). — **Sullivan, L. P., W. S. Wilde,** and **R. L. Malvin:** Renal transport sites for K, H and NH_3. Effect of impermeant anions on their transport. Amer. J. Physiol. **198**, 244—254 (1960).

Terry, R., D. R. Hawkins, E. H. Church, and **G. H. Whipple:** Proteinuria related to hyperproteinemia in dogs following plasma given parenterally. A renal threshold for plasma proteins. J. exp. Med. **87**, 561—573 (1948). — **Thoenes, W.:** Transportwege in den Harnkanälchen der Säugetiere. In: Funktionelle und morphologische Organisation der Zelle, Sekretion und Exkretion, S. 315—342. Berlin-Heidelberg-New York: Springer 1965. — **Thurau, K.:** Renal hemodynamics. Amer. J. Med. **36**, 698—719 (1964). — **Thurau, K., P. Deetjen** u. **K. Kramer:** Hämodynamik des Nierenmarks. II. Mitteilung. Wechselbeziehungen zwischen vasculärem und tubulärem Gegenstromsystem bei arteriellen Drucksteigerungen, Wasserdiurese und osmotischer Diurese. Pflügers Arch. ges. Physiol. **270**, 270—285 (1960). — **Thurau, K.,** u. **J. Schnermann:** Die Natriumkonzentration an den Macula densa-Zellen als regulierender Faktor für das Glomerulumfiltrat (Mikropunktionsversuche). Klin. Wschr. **43**, 410—413 (1965).

Ullrich, K. J., F. O. Drenckhahn u. **K. H. Jarausch:** Untersuchungen zum Problem der Harnkonzentrierung und -verdünnung. Über das osmotische Verhalten von Nierenzellen und die begleitende Elektrolytanhäufung im Nierengewebe bei verschiedenen Diuresezuständen. Pflügers Arch. ges. Physiol. **261**, 62—77 (1955). — **Ullrich, K. J., F. W. Eigler** u. **G. Pehling:** Sekretion von Wasserstoffionen in den Sammelrohren der Säugetierniere. Pflügers Arch. ges. Physiol. **267**, 491—496 (1958). — **Ullrich, K. J., H. H. Hilger** u. **J. D. Klümper:** Sekretion von Ammoniumionen in den Sammelrohren der Säugetierniere. Pflügers Arch. ges. Physiol. **267**, 244—250 (1958). — **Ullrich, K. J.,** u. **K. H. Jarausch:** Untersuchungen zum Problem der Harnkonzentrierung und Harnverdünnung. Über die Verteilung von Elektrolyten (Na, K, Ca, Mg, Cl, anorganischem Phosphat), Harnstoff, Aminosäuren und exogenem Kreatinin in Rinde und Mark der Hundeniere bei verschiedenen Diuresezuständen. Pflügers Arch. ges. Physiol. **262**, 537—550 (1956). — **Ullrich, K. J., K. Kramer,** and **J. W. Boylan:** Present knowledge of the countercurrent system in the mammalian kidney. Progr. cardiovasc. Dis. **3**, 395—431 (1961). — **Ullrich, K. J.,** u. **G. Pehling:** Aktiver Natriumtransport und Sauerstoffverbrauch in der äußeren Markzone der Niere. Pflügers Arch. ges. Physiol. **267**, 207—217 (1958). — **Ullrich, K. J., G. Pehling** u. **M. Espinar-Lafuente:** Wasser- und Elektrolytfluß im vasculären Gegenstromsystem des Nierenmarkes. Pflügers Arch. ges. Physiol. **273**, 562—572 (1961). — **Ullrich, K. J., G. Pehling** u. **H. Stöckle:** Hämoglobinkonzentration, Erythrocytenzahl und Hämatokrit im Vasa recta-Blut. Pflügers Arch. ges. Physiol. **273**, 573—578 (1961). — **Ullrich, K. J., G. Rumrich** u. **G. Fuchs:** Wasserpermeabilität und transtubulärer Wasserfluß corticaler Nephronabschnitte bei verschiedenen Diuresezuständen. Pflügers Arch. ges. Physiol. **280**, 99—119 (1964). — **Ullrich, K. J., B. Schmidt-Nielsen, R. O'Dell, G. Pehling, C. W. Gottschalk, W. E. Lassiter,** and **M. Mylle:** Micropuncture study of composition of proximal and distal tubular fluid in rat kidney. Amer. J. Physiol. **204**, 527—531 (1963). — **Ussing, H. H.,** and **K. Zerahn:** Active transport of sodium as the source of electric current in the short-circuited isolated frog skin. Acta physiol. scand. **23**, 110—127 (1951).

du Vigneaud, V.: The isolation and proof of structure of the vasopressins and the synthesis of octapeptide amides with pressor-antidiuretic activity. Proc. 3rd Internat. Congr. Biochem. Brüssel, 1955, p. 49—54. New York: Academic press 1956. — **du Vigneaud, V., D. T. Gish, P. G. Katsoyannis,** and **G. P. Hess:** Synthesis of the pressor-antidiuretic hormone, arginine-vasopressin. J. Amer. chem. Soc. **80**, 3355—3358 (1958). — **Vishwarkarma, P.,** and **W. D. Lotspeich:** The excretion of l-malic acid in relation to the tricarboxylic acid cycle in the kidney. J. clin. Invest. **38**, 414—423 (1959). — **Vogel, G.,** u. **E. Heym:** Modellversuche zur Bedeutung der Anwesenheit von Kolloiden im Nierenblut für das Maß der renalen Flüssigkeitsrückresorption. Klin. Wschr. **33**, 627 (1955).

Walker, A. M.: Ammonia formation in the amphibian kidney. Amer. J. Physiol. **131**, 187—194 (1940). — **Walker, A. M., Ph. A. Bott, J. Oliver,** and **M. C. Macdowell:** The collection and analysis of fluid from single nephrons of the mammalian kidney. Amer. J. Physiol. **134**, 580—595 (1941). — **Walker, A. M.,** and **C. L. Hudson:** Reabsorption of glucose from renal tubule in amphibia and action of phlorizin upon it. Amer. J. Physiol. **118**, 130—143 (1937). — **Walker, W. G., C. R. Cooke, J. W. Payne, C. R. F. Baker,** and **D. J. Andrew:** Mechanism of renal potassium secretion studied by a modified stop flow technique. Amer. J. Physiol. **200**, 1133—1138 (1961). — **Walser, M.:** Calcium clearance as a function of sodium clearance in the dog. Amer. J. Physiol. **200**, 1099—1104 (1961). — **Watson, J. F., J. R. Clapp,** and **R. W. Berliner:** Micropuncture study of potassium concentration in proximal tubule of dog, rat, and Necturus. J. clin. Invest. **43**, 595—605 (1964). — **Webber, W. A., J. L. Brown,** and **R. F. Pitts:** Interactions of amino acids in renal tubular transport. Amer. J. Physiol. **200**, 380—386 (1961). — **Weiner, I. M.,** and **G. H. Mudge:** Renal tubular mechanisms for excretion of organic acids and bases. Amer. J. Med. **36**, 743—762 (1964). — **Wesson, L. G., W. P. Anslow,** and **H. W. Smith:** The excretion of strong electrolytes. Bull. N.Y. Acad. Med. **24**, 586—606 (1948). — **Wesson, L. G.,** and **D. P. Lauler:** Nephron reabsorptive site for calcium and magnesium in the dog. Proc. Soc. exp. Biol. (N.Y.) **101**, 235—236 (1959). — **Whittembury, G.,** and **E. E. Windhager:** Electrical potential difference measurements in perfused single proximal tubules of Necturus kidney. J. gen. Physiol. **44**, 679—687 (1961). — **Wilde, W. S., K. Thurau, J. Schnermann,** and **K. Prchal:** Countercurrent multiplier for albumin in renal papilla. Pflügers Arch. ges. Physiol. **278**, 43 (1963). — **Wilbrandt, W.:** Electrical potential differences across the wall of kidney tubules of Necturus. J. cell. comp. Physiol. **11**, 425—431 (1938). — **Windhager, E. E.,** and **G. Giebisch:** Micropuncture study of renal tubular transfer of sodium chloride in the rat. Amer. J. Physiol. **200**, 581—590 (1961). ~ Electrophysiology of the nephron. Physiol. Rev. **45**, 214—244 (1965). — **Wirz, H.:** Untersuchungen über die Nierenfunktion bei adrenalektomierten Katzen. Helv. physiol. pharmacol. Acta **3**, 589—612 (1945). ~ Der osmotische Druck des Blutes in der Nierenpapille. Helv. physiol. pharmacol. Acta **11**, 20—29 (1953). ~ Druckmessung in Kapillaren und Tubuli der Niere durch Mikropunktion. Helv. physiol. pharmacol. Acta **13**, 42—49 (1955). ~ Der osmotische Druck in den corticalen Tubuli der Rattenniere. Helv. physiol. pharmacol. Acta **14**, 353—362 (1956a). ~ The location of antidiuretic action in the mammalian kidney. Proc. VIII. Symp. Colston res. soc., p. 157—166. London: Butterworths & Co. 1956 (b). ~ Die Niere als Regulator des osmotischen Druckes. Mod. Probl. Pädiat. **6**, 86—98 (1960). ~ Countercurrent principle. Symposium on biophysics and physiology of biological transport. Protoplasma (Wien) (1967) (im Druck). — **Wirz, H.,** and **P. A. Bott:** Potassium and reducing substances in proximal tubule fluid of the rat kidney. Proc. Soc. exp. Biol. (N.Y.) **87**, 405—407 (1954). — **Wirz, H., B. Hargitay** u. **W. Kuhn:** Lokalisation des Konzentrierungsprozesses in der Niere durch direkte Kryoskopie. Helv. physiol. pharmacol. Acta **9**, 196—207 (1951). — **Wright, L. D., H. F. Russo, H. R. Skeggs, E. A. Patch,** and **K. H. Beyer:** The renal clearance of essential amino acids: arginine, histidine, lysine and methionine. Amer. J. Physiol. **149**, 130—134 (1947).

Zellstoffwechsel und Enzymologie der Niere

Von

R. Richterich

Mit 6 Abbildungen

I. Kritik der Untersuchungsmethoden

Suchen wir in einem Lehrbuch der Biochemie nach nierenspezifischen biochemischen Prozessen, so werden wir enttäuscht. Es ist bis heute kein Stoffwechselvorgang bekannt, der sich ausschließlich in der Niere abspielt. Wie ist es nun aber erklärbar, daß die Niere mit denselben Enzymen, wie sie in der Leber vorkommen, so unerhört spezialisierte Transportaufgaben zu erfüllen vermag? Diese Frage kann heute nicht beantwortet werden, vor allem weil unsere Methoden zur Erforschung des Stoffwechsels der Nierenzellen viel zu grob und zu undifferenziert sind. Die Unzulänglichkeiten der Methoden gehen aus folgendem Vergleich hervor: Analysieren wir den Leberstoffwechsel mit Hilfe von Schnitten oder Homogenaten, so dürfen wir das Resultat als ziemlich repräsentativ für „die Leberzelle" betrachten. Bei der gesunden und erst recht bei der kranken Niere haben wir es aber mit einem Organgemisch zu tun, einem Konglomerat langgezogener und ineinander verschlungener Orgänchen, den Nephronen. Auch für den Biochemiker gilt, was OLIVER (1950) unter dem Titel "When is a kidney not a kidney?" den Physiologen kritisch vorwarf:

"There is no 'kidney', either structural of functional in chronic renal disease. The only useful or meaningful purpose of the word ist to designate a mass of tissue which, except in topographical anatomic or surgical problems, has no significance until we analyze its constituents. And then it vanishes into the disparity of thousands of fantastically altered organs of strange design and anomalous behaviour ... Liquidate the 'kidney' and entitle the next symposium 'The Nephrons in Health and Disease'."

Die Erforschung des Nierenstoffwechsels ist ausgegangen von Untersuchungen des Gasstoffwechsels des ganzen Organs in vivo und in vitro. Mit Nierenschnitten und -homogenaten wurde anschließend versucht, den Vorgängen auf cellulärer Ebene näherzukommen. Aber nur in wenigen Fällen erlaubten diese Techniken präzise Angaben über bestimmte biochemische Prozesse in bestimmten Abschnitten des Nephrons. Als besonders geeignet haben sich Nierenschnitte zum Studium von Transportvorgängen gezeigt. Während wir unten noch ausführlicher auf Schnittstudien des p-Aminohippurat-Transportes zurückkommen werden, sei der Vollständigkeit halber erwähnt, daß es heute auch gelingt, die Akkumulation von Aminosäuren (ROSENBERG, DOWNING und SEGAL, 1962) und Zuckern (KRANE und CRANE, 1959) im Schnitt zu analysieren. Vielleicht werden diese Methoden helfen, etwas Licht auf die bisher noch immer mysteriösen Prozesse der Zucker- und Aminosäuren-Rückresorption zu werfen. In der Zukunft aber wird der Biochemiker seine Untersuchungen nicht mehr wie bisher auf „die Niere" beschränken dürfen, sondern er wird vielmehr versuchen müssen, einzelne Abschnitte des Nephrons, ja einzelne Zellen, zu analysieren.

Ein relativ einfaches Verfahren liegt in der makroskopischen Trennung von Nierenrinde und Nierenmark. Die morphologische Heterogenität, besonders der Nierenrinde, fordert aber noch weiter diskriminierende Methoden. WEIL et al. (WEIL und ELY, 1935/36; WEIL und JENNINGS, 1941) versuchten bereits 1935 mit Hilfe der bekannten Technik von LINDERSTRØM-LANG Aufschluß über die

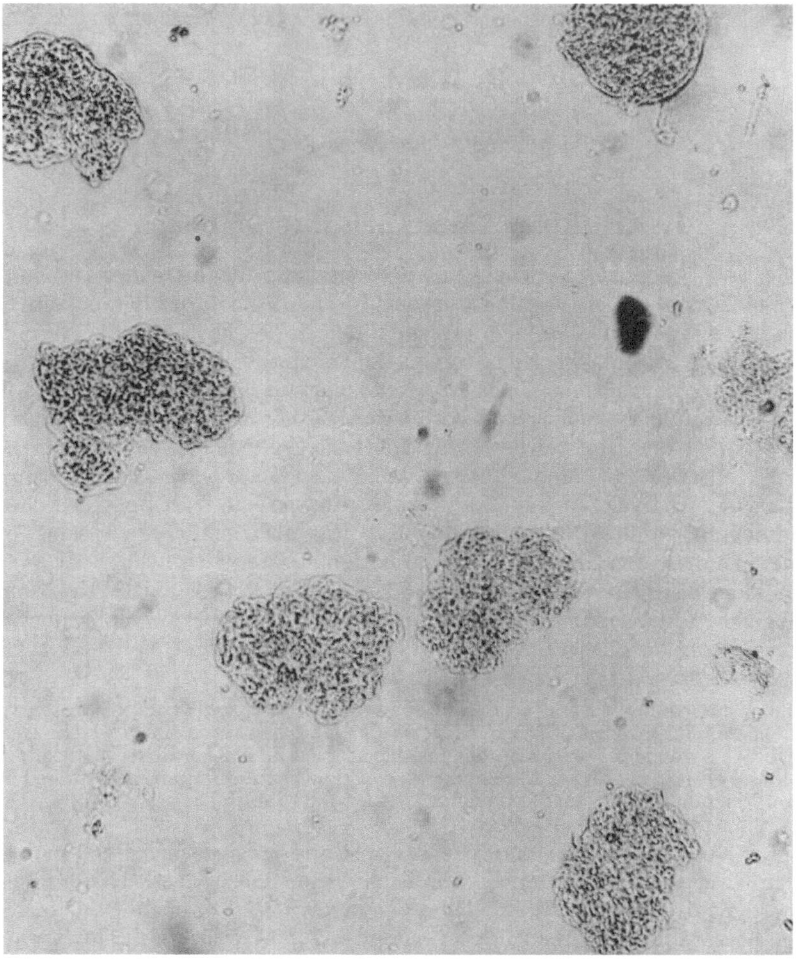

Abb. 1. Isolierte Glomerula aus der Rattenniere (aus RICHTERICH und FRANZ, 1961)

Lokalisation einiger Enzyme in der Kaninchenniere zu erhalten. WALDMAN und BURCH (1963) haben kürzlich mit einer ähnlichen Technik versucht, die Hexokinase, Glucose-6-Phosphatase und D- und L-Aminosäuren-Oxydase zu lokalisieren.

Durch Herstellung von Gefrierschnitten und anschließender Dissektion mit dem Mikromanipulator können Gruppen von Zellen oder sogar einzelne Zellen direkt isoliert und mikrochemischen Analysen zugeführt werden (LOWRY, 1953). Seit den ersten Studien dieser Art von McCANN (1956) ist eine größere Zahl von enzymtopographischen Analysen der menschlichen und tierischen, der gesunden und kranken Niere veröffentlicht worden. Besonders die Verteilung von Phosphatasen und Dehydrogenasen wurde intensiv bearbeitet. Sie haben vor allem bestätigt, was von der Histologie der Niere her zu erwarten war: außerordentliche Unterschiede im Enzymprofil von Zelltyp zu Zelltyp. Besonders aufschlußreiche Resultate mit dieser Methode sind beim Studium der funktionsverknüpften Enzyme, also etwa der Enzyme der Ammoniogenese, zu erwarten. Die ersten Ansätze dazu finden sich in den Arbeiten von MATTENHEIMER et al. (MATTENHEIMER und DEBRUIN, 1964; MATTENHEIMER, POLLAK und DEBRUIN, 1964).

Die Mikrodissektionsmethode hat den Nachteil, daß sie dem Forscher häufig nicht genug Material liefert, um bestimmte Prozesse analysieren zu können. Man versucht daher mit mehr präparativen Methoden Nephronabschnitte zu isolieren. So kann etwa die Nierenrinde in eine tubuläre und eine glomeruläre Fraktion getrennt werden. Dies gelingt durch sorgfältiges Homogenisieren, Sieben und fraktionierte Zentrifugation, eventuell gegen einen Dichtegradienten. Methoden dieser Art wurden von LOWELL et al. (LOWELL, GREENSPON, CRAKOWER und BAIN, 1953), BARCLAY und SINGH (1956), und RICHTERICH und FRANZ (1961) beschrieben. Eine Darstellung solcher isolierter Glomerula findet sich in Abb. 1.

Wie BOSÁČKOVÁ (1963) zuerst zeigte, gelingt es durch sorgfältige Trypsinisierung von Nierenschnitten auch intakte Rindenzellen zu isolieren. Diese Zellen akkumulieren Kalium und p-Aminohippurat. Durch geeignete präparative Methoden sollte es möglich sein, größere Fraktionen bestimmter Zelltypen aus dem Nephron zu isolieren.

Tabelle 1. *Histochemische Lokalisation einiger Hydrolasen und Dehydrogenasen in der Rattenniere* (nach HESS, 1959)

Enzym	Struktur						
	Gl	PT I	PT II	H	D	S I	S II
Hydrolasen							
Alkalische Phosphatase	±	3	3	0	0	0	0
Saure Phosphatase	±	2	3	2	1	1	1
5-Nucleotidase	±	1	1	0	0	0	0
Phosphorylase	0	0	0	±	2	2	2
ATP-ase	3	3	3	2	0	0	0
Phosphoamidase	0	3	3	2	1	1	1
Esterase (unspezifische)	0	3	3	1	1	2	1
β-Glucuronidase	0	3	3	1	2	1	1
β-Galaktosidase	1	3	3	2	3	1	1
Leucin-Aminopeptidase	0	0	3	2	0	0	0
Dehydrogenasen							
Succinat-Dehydrogenase	0	4	0	0	4	3	0
Isocitrat-Dehydrogenase (NAD)	1	3	3	1	2	2	2
Isocitrat-Dehydrogenase (NADP)	0	2	4	1	1	1	1
Malat-Dehydrogenase (NAD)	1	3	3	1	2	2	2
Malat-Dehydrogenase (NADP)	0	1	1	0	1	0	0
α-Glycerophosphat-Dehydrogenase	1	3	4	1	2	2	2
Glutamat-Dehydrogenase (NAD)	1	3	4	1	3	2	2
Glutamat-Dehydrogenase (NADP)	0	1	0	0	0	0	0
β-Hydroxybutyrat-Dehydrogenase	0	1	4	0	2	3	0
Alkohol-Dehydrogenase (NAD)	1	3	3	1	2	2	2
Lactat-Dehydrogenase (NAD)	1	3	4	1	3	2	2
Glucose-6-Phosphat-Dehydrogenase (NADP)	0	0	1	0	1	3*	0

Abkürzungen: Gl Glomerulum, PT I proximaler Teil des proximalen Tubulus, PT II distaler Teil des proximalen Tubulus, H Henlesche Schleife, D distaler Tubulus, S I corticaler Teil des Sammelrohres, S II medullärer Teil des Sammelrohres, * Macula densa. — 0—4 visuell geschätzte Aktivität.

Schließlich sind an dieser Stelle noch die histochemischen Methoden zu erwähnen, die heute bereits die Lokalisation von über 50 verschiedenen Enzymen in der Niere ermöglichen (HESS, 1959). Der Nachteil dieser Kombination einer histologischen mit einer analytischen Technik liegt darin, daß eine quantitative Interpretation zur Zeit noch nicht möglich ist. Immerhin haben gerade kürzlich die Untersuchungen mit der Methode zur Darstellung der Glutamat-Dehydrogenase (KARNOVSKY und HIMMELHOCH, 1961) gezeigt, welche fruchtbaren Resultate mit Hilfe solcher neuer Techniken zu erwarten sind. Einige Angaben über die Lokalisation von Hydrolasen und Dehydrogenasen finden sich in Tabelle 1.

II. Energiestoffwechsel

1. Aerobe und anaerobe Energiegewinnung

Die Niere benötigt nicht nur bedeutende Energiemengen für ihren Organstoffwechsel, sondern noch zusätzliche Mengen für die mannigfachen Transportvorgänge. Dennoch sind wir bis heute auffallend schlecht über die Energetik in diesem Organ orientiert und die bessere Abklärung der hier noch herrschenden Lücken gehört zu den vordringlichen Aufgaben der Erforschung der Nierenbiochemie.

Tabelle 2. *Respiratorische Quotienten einiger menschlicher Organe. In vivo-Messungen*

Organ	X	Streuung	N	Literatur
Vorderarm	0,80	0,64—1,02	14	ANDRES et al., 1956
Gehirn	0,99	0,71—1,17	34	KETY und SCHMIDT, 1948
Herz	0,69	0,41—1,00	21	BING et al., 1954
Niere	0,73	0,49—0,97	24	BARKER et al., 1963

Die Sauerstoffaufnahme der Niere, gemessen aus der arteriovenösen Differenz und der Durchblutung, ist unter verschiedenen experimentellen Bedingungen auffallend konstant (LEVY, 1959). Die Niere scheint, ähnlich wie der Herzmuskel, zu denjenigen Organen zu gehören, bei denen die Durchblutung die Sauerstoffzufuhr reguliert. Dies mag allerdings zum Teil dadurch zu erklären sein, daß die Mehrzahl der oxydativen Reaktionen an relativ kleine Tubulusabschnitte gebunden ist, so daß erst eine außergewöhnliche Belastung sich in einer Steigerung der Sauerstoffextraktion auswirken würde. Immerhin weist die Niere pro Gewichtseinheit den höchsten Sauerstoffverbrauch aller Säugetierorgane auf und steht auch als Organ an vierter Stelle (hinter Muskulatur, Haut und Leber). Wahrscheinlich wird etwa ein Drittel des Sauerstoffes zur Verbrennung von Glucose verbraucht (HEMINGWAY und PHELPS, 1934); über die weiteren Substrate der Zellatmung liegen nur wenige Unterlagen vor. In erster Linie dürften Fettsäuren in Frage kommen, dann aber auch Ketosäuren und Aminosäuren. Einen indirekten Hinweis auf die Natur der Substrate gibt der Respiratorische Quotient. COHEN (1960) fand kürzlich bei Untersuchungen am Hund auffallend hohe Werte (über 1,0); eine Beobachtung, die nicht leicht zu deuten ist. Wie jedoch aus den Messungen von BARKER et al. (BARKER, CROSLEY und CLARK, 1963) hervorgeht, scheint beim Menschen der Respiratorische Quotient deutlich unterhalb 1 zu liegen (Tabelle 2). Diese Feststellung steht in guter Übereinstimmung mit einer Verbrennung der oben vermuteten Substrate.

2. Nierenrinde und Nierenmark

Eine große Zahl von Beobachtungen älteren und neueren Datums weist darauf hin, daß der Energiestoffwechsel in der Nierenrinde und im Nierenmark fundamental verschieden ist. Seit den Pionierarbeiten von GYÖRGY et al. (GYÖRGY,

Tabelle 3. *Sauerstoffverbrauch von Nierenrinde und Nierenmark bei verschiedenen Tierarten, ausgedrückt als* Q_{O_2} *(mm³ O_2/h/mg Trockengewicht)* (aus SCHAFROTH und RICHTERICH, 1963)

		Nierenrinde	Mark	
			äußeres	inneres
KISCH, 1935		20,4	10,3	3,1
GRUPP und HIERHOLZER, 1957	Meerschweinchen	26,8	21,3	12,4
	Hund	22,0	16,0	7,8
ULLRICH, 1959	Hund	16,1	12,8	3,7;2,5

KELLER und BREHME, 1928) ist bekannt, daß das Nierenmark sich durch seine hohe anaerobe Glykolyse wesentlich von der Nierenrinde unterscheidet (KISCH, 1935; DICKENS und WEIL-MALHERBE, 1936; GRUPP und HIERHOLZER, 1957; ULLRICH, 1959; KEAN, ADAMS, WINTERS und DAVIES, 1961). Einige repräsentative Daten sind in Tabelle 3 zusammengestellt. Tatsächlich beträgt auch der in vivo gemessene Sauerstoffverbrauch des Nierenmarkes pro Gewichtseinheit nur 1—5% desjenigen der Nierenrinde (KRAMER, THURAU und DEETJEN, 1960).

Auch Untersuchungen des Enzymprofils der Rinde und des Markes zeigen deutliche Unterschiede (Abb. 2 und Tabelle 4). In der Nierenrinde fallen die hohen Konzentrationen der Glucose-6-Phosphat-Dehydrogenase, der Malat- und Isocitrat-Dehydrogenase auf, also von Enzymen, die im oxydativen Stoffwechsel eine wesentliche Rolle spielen. Im Nierenmark ist die Aldolasekonzentration relativ hoch, während die Konzentrationen der Malat-Dehydrogenase, der Isocitrat-Dehydrogenase und der Glucose-6-Phosphat-Dehydrogenase deutlich niedriger sind. Besonders auffallende Unterschiede finden sich in bezug auf die Succinat-Dehydrogenase und die Cytochromoxydase, also zwei typischen Enzymen der Atmungskette. Im Prinzip ähnliche Resultate wurden auch von McCANN (1956) in manuell isolierten Abschnitten des Nephrons erhalten (Tabelle 5), sowie mit Hilfe von histochemischen Methoden (Tabelle 1).

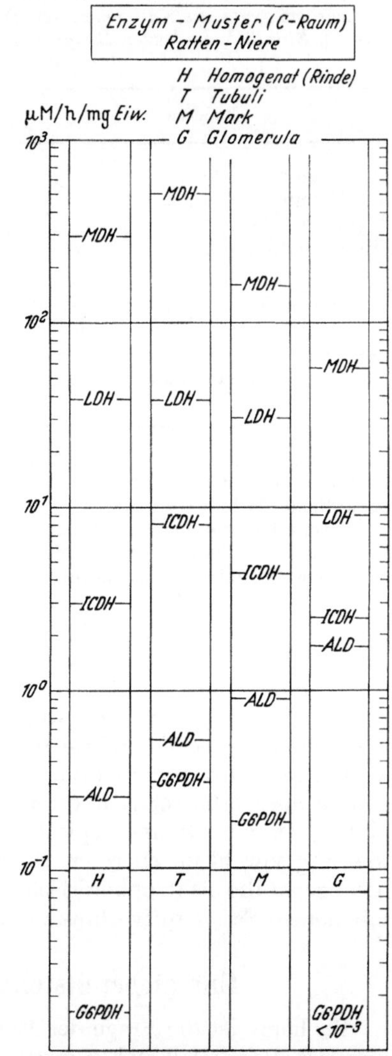

Abb. 2. Enzymmuster der Rattenniere (C-Raum). MDH Malat-Dehydrogenase, LDH Lactat-Dehydrogenase, ICDH Isocitrat-Dehydrogenase, ALD Aldolase, G6PDH Glucose-6-Phosphat-Dehydrogenase (aus RICHTERICH und FRANZ, 1961)

3. Glomerula

Nach den Untersuchungen von LOWELL et al. (LOWELL, GREENSPON, CRAKOWER und BAIN, 1953) ist die Konzentration von Enzymen des Energiestoffwechsels in isolierten Glomerula so gering, daß sich keine bindenden Aussagen machen ließen. BARCLAY und SINGH (1956) fanden Anhaltspunkte für die Anwesenheit folgender Enzyme: Glutaminase, Esterase, Lipase Dipeptidase,

Kathepsin, Cystein-Desulfhydrase, Succinat-Dehydrogenase, D-Aminosäuren-Oxydase, alkalische Phosphatase und α-Glycerophosphat-Dehydrogenase. Quantitativ betrachtet lagen aber alle diese Enzyme in außerordentlich geringen Mengen vor. McCANN (1956) beobachtete in manuell isolierten Glomerula ebenfalls ein sehr wenig differenziertes Enzymbild (Tabelle 5). Besonders auffallend war der geringe Gehalt an Fumarase, einem Enzym des Krebs-Cyclus. Bei eigenen Untersuchungen (RICHTERICH und FRANZ, 1961) (Abb. 2 und Tabelle 4) fiel vor allem das Fehlen einer meßbaren Glucose-6-Phosphat-Dehydrogenase-Aktivität auf.

Tabelle 4. *Aktivität der $NADH_2$-Cytochrom c-Reduktase, der Succinat-Dehydrogenase und der Cytochromoxydase in Fraktionen der Rattenniere. Aktivität der beiden ersten Enzyme in μMol min^{-1} g Eiweiß$^{-1}$, des letzten Enzyms in der Reaktionskonstante 1. Ordnung pro g Eiweiß pro ml* (aus SCHAFROTH und RICHTERICH, 1963)

Fraktion	$NADH_2$-Cytochrom c-Reduktase	Succinat-Dehydrogenase	Cytochrom-Oxydase
H (Gesamt-Homogenat)	50,6 ± 10,5	30,5 ± 6,6	680 ± 140
T („Tubuli")	32,0 ± 1,5	27,8 ± 6,3	2060 ± 360
M (inneres Mark)	16,2 ± 10,3	4,0 ± 2,0	200 ± 20
G (Glomerula)	8,7 ± 6,2	3,2 ± 2,5	90 ± 86

Tabelle 5. *Lokalisation einiger Enzyme in manuell isolierten Abschnitten des Nephrons* (nach McCANN, 1956). Lowry-Einheiten

Vorwiegender Zelltyp	Alkalische Phosphatase	Hexokinase	Aldolase	Phospho-hexose-Isomerase	Fumarase
Glomerula	0,7		0,7		0,9
90% proximale Tubuli contorti	12—14	0,4—0,6	2,6	32—40	25—31
90% distale Tubuli contorti	2—3	0,4	2,6	27—33	32—40
Pars recta der proximalen Tubuli, Henlesche Schleifen, Sammelrohre	0,5—0,7	0,6—2,0	1,9—2,7	33—56	35—51
Henlesche Schleifen, Sammelrohre	0,1—0,5	0,3—0,5	1,1—1,5	26—32	1,3—13

Ferner war die Aktivität der Malat-Dehydrogenase, der Isocitrat-Dehydrogenase, der Succinat-Dehydrogenase und der Cytochrom-Oxydase auffallend niedrig, während diejenige der Aldolase hoch war. Es darf aus diesen Beobachtungen wohl der Schluß gezogen werden, daß auch im Glomerulum und nicht nur im Nierenmark eine aerobe Glykolyse im Zentrum des Energiestoffwechsels steht. Diese Vermutung wird durch Untersuchungen über die Isoenzyme der Lactat-Dehydrogenase noch erhärtet (RICHTERICH, SCHAFROTH und AEBI, 1963). Die für aerob glykolysierende Organe typische elektrophoretisch langsam wandernde Fraktion überwog sowohl im Nierenmark als auch in den Glomerula, während im Nierenhomogenat die elektrophoretisch rasch wandernden Fraktionen, wie sie für Organe mit hohem Sauerstoffverbrauch typisch sind, vorherrschten.

4. Energiebereitstellung und Transportmechanismen

Bis heute ist die Frage der Energiebereitstellung für Transportvorgänge noch ungelöst. Prinzipiell stehen zwei Wege zur Bildung von Energiedepots offen: die anaerobe glykolytische Phosphorylierung und die aerobe oxydative Phosphorylierung. In beiden Fällen kommt es zu einer Speicherung von ATP, dessen Zerfallsenergie zu aktiven Transportvorgängen eingesetzt werden kann. Gewisse Anhaltspunkte über die relative Bedeutung des anaeroben und aeroben Stoffwechselweges geben Untersuchungen mit bestimmten Inhibitoren.

Als typischer Inhibitor für die Glykolyse kann Monojodacetat gelten. Neuere Untersuchungen am Hund (HERMS und MALVIN, 1963) ergaben nach der Verabreichung dieses Stoffes einen deutlichen Abfall der Osmolalität des Urins bei geringfügigen Änderungen in der Natriumausscheidung. Stop flow-Experimente lokalisierten den Angriffspunkt im distalen Teil des Nephrons: die distale Kaliumsekretion fällt aus, während die proximale Natrium- und Kaliumrückresorption intakt bleibt. Wir dürfen daher — in Übereinstimmung mit den weiter oben gemachten Angaben — annehmen, daß distale Transportvorgänge ihre Energie aus der anaeroben Glykolyse beziehen. Im proximalen Abschnitt wird der Elektrolyttransport durch eine Blockierung der Glykolyse nicht beeinflußt, doch wird durch Monojodacetat die Sekretion von p-Aminohippurat gebremst (s. u.).

Typische Hemmer der Zellatmung sind das Cyanid und das Hydroxylamin. Während ältere Untersuchungen mit solchen Stoffen keine wesentlichen Veränderungen im Ausscheidungsmodus ergaben (NICHOLSON, 1949), konnten kürzlich HERMS und MALVIN (1963) doch deutliche Abweichungen feststellen. Unmittelbar nach der Verabreichung dieser Stoffe fiel die Osmolalität des Urins bei gleichzeitigem Anstieg des Zeitvolumens und der Natriumausscheidung. Stop flow-Experimente lassen vermuten, daß der Natrium- und Kaliumtransport im proximalen Nephronteil blockiert wird. Merkwürdig sind in diesem Zusammenhang Beobachtungen über die Wirkung von 2,4-Dinitrophenol. Dieser Stoff entkoppelt Atmung und Phosphorylierung, d.h. sollte eigentlich dieselben Wirkungen haben wie Cyanid und Hydroxylamin. In Wirklichkeit hat die Verabreichung von 2,4-Dinitrophenol jedoch keinerlei Effekt auf die Elektrolyt-, Glucose- und Aminosäurenexkretion und blockiert selektiv die Sekretion von p-Aminohippurat. Wie diese beiden widersprechenden Beobachtungen in Übereinstimmung zu bringen sind, ist zur Zeit unklar; es liegt bisher nicht einmal ein Ansatz zu einer Arbeitshypothese vor.

III. Zur Biochemie der Transportmechanismen

1. Klassifikation der Transportmechanismen

Die Konstanterhaltung der cellulären Zusammensetzung im steten Wandel der Bausteine und der pericellulären Flüssigkeit ist wohl die erstaunlichste Leistung der lebenden Zelle. Bei ununterbrochen wechselndem Angebot an Elektrolyten und Metaboliten trifft sie ihre Auswahl, transportiert geeignete Substanzen in ihr Inneres, speichert diese, wandelt sie um und eliminiert nicht mehr weiter verwertbare Stoffe. Mit der Evolution der Lebewesen und der gleichzeitig erfolgten Spezialisierung der Organfunktionen hat die Niere für den Organismus die Aufgabe der selektiven Stoffeliminierung übernommen (SMITH, 1954). In diesem Organ sind die Fähigkeiten der Stoffauswahl, der Stoffaufnahme und des Transportes gegen einen Konzentrationsgradienten zu einer unerhörten Vollkommenheit gereift. Diese Prozesse lassen sich, wie die physiologische Forschung gezeigt hat, auf drei Grundmechanismen reduzieren: die Filtration, die Rückresorption und die Sekretion (SMITH, 1951; SMITH, 1956). Bei diesen drei Vorgängen spielen einerseits physikalisch-chemische, anderseits biochemische Mechanismen eine Rolle. Für eine systematische Darstellung der enzymatischen Aspekte der Harnbereitung ist die Zeit allerdings noch nicht reif, und die vorliegende Darstellung wird sich darauf beschränken müssen, auf einzelne Schnittpunkte der physiologischen und biochemischen Forschung hinzuweisen. Dazu scheint es wertvoll, zunächst eine kurze Einteilung der wichtigsten Transportmechanismen der Niere zu geben (SHANNON, 1939; WILBRANDT, 1954; ROSENBERG, 1954; PITTS, 1955; LEFÈVRE, 1955; HARRIS, 1956; TAGGART, 1958).

1. Bei allen Permeabilitätsprozessen spielen *physikalisch-chemische Vorgänge* eine wesentliche Rolle. So wird z. B. die Bildung des Primärharnes durch glomeruläre Filtration rein mechanistisch aufgefaßt. Das Glomerulum wird, seit LUDWIGS „physikalischer Theorie" (1843) als stoffwechselinaktives Ultrafilter aufgefaßt (SMITH, 1951). Im Zusammenhang mit neueren Untersuchungen über die Ausscheidung von Eiweißen und über die pathophysiologische Bedeutung der Glomerula bei der Nephrose erscheint aber eine solche Deutung zu stark vereinfachend. Wie auch oben bereits betont wurde, verfügen die Glomerula über ein recht charakteristisches Enzymmuster, das zweifellos nicht nur dekorative Aufgaben erfüllt. Außer der Filtration sind unter den rein physikalisch-chemischen Transportvorgängen zu erwähnen: die pH-abhängige „non-ionic diffusion" schwacher Säuren und Basen (MILNE, SCRIBNER und CRAWFORD, 1958), die Diffusion von Harnstoff, Ammoniak und Kohlendioxyd, das Donnan-Gleichgewicht, die Gegenstromverteilung und schließlich die osmotische Rückresorption von Wasser und Elektrolyten.

2. Im Gegensatz zu diesen Vorgängen, die sich mehr oder weniger passiv abspielen, stehen alle jene Prozesse, die wir als aktiven Transport oder Transfer bezeichnen. Es kann kein Zweifel bestehen, daß es einen Transporttyp gibt, der für lebende Zellen spezifisch ist, der beim Zelltod aufhört, der durch Stoffwechselgifte blockiert werden kann und der von einer cellulären Energieproduktion abhängig ist. Diese Transportform wurde von HOEBER (1922) mit dem treffenden Ausdruck „physiologische Permeabilität" bezeichnet.

„Die Theorie von der lipoiden Natur der Plasmahaut bedarf also auch aus diesem Grund einer Ergänzung in der Richtung, daß neben den lipoiden Elementen protoplasmatische Flächenstücke angenommen werden, welche das Substrat einer *regulierbaren* oder *„physiologischen Permeabilität"* darstellen, die als Eigenschaft des *lebenden* Protoplasten zu der rein *„physikalischen Permeabilität"* infolge auswählender Löslichkeit hinzukommt."

Aus der Vielzahl solcher physiologischer Transportmechanismen seien im folgenden zwei Typen ausgewählt und kurz charakterisiert: a) die Ionenpumpe, verantwortlich für den Transfer von Natrium über die Zellmembran und b) die Sekretion von Phenolrot und bestimmter anderer Säuren aus der peritubulären Flüssigkeit in den Urin.

2. Eigenheiten physiologischer Transportmechanismen

Als erstes stellt sich die Frage nach den gemeinsamen Merkmalen und Eigenschaften dieser äußerlich so verschiedenartig erscheinenden Vorgänge. Wir glauben, daß die folgenden Eigenheiten typisch für Transportvorgänge sind, die wenigstens teilweise durch biochemische Faktoren determiniert werden.

1. *Der Transport ist gerichtet,* d.h. erfolgt immer nur in einer bestimmten Richtung durch die Zelle. Für die Niere bedeutet dies, daß die Rückresorptionsmechanismen ausschließlich Moleküle aus dem Tubulusharn in den peritubulären Raum transferieren und ein Sekretionssystem den Transfer ausschließlich in der umgekehrten Richtung gewährleistet. Ein großer Teil dieser Prozesse spielt sich in den proximalen Tubuli ab, die eine ausgesprochen polare Struktur aufweisen; das morphologische Korrelat zum gerichteten Transfer. Für die Niere wurde der Beweis des gerichteten Transportes am eindrücklichsten für die Sekretion von Phenolrot (Phenolsulfophthalein) erbracht (s. u.). Die Frage eines Transportes in beiden Richtungen war während der letzten Jahre wiederholt Gegenstand von Diskussionen. BERLINER et al. (BERLINER, KENNEDY und ORLOFF, 1951; BERLINER und ORLOFF, 1956) wiesen als erste nach, daß Kaliumionen sowohl rückresorbiert als auch sezerniert werden. Diese Beobachtung ist aber kein Argument gegen den gerichteten Transport, da die Rückresorption im proximalen Tubulus erfolgt, die

Sekretion hingegen im distalen Teil des Nephrons. Es handelt sich somit um zwei räumlich getrennte Mechanismen.

2. Kinetisch ist der enzymatisch determinierte Transfer dadurch ausgezeichnet, daß eine *maximale Transfergeschwindigkeit* erreicht wird. Diese maximale Leistung wird bei der Niere als Tm (tubular mass) bezeichnet und ist für jeden Transportmechanismus, sei er rückresorbierender oder sezernierender Art, charakteristisch. SHANNON (1939) versuchte mit Hilfe des Massenwirkungsgesetzes die Kinetik der Rückresorption der Glucose zu deuten. Er nahm an, daß die Glucose (A) mit einer Zellkomponente (B), die in konstanter, aber nicht unbeschränkter Menge zur Verfügung steht, eine reversible Bindung (AB) eingeht,und daß dieser Komplex anschließend wieder in Glucose distal vom Transportmechanismus (T) und die Zellkomponente (B) zerfällt:

$$A + B \underset{}{\overset{(I)}{\rightleftharpoons}} AB \xrightarrow{(II)} T + B.$$

Damit es in einem solchen System zu einem Tm kommt, muß der Zerfall von AB (II) eine Reaktion erster Ordnung und seine Geschwindigkeit langsamer als diejenige der Reaktion (I) sein. Die auf Grund solcher Überlegungen berechnete Kurve der Glucoserückresorption stimmt erstaunlich gut mit den tatsächlichen Beobachtungen überein. Während bei der Glucose die Rückresorption bis zum Tm fast vollständig erfolgt, wird beim Glykokoll schon bei niedriger Filtratkonzentration ein relativ großer Teil ausgeschieden. PITTS (1944) konnte nachweisen, daß die Hypothese von SHANNON sich auch auf die Rückresorption des Glykokolls ausdehnen läßt, daß in diesem Fall aber die Reaktion II im Vergleich zur Reaktion I relativ rascher abläuft. Schon bei oberflächlicher Betrachtung des oben dargestellten Reaktionsablaufes fällt auf, daß die Gleichung formal der Michaelis-Menten-Hypothese enzymatischer Reaktionen auffallend ähnlich ist. A würde in diesem Falle dem Substrat, B dem Enzym, AB dem Enzym-Substratkomplex und T dem Reaktionsprodukt entsprechen. Die auch in Einzelheiten sehr weitgehende Ähnlichkeit zwischen Transportprozessen und Enzymreaktionen ist in den letzten Jahren besonders von WILBRANDT (1954, 1957) analysiert worden. Die Zellkomponente B wird bei all diesen Deutungen bald als Enzym, bald als Träger (CARRIER) aufgefaßt. Eine Entscheidung dieser Frage wird erst möglich sein, wenn es gelingt, diese Zellkomponente zu isolieren, oder wenigstens die Natur der Bindung zwischen A und B zu klären.

3. Die Transportvorgänge können durch geeignete *Enzyminhibitoren gehemmt* werden. Die Bedeutung der Hemmkörper für die biologische Forschung ist groß, darf aber nicht überschätzt werden. Mit Recht hebt TAGGARD (1958) hervor, daß die meisten Inhibitoren Stoffwechselgifte sind, die wahrscheinlich auch zu subtilen, mit konventionellen Methoden nicht erfaßbaren morphologischen Schädigungen der Zellmembran führen und nicht nur, wie dies eigentlich gefordert werden muß, zu einer „biochemischen Läsion". Dazu kommt, daß die Mehrzahl der bekannten Inhibitoren unspezifisch ist und eine ganze Reihe von Enzymen zu blockieren vermag. Bei der Erforschung der Nierenphysiologie gelangten bisher vor allem drei Typen von Enzymhemmern zur Verwendung: zunächst Substanzen, die durch kompetitive Hemmung ein Transportsystem blockieren. Da bei enzymatisch determinierten Prozessen ein Tm nachweisbar ist, führt Belastung eines Transportsystems mit mehreren Substraten zu einer gegenseitigen Hemmung, wobei die relative Affinität der einzelnen Substanzen zum Transportsystem die quantitativen Aspekte bestimmt. Es handelt sich somit, wie bei der kompetitiven Enzymhemmung, um einen Spezialfall des „biologischen Antagonismus". Als Beispiel sei die kompetitive Hemmung der p-Aminohippursäuresekretion durch Phenolrot, p-Chlorphenolrot, Diodrast und Penicillin erwähnt. An zweiter Stelle

folgt die spezifische Enzymhemmung, die kompetitiv [z.B. Hemmung der Succinat-Dehydrogenase durch Malonsäure (QUASTEL und WOOLDRIDGE, 1928)], nichtkompetitiv oder unkompetitiv [z.B. Hemmung der Carbonat-Anhydratase durch Acetazolamid (SCHWARTZ, FALBRIARD und RELMAN, 1958)] sein kann. Schließlich kennen wir noch die unspezifische Hemmung durch Zellgifte, die den Energiestoffwechsel an irgendeiner Stelle unterbrechen und so die Energiebereitstellung für den Transport blockieren (z.B. Cyanid, Jodacetat, 2,4-Dinitrophenol).

4. Der Transport ist an die *morphologische Intaktheit bestimmter Zellen* gebunden und in bezug auf die Lokalisation des Mechanismus in einem bestimmten Zelltyp spezifisch. So erfolgt die Sekretion von Phenolrot in explantierten Nierenzellen, in isolierten Tubuli und in Nierenschnitten ausschließlich durch die Zellen des proximalen Tubulus. Verletzung der Zellen, z.B. durch Anschneiden (BEYER, PAINTER und WIEBELHAUS, 1950) hat zur Folge, daß der Transport ausfällt.

5. Die Transportmechanismen sind *spezifisch* in bezug auf die transportierte Substanz, d.h. das Substrat. Jeder Mechanismus vermag nur eine beschränkte Zahl von chemisch meist in irgendeiner Beziehung ähnlichen Substanzen zu transportieren. Besonders vielversprechend für die Erforschung der Spezifität erscheinen die neueren klinischen Forschungen über die hereditären biochemischen Mißbildungen der Niere. Als Beispiel sei die renale Aminoacidurie erwähnt. Auf Grund von tierexperimentellen Untersuchungen (HARRIS, 1957; MUDGE, 1958) wurden für die Rückresorption der Aminosäuren drei Mechanismen postuliert: einen für die Rückresorption von Arginin, Histidin und Lysin, einen für Leucin und Isoleucin und einen dritten für Glykokoll. Während der letzten Jahre wurden verschiedene Aminoacidurien beobachtet, von denen einige auf einen genetischen Ausfall eines bestimmten Systems zur Rückresorption der Aminosäuren zurückzuführen waren. An erster Stelle erwähnen wir die klinisch bedeutungslose β-Aminoisobutyracidurie bei etwa 5% der Bevölkerung (CRUMPLER, DENT, HARRIS und WESTALL, 1951). Die Clearance dieser Aminosäure beträgt beim Nichtbetroffenen 0—4 ml min^{-1}, beim Betroffenen 85 ml min^{-1} (EVERED, 1956). Ein zweiter Transportmechanismus fällt bei der Cystinurie aus. Hier ist die Rückresorption der Aminosäuren Cystin, Lysin, Ornithin und Arginin defekt (DENT und HARRIS, 1951). Schließlich ist noch die Glycinurie zu erwähnen (DE VRIES, KOCHWA, LAZEBNIK, FRANK und DJALDETTI, 1957), bei der auf Grund eines spezifischen Defektes nur das Glycin nicht rückresorbiert werden kann. Allen diesen Krankheiten ist gemeinsam, daß sie erstens erblich sind, zweitens die Plasmakonzentration der entsprechenden Aminosäure normal oder erniedrigt ist und daher drittens die pathologische Ausscheidung auf eine Störung der Rückresorption zurückzuführen ist. Formal entsprechen diese Krankheiten, obschon wir die Natur der Trägermoleküle nicht kennen, den hereditären Hypenzymien (RICHTERICH, 1958), also Erkrankungen, bei denen auf Grund eines Genausfalles die Synthese eines bestimmten Enzyms unterbleibt.

6. Fähigkeit zur *enzymatischen oder metabolischen Adaptation*. Ein charakteristisches Merkmal der lebenden Zelle ist ihre Fähigkeit, unter bestimmten exogenen Einflüssen ihr Enzymprofil quantitativ zu verändern und bestimmten Umweltsbedingungen anzupassen. Diese gelegentlich zweckmäßig erscheinende, gelegentlich aber auch rätselhafte Veränderung des Enzymmusters wird als Adaptation bezeichnet. Bei der Niere wurde dieses Phänomen bisher noch wenig untersucht. Eine Adaptation von Transportmechanismen im engeren Sinne wurde bisher eigentlich nur bei der hypertrophierenden Niere nach unilateraler Nephrektomie beobachtet. Am meisten Unterlagen besitzen wir über die Veränderungen einiger ammoniakproduzierender Enzyme. Schon vor über 25 Jahren wurde beobachtet, daß es beim Menschen nach der Verabreichung von Ammoniumchlorid

zu einer gesteigerten Ammoniakausscheidung kommt, die am 3.—5. Tag ihr Maximum erreicht, um dann nicht mehr weiter anzusteigen (GAMBLE, BLACKFAN und HAMILTON, 1925; FØLLING, 1929; ATCHLEY, LOEB, RICHARDS, BENEDICT und DRISCOLL, 1933; RYBERG, 1948; SARTORIUS, ROEMMELT und PITTS, 1949; WOOD, 1955). Wie die in Abb. 3 dargestellten Kurven zeigen, erfolgt diese Zunahme der Ammoniakausscheidung beim Menschen weitgehend unabhängig vom Urin-Zeitvolumen und Urin-pH. Die vermehrte Ammoniakausscheidung hat zur Folge, daß die unter Ammoniumchlorid zunächst ansteigende Natriumausscheidung reziprok zum Anstieg der Ammoniakausscheidung langsam abfällt. Eine solche Steigerung der Ammoniakausscheidung nach Ammoniumchlorid wurde außer beim Menschen (GAMBLE, BLACKFAN und HAMILTON, 1925; FØLLING, 1929; ATCHLEY, LOEB, RICHARDS, BENEDICT und DRISCOLL, 1933; RYBERG, 1948; SARTORIUS, ROEMMELT und PITTS, 1949; WOOD, 1955) auch beim Hund (RECTOR und ORLOFF, 1959), bei der Ratte (RECTOR, SELDIN, ROBERTS und COPENHAVER, 1954) und beim Meerschweinchen (RICHTERICH und GOLDSTEIN, 1957) nachgewiesen. DAVIES und YUDKIN (1951, 1952) zeigten, daß es bei der Ratte parallel zur gesteigerten in vivo-Ammoniakproduktion zu einer Zunahme der Konzentration der Glutaminase, der L-Aminosäuren-Oxydase und der Glykokoll-Oxydase kommt. RECTOR, SELDIN und COPENHAVER (1955) bestätigten die Beziehung zwischen renaler Glutaminasekonzentration und in vivo-Ammoniakausscheidung. Ein ähnlicher Anstieg der Glutaminasekonzentration wurde auch bei Kaliummangel (IACOBELLIS, MUNTWYLER und GRIFFIN, 1954) und nach Acetazolamid (IACOBELLIS, MUNTWYLER und GRIFFIN, 1955) beobachtet, beides Zustände, bei denen es wahrscheinlich zu einer intracellulären Acidose kommt. Solche Beobachtungen sprechen für die Existenz einer metabolischen Adaptation durch gesteigerte Enzymsynthese in der Niere.

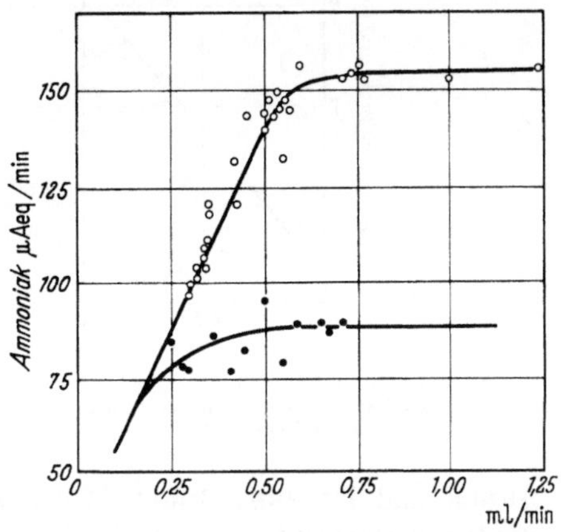

Abb. 3. Adaptive Zunahme der Ammoniakausscheidung nach Ammoniumchlorid beim Menschen in Beziehung zum Urinzeitvolumen (a) und zum Urin-pH (b). • Ammoniakausscheidung am 2. Versuchstag (vor der Adaptation). ∘ Ammoniakausscheidung am 6. und 10. Tag des Versuches (nach der Adaptation). Berechnet nach den Angaben von RYBERG, 1948 (aus RICHTERICH, 1962)

3. Natriumpumpe: Hypothese von HOKIN und HOKIN

Die quantitativ am meisten ins Gewicht fallende Transportleistung der Niere ist diejenige der Rückresorption von Natrium, Chlorid und Wasser. Es ist daher nicht verwunderlich, daß zahlreiche Experimentatoren seit Jahren versuchen, einen tieferen Einblick in diese Transportmechanismen zu bekommen. Erste Anhaltspunkte dafür, daß der Natriumtransport an eine oxydative Energielieferung gekoppelt sein könnte, gaben die Beobachtungen von ZERAHN (1956, 1958) an der isolierten Froschhaut. Bei Inkubation in einem außen natriumfreien Medium verbrauchte die Froschhaut eine bestimmte Sauerstoffmenge; man spricht vom basalen Sauerstoffverbrauch. Wird nun außen Natrium zugefügt, so steigen der aktive Natriumtransport und die Sauerstoffaufnahme direkt proportional an. Das Verhältnis zwischen Natriumtransport (Q_{Na^+}) und Sauerstoffverbrauch (Q_{O_2}) lag dabei zwischen 16 und 20, d.h. 16—20 Äquivalente Natrium wurden transportiert pro Molekül verbrauchtem Sauerstoff. Bei der Säugerniere ließen sich nie eindeutige Beziehungen zwischen der Konzentration des Urins und dem Sauerstoffverbrauch nachweisen (VAN SLYKE, RHOADS, HILLER und ALVING, 1934; EGGLETON, PAPPENHEIMER und WINTON, 1940). Hingegen gelang es vor einigen Jahren, eine enge Beziehung zwischen dem Sauerstoffverbrauch der Niere und der Natriumrückresorption zu demonstrieren (KRAMER und DEETJEN, 1960; LASSEN,

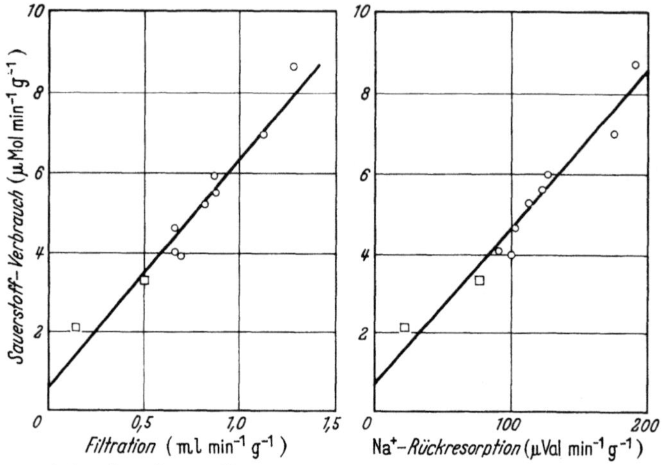

Abb. 4. Beziehung zwischen dem Sauerstoffverbrauch (in µMol min^{-1} g^{-1}) und glomerulärer Filtration (in ml min^{-1} g^{-1}) und Natriumrückresorption (in µÄq min^{-1} g^{-1}) beim Hund (nach LASSEN, MUNCK und THAYSEN, 1961). ○ Nierendurchblutung nicht beeinflußt, □ Constriction der Nierenvene

MUNCK und THAYSEN, 1961). Wie etwa aus den in Abb. 4 dargestellten Experimenten hervorgeht, besteht eine direkte lineare Beziehung zwischen Sauerstoffaufnahme und glomerulärer Filtration, bzw. Natriumrückresorption. Werden die Daten zunächst für den basalen Sauerstoffverbrauch, d.h. den Verbrauch bei Filtration 0, korrigiert, so läßt sich aus diesen Ergebnissen berechnen, daß beim Hund etwa 28 µÄq Natrium pro min pro g Niere rückresorbiert werden bei einem

Tabelle 6. *Beziehung zwischen Natriumtransport (in µÄq min^{-1} g^{-1}) und Sauerstoffverbrauch (in µMol min^{-1} g^{-1}) in verschiedenen biologischen Systemen*

Organ	Species	Q_{Na}/Q_{O_2}	Literatur
Haut (in vitro)	Frosch	16—20	ZERAHN, 1956; 1958
Submaxillardrüse (in vivo)	Hund	16—25	TERROUX et al., 1959; LASSEN et al., 1961
Niere (in vivo)	Hund	28	LASSEN et al., 1961
(in vivo)	Hund	24	DEETJEN und KRAMER, 1960
(in vivo)	Mensch	30	CARGILL und HICKAM, 1949; CLARK und BARKER, 1951; LASSEN et al., 1961
(Schnitt)	Kaninchen	25	LASSEN und THAYSEN, 1961

gleichzeitigen Sauerstoffverbrauch von 1 µMol min^{-1} g^{-1}. Ähnliche Werte ergaben auch Berechnungen für die menschliche Niere (Tabelle 6), sowie für ein anderes Natrium transportierendes Organ, die Submaxillardrüse des Hundes. Wir müssen aus dieser Beobachtung zunächst den Schluß ziehen, daß wahrscheinlich eine Beziehung zwischen Natriumtransport und Atmung besteht. Auf Grund älterer Untersuchungen schien dies unwahrscheinlich, da weder Cyanid — das die Atmung blockiert — noch 2,4-Dinitrophenol —, das Atmung und Phosphorylierung entkoppelt — einen Effekt auf die Natriumausscheidung hatten. Neuere Untersuchungen ergaben nun aber doch beim Cyanid andere Resultate. Mit Hilfe der stop flow-Methode zeigten HERMS und MALVIN (1963), daß nach Cyanidverabreichung die Osmolalität des Urins parallel mit der Natriumkonzentration und dem Urin-Zeitvolumen anstiegen. Sie schlossen aus ihren Beobachtungen, daß Cyanid die Natrium- und Kaliumrückresorption im proximalen Nierentubulus blockiert. Nach wie vor rätselhaft bleibt aber die Beobachtung, daß 2,4-Dinitrophenol, das die Synthese von ATP während der Zellatmung blockiert, ohne Einfluß auf die Natriumrückresorption ist. Sollten diese Beobachtungen unwiderlegt bleiben, so muß noch ein missing link zwischen der Atmung und den Transportphänomenen existieren. Ein Energiespeicher, dessen Regeneration im Gegensatz zu demjenigen des ATP nicht 2,4-Dinitrophenol-empfindlich ist.

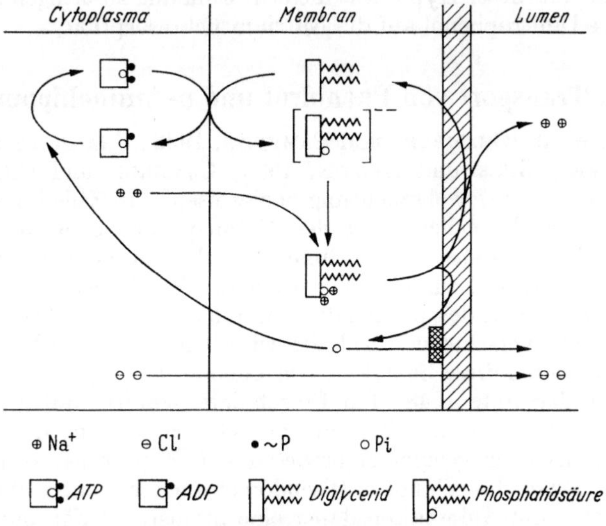

Abb. 5. Hypothese von HOKIN und HOKIN (1960a; 1960b). Die Phosphatidsäure-Phosphatase-haltige Membranzone ist schraffiert dargestellt

Während so von der Physiologie her einige Fortschritte in der Verknüpfung von Biochemie und Physiologie erzielt wurden, gelang es HOKIN und HOKIN (1960a, 1960b) von der Biochemie her eine materialistische Trägerhypothese zu entwickeln. Diese verdient eine etwas ausführlichere Darstellung, handelt es sich doch um den ersten Versuch, den Vorgang des Natriumtransportes in definierten chemischen Begriffen zu formulieren. Die Hypothese der HOKINs stützt sich primär auf die folgenden Beobachtungen:

1. Stimulierung der Salzdrüse des Albatros führt zu einer Steigerung der Natriumsekretion und einem parallelen Anstieg des Umsatzes der Phosphatidsäuren.
2. Dieser Phospholipideffekt ist im endoplasmatischen Reticulum, zu dem wahrscheinlich auch die Zellmembran gehört, lokalisiert.
3. An der gleichen Stelle finden sich auch eine Diglyceratkinase und eine Phosphatidsäurephosphatase.

Die Phosphatidhypothese von HOKIN und HOKIN ist schematisch in Abb. 5 dargestellt. Durch die Zellatmung bereitgestelltes ATP (a) reagiert mit Diglycerinsäure unter der Wirkung von Diglyceratkinase (b) zur Bildung von Phosphatidsäure. Die bei pH 7,4 dissoziierte Phosphatidsäure komplexiert bei diesem pH zwei Natriumionen (c) und diffundiert an die Membranperipherie. Durch eine hier streng an der Oberfläche lokalisierte Phosphatidsäurephosphatase (d) wird die Phosphatidsäure wieder gespalten, wobei Phosphat, Diglycerid und zwei Natriumionen entstehen. Während das Natrium nach außen diffundiert, verhindert eine

Barriere die Diffusion der Diglycerinsäure und des Phosphates (e) nach außen, so daß sich diese zurück ins Zellinnere bewegen und von neuem zum Transport zur Verfügung stehen.

Bei pH 7,4 bindet 1 Molekül Phosphatidsäure 2 Natriumionen. Da für die Synthese von 1 Molekül Phosphatidsäure 1 Molekül ATP benötigt wird, so ist für den Transport von 2 Natriumionen 1 Molekül ATP notwendig. Im Mittel entstehen bei der oxydativen Phosphorylierung pro Atom Sauerstoff 3 Moleküle ATP, d.h. pro Molekül Sauerstoff könnten 12 Moleküle Natrium transportiert werden. Wie oben gezeigt wurde, ergeben die Berechnungen an der intakten Niere jedoch Werte um 28 Äquivalente Natrium pro Molekül Sauerstoff. Diese Diskrepanz kann zur Zeit nicht erklärt werden. Möglicherweise liegt der P/O-Quotient in vivo höher als 3. Ebenfalls mit dieser Hypothese nicht in Einklang zu bringen ist der fehlende Effekt von 2,4-Dinitrophenol auf die Natriumrückresorption.

4. Transport von Phenolrot und p-Aminohippurat

CHAMBERS et al. (CHAMBERS und CAMERON, 1932; CHAMBERS und KEMPTON, 1933; CHAMBERS, BECK und BELKIN, 1935; CAMERON und CHAMBERS, 1938) konnten mit Hilfe der Gewebszüchtung nachweisen, daß Zellen des explantierten Mesonephrons des Hühnchens und des Metanephrons eines $3^1/_2$ Monate alten menschlichen Embryos aus dem Medium Phenolrot aufnehmen und im cystisch deformierten Lumen der Zellschläuche speichern. Der Transport erfolgt dabei ausschließlich durch Zellen des proximalen Tubulus contortus. Anoxie, Senken der Temperatur, sowie verschiedene Zellgifte wie Cyanid ($5 \cdot 10^{-3}$ M) und Jodacetat ($2 \cdot 10^{-4}$ M) blockieren diese Sekretion von Phenolrot.

FORSTER beobachtete 1948, daß Froschnierenschnitte unter geeigneten Bedingungen Phenolrot aus dem Medium aufnehmen und im Lumen der Tubuli konzentrieren. Als noch geeigneter erwiesen sich Zupfpräparate aus der bindegewebsreichen Niere des Flunders (Pseudopleuronectes americanus), bei denen sich schon nach 5 min Inkubationsdauer eine intensive Anfärbung des Tubuluslumens mit Phenolrot nachweisen ließ (FORSTER und TAGGART, 1950; TAGGART und FORSTER, 1950). Bei der Säugetierniere wurden andere Verhältnisse beobachtet. Hier erfolgt zwar ein Transport des Phenolrotes in die proximalen Tubuluszellen, doch unterbleibt ein Übertritt in das Lumen der Harnkanälchen (FORSTER und COPENHAVER, 1956). COPENHAVER und FORSTER (1958) erklären diese Speciesdifferenz teleologisch damit, daß bei Kaltblütern mit ihrer außerordentlich schwankenden glomerulären Sekretion eine Filtration notwendig ist, während die Elimination bei Säugetieren mit ihrer hohen und relativ konstanten Filtration durch einfache Diffusion aus dem Zellinnern in den Urin garantiert wird.

CROSS und TAGGERT (1950) wiesen als erste nach, daß Kaninchennierenschnitte in einem geeigneten Milieu p-Aminohippurat aufzunehmen und auf ein Mehrfaches konzentrieren. Spätere Beobachtungen ergaben, daß dasselbe System auch für den Transport von Phenolrot, p-Chlorphenolrot, Diodrast, Penicillin, Bromkresolblau und andere Carboxyl- und Sulfonsäuren verantwortlich ist (FORSTER, 1948; BEYER, PAINTER und WIEBELHAUS, 1950; CROSS und TAGGART, 1950; FORSTER und TAGGART, 1950; TAGGART und FORSTER, 1950; TAGGART, 1954; FORSTER und COPENHAVER, 1956; COPENHAVER und FORSTER, 1958; TAGGART, 1958; FOULKES und MILLER, 1959) und daß diese einzelnen Substanzen um das Transportsystem kompetitieren. Die Affinität der Stoffe zum Trägersystem kommt besonders deutlich beim Herausdiffundieren aus dem Schnitt zum Ausdruck (COPENHAVER und FORSTER, 1958). Die Aktivität des Transportsystems hängt unter anderem vom pH und von der Anionen- und Kationenkonzentration ab (TAGGART,

Silverman und Trayner, 1953). Unter den Inhibitoren (Beyer, Painter und Wiebelhaus, 1950; Forster und Taggart, 1950; Taggart und Forster, 1950; Shideman und Rene, 1951; Shideman, Rathbun und Stoneman, 1952; Taggart, 1954; Longley, 1955; Forster und Copenhaver, 1956; Copenhaver und Forster, 1958; Taggart, 1958; Foulkes und Miller, 1959) dieses Transportsystems erwähnen wir neben den bereits angeführten kompetitiven Substraten 2,4-Dinitrophenol, Cyanid, Acid, Fluorid, Dehydroessigsäure, Jodacetat, Malonsäure, Quecksilberchlorid, Phlorrhizin, Carinamid, α-Ketoglutarat, Fumarsäure, sowie alle direkt über den Krebs-Cyclus abgebauten Aminosäuren und Fettsäuren mit einer Kettenlänge von C 6—C 12. Umgekehrt führt Acetat zu einer Steigerung des p-Aminohippurattransportes (Shideman, Rathbun und Stoneman, 1952; Taggart, 1954).

Die Kinetik des p-Aminohippurattransportes in Säugernierenschnitten wurde von Foulkes und Miller (1959) mit Hilfe von C14-markiertem p-Aminohippurat analysiert. Es gelang ihnen, zwei verschieden intensiv an das Nierengewebe gebundene Fraktionen zu isolieren. Auf Grund geeigneter Modellversuche kamen sie zum Schluß, daß vier verschiedene Einzelmechanismen beim Transfer von p-Aminohippurat aus den Capillaren ins Tubuluslumen eine Rolle spielen: I. die Diffusion in den Extracellulärraum, II. ein erleichterter („facilitated") Transport über die peritubuläre Zellmembran, III. die Aufnahme in die Zelle und IV. die Diffusion ins Tubuluslumen. Limitierend für den ganzen Prozeß scheint der Transfer in die Zelle, während Reaktion IV spontan rasch abläuft. Dafür spricht auch die Beobachtung, daß in vivo beim Hund die p-Aminohippuratkonzentration im Urin und in den Tubuluszellen unter geeigneten Bedingungen identisch ist (Browne, Pitts und Pitts, 1950). Es gelang den Autoren auch, den Angriffspunkt einzelner Inhibitoren genauer zu lokalisieren. So blockieren Benemid und 9-α-Fluorohydrocortison die Reaktion II, 2,4-Dinitrophenol, Octanoat und Diodrast die Reaktionen II und III.

Noch immer ungeklärt ist die Natur des Carrier-Moleküls, sowie der Bindungstyp beim p-Aminohippurattransport. Bei Durchsicht der transportierten Substanzen fällt auf, daß es sich dabei entweder um Carboxylsäuren (Diodrast, Penicillin, Mentholglucuronid) oder Sulfonsäuren (Phenolrot, p-Chlorphenolrot, Resorcinoldisulfat) handelt. Es wurde daher angenommen, daß es intermediär zu einer Bindung zwischen Trägersystem und den Carboxyl- oder Sulfonsäuregruppen kommt. Als erster Reaktionstyp wurde diskutiert, ob p-Aminohippurat zunächst durch die Hippuricase in Glykokoll und p-Aminobenzoesäure hydrolysiert und anschließend wieder konjugiert wird. Ein solches Enzym kann in der Niere der meisten Species nachgewiesen werden, fehlt aber ausgerechnet beim Kaninchen, bei dem die meisten Versuche über den in vitro-Transport durchgeführt wurden. Gegen eine solche Deutung spricht auch die Beobachtung, daß mit C 14 markierte Carboxylgruppen von p-Aminohippurat nach intravenöser Verabreichung im Urin noch dieselbe spezifische Aktivität aufweisen, während bei einer intermediären Hydrolyse und Resynthese eine Verdünnung durch nichtmarkiertes Glykokoll zu erwarten wäre. Die Aktivierung des Prozesses durch Acetat ließ als zweite Möglichkeit an die Bildung von CoA-S-Aminohippurat denken. Um näheren Aufschluß über den Bindungstyp zu erhalten, verabreichte Taggart (1956) p-Aminohippurat, das in der Carboxylgruppe mit O 18 markiert war. Da kein Verlust von O 18 nachweisbar war, können die meisten einfachen Bindungstypen ausgeschlossen werden. Somit steht die Frage des Bindungstyps heute nach wie vor offen.

Als nächstes ist auf das Problem des Angriffspunktes der Inhibitoren etwas näher einzugehen (Abb. 6 und Tabelle 7). Jodacetat gehört zu den alkylierenden

Tabelle 7. *Beispiele einiger Enzyminhibitoren, die in vitro den Transport von p-Aminohippursäure in Nierenschnitten hemmen*

Nr.	Inhibitor	Konzentration	Gehemmte Enzyme
1	Jodacetat	$3{,}0 \cdot 10^{-2}$ M	Phosphotriose-Dehydrogenase, Succinat-Dehydrogenase
2	Quecksilberchlorid	$1{,}0 \cdot 10^{-3}$ M	Phosphotriose-Dehydrogenase, Succinat-Dehydrogenase
3	Malonsäure	$1{,}0 \cdot 10^{-3}$ M	Succinat-Dehydrogenase
4	Dehydroessigsäure	$1{,}2 \cdot 10^{-4}$ M	Succinat-Dehydrogenase
5	Cinchophen	$3{,}5 \cdot 10^{-3}$ M	Succinat-Dehydrogenase
6	Phlorrhizin	$5{,}0 \cdot 10^{-3}$ M	Succinat-Dehydrogenase, Pyruvatkinase
7	Phenylhydrazin	$5{,}0 \cdot 10^{-3}$ M	Cytochromoxydase
8	Cyanid	$5{,}0 \cdot 10^{-4}$ M	Cytochrom c
9	2,4-Dinitrophenol	$5{,}0 \cdot 10^{-5}$ M	Oxydative Phosphorylierung
10	Carinamid	$2{,}1 \cdot 10^{-4}$ M	
11	Diodrast	$1{,}0 \cdot 10^{-3}$ M	Kompetitive Hemmung

Reagentien und blockiert die SH-Gruppen zahlreicher Enzyme, z.B. der Triose-Phosphat-Dehydrogenase der Glykolyse und der Succinat-Dehydrogenase des Krebs-Cyclus. Quecksilberchlorid führt zu einer Mercaptidbindung und hemmt damit ebenfalls eine große Zahl von Enzymen mit SH-Gruppen. Die Malonsäure ist strukturell der Bernsteinsäure, dem Substrat der Succinat-Dehydrogenase, ähnlich und führt daher zu einer kompetitiven Hemmung dieses wichtigen

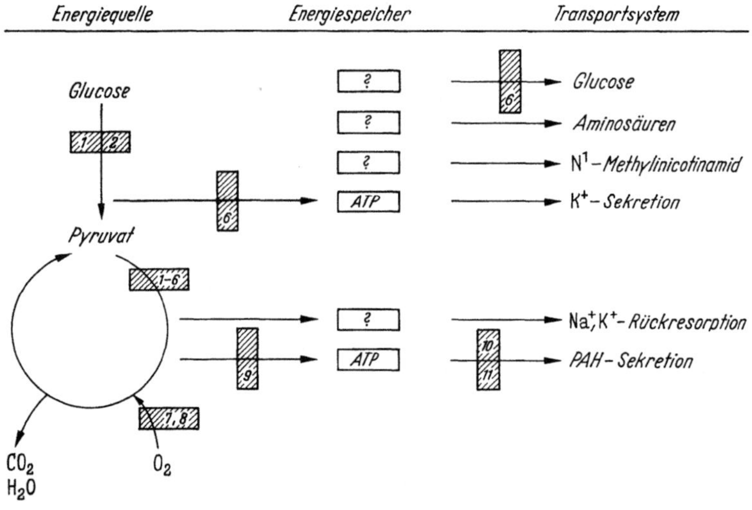

Abb. 6. Schematische Darstellung der Beziehungen zwischen Energiestoffwechsel der Niere und Transportmechanismen. Angriffspunkte einiger typischer Inhibitoren (Legende s. Tabelle 7) (nach RICHTERICH, 1959)

Enzyms des Krebs-Cyclus (QUASTEL und WOOLDRIDGE, 1928). Dasselbe Enzym wird auch durch Dehydroessigsäure und Cinchophen (SEEVERS, SHIDEMAN, WOODS, WEEKS und KRUSE, 1950; SHIDEMAN und RENE, 1951) inhibiert. Der Angriffspunkt des Phlorrhizins ist noch nicht einwandrei abgeklärt. Dieses hemmt Dehydrogenasen des Krebs-Cyclus und phosphorylierende Enzyme und hat wahrscheinlich auch eine direkte Wirkung auf die Membranpermeabilität (TAGGART, 1958). Phenylhydrazin ist ein häufig verwendeter Inhibitor der Cytochromoxydase (BERNHEIM, 1940), während Cyanid ziemlich selektiv das Cytochrom c blockiert (KEILIN und MANN, 1937). 2,4-Dinitrophenol steigert die Zellatmung, führt aber andererseits zu einem Block zwischen Atmung und Phosphorylierung von ATP. Alle diese Inhibitoren blockieren den Transport von p-Aminohippurat. Wie aus Abb. 6 hervorgeht, führen sie an irgendeiner Stelle zu einer Unterbrechung der oxydativen Phosphorylierung. Wir dürfen daher mit Sicherheit annehmen, daß die Energie für den p-Aminohippurattransport über den Weg der oxydativen Phosphorylierung bereitgestellt wird.

5. Schlußbemerkungen

In Abb. 6 haben wir nochmals versucht, die Kenntnisse und Wissenslücken über die Beziehungen zwischen Stoffwechsel und Transportphänomenen bei der Säugetierniere zusammenfassend darzustellen. Noch immer ausschließlich in der Domäne der Physiologie liegt der Transport von Zuckern, Aminosäuren und N^1-Methylnicotinamid. Wir kennen weder die Speicherform der chemischen Energie, noch liegen irgendwelche Anhaltspunkte über die Natur der Carrier-Mechanismen vor. Dank neuerer Untersuchungen mit der stop flow-Technik wissen wir, daß die distale Kaliumsekretion ihre Energie aus der glykolytischen Phosphorylierung beziehen dürfte. Die Rückresorption von Natrium und Kalium im proximalen Teil des Nephrons scheint energetisch an oxydative Prozesse gebunden zu sein. Rätselhaft ist hier aber das Dinitrophenol-unempfindliche Glied zwischen Zellatmung und Transport. Einzig beim Transport von Sulfon- und Carboxylsäuren herrscht Klarheit über die Energiequelle und die Speicherform. Bei diesem System dürfte es daher auch am ehesten gelingen, nähere Aufschlüsse über das Mysterium des Carriers zu erhalten.

Literatur

Andres, R., G. Cader, and **K.L. Zierler:** The quantitatively minor role of carbohydrate in oxidative metabolism by skeletal muscle in intact man in the basal state. Measurements of oxygen and glucose uptake and carbon dioxide and lactate production in the forearm. J. clin. Invest. **35**, 671—682 (1956). — **Atchley, D.W., R.F. Loeb, D.W. Richards, E.M. Benedict,** and **M.E. Driscoll:** On diabetic acidosis; detailed study of electrolyte balances following withdrawal and reestablishment of insulin therapy. J. clin. Invest. **12**, 297—326 (1933).

Barclay, J.A., and **I.D. Singh:** The isolated renal glomerulus. Acta med. scand. **154**, 483—490 (1956). — **Barker, E.S., A.P. Crosley,** and **J.K. Clark:** Respiratory quotients of human kidney in vivo. J. appl. Physiol. **18**, 815—817 (1963). — **Berliner, R.W., T.J. Kennedy,** and **J. Orloff:** Relationship between acidification of the urine and potassium metabolism. Effect of carbonic anhydrase inhibition on potassium excretion. Amer. J. Med. **11**, 274—282 (1951). — **Berliner, R.W.,** and **J. Orloff:** Carbonic anhydrase inhibitors. Pharmacol. Rev. **8**, 137—174 (1956). — **Bernheim, F.:** Note on the action of copper and phenylhydrazine on certain dehydrogenases. J. biol. Chem. **133**, 485—489 (1940). — **Beyer, K.H., R.H. Painter,** and **V.D. Wiebelhaus:** Enzymatic factors in renal tubular secretion of phenol red. Amer. J. Physiol. **161**, 259—267 (1950). — **Bing, R.J., A. Siegel, I. Ungar,** and **M. Gilbert:** Metabolism of the human heart. II. Studies on fat, ketone and amino acid metabolism. Amer. J. Med. **16**, 504—515 (1954). — **Bosáčková, J.:** The transport of inorganic ions and p-aminohippurate in isolated cells of the renal cortex of the rabbit. Biochim. biophys. Acta (Amst.) **71**, 345—354 (1963). — **Browne, M.J., M.W. Pitts,** and **R.F. Pitts:** Alkaline phosphatase activity in kidneys of glomerular and aglomerular marine teleosts. Biol. Bull. **99**, 152—156 (1950).

Cameron, G., and **R. Chambers:** Direct evidence of fundtion in kidney of an early human fetus. Amer. J. Physiol. **123**, 482—485 (1938). — **Cargill, W.H.,** and **J.B. Hickam:** The oxygen consumption of the normal and the diseased human kidney. J. clin. Invest. **28**, 526—532 (1949). — **Chambers, R., L.V. Beck,** and **M. Belkin:** Secretion in tissue cultures. I. Inhibition of phenol red accumulation in the chick kidney. J. cell. comp. Physiol. **6**, 425—439 (1935). — **Chambers, R.,** and **G. Cameron:** Intracellular hydrion concentration studies. VII. The secreting cells of the mesonephros in the chick. J. cell. comp. Physiol. **2**, 99—103 (1932). — **Chambers, R.,** and **R.T. Kempton:** Indications of function of the chick mesonephros in tissue culture with phenol red. J. cell. comp. Physiol. **3**, 131—160 (1933). — **Clark, J. K.,** and **H. G. Barker:** Studies of renal oxygen consumption in man. I. The effect of tubular loading (PAH), water diuresis and osmotic (mannitol) diuresis. J. clin. Invest. **30**, 745—750 (1951). — **Cohen, J. J.:** High respiratory quotient of dog kidney in vivo. Amer. J. Physiol. **199**, 560—568 (1960). — **Copenhaver, J. H.,** and **R. P. Forster:** Displacement characteristics of intracellularly accumulated p-aminohippurate in a mammalian renal transport system in vitro. Amer. J. Physiol. **195**, 327—330 (1958). — **Cross, R. J.,** and **J. V. Taggart:** Renal tubular transport: accumulation of p-aminohippurate by rabbit kidney slices. Amer. J. Physiol. **161**, 181—190 (1950). — **Crumpler, H. R., C. E. Dent, H. Harris,** and **R. G. Westall:** β-aminoisobutyric acid (α-methyl-β-alanine): a new amino-acid obtained from human urine. Nature (Lond.) **167**, 307—308 (1951).

Davies, B. M. A., and **J. Yudkin:** Role of glutaminase in the production of urinary ammonia. Nature (Lond.) **167**, 117 (1951). ~ Studies in biochemical adaptation. Origin of urinary ammonia as indicated by effect of chronic acidosis and alkalosis on some renal enzymes in rat. Biochem. J. **52**, 407—412 (1952). — **Deetjen, P.,** u. **K. Kramer:** Na-Rückresorption und O_2-Verbrauch der Niere. Klin. Wschr. **38**, 680 (1960). — **Dent, C. E.,** and **H. Harris:** Genetics of "cystinuria". Ann. Eugen. (Lond.) **16**, 60—87 (1951). — **Dickens, F.,** and **H. Weil-Malherbe:** Metabolism of normal and tumour tissue; note on metabolism of medulla of kidney. Biochem. J. **30**, 659—660 (1936).

Eggleton, M. G., J. R. Pappenheimer, and **F. R. Winton:** The influence of diuretics on the osmotic work done and on the efficiency of the isolated kidney of the dog. J. Physiol. (Lond.) **97**, 363—382 (1940). — **Evered, D. F.:** The excretion of amino acids by the human. A quantitative study with ion-exchange chromatography. Biochem. J. **62**, 416—427 (1956).

Følling, A.: On the mechanism of ammonium chloride acidosis. Acta med. scand. **71**, 221—279 (1929). — **Forster, R. P.:** Use of thin kidney slices and isolated renal tubules for direct study of cellular transport kinetics. Science **108**, 65—67 (1948). — **Forster, R. P.,** and **J. H. Copenhaver:** Intracellular accumulation as an active process in a mammalian renal transport system in vitro. Energy dependence and competitive phenomena. Amer. J. Physiol. **186**, 167—171 (1956). — **Forster, R. P.,** and **J. V. Taggart:** Use of isolated renal tubules for the examination of metabolic processes associated with active cellular transport. J. cell. comp. Physiol. **36**, 251—270 (1950). — **Foulkes, E. C.,** and **B. F. Miller:** Steps in p-aminohippurate transport by kidney slices. Amer. J. Physiol. **196**, 86—92 (1959).

Gamble, J. L., K. D. Blackfan, and **B. Hamilton:** A study of the diuretic action of acid producing salts. J. clin. Invest. **1**, 359—388 (1925). — **Grupp, G.,** u. **K. Hierholzer:** Verbrauch von Nierengewebe verschiedener Zonen. Z. Biol. **109**, 197—202 (1957). — **György, P., W. Keller** u. **Th. Breme:** Nierenstoffwechsel und Nierenentwicklung. Biochem. Z. **200**, 356—366 (1928).

Harris, E. J.: Transport and accumulation in biological systems. New York: Academic Press 1956. — **Harris, H.:** Renal aminoaciduria. Brit. med. Bull. **13**, 26—28 (1957). — **Hemingway, A.,** and **H. J. Phelps:** The carbohydrate metabolism of the kidney. J. Physioli (Lond.) **80**, 369—376 (1934). — **Herms, W.,** and **R. L. Malvin:** Effect of metabolic inhibitors on urine osmolality and electrolyte excretion. Amer. J. Physiol. **204**, 1065—1070 (1963). — **Hess, R.:** Die histochemische Analyse enzymatischer Vorgänge im Nierentubulus. In: Diurese und Diuretica. Hrsg. v. E. Buchborn und K. D. Bock, S. 121—142. Berlin-Göttingen-Heidelberg: Springer 1959. — **Hoeber, R.:** Physikalische Chemie der Zelle und der Gewebe. 5. Aufl. Leipzig: Wilhelm Engelmann 1922. — **Hokin, L. E.,** and **M. R. Hokin:** The role of phosphatidic acid and phosphoinositide in transmembrane transport elicited by acetylcholine and other humoral agents. Int. Rev. Neurobiol. **2**, 100—137 (1960a). ~ Studies on the carrier function of phosphatidic acid in sodium transport. I. The turnover of phosphatidic acid and phosphoinositide in the avian salt gland on stimulation of secretion. J. gen. Physiol. **44**, 61—85 (1960b).

Iacobellis, M., E. Muntwyler, and **G. E. Griffin:** Enzyme concentration changes in the kidneys of protein- and/or potassium-deficient rats. Amer. J. Physiol. **178**, 477—482 (1954). ~ Kidney glutaminase and carbonic anhydrase activity and tissue electrolyte composition in potassium-deficient dogs. Amer. J. Physiol. **183**, 395—400 (1955).

Karnovsky, M. J., and **S. R. Himmelhoch:** Histochemical localization of glutaminase I activity in kidney. Amer. J. Physiol. **201**, 786—790 (1961). — **Kean, E. L., P. H. Adams, R. W. Winters,** and **R. E. Davies:** Energy metabolism of the renal medulla. Biochim. biophys. Acta (Amst.) **54**, 474—478 (1961). — **Keilin, D.,** and **T. Mann:** On the haematin compound of peroxidase. Proc. roy. Soc. B **122**, 119—133 (1937). — **Kety, S. S.,** and **C. F. Schmidt:** The nitrous oxide method for the quantitative determination of cerebral blood flow in man: theory, procedure and normal values. J. clin. Invest. **27**, 476—483 (1948). — **Kisch, B.:** Biochemische Unterschiede zwischen Nierenrinde und Nierenmark. Biochem. Z. **277**, 210—222 (1935). — **Kramer, K.,** u. **P. Deetjen:** Beziehungen des O_2-Verbrauches der Niere zu Durchblutung und Glomerulusfiltrat bei Änderung des arteriellen Druckes. Pflügers Arch. ges. Physiol. **271**, 782—796 (1960). — **Kramer, K., K. Thurau** u. **P. Deetjen:** Hämodynamik des Nierenmarks. I. Mitt. Capilläre Passagezeit, Blutvolumen, Durchblutung, Gewebshämatokrit und O_2-Verbrauch des Nierenmarks in situ. Pflügers Arch. ges. Physiol. **270**, 251—269 (1960). — **Krane, S.M.,** and **R.K. Crane:** The accumulation of D-galactose against a concentration gradient by slices of rabbit kidney cortex. J. biol. Chem. **234**, 211—216 (1959).

Lassen, N.A., O. Munck, and **J.H. Thaysen:** Oxygen consumption and sodium reabsorption in the kidney. Acta physiol. scand. **51**, 371—384 (1961). — **Lassen, U.V.,** and **J.H. Thaysen:** Correlation between sodium transport and oxygen consumption in isolated renal tissue. Biochim. biophys. Acta (Amst.) **47**, 616—618 (1961). — **LeFèvre, P.G.:** Active transport through animal cell membranes. Wien: Springer 1955. — **Levy, M.N.:** Influence of variations in blood flow and of dinitrophenol on renal oxygen consumption. Amer. J. Physiol. **169**, 937—942 (1959). — **Longley, J.B.:** Alkaline phosphatase in the kidneys of aglomerular fish. Science **122**, 594 (1955). — **Lowell, D.J., S.A. Greenspon, C.A. Krakower,** and **J.A. Bain:** Metabolic activity of renal cortical tubular epithelial cells. Amer. J. Physiol. **172**, 709—717 (1953). — **Lowry, O.H.:** The quantitative histochemistry of the brain. Histological sympling. J. Histochem. Cytochem. **1**, 420—428 (1953). — **Ludwig, C.F.W.:** Beiträge zur Lehre vom Mechanismus der Harnsecretion. Marburg: Elwert 1843.

Mattenheimer, H., and **H. DeBruin:** Glutaminases. An ultramicro method for the determination of glutaminase activity, and a reinvestigation of optimum assay conditions in the kidney of man, dog and rat. Enzymol. biol. clin. **4**, 65—83 (1964). — **Mattenheimer, H., V.E. Pollak,** and **H. DeBruin:** Quantitative histochemistry of the nephron. IX. Distribution and activity of various enzymes in the kidney of the dog. Enzymol. biol. clin. **4**, 107—120 (1964). — **McCann, W.P.:** Quantitative histochemistry of the dog nephron. Amer. J. Physiol. **185**, 372—376 (1956). — **Milne, M.D., B.H. Scribner,** and **M.A. Crawford:** Non-ionic diffusion and the excretion of weak acids and bases. Amer. J. Med. **24**, 709—729 (1958). — **Mudge, G.H.:** Clinical patterns of tubu.ar dysfunction. Amer. J. Med. **24**, 785—804 (1958).

Nicholson, T.F.: Renal function as affected by experimental unilateral kidney lesions. II. The effect of cyanide. Biochem. J. **45**, 112—115 (1949).

Oliver, J.: When is the kidney not a kidney? J. Urol. (Baltimore) **63**, 373—402 (1950).

Pitts, R.F.: A comparison of the renal reabsorptive processes for several amino acids. Amer. J. Physiol. **140**, 535—547 (1944). ~ Über aktive Transportmechanismen in den Tubuli der Niere. Klin. Wschr. **33**, 365—370 (1955).

Quastel, J.H., and **W.R. Wooldridge:** Some properties of dehydrogenating enzymes of bacteria. Biochem. J. **22**, 689—702 (1928).

Rector, F.C., and **J. Orloff:** The effect of the administration of sodium bicarbonate and ammonium chloride on the excretion and production of ammonia. The absence of alterations in the activity of renal ammonia producing enzymes in the dog. J. clin. Invest. **38**, 366—372 (1959). — **Rector, F.C., D.W. Seldin,** and **J.H. Copenhaver:** The mechanism of ammonia excretion during ammonium chloride acidosis. J. clin. Invest. **34**, 20—26 (1955). — **Rector, F.C., D.W. Seldin, A.D. Roberts,** and **J.H. Copenhaver:** Relation of ammonia excretion to urine pH. Amer. J. Physiol. **179**, 353—358 (1954). — **Richterich, R.:** Enzymopathologie. Enzyme in Klinik und Forschung. Berlin-Göttingen-Heidelberg: Springer 1958. ~ Enzymatische Vorgänge bei der Harnbereitung: Biochemie. In: Diurese und Diuretica. Hrsg. v. E. Buchborn und K.D. Bock, S. 91—120. Berlin-Göttingen-Heidelberg: Springer 1959. ~ Physico-chemical factors determining ammonia excretion. Helv. physiol. pharmacol. Acta **20**, 326—345 (1962). — **Richterich, R.,** u. **H.E. Franz:** Das isolierte Glomerulum der Rattenniere. II. Enzymmuster des Energie-Stoffwechsels (C-Raum). Biochem. Z. **334**, 149—167 (1961). — **Richterich, R.,** and **L. Goldstein:** Renal ammonia production as a model for the study of enzyme adaptation in animals. Experientia (Basel) **18**, 30—35 (1957). — **Richterich, R., P. Schafroth,** and **H. Aebi:** A study of lactic dehydrogenase isoenzyme pattern of human tissues by adsorption-elution on sephadex-DEAE. Clin. chim. Acta **8**, 178—192 (1963). — **Rosenberg, L.E., S.J. Downing,** and **S. Segal:** Competitive inhibition of dibasic amino acid transport in rat kidney. J. biol. Chem. **237**, 2265—2270 (1962). — **Rosenberg, T.:** The concept and definition of active transport. In: Active transport and secretion. New York: Academic Press 1954. — **Ryberg, C.:** The importance of sodium ions for the excretion of ammonium and hydrogen ions in the urine. Acta physiol. scand. **15**, 161—172 (1948).

Sartorius, O.W., J.C. Roemmelt, and **R.F. Pitts:** Renal regulation of acid-base balance in man; nature of renal compensations in ammonium chloride acidosis. J. clin. Invest. **28**, 423—439 (1949). — **Schafroth, P.,** u. **R. Richterich:** Das isolierte Glomerulum der Rattenniere. IV. Enzymmuster der Endoxydation. Enzymol. biol. clin. **3**, 165—183 (1963). — **Schwartz, W.B., A. Falbriard,** and **A.S. Relman:** An analysis of bicarbonate reabsorption during partial inhibition of carbonic anhydrase. J. clin. Invest. **37**, 744—751 (1958). — **Seevers, M.H., F.E. Shideman, L.A. Woods, J.R. Weeks,** and **W.T. Kruse:** Dehydroacetic acid (DAH). II. General pharmacology and mechanism of action. J. Pharmacol. exp. Ther. **99**, 69—83 (1950). — **Shannon, J.A.:** Renal tubular excretion. Physiol. Rev. **19**, 63—93 (1939). — **Shideman, F.E., R.C. Rathbun,** and **F. Stoneman:** Inhibition of the renal tubular transport of p-aminohippurate (PAH) and phenolsulfonphthalein (PSP) as affected by acetate. Amer. J. Physiol. **170**, 31—37

(1952). — **Shideman, F.E.,** and **R.M. Rene:** Succinat oxidation and Krebs cycle as an energy source for renal tubular transport mechanisms. Amer. J. Physiol. **166**, 104—112 (1951). — **Slyke, D.D. van, C.P. Rhoads, A. Hiller,** and **A.S. Alving:** Relationships between urea excretion, renal blood flow, renal oxygen consumption, and diuresis. The mechanism of urea excretion. Amer. J. Physiol. **109**, 336—374 (1934). — **Smith, H.W.:** The kidney, structure in health and disease. New York: Oxford University Press 1951. ~ From fish to philosopher. Boston: Little, Brown 1954. ~ Principles of renal physiology. New York: Oxford University Press 1956.

Taggart, J.V.: Some biochemical features of tubular transport mechanisms. In: CIBA Foundation Symposium on the kidney. Edit. by A.A.G. Lewis and G.E.W. Wolstenholme, p. 65. London: Churchill 1954. ~ Renal transport of p-aminohippurate labeled with oxygen-18. Science **124**, 401—402 (1956). ~ Mechanism of renal tubular transport. Amer. J. Med. **24**, 774—784 (1958). — **Taggart, J.V.,** and **R.P. Forster:** Renal tubular transport: effect of 2,4-dinitrophenol and related compounds on phenol redjtransport in the isolated tubules of the flounder. Amer. J. Physiol. **161**, 167—172 (1950). — **Taggart, J.V., L. Silverman,** and **E.M. Trayner:** Influence of renal electrolyte composition on the tubular excretion of p-aminohippurate. Amer. J. Physiol. **173**, 345—350 (1953). — **Terroux, K.G., P. Sekelj,** and **A.S.V. Burgen:** Oxygen consumption and blood flow in the submaxillary gland of the dog. Canad. J. Biochem. **37**, 5—15 (1959).

Ullrich, K.J.: Das Nierenmark. Struktur, Stoffwechsel und Funktion. Ergebn. Physiol. **50**, 433—489 (1959).

Vries, A. de, S. Kochwa, J. Lazebnik, M. Frank, and **M. Djaldetti:** Glycinuria, a hereditary disorder associated with nephrolithiasis. Amer. J. Med. **23**, 408—415 (1957).

Waldman, R.H., and **H.B. Burch:** Rapid method for study of enzyme distribution in rat kidney. Amer. J. Physiol. **204**, 749—752 (1963). — **Weil, L.,** and **J.O. Ely:** Investigation in enzymatic histochemistry. I. Distribution of arginase activity in rabbit kidney. J. biol. Chem. **112**, 565—577 (1935/36). — **Weil, L.,** and **R.K. Jennings:** Investigation in enzymatic histochemistry. III. Distribution of enzymes in rabbit kidney. J. biol. Chem. **139**, 421—432 (1941). — **Wilbrandt, W.:** Secretion and transport of non-electrolytes. In- Active transport and secretion. New York: Academic Press 1954. ~ Permeabilität, aktiver Transport und Trägermechanismus. Dtsch. med. Wschr. **82**, 1153—1158 (1957). — **Wood, F.J.Y.:** Ammonium chloride acidosis. Clin. Sci. **14**, 81—89 (1955).

Zerahn, K.: Oxygen consumption and active sodium transport in the isolated and short-circuited frog skin. Acta physiol. scand. **36**, 300—318 (1956). ~ Oxygen consumption and active sodium transport in isolated amphibian skin under varying experimental conditions. Aarhus: Universitetsforlaget 1958.

Die pathologische Anatomie der intern-medizinisch bedeutsamsten Nierenkrankheiten

Von

Hans-U. Zollinger

Mit 125 Abbildungen

A. Einleitung

Die Morphologie ist eine Methode unter vielen in Forschung und Diagnostik. Ihr Ansehen ist in den letzten Jahrzehnten fraglos stark gesunken, da die funktionellen und chemischen Untersuchungsmethoden zu ganz neuen und sehr wesentlichen Einblicken geführt haben. Seit kurzem ist jedoch die Wertung der Morphologie wieder stark im Ansteigen begriffen, da die Elektronenmikroskopie und die Autoradiographie, teilweise auch die Histochemie berufen scheinen, die Befunde der übrigen Disziplinen in wesentlichem Maße zu ergänzen und auszuweiten. Das Entweder-Oder bei der Wahl der Methodik muß heute eindeutig durch das Sowohl-als-Auch ersetzt werden, d.h. enge Zusammenarbeit zwischen dem Pathophysiologen, also dem Kliniker einerseits und dem pathologischen Anatom andererseits sind die Voraussetzung für eine ersprießliche Weiterarbeit, wie dies ja schon vor einem halben Jahrhundert die immer noch begeisternden Arbeiten von Volhard und Fahr gezeigt haben. Im folgenden soll versucht werden, dem Kliniker die morphologisch wichtigsten Grundlagen — eine erschöpfende Darstellung ist ja weder gewünscht noch möglich in diesem Rahmen — der morphologischen Nierenpathologie zu vermitteln.

Bei der Beurteilung pathologisch-anatomischer Nierenpräparate muß man sich immer vor Augen halten, daß die Niere erstens einmal die übrigen Organe, wie Herz, Knochenmark, Knochen usw. bei Erkrankungen schwer in Mitleidenschaft ziehen kann, zweitens daß umgekehrt die Niere ein ausgesprochenes Erfolgsorgan bei Störungen des Kreislaufes, des Stoffwechsels usw. darstellt, und drittens hat sich immer deutlicher gezeigt, wie nach Erkrankung eines Organteils der Niere, z.B. der Glomerula, Sekundärveränderungen im Bereich der übrigen Elemente (Gefäße, Interstitien, Tubuli etc.) eintreten, so daß das Schlußbild aus einer oft außerordentlich schwer entwirrbaren Mischung von primären und sekundären Läsionen zusammengesetzt ist.

B. Die normale Histologie der Niere

Die beiden menschlichen Nieren bestehen zusammen aus über 2 Millionen Nephronen, welche in das gegabelte System der Sammelrohre münden. Die Verteilung der Einzelabschnitte des Nephrons auf die grobe Nierenstruktur untersteht ganz bestimmten Gesetzen. So bezeichenn wir als Rinde den Nierenanteil, welcher Glomerula enthält. Allerdings ist die Rinde stellenweise sehr stark eingefaltet, so daß Rindengewebe in Form der Columnae Bertini in der Tiefe der Nierensubstanz angetroffen wird. Die Grenze zwischen Rindensubstanz und Markgewebe entspricht dem Verlauf der Arteriae arcuatae. Im darauf gegen die Papillenspitze zu folgenden Außenstreifen des Marks finden sich neben gestreckten Hauptstückabschnitten und Sammelrohren Teile der Henleschen Schleifen. Diese letzteren reichen durch den Innenstreifen des Markes, welcher keine Hauptstücke mehr enthält, vereinzelt bis in die innerste Innenzone, jedoch weist diese letztere nur noch einzelne dünne Abschnitte der Henleschen Schleifen auf.

Das Glomerulum

Das sprachlich nicht ganz richtig auch als Glomerulus bezeichnete Malpighische Körperchen besteht aus dem Konvolut der hochspezifisch gebauten Capillarschlingen und der kelchförmigen Bowmanschen Kapsel, die letztere mündet in den

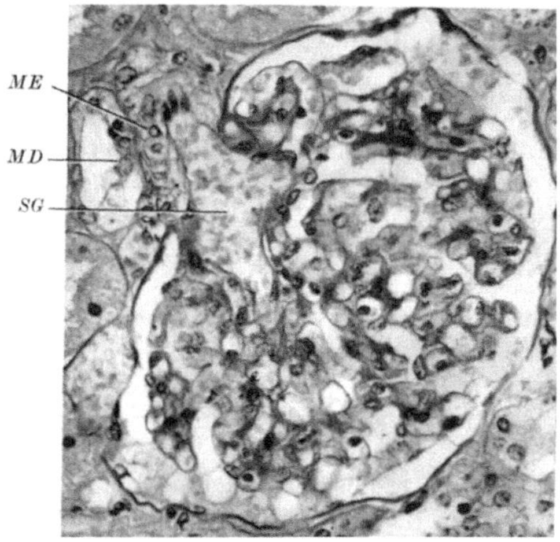

Abb. 1

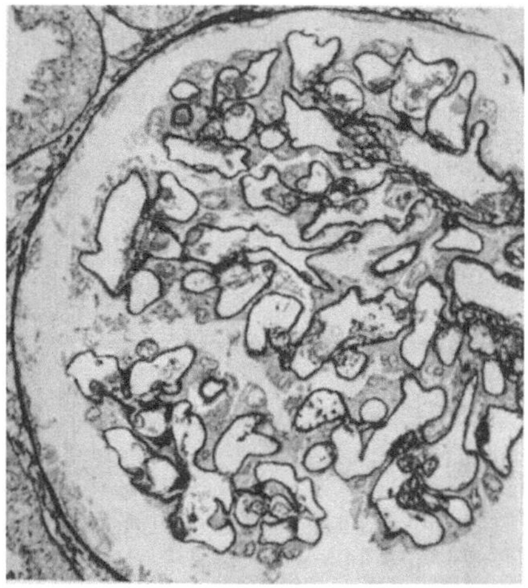

Abb. 2

Abb. 1. Normales Nierenglomerulum mit feinfädig dargestelltem Mesoangium. *SG* erweiterter Sinus glomeruli; *MD* Macula densa; *ME* myoepitheliale Zellen des Vas afferens. PAS, Vergr. 260mal

Abb. 2. Normales Glomerulum im Kunstharzdünnschnitt mit Methenaminversilberung. Die Basalmembranen ganz zart. Nur spärlich basalmembranartige Substanz im Mesoangium. Deckzellen und Endothelzellen deutlich erkennbar. Vergr. 260mal

Hauptstückanfang (Abb. 1, 2). Die ca. zehn Verbindungsschlingen des Glomerulum zwischen Vas afferens und Vas efferens sind durch einzelne Querverbindungen kurzgeschlossen (ELIAS et al. 1960, Lit. BONHOMME et al. 1961 u.a.).

Die für die Filterfunktion des Glomerulum entscheidende *Basalmembran* kann lichtmikroskopisch sehr einfach am relativen Dünnschnitt mit Hilfe der PAS-Methode oder noch eleganter nach Methylmetakrylateinbettung und Versilberung nach JONES (1957) oder MOVAT (1961) (Abb. 2) beurteilt werden. Elektronenmikroskopisch ist die Membran zwischen 1200 und 1800 Å dick und dreischichtig, die elektronendichte zentrale Lamelle mißt etwa 600 Å (Lamina densa, Abb. 2a). Ihr liegen die beiden inneren und äußeren Laminae rarae auf. Die Membran wird als Produkt des Endothels und des Schlingendeckepithels angesehen. Sie besteht aus einem feinsten Silberfibrillenwerk, welches in ein Mucopolysaccharid-Eiweiß-Gel eingelagert ist. Eine Besonderheit dieser Membran besteht darin, daß sie das Capillarlumen nicht vollständig umgibt, sondern häufig direkt in die Membran der Nachbarcapillare übergeht und damit Zwischengewebe einschließt (Lit. MOVAT u. STEINER 1961, KURTZ u. McMANUS 1959, RÉGNIER u. POUISSOU 1961). Die aus Mucoprotein und Mucopolysacchariden bestehende Membran wird mit zunehmendem

Alter dicker, die ihr beidseits aufgelagerten Alcianblau-Schichten werden dünner (ASHWORTH u. EDMANN 1959).

Das Endothel weist zahlreiche Poren auf, welche zwischen 500 und 1000 Å messen (Abb. 2a).

Das Schlingendeckepithel (= viscerales Blatt der Bowmanschen Kapsel) liegt der Basalmembran nur stellenweise flächenförmig auf (Abb. 3). Meist findet man Füßchenfortsätze, welche sich weit unter das Protoplasma der benachbarten Deckepithelzelle ausbreiten (FARQUHAR et al. 1957 u. a.). Dadurch entsteht ein ausgedehntes Spaltensystem an der Membranaußenfläche, dessen Lücken zwischen 200 und

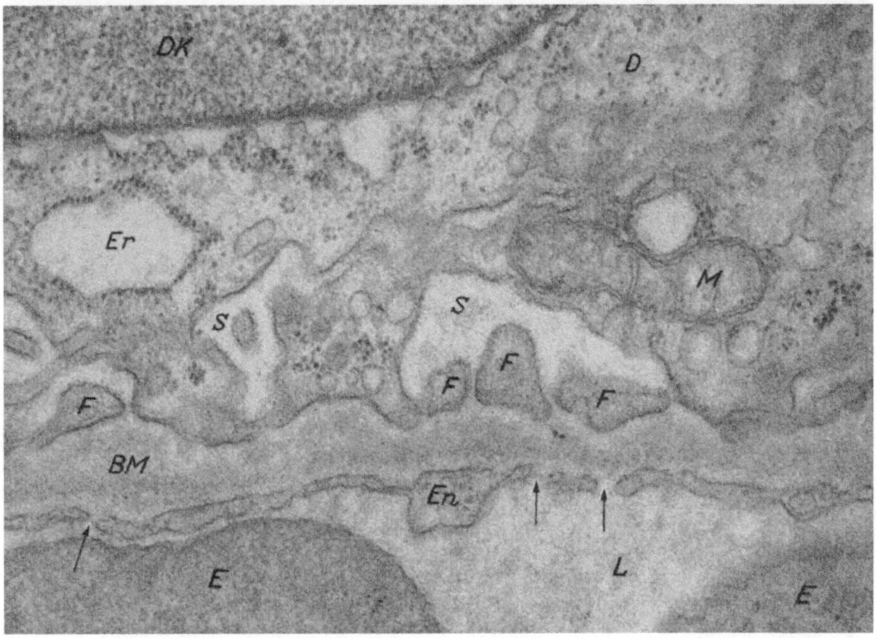

Abb. 2a. Elektronenmikroskopisches Bild eines Wandausschnittes einer Glomerulumschlinge. *BM* Basalmembran mit deutlich erkennbarer zentraler Lamina densa und beidseitigen Laminae rarae; *En* Endothel mit Poren (Pfeile); *D* Deckepithelzelle mit interdigitierenden Füßchen (*F*), cystisch ausgeweitetem Ergastoplasma (*Er*) mit Ribosomenbesatz und einem Mitochondrion (*M*); *DK* Deckzellkern; *S* Spaltraum zwischen Deckepithelzelle und benachbarten Füßchenprozessen; *L* Schlingenlumina mit Erythrocyten (*E*). Vergr. 48000mal. Aufnahme Dr. H. P. ROHR

500 Å (BARGMANN et al. 1955, LATTA et al. 1960, FARQUHAR 1960) bzw. 70—100 Å (RHODIN 1962, PUTOIS 1959) schwanken. Über die Funktion dieses im übrigen von der Schlingen-Blutfüllung stark abhängigen Spaltensystems sind wir nur unvollständig informiert. Das kräftig entwickelte endoplasmatische Reticulum und der häufige Befund von Eiweißspeichergranula in den Schlingendeckzellen läßt auf eine hochgradige resorptive und sekretorische Tätigkeit schließen.

Das von ZIMMERMANN (1933) ausführlich beschriebene Mesoangium (Lit. BOHLE u. SITTE 1962), RHODIN 1962, BOUISSOU et al., 1965, MÉRIEL et al., 1965; BUCHER u. RIEDEL, 1965, Lit.) besteht aus endothelähnlichen Zellen, welche jedoch immer durch Endothelzellen vom Capillarlumen abgegrenzt sind. Es enthält Silberfasern (BOHLE u. HERFRATH 1958) und Mucoprotein, zeigt somit alle Voraussetzungen der Kollagenfaserbildung, welche bei pathologischen Prozessen häufig angetroffen werden. Vorgängig der Kollagenbildung werden besonders bei entzündlichen Prozessen reichlich basalmembranartige Substanzen im Mesoangium niedergeschlagen (JONES 1957). Beim Filtrationsprozeß scheint das Mesoangium auch aktiv beteiligt zu sein, da Ferritin (FARQUHAR u. PALADE 1962) sowie Thorotrast (BENCOSME u. BERGSMAN 1962) in seinen Zellen nachgewiesen werden konnte.

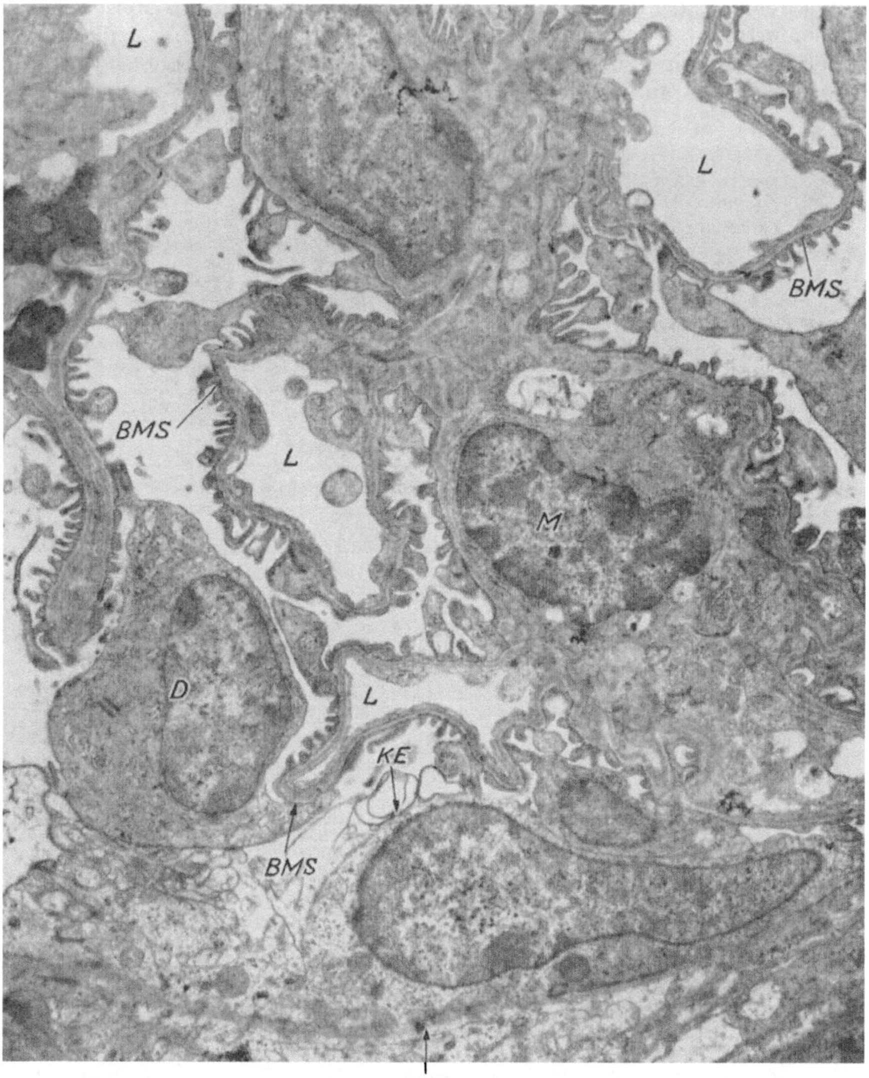

Abb. 3. Ausschnitt aus unverändertem Glomerulum von Nierenbiopsie, 20jähriger Mann. Elektronenmikroskopische Vergrößerung 6800mal. *L* Lumina der Schlingen; *KE* Kapselepithel, *BMK* Basalmembran der Kapsel, *BMS* Basalmembran der Schlingen; *M* Mesonagiumzelle; *D* Deckzelle. Aufnahme Dr. H. P. ROHR

Die Tubuli

Die elektronenoptischen Untersuchungen der letzten Jahre haben nicht nur den unterschiedlichen Bau der verschiedenen Nephronabschnitte bestätigt, sondern auch in funktioneller Hinsicht wesentliche neue Einblicke gewährt (THOENES 1961). Das *Hauptstück*epithel ist durch den Bürstensaum (elektronenmikroskopisch: Microvilli) ausgezeichnet (Abb. 37, S. 196). Zwischen den Microvilli lassen sich elektronenmikroskopisch Einstülpungen in das Protoplasma erkennen (pinocytotische Vesikel), diese enthalten auch die aufgenommenen Farbstoffe. Sie konfluieren in der Folge und wandern basalwärts (SCHMIDT 1962). Basal sind die Hauptstückzellen durch ein Labyrinth aus Cytoplasmalamellen ausgezeichnet, welche einen extracellulären Raum umgeben und zugleich durch ihre radiäre Anordnung die Mitochondrienlokalisation bestimmen (Stäbchenstruktur). Dieses Basallabyrinth scheint beim Flüssigkeitstransport eine große Rolle zu spielen (THOENES et al. 1961, LATTA et al. 1962).

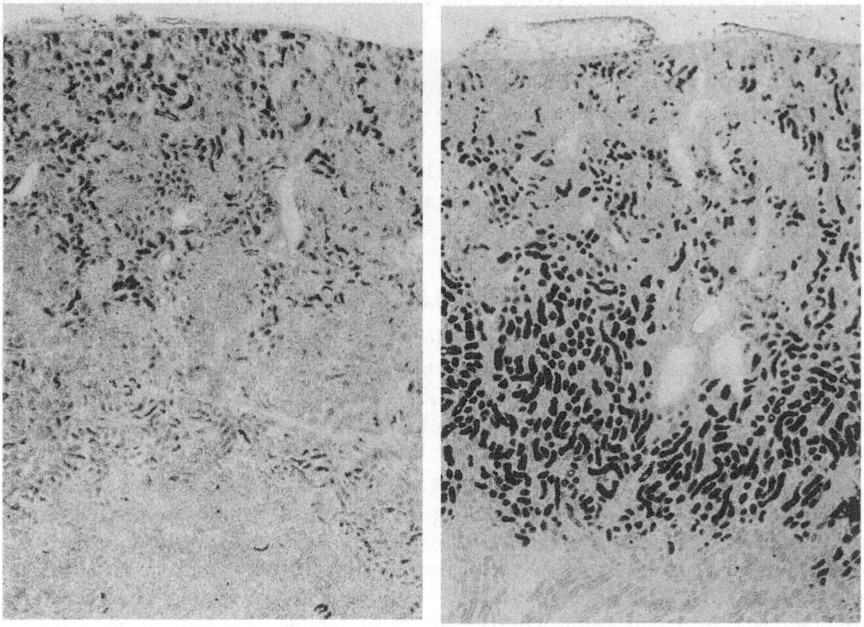

Abb. 4. Alkalische Phosphatase der Rattenniere, links bei Männchen, rechts bei Weibchen. (Nach v. DEIMLING u. NOLTENIUS 1964.) Vergr. 24mal

Im Protoplasma der Hauptstückzellen finden sich ferner die neuerdings als Resorptionselemente in den Vordergrund geschobenen Lysosomen (NOVIKOFF 1961) und die Mitochondrien als Träger der Energie und der Enzyme. Die Mitochondrien bestehen aus einer Doppelmembran, deren innere Lamelle leistenartige Vorsprünge und Querrippen (Cristae mitochondriales) bildet (Abb. 37, S. 196). Die Kerne der Hauptstückzellen zeigen bei vermehrter Belastung eine starke Vergrößerung [funktionelles Kernödem (BUCHER et al. 1961 u.a.)].

Ohne auf weitere Einzelheiten allzusehr einzugehen, kann hervorgehoben werden, daß die dicken Abschnitte der Henleschen Schleifen recht ähnlich den Hauptstücken gebaut sind. Auch sie enthalten ein Basallabyrinth und sehr reichlich Mitochondrien, so daß für diese beiden Abschnitte ein *aktiver* Salztransport angenommen wird (THOENES 1961). In den dünnen Henleschen Schleifenabschnitten und den Mittelstücken sowie den Sammelröhren ist das Epithel viel ärmer an Zellorganellen. Hier wird der passive Salztransport wahrscheinlich gemacht (s. THOENES 1961).

Die Macula densa, welche eigentlich zum juxtaglomerulären Apparat (s. S. 163) gehört, liegt diesem letzteren und dem Glomerulum ganz eng an. Es handelt sich um einen hochspezifizierten Mittelstückabschnitt mit ganz hohen protoplasmaarmen, fast zylindrischen Zellen im Berührungsbereich dieses Abschnittes mit der Glomerulumkapsel. Man erblickt allgemein in der Macula densa ein druckreceptoriches Organ, welches bei Erhöhung des intratubulären Druckes über den Polapparat zu verminderter Glomerulumdurchblutung und damit zu herabgesetzter Urinbildung führt. Diese Arbeitshypothese konnte bisher aber noch nicht objektiviert werden (OTTO u. GEMAEHLICH 1956)[1].

Die *Histochemie* des Tubulusapparates steckt zumindest was ihre Auswertungsmöglichkeiten anbetrifft, noch weitgehend in den Kinderschuhen. So wird erst vermutet, daß lokalisatorisch ein Zusammenhang zwischen positiver alkalischer Phosphatasereaktion und aktivem Flüssigkeitstransport (WACHSTEIN et al. 1962) bzw. Glucosetransport (COUPLAND 1963) besteht. Ferner wurde eine ausgesprochene Geschlechtsspezifität der alkalischen Phosphataseverteilung festgestellt (Abb. 4; v. DEIMLING u. NOLTENIUS 1964, Lit.), denn weibliche Laboratoriumstiere zeigen eine größere fermentaktive Strecke der Hauptstücke und eine Vermehrung der Zahl der fermentaktiven Hauptstücke gegenüber den Männchen. Beim Männchen kann durch zusätzliche Oestradiolgabe der weibliche Typ hervorgerufen werden und umgekehrt bewirkt Ovariektomie beim Weibchen eine Reduktion der Fermentaktivität (v. DEIMLING u. NOLTENIUS 1964 Lit., BAUMANN et al. 1964).

Die Vascularisation der Niere

Die Nierenarterie teilt sich in einen dorsalen Stamm, welcher die ganze Hinterseite der Niere ernährt und einen ventralen, dessen drei Äste die vordere Hälfte der Niere versorgen (GRAVES 1954, 1956). Zwischen der dorsalen und der ventralen Hälfte sowie zwischen den verschiedenen ventralen Segmenten scheinen keine Anastomosen zu bestehen (SMITH 1963).

Bei der weiteren Gefäßversorgung ist vor allem das Verhalten der juxtamedullären Glomerula wesentlich, welche eng an der Mark-Rindengrenze liegen. Ihre Vasa efferentia splittern sich in die Arteriolae rectae spuriae auf (Abb. 5), welche morphologisch Capillarstruktur aufweisen und wohl die längsten Capillaren des Körpers darstellen. Sie spielen bei der Rückresorptionsleistung der Niere (Haarnadelgegenstromprinzip) eine wichtige Rolle und zeigen bei Schock und ähnlichen Zuständen eine ausgesprochen schwere Stase. Aus einer Fehldeutung dieses Befundes hat sich die heute überholte Lehre vom Oxford-Shunt gebildet (TRUETA et al. 1947). Die Frage nach der Bedeutung der Umgehungsgefäße (Vasa privata), welche die Glomerula umgehen, ist bis heute noch nicht gelöst. Die eindeutigen Befunde sorgfältiger anatomischer Untersuchungen zeigen, daß solche Gefäße sicher vorkommen: Die Elzeschen Wipfelarterien als Endausbreitung einer Arteria radiata, die von glomerulafreien Arteriolen ausgehenden Ludwigschen Äste, die aus den Arteriae arciformes entspringenden und direkt gegen das Mark ziehenden Arteriolae rectae verae und schließlich die Spannerschen Kurzschlüsse im Nierenbecken (Lit. s. GÄNSSLEN 1934, SPANNER 1938, CLARA 1939, BIALESTOCK 1957). Ob diesen Gefäßen jedoch eine praktische Bedeutung in quantitativer Hinsicht zukommt, ist sehr fraglich (s. HAMMERSEN u. STAUBESAND 1961 Lit.). Eine wesentliche Bedeutung konnte nur für die direkt aus den Interlobärarterien abgehenden Spiralarterien, welche die Papillen ernähren, nachgewiesen werden (BAKER 1959). Auch ist wahrscheinlich den arteriovenösen Anastomosen im Nierenbecken (SPANNER 1937) eine wichtige Funktion zuzumessen (s. auch HAMMERSEN u. STAUBESAND 1961 a, b). Sie sind vermutlich die Ursache dafür, daß in die Arteria renalis injizierte bis über 400 μ messende Glaskugeln im venösen Nierenblut er-

[1] Neuerdings: Chemoreceptor für Na^+ [THURAU, K., und J. SCHUERMANN: Klin. Wschr. **43**, 410 (1965)].

scheinen können (SIMKIN et al. 1948, REID u. DEMARCO, 1965). — Über Drosselarterien s. ROTTER (1952).

Wenn von der noch nicht ganz abgeklärten Bedeutung der Vasa privata abgesehen wird, so ist die Vascularisation der Niere grundsätzlich dadurch ausgezeichnet, daß hintereinander zwei Capillarsysteme — die Glomerula als erstes und die intertubulären Capillaren als zweites System — bestehen, von denen das erste in erster Linie der Filtration, das zweite der Rückresorption dienen. Bei Infekten äußert sich diese zweistufige Capillarität der Niere sehr charakteristisch darin,

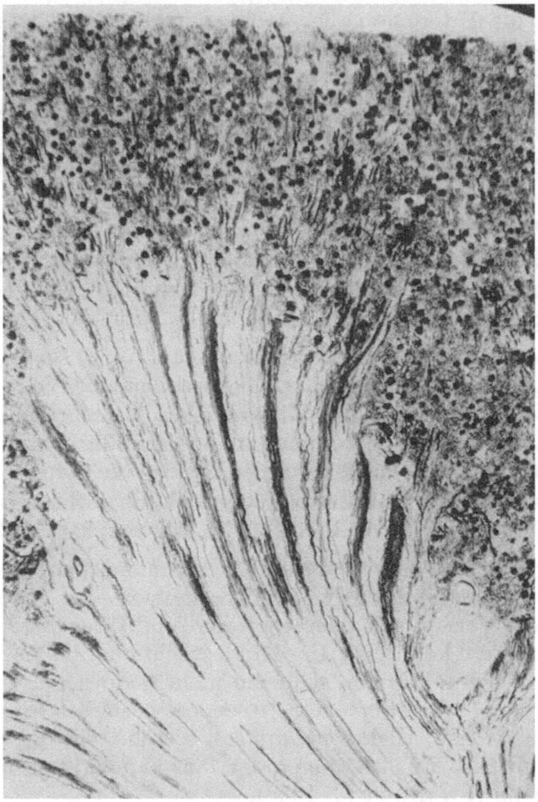

Abb. 5. Das feine Gefäßnetz der normalen menschlichen Niere. Postmortale Injektion von Methylenblau-Gelatinelösung. Deutliche büschelartige Aufsplitterung der juxtamedullären Vasa efferentia. Vergr. 6mal

daß bei virulentem Infekt vor allem das erste Filter (embolisch-eitrige Herdglomerulitis), bei avirulentem Infekt mehr das zweite Filter (Markmetastasen) erkrankt.

Der *juxtaglomeruläre Apparat*[1] hat in den letzten Jahren sehr stark an Interesse gewonnen, trotzdem übersehen wir seine Funktionen bis heute nur unvollständig. Er besteht grundsätzlich aus vier Elementen: dem Polkissen, der Macula densa (s. S. 161), den Mittelstücksprossen und der Goormaghtighschen Zellgruppe. Im Bereich des *Polkissens* sind die glatten Muskelzellen des Vas afferens in myoepitheliale Elemente ungewandelt, welche, elektronenoptisch beurteilt, hochgradig inkretorisch aktiv zu sein scheinen: Sehr kräftiges endoplasmatisches Reticulum mit zahlreichen Ribosomen, massenhaft Vacuolen, welche dunkle Gebilde enthalten (RHODIN 1963, TOBIAN 1962, BUCHER u. REALE 1962), die zur Bildung

[1] Lit. GROSS 1958, BUCHER u. REALE 1961 a, ROSENBAUER 1965.

von fuchsinophilen Granula führen. Bei renaler Minderdurchblutung kommt es zur Vergrößerung dieser Zellen und Vermehrung ihrer Granula (Goormaghtigh 1951, Hartroft 1957, Tobian et al. 1958, Bohle u. Tomsche 1953 u.a.). Zunahme der Granulabildung wird auch nach Kochsalzentzug beobachtet (Hartroft u. Hartroft 1955). Heute wird mehrheitlich angenommen, die Granulabildung der myoepithelialen Zellen des juxtaglomerulären Apparates gehe der Reninbildung der Niere parallel, so daß es sich vermutlich bei den Granula um Renin handelt (Gross 1958 Lit., Tobian 1960 Lit., Cook 1963 Lit.). Diese Auffassung ist jedoch nicht unwidersprochenge blieben (Turgeon u. Sommers 1961 Lit.), obschon sich die Autoren im allgemeinen einig sind, daß der Polkissenapparat einen Dehnungsreceptor der Nierenarterie darstellt. Es ist anzunehmen, daß derselbe im engsten Zusammenhang mit der Macula densa, dem vermutlichen Dehnungsreceptor des Tubulussystems, zusammenarbeitet (Reeves et al. 1963). Nicht abgeklärt ist die von einzelnen Autoren angenommene Erythropoietinbildung in den myoepithelialen Zellen (Reeves et al. 1956, 1963, Goldfarb u. Tobian 1962).

Die *Goormaghtighsche Zellgruppe* (Goormaghtigh 1932, Bucher u. Reale 1961b) liegt eng an Vas afferens und Vas efferens angelehnt. Es handelt sich um sehr kleine, wahrscheinlich zum Nervensystem gehörige Zellen (s. dagegen Oberling u. Hatt 1960). Ihre Funktion ist bis heute nicht abgeklärt.

Die *Becherschen paraportalen Zellen* (Becher 1936a, b) sind epithelialer Natur. Sie liegen in kleinen Gruppen zwischen Glomerulum und Vas afferens. Sie entstehen durch Absprossung aus den Mittelstücken (Peter 1908, Feyrter 1953 u.a.). Solche Mittelstücksprosse kommen schon normalerweise vor. Sie sind aber besonders bei experimenteller und spontaner Hypertonie vermehrt. Ihre Funktion ist nicht bekannt, obschon es an entsprechenden Hypothesen nicht gefehlt hat (Feyrter 1953, Bohle et al. 1953, Bing u. Kazimierczak 1963).

Das *Lymphgefäßsystem*[1] der Nieren ist in seiner morphologischen Anordnung und seiner Funktion außerordentlich schwer faßbar. Die großen Lymphgefäßstämme folgen dem Verlauf der Nierenarterien und ihren Ästen (Murphy et al. 1958). Lymphcapillaren konnten in der Rinde, nicht aber im Mark eindeutig nachgewiesen werden. In den Papillen scheinen nicht endothelausgekleidete Lymphcapillaren, sondern mehr Spalten zu existieren, die bezüglich Flüssigkeitstransport eine enorme Rolle spielen. Elektronenmikroskopisch steht dieser Raum in Form von Microcanaliculi, also Einstülpungen der Plasmamembran, mit dem Tubulusepithel in Berührung (Swann et al. 1958).

Der Lymphabfluß scheint normalerweise von der Rinde gegen das Nierenhilusgewebe zu verlaufen und hier in die großen Lymphgefäßstämme zu münden, welche experimentell abgebunden werden können, wobei dann eine deutliche Polyurie entstehen soll (Kaiserling u. Soostmeyer 1939). Bei Verlegung der perihilären Lymphgefäße durch Pyelonephritis etc. wird eine Umkehr des Lymphstromes gegen die Rinde beobachtet; von der Rinde aus kann die Lymphe durch die zahlreichen Kapsellymphgefäße (Hammersen u. Staubesand 1961c) abfließen.

Das *Niereninterstitium* wird von einem zarten, wenig kräftig entwickelten Netzwerk von Silberfibrillen gebildet, welches mit den Basalmembranen der Tubuli, der Glomerulakapsel und der Adventitia der Gefäße verbunden ist. Im höheren Alter neigt das Interstitium zur Kollagenisation und Hyalinisation besonders im Bereich der ungünstig ernährten Papillen.

---

[1] Lit. Babics u. Rényi-Vàmos 1955, Girgensohn 1952.

C. Pathologische Anatomie der Urämie

Das Vollbild der chronischen Urämie kann auf dem Sektionstisch mit hinlänglicher Sicherheit diagnostiziert werden. Bei der akuten Urämie dagegen läßt die rein morphologische Diagnostik nicht selten im Stich. Die meist fibrinöse Perikarditis wird nur in etwa 20% der chronischen Urämien beobachtet, bei der akuten fehlt sie meistens. Nach THÖLEN et al. (1961 b) spielt bei ihrer Entwicklung die Acetoinbildung im Myokard die entscheidende Rolle. Möglicherweise ist auch das Calciumoxalat (s. S. 219) mitbeteiligt (BENNETT u. ROSENBLUM 1961).

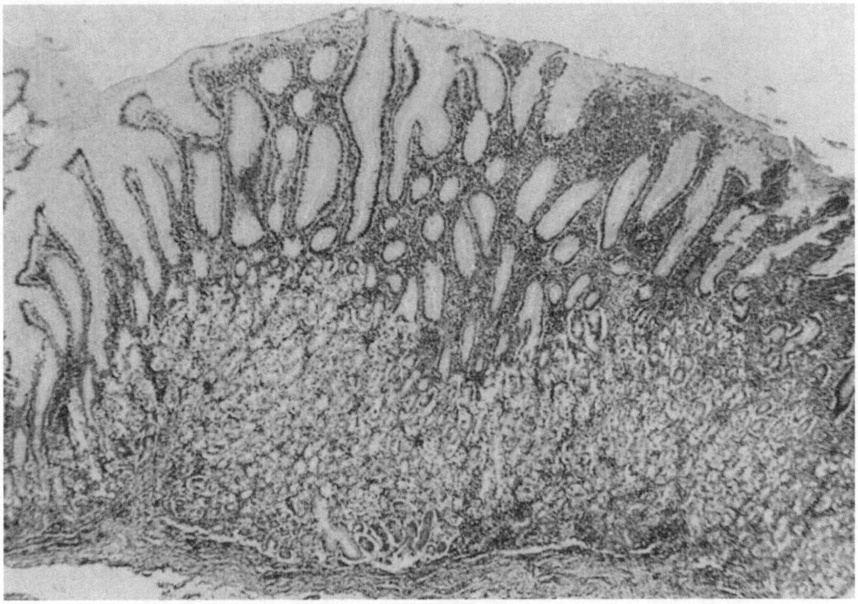

Abb. 6. Urämische Gastritis. Stark vermehrte Schleimproduktion. Dichte entzündliche Infiltration des Stroma. HE. Vergr. 28mal

Das Myokard selbst ist blaß und trüb und zeigt in vielen Fällen durch Hyper- oder Hypokaliämie bedingte Schäden. Als Komplikation treten häufig auch anoxische Veränderungen auf dem Boden spastischer Gefäßkontraktionen (Hypertonie) oder arteriosklerotische Veränderungen ein. Das Interstitium ist häufig ödematös und weist mobilisierte Adventitiazellen auf; dagegen gehört das Bild einer echten Myokarditis nicht zum Urämiekomplex (FRITZSCHE 1949, RIVA 1943).

Häufiger als die Perikarditis sind unspezifische entzündliche Veränderungen des Magen-Darmkanals mit vermehrter Schleimproduktion (Abb. 6). Die Veränderungen der oberen Speisewege und der Haut sind pathologisch-anatomisch weniger eindrucksvoll als klinisch. Dasselbe gilt in vermehrtem Maße von der Hirnläsion, die sich in Form eines unspezifischen Ödems äußert.

Wie in serösen Häuten und Magen-Darmkanal, so werden harnpflichtige Substanzen auch durch die Lunge ausgeschieden. Es entsteht eine vorwiegend seröshämorrhagische Exsudation. Später werden Alveolarwandzellen abgeschilfert, und die Alveolen enthalten auch Fibrin (SCHNEITER 1961). Schließlich können sich unspezifische entzündliche Infiltrate entwickeln (Abb. 7a). Die Deutung der Veränderungen ist durch ihre komplexe Natur erschwert. So spielen die Stauung im kleinen Kreislauf bei Linksversagen, die allgemeine Wasserretention und die hämorrhagische Diathese mit. Von einer eigentlich „urämischen Pneumonie“

sprechen wir deshalb nicht, sondern es handelt sich um ein durch die Urämie abgewandeltes Bild der hypostatischen Pneumonie.

Die bei Urämie häufig festgestellte Dilatation der Pankreasacini mit Sekreteindickung (BAGGENSTOSS 1948) wird als Folge der urämischen Gastroenteritis aufgefaßt; sie ist unspezifisch (DOERR 1959).

Charakteristisch für die chronische Urämie ist ferner die auf Erythropoietinmangel zurückgeführte Anämie der Organe mit fehlender oder nur angedeuteter Knochenmarkshypertrophie.

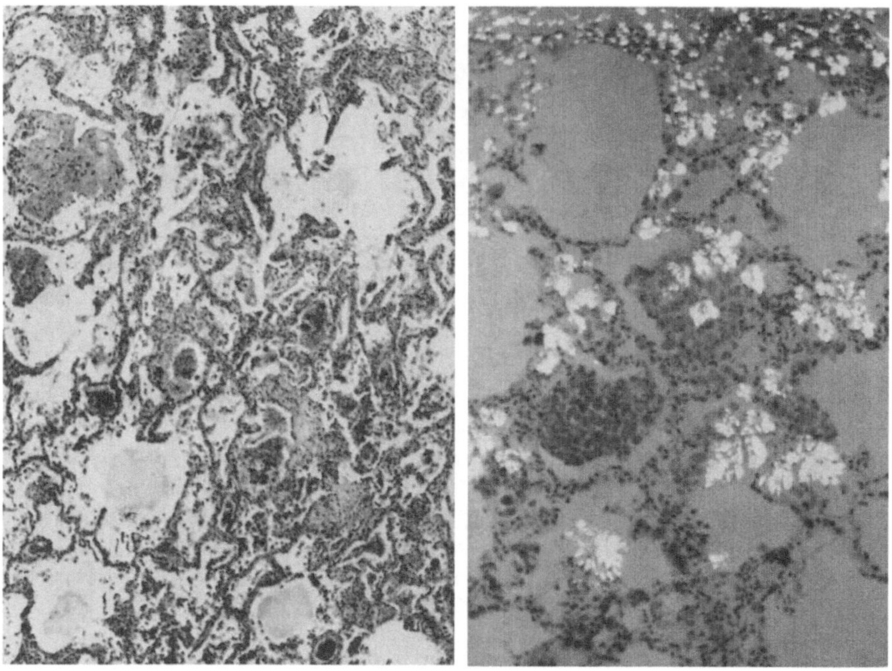

a b

Abb. 7a u. b. Lungenveränderungen bei Urämie. a Bei HE-Färbung erkennt man Fibrinausschwitzungen in den Alveolen sowie vermehrte Abschilferung von Alveolarwandzellen. Vereinzelt beginnende entzündliche Infiltrate. Die Septen zufolge des Linksversagens des Herzens kollagenisiert und verdickt. Vergr. 25mal. b Harnstoffnachweis mit der Xanthydrolreaktion: Massenhaft doppeltbrechende Dixanthylharnstoffkristalle

Chemisch ist anscheinend die einzig zuverlässige diagnostische Methode die Bestimmung des Rest-N im Herzmuskel nach SCHOTT (1960). Die Normalwerte liegen zwischen 150 und 200 mg-%, diejenigen des muskulären Harnstoffs zwischen 80 und 150 mg-%. Die übrigen Methoden [Tripelphosphat-Kristallnachweis im Rachenschleim) (WEGELIN 1941), die Xanthydrolreaktion im Gewebsschnitt (OESTREICHER 1925, Abb. 7b) und an den Ergüssen der serösen Häute und des Liquors (RIVA 1943)] sind unzuverlässig wegen der Beimengung postmortaler Abbauprodukte.

D. Die Nierenpunktion und die Nierenbiopsie[1]

Die intravitale Entnahme von Nierengewebe zum Zwecke der pathologisch-anatomischen Untersuchung ist diagnostisch wie wissenschaftlich von größter Bedeutung geworden. Sie läßt in den meisten Fällen (Nadelpunktion: 85%, Messer-

[1] Lit. KLEINSCHMIDT 1963, ZÜLLIG u. ZOLLINGER 1963.

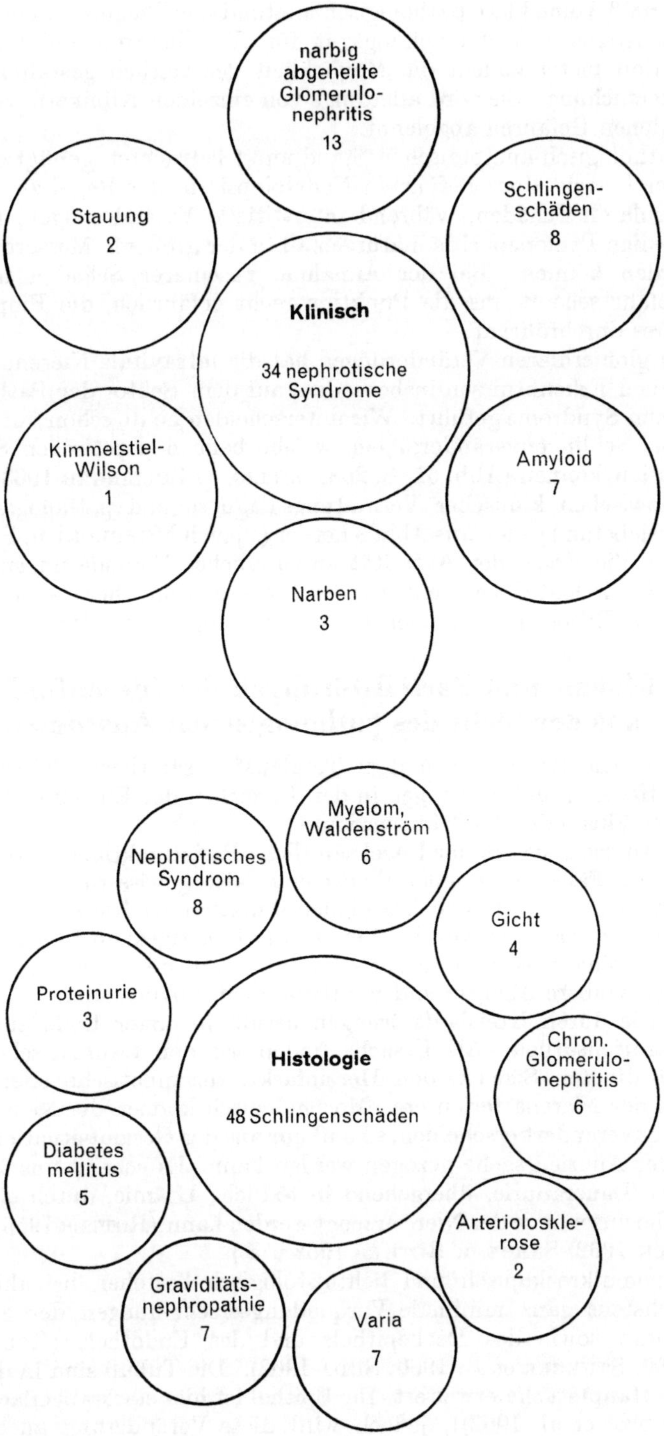

Abb. 8. Die histologische Streuung der Nierenpunktatbefunde bei nephrotischem Syndrom (oben) und die Streuung der klinischen Befunde bei histologischer Feststellung von Schlingenschäden (unten). (Nach ZÜLLIG u. ZOLLINGER 1963)

biopsie bis 100%) eine klare pathologisch-anatomische Diagnose stellen und liefert zudem lebensfrisches Untersuchungsgut für die Elektronenmikroskopie. Die Nadelpunktion bietet zudem die Möglichkeit der zeitlich gestaffelten Wiederholungsuntersuchung. Sie wird allerdings von einzelnen Klinikern wegen der mit ihr verbundenen Gefahren abgelehnt.

Vom pathologisch-anatomischen Standpunkt betrachtet, genügt das spärliche Material der korrekt durchgeführten Nadelbiopsie in der Regel zur Beurteilung von glomerulären Schäden, während interstitielle Veränderungen, insbesondere die herdförmige Pyelonephritis, naturgemäß in der größeren Messerbiopsie besser erfaßt werden können. Bei der Annahme vasculärer Schäden mit erhöhter Blutungsgefahr scheint uns die Punktion recht gefährlich, die Biopsie dagegen ohne weiteres durchführbar.

Bei den glomerulären Veränderungen hat die intravitale Nierenuntersuchung zu ganz neuen Erkenntnissen insbesondere auf dem Sektor der Pathogenese des nephrotischen Syndroms geführt. Wir unterscheiden heute schon mindestens fünf verschiedene Schlingenveränderungen, welche beim nephrotischen Syndrom gefunden werden können (Abb. 51, S. 208, ZÜLLIG u. ZOLLINGER 1963). Die Korrelationen zwischen klinischer Vermutungsdiagnose und pathologisch-anatomischem Biopsiebefund gehen aus Abb. 8 hervor (s. auch MUEHRCKE u. PIRANI 1962). Weiter kann die Frage der Aktivität entzündlicher Veränderungen im Nierenschnitt doch eindeutig beurteilt werden, was sowohl therapeutisch wie prognostisch von Bedeutung ist (elektronenmikroskopisch s. MÉRIEL et al. 1963).

E. Global- und Partialstörungen der Nierenfunktion aus der Sicht des pathologischen Anatomen

Wir unterscheiden zwischen dem Totalausfall sämtlicher Nierenfunktionen (Globalinsuffizienz) und Störungen in den Bereichen der Einzelfunktionen, sei es im Sinne der Plus- oder der Minusvariante.

Bei der Anurie liegen in der Regel sämtliche Patialfunktionen darnieder, allerdings kommen Fälle mit renaler Hypertonie, also gewissermaßen einer zusätzlichen Plusvariante der blutdruckregelnden Funktion der Niere, vor. Das ursächliche Spektrum der akuten Anurie ist ein recht vielseitiges; oft finden sich mehrere Faktoren kombiniert, so daß autoptisch ohne exakteste Kenntnis der klinischen Befunde eine saubere Analyse und Synthese nicht möglich sind.

Die Anurie durch Kreislaufstörungen beruht in erster Linie auf dem reduzierten Filtrationsdruck. Als Ursache finden wir den traumatischen oder den bakteriell bedingten Schock, den Herzinfarkt, thrombotische oder embolische Verschlüsse der Nierenarterien etc. Morphologisch können die Nieren bei diesen Zuständen unverändert erscheinen, so daß nur aus der Gesamtsituation ein Schluß bezüglich der Anurieursache gezogen werden kann. Es scheint uns äußerst fraglich, ob eine Daueranurie, übergehend in tödliche Urämie, durch eine vorübergehende Schockischämie der Niere erzeugt werden kann (ROTTER 1959, ZOLLINGER 1962, MUNCK 1962, SARRE u. ROTHER 1962 u.a.).

Elektronenmikroskopisch und lichthistologisch bestehen bei akuter renaler Anurie höchstens ganz minimale Verquellungserscheinungen der glomerulären Basalmembran sowie des Deckepithels und des Endothels (ROLLHÄUSER u. VOGELL 1960, STUEBER et al. 1960, SUDA 1962). Die Tubuli sind in der Regel im Bereich der Hauptstücke erweitert. Ihr Epithel ist hier stark abgeflacht [Abb. 93, S. 245 (ROTTER et al. 1962)], jedoch wird diese Veränderung auch ohne vorgängigen Schockzustand angetroffen (ZOLLINGER 1952 u.a.). Nach reinem Schock ist das Interstitium unverändert. Der sehr häufige Befund eines interstitiellen

Ödems mit lymphoplasmocytären Infiltraten bei subakuter Daueranurie spricht dafür, daß neben den Kreislauffaktoren noch andere Schäden beteiligt waren.

Bei der eigentlichen akuten toxischen Nephrose wird erörtert, ob die akute Epithelschwellung zu einer Kompression der intertubulären Capillaren und damit zu Durchblutungsstörungen führe (Kriz 1962), was jedoch sehr unwahrscheinlich ist. Vermutlich spielt bei diesen Fällen auch der kaum fehlende Kreislaufkollaps eine wesentliche Rolle (Fermentbild s. Schoenemann u. Bienenbräber 1962).

Daß akute oder chronische entzündliche Veränderungen der Glomerulumschlingen zu einer praktisch vollkommenen Aufhebung der Filtration führen können, liegt auf der Hand. Dasselbe gilt von vasculären Prozessen, doch wird dies recht selten beobachtet. Eine nicht unbeträchtliche Bedeutung muß ferner den interstitiellen entzündlichen Infiltraten, wie sie bei akuter interstitieller Nephritis, Hämolyseniere etc. auftreten, beigemessen werden. Auch bei akuter Pyelonephritis schweren Grades kann dieser Faktor wesentlich werden. Bei der Chromoproteinniere (s. S. 243) konnte eindeutig verfolgt werden, daß einer initialen Kreislaufphase als Ursache der Anurie eine Dauerphase folgt, welche nicht mehr kreislaufbedingt ist und in welcher die Schwere der Niereninsuffizienz derjenigen der interstitiellen Prozesse parallel geht (Mirouze et al. 1960, 1961). Dabei kann vermutet werden, daß die Nierendurchblutung im Bereich des Markes durch die akute interstitielle Veränderung im kompressiven Sinne unterbunden wird, sei dies nun lokal, sei dies durch Schwellung des ganzen Organs (s. Zollinger 1952 u.a.). In die Richtung einer Durchblutungsdrosselung deutet auch die bei solchen Fällen häufig auftretende temporäre Hypertonie (Zollinger 1952), welche bei genauer Untersuchung sogar in 85% dieser Fälle gefunden werden soll (Teshan et al. 1955). Eine intrarenale Druckzunahme mit Durchblutungsbehinderung konnte von einzelnen Autoren auch eindeutig festgestellt werden (Winton 1951, 1959, Swann u. Mitarb. 1956, Wirz 1956, s. dagegen Wardener 1955, Brun et al. 1956, Reubi 1960, Sarre 1960). Experimentell kann gezeigt werden, daß bei kleinen Tieren mit sehr weicher Nierenkapsel Ersatz der letzteren durch eine starre Plastikkapsel zur hämolytischen Anurie führt, während bei nichteingekapselter Niere eine Hämolyse ohne weiteres ertragen wird (Zollinger 1951, 1956, weitere Lit. s. Zollinger 1966).

Die früher vielfach vertretene Ansicht der tubulären Verstopfung als Ursache der Anurie (z.B. bei Chromoproteinniere, Ponfick 1875 u.a.) wird heute kaum geäußert (s. dagegen Shimamine 1956), da im Tierversuch eine Anurie auf diesem Wege nicht zu erzeugen ist (Zollinger 1952).

Über die Störungen des Wasser- und Salzstoffwechsels, welche zu Anurie führen können, kann sich der pathologische Anatom kaum äußern, da diese Frage praktisch vollkommen in die Sphäre des Klinikers fällt.

Die letzte Ursache der Anurie, die Verlegung der Harnwege, verdient an dieser Stelle keine ausführliche Besprechung.

Die Ursache der *Polyurie* ist anatomisch oft nicht zu erfassen. Dies gilt vor allem für den ADH-Mangel, dessen anatomisches Substrat meist umsonst gesucht wird. Die Empirik zeigt jedoch, daß bei vielen Fällen mit Polyurie die distalen Tubuli lädiert sind, wobei wir weniger morphologische Epithelschäden als ein funktionelles Versagen des ganzen Haarnadelgegenstromsystems annehmen müssen (Buchborn 1964, Lit.). Dieses beruht auf der Verbreiterung der Interstitien, welche ihrerseits wiederum durch ein interstitielles Ödem mit entzündlichen Infiltraten oder durch eine Sklerose des Stromas hervorgerufen sein kann. Zugleich aber führen diese Veränderungen zu einer erschwerten Ernährung der Tubulusepithelien (Abb. 96, S. 247), so daß ihr funktionelles Versagen ohne weiteres erklärlich ist, da recht große Energiemengen für den aktiven Natriumtransport vorausgesetzt werden. Eine weitere Möglichkeit zur Erklärung der Polyurie bei interstitiellen Nierenprozessen ist in der Kompression des elektronenmikroskopisch festgestellten Basallabyrinthes im Bereich der dicken Henleschen Schleifen zu erblicken. Wir wissen, daß diese extracellulär liegenden Räume bei starken Flüssigkeitsverschiebungen erweitert sind. Ihre Kompression durch das interstitielle Ödem und die Sklerose mag die Flüssigkeitsabgabe des Epithels an die Capillaren und das Interstitium zu unterdrücken (RUSKA et al. 1957).

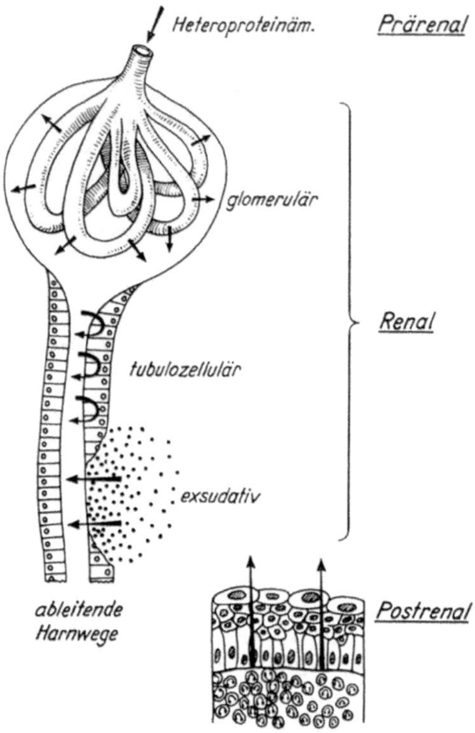

Abb. 9. Schematische Darstellung der verschiedenen Proteinurieformen, Erklärung im Text. (Nach ZOLLINGER 1965)

In der Erholungsphase nach akutem Nierenversagen finden wir oft trotz schweren interstitiellen Markprozessen eine Polyurie. Eine genaue Analyse ergibt jedoch, daß eine schwere Filtrationsreduktion und völliges Fehlen der Rückresorption eine Polyurie nur vortäuschen.

Eine ziemlich zentral stehende Partialstörung der Nierenfunktion stellt die *Proteinurie* dar (Abb. 9). Grundsätzlich kann zwischen einer prärenalen, einer renalen und einer postrenalen Proteinurie unterschieden werden. Prärenal sind die Störungen, wenn abnorm kleine Proteine im Blut zirkulieren, wie dies am Modellversuch gezeigt werden kann: Injektion von nativem Hühnereiweiß bei Ratten oder Mäusen führt zu schwerer Proteinurie, wobei Hühnereiweiß sowohl im Urin als auch in den hyalinen Granula der Hauptstückepithelien nachgewiesen werden kann (Lit. ZOLLINGER 1950). Auch körperfremdes Serumalbumin verhält sich analog (menschliches Albumin bei Ratten und Kaninchen). Dabei kommt es jedoch auch zum renalen Verlust an körpereigenen Serumproteinen (LANNIGAN u. MC QUEEN 1962). Die prärenale Proteinurie scheint somit die Glomerula zusätzlich zu schädigen, so daß dieselben auch für körpereigene Proteine durchlässig werden (Glomerulonephrose, s. S. 191).

Die renale Proteinurie (Abb. 9) kann glomerulärer, tubulärer oder interstitieller Natur sein. Die Tubuli sollen ja die in ganz geringer Menge auch die unveränderten Glomerulumschlingen passierenden Eiweißkörper rückresorbieren (SELLERS 1956, ADDIS 1948 u.a.). Eine geringgradige tubuläre Insuffizienz genügt somit theoretisch, um eine Proteinurie hervorzurufen, praktisch wird eine derartig tubuläre Proteinurie dagegen allgemein abgelehnt (Lit. THÖLEN 1959). Schließlich führen auch interstitielle entzündliche Prozesse zur Ausschwitzung von eiweißhaltiger Flüssigkeit in die Nachbarschaft, also auch in die Tubuli.

Die wichtigste Form der renalen Proteinurie ist fraglos die glomeruläre. Sie beruht auf einem Schlingenschaden, wobei funktionell der Membranschaden mit Verquellung der Membran im Vordergrund steht (LÖBLICH u. SCHÖRCHER 1960, SPIRO 1960, CHURG et al. 1962, BENCOSME u. BERGSMAN 1962). In zeitlicher

Hinsicht scheint allerdings das Deckepithel noch vor der Membran geschädigt zu sein (NOLTENIUS et al. 1962, KAWAMURA 1961). Das im elektronenmikroskopischen Bild oft auffällige Zusammenfließen der Podocytenfortsätze (Deckepithel) ist inobligat und wahrscheinlich eine Sekundärerscheinung (FARQUHAR et al. 1961, ROUILLER 1961, ASHWORTH u. JAMES 1961, BERGER et al. 1961). In experimentell elektronenmikroskopischen Untersuchungen konnte gezeigt werden, daß der Durchtritt von Proteinen durch die Schlingenwände zu einer Schwellung des Deckepithels mit Vacuolenbildung und Zusammenfließen der Fußprozesse führt. Selbst homologes Albumin kann diese Veränderungen hervorrufen (FISHER u. HELLSTROM 1962). Bei einem solchen Durchtritt der Eiweißstoffe durch die Schlingenwandung kommt es ferner zu Präcipitaten, welche elektronenmikroskopisch in nächster Nachbarschaft der Membran nachgewiesen werden können (BLOZIS et al. 1961, MENEFEE et al. 1964, CHURG et al. 1965). In ursächlicher Beziehung kommen entzündliche, toxische und anoxische (Stauungsproteinurie) Momente in Betracht, welche das Deckepithel und das Schlingenendothel schädigen, so daß die von diesen beiden Zelltypen unterhaltene Membran lädiert wird.

Cylinderbildung und hyalintropfige Veränderung lassen morphologisch auf Proteinurie zurückschließen. Die Cylinder bestehen grundsätzlich aus Harnmucoid (TAMM u. HORSFALL 1952), welches durch Serumalbumin gefällt wird (McQUEEN 1962, vgl. FREY u. JÜRGENS 1964).

Enthalten die Cylinder noch Pigmente oder kristalline Stoffe, so läßt sich die Grundstörung (Ikterus, Chromoproteinurie, Melanurie etc.) morphologisch erfassen.

Die postrenale Proteinurie kommt durch Übertritt des interstitiellen entzündlichen Infiltrates bei Affektion der ableitenden Harnwege, besonders der Harnblase, in das Hohlraumsystem zustande.

Die *renale Hypoproteinämie* wird von den Autoren heute mehrheitlich auf die glomerulär bedingte Proteinurie zurückgeführt (SARRE 1954, REUBI 1955, 1956, SQUIRE et al. 1957 u.a.). Durch Plasmapherese kann im Tierversuch eine Hypoproteinämie erzeugt werden (SELLERS et al. 1957). Weiter hat sich jedoch gezeigt, daß auch der enterale Proteinverlust, besonders beim nephrotischen Syndrom eine wesentliche Rolle spielt (Lit. s. KLUTHE et al. 1963, MÄRKI u. WUHRMANN 1961), morphologisch ist er als solcher nicht zu erfassen.

Beim Zustandekommen der *renalen Ödeme* spielt neben der Hypoproteinämie und den Elektrolytverschiebungen möglicherweise eine generalisierte Capillarläsion eine wesentliche Rolle (NONNENBRUCH 1949, FANCONI 1960, SIEGENTHALER 1961); dieser Faktor soll ja auch die Hauptursache des genannten enteralen Proteinverlustes darstellen. Besonders bei der akuten diffusen Glomerulonephritis muß die Möglichkeit einer generalisierten Capillarläsion ernsthaft ins Auge gefaßt werden, denn die Tierversuche haben gezeigt, daß die Niere (Glomerulumcapillaren) nur zufolge ihrer starken Filtrationsleistung von der schädigenden Noxe bei akuter Glomerulonephritis besonders intensiv befallen werden. Wird jedoch eine solche Filtrationsleistung in peripheren Capillaren erzwungen (Venendrosselung am Kaninchenohr), so entsteht an dieser Stelle eine schwere, morphologisch leicht erfaßbare, entzündliche Capillaritis (GOLDSAND 1954). Im Elektronenmikroskop läßt sich bei Aminonucleosidnephrose eine periphere Capillarschädigung tatsächlich nachweisen (FREDERICI u. PIRANI 1964).

Die Klärung der Hypercholesterinämie zieht einerseits die relative Vermehrung der α_2- und β-Globuline als Lipoidträger heran (Lit. THÖLEN 1958, BAXTER 1962), andererseits rückt die Niere immer mehr und deutlicher in den Kreis der fettverarbeitenden Organe (Lit. HAYMANN u. CLARK 1954, THÖLEN 1959). Nach Nephrektomie sowie nach geringgradiger toxischer Tubulusschädigung kommt es im Tierversuch zu Hypercholesterinämie (HAYMANN 1942, BAUER et al. 1953, LANDERON 1959). Es wird heute angenommen, daß die aus dem Glomerulumfiltrat rückresorbierten Lipoproteine normalerweise vom Epithel rückresorbiert (s. oben), gespalten und in dieser Form abtransportiert werden, was bei hochgradiger Rückresorption mit hyalintropfiger Veränderung der Epithelien nicht mehr möglich sein soll (RANDERATH 1941, SCHRADER 1955, ZOLLINGER 1955b, LAGRUE 1957 u.a.). Die elektronenmikroskopischen Untersuchungen bestätigen diese Auffassung (POST 1963), ebenso die fermenthistochemischen Befunde (PEZOLD 1959). Gesamthaft müssen wir somit die Hypercholesterinämie als Folge einer ganz bestimmten, histologisch aber bis heute noch nicht faßbaren Insuffizienz der Tubulusepithelien ansprechen.

Die histologischen Grundlagen der *Konzentrationsschwäche* sind in zwei verschiedenen Schnittbildern zu suchen, nämlich einerseits der hochgradigen Reduktion der Nephrone und andererseits der Schädigung der Papillen. Im ersten Fall (chronische Glomerulonephritis) resultieren schwer überlastete Tubuli mit niedrigem Epithel der Hauptstücke und vermutlich sehr stark beschleunigtem Fluß des Glomerulumfiltrates im Nephron (BUCHBORN 1964). Im zweiten Fall handelt es sich um eine tiefgreifende Störung des Haarnadelgegenstromprinzips, wie es vor allem bei chronisch interstitieller Nephritis und chronischer Pyelonephritis beobachtet wird. Bei diesen beiden Affektionen ist das Interstitium des Haarnadelstromgebietes bindegewebig entzündlich verbreitert, wodurch die Diffusion erschwert wird. Auch lassen sich Kompressionserscheinungen der intertubulären Capillaren und damit Ernährungsstörungen der Epithelien nachweisen. Bei den nämlichen beiden Affektionen wird ferner eine besonders stark betonte *Acidose* angetroffen, welche als Folge der distal-tubulären Insuffizienz angesprochen wird. Als morphologisches Substrat der renalen Acidose finden wir besonders bei den akuten Fällen (akute interstitielle Nephritis) recht häufig einzelne Calciumoxalatkristalle in den Tubuli (s. S. 220). (Allg. Lit. s. RELMAN u. LEVINSKY 1961.)

Eine exakte Beziehung zwischen anatomischem Nierenbild und durch Erythropoietinmangel bedingter Anämie läßt sich nicht feststellen (Lit. DE WEERD u. HAGEDORN 1959, CONLEY et al. 1957). Das Erythropoietin wird sehr wahrscheinlich in den Tubuli produziert [vermehrt bei einzelnen Fällen von hypernephroidem Nierencarcinom (DAMON et al. 1958, THIEL 1962, HEWLETT et al. 1960 u.a.)]. Die schwersten Grade der renalen Anämie werden bei chronisch interstitieller Nephritis angetroffen, bei welcher Krankheit die Anämie ein typisches Frühsymptom darstellt (SPÜHLER u. ZOLLINGER 1953).

Außerordentlich vieldeutig ist das Symptom der *Hämaturie*. Die glomeruläre Form wird vor allem bei entzündlichen Erkrankungen der Schlingen und nach schwerer anoxischer Schlingenschädigung bei Wiederingangkommen der Zirkulation beobachtet (Periarteriitis nodosa, maligne Nephrosklerose etc.). Auch direkt toxische Schlingenschäden können zu Blutungen führen, wie dies am Beispiel der Cantharidinvergiftung gezeigt wurde (NICKOLS u. TEARE 1954). Tubulär bedingte Nierenblutungen werden vor allem bei Entstehung tubulovenöser Aneurysmata beobachtet (s. S. 259, Lit. ZOLLINGER 1952). Ferner führt die Pyelonephritis durch Arrosion von subepithelialen Nierenbeckengefäßen recht häufig zu okkulter Hämaturie (GÜNTHER 1949a, b, PYTEL 1960, STURTZ u. BURKE 1958). Gefäßarrosionen durch tuberkulöses Granulationsgewebe oder durch die stark vasotropen hypernephroiden Nierencarcinome sind allgemein bekannt. Als weitere Blutungsquelle sind Gefäßmißbildungen und -tumoren zu erwähnen (STAEMMLER 1957, WHITE u. BRAUNSTEIN 1946 Lit., RAPAPORT 1945 Lit.), auch Papillome können mechanisch geschädigt werden und ziemlich massive Blutungen verursachen (JACOBS u. BROWN 1951). Die nach Antikoagulantiengabe nicht selten zu beobachtenden Nierenblutungen gehen meist vom subpelvinen Gewebe aus, jedoch lassen sich gelegentlich auch Erythrocyten in den Kapselräumen der Glomerula und in den Tubuli nachweisen (Häufigkeit s. JAKOB 1953).

Jeder Versuch einer Korrelation zwischen morphologischem Nierenbefund und *Blutdrucksteigerung* hat von der hier nicht zu diskutierenden Grunderkenntnis auszugehen, daß eine arterielle Durchblutungsdrosselung der Niere im Tierversuch bei intakter Nebenniere, genügender NaCl-Zufuhr und reaktionsfähigem Herzen (stark vereinfacht!) zu renaler Hypertonie führt, welche durch Nephrektomie der betreffenden Seite geheilt werden kann, wenn nicht die hypertensive Vasculopathie die zweite Niere schon so befallen hat, daß die Hypertonie fixiert ist. Aller Wahrscheinlichkeit nach liegt der rezeptive Apparat für die Gefäßfüllung im Vas afferens des Glomerulum, und es ist wohl unbestritten, daß dabei die Reninausschüttung via Aldosteronmobilisation die Blutdrucksteigerung herbeiführt, wenigstens in der akuten Phase. Eine weitere Vorbedingung ist allerdings, daß genügend reaktionsfähige juxtaglomeruläre Apparate vital geblieben sind; ein Totalinfarkt der Niere führt nicht zur Blutdrucksteigerung. Daß diese Beobachtungen sich auf den Menschen übertragen lassen, geht aus der Beobachtung sehr zahlreicher Fälle von operativ geheilter, einseitiger, renal bedingter Hypertonie hervor.

Die Ursache für die Durchblutungsdrosselung kann in der Aorta liegen, wie dies aus den bekannten Versuchen von SELYE u. STONE (1946) sowie SCOTT u. BALMSON (1951) hervorgeht. Sie wird nicht selten auch am Abgang der Nierenarterien (arteriosklerotische Platten) sowie in der Nierenarterie selbst gefunden (s. S. 183). Intrarenal kommen neben der Periarteriitis nodosa und besonders ihren Ausheilungsstadien arteriosklerotische Prozesse in Betracht, wobei allerdings zwischen post und propter nicht immer scharf unterschieden ist. Weiter spielen die Arteriolosklerose und die Arteriolonekrose im Sinne einer Fixation einer anderweitig bedingten Hypertonie eine sehr beträchtliche Rolle. Bei der Pyelonephritis wird die Durchblutungsdrosselung einerseits durch die Kompression der Gefäße auf Grund der interstitiellen Fibrose und andererseits — wahrscheinlich wesentlich bedeutsamer — durch die narbige Ausheilung der in der akuten Phase entstandenen Arteriitis (Arteriolitis proliferans) hervorgerufen.

Die Tatsache, daß diffuse glomeruläre Veränderungen, welche zu Durchblutungsreduktion führen, fast gesetzmäßig eine Hypertonie nach sich ziehen, zeigt, daß nicht nur der Füllungsgrad, sondern vermutlich auch die Durchströmungsgeschwindigkeit und die Sauerstoffabgabe an den juxtaglomerulären Apparat bei dieser regulatorisch bedingten Blutdrucksteigerung mitspielen müssen.

Liegt die Durchblutungsdrosselung peripher vom Glomerulum, also im Bereich der intertubulären Capillaren (Beispiele: chronische interstitielle Nephritis, Pyelonephritis), so wird eine Hypertonie in der Regel vermißt, wenn nicht andere Läsionen (Arteriolitis proliferans, sekundäre Glomerulumobliteration etc.) bestehen. — Die akute Nierenvenenthrombose führt in der Regel nicht zu einer Hypertonie, dagegen kann sich eine solche bei Schrumpfnierenbildung nach Nierenvenenthrombose einstellen (eigene Beobachtungen).

Bei den anhypertonen Schrumpfnieren fehlt eine Hypertonie, obschon einer oder mehrere Faktoren der genannten Art vorhanden sind. Wir sprechen von „ausgebrannten Schrumpfnieren", wie wir sie vor allem bei Pyelonephritis beobachten (ZOLLINGER 1964 Lit.). Man findet eine derartig hochgradige Zerstörung des Nierenparenchyms, daß ein Ausfall der receptorischen oder der reninproduzierenden Elemente das Fehlen einer Hypertonie erklären würde. Bei tuberkulösen Nierenveränderungen ist es uns gelungen, diese anhypertone Phase katamnestisch an eine vorausgehende hypertone anzureihen (ZOLLINGER 1949).

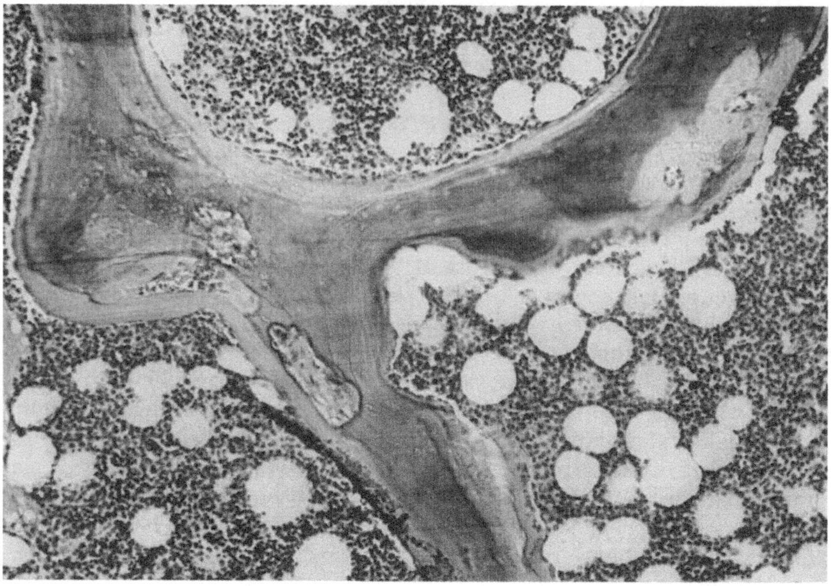

Abb. 10. Renale Osteopathie bei 53jähriger Frau mit schwerer chronischer interstitieller Nephritis (vgl. Abb. 94, S. 245). Breite osteoide Säume und lacunäre Annagung der Knochenbalken. HE. Vergr. 150mal

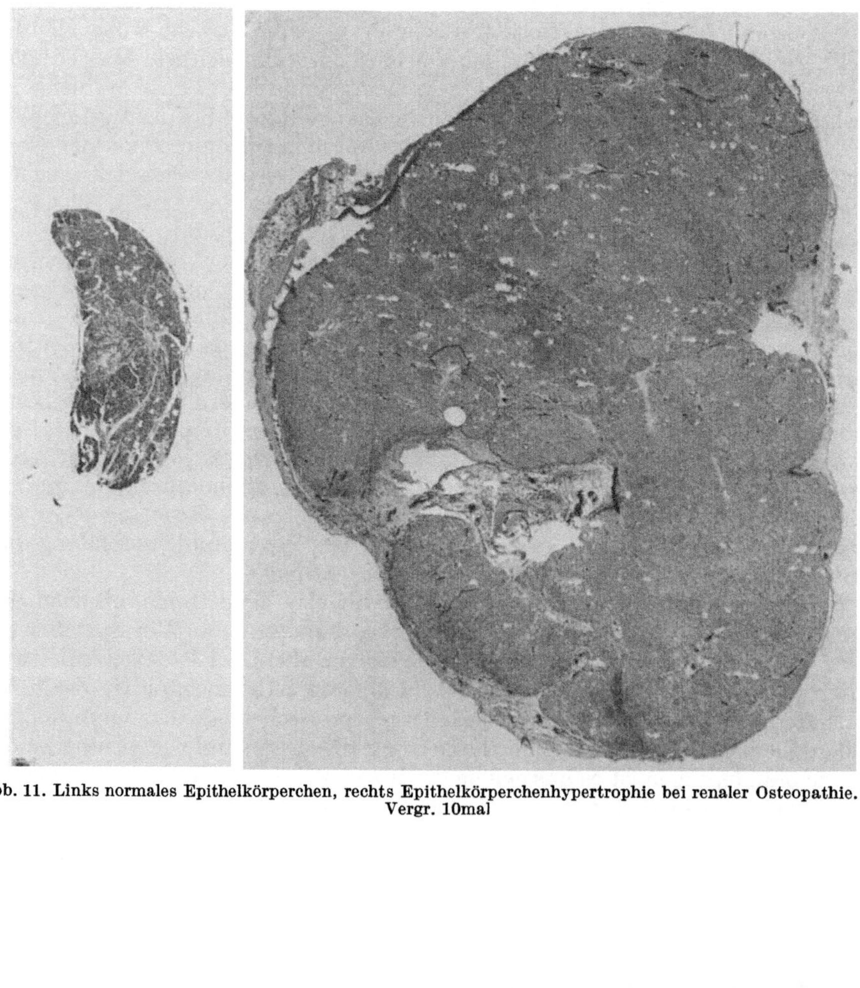

Abb. 11. Links normales Epithelkörperchen, rechts Epithelkörperchenhypertrophie bei renaler Osteopathie. HE. Vergr. 10mal

Obschon fraglos sehr enge Beziehungen bestehen zwischen Nierenschädigung und *renaler Osteopathie*, lassen sich diese Zusammenhänge morphologisch nicht einwandfrei erfassen (Abb. 10). Wir wissen zwar, daß die Fibroosteoklasie als

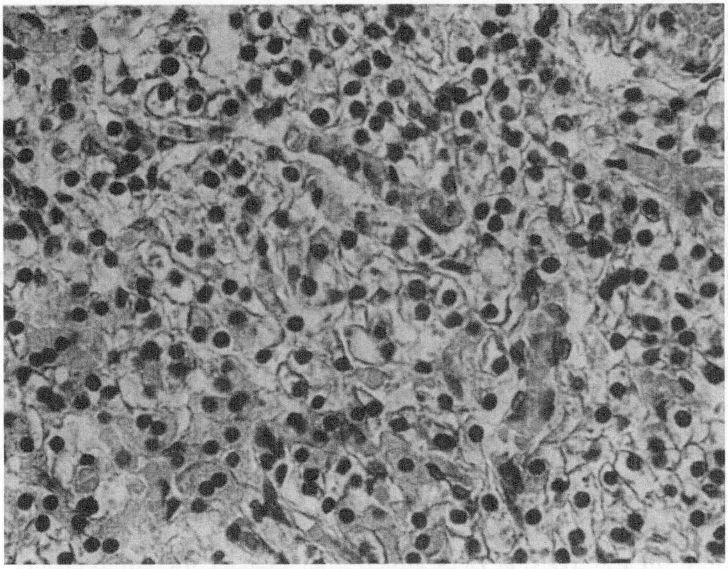

Abb. 12. Wasserhelle Hypertrophie der Epithelkörperzellen (vgl. Abb. 11 rechts). HE. Vergr. 250mal

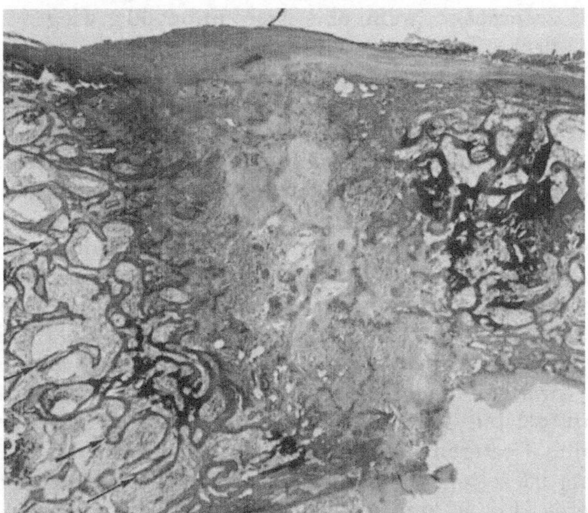

Abb. 13. Milkmansche Beckenspontanfraktur bei 53jähriger Frau mit schwerer chronischer interstitieller Nephritis. Der Frakturspalt durch knorpelreiches Callusgewebe ausgefüllt. Die angrenzenden Knochenbalken mit hochgradiger dissezierender Markfibrose (→). HE. Vergr. 4mal

Ausdruck der vermehrten Parathormonausschüttung einerseits (Abb. 11, 12) und die Osteomalacie als Folge des Calciummangels bei chronischen interstitiellen Nierenprozessen (chronische interstitielle Nephritis, chronische Pyelonephritis) sehr stark gehäuft und auch quantitativ verstärkt auftreten.

Wir bringen die Fibroosteoklasie aus diesem Grunde mehr mit der renalen Acidose als mit der durch vorwiegend glomerulär bedingten Phosphatstauung in Beziehung, jedoch lassen sich keine gesetzmäßigen Zusammenhänge nachweisen, d.h. relativ leichte glomerulonephritische Schrumpfungsprozesse können zu schwerer renaler Osteopathie führen, während selbst hochgradig acidotische interstitielle Nierenleiden eine solche vermissen lassen. Die beiden weiteren Komponenten der renalen Osteopathie, die Osteoporose und die recht seltene Osteosklerose, lassen sich noch weniger in ein Schema zwängen. Inaktivität und Eiweißmangel als Ursache der Osteoporose sind pathologisch-anatomisch nur sehr schwer zu erfassen. Bei der Osteosklerose werden einerseits die sehr stark schwankenden Elektrolytverhältnisse im Serum (RUTISHAUSER 1936), andererseits intensive Alkalitherapie bei Kindern (HAUST et al. 1964), bzw. künstlich stark verlängerter Verlauf (VALVASSORI u. PIERCE 1964) angeschuldigt.

Die Folge der renalen Osteopathie ist relativ häufig das Auftreten von Spontanfrakturen, besonders in der Wirbelsäule und im Becken (Abb. 13).

F. Pathologische Anatomie der intern-medizinisch wichtigen Nierenmißbildungen

Die Lage- und Formveränderungen der Niere (Heterotopie bzw. Fehlrotation und Verschmelzung) können insofern eine praktisch bedeutsame Rolle spielen, als dabei Abflußhindernisse im Bereiche der Ureteren nicht selten bestehen und Sekundärinfekte (Pyelonephritis s. S. 249) zur Folge haben können. Dies gilt insbesondere für die dystope Beckenniere, bei welcher die entsprechende Nierenarterie tief aus der Aorta oder aus der entsprechenden Arteria iliaca entspringt.

Viel diskutiert wird das Vorkommen einer *kongenitalen Zwergniere.* Von Zwergniere wird gesprochen, wenn eine Niere unter 60 g wiegt.

Die hypoplastische Zwergniere ist außerordentlich selten (BATZENSCHLAGER et al. 1962 Lit.). Es handelt sich um eine zahlemäßige Reduktion der Renculi und ihrer Pyramiden. Die vorhandenen Nierenelemente sind jedoch völlig normal gebaut. Wesentliche funktionelle Folgen sind nicht zu erwarten. Die zahlreichen Fälle von sog. „Nierenhypoplasie" mit Hypertonie des Schrifttums erweisen sich bei genauer Analyse als frühkindliche pyelonephritische Schrumpfnieren (s. S. 254).

Die *totale oder partielle Aplasie der Niere* (auch Hypogenese oder Dysplasie genannt) zeigt ein wohl angelegtes Organ, welches sich jedoch nicht korrekt entwickelt hat, so daß fetales Gewebe liegenblieb, während bei der Agenesie keine Anlage des Organs, also auch kein Ureter und keine Nierenarterie gefunden wird. Die fetalen Nierentubuli der dysplastischen Niere sind häufig cystisch ausgeweitet (irreguläre Cystennieren, Abb. 14, ALLEN 1951). Allerdings ist diese Veränderung nicht obligat. Zwischen den Drüsenschläuchen findet sich fetales Mesenchym untermischt mit glatten Muskelfasern und zum Teil Knorpelinseln (Abb. 15). Nierenbecken und Ureteren können in der Regel nicht aufgefunden werden. — Die Veränderung ist selten (0,8‰) und kommt meist in Kombination mit Mißbildungen anderer Organe zur Beobachtung. Bei herdförmigem Auftreten dysplastischer Bezirke (sog. hypogenetische Felder) spricht man von partieller Nierendysplasie. Die partielle Nierenaplasie neigt vermehrt zu Pyelonephritis (hypogenetische Nephritis, FAHR 1937).

Cystennieren und Nierencysten

Von geringer praktischer Bedeutung sind die Einzelcysten der Nieren, die als tumorartige Bildung aufgefaßte multiloculär-unilateralen Nierencysten (USON u. MELICOW 1963 Lit.), sowie die vor allem röntgenologisch interessante papilläre

Schwammniere (Coliez 1964, Ekström et al. 1959). Weiter kommen sekundäre Nierencystenbildungen ohne Zusammenhang mit angeborenen Entwicklungsstörungen vor, nämlich einerseits in der Schrumpfniere des alten Menschen und andererseits finden sich in frühkindlichen Schrumpfnieren, besonders bei der kongenitalen Glomerulonephritis, sekundär cystenartige Ausweitungen der Tubuli, wobei es sich gewissermaßen um eine postnatale Fehlentwicklung handelt (Abb. 76, S. 231).

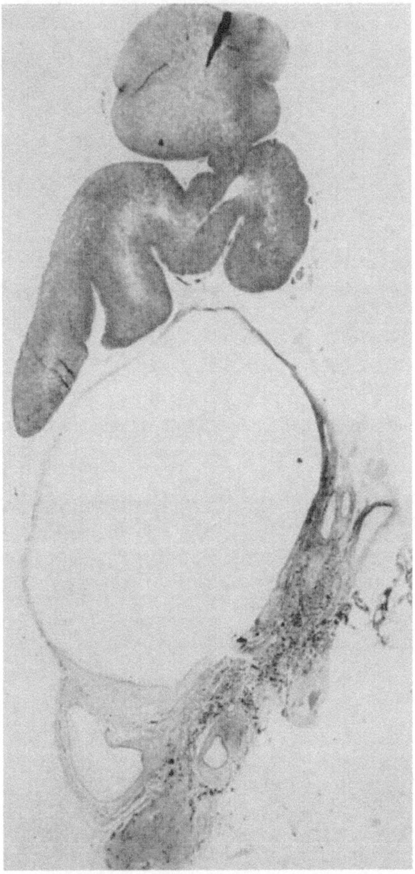

Abb. 14

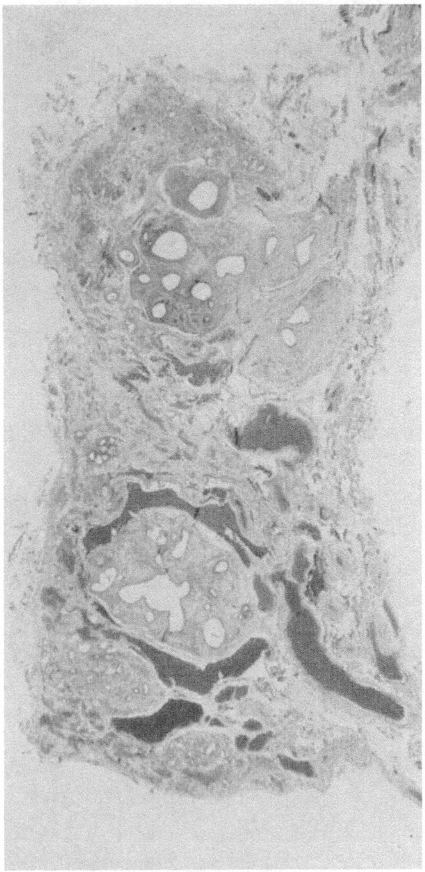

Abb. 15

Abb. 14. Hypogenese einer Niere mit vereinzelten Cystenbildungen, zum Größenvergleich daneben die unveränderte Nebenniere bei Neugeborenen. HE. Vergr. 5mal

Abb. 15. Einseitige cystische Nierendysplasie bei Neugeborenem. Das Gewebe besteht nur aus fetalen Epithelschläuchen und zirkulär angeordnetem Gefäßparenchym. Gefäße prall mit Blut gefüllt. PAS. Vergr. 8mal

Die bilateralen polycystischen Cystennieren[1]

Die beidseitigen polypcystischen Nierenveränderungen beruhen fraglos auf einer Mißbildung, denn es werden bei solchen Patienten bis 81% (Baggenstoss 1951) weitere Mißbildungen nachgewiesen. Rund 30% der Patienten zeigen Lebercysten (Abb. 16), vereinzelt werden Pankreascysten beschrieben. Bei beinahe einem Fünftel der Patienten kann bei sorgfältiger autoptischer Nachsuche ein Basalaneurysma nachgewiesen werden (Dalgaard 1963 Lit.).

[1] Lit. Dalgaard 1957.

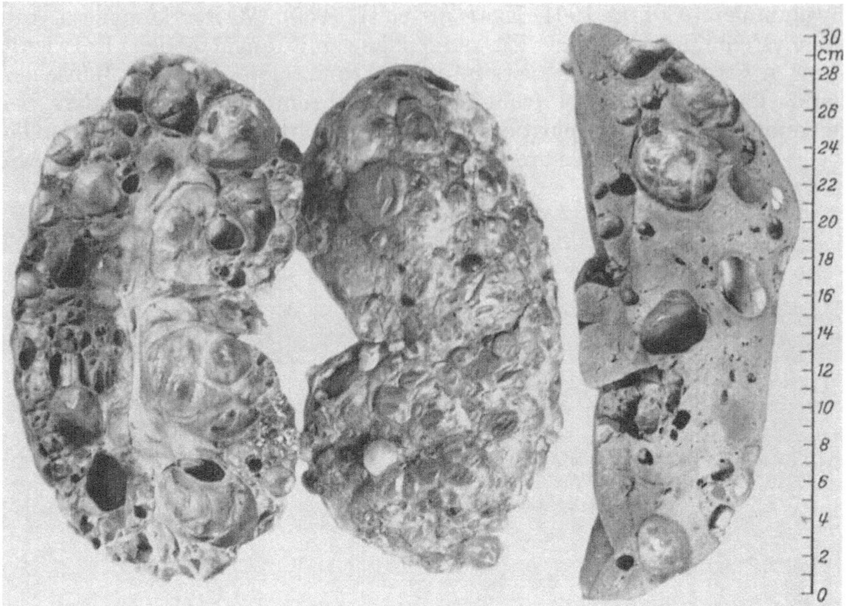

Abb. 16. Schwere Cystennieren und Cystenleber bei 56jährigem Mann ohne Nierenbeschwerden. Cystennieren waren nicht bekannt. Unfalltod

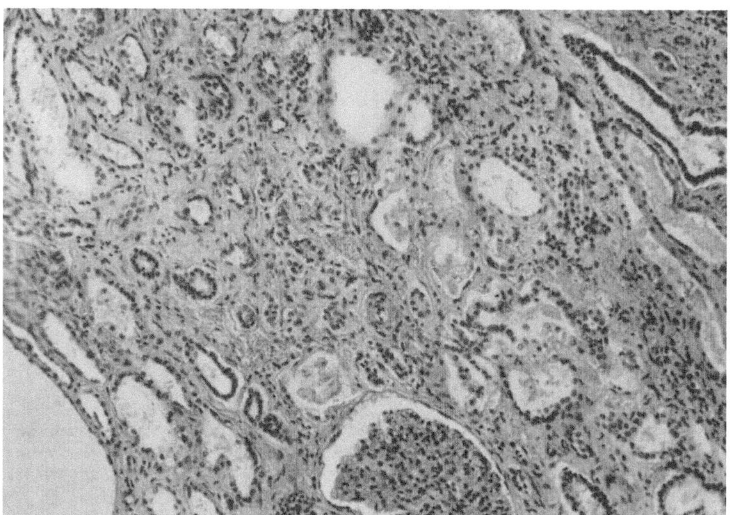

Abb. 17. Cystenniere mit komplizierender chronischer interstitieller Nephritis und schwerer renaler Osteopathie. 55jährige Frau. Tod an Urämie. HE. Vergr. 120mal

Makroskopisch (Abb. 17) sind derartige Nieren oft viele Kilogramm schwer und können zu ausgedehnten Verdrängungserscheinungen im Abdomen führen. Die bis pflaumengroßen Einzelcysten sind glattwandig und mit einer gelblichklaren Flüssigkeit gefüllt; bei Sekundärinfekten wird der Cysteninhalt trüb und eigenartig gallertig gelblich. Größere Parenchyminseln können auch bei nichturämisch verstorbenen Patienten fehlen. — Die Cystenauskleidung besteht mikroskopisch aus einem kubischen Epithel. Das noch erhaltene Parenchym ist außerordentlich stark komprimiert, das Stroma sklerosiert und häufig im Sinne einer sekundären interstitiellen Nephritis (Abb. 17) oder einer destruktiven Pyelonephritis verändert. Sekundäre Gefäßläsionen im Sinne einer Intimafibrose oder Arteriolitis proliferans haben wir ausschließlich in Cystennieren nachgewiesen, welche durch eine interstitielle oder eine Pyelonephritis kompliziert waren.

Die Cysten stehen funktionell häufig, aber nicht immer, mit dem übrigen Tubulussystem in Kontakt (LAMBERT 1943, BRICKER 1963 Lit.). Die Cysten entwickeln sich selten aus Glomerula, meist aus Tubuli. Aus Sammelrohren hervorgegangene Hohlraumbildungen stehen meist mit dem Nierenbecken in Kontakt und können retrograd dargestellt werden.

Auch bei Neugeborenen kommen beidseitige Cystennieren zur Beobachtung, Sie bieten meist das Bild einer feinporigen diffusen Schwammniere, welche mikroskopisch aus unreifem Nierenblastem mit sekundärer Cystenbildung besteht. Neben einwandfrei glomerulären können tubuläre Cysten nachgewiesen werden.

Pathogenetisch handelt es sich um koordinierte Hemmungsmißbildungen, wobei im Falle der kongentialen Form (diffuse Schwammniere) das Nierenbecken und die Sammelröhren meist fehlen und zugleich herdförmige Atresien der Tubuli auftreten. Die morphologisch unterschiedlichen Formen sind durch den variablen Zeitpunkt der Entwicklungshemmung zu erklären. Die eigentliche medulläre Schwammniere des Neugeborenen dagegen beruht anscheinend auf einer Hyperplasie der Sammelröhren (OSATHANONDHO u. POTTER 1963, 1964).

Akzessorische Nierenarterien[1]

Im Laufe der Nierenentwicklung bilden sich sämtliche der leiterartig angeordneten segmentalen Nierenarterien bis auf eine wieder zurück. In bis 50% der Autopsiefälle (HELLSTRÖM 1927) werden jedoch akzessorische Nierenarterien beobachtet, welche aus der Arteria renalis oder aus der Aorta direkt entspringen und als Überbleibsel des Rete arteriosum angesprochen werden. Die akzessorischen Nierenarterien sind praktisch von ganz beträchtlicher Bedeutung. So kann eine untere Polarterie den Ureterabgang gewissermaßen aufhängen, so daß das gefüllte Nierenbecken nach unten drückt und den Ureter abklemmt; Hydronephrosen sind nicht selten auf derartige Verhältnisse zurückzuführen (Abb. 18). Die chirurgische Ligatur führt zu Segmentinfarkt und nicht selten sekundär zu Hypertonie (MARSHALL 1951 Lit., BOEMINGHAUS u. GÖTTEN 1952 Lit.). Schließlich hat sich gezeigt, daß die arterielle Mehrfachversorgung einer Niere bei allgemeiner Arteriosklerose zu verstärktem Befall solcher Gefäße führt; einseitige vasculäre Schrumpfnieren mit renaler Hypertonie werden bei Mehrfacharterien häufiger angetroffen (GYÖRI 1952).

Die kongenitale tubuläre Insuffizienz[2]

Ein Teil der kongenitalen tubulären Insuffizienzen — die erworbenen sollen uns hier nicht beschäftigen — gehen ohne einwandfrei erfaßbare pathologisch-anatomische Veränderungen einher (renaler Zuckerdiabetes, renaler Diabetes insipidus, Pseudohypoparathyreoidismus, hepatolentikuläre Degeneration Wilson, Galaktosämie, reine Aminoacidurie, vitaminresistente Rachitis).

Beim *DeToni-Debré-Fanconi-Syndrom* des Kindes sind die Nieren blaßgelblich feingranuliert und bei längerem Verlauf eindeutig verkleinert. Die Schnittzeichnung ist verwischt, das Gewebe ist derb. Mikroskopisch zeigen die Glomerula in

[1] Lit. BOIJSEN 1959, GRAVES 1956, GEYER u. POUTASSE 1962.
[2] Lit. FANCONI u. PRADER 1963, BICKEL 1962, WHALEN u. MCINTOSH 1962.

Frühfällen das Bild einer Glomerulonephrose (s. S. 191), das Endothel der Schlingen, das Mesoangium und das Schlingendeckepithel lassen Wucherungen

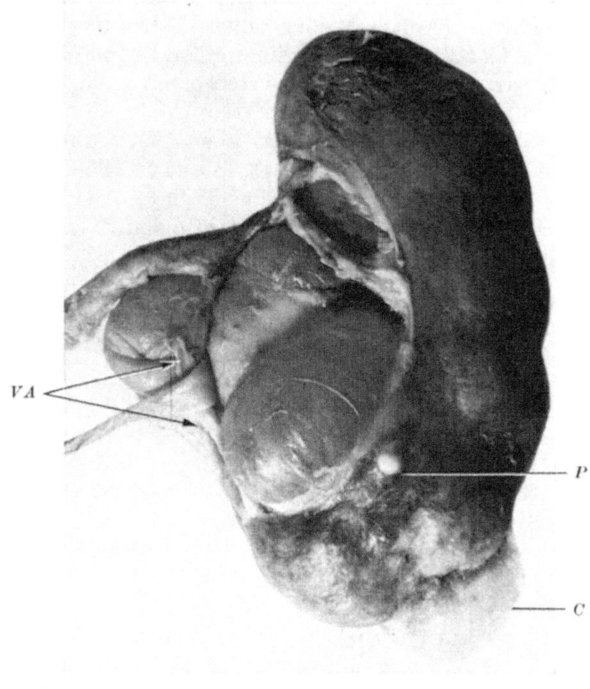

Abb. 18. Hydronephrose bei Ureterabklemmung durch Vas aberrans (*VA*) am unteren Nierenpol. *P* Narbenpapillom; *C* sekundäre Nierencyste

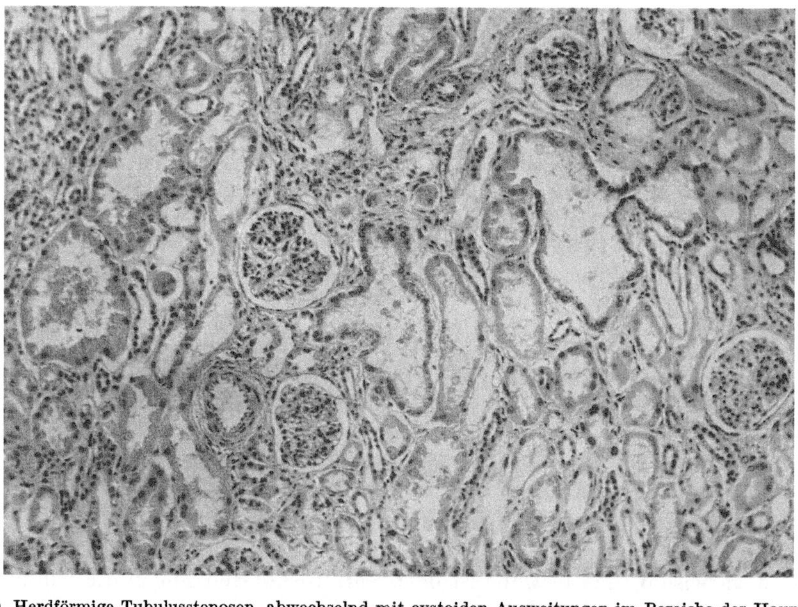

Abb. 19. Herdförmige Tubulusstenosen, abwechselnd mit cystoiden Ausweitungen im Bereiche der Hauptstücke (sog. Schwanenhalsbild) bei de Toni-Debré-Fanconi-Syndrom. Angedeutete Glomerulonephrose. Leichte Verbreiterung des Interstitiums mit spärlichen Lymphocyteninfiltraten. HE. Vergr. 100mal

vermissen (elektronenmikroskpisch: JACKSON et al. 1962). Später sind die Glomerula größtenteils in hyaline Narben umgewandelt. Auch jetzt lassen sich in der Regel aber keine entzündlichen Veränderungen erkennen. Allerdings wurden Fälle beschrieben, in denen eine eindeutige Glomerulonephritis der Affektion aufgepfropft wurde (ROULET 1954, WALLACE u. JONES 1960).

Das auffälligste mikroskopische Bild bieten die oft bizarr geformten und vielfach cystisch erweiterten Tubuli (Abb. 19), welche eingedickte Massen enthalten können. Neben hypertrophischen Epithelveränderungen (STRIETZEL 1957 u.a.) werden auch atrophische Abschnitte beobachtet (s. unten). Die oft beschriebene grobvacuoläre Veränderung des Hauptstückepithels wird als Folge einer Hypokaliämie gedeutet (DARMADY u. STRANACK 1957, KUHLENCORDT 1958, REUBI 1958). Daneben findet man circumscripte Epithelnekrosen des Tubulussystems mit Regeneration (MYERSON u. PASTOR 1954, STRIETZEL 1957). Die Tubuluskerne sind dementsprechend oft sehr stark vergrößert. Die tubulären Basalmembranen sind verdickt. Zupfpräparate und zum Teil auch die histologischen Schnitte (Abb. 19) lassen häufig sog. „Schwanenhals"-Strukturen erkennen, d.h. ein abnorm dünnes atrophisches Halsstück des Hauptstückes, gefolgt von einem cystisch ballonisierten Abschnitt (CLAY et al. 1953, DARMADY et al. 1954, 1957). Die Veränderung ist aber nicht obligat bei dieser Krankheit und wird andererseits auch bei kongenitaler Lipoidnephrose (RANDERATH u. BOHLE 1959) und chronischer Pyelonephritis des Säuglings gefunden. Das Fehlen von Phosphatasen im proximalen Hauptstückabschnitt (COOKE et al. 1947, STOWERS u. DENT 1957, KARK 1958) deutet auf eine Störung der Phosphorylierung hin (über weitere pathologische Enzymbefunde s. CORVILAIN et al., 1965).

Im Interstitium findet sich das Bild einer unspezifischen chronischen interstitiellen Nephritis ohne Destruktion (Abb. 19; ZOLLINGER 1945). Die Gefäße sind unverändert.

Die *hyperchlorämische tubuläre Acidose* (Leightwood-Butler-Albright-Syndrom) ist mikroskopisch nicht durch ein spezifisches Bild ausgezeichnet.

G. Die Kreislaufstörungen der Niere

Bei akuter venöser Stauung ist die Niere deutlich vergrößert, blaurot, die Papillen sind, falls sie keine vorbestehende Sklerose aufweisen, noch düsterer in der Tönung. Die Konsistenz des Organs ist leicht vermehrt.

Bei chronischer venöser Stauung ist die Niere meist leicht verkleinert, ohne aber das Bild einer Schrumpfniere zu bieten. Die Oberfläche ist glatt, die Schnittfläche blaurot, aber deutlich gezeichnet. Histologisch findet man eine leichte Verdickung der glomerulären Basalmembranen und eine angedeutete Kollagenisierung des Stromas.

Bei der *Nierenvenenthrombose* können zwei verschiedene Typen unterschieden werden: die akute, welche meist im Kindesalter auftritt (Lit. KAUFMANN 1960), und die chronische des Erwachsenen. Die kindliche Nierenvenenthrombose führt in der Regel zu roten hämorrhagischen Infarkten oder Nierenrindennekrosen, während die Papillen in der Regel gut erhalten sind (BREDT et al. 1964). Als Ursache wird die Dehydration bei Erbrechen oder Diarrhoe in den Vordergrund geschoben (STAMPFEL 1963), während bei der kongenitalen Form ein Diabetes der Mutter sehr häufig gefunden wird (TAKEUCHI u. BENIRSCHKE 1961).

Bei der chronischen Nierenvenenthrombose des Erwachsenen besteht sehr häufig das Bild eines nephrotischen Syndroms. Makroskopisch sind die Nieren vergrößert, blaßgelblich, ihre Konsistenz ist leicht vermehrt, und histologisch

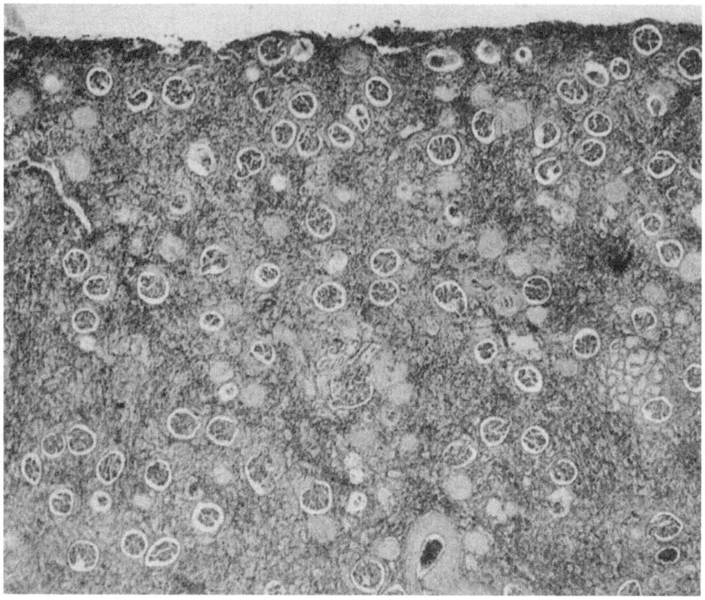

Abb. 20. Rindenausschnitt bei Schrumpfniere auf Grund einer alten Nierenvenenthrombose. Die Glomerula im allgemeinen auffällig gut erhalten. Die Tubuli hochgradig atrophisch. Interstitium bindegewebig verbreitert mit einzelnen entzündlichen Infiltraten. HE. Vergr. 30mal

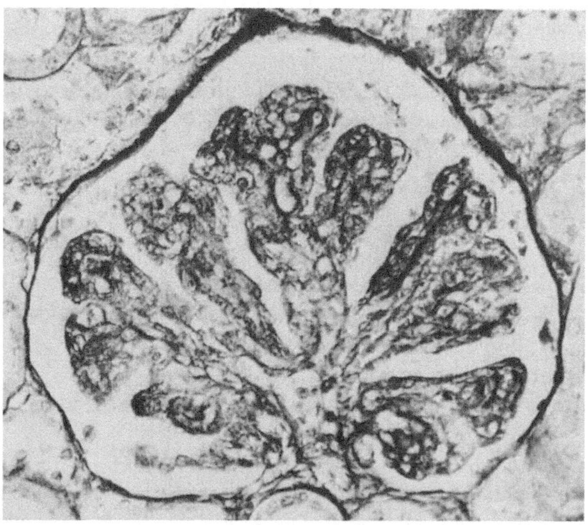

Abb. 21. Glomerulumveränderung bei Lipoidnephrose durch chronische Nierenvenenthrombose. Die Schlingen hochgradig verdickt, die Basalmembranen vom verbreiterten Mesoangium nicht mehr deutlich zu trennen. Lobulierung des Glomerulum, jedoch keine entzündlichen Veränderungen. PAS. Vergr. 220mal

findet man eine hochgradige Atrophie der Tubuli mit inobligater Lipoidspeicherung, während die Glomerula auffällig groß und nahe zusammenstehend sind (Abb. 20). Ihre Schlingen sind erweitert, die Basalmembranen eindeutig verdickt (Abb. 21) (STAEMMLER 1958, HUMAIR 1962, experimentell: MANN 1960). Entzündliche Veränderungen der Glomerula fehlen. Das Interstitium zeigt geringgradige Fibrose. Als Ursache findet man beim Erwachsenen oft eine schwere Amyloidose der Nieren oder dann ein generalisiertes Myelom. Neuerdings wurde auch auf das häufige Zusammentreffen zwischen chronischer Nierenvenenthrombose und Hyperparathyreoidismus hingewiesen (STAMPFEL 1963). Bei sehr langer Dauer kann sich eine venöse Schrumpfniere einstellen (experimentell: MANN 1960), welche gelegentlich zu Hypertonie führt (eigene Beobachtungen, SCHÖNENBERG u. STAEMMLER 1960), die bei einseitigem Nierenbefall operativ behoben werden kann (POLLAK et al. 1956).

Die Nierenischämie[1]

Die Nierenischämie ist die Folge eines organischen oder funktionellen Gefäßverschlusses bzw. einer hochgradigen Arterieneinengung. Der organische Verschluß führt, wenn er rasch eintritt (z.B. Embolie) zum Infarkt, beim langsamen Auftreten (Arteriosklerose, Thrombose etc.) zum Subinfarkt oder inkompletten Infarkt. Die resultierenden Bilder hängen zudem im Einzelfall noch vom Ort des Verschlusses: Arteria renalis, Arteria arciformis, Arteria radiata, ab.

Beim akuten Infarkt handelt es sich um das bekannte Bild einer Koagulationsnekrose mit rotem Randsaum, in Dreieckform bei Verschluß einer Arteria radiata, Trapezform bei Verschluß der arcuata und total bei Verschluß des Hauptstammes der Arteria renalis. Der alte Niereninfarkt ist oberflächlich durch seinen eingeeingezogenen gelblich-weißen Grund ausgezeichnet, wohingegen Subinfarkte und pyelonephritische Narben meist dunkelrot erscheinen.

Die experimentellen Untersuchungen auf diesem Sektor haben sich vor allem mit der Frage der Wiederholung nach temporärer Nierenarterienabklemmung befaßt. In der Regenerationsphase wird stets eine sehr starke Abflachung vor allem des Hauptstückepithels und gelegentlich auch eine Ausweitung des Außendurchmessers der Hauptstücke gefunden (BRUN 1954, JAHNECKE et al. 1963, JAHNECKE u. BOHLE 1963, BOHLE et al. 1964, ROTTER 1958, 1959, CAIN 1963 u.a.). Die nämliche Veränderung wird auch bei akuter interstitieller Nephritis, bei Chromoproteinurie etc. (sog. akute Niereninsuffizienz) gefunden, was vielfach als Beweis für die sog. Schockniere (Abb. 93, S. 245) angesprochen wurde. Leider sind die tatsächlichen Verhältnisse nicht so einfach, denn lange nicht bei jedem schweren Schock finden wir diese Tubulusveränderungen, und andererseits kann die Tubulusabflachung sehr hochgradig sein, ohne daß ein Schock bestanden hatte. Es hat heute den Anschein, als ob die Veränderung tatsächlich eine Folge einer schweren hypoxischen oder nutritiven Schädigung darstelle, wobei aber über das Zustandekommen der ungenügenden Blutversorgung der Tubuli (generalisierte Vasoconstriction bei Schock, lokale Vasokompression bei interstitieller Entzündung etc.) nichts ausgesagt werden kann.

Das Enzymmuster der ischämischen Niere wird erst relativ spät verändert (GAVAN u. KAUFMANN 1956, RUDOLPH u. SCHOLL 1958, WACHSTEIN u. MEISEL 1957 Lit., THORN u. LIEMANN 1961). Die cytomorphologischen Veränderungen treten schon vor den Enzymläsionen ein; die Speicherinsuffizienz des Epithels (Trypanblau, ZIMMERMANN et al. 1960) ist das erste Zeichen der Epithelläsion.

Wird ein Nierengefäß sehr langsam verschlossen, so scheint sich eine Kollateraldurchblutung zu entwickeln, welche zwar nicht die Degeneration des Parenchyms, aber wohl dessen Nekrose verhindern kann. Subinfarkte werden selten in der Peripherie, d.h. bei Verschluß der Arteria arcuata oder radiata beobachtet. Sie sind aber ziemlich häufig bei thrombotischem oder arteriosklerotischem (Abgangsarteriosklerose aus der Aorta!) Verschluß des Stammes der Arteria renalis. Es

[1] STAEMMLER 1957, SHEEHAN u. DAVIS 1958, 1959, 1960.

resultiert eine kleine feingranulierte oder glatte, dunkelrote Schrumpfniere (Abb. 22), welche fast gesetzmäßig zur renalen Hypertonie führt. Der Verschluß des Gefäßes kann auch ein unvollständiger sein, das resultierende Bild ist das nämliche (experimentell: SHEEHAN u. DAVIS 1960).

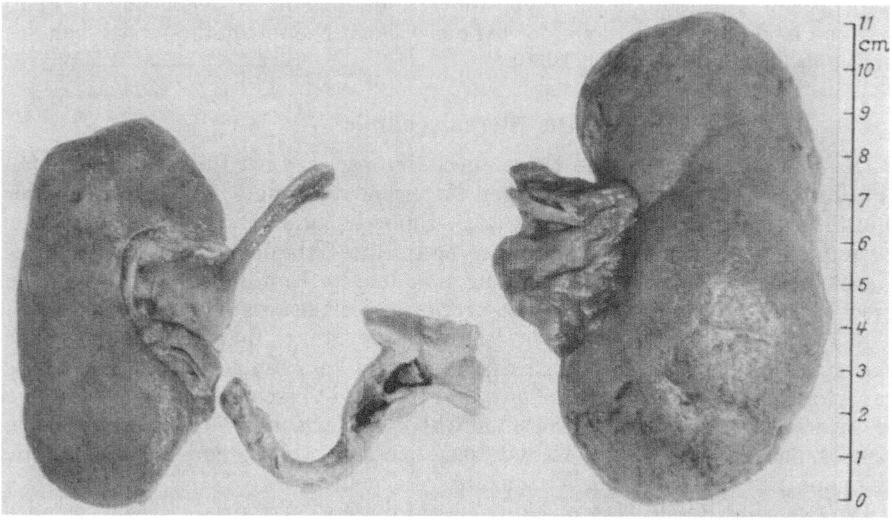

Abb. 22. Vasculäre glatte Schrumpfniere links bei Thrombose der Arteria renalis. 72jährige Frau. Tod an dekompensierter Hypertonie

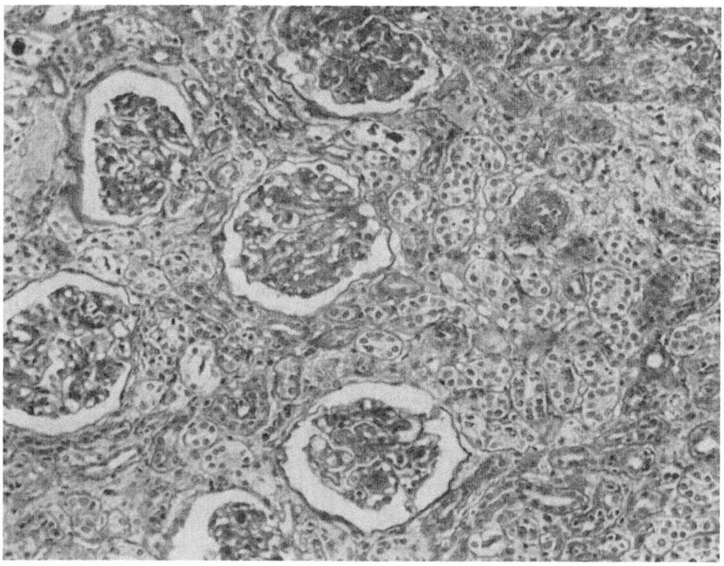

Abb. 23. Vorwiegend tubuläre Atrophie mit meist solider Sproßbildung der Mittelstücke (sog. „endocrine kidney" sowie anoxischer Glomerulonephrose bei zentral-arteriosklerotischer Schrumpfniere. PAS. Vergr. 100mal

Mikroskopisch findet sich vor allem eine schwerste Atrophie der sehr anoxieempfindlichen Hauptstücke, welche herdförmig als blaß-protoplasmatische, solide oder entdifferenzierte geringgradig kanalisierte Epithelstränge imponieren (Abb. 23, "endocrine kidney" SELYE u. STONE 1946). Wie bei der venösen Schrumpfniere stehen die Glomerula zufolge der Tubulusatrophie sehr nahe beieinander. Sie sind aber im Gegensatz dazu sehr klein, die Schlingen kollabiert (Abb. 23),

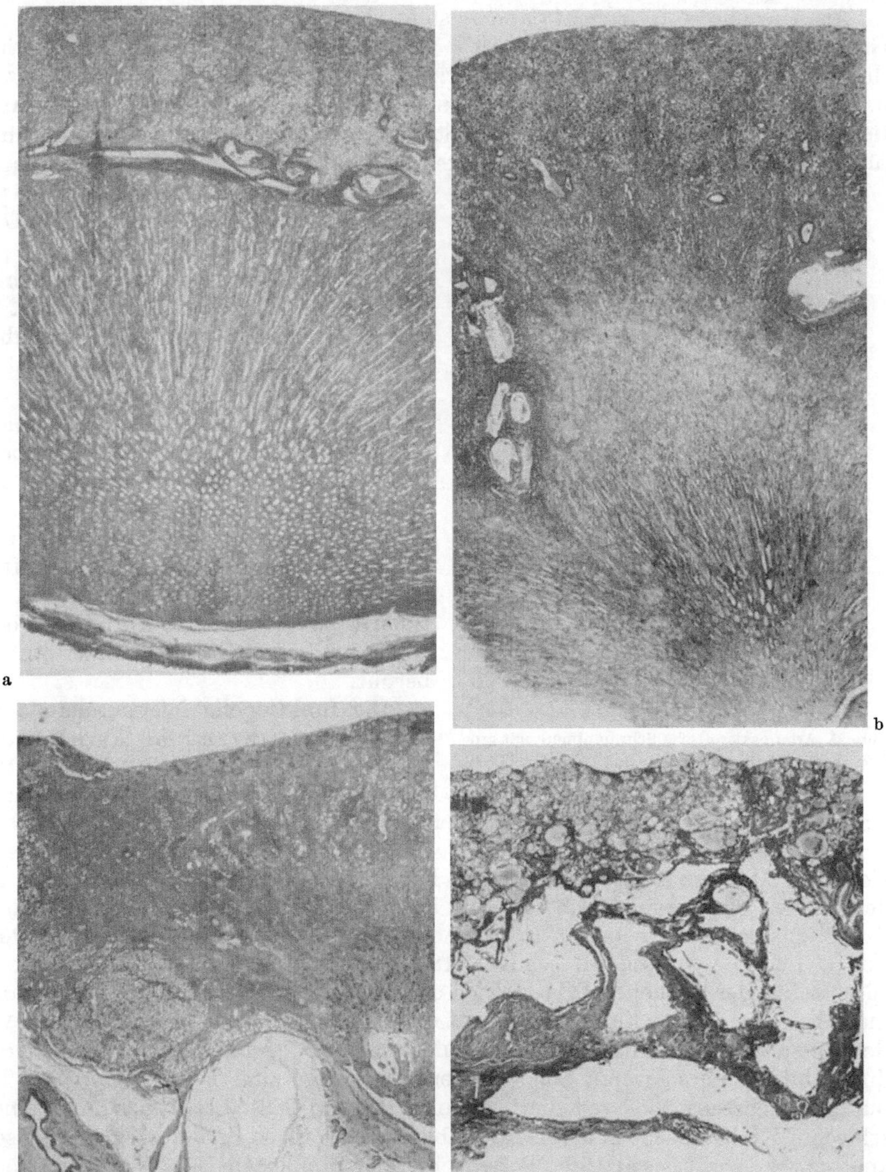

Abb. 24. Ausschnitte von Nierenrinde und Nierenmark bei zentralarteriell bedingter Schrumpfniere (a), chronischer interstitieller Nephritis mit beginnender Papillennekrose (b), typischer pyelonephritischer Schrumpfniere mit radiären Narbenherden (c) und frühinfantiler, pyelonephritischer Zwergniere mit strumaartiger Parenchymumwandlung (d). Van Gieson. Vergr. alle 3,7mal. (Nach ZOLLINGER 1962)

die Basalmembranen verdickt und stark gefältelt (Kollaps). Die gesamte Rinde ist hochgradig verschmälert (Abb. 24a). Die peripher von der arteriellen Verschlußstelle liegenden Schlagaderäste zeigen eine schwere Lumeneinengung durch lockerfaserige Verbreiterung der Intima (reaktive Intimafibrose s. S. 261). Die Kenntnis dieser Veränderung ist differentialdiagnostisch von großer Bedeutung. Sie kann durch einen lockeren Bau des Gewebes von der mit schwerer Hyalinisation einhergehenden Arteriosklerose leicht abgetrennt werden.

Als Ursache von *Niereninfarkten* steht die Embolie im Vordergrund. Als Grundkrankheit fanden wir bei 13% eine Endokarditis, bei 8% ein Vorhofflimmern und bei 79% einen Herzinfarkt mit Parietalthrombose (s. auch MEYER u. AHNFELDT 1952, WETZELS u. HERMS 1959). An zweiter Stelle folgen die arteriellen Thrombosen, wobei meist der Stamm der Arteria renalis oder einer ihrer fünf Hauptäste befallen ist. Es entwickelt sich dabei mehrheitlich ein Subinfarkt. Sie entwickelt sich häufig auf einer primären Arteriosklerose (umgekehrte Deutung: HEARD 1949).

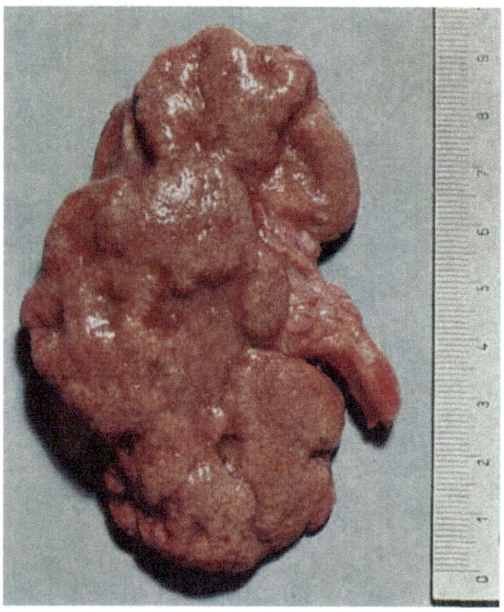

Abb. 25. Arteriosklerotische Schrumpfniere mit großen, unregelmäßig gezackten, roten Narbenherden. 81jähriger Mann ohne Hypertonie

Die reine Arteriosklerose befällt häufiger die peripheren Äste und führt zu kleinen Infarkten oder häufiger Subinfarkten (Abb. 25). Einen Sonderfall stellt die polsterartige Arteriosklerose des Abganges der Arteria renalis dar, welche nicht selten zu ein- oder sogar beidseitigen vasculären Schrumpfnieren und schwerer renaler Hypertonie führt. — Schließlich kennen wir noch den traumatischen Niereninfarkt (LICHTENHELD et al. 1961 Lit.), welcher auf einem Intimariß mit sekundärer Thrombose oder einem völligem Durchriß einer Arterie beruht.

Die funktionelle Nierenischämie bei *Schock* (GERSMEYER 1961, FRIEDBERG u. SCHÄFER 1962) ist an sich unbestritten und kann zu tubulären Läsionen führen, jedoch sind die Meinungen darüber geteilt, ob Schock allein zu einer irreversiblen Daueranurie, der sog. Schockniere (VAN SLYKE 1948, spezifische ischämische Nephrose: ROTTER 1959) führen könne. Experimentell gelang es bisher nicht, auf dem Boden eines reinen Schocks eine irreversible Nierenschädigung mit Insuffizienz zu erzeugen (KRAMER u. DEETJEN 1962, FRIEDBERG u. SCHÄFER 1962). Ferner finden sich, wie wir schon S. 183 ausgeführt haben, die für Schock als spezifisch angesprochenen Dilatationen und Epithelabflachungen der Tubuli lange nicht bei jedem Schock und auch nicht exklusive bei Schock (s. auch BALSLØV u. JØRGENSEN 1963, BUCHBORN 1962, WOLLHEIM 1962). Auch scheint ja die Nierendurchblutung im schweren Schock eigenartigerweise zum Teil normal, zum Teil nur bis höchstens 50% reduziert zu sein (REUBI 1963). Stellt sich nach einem schweren Kreislaufschock eine irreversible Anurie ein, so finden wir pathologisch-anatomisch, vorausgesetzt der Patient überlebe mindestens 4—5 Tage, stets ödematöse Veränderungen des Interstitiums mit lockeren lymphoplasmocytären Infiltraten (s. S. 239, ZOLLINGER 1952, 1945, 1962). Nach unserer Meinung erklären diese interstitiellen Veränderungen in erster Linie die in diesem Zusammenhang meist beobachtete Nierenvergrößerung, während sie von anderen Autoren auf die Tubuluserweiterung zurückgeführt wird (ROTTER et al. 1962, SUDA 1962). Ein weiteres Charakteristikum solcher Nieren ist die auffällig dunkle Tönung der Papillen (vgl. Abb. 99, S. 250), welche von TRUETA et al. (1946, 1947) als Ausdruck eines juxtamedullären Blutshunts aufgefaßt wurde. Diese Ansicht hat sich jedoch in der Folge als unzutreffend erwiesen. Wir deuten heute die dunkelblaue Verfärbung der Papillen als Ausdruck einer Blutstase, bedingt durch Abklemmung der venösen Schenkel der Vasa recta spuria durch die in der Mark-Rindengrenze massierten entzündlichen interstitiellen Infiltrate und Exsudationen (ZOLLINGER 1952 Lit., DE BAKER 1958).

Gesamthaft betrachtet lehnen wir das Vorkommen einer zu tödlicher Niereninsuffizienz führenden „Schockniere“ ab, glauben aber, daß die Nierenischämie bei Schock zu einer hochgradigen Empfindlichkeitsvermehrung des Organs führt, so daß zusätzlich Schäden, wie Eigeneiweißzerfall (Hämolyse, Verbrennung etc.) erst die deletären Nierenschäden hervorrufen.

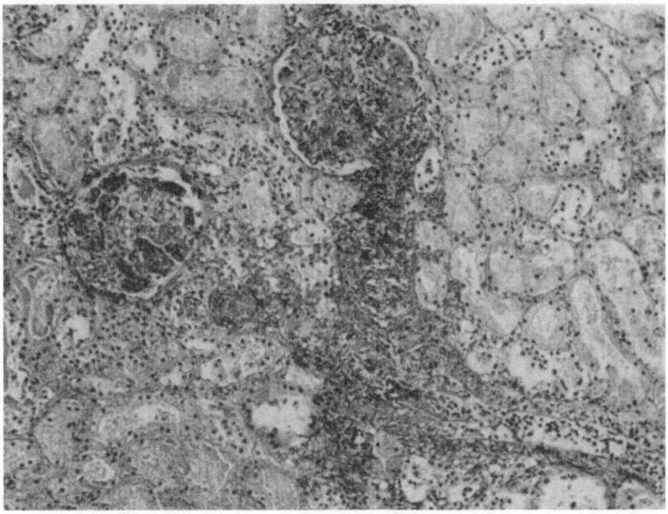

Abb. 26. Randzone bei Nierenrindennekrose. Fibrinoide Gefäß- und Glomerulaschlingenthrombosen. Sekundäre leukocytäre Gefäßinfiltration. Hochgradige Pyknose und Cytoplasmaverquellung der Hauptstücke. HE. Vergr. 100mal

Die Nierenrindennekrose[1]

Die Niere ist bei Rindennekrose vergrößert, düster-blaurot und sehr leicht decapsulierbar. Die schmutzig-violette, später gelbliche Nekrosezone reicht auf Schnitt bis zur Mark-Rindengrenze und ist oberflächlich von einem etwa 2 mm breiten, erhaltenen subcapsulären Gewebsstreifen begrenzt.

Im histologischen Schnitt werden stark erweiterte Glomerulaschlingen und häufig Schlingenthromben nachgewiesen. Diese entstehen vermutlich in den Schlingen selbst (BOUISSON et al. 1963). Da die Thromben auch fehlen können, scheint es sich um eine Sekundärerkrankung zu handeln (s. auch WILLIAMS 1963). Glomeruläre Nekrosen werden verschiedentlich beschrieben (HUMAIR 1960 Lit.). Die Tubuli sind schwer ischämisch geschädigt, das Interstitium weist blutige Durchsetzung und perifokale Lymphocyteninfiltrate auf.

Die wichtigsten Veränderungen werden in den Gefäßen gefunden, und zwar in Form von fibrinoiden Thromben in den Vasa afferentia und den Arteriae radiatae (Abb. 26). Es ist nicht eindeutig entschieden, ob die unter den Thrombosen vorliegende Wandnekrose (DE NAVASQUEZ 1935) oder ob die Thrombose den primären

[1] SHEEHAN u. MOORE 1952, LELONG et al. 1945, BOUISSON u. RÉGNIER 1959, GLOOR u. THÖLEN 1959, MCKAY 1965.

Vorgang darstellt (STAEMMLER 1957), letztere Annahme ist wahrscheinlich zutreffender. Chemisch enthalten die thrombotischen Massen Mucopolysaccharide, Fette und Lipoide (BOOTH et al. 1956). In den Randgebieten der Nekrose zeigen die Gefäße eine hochgradige, vermutlich sekundäre leukocytäre Infiltration (Abb. 26).

Wird die akute Rindennekrose überlebt, so kann sich eine Schrumpfniere mit ausgedehnter Nierenrindenverkalkung entwickeln (GLOOR u. THÖLEN 1958, DÉROT et al. 1960, DULCAN u. DEXTER 1962).

An Hand der pathologisch-anatomischen, insbesondere der histologischen Befunde kann eine primäre Gefäßwandläsion pathogenetisch nicht ausgeschlossen werden. Höchstwahrscheinlich handelt es sich dabei um einen schockbedingten Vasospasmus, wobei aber konditionelle Faktoren, wie Herabsetzung der fibrinolytischen Potenz in graviditate (MARGARETHEN et al. 1964) primäre Hyperkoagulobilität (GORANOW u. JURUKOWA 1961, WUKETICH 1960), Serotoninfreigabe bei Plättchenzerfall (CAMPBELL 1959) hinzutreten müssen, um das Vollbild auszulösen. Die weitgehende Ähnlichkeit der Rindennekrose mit dem Shwartzman-Sanarelli-Phänomen läßt an eine ähnliche oder vielleicht sogar übereinstimmende Pathogenese denken (s. S. 191).

Die Papillennekrosen[1]

Einzelne Papillennekrosen sind so häufig im Autopsiegut festzustellen, daß exakte Statistiken bisher gar nicht angelegt wurden. Schwere, praktisch alle Papillen erfassende Nekrosen fanden wir in 75 Fällen unter 10000 laufenden Autopsien. Bei Pyelonephritis sind Papillennekrosen sehr stark gehäuft (GLOOR 1961 b: 12—23%); wir fanden Männer 26mal häufiger betroffen als Frauen. Auch bei Diabetes mellitus treten Papillennekrosen gehäuft in Erscheinung (BERNING u. WALTERS 1951: 26%, eigene Statistik 35%).

Die aufgeschnittene Niere zeigt eine meist schmutzig-grüne, oft auch dunkelblaurote oder gelbliche Verfärbung der betroffenen Markkegel mit schmaler, roter Randzone (Abb. 94, S. 245 und 99, S. 250). Die Papillen können abgestoßen werden, ihre Reste sind als abnorm kurze Markpapillen mit angefressenen Rändern erkennbar.

Das histologische Bild entspricht demjenigen einer typischen Nekrose mit relativ langsamem Kernschwund im Zentrum und meist abnorm stark entzündlicher perifokaler Reaktion (Abb. 27).

Pathogenetisch lassen sich bis heute vier verschiedene Typen unterscheiden: der bakteriell bedingte, der angiopathische, der kompressive und der auf allgemeiner Kreislaufstörung beruhende.

Der bakterielle Typ wird bei Pyelonephritis gefunden und ist weitaus der häufigste. Wir führen ihn auf eine Strangulation der Papillencapillaren durch die akute Entzündung in Kombination mit bakteriell-toxischer Schädigung der Capillaren zurück.

Der angiopathische Typ wird bei Arterienthrombose, Arteriosklerose (Abb. 28) oder Arteriitis gefunden. Die Nekrosen sind häufig nicht weißlich gelblich, sondern mehr rot und stark hyperämisch. Gelegentlich findet man auch eine primäre Venenthrombose als Ursache.

Der rein kompressive Typ kommt in der akuten Form bei einer akuten interstitiellen Nephritis durch Zusammenquetschen der intertubulären Capillaren, bedingt durch das entzündliche Ödem, zustande, dagegen fehlen toxische Capillar-

[1] Lit. ZOLLINGER 1960a, 1964, DUBOIS et al. 1964.

läsionen (s. bakteriell bedingter Typ) vollkommen. Ferner erscheint die Papillennekrose sehr häufig bei der chronischen interstitiellen Nephritis (Abb. 94, S. 245), wobei das interstitielle sklerosierte Gewebe die Capillaren ummauert und stranguliert. Dasselbe kann aber auch bei Pyelonephritis chronica beobachtet werden.

Papillennekrosen sind besonders typisch für die chronische interstitielle Nephritis oder die Pyelonephritis, welche sich im Gefolge eines chronischen Phenacetinabusus einstellen (s. S. 248). Sie sind aber keineswegs beweisend dafür und umgekehrt treten sie lange nicht bei allen Fällen von Phenacetinabusus in Erscheinung.

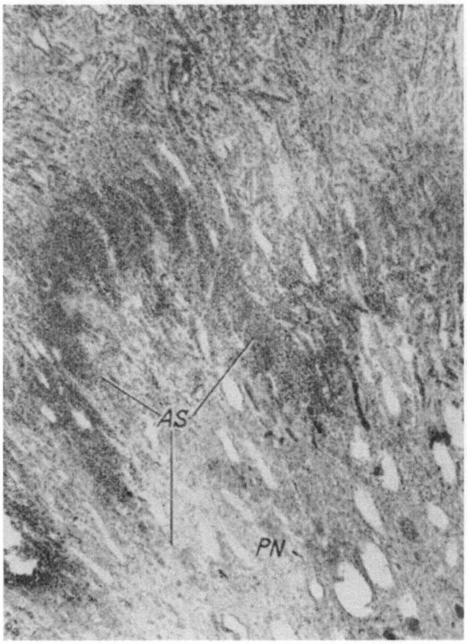

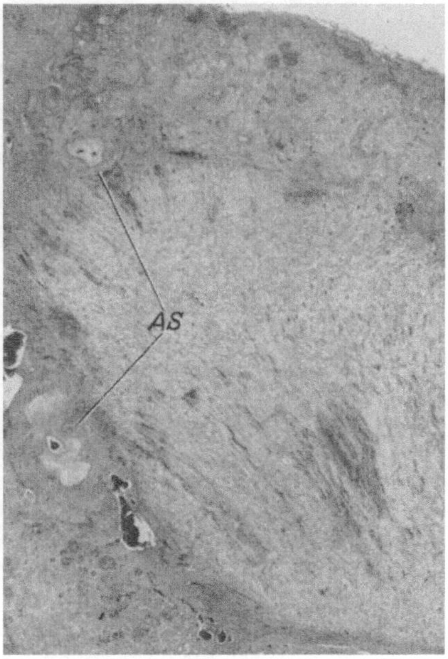

Abb. 27 Abb. 28

Abb. 27. Akute Papillennekrose (*PN*). Entzündlicher Typ bei chronischer Pyelonephritis. *AS* entzündlicher Randsaum. (Aus ZOLLINGER 1960.) HE. Vergr. 18mal

Abb. 28. Papillennekrose bei Arteriosklerose (*AS*) der Niere. 72jähriger Mann. HE. Vergr. 5mal

Schließlich werden Papillennekrosen auch bei schwerstem Schock wahrgenommen, und zwar fast ausschließlich bei Neugeborenen und Säuglingen (GARDIOL 1955, BERNSTEIN u. MEYER 1961, DUBOIS et al. 1964 Lit.).

Die thrombotische Mikroangiopathie[1]

Die meist ganz fein dunkelrot getüpfelten Nieren sind leicht vergrößert, gelegentlich können auch massive Rindennekrosen beobachtet werden. Im mikroskopischen Bild (Abb. 29) stehen die Veränderungen der Arteriolen und der kleinen Arterien im Vordergrund. Sie zeigen fibrinoide Nekrosen sowie Fibrin-Plättchenthromben (HUNZIKER u. OECHSLIN 1957, LOEB et al. 1959, BOHLE et al. 1957, PEARL et al. 1963). Nicht selten finden sich diese Thrombenmassen zwischen Endothel und Media, so daß allgemein eine primäre Endothelerkrankung an-

[1] Lit. ROYER et al. 1959, 1960, NAJMAN et al. 1961.

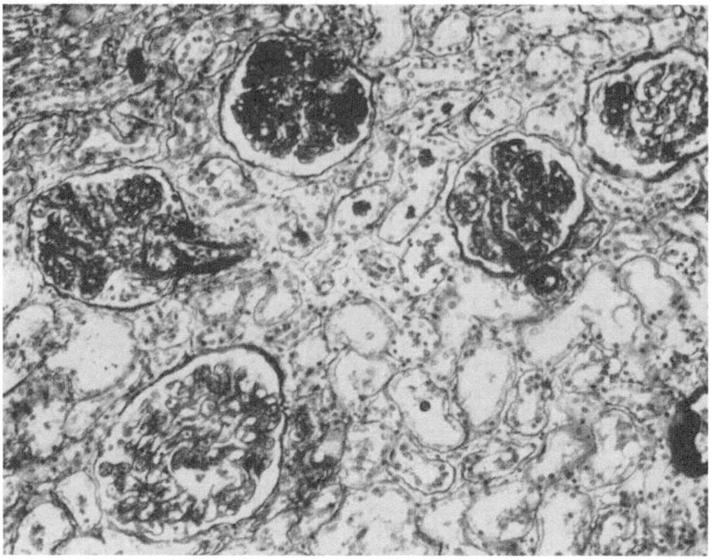

Abb. 29. Hochgradige Schlingenthromben der Glomerula sowie fibrinoide Verquellung der Vasa afferentia bei Mikroangiopathie des Kindes. PAS. Vergr. 150mal

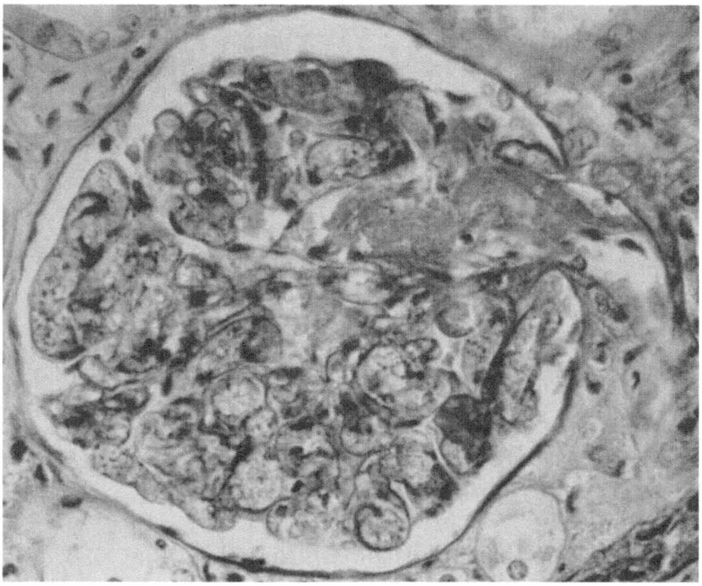

Abb. 30. Fibrinthromben einzelner Schlingen und des Sinus glomeruli bei Shwartzman-Sanarelli-Phänomen nach Coli-Enteritis. 57jährige Frau. PAS. Vergr. 350mal

genommen wird (FRICK u. HITZIG 1959 u.a.). Die zu den erkrankten Gefäßabschnitten gehörigen Glomerula zeigen akut hochgradige Schlingendilatation und später fibrinoide Wandverquellungen. In der Schlußphase sind Gefäße wie Glomerula schwer hyalinisiert. Interstitium und Tubuli sind nicht wesentlich verändert.

Die Ursache der Mikroangiopathie ist nicht eindeutig abgeklärt. Ihr gelegentliches Auftreten im Gefolge von Medikamentenüberempfindlichkeit, Impfung usw. würde an sich für allergische Vorgänge sprechen (GENDEL et al. 1952, ANTES 1958 Lit.), jedoch kann die Affektion auch bei kongenitaler Agammaglobulinämie auftreten (FRICK u. WITZIG 1959). Die große Ähnlichkeit der Mikroangiopathie mit dem Sanarelli-Shwartzman-Phänomen läßt an eine immunologisch bedingte Blockierung des RHS-Systems denken, welche zu einer Reduktion der fibrinolytischen Serumaktivität führt (HUNZIKER u. OECHSLIN 1957, FRICK et al. 1958, LEE 1952, SCOTT 1962). Im Gegensatz zum Sanarelli-Shwartzman-Phänomen des Tieres sind jedoch bei der Mikroangiopathie die Venen meist unverändert (GORE 1950, SYMMERS 1954, LOEB et al. 1959).

Sanarelli-Shwartzman-Phänomen der Niere[1]

Das Syndrom kann vor allem bei Kaninchen durch zweimalige Injektion von Endotoxin gramnegativer Bakterien erzeugt werden. Es entstehen ausgedehnte Schlingenthromben, deren hyaline Zentren möglicherweise embolisch verschleppt und sekundär in loco von einem Fibrinmantel umgeben wurden (SKJÖRTEN 1964). Auch bei der Ratte kann das Phänomen erzeugt werden, wenn die Fibrinausfällung medikamentös erzwungen wird. Umgekehrt wird das Phänomen durch Heparin oder künstliche Blockierung des RHS verhindert (SCHRADER et al. 1959, BECKER 1948). Schließlich läßt sich der Veränderungskomplex bei der graviden Ratte durch einmalige Endotoxininjektion auslösen (KALEY et al. 1962, ADEBAHR 1963).

Ähnliche Veränderungen wurden auch beim Menschen vereinzelt beobachtet, wobei sehr häufig Gravidität und fast stets ein schwerer Endotoxinschock besteht (BOHLE u. KRECKE 1959, ADEBAHR 1963, drei eigene Beobachtungen, Abb. 30).

H. Die pathologische Anatomie der Nephrosen

Während der pathologische Anatom als Nephrosen alle nicht entzündlich bedingten und nicht vasculär ausgelösten Stoffwechselstörungen der Niere bezeichnet, arbeitet der Kliniker mit dem Begriff des nephrotischen Syndroms, das er leider häufig als klinischen Ausdruck einer Nephrose auffaßt. Die beiden Begriffe, der anatomische und der klinische, decken sich jedoch keineswegs. Die große Mehrzahl der anatomischen Nephrosen geht ohne nephrotisches Syndrom einher und umgekehrt kann einem einwandfreien nephrotischen Syndrom pathologisch-anatomisch ein entzündliches oder auch sklerotisches Nierenleiden zugrunde liegen (ZOLLINGER 1951).

Die anatomischen Nephrosen können in unspezifische und spezifische sowie in glomeruläre und tubuläre Formen unterteilt werden (BELL 1946, ALLEN 1951 u.a.). Quantitative Faktoren sind dabei für die Nomenklatur der tubulären bzw. glomerulären Nephrosen entscheidend, denn praktisch sind immer beide Nephronabschnitte erkrankt.

I. Histologisch unspezifische Nephrosen

Die unspezifische *Glomerulonephrose* (ZOLLINGER 1954, 1964, SAKAGUCHI u. KAWANUWA 1963) zeigt vor allem deutlich im Gefrierschnitt das Bild einer Glomerulaverquellung mit geringgradiger Schlingeneinengung ohne Zellproliferation (Abb. 31). Oft können auch PAS-positive und Fetttropfen im Epithel

[1] Allg. Lit. s. SKJÖRTEN 1964, GRONVALL u. BRUNSON 1956, MCKAY 1965, KRECKE 1965.

nachgewiesen werden. Licht- und elektronenmikroskopisch wird eine Schwellung von Mesoangium, Epithel und Endothel (Abb. 31, 32 und 33) zum Teil mit Vacuolenbildung festgestellt (FISHER u. HELLSTROM 1962). Die Basalmembran erscheint lichtmikroskopisch verdickt (RANDERATH 1937), elektronenmikroskopisch tritt diese Verdickung erst nach längerer Zeit auf (vgl. Abb. 32), sie ist auf Ablagerung osmiophiler Substanzen zwischen Endothel und Membran bzw. Membran und Endothel zurückzuführen (MOVAT u. MCGREGOR 1959, SPARGO u. ARNOLD 1960, BERGER et al. 1961, MICHIELSEN 1963, LÖBLICH u. SCHÖRCHER 1960). Später erscheint die Lamina densa aufgesplittert (STAUBESAND 1963).

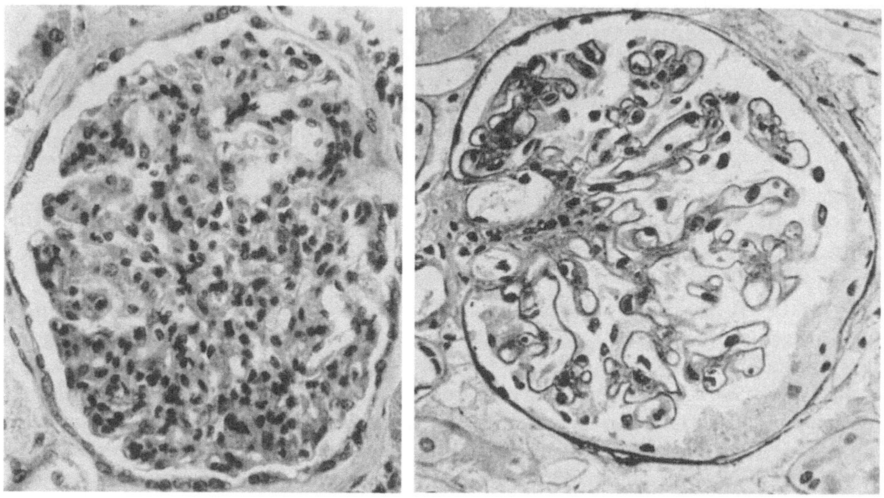

Abb. 31. Akute unspezifische Glomerulonephrose, links im Gefrierschnitt. Der Schnitt ist relativ dick, die Zellen scheinen vermehrt zu sein. Sie sind stark geschwollen, die Lumina der Schlingen weitgehend eingeengt. HE. Vergr. 260mal. Rechts Dünnschnitt mit Methenaminversilberung. Die Membranen sind noch zart, das Mesoangium ist leicht verquollen. Endothelzellen und Deckzellen geschwollen. Vergr. 260mal

In der subakuten, besonders aber der chronischen Phase, d.h. bei der sog. Glomerulosklerose, ist die Membran lichtoptisch stark verdickt, zum Teil angedeutet aufgesplittert, das Mesoangium ist verbreitert (Abb. 33, 34), und es kann schlußendlich auch zu Schlingenverödungen und sekundären entzündlichen Reaktionen im Sinne von Schlingenadhäsionen kommen. Dies bedeutet aber keineswegs, daß die Veränderung von Beginn an entzündlicher Natur sein mußte; die vereinzelt auftretenden entzündlichen Veränderungen sind vielmehr als reaktive Perifokalerscheinungen zu werten, ebenso die Proliferation des Mesoangiums bei der Glomerulosklerose (KURTZ u. MCMANUS 1959, BENCOSME et al. 1960). Diese Veränderungen können durch Fremdeiweißzufuhr etc. experimentell nachgeahmt werden (ZOLLINGER 1945 Lit.; MENEFEE et al. 1964). Auch beim Menschen liegen der Glomerulonephrose vor allem Eiweißstoffwechselstörungen zugrunde (Plasmocytom Abb. 34, Morbus Waldenström, ZOLLINGER 1958, MICHON et al. 1959), zerfallende Tumoren und dann besonders häufig auch Leberschäden (Abb. 35, MEISTER 1961, PAPPER 1963, BLOODWORTH u. SOMMERS 1959, NUNES 1952). Weiter findet sich eine Glomerulonephrose sehr häufig bei chronischer Gicht (KOLLER u. ZOLLINGER 1945), Cystinspeicherkrankheit, Diabetes mellitus (Abb. 118, 119, S. 269), sowie bei akutem Eigeneiweißzerfall (Hämolyse, Myolyse, Verbrennung, ZOLLINGER 1952), sowie bei chronischer Schwefelkohlenstoffvergiftung (GSELL 1948, ISLER 1957, s. S. 221). Als Zusatzfaktor bei der Entstehung der unspezifi-

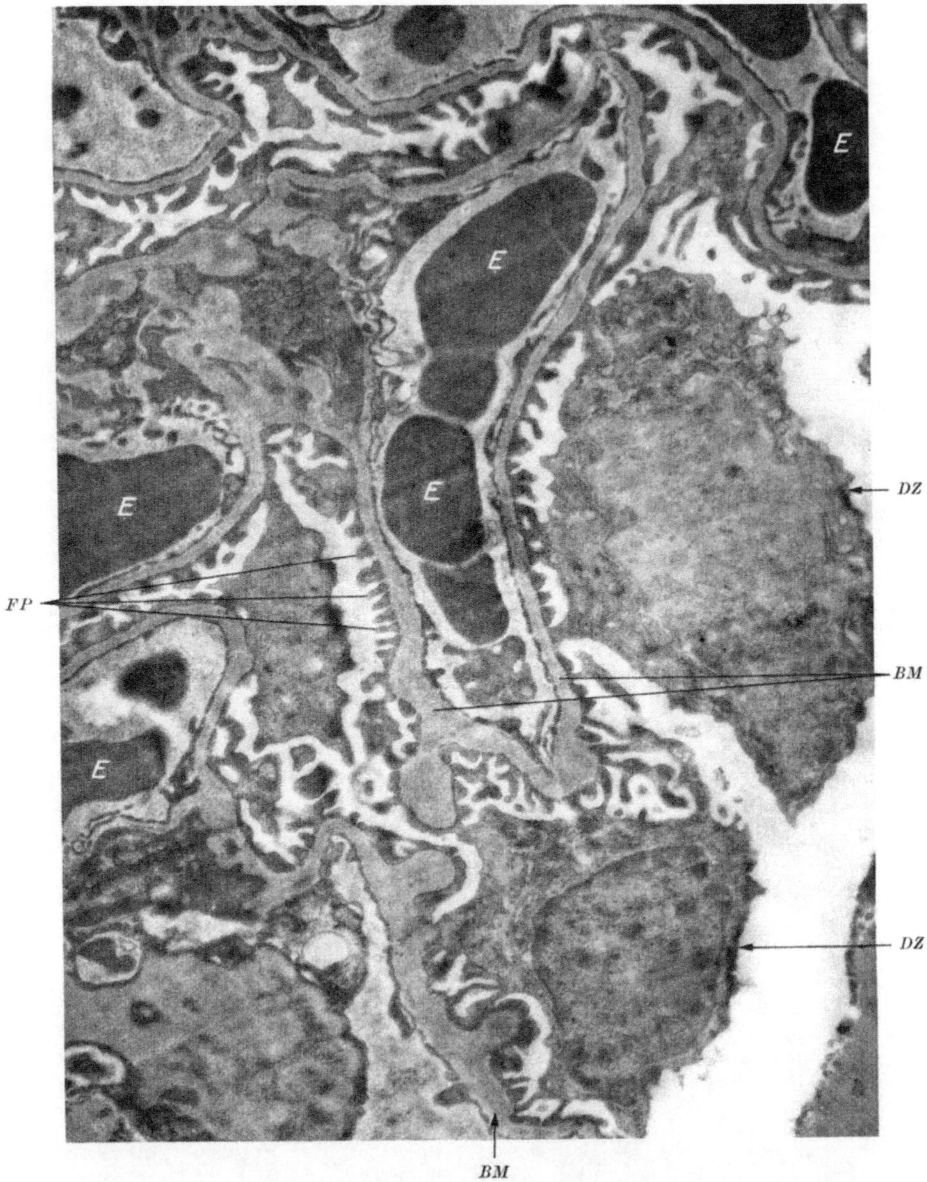

Abb. 32. Elektronenmikroskopische Darstellung eines Glomerulumausschnittes bei einer Maus, 8 Std nach Injektion von 2 ml Ovalbumin intraperitoneal. Die Basalmembran (*BM*) unverändert. Fußprozesse (*FP*) der Deckzellen intakt, jedoch sind die Deckzellen (*DZ*) stark vergrößert und geschwollen, die Kerne ebenfalls vergrößert (Aktivierung der Zellen). Vergr. 10000mal. (Aufnahme Dr. MÖLBERT u. Dr. MARX)

schen Glomerulonephrose ist die renale Anoxie zu berücksichtigen (KURTZ et al. 1959, WAUGH u. PEARL 1960).

Die *unspezifische Tubulonephrose* (ZOLLINGER 1948, ALTMANN 1955) ist eine außerordentlich häufige Veränderung im Autopsiegut. Ihre leichteste Form stellt die *trübe Schwellung* dar (Abb. 36), wobei phasenmikroskopisch (ZOLLINGER 1948, 1950) sowie elektronenoptisch (RHODIN 1958, GANSLER u. ROUILLER 1956, MILLER

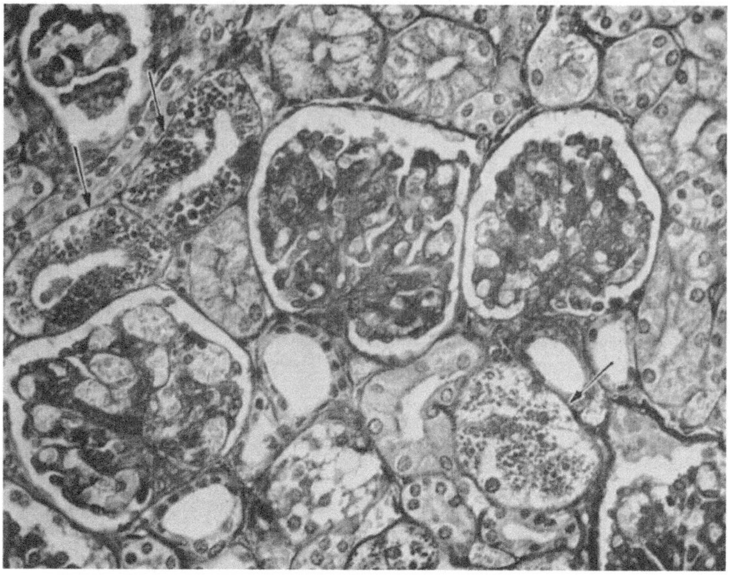

Abb. 33. Akute Glomerulonephrose bei Empyem. Verbreiterung des Mesoangiums, allgemeine Zellschwellung in den Glomerula. Die Schlingen meist eng, vereinzelt aber erweitert (Stase). Einige Hauptstücke mit schwerer hyalintropfiger Eiweißspeicherung (→). PAS. Vergr. 180mal

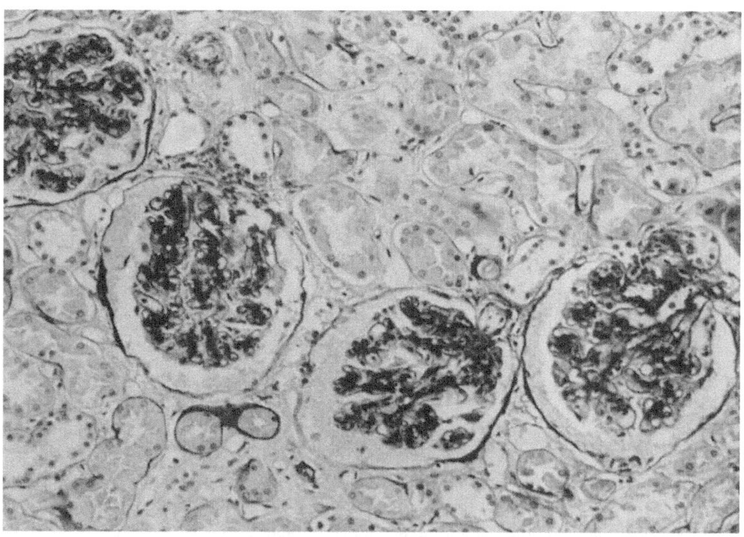

Abb. 34. Chronische Glomerulonephrose (= Glomerulosklerose) bei multiplem medullärem Myelom. 58jähriger Mann. PAS. Vergr. 100mal

1959 u.a.) festgestellt wurde, daß es sich dabei um eine blasige Umwandlung der Mitochondrien handelt. Dabei werden die Cristae, also die Vorsprünge der mitochondrialen Innenmembran, abgebaut. Als Ursache der Mitochondrienschwellung kommt einerseits eine Membranschädigung mit vermehrter Wasserpermeabilität, andererseits eine energetische Insuffizienz mit Störung der Natriumpumpe in Betracht.

Die *hyalintropfige Veränderung der Nieren* (Randerath u. Bohle 1959) (Abb. 33), wird besonders bei akuten Proteinurien häufig beobachtet und als Ausdruck einer exzessiven tubulären Eiweißrückresorption gewertet. Nur bei

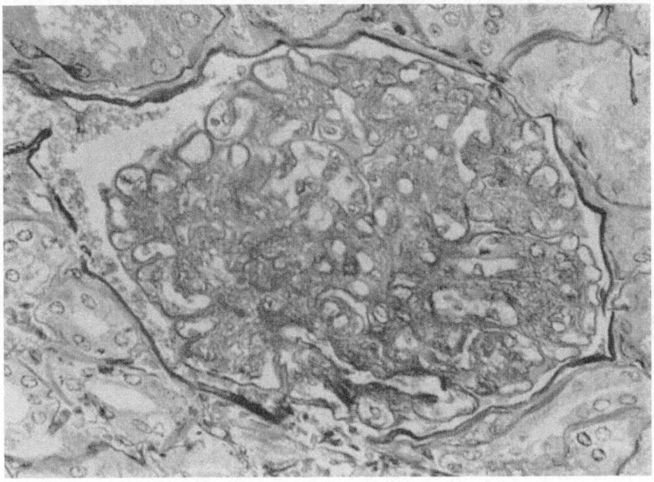

Abb. 35. Chronische Glomerulonephrose bei Lebercirrhose. Das Mesoangium schwer verbreitert und unscharf von den etwas verdickt erscheinenden Membranen abgesetzt. PAS. Vergr. 280mal

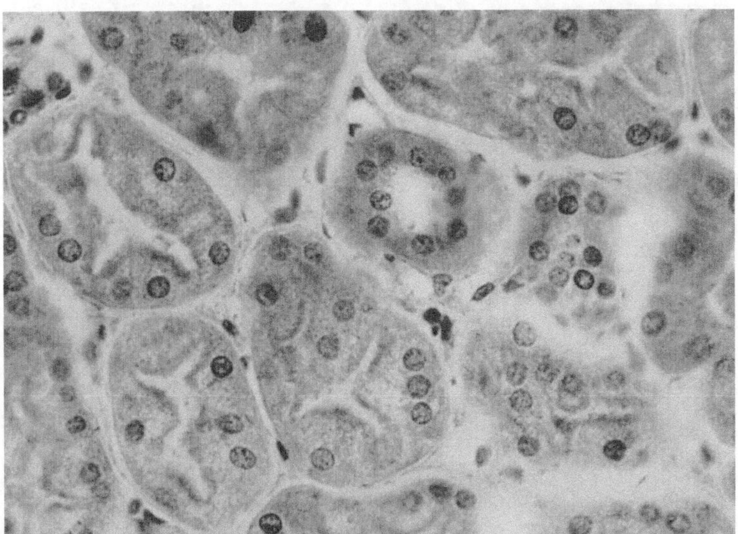

Abb. 36. Trübe Schwellung der Nierenhauptstücke mit weitgehender Lumeneinengung. Kerne intakt. Gefrierschnitt. HE. Vergr. 500mal

schwerster Speicherung kann es zu letalen Zellschäden kommen. Während die phasenmikroskopischen Untersuchungen eine mitochondriale Genese der Tropfen, d.h. eine Eiweißspeicherung innerhalb von Mitochondrien annehmen ließen (Zollinger 1948, 1950) und auch einzelne elektronenmikroskopische Bestätigungen vorlagen (Rhodin 1958, Spiro 1960 u.a.), stehen die Elektronenmikroskopiker heute mehrheitlich auf dem Standpunkt, es handele sich um eine Eiweißresorption in Phagosomen bzw. Lysosomen (Abb. 37, STRAUS 1964 Lit.). Da auch in solchen Phagosomen zum Teil Mitochondrienreste bei schwerster Eiweißspeicherung nachgewiesen werden können, scheint dieser Streit noch nicht endgültig entschieden zu sein (RHODIN 1963, ERICSSON 1965, HERZOG 1964).

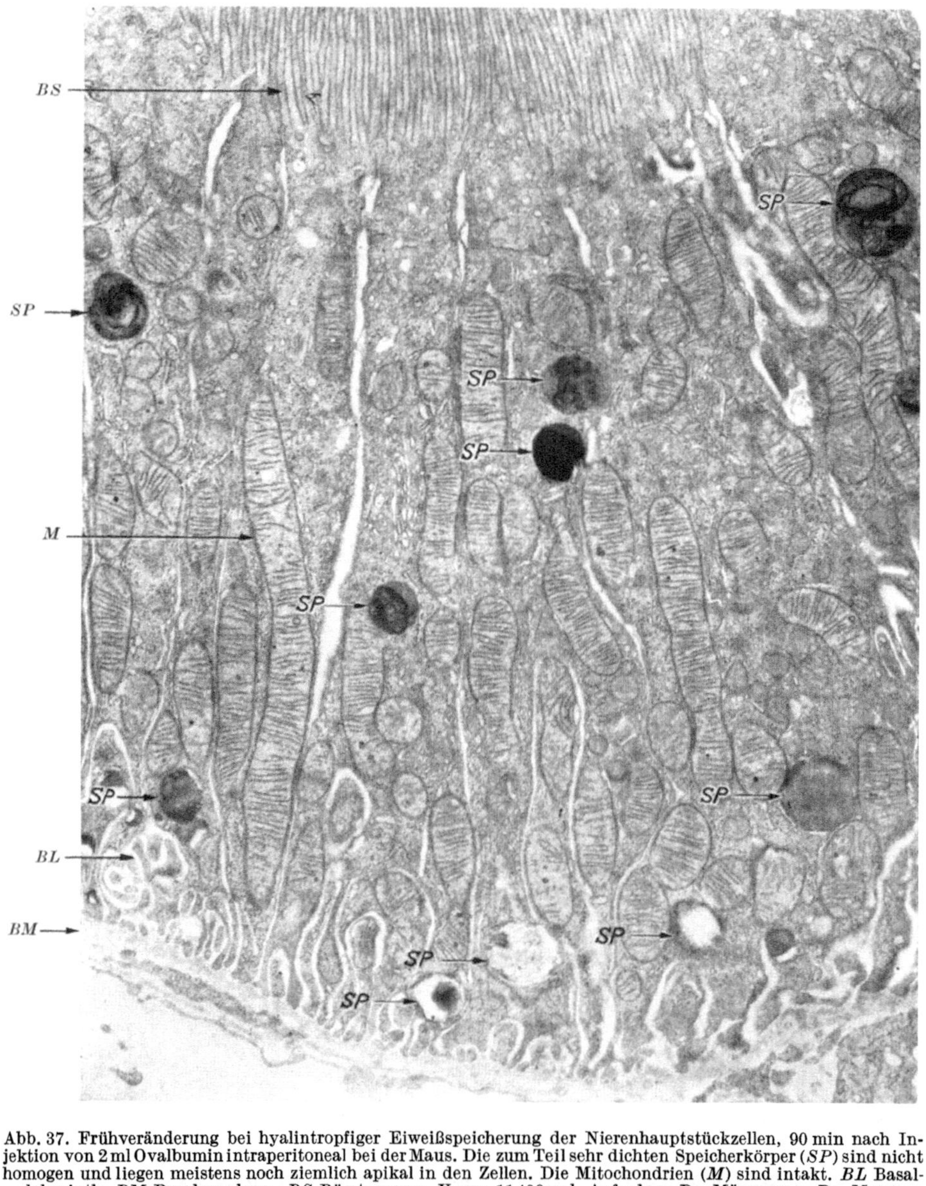

Abb. 37. Frühveränderung bei hyalintropfiger Eiweißspeicherung der Nierenhauptstückzellen, 90 min nach Injektion von 2 ml Ovalbumin intraperitoneal bei der Maus. Die zum Teil sehr dichten Speicherkörper (*SP*) sind nicht homogen und liegen meistens noch ziemlich apikal in den Zellen. Die Mitochondrien (*M*) sind intakt. *BL* Basallabyrinth, *BM* Basalmembran, *BS* Bürstensaum. Vergr. 11400mal. Aufnahme Dr. MÖLBERT u. Dr. MARX

Funktionell ist das Erscheinen hyaliner Tropfen im Hauptstückepithel einerseits als Ausdruck einer Rückresorption von stark vermehrt im Glomerulumfiltrat erscheinenden Eiweißkörpern und andererseits als Ausdruck einer gewissen Zellerschöpfung zu werten, welche den genügend raschen Abbau und Weitertransport der Eiweißkörper verunmöglicht. Ob ein eigentlich primär degenerativer Vorgang ohne Proteinurie ebenfalls zu hyalintropfiger Hauptstückveränderung führen kann (ALTMANN 1949, MÖLBERT et al. 1964, LAAS 1932, TERBRÜGGEN 1933 u. a.), scheint uns äußerst fraglich. — Dauert die Proteinurie längere Zeit an, so kommt es zur Erschöpfung des resorptiven Apparates der Tubuluszellen. Die hyalinen Tropfen verschwinden und die Epithelien sind meist stark atrophisch. Dies erklärt, daß bei chronischer Glomerulonephritis trotz schwerer Proteinurie nicht regelmäßig eine diffuse hyalintropfige Veränderung gefunden wird.

Bei der *vacuolären Degeneration* kann eine feinvacuoläre (Zuckerspeicherniere s. S. 214), eine grobvacuoläre und eine großblasige Form (Glykolvergiftung,

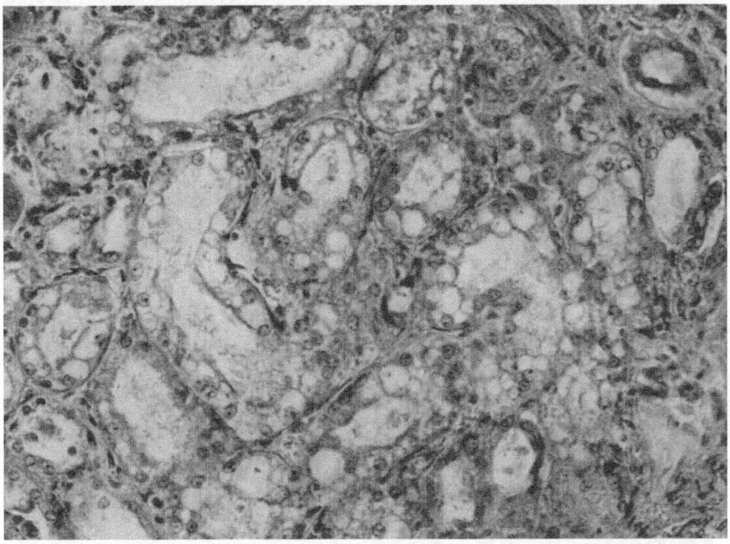

Abb. 38. Grobvacuoläre Hauptstückveränderung der Niere bei schwerer Hypokaliämie (Sprue). 58jährige Frau. Gefrierschnitt. HE. Vergr. 350mal

Armani-Ebstein-Zellen bei Diabetes s. S. 215) unterschieden werden. Die grobvacuoläre Form (Abb. 38) ist unseres Erachtens weitgehend charakteristisch für die Hypokaliämie. Sie befällt beim Menschen vor allem die Hauptstücke und nur ganz selten die Sammelröhren, im Tierversuch fast ausschließlich die Sammelröhren (WACHSTEIN u. MEISEL 1959). Elektronenoptisch wird eine hochgradige Ausweitung des Basallabyrinthes beobachtet (BIAVA et al. 1963), d. h. die Vacuolen liegen eigentlich außerhalb der Zellen und beeinträchtigen die Natriumpumpe in erster Linie. Die in den Sammelröhren gelegentlich beobachteten Granula sind PAS-positiv und entsprechen Lysosomen (MORRISON u. PANNER 1964). Die Veränderung ist beim Menschen lange reversibel und tritt zudem nicht bei allen Fällen von Hypokaliämie in Erscheinung (MUEHRCKE u. MCMILLAN 1963). Vereinzelt wird auch angenommen, eine Hypoxydose könne allein eine solche Veränderung erzeugen (DOERR 1957, WITTEKIND 1960, BECKER 1959 u. a.).

Hypokaliämisch geschädigte Nieren sind außerordentlich empfindlich gegenüber Infekten und zeigen sehr häufig eine komplizierende Pyelonephritis (MUEHRCKE 1960 u. a.).

In die Gruppe der *unspezifischen tubulären Nephrosen,* welche sich durch *nekrobiotische und nekrotische* Vorgänge äußern, gehören vor allem die toxisch bedingten Nephrosen, insbesondere die akuten Vergiftungsnieren. Während früher vor allem Metallvergiftungen und Infekte in Betracht kamen, stehen heute die behandelten Tumoren des reticulohistiocytären Systems stark im Vordergrund. Bei den Metallen stellt die akute Quecksilbernephrose das am häufigsten experimentell angewandte Modell dar.

Auf dem Sektionstisch sind die Nieren meist vergrößert und blaß, oberflächlich blaßgelblich, ebenso auf Schnitt. Zudem ist der Schnitt trüb und trocken, die Brüchigkeit ist leicht vermehrt, hie und da findet sich eine feine, rote Radiärstreifung der Papillen.

Mikroskopisch sind die Glomerula im Routineschnitt meist unverändert (Abb. 39) und nur feinste, insbesondere ultramikroskopische Untersuchungen lassen die Glomerulonephrose erkennen. Im Vordergrund stehen die nekrotischen

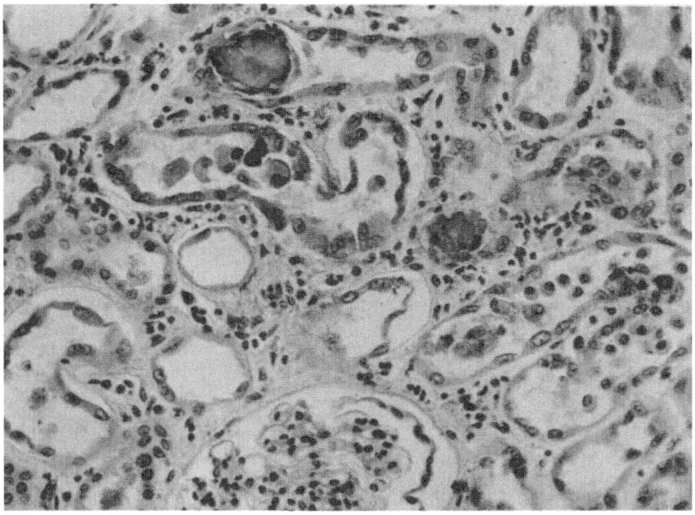

Abb. 39. Nekrotisierende Sublimatnephrose mit Verkalkung der Detritusmassen, 10 Tage nach Suicid mit Sublimattabletten. Das Epithel teilweise wieder regenerierend und ganz niedrig. Glomerulum anscheinend intakt. Im Interstitium spärlich entzündliche Infiltrate. HE. Vergr. 280mal

Veränderungen der Tubuli, wobei die verschiedenen Giftstoffe jeweils einen ganz bestimmten Abschnitt des Nephrons schädigen (OLIVER et al. 1951). Im Ganzen steht jedoch der Hauptstückschaden fraglos im Vordergrund.

Im Gegensatz zu den Giftstoffen im weitesten Sinn führen schwere anoxische Störungen zu unsystematisch, d.h. über ganz verschiedene Höhenstufen im Nephron verteilte Nekrosen (OLIVER et al. 1951).

Diagnostisch bedeutungsvoll ist die Erkenntnis, daß vorgeschädigtes Epithel postmortal oder agonal sehr viel leichter völlig zerfällt, so daß Verwechslungen mit vitalen Nekrosen vorkommen können (s. auch STAEMMLER 1957a). Im übrigen neigt das nekrotische Epithel insbesondere wegen der gleichzeitigen Darmschädigung bei der akuten Quecksilbervergiftung sehr stark zu dystrophischer Verkalkung (Abb. 39). Sehr rasch beginnt schon die Regeneration des Epithels, welche vom erhalten gebliebenen distalen Zellbelag ausgeht. Die vorerst undifferenzierten niedrigen Zellen mit relativ großen Kernen kriechen dann über den Defekt und bilden nicht selten polypenartige Vorsprünge in das Lumen.

Während die Gefäße in der Regel unverändert sind, fehlt eine leichte, nicht destruktive, akute interstitielle Nephritis selten (s. S. 239).

II. Die histologisch spezifischen Nephrosen

1. Die vorwiegend glomerulären spezifischen Nephrosen

Die *Amyloidnephrose* ist das klassische Beispiel der Glomerulonephrose, wobei die Eiweißkörper, welche die Schlingen permeieren, bei der sekundären Form in großer Menge niedergeschlagen werden und histochemisch leicht nachgewiesen werden können, während die primäre oder Paramyloidose mehr die Nierengefäße als die Glomerula befällt; in 75% der primären Amyloidosen ist die Niere überhaupt nicht in den Ablagerungsprozeß einbezogen (SYMMERS 1956).

Die klassische Amyloidniere ist stark vergrößert, glasig und gelblich-grau sowie sehr blaß (Abb. 40), dasselbe gilt von der ziemlich deutlich gezeichneten Schnittfläche mit dunkleren Papillen und oft feinsten gelblichen streifenartigen Stippchen

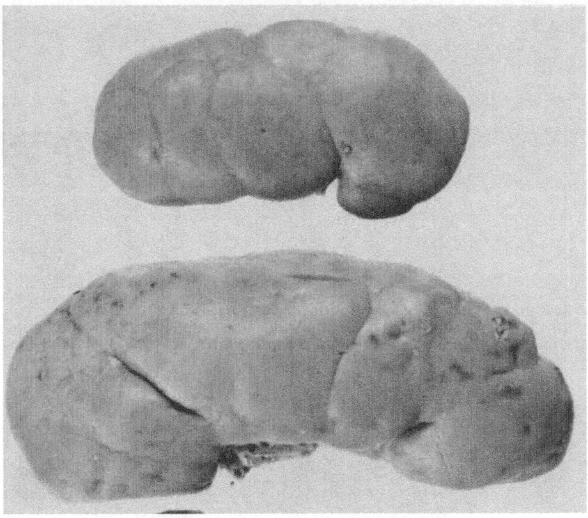

Abb. 40. Amyloidnephrose mit hochgradiger Nierenvergrößerung neben normaler Vergleichsniere. 30jähriger Mann mit Lymphoma malignum Hodgkin

(Lipoidablagerungen). Es werden Riesengewichte von 600 g (beide Nieren) beobachtet. Bei sehr langem Verlauf kann sich eine echte Amyloidschrumpfniere einstellen.

Das mikroskopische Bild ist hochcharakteristisch: Die befallenen Schlingen bzw. die ganzen Glomerula sind homogen verbreitert durch eine van Gieson-gelbbräunliche Substanz (Abb. 41, 42), welche Kongorot-positiv und Methylviolett-metachromatisch ist. Sie zeigt feine Doppelbrechung bei Kongorotfärbung. Immunfluorescenzoptisch scheint es sich um Gammaglobuline zu handeln (MELLORS u. ORTEGA 1956). Lichtoptisch ist die Basalmembran bei der üblichen Technik von den Amyloidmassen nicht eindeutig zu trennen (Abb. 43). Elektronenmikroskopisch konnte noch nicht abgeklärt werden, ob die Membran primär verändert wird (MERRIEL et al. 1961, BERGSTRAND u. BUCHT 1961), oder ob es sich nur um eine primäre Ablagerung zwischen Endothel und Membran handelt (MOVAT 1960, CAESAR 1963, COHON u. CALKINS 1960). Letzteres scheint auf Grund der Methenaminsilber-Ultradünnschnitte wahrscheinlicher (Abb. 42). Das Endothel und das Schlingendeckepithel verschwinden im Bereich der Amyloidablagerungen langsam und es kann zu sekundären Schlingenadhäsionen mit der Glomerulumkapsel und echten kleinen Teilhalbmondbildungen kommen (Abb. 43).

Die Tubuli zeigen das Bild einer schweren Eiweißspeicherung und enthalten in seltenen Fällen Amyloidcylinder. Die Basalmembranen der Tubuli lassen eben-

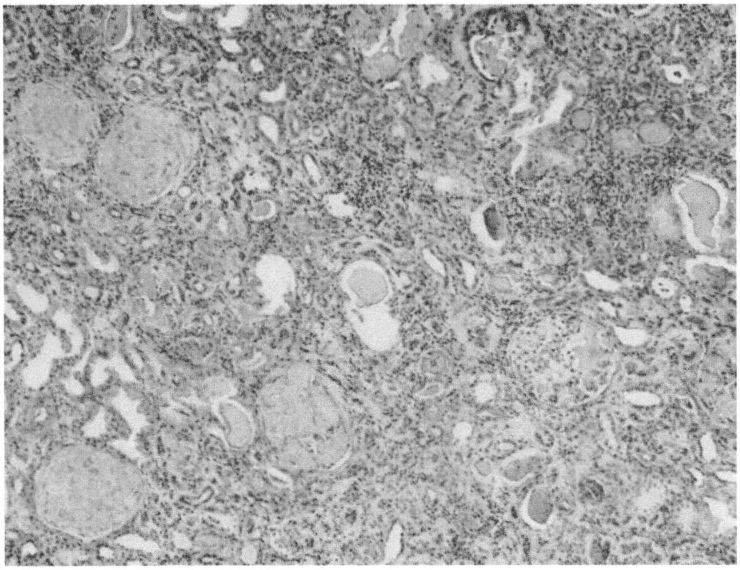

Abb. 41. Amyloidschrumpfniere. Die Glomerula sind fast alle verödet durch Einlagerung von homogenen Amyloidmassen. Die Tubuli zum Teil atrophisch, zum Teil enthalten sie massive hyaline Zylinder. Im verbreiterten Interstitium entzündliche Infiltrate. Gefrierschnitt. VAN GIESON. Vergr. 80mal

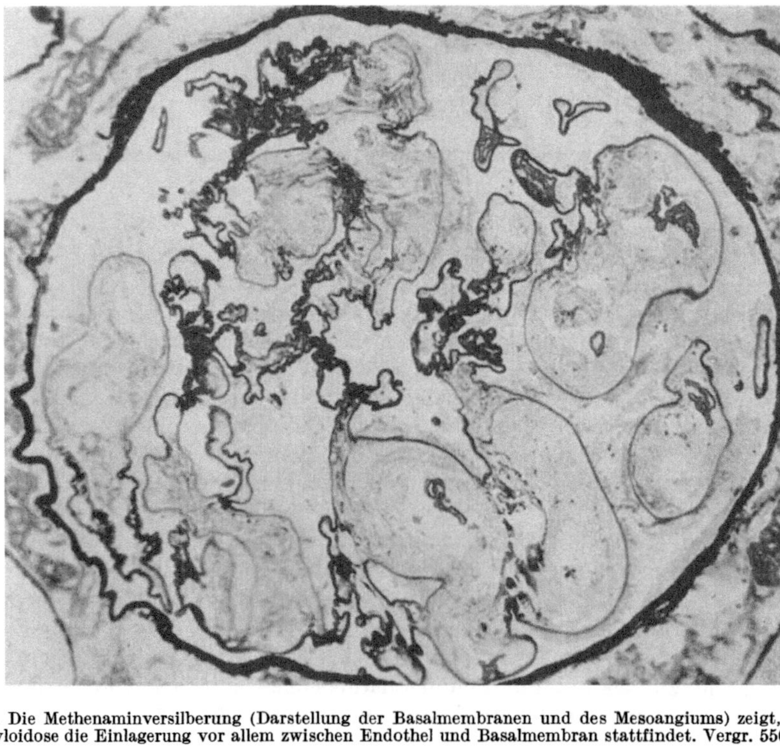

Abb. 42. Die Methenaminversilberung (Darstellung der Basalmembranen und des Mesoangiums) zeigt, daß bei Amyloidose die Einlagerung vor allem zwischen Endothel und Basalmembran stattfindet. Vergr. 550mal

falls Amyloideinlagerungen nachweisen, gelegentlich auch das Interstitium der Papillen, regelmäßig die Vasa afferentia.

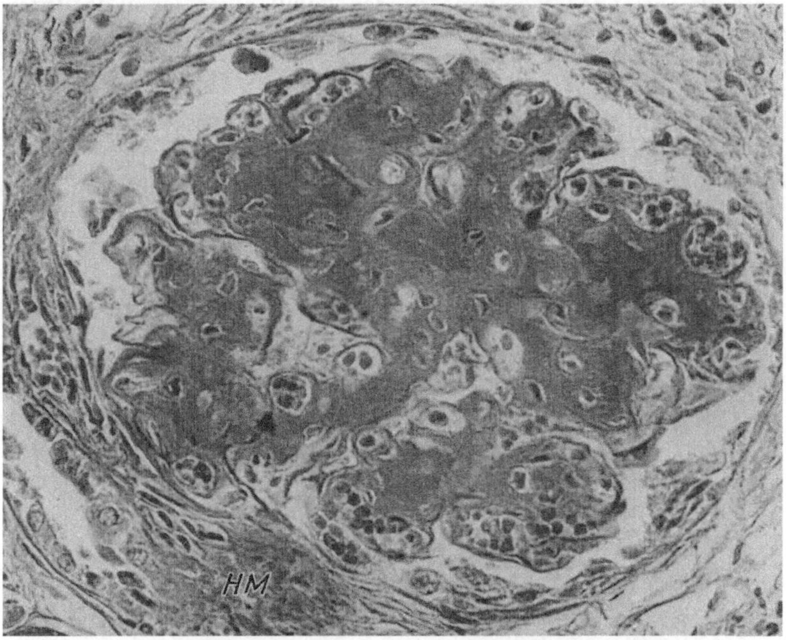

Abb. 43. Schwere Amyloidose eines Glomerulums mit sekundärer Halbmondbildung (*HM*). Die noch durchgängigen Schlingenlumina liegen fast ausschließlich an der Peripherie der Amyloidmassen. Membranfärbung nach ALLEN. Vergr. 450mal

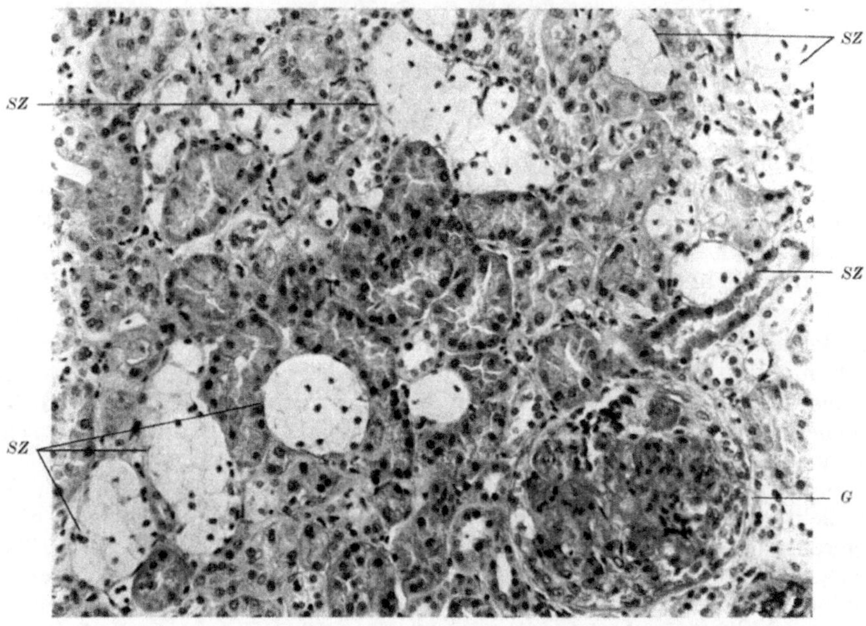

Abb. 44. Amyloidlipoidnephrose, Nierenbiopsie bei unklarem nephrotischem Syndrom. *G* Glomerulum mit Amyloideinlagerung in den Schlingen (*SZ* Schaumzellen) in kleinen Gruppen im Interstitium. Dieses ist sonst unverändert, ebenso die Tubuli. HE. Vergr. 140mal

Etwa in der Hälfte der Fälle werden Lipoidablagerungen in den Hauptstückepithelien und im Interstitium (sekundäre Lipoidnephrose) nachgewiesen (Abb. 44).

Die Amyloidschrumpfniere kommt durch Verödung eines sehr großen Teils der Glomerula zustande, die entsprechenden Tubuli atrophieren, das Interstitium verbreitert sich diffus (Abb. 43), und die vasculäre Durchblutungsdrosselung führt nicht selten zur Hypertonie, vorausgesetzt, daß nicht zugleich eine schwere Nebennierenamyloidose und Herdveränderungen bestehen. — Nierenvenenthrombose wird bei Amyloidnephrose gehäuft angetroffen (BARCLAY et al. 1960).

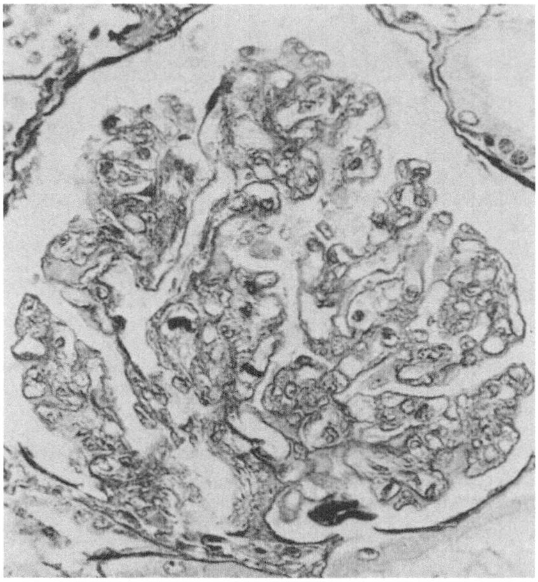

Abb. 45. Typische Glomerulumveränderung (akute Glomerulonephrose) bei Eklampsie. Durch schwere Schwellung des Endothels sind die Lumina fast vollkommen verschlossen. Die Basalmembran selbst scheint intakt zu sein. Das Mesoangium ist zart, das Deckepithel nicht stark verändert. PAS. Vergr. 280mal

Die Glomerulonephrose bei *Graviditätstoxikose* (sog. Eklampsieniere, POLLAK u. NETTLER 1960, FREY u. KLAUS 1963, PIRANI et al. 1963) hat ein hochgradig charakteristisches Aussehen, ohne aber ganz spezifisch zu sein. Die reine Form ist wahrscheinlich wesentlich seltener als bisher angenommen wurde, denn meist liegt eine Pfropfnephropathie (häufig bei vorbestehender Pyelonephritis) vor (HOCHULI u. STÖCKLI 1959, SIMS 1963 u.a.).

Bei der reinen Form erscheinen die Nieren leicht vergrößert und ausgesprochen blaß, mit glatter Oberfläche und undeutlich gezeichneter Schnittfläche. — Mikroskopisch findet sich das typische Bild der Glomerulonephrose (s. S. 191), d.h. die Glomerula sind blutarm, die Schlingen verquollen, die Basalmembran scheint in leichteren Fällen unverändert (Abb. 45, SPARGO et al. 1959, KURTZ u. MCMANUS 1959, POLLAK et al. 1960, PIRANI et al. 1956) bei schwereren Fällen dagegen diffus verdickt zu sein (PIRANI et al. 1963, MÉRIEL et al. 1963 u.a.), was durch die Anlagerung kompakter oder fibrillärer Massen bedingt sein soll (FAITH u. TRUMP 1964, FIASCHI u. NACCARATO 1962, ATCHEK 1964). Das Mesoangium und das Endothel sind deutlich verquollen (SPARGO et al. 1959: Endotheliose). Eine primäre Proliferation besteht sicher nicht (FAHR 1925, ZOLLINGER 1945, SHEEHAN 1950, ISHIKAWA 1960, HOPPER et al. 1961, PIRANI et al. 1963 u.a.).

Die Tubuli sind unspezifisch verändert, sie enthalten relativ häufig Hämoglobincylinder (Fahr 1930, Ober et al. 1956). Das Interstitium läßt häufig eine seröse interstitielle Nephritis erkennen (s. S. 239), welche den Hauptanteil an der Organvergrößerung trägt (Zollinger 1945, Dietel 1957, Page 1953). Die Gefäße sind unverändert.

Beim Zustandekommen des Vollbildes der Eklampsie spielen sehr wahrscheinlich verschiedene Faktoren eine bedeutsame Rolle. So ist die Hypertonie nach der Ansicht der meisten Autoren extrarenal bedingt (Fahr 1955, Volhard 1931, Bartholomew 1957 Lit., Brown 1958, Reubi 1960). Ischämie des graviden Uterus führt zur Sekretion einer experimentell isolierbaren pressorisch wirkenden Substanz, welche durch Infusion beim graviden Kaninchen ein der Eklampsie sehr ähnliches Bild erzeugt. Ob dieser pressorische Stoff über die Constriction der Nierenarterien doch zu einem renalen Faktor bei der Hypertoniegenese führt, ist nicht abgeklärt (Berger u. Boncek 1964). Die in der Placenta, möglicherweise auch in der Decidua entstehenden Stoffe wirken vermutlich aber auch toxisch und erklären zusammen mit der akuten Hypertonie die Entstehung der Glomerulonephrose (Bartholomew 1957, Hunter u. Howard 1961). Ein dritter Faktor, welcher vor allem die Fibrinthromben in den Lebersinusoiden erklärt und vereinzelt auch zu Fibrinniederschlägen am Schlingenendothel der Nieren führt, ist ein Thrombocytenschaden, welcher zu einer Koagulopathie führen kann (McKay 1964, 1965, McCartney 1964). Damit sind gewisse Parallelen zum Shwartzman-Sanarelli-Phänomen (s. S. 191) gelegt und auch die Nierenrindennekrose in gravidate wird verständlich.

Die glomeruläre Schädigung bei Graviditätsnephropathie kann, wie die elektronenmikroskopischen Untersuchungen an Nierenpunktaten gezeigt haben, reversibel sein (Pollak et al. 1956, Spargo et al. 1959, Altchek 1961, Dérot et al. 1963, Pirani et al. 1963). In einzelnen Fällen ist die Basalmembranverdickung allerdings noch nach Jahren feststellbar (Mautner et al. 1962).

Anhang: Hormonbedingte Nephrosen

Glucocorticoide bedingen eine Nierenhypertrophie mit starker Vergrößerung der Glomerula, Schlingendilatation und knotigen PAS-positiven Schlingenverdickungen (Zollinger 1952, Wilens u. Stumpf 1955, Bencosme et al. 1958, Wilson et al. 1964, Bouissou et al. 1965). In Dauerversuchen sind auch die Basalmembranen verdickt (Berdjis 1960). Die Schlingenverdickungen bestehen aus fibrinartigen Auflagerungen auf der Innenseite der Basalmembran (Janes u. Somers 1957, Moran et al. 1962). Beim Menschen haben wir eine solche Schlingenveränderung jedoch nie beobachtet.

Die Mineralcorticoide der Nebennierenrinde führen in der Niere zu Sekundärschäden auf dem Umweg über die Hypertonie (s. S. 267).

Die Nebennierenmarkhormone (Phäochromocytom) können schwere Kreislaufstörungen der Niere bewirken, welche akut als düsterblaurote, keilförmige Bezirke erscheinen und sich histologisch in hochgradig dilatierten Schlingen und erweiterten Markrindencapillaren äußern (Zollinger 1959, Chung u. Sima 1961). Bei längerem Verlauf finden sich entsprechende radiäre Narben (Abb. 46).

Das Serotonin (5-Hydroxytryptamin, Lit. Waugh u. Pearl 1960, Jasmin u. Boite 1960) löst im Tierversuch Rindennarben aus (Hedinger u. Langemann 1955, Fiore-Donati u. Erspaner 1957), welche wir in einem einzigen Fall auch beim Menschen feststellen konnten.

Durch Stilboestrol kann beim Meerschweinchen eine Glomerulonephrose erzeugt werden (Trevan 1956), während Testosteron eine Nierenhypertrophie durch

Vergrößerung der proximalen und der distalen Tubuli hervorruft (SELYE 1940). Im Dauerversuch schrumpfen die Glomerula (VAN BEEKKUM u. KASSENAAR 1951).

Das somatotrope Hormon ruft beim Experimentaltier wie beim Menschen eine schwere Glomerulonephrose hervor (ROOS et al. 1958).

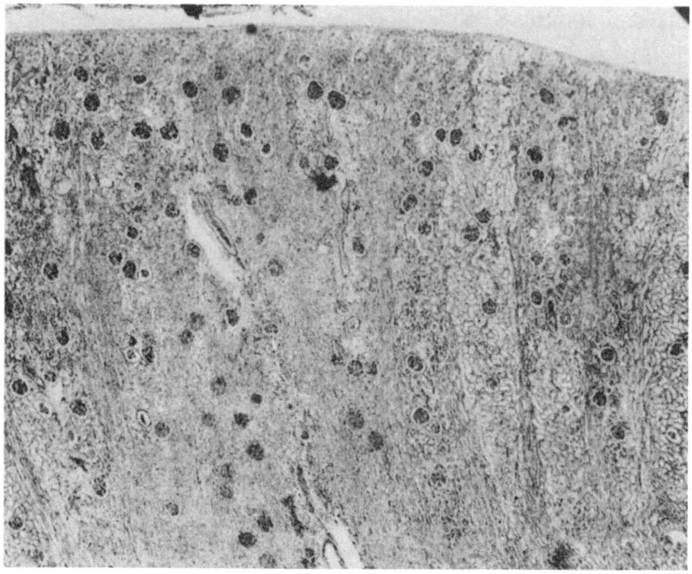

Abb. 46. Streifenförmige radiäre ischämische Bezirke in der Niere bei Phäochromocytom der Nebenniere. PAS. Vergr. 12mal

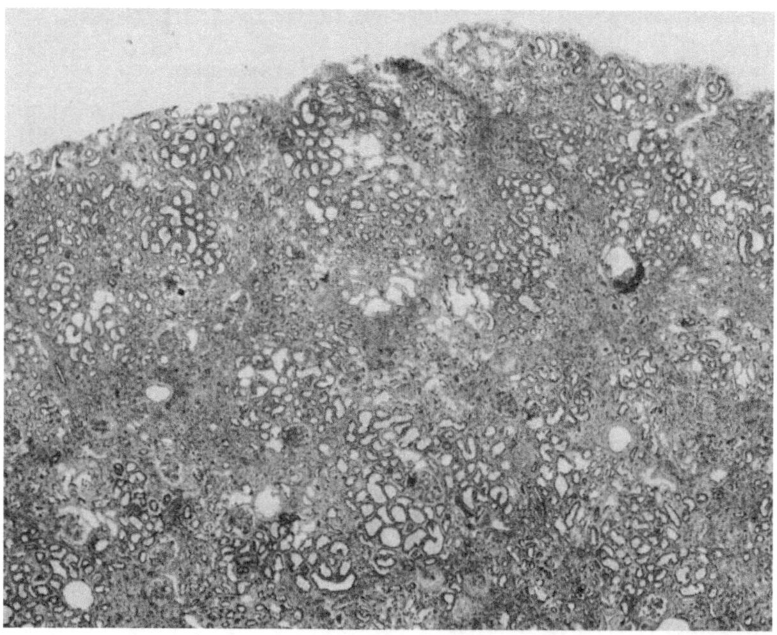

Abb. 47. Chronische interstitielle Nephritis bei primärem Hyperparathyreoidismus. 56jährige Frau, Tod an Urämie. Eine Kalknephrose fehlt, dagegen sind die Tubuli herdförmig hochgradig ausgeweitet, ihr Epithel ganz atrophisch. HE. Vergr. 15mal

Bei chronischer Parathormonüberschwemmung (Epithelkörperchenhyperplasie oder -adenom) fanden wir eine hochgradig sklerosierende, chronische, interstitielle Nephritis (Abb. 47) mit auffällig starker Verdickung der tubulären und der glomerulären Basalmembran (vgl. ANDERSON 1939). Möglicherweise handelt es sich dabei um eine Depolymerisationserscheinung der Mucopolysaccharide durch das Parathormon (BAKER et al. 1954).

2. Die vorwiegend tubulären, spezifischen Nephrosen

a) Störungen des Fettstoffwechsels

Neutralfettablagerung findet sich in der Niere recht häufig und ist funktionell ohne Bedeutung. Die verfettete Niere ist etwas teigig, sehr blaß und gelblich. Sonst finden sich keine Veränderungen. Henlesche Schleifen und Schaltstücke können schon normalerweise etwas verfettet sein, während die Verfettung der Hauptstücke einen pathologischen Prozeß darstellt, der entweder auf Intoxikation exogener oder endogener Natur (besonders schwer bei Leberdystrophie) oder auf Anoxie hindeutet.

Wesentlich bedeutungsvoller ist die Ablagerung von doppeltbrechenden *Lipoiden* in den Nieren. Wir erheben diesen Befund vor allem bei der sog. Lipoidnephrose (s. unten), dann in herdförmiger Anordnung bei Arteriolosklerose, ohne daß ein nephrotisches Syndrom zu bestehen braucht, und schließlich im Bereich des Nierenbeckens als xanthomatöse Pyelonephritis (s. S. 254).

Bei der Niemann-Pickschen Phosphatidspeicherkrankheit und bei der Pfaundler-Hurlerschen Erkrankung werden ganz vereinzelt Speicherzellen in den Glomerula beschrieben (CROCKER u. FARBER 1958, MÜLLER u. SCHREIER 1960), ebenso beim Angiokeratoma corporis diffusum Fabry (SCRIBRA 1951, HENRY u. RALLY 1963 Lit., HAMBURGER et al. 1964: Speicherzellen im Urin nachweisbar). Bei der letzterwähnten Erkrankung sind beide Blätter der Glomerula sowie die Tubuli und das Gefäßendothel befallen.

Die Lipoidnephrose[1]

Lipoidnephrose ist ein morphologischer Begriff. Die Niere ist dabei groß, oberflächlich in der Regel glatt, ganz vereinzelt angedeutet granuliert und ausgesprochen gelblich, ebenso auf Schnitt (Abb. 48). Die Papillen sind relativ dunkel, das Gewebe ist auffällig teigig und konsistent, ohne eigentlich induriert zu sein. Gefäße und Nierenbecken sind grundsätzlich zart. Das weniger ausgeprägte Bild läßt eine rote Niere mit feinster gelblicher Oberflächenstippelung erkennen (Abb. 49), welche auf Schnitt radiären, goldgelben, zarten Streifen im Rindengewebe entspricht.

Dieses Grundbild kann nun auf verschiedene Nierenleiden aufgepfropft sein (z. B. Amyloidnephrose mit sekundärer Lipoidnephrose), so daß recht verwirrende Aspekte entstehen. Eine eigentliche Lipoidschrumpfniere (MUNK 1919) gibt es nach heutiger Auffassung nicht, doch kann natürlich eine sekundäre Lipoidnephrose bei glomerulonephritischer Schrumpfniere schlußendlich zu einem solchen Bild führen.

Im histologischen Präparat steht, besonders wenn Fettfärbungen angewandt werden, quantitativ fraglos die tubuläre Veränderung im Vordergrund, während die pathogenetisch denkende Morphologie sich auf die Glomerula konzentriert. — Die Tubuli sind — wie dies bei chronischer Proteinurie häufig beobachtet wird —

[1] Lit. ZOLLINGER 1962.

stellenweise erweitert, ihr Epithel ist leicht abgeflacht und vor allem mit doppeltbrechenden Lipoidniederschlägen herdförmig sehr dicht belegt (Abb. 50a). Auch die in den Lumina vorhandenen Cylinder enthalten reichlich Lipoidmassen. Daneben finden sich in wechselnder Menge hyaline Tropfen im Hauptstückepithel und neben hyalinen Cylindern auch als granuläre Bildungen in den Lumina. Neutralfette lassen sich in den Hauptstückepithelien ebenfalls nachweisen. Dagegen fehlen im allgemeinen schwere degenerative Veränderungen im Bereich des Tubulusepithels. Bei der angeborenen Lipoidnephrose sind die Hauptstückausweitungen noch ausgeprägter, ferner findet man Zellhyperplasie im Hauptstückepithel zum Teil mit Schwanenhalsbildung (s. S. 181, PATELA 1961 Lit.). Lipoid-

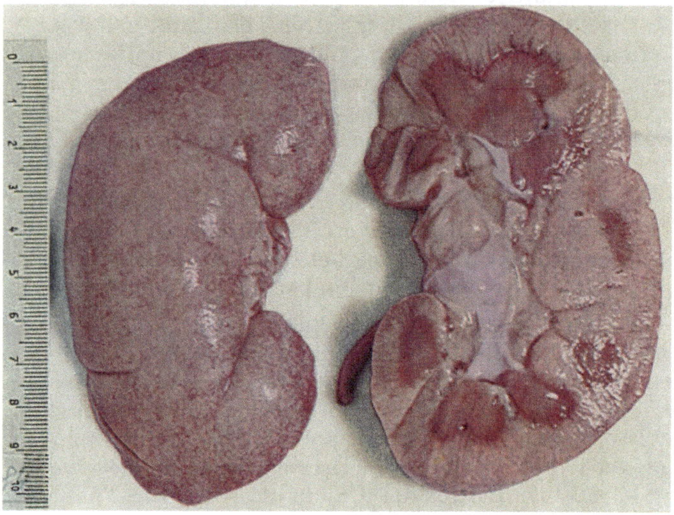

Abb. 48

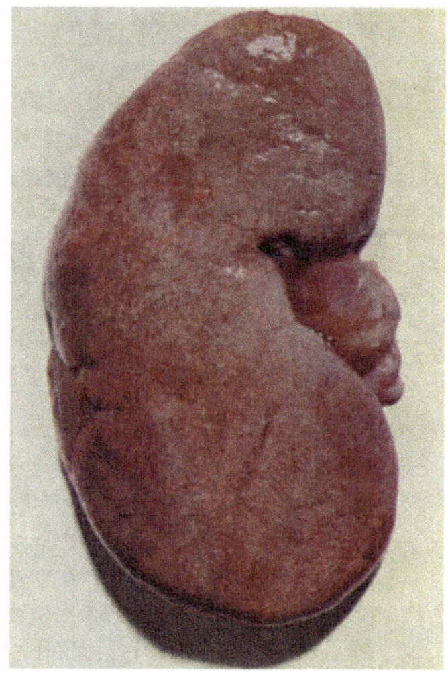

Abb. 49

Abb. 48. Chronische Lipoidnephrose bei zwölfjährigem Knaben. Die Niere ist relativ groß, blaßgelblich, Oberfläche glatt. Papillen abnorm deutlich erkennbar

Abb. 49. Lipoidnephrose nach langdauernder Behandlung mit quecksilberhaltigen Diuretica. Die Niere ist rötlich, aber ziemlich blaß und zeigt feinste, gelbliche Stippchen. 58jährige Frau mit Mitralstenose

ablagerungen lassen sich auch im Interstitium in Form von kleinen kompakten Herden und Straßen nachweisen (Abb. 50b), wobei es sich teilweise um Ablagerungen in Lymphgefäßen (ZOLLINGER 1949 Lit.), teilweise aber eindeutig um degenerierte Tubuli (SANERKIN 1963) handelt. — Im Interstitium finden sich besonders im Bereich der Markrindengrenze vereinzelte lymphoplasmocytäre Herde (interstitielle Begleitnephritis s. S. 242). Das bindegewebige Interstitium kann diffus etwas verbreitert sein.

Bezüglich der Glomerula können dem geschilderten makroskopischen Bild der Lipoidnephrose bis heute schon mindestens fünf verschiedene Veränderungstypen zugeordnet werden (Abb. 51, 52), eine weitere durch Cortisonbehandlung bedingte Läsion der Glomerulaschlingen (s. S. 203) (OPPENHEIMER u. ESTERLY 1963) stellt eine Komplikation und nicht einen eigentlichen Sondertyp dar.

Beim *ersten Typ* (Abb. 52 B, 51 I, 53) findet man das Bild einer chronischen noch aktiven intracapillären Glomerulonephritis (s. S. 230). Da es sich dabei *einwandfrei* um eine entzündliche glomeruläre Veränderung handelt, sprechen wir jedoch definitionsgemäß nicht von einer Nephrose, sondern von einer Glomerulonephritis mit nephrotischem Einschlag.

Der *zweite Typ* wird heute in Nierenpunktionen und -biopsien besonders häufig angetroffen (Abb. 51 II, 52 D, 54). Meistens sind nur wenig Glomerula verändert und in diesen wiederum nur einzelne Schlingen, in welchen die Basalmembran

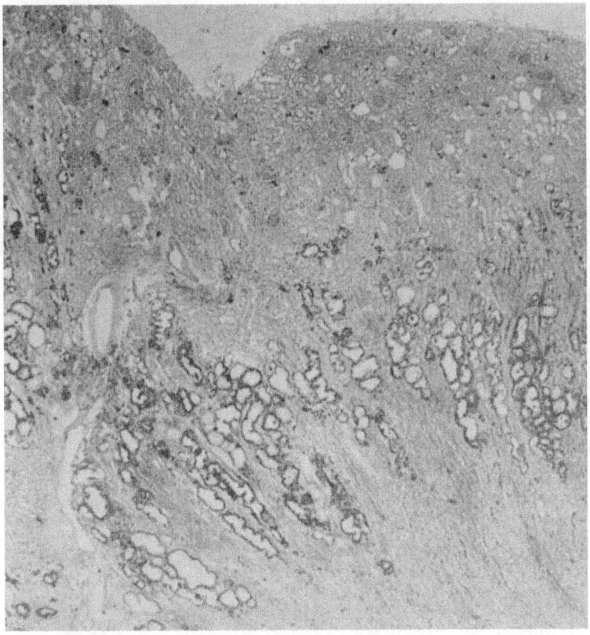

a

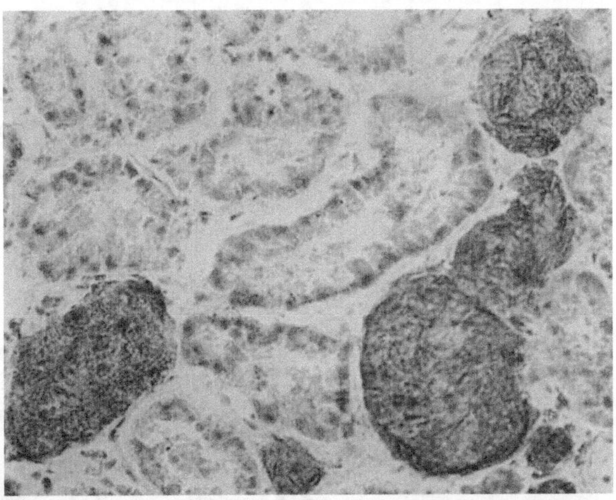

b

Abb. 50a u. b. Lipoidnephrose. a Übersicht zeigt die starke Verfettung vor allem der gestreckten Hauptstücke; b Lipoidkristalle in Zellhaufen. HE Sudan. Vergr. a 8mal, b 300mal

lichtmikroskopisch verdickt und aufgesplittert, das Mesoangium verbreitert erscheint. Bei Methenaminversilberung zeigt der Ultradünnschnitt eine unveränderte Membran und Einlagerung von PAS-positivem Material im Mesoangium (Abb. 55). Proliferative Veränderungen im Sinne von Zellvermehrung fehlen.

Zum Teil sind diese Schlingen durch Bindegewebsadhäsionen mit der Glomerulumkapsel verwachsen (vgl. Bell 1946, Ehrich 1952, Sharpe u. Unger 1959).

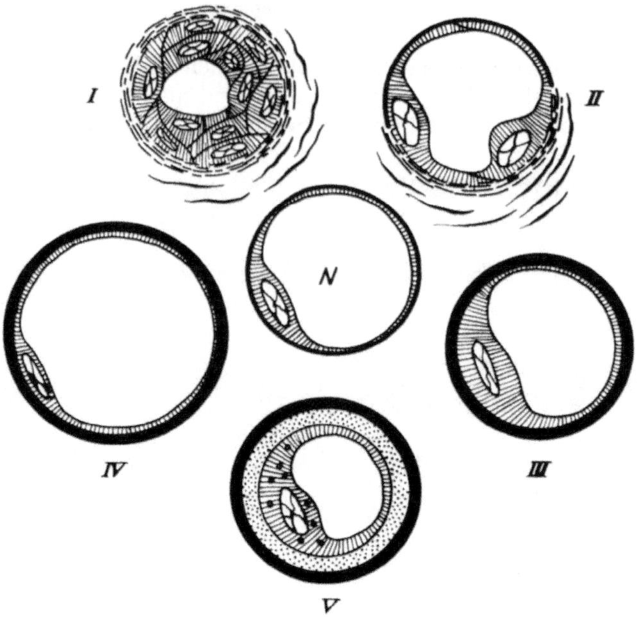

Abb. 51. Schematische Darstellung der bis heute bekannten Typen der Glomerulumschlingenveränderung bei Lipoidnephrose. *N* Normaler Schlingenquerschnitt mit Endothelzelle und Basalmembran. *I* Vorwiegend intracapilläre chronische Glomerulonephritis mit Membranaufsplitterung, Endothelproliferation und umgebender Narbe. *II* Narbig abgeheilte Herdglomerulitis. *III* Toxische Schädigung von Endothel und Basalmembran. *IV* Schlingenveränderung bei chronischer Venenthrombose mit Membranläsion. *V* Dysorotische Einlagerung von pathogenen Massen (z.B. Amyloid) zwischen das veränderte Endothel und die ebenfalls lädierte Basalmembran. (Nach ZOLLINGER 1962)

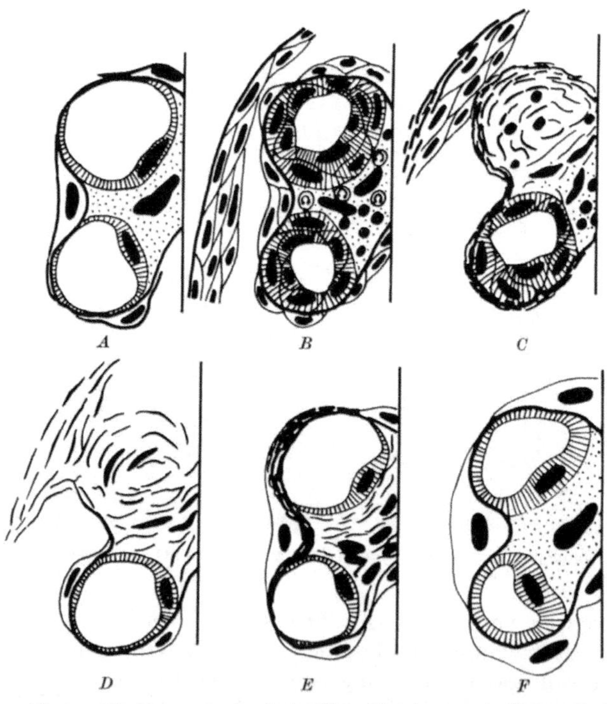

Abb. 52. Glomerulumschlingenveränderungen, wie sie in Nierenbiopsien angetroffen werden. *A* Unveränderte Schlinge mit Deckepithel, Basalmembran, Mesoangiumzelle und Endothel. *B* Proliferative, subakute Glomerulonephritis. *C* Chronische Glomerulonephritis, noch aktiv, mit Proliferation des Endothels und der Kapsel sowie Infiltraten im Mesoangium. *D* Narbig abgeheilte Glomerulonephritis; *E* herdförmige Schlingennarben; *F* unspezifischer Schlingenschaden, Glomerulonephrose. (Aus ZÜLLIG u. ZOLLINGER 1963)

Die Veränderungen können nur ganz angedeutet sein und in dicken Schnitten leicht übersehen werden, wenn nicht Spezialfärbungen (PAS, Versilberung) für die Darstellung der Basalmembranen angewandt werden.

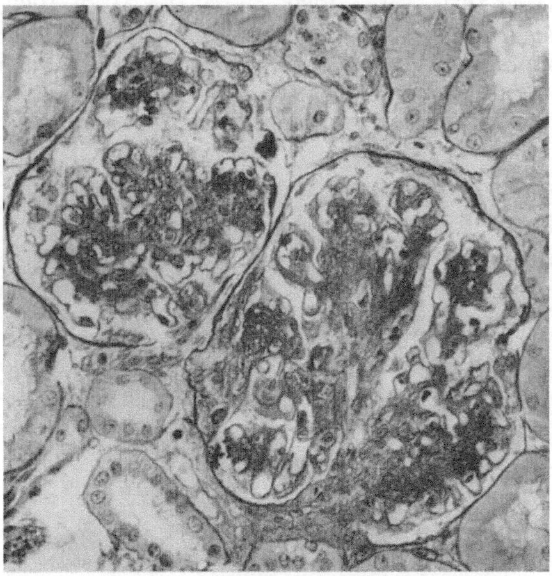

Abb. 53. Nierenpunktat bei nephrotischem Syndrom. Chronische intracapilläre noch aktive Glomerulonephritis. PAS. Vergr. 210mal

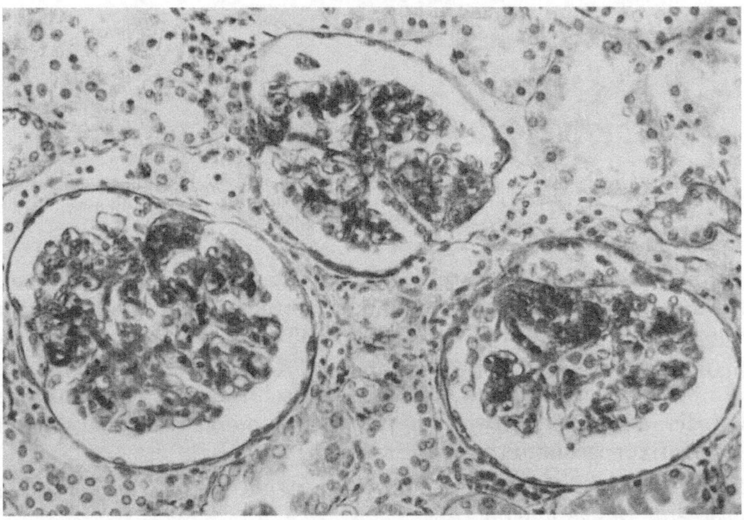

Abb. 54. Herdförmige narbige Glomerulaveränderungen bei kindlicher Lipoidnephrose; sechsjähriger Knabe. PAS. Vergr. 180mal

Elektronenmikroskopisch wird der erstmals von Farquhar (1957a, b) beschriebene Verlust der Füßchenfortsätze im Bereich der Deckzellen als erste Veränderung beobachtet. Er ist aber weder obligat noch beweisend für die Lipoidnephrose (Habib et al. 1961, Metcoff 1962, Folli u. Onida 1959, Regnier 1959 u.a.). Die Basalmembran erscheint durch Ablagerung von osmiophilem Material an die Membran verdickt (Abb. 56, MICHIELSEN 1963, SPARGO u. ARNOLD 1960, MOVAT 1960 u.a.), die Membran selbst wird im allgemeinen als nicht verdickt bezeichnet (HABIB et al. 1961, HERSCH et al. 1962 u.a., s. dagegen FARQUHAR et al. 1957a, b, SITTE 1959, SPIRO 1960, ASHWORTH et al. 1960, METCOFF 1962). Auch eine Aufsplitterung der Basalmembran wird beschrieben (MICHIELSEN 1963). Die Verbreiterung des Mesoangiums wird auf die Ablagerung von durchtretenden Plasmaproteinen und Mucopolysacchariden zurückgeführt, deren Durchtritt durch die Schlingen am Ferritinmodell verfolgt werden konnte (BERGER u. GALLE 1962b).

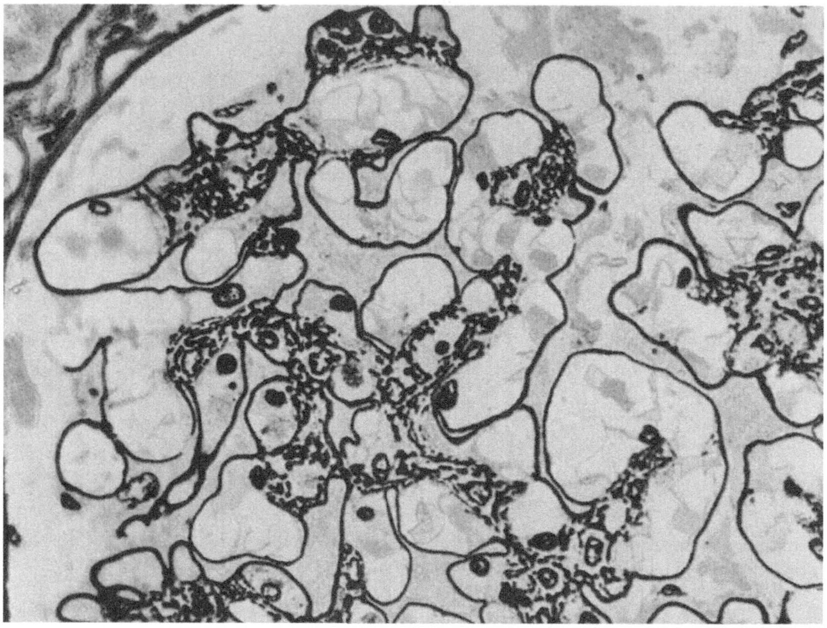

Abb. 55. Herdförmige Glomerulumnarben in Nierenpunktat bei nephrotischem Syndrom. Im Bereich der Narben sehr starke Vermehrung des Mesoangiums unter Miteinbeziehung der Basalmembranen. Methenaminsilberimprägnation. Vergr. 900mal

Es kann keinem Zweifel unterliegen, daß die beschriebene Veränderung die narbige Ausheilungsphase einer mehr oder weniger herdförmigen, nichteitrigen Glomerulonephritis darstellt (ROSEN et al. 1964). Wir vermuten, daß es sich um eine sog. „unterschwellige Glomerulonephritis" (ZOLLINGER 1954, 1962) gehandelt hat, welche im Tierversuch nach künstlicher Abschwächung der Antikörperbildung sowie bei der antikörperschwachen Ratte und empirisch beim Kleinkind mit schlechter Antikörperbildung gefunden wird.

Wir bezeichnen deshalb diesen zweiten glomerulären Veränderungstyp als *narbig abgeheilte Glomerulonephritis*.

Die *dritte* Veränderungsform der Glomerula (Abb. 51 III, 52 F) läßt entzündliche oder narbige Prozesse vermissen, die Schlingen sind verquollen und die Basalmembranen diffus verbreitert. Faservermehrung wird im Mesoangium vermißt. Diese Veränderung entspricht somit dem Bild der Glomerulonephrose. Die Bezeichnung „membranöse Glomerulonephritis" (ALLEN 1955, BECKER et al. 1962 u.a.) ist irreführend und deshalb für diese Veränderung zu verwerfen.

Wir beobachten diese Form der Lipoidnephrose, welche meist makroskopisch dem roten, gelblich gestippten Bild entspricht, bei der chronischen Quecksilber-

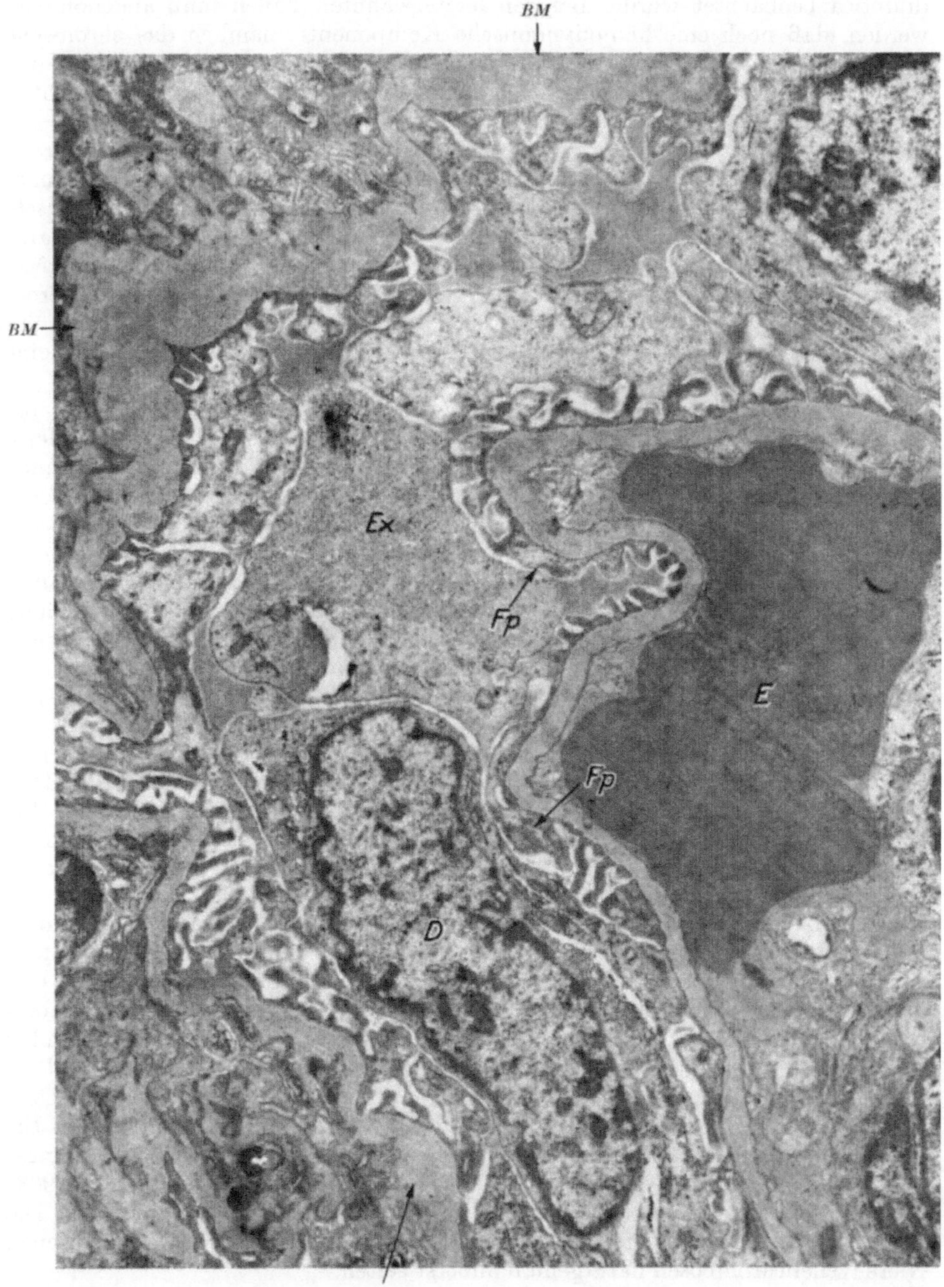

Abb. 56. Glomerulumausschnitt Elektronenmikroskopie, Nierenbiopsie; 34jährige Frau mit chronischer Glomerulonephritis. Vergr. 10200mal. *BM* Hochgradig verdickte Basalmembran; *D* aktivierte Deckzelle mit großem Kern; *E* Erythrocyt im Schlingenlumen; *Fp* verquollene und verbreiterte Fußprozesse; *Ex* Exsudat im Kapselraum. Aufnahme Dr. H. P. ROHR

vergiftung (Lit. ZOLLINGER 1955b, THAYER et al. 1961, SARRE 1954, COTTIER et al. 1963), wie sie bei Quecksilberarbeitern, chronischer Calomelvergiftung der Kinder und bis vor wenigen Jahren bei langdauernder Verabfolgung von Quecksilberdiuretica beobachtet wurde. Bei den letzterwähnten Fällen muß angenommen werden, daß noch eine hämodynamische Komponente, nämlich das chronische Herzversagen (meist Rechtsversagen) dazugetreten ist (ZOLLINGER 1955b). Auch nach Salvarsanschäden entwickeln sich analoge Veränderungen, und experimentell konnten sie beim Goldhamster erzeugt werden (ZOLLINGER 1955b).

Diese Gruppe bezeichnen wir als die *toxisch degenerative Lipoidnephrose.* Durch die Einlagerung pathologischer Substanzen, welche man als primäre Grenzflächenstörung auffassen kann, kommt es zum *vierten, dem dysorotisch-infiltrativen Typ* der Lipoidnephrose (Abb. 51 IV). Das klassische Beispiel dafür ist die Amyloidose der Glomerula, wobei die eingelagerten Massen ja färberisch einwandfrei erfaßt werden können. Auch die diabetische Glomerulosklerose Kimmelstiel-Wilson könnte hierhergerechnet werden, da dabei dysorotisch eingelagerte fibrinoide Massen eine Rolle spielen (vgl. Abb. 118, S. 269) und eine sekundäre Lipoidnephrose häufig beobachtet wird.

Beim *fünften Typ* (Abb. 51 V) finden wir hypoxische Schäden der Glomerula, welche von Glomerulum zu Glomerulum stark wechseln. Die Fasern des Mesoangiums sind verquollen und gelegentlich kollagenisiert, die Basalmembranen leicht verbreitert (Abb. 103a, S. 253), und oft sind die befallenen Schlingen hochgradig erweitert. Als Ursache des Krankheitsbildes findet man in den meisten Fällen eine Nierenvenenthrombose, und zwar vor allem die Erwachsenenform (POLLAK et al. 1956, Lit., BATZENSCHLAGER et al. 1958, ZOLLINGER 1962, LAGRUE et al. 1957). Die Veränderung konnte experimentell durch Nierenvenendrosselung erzeugt werden (MANN 1960, SHEEHAN u. DAVIS 1960), sie tritt vereinzelt auch spontan herdförmig im Bereich von Glomerula auf, deren zuführende Arteriolen hochgradig arteriosklerotisch verändert sind, so daß es zur Schlingenhypoxie kommt.

In pathogenetischer Hinsicht ergibt sich somit, daß die morphologisch erfaßbare Veränderung der Glomerulumpermeabilität im Zentrum stehen muß. Dies ist der einigende Grundvorgang, welcher zum Bild der Lipoidnephrose führt. Wie wir gezeigt haben, kann derselbe jedoch auf ganz unterschiedlich beschaffenen Einzelvorgängen beruhen. Die Lipoidnephrose ist somit ein pathologisch-anatomisches Syndrom und keine einheitliche Krankheit.

Über die prozentuale Verteilung der Typen 1—5 liegen verschiedene Punktionsuntersuchungen vor (PARRISH et al. 1957, KARK et al. 1958, BERMAN u. SCHREINER 1958, ZÜLLIG u. ZOLLINGER 1963 u.a.). Sie decken sich im allgemeinen mit den autoptischen Zusammenstellungen (BARNESS et al. 1950, LIBMANN 1950). Es überwiegen bei weitem die eigentlich nur sekundäre Lipoidnephrosen darstellenden intracapillären Glomerulonephritiden, darauf folgen mit ziemlichem Abstand die narbig ausgeheilten Glomerulonephritiden, seltener schon sind die diabetischen Glomerulosklerosen und die Amyloidosen. Die letzteren werden nach unseren Erfahrungen im Punktions- und Biopsiegut noch relativ häufig als Überraschungsbefunde bei nephrotischem Syndrom nachgewiesen (ZÜLLIG u. ZOLLINGER 1963: 23 Fälle von entzündlich-narbiger und zwölf von Amyloidveränderungen). Die Quecksilbernephrosen sind heute fast völlig verschwunden, die chronischen Nierenvenenthrombosen naturgemäß äußerst selten.

Als experimentelles Modell für die Lipoidnephrose gilt heute vielfach die Aminonucleosidnephrose (allg. Lit. KÖRTGE et al. 1961, BUCHER 1963, BUBACH 1964). Bei chronischem Verlauf geht sie meist in eine proliferierende Glomerulonephritis über (BUCHER 1963).

b) Vorwiegend tubuläre spezifische Nephrosen bei Störungen des Eiweißstoffwechsels

Die Plasmocytomniere

Die Nierenveränderungen bei multiplem medullärem Plasmocytom entwickeln sich auf komplexer Grundlage. Im Vordergrund allerdings steht die Eiweißstoffwechselstörung, welche in erster Linie zu charakteristischen tubulären Cylinderbildungen, dann auch zu interstitiellen und glomerulären Veränderungen führt. Daneben aber spielt auch die meist deutliche Hypercalcämie, die sich in Nephrocalcinose äußert, eine Rolle.

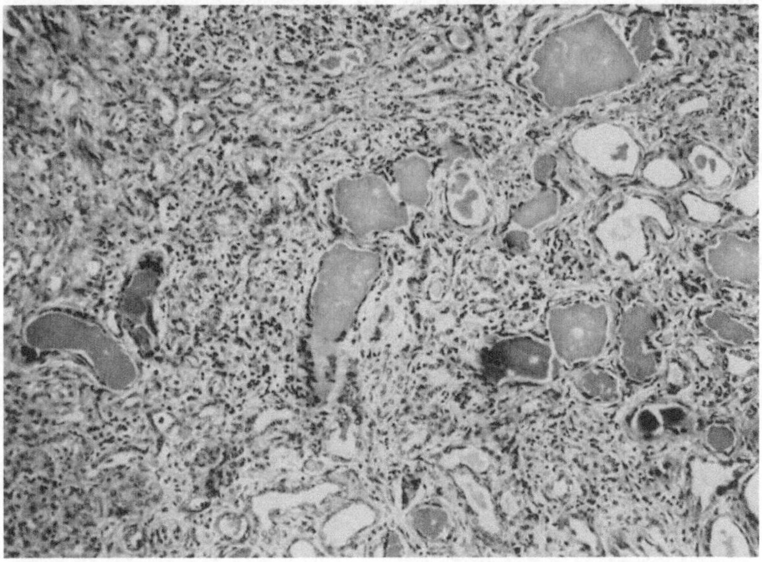

Abb. 57. Typische Plasmocytomniere. Festgefahrene unregelmäßig geformte, kompakte Zylinder im Nierenmark, umgeben von einzelnen Fremdkörperriesenzellen (*FRZ*). Das Interstitium hochgradig bindegewebig verbreitert mit lockeren lymphoplasmocytären Infiltraten. Einzelne Tubuli erweitert mit abgeplattetem Epithel. Hämalaun-Eosin. Vergr. 120mal

Die Nieren sind in der Regel vergrößert (Staemmler 1957, Cauchie et al. 1962 Lit.). Gelegentlich sind sie makroskopisch und übrigens auch mikroskopisch unverändert (30—40% : Zollinger 1945, Michon et al. 1959). In 10% findet man besonders bei sehr langem Verlauf Schrumpfnieren mit unscharfer Zeichnung der Schnittfläche. Ober- und Schnittfläche sind auch bei den vergrößerten Nieren in der Regel sehr blaß. Die Konsistenz des Gewebes ist vermehrt. Die Brüchigkeit kann bei vergrößerten Plasmocytomnieren erhöht und die Schnittfläche dabei sehr stark glänzend sein. In den übrigen Fällen ist die Brüchigkeit vermindert.

Mikroskopisch fallen vor allem die herdförmig erweiterten Nephrone, besonders ihre Hauptstückabschnitte auf, in den Mittelstücken und den Sammelrohren findet man grobkantige kompakte Eiweißcylinder mit umgebenden Fremdkörpergranulomen, die zahlreiche Riesenzellen aufweisen (Abb. 57, Sugano 1959 u.a.). Sie bestehen aus Eiweiß und Polysacchariden (Vassar u. Culling 1962) und umschließen gelegentlich große Eiweißkristalle (Neumann 1949, elektronenmikroskopisch: Constanza u. Smoller 1963). Das Epithel ist im Bereich der Granulome und der kompakten Cylinder meist zerstört. In den übrigen Abschnitten enthält es proximal of hyaline Tropfen, distal findet man nicht selten Kalkcylinder.

Die Glomerula weisen eine geringgradige, unspezifische Glomerulonephrose auf (Abb. 34, S. 194, McHARVEY et al. 1963 Lit.). In knapp 10% unserer eigenen Plasmocytomfälle hat die Glomerulonephrose allerdings gefehlt.

Das Interstitium ist bei den stark vergrößerten Nieren im Sinne einer akuten und bei den verkleinerten Nieren in Form einer chronischen interstitiellen Nephritis verändert (s. S. 244). Die Gefäße sind zart.

Paramyloidose wird bei Plasmocytom gehäuft beschrieben (CAUCHIE et al. 1962: 6,8%). In unseren eigenen 54 Fällen von Plasmocytomniere konnte nur einmal eine Paramyloidose bei der Autopsie entdeckt werden.

Als Ursache der Cylinderbildung mit Fremdkörpergranulomen, der hyalintropfigen Tubulusepithelveränderung, der Glomerulonephrose sowie der interstitiellen Nephritis sprechen wir die chronische Eiweißstörung (Paraproteinämie) an. Sehr ähnliche Veränderungen können auch bei Makroglobulinämie Waldenström nachgewiesen werden (ZOLLINGER 1958, LARCAN et al. 1962).

c) Vorwiegend tubuläre spezifische Nephrosen bei Kohlenhydratstoffwechselstörung

Die sog. „Zuckerspeicherniere“[1]

Der pathologische Anatom findet bei klinisch intensiv behandelten schweren Unfällen, Anurien, Leberinsuffizienz etc. häufig eine sehr schwere feinvacuoläre

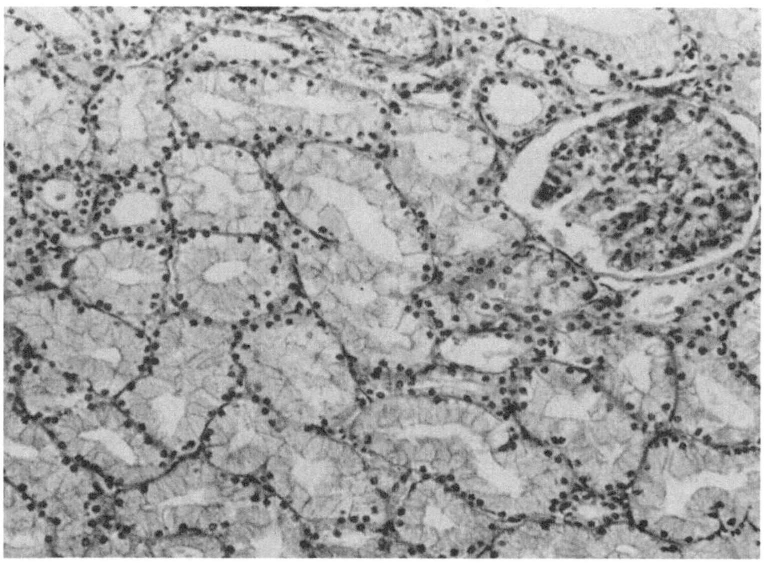

Abb. 58. Schwerste Zuckerspeicherniere. Feinvacuoläre Umwandlung und Schwellung sämtlicher Hauptstückepithelien, Mittelstücke und Glomerula scheinen unverändert, ebenso das Interstitium. 64jähriger Mann. Tod 8 Tage nach Magenresektion, gefolgt von Nachblutung und schwerem Schock, hat total 1600 g Glucose in 10- und 20%iger Lösung erhalten. PAS. Vergr. 200mal

Veränderung der Hauptstückepithelien (Abb. 58). Gemeinsam ist diesen Fällen bei anamnestischer Untersuchung durchweg die intensive Behandlung mit intravenösen Zuckerinfusionen (Glucose, Lävulose, Rohrzucker, ANDERSON u. BETHEA 1940). Vereinzelt liegen ihr auch Infusionen mit polymeren Kohlenhydraten zugrunde (RANDERATH u. BOHLE 1959 Lit.).

[1] Allg. Lit. GLOOR 1965, ZOLLINGER 1966.

Histologisch läßt sich der Vacuoleninhalt mit keiner Methode anfärben. Es scheint sich somit vorwiegend um Wasser zu handeln, jedoch zeigt es sich, daß auch Zucker autoradiographisch in den Vacuolen nachgewiesen werden kann (ZOLLINGER et al. 1965b). Entgegen früheren Vermutungen ergibt die Elektronenmikroskopie, daß der Zucker nicht in Mitochondrien, sondern in Lysosomen gespeichert wird (YOLAC 1959, TRUMP 1962, ZOLLINGER et al. 1965b Lit.). Da nur sehr wenig Zucker in den Vacuolen liegt, muß angenommen werden, daß derselbe osmotisch Wasser anzieht, wodurch es zur Vacuolenbildung kommt.

In den meisten Fällen ist diese Zuckerspeicherung bezüglich der vitalen Nierenfunktion nicht von Belang, nur in Einzelfällen kann die Veränderung so schwer sein, daß sie zur Anurie führt (LANZ u. ZOLLINGER 1955, BRUN u. MUNCK 1957), was allerdings im Tierversuch nicht zutrifft (SARRE u. KNORR 1963).

Bei der Entwicklung der Zuckerspeicherung scheint dem Schock eine große Bedeutung zuzukommen (CAULFIELD u. TRUMP 1962), welcher durch renale Durchblutungsstörung die Zuckerspeicherung stark fördert, wie dies auch bei Leberinsuffizienz beobachtet wurde (MORARD 1955). Wir glauben deshalb, daß eine vorgängige Epithelschädigung die Entwicklung der Zuckerspeicherung ganz allgemein stark fördert, jedenfalls gilt dies für Glucose und Lävulose (s. auch GLOOR 1965).

Glykogennephrose bei Diabetes mellitus

Falls der Blutzucker während einiger Zeit und bis zum Tode über 500 mg-% gewesen ist, finden wir regelmäßig im Bereich der Markrindengrenze lange Reihen

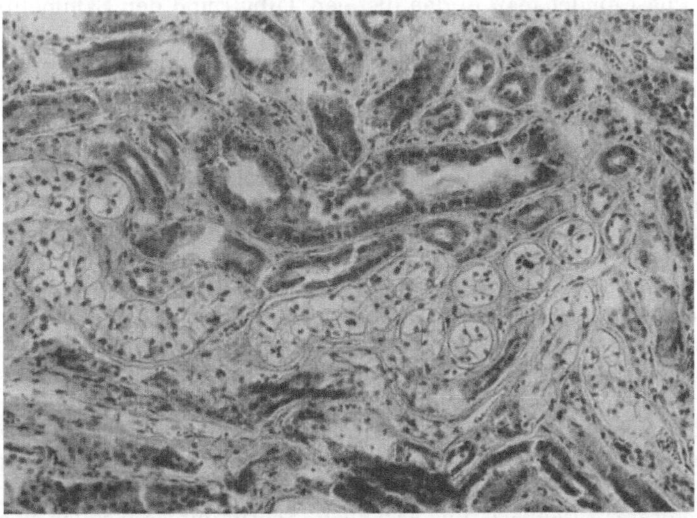

Abb. 59. Holundermarkähnliche Umwandlung im Bereich der gestreckten Nierenhauptstücke. Armanni-Ebstein-Zellen, welche prall mit Glykogen gefüllt sind. 53jährige Frau mit unbehandeltem diabetischem Koma. Hämalaun-Eosin. Vergr. 200mal

von holundermarkähnlichen, großen Zellen mit optisch leerem Protoplasma im Gefrierschnitt (Abb. 59). Im alkoholfixierten und nach BEST gefärbten Schnitt lassen sich massenhaft Glykogentropfen im Protoplasma nachweisen (Armanni-Ebstein-Zellen). Die befallenen Zellen gehören nach neuesten Untersuchungen zu den geraden Hauptstückabschnitten der juxtamedullären Nephrone. Das Glykogen wird aus rückresorbierter Glucose resynthetisiert (RANDERATH u. BOHLE 1959 Lit.).

Die Niere bei Glykogenspeicherkrankheit

Beim renalen Typ der Glykogenspeicherkrankheit (VAN CREVELD-VON GIERKE) findet man sehr stark vergrößerte, blasse Nieren mit sonst erhaltener Zeichnung. Im mikroskopischen Schnitt sind die Hauptstücke, in einzelnen Fällen (eigene Beobachtungen) auch die Sammelrohre, befallen. Das Bild entspricht sonst weitgehend demjenigen der Armanni-Ebstein-Zellen.

d) Vorwiegend tubuläre Pigmentnephrosen

Pigmentablagerungen in den Nieren sind für den pathologischen Anatomen ein wichtiger Fingerzeig auf die entsprechenden Stoffwechselstörungen. Funktionell sind sie an sich nicht von wesentlicher Bedeutung.

Die *ikterische Nephrose* ist, wenn sie rein vorkommt, nur durch die gelblichbräunliche Verfärbung mit einem Stich ins Grünliche ausgezeichnet. Mikroskopisch findet sich in der akuten Phase eine Art hyalintropfiger Veränderung der proximalen Hauptstückepithelien, wobei die Tropfen jedoch im Nativschnitt eindeutig gelbbraune Eigenfarbe aufweisen und aus Bilirubin bestehen. In der subakuten Phase können Einzelzellnekrosen des pigmentierten Hauptstückepithels gefunden werden, jedoch sind sie so selten, daß sie speziell gesucht werden müssen. Das Epithel ist jedoch ausgesprochen hinfällig, so daß autolytische Veränderungen abnorm frühzeitig auftreten. Möglicherweise spielen auch hepatogene Stoffwechselstörungen agonal noch mit (s. auch STAEMMLER 1957). Weiter kann eine ziemlich diffuse Verfettung sämtlicher Hauptstückepithelien nachgewiesen werden. In dieser Phase findet man in den distalen Tubuli und den Sammelrohren grobschollige, durch Bilirubin grüngefärbte Cylinder.

Bei chronischem Ikterus ist das Tubulusepithel stark abgeflacht, es besteht Speicherinsuffizienz, und die gefärbten Cylinder sind ausgesprochen zahlreich und kompakt.

Das Interstitium ist — immer den reinen Fall vorausgesetzt — zart und unverändert. Die Glomerula lassen, besonders bei kindlichen Patienten, das typische Bild einer Glomerulonephrose erkennen.

Quantitativ gesehen, stellen sich jedoch neben die reinen ikterischen Nephrosen recht zahlreiche Fälle, in welchen klinisch eine sekundäre Niereninsuffizienz beobachtet wurde. Meist sind solche Nieren groß und teigig und zeigen histologisch das typische Bild einer akuten, ausgesprochen serösen, interstitiellen Nephritis. Die Mittelstücke enthalten dann oft ikterisch gefärbte Calciumoxalatkristalle (s. S. 219) als Ausdruck der Acidose, und das Hauptstückepithel läßt sehr häufig als Folge der Hypokaliämie eine grobvacuoläre Veränderung erkennen (s. S. 197).

Die *hämosiderotische Nephrose* ist durch Ablagerung von Hämosideringranula in den Deckzellen der Glomerula und in den Hauptstückepithelien ausgezeichnet. Sonstige Epithelschäden oder gar Nekrosen lassen sich nur im Tierversuch bei exzessiv schwerer Eisenbelastung erkennen, Schrumpfnieren sollen sich nach sehr häufigen Bluttransfusionen, welche zum Teil von pathologischen Reaktionen begleitet sein müssen, als extreme Seltenheit einmal einstellen (HEITZMANN et al. 1951) und sind ebenfalls im Tierversuch zu erzeugen (eigene Beobachtung).

Die tubuläre Hämosiderose tritt im Gegensatz zur Gewebshämosiderose nach Abbau einer Blutung (5 Tage!) schon nach Stunden auf (ZINGG u. ZOLLINGER 1951).

Als Ursache der hämosiderotischen Nephrose kommen sämtliche hämolytischen Prozesse in Betracht. Bei Hämochromatose sind eigenartigerweise mehr die Schaltstücke und die Henleschen Schleifen befallen (COTTIER 1952, HEDINGER 1953).

Die *chromoproteinurische Nephrose* besprechen wir auf S. 243.

Schwarzbraunes, eisennegatives Pigment, welches durch H_2O_2 gebleicht wird, bedingt die *Melanose* der Niere, wie sie bei zerfallenden Melanomen häufig gefunden wird. — Bei *Alkaptonurie* können die Nieren oberflächlich schwärzliche Stippchen aufweisen (GALDSTON et al. 1952); und bei *Porphyrinurie* können bräunlich-gelbliche Cylinder nachgewiesen werden (BORST u. KÖNIGSDORFER 1929). — Schließlich kann noch eine tiefbraune Niere bei *idiopathischer Nierenpigmentierung* gefunden werden (GÖSSNER 1949), wobei weder das Pigment noch die grundlegende Stoffwechselstörung bekannt sind.

Nach längerer Behandlung mit silberhaltigen Medikametnen kommt es zur *Argyrose*, d.h. einer vitalen Imprägnation der glomerulären und tubulären sowie vasculären Basalmembranen (Lit. KOELSCH 1961).

e) Histologisch spezifische Nephrosen mit Konkrementablagerungen

Gichtniere[1]

In etwa zwei Drittel der Fälle von chronischer schwerer Gicht werden spezifische und sehr häufig auch komplizierende, unspezifische Nierenveränderungen nachgewiesen.

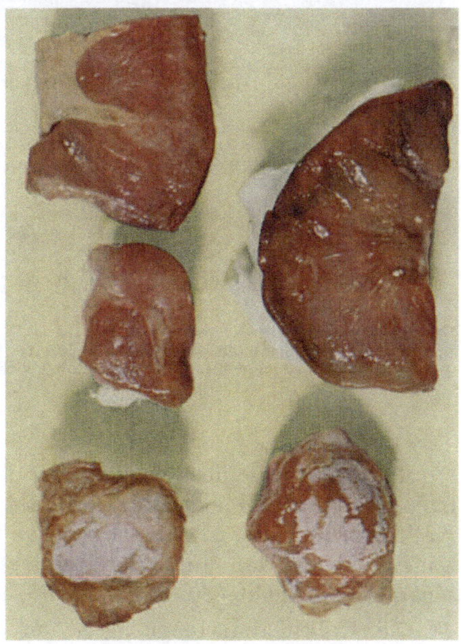

Abb. 60. Nierenausschnitte (oben) mit weißlichen Gichttophi in den Papillen; unten Großzehengrundgelenke mit gipsartigem Uratbelag

Charakteristisch sind feine, weißliche, radiäre Streifenbüschel in den Markkegeln (Abb. 60), welche mikroskopisch vorwiegend aus harnsaurem Natron bestehen (s. WALDMANN 1963) und von mehr oder weniger ausgedehnten Fremdkörpergranulomen umgeben sind (Abb. 61). Sehr häufig besteht ferner eine meist allerdings nicht sehr ausgesprochene unspezifische Glomerulonephrose (s. S. 191), welche in Glomerulosklerose übergehen kann (KOLLER u. ZOLLINGER 1945, TALBOT u. TERPLAN 1960). Diese Veränderung wird noch kompliziert durch anoxische Schlingenschäden auf Grund der vasculären Veränderungen (s. unten).

Das Interstitium kann zwei unterschiedliche Veränderungen aufweisen: Erstens eine chronische interstitielle, nicht destruktive Nephritis, die sehr schwer und sklerosierend sein und zudem noch von akuten Schüben begleitet sein kann. Zweitens fanden wir knapp in der Hälfte unserer Gichtfälle eine komplizierende Pyelonephritis (destruktiv interstitielle Nephritis). — Schließlich wird in rund zwei Drittel der Gichtnieren eine ausgesprochene Arteriosklerose und beinahe so häufig auch eine Arteriolosklerose gefunden.

In pathogenetischer Hinsicht sind die Uratablagerungen der Nieren, welche in den Tubuli beginnen und zur Zerstörung des Epithels führen, eine Folge der Hyperurikämie, ebenso vermutlich die unspezifische Glomerulonephrose und die interstitielle Nephritis. Die Häufung der Pyelonephritis bei Gichtpatienten muß als

[1] Allg. Lit. TALBOT u. TERPLAN 1960, ZOLLINGER 1962.

Folge der lokalisierten Harnstauung (s. diese bei Pyelonephritis), hervorgerufen durch die Kristallablagerungen mit ihren Fremdkörpergranulomen, zurückgeführt werden. Die Gefäßveränderungen, welche in ihrem Schweregrad ungefähr demjenigen der interstitiellen Nierenläsion parallel gehen, stellen eine sekundäre Folge der renal ausgelösten Hypertonie dar.

Die bei Neugeborenen oft beobachteten *Harnsäureinfarkte* der Nieren bestehen aus rundlichen Spährolithen aus Ammoniumurat, welche vorwiegend in den Sammelröhren liegen und durch Erythroblastenzerfall hervorgerufen werden.

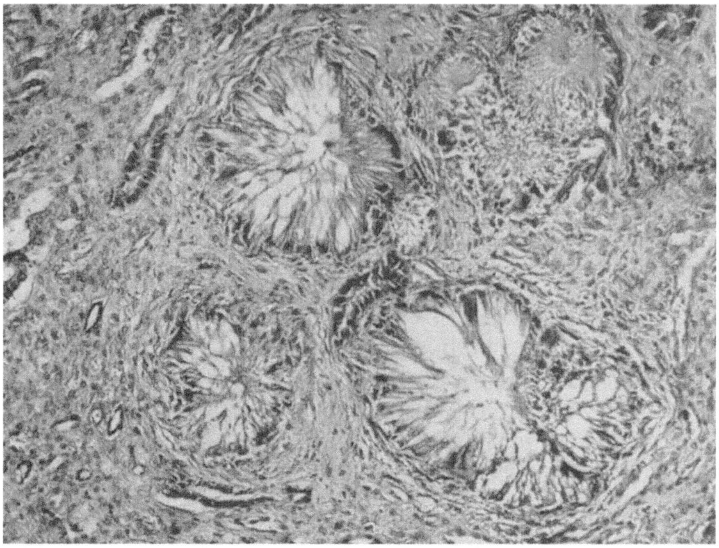

Abb. 61. Gichttophi im Niereninterstitium bei $4^7/_{12}$jährigem Knaben. Die Tophi von Fremdkörperriesenzellen umgeben. In der Umgebung starke reaktive interstitielle Nephritis. HE. Vergr. 200mal. Das Präparat verdanke ich der Liebenswürdigkeit von Herrn Prof. Dr. E. UEHLINGER, Zürich

Nephrocalcinose und Kalknephrose[1]

Als Nephrocalcinose wird häufig die metastatische, als Kalknephrose die dystrophische Kalkablagerung, und als Kalkinfarkt eine belanglose interstitielle Kalkausfällung in den Markkegelspitzen bezeichnet. Neueste Untersuchungen zeigen jedoch, daß auch der metastatischen Verkalkung ein geringer Epithelschaden vorangeht (SCARPELLI 1965).

Die Kalkniederschläge bestehen aus Hydroxylapatit (BRANDENBERGER u. SCHINZ 1945), vereinzelt auch aus Calciumoxalat (ENGFELDT u. LAGERGREN 1958). Nach dem Verteilungsmuster der Kalkniederschläge kann bis zu einem gewissen Grade auf die Ursache geschlossen werden (s. unten). Die Ablagerungen erfolgen in Form von Kalkcylindern und von Kalkkörnchen in den Epithelien. Hydroxylapatitkristalle erscheinen zuerst in den Mitochondrien (CAULFIELD u. SCHRAG 1964), nach anderen Autoren im extracellulär liegenden Basallabyrinth der Hauptstückepithelien (GIACOMELLI et al. 1964). Erst sekundär kann an Mucopolysaccharide gebundenes Calciumcarbonat in den peritubulären Membranen nachgewiesen werden. Die als Matrix der Kalkniederschläge lichtmikroskopisch erfaßbaren Mucopolysaccharide sind möglicherweise erst sekundär ausgeschieden worden (KONETZKI et al. 1962).

[1] Lit. JACCOTTET 1959, EPSTEIN 1963.

Die *metastatischen* Kalkablagerungen treten vor allem im Nierenmark in Erscheinung und können zu sekundärer Rückstauung des Urins (Nephrohydrose) führen. Gelegentlich ist auch das Interstitium herdförmig verkalkt.

Die metastatische Nephrocalcinose wird vor allem bei Hyperparathyreoidismus sowie bei destruierenden Knochenprozessen gefunden (Abb. 62), doch können auch Carcinome ohne Knochenmetastasen vereinzelt beobachtet werden, wobei an einen metabolisch aktiven Stoff (MYERS 1960) gedacht wird, welcher die Parathyreoidea aktivieren soll (UEHLINGER 1963). Kürzlich isolierten GOLDBERG et al. (1964) aus

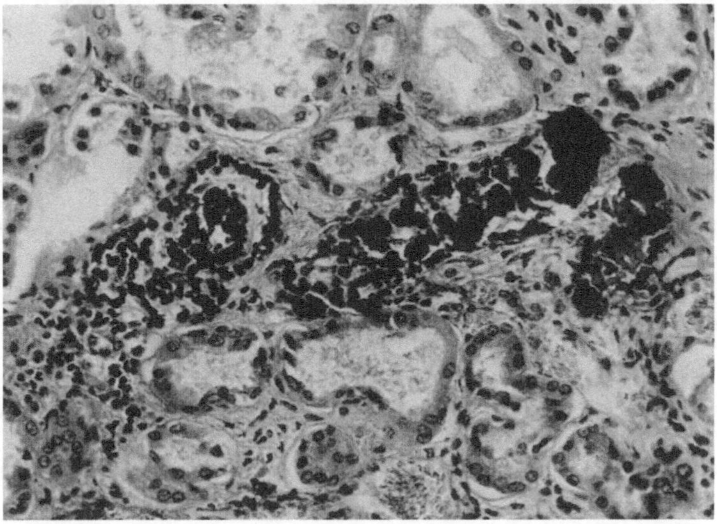

Abb. 62. Nephrocalcinose bei primärem Hyperparathyreoidismus mit starker Verkalkung der Mittelstücke. (Aus JACCOTTET 1959.) HE. Vergr. 350mal

einem mit schwerer Hypercalcämie einhergegangenen Nierencarcinom einen immunologisch vom Parathormon nicht trennbaren Stoff. — Metastatische Verkalkungen sind ferner bei der Vitamin D-Intoxikation, beim Morbus Boeck, bei allgemeiner Alkalose und bei der hyperchlorämischen Acidose bekannt. — Bei der idiopathischen Hypercalcämie (Lit. HÖVELS u. STEPHAN 1962) besteht vor allem eine Verkalkung der Nierengefäße und der Glomerula.

Unter den *dystrophischen Kalknephrosen* steht die durch akute Quecksilber- oder Uranvergiftung bedingte Form im Vordergrund. Die schwere Quecksilberschädigung betrifft die Hauptstücke, wo sich auch die sekundäre Verkalkung manifestiert (vgl. S. 198). Ob bei der hypochlorämischen Kalknephrose tatsächlich der Chlorverlust entscheidend ist oder die allgemeine Alkalose (GSELL 1935) ist nicht entschieden (s. dagegen BÜCHNER 1939, allg. Lit. RANDERATH u. BOHLE 1959).

Nur bei äußerst schwerer Nephrocalcinose, z. B. Vitamin D-Intoxikation, kann es schließlich zu Urämie kommen. Meist finden sich, abgesehen von einzelnen sekundären pyelonephritischen Herden zufolge lokalisierter, intrarenaler Harnstauung, keine Folgen der renalen Kalkablagerungen. Diese letzteren können im übrigen weitgehend reversibel sein (HAINTZ 1956).

Die Calciumoxalatniere[1]

Abgesehen von einzelnen Calciumoxalatkristallen bei schwerer renaler Acidose (Abb. 63) und bei Diäthylenglykolvergiftung (s. S. 197) findet man sehr massive

[1] LARGIADÈR u. ZOLLINGER 1960.

Kristallablagerungen dieser Art nur bei einer endogen bedingten Fermentmangelkrankheit, wobei der Abbau des Glyoxylats blockiert wird (LARGIADÈR 1960, LARGIADÈR u. ZOLLINGER 1960, MCLAURIN et al. 1961, CATTELL et al. 1962, GASSER u. WUKETICH 1964).

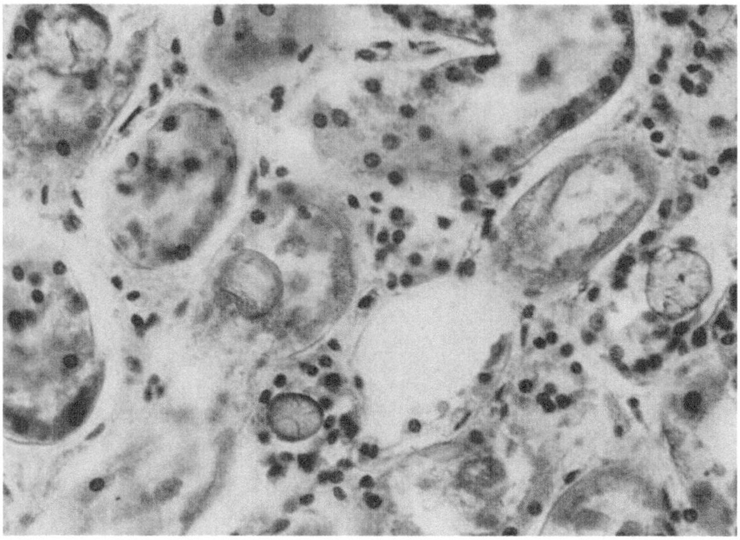

Abb. 63. Radiär strukturierte Calciumoxalatkristalle in Haupt- und Mittelstücken bei akuter posttraumatischer Anurie. Gefrierschnitt, HE. Vergr. 450mal

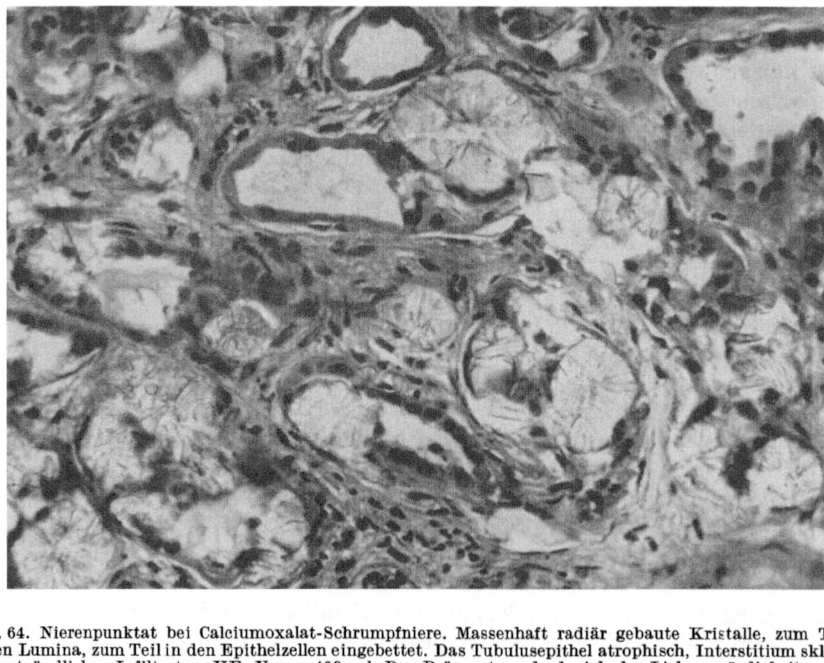

Abb. 64. Nierenpunktat bei Calciumoxalat-Schrumpfniere. Massenhaft radiär gebaute Kristalle, zum Teil frei in den Lumina, zum Teil in den Epithelzellen eingebettet. Das Tubulusepithel atrophisch, Interstitium sklerosiert mit entzündlichen Infiltraten. HE. Vergr. 400mal. Das Präparat verdanke ich der Liebenswürdigkeit von Prof. LAAS, Hamburg

Die Nieren sind dabei klein, blaß und feingranuliert, die Zeichnung ist verwischt, das Gewebe sehr konsistent. In etwa 50% der Fälle lassen sich in den ableitenden Harnwegen Steine nachweisen.

Das Gewebe ist mikroskopisch übersät mit doppeltbrechenden, radiär gebauten und oft geschichteten Kristallen (Abb. 64), die aus Calciummonohydrat bestehen (ZOLLINGER u. ROSENMUND 1952). Sie liegen vor allem in der inneren Rinde, also den distalen Tubuli. Das Interstitium ist hochgradig narbig verändert. Neben einer eigentlichen Fremdkörperreaktion findet sich eine chronische interstitielle Nephritis. Die Basalmembranen der Tubuli sind abnorm stark verdickt. Dasselbe gilt auch von den Glomerula (Glomerulonephrose). Experimentell läßt sich die nämliche Veränderung erzeugen (LARGIADÈR 1960).

Neben ausgedehnten Ablagerungen von Calciumoxalatkristallen in den Nieren zeigt die akute *Diäthylenglykolvergiftung* eine grobvacuoläre Schädigung der Hauptstücke (DOERR 1949), welche an sich weitgehend reversibel sein soll (FLANAGAN u. LIBCKE 1964).

Anhang: 1. Die Bleiniere[1]

Als charakteristisch für die Bleieinwirkung auf die Niere kann eigentlich nur die tubuläre Veränderung mit Kernschwellung und Einschlußkörperbildung angesprochen werden. Sie tritt praktisch nur bei Kindern auf und kann experimentell erzeugt werden (EGER 1937, ZOLLINGER 1951, TÖNZ 1957, ANGEVIN et al. 1962 elektronenmikroskopisch). Zum Teil handelt es sich um autochthon im Kern entstandene sog. direkte, zum Teil um Einschlußbildungen im Kern aus Cytoplasmafragmenten (indirekte Einschlußkörper, MÜLLER u. STÖCKER 1964). Das Blei scheint somit wesentlich in den Kernstoffwechsel einzugreifen. Es kann sogar so weit gehen, daß sich beim Tier in der Niere Cysten, Adenome und schließlich Carcinome entwickeln (ZOLLINGER 1953, BOYLAN et al. 1960, DUKES 1961, VAN ESCH et al. 1962).

Neben den Einschlußkörpern enthalten die Tubulusepithelien ein braunes Pigment (FINNER u. CALVER 1939, FAIRHALL u. MILLER 1941 u.a.). In den Lumina werden Konkremente nachgewiesen, welche Blei sowie Calcium enthalten (DIAZ u. HORN 1945, TÖNZ 1957, WACHSTEIN 1949).

Eigentliche Schrumpfnieren scheinen aus diesen tubulären Veränderungen, soweit wir dies beurteilen können, nicht hervorzugehen (s. dagegen LACHNIT 1961, EMMERSON 1963). Die häufig diskutierte vasculäre Schrumpfniere, welche bei chronischer Bleivergiftung nicht selten beobachtet werden soll, ist unseres Erachtens eine reine Folge der durch die vasoconstrictorischen Eigenschaften des Bleis hervorgerufenen Hypertonie. Diese tritt im Tierversuch vor den morphologisch erfaßbaren Nierenveränderungen in Erscheinung (COTTIER et al. 1953, LACHNIT 1961, s. auch VOLHARD 1942).

2. Nierenveränderungen bei chronischer Schwefelkohlenstoffvergiftung[2]

Wie die Bleiniere, so stellt auch die Nierenveränderung nach chronischer Schwefelkohlenstoffvergiftung eine nosologisch sehr schwer einteilbare Veränderung dar. Makroskopisch finden wir hier das Bild einer verfrüht eintretenden gewöhnlichen Arteriosklerose, welche auch mikroskopisch bestätigt werden kann. Zusätzlich zum Normalbild findet man aber eine schwere chronische Glomerulonephrose (= Glomerulosklerose) mit Verdickung der Basalmembranen, Verbreiterung des Mesoangiums, Schlingenkollaps, jedoch ohne Zellproliferationen (Abb. 65)

---

[1] Lit. PEJIC 1928, TÖNZ 1957, BELSER 1959. [2] Lit. ISLER 1957, VIGLIANI 1961.

(VIGLIANI 1961, ISLER 1957 experimentell). Die Veränderung erinnert etwas an die diabetische Glomerulosklerose Kimmelstiel-Wilson (s. auch UEHLINGER 1952), doch konnten wir nur in einem von sieben typischen Fällen von chronischer Schwefelkohlenstoffvergiftung hyaline Kugeln nachweisen. Jedenfalls besteht ein pathognomonisch-histologisches Bild nicht, und die Diagnose kann nur aus der Gesamtheit von Klinik und Morphologie gestellt werden.

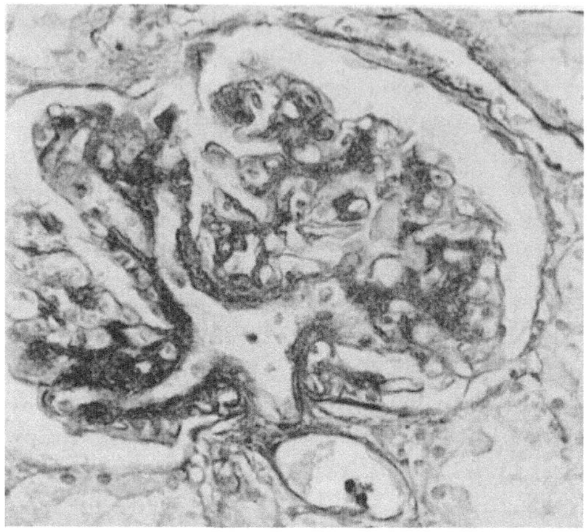

Abb. 65. Fingerförmige Glomerulosklerose mit starker Mesoangiumverbreiterung bei chronischer Schwefelkohlenstoffvergiftung. PAS. Vergr. 280mal

Pathogenetisch wird angenommen, der Schwefelkohlenstoff beeinflusse den Lipoidstoffwechsel, wodurch es zur Erhöhung der Lipoproteine, der Gammaglobuline und der Cholesterine kommt (NESSWETHA 1956, HARASHIMA et al. 1960).

I. Die entzündlichen Erkrankungen der Nierenglomerula

Die diffuse Glomerulonephritis

Die diffuse Glomerulonephritis ist eine nicht eitrige und proliferative Entzündung, welche praktisch alle Glomerula und im einzelnen Glomerulum alle Schlingen befällt. Diese beiden letzteren Punkte unterscheiden sie theoretisch von der glomerulären Herdnephritis, wobei allerdings deren proliferative Form nach heutigen Anschauungen fließende Übergänge zur diffusen Glomerulonephritis zeigen kann, wie dies auch im Tierversuch deutlich wird.

Unter Einschluß der narbig abgeheilten nephrotischen Formen (s. S. 207) haben sich in unserem Autopsiegut von 10000 unausgewählten Autopsien 0,16% akute, 0,20% subakute und 0,66% chronische diffuse Glomerulonephritiden (total 1,02%) gefunden. Das durchschnittliche Todesalter ist mit 43,7 Jahren bei der akuten Form am höchsten, mit 38,5 Jahren bei der chronischen extracapillären Form am tiefsten (ZINGG 1960).

a) Die akute diffuse Glomerulonephritis

Der pathologische Anatom begegnet dieser Form heute nur noch relativ selten auf dem Autopsietisch. Die Nieren sind dabei leicht bis schwer vergrößert, das Organ ist oberflächlich mit punktförmigen Blutungen übersät (Abb. 66). Mikroskopisch sind die Glomerulaschlingen im Routineschnitt ausgesprochen blutarm, die Schlingen selbst sind verdickt und der Kerngehalt der Glomerula ist deutlich vermehrt (Abb. 67). Der dünne Paraffinschnitt (Abb. 68c) läßt zusätzlich vermuten, daß polynucleäre Leukocyten innerhalb der Schlingen vorhanden und das

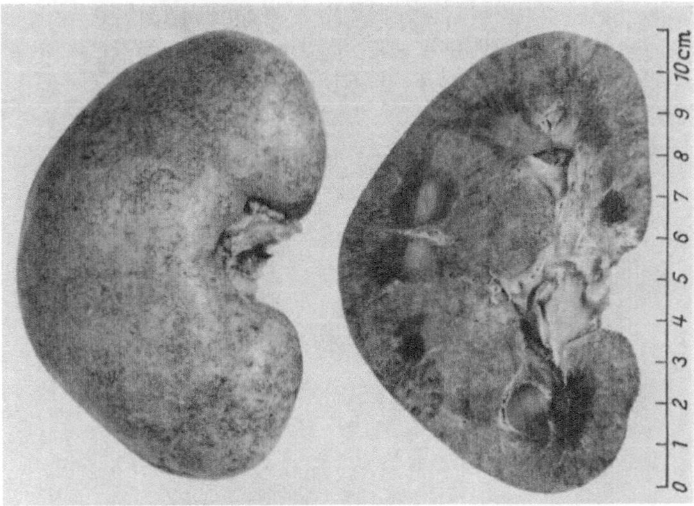

Abb. 66. Akute Glomerulonephritis mit flohstichartigen Blutungen an der Oberfläche. Die Niere stark geschwollen. 15jähriger Knabe

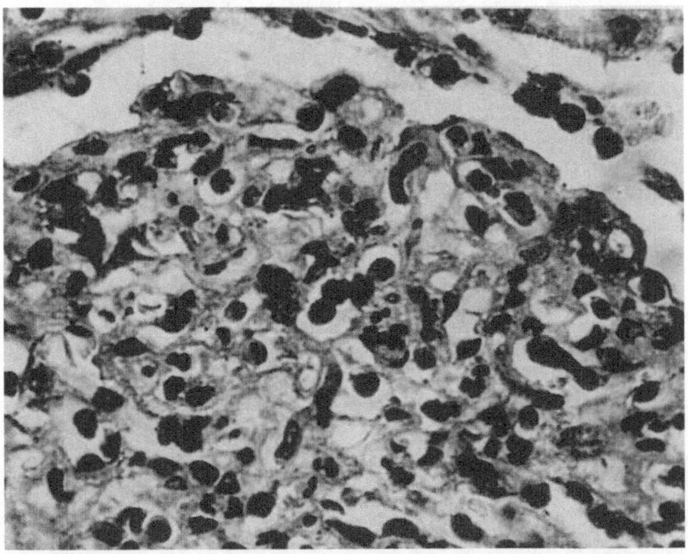

Abb. 67. Perakute Glomerulonephritis. Enorme Kernvermehrung im Glomerulum mit Wandverquellung. 21jährige Frau. HE. Vergr. 600mal

Mesoangium ödematös verbreitert ist. Die Oxydasefärbung ergibt eine diffuse Übersäung der capillären Schlingen mit gelapptkernigen Leukocyten (Abb. 68b). Im Tierversuch und einmal als Zufallsbefund kann auch eine perakute Phase in Form der schweren Hyperämie der Schlingen gefunden werden (FAHR 1925,

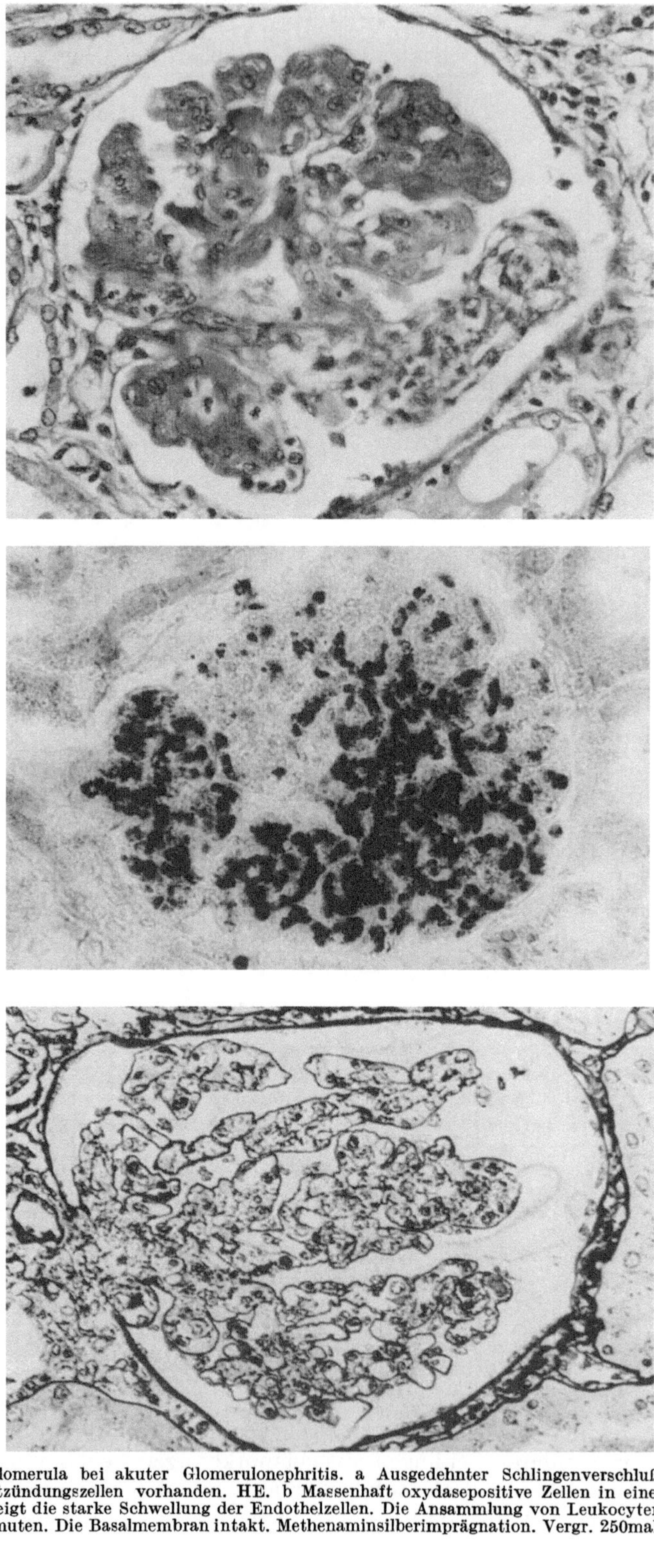

a

b

c

Abb. 68a—c. Glomerula bei akuter Glomerulonephritis. a Ausgedehnter Schlingenverschluß durch Fibrin. Noch wenig Entzündungszellen vorhanden. HE. b Massenhaft oxydasepositive Zellen in einem Glomerulum. c Dünnschnitt zeigt die starke Schwellung der Endothelzellen. Die Ansammlung von Leukocyten ist nur zu vermuten. Die Basalmembran intakt. Methenaminsilberimprägnation. Vergr. 250mal

ZOLLINGER 1951). Erythrocytendurchtritte in den Kapselraum und das Glomerulumfiltrat werden in der Regel aber erst in der folgenden leukocytären Phase beobachtet. Das Deckepithel wird elektronenoptisch hochaktiv (TRUMP u. BENDITT 1962), die Fußfortsätze können später verschwinden. Das Endothel zeigt Zellvermehrung und vereinzelte Mitosen (STAEMMLER 1957 Lit., JENNINGS u. EARLE 1961, LAWRENCE et al. 1963). Einzelne Endothelzellen wandern aus und wandeln sich in Histiocyten um (GRISHMAN u. CHURG 1957 Lit.). Das Mesoangium erscheint verquollen und zeigt erstmals am Ende der zweiten Woche zuerst PAS-positive, dann kollagene Fasern (LAWRENCE et al. 1963, GRISHMAN u. CHURG 1957).

Das proliferierende Endothel lagert basalmembranartige Substanz auf der Innenseite der Basalmembran (BERGER u. GANTER 1964, KOBAYASHI et al. 1960, MOVAT et al. 1961, 1962, BENCOSME u. BERGSMAN 1962 u.a.) und das Deckepithel ebenso an der Außenfläche an (EARLE u. JENNINGS 1961, TRUMP u. BENDITT 1962, STRUNK et al. 1964), wobei es sich möglicherweise um Antigen-Antikörperkomplexe handelt (DIXON et al. 1963, ANDRES et al. 1963).

Die Lumina der Schlingen sind in der rein leukocytären Phase ziemlich weit aber arm an Erythrocyten, später engt die Schwellung und Proliferation der Schlingenelemente die Lumina schwer ein. Gelegentlich werden auch fibrinoide Schlingenthromben beobachtet (Abb. 68a, JENNINGS u. EARLE 1961 Lit.). Lichtmikroskopisch erscheint die Basalmembran bei PAS-Färbung deutlich verdickt und stellenweise etwas aufgesplittert (ZOLLINGER 1951, BERGER u. GANTER 1964). Diese Basalmembranveränderung kann das ganze Bild der akuten Glomerulonephritis beherrschen (membranöse Glomerulonephritis: BELL 1946).

In der ganz akuten Phase zeigen die Hauptstückepithelien nicht selten hyalintropfige Veränderung, später sind die Epithelien oft abgeflacht, ihr Speichermechanismus scheint erschöpft zu sein. — Interstitiell findet sich stets eine lymphoplasmocytäre herdförmige Begleitnephritis (s. S. 242). Die Gefäße sind in dieser Phase morphologisch im wesentlichen unveränsert.

Von den meisten Autoren werden verschiedene Typen der akuten diffusen Glomerulonephritis unterschieden (BELL 1946, SHIRAI 1961, ALLEN 1951, 1962, RANDERATH 1955 u.a.): Hämorrhagische, exsudative, proliferative und membranöse Glomerulonephritis. Die Prognose der hämorrhagischen und der exsudativen scheint relativ gut zu sein, während die proliferative in 40% chronisch werden soll und die membranöse vermutlich vermehrt zum nephrotischen Syndrom in der Spätphase führt.

b) Die subakute diffuse Glomerulonephritis

Im Autopsiegut betrifft rund ein Fünftel aller Fälle von diffuser Glomerulonephritis diese Phase (ZINGG 1960). Die Niere ist stets vergrößert und auffällig konsistent sowie ödematös, oberflächlich blaßgelblich-rosa mit wechselnd zahlreichen, flohstichartigen Blutungen (sog. große bunte Niere). Die Oberfläche ist glatt, die Schnittfläche ist deutlich gezeichnet, ziemlich feucht.

Das histologische Hauptsymptom der subakuten Glomerulonephritis ist die Zellproliferation, wobei natürlich eine scharfe Grenze zur proliferativen Spätphase der akuten Glomerulonephritis nicht gezogen werden kann. Endothel- und Mesoangiumproliferation werden stets angetroffen, während die lehrbuchmäßige halbmondförmige Kapselepithelwucherung (Abb. 69) inobligat ist. Sie kann schon am 12. Tag in Erscheinung treten (DE LA PAVA et al. 1962) und muß als Ausdruck einer sehr starken Noxe gewertet werden. Bei geringerem Grad der Schädigung kann sie somit fehlen.

Weiter werden vereinzelt Schlingensynechien beobachtet, welche als Reaktion des parietalen Glomerulumblattes auf schwere lokalisierte Schlingenschäden mit Fibrinaustritt gewertet werden (POPPER 1949).

Das Mesoangium ist verbreitert und zeigt Vermehrung der PAS-positiven, zum Teil auch schon der kollagenen Fasern sowie Zellproliferation. Die Basalmembran der Schlingen ist nun auch lichtoptisch deutlicher verdickt durch abgelagerte sub-

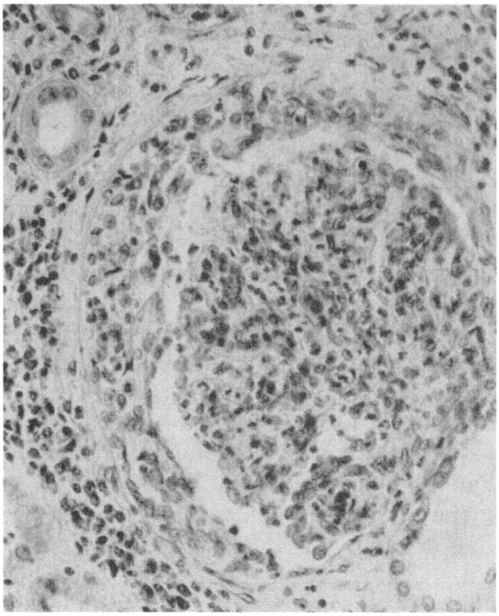

Abb. 69

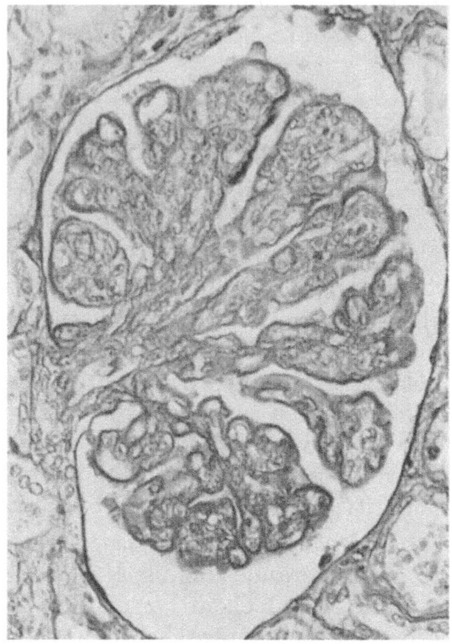

Abb. 70

Abb. 69. Subakute Glomerulonephritis. Schlingenlumina weitgehend verlegt durch Zellproliferation, halbmondförmige Proliferation des Kapselepithels. Perifokale, vorwiegend plasmacelluläre Entzündung. HE. Vergr. 300mal

Abb. 70. Subakute intracapilläre Glomerulonephritis mit Aufsplitterung der Membranen und Verbreiterung des Mesoangiums. Deckepithel intakt. PAS. Vergr. 250mal

endotheliale und subepitheliale Substanz. — Tubuli und Interstitium zeigen ebenfalls nur eine Verstärkung der in der akuten Phase beobachteten Normabweichungen.

Nach Schweregraden kann zwischen der rein membranösen, der intracapillär proliferativen — wobei das Mesoangium mitbeteiligt ist (Abb. 70) — und der extracapillär proliferativen Form unter Mitbeteiligung von Endothel und Mesoangium unterschieden werden.

c) Die diffuse chronische Glomerulonephritis

Autoptisch wird die diffuse Glomerulonephritis überwiegend in der chronischen Phase beobachtet, wobei interessanterweise anamnestisch der akute Schub nur äußerst selten erfaßbar ist (ZINGG 1960: 3%).

Auf dem Sektionstisch ist eine kleine grobgranulierte, gelblich blasse Niere mit ebensolcher und zudem verwischter Zeichnung der Schnittfläche und deutlicher Induration charakteristisch für die chronische Glomerulonephritis (Abb. 71). Nierengewichte über 300—400 g sind selten (ZINGG 1960, BELL 1946: bis 600 g). Bei einem Durchschnittsgewicht von 200 g werden minimal Zahlen für beide Nieren von 45 g angegeben (ZINGG 1960).

Das histologische Bild ist dasjenige einer Narbenniere (Abb. 72, 73), welche im typischen Fall durch den diffusen Befall praktisch sämtlicher Glomerula von der

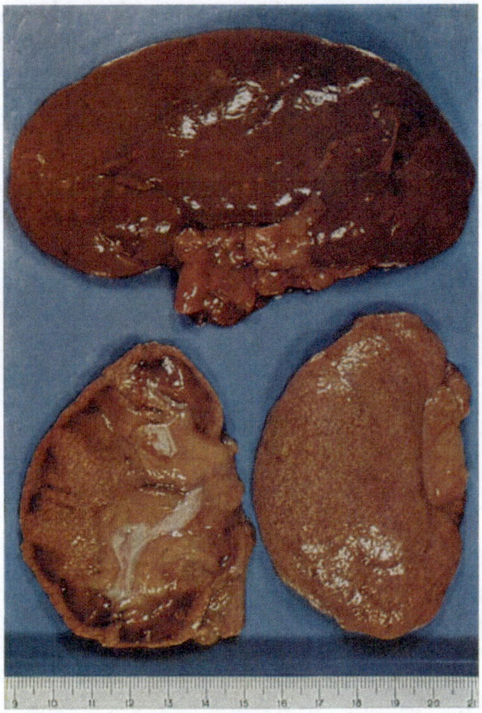

Abb. 71. Feingranulierte, goldgelbe glomerulonephritische Schrumpfniere unten neben normaler Vergleichsniere oben

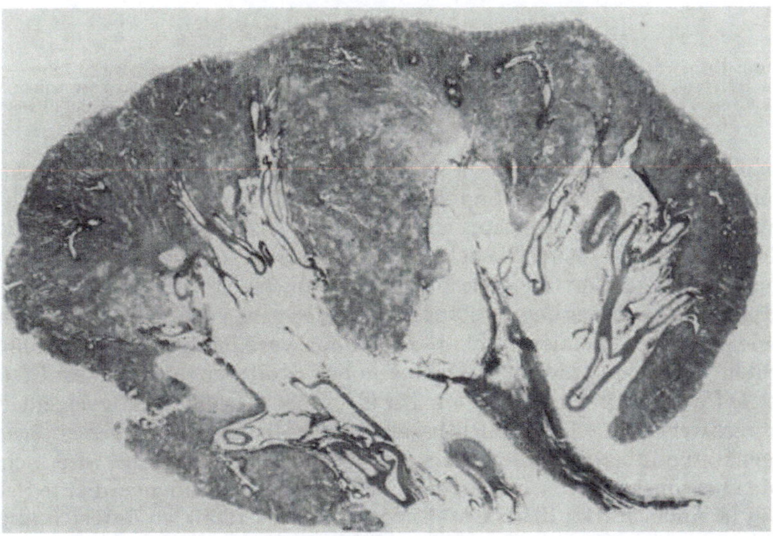

Abb. 72. Glomerulonephritische Schrumpfniere, Ganzschnitt: Grenze zwischen Rinde und Mark nicht mehr deutlich erkennbar. Die Oberfläche granuliert. Nierenbecken und Gefäße zart. Van Gieson

mehr herdförmigen Narbenbildung von Glomerula und Interstitium bei Pyelonephritis und durch das Fehlen primärer Gefäßveränderungen von den vasculären Narbennieren unterschieden werden kann. In der großen Zahl der Fälle jedoch stören sekundäre Komplikationen (hypertensive Vasculopathie, Atrophie der befallenen und kompensatorische Hypertrophie der ausgesparten Nephrone, interstitielle Begleitnephritis, eventuell auch pyelonephritische Prozesse) mit ihren tertiären Folgen (Narben mannigfacher Art etc.) das Bild so hochgradig, daß die pathologisch-anatomische Differentialdiagnose äußerst schwierig werden kann.

Das morphologische Hauptelement, die glomeruläre Narbe, besteht in einer hochgradigen Wucherung der kollagenisierten Mesoangiumfasern, welche irgendwie in Beziehung zu stehen scheinen mit den oben beschriebenen abgelagerten

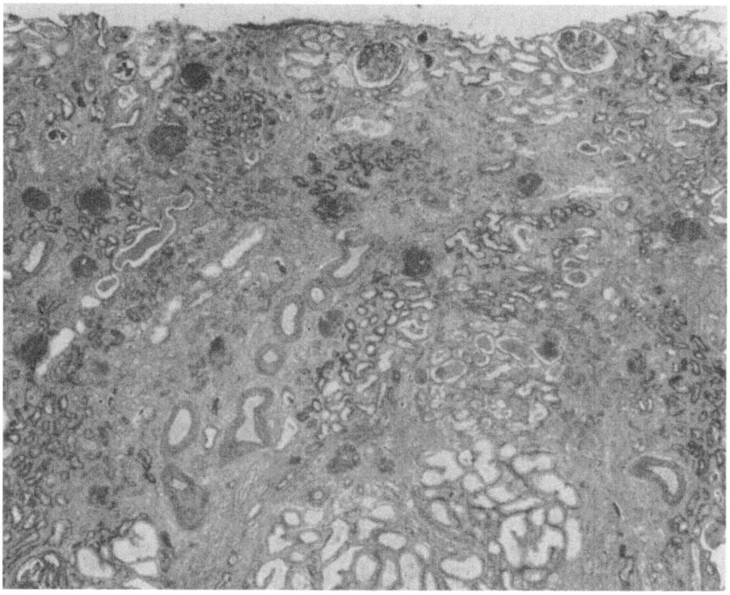

Abb. 73. Rindenausschnitt bei glomerulonephritischer Schrumpfniere. Akuter Beginn vor 4 Jahren. 23jähriger Mann. Die Großzahl der Glomerula hyalin verödet, die entsprechenden Tubuli weitgehend atrophisch, das Interstitium in diesen Bereichen verbreitert, die restlichen Glomerula groß, die zugehörigen Tubuli hypertrophisch. PAS. Vergr. 40mal

basalmembranartigen Substanzen, wodurch die schwere Aufsplitterung der Membran im histologischen Bild vorgetäuscht wird. Elektronenmikroskopisch ist die Membran unregelmäßig gestaltet und verdickt (BENCOSME u. BERGSMAN 1962 Lit., FAITH u. TRUMP 1964). Die Schlingenlumina sind häufig vollkommen verödet, das Endothel ist zerstört und durch Bindegewebe ersetzt. Dasselbe gilt auch von der Kapselepithelwucherung, wodurch es zu massiven Verwachsungen zwischen der bindegewebigen Glomerulumkapsel und den verödeten Schlingen kommt. Die vernarbten Schlingen sind zufolge ihres hohen Kollagengehaltes van Gieson-rot.

Die Differentialdiagnose ist an Hand solcher Glomerula gelegentlich nur äußerst schwer zu stellen. Wichtig sind deshalb die noch besser erhaltenen Schlingenkonvolute, d.h. Glomerula, in welchen nur einzelne alte Schlingensynechien bei sonst intakter Kapsel oder erhaltene, aber narbig verdickte Schlingen bestehen (s. auch JONES 1953, GRISHMAN u. CHURG 1960), so daß sich alle Übergänge bis zu ganz zarten circumscripten Schlingennarben erkennen lassen, wie sie beim nephrotischen Syndrom im Punktat die Regel darstellen (BELL 1938, BERGER

1961, JENNINGS u. EARLE 1961 Lit.). Schließlich lassen sich häufig noch proliferative entzündliche Veränderungen im Bereich der Schlingen oder des Kapselepithels nachweisen.

Die Tubuli sind in den Nephronen, welche zu vollkommen hyalinisierten Glomerula gehören, völlig atrophisch und bestehen oft nur noch aus sog. Mittelstücksprossen, d.h. hellprotoplasmatischen soliden Zellgruppen. Ganz vereinzelt können auch aglomeruläre erhaltene Nephrone in Dissektionspräparaten nachgewiesen werden (OLIVER 1939, GÖMÖRI et al. 1962a). In den noch funktionsfähigen Nephronen mit erhaltenen Glomerula läßt sich besonders in schweren Schrumpfnieren eine hochgradige tubuläre Hypertrophie mit Dilatation und Abflachung des Hauptstückepithels nachweisen (Abb. 73). Diese Erweiterung ist möglicher-

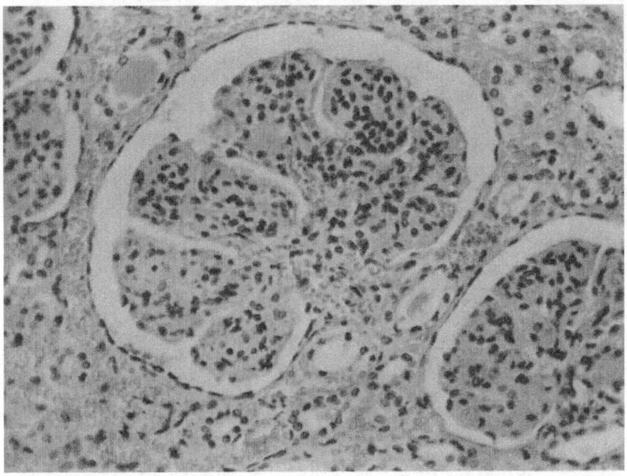

Abb. 74. Chronische intracapilläre Glomerulonephritis mit Lobulierung der Glomerula und starker Kernvermehrung. Das Kapselepithel jedoch intakt. HE. Vergr. 250mal. (Aus ZOLLINGER 1950)

weise zum Teil mit der massiven Cylinderverstopfung der distalen Tubuli bei ungenügendem Harnfluß zu erklären (WACHSTEIN u. LANGE 1960). Sehr häufig enthalten sowohl die Hauptstückepithelien als auch die Cylindermassen in den Lumina Neutralfette und Lipoide.

Ungemein vielfältig sind die Gefäßveränderungen, welche so schwer sein können, daß sie sekundär zu ausgedehnter Narbenbildung führen. In erster Linie ist hier die hypertensive Vasculopathie (Arteriolosklerose, Arteriolonekrose s. S. 262, 264) zu erwähnen. Zweitens findet sich eine progressive Intimafibrose, die wir als Anpassungsreaktion an das peripher eingeengte Gefäß bei zahlreichen Formen der Schrumpfnieren beobachten können (s. S. 261). Schließlich kann gelegentlich eine Arteriolitis proliferans angetroffen werden (vgl. Abb. 105, S. 256), möglicherweise als Folge einer akuten Entzündung der Arteriolen in der Phase der akuten Glomerulonephritis.

Das Interstitium ist schwer verbreitert und hyalinisiert (Abb. 73), ohne daß sich eigentliche Defektnarben wie bei Pyelonephritis nachweisen lassen würden. Die Stromafibrose ist besonders im Bereich der schwer befallenen Nephrone ausgeprägt. Sie ist in der Rinde deutlicher als in der Markrindengrenze, während sie in den Papillen meist völlig fehlt. Spärliche reine lymphocytäre Infiltrate fehlen kaum. In Fällen mit schwerer Lipoidablagerung in den Hauptstückepithelien werden meist auch einzelne Schaumzellgruppen im Interstitium beobachtet, welche teils als Lymphgefäßendothelien, teils als Tubulusepithelien angesprochen werden (s. S. 202).

Löhlein hat schon 1910 erkannt, daß diejenige Form der chronischen Glomerulonephritis, welche sich auf die Schlingen beschränkt und ohne Halbmondbildungen einhergeht, einen milderen Verlauf nimmt. Wir sprechen seit Fahr (1925, 1944) von der *intracapillären Glomerulonephritis* (Abb. 74), welche oft durch ein jahrelang bestehendes nephrotisches Syndrom ausgezeichnet ist und eine Blutdrucksteigerung sehr lange vermissen läßt (Zollinger 1950). Sie wird auch als lobuläre Form (Allen 1951, Jennings u. Earle 1961) oder als Typ II von Ellis (1942) bezeichnet und betrifft etwa ein Viertel der chronischen Glomerulonephritiden. Sie scheint auch früher aufzutreten als die extracapilläre Form, wie aus dem niedrigeren Alter der Autopsiefälle hervorgeht (s. S. 222).

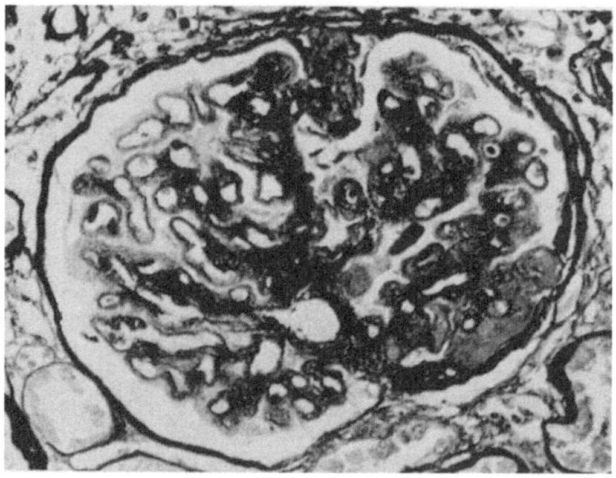

Abb. 75. Sog. membranöse chronische Glomerulonephritis. Die Basalmembranen sind hochgradig verbreitert, ebenso das Mesoangium. Beide sind voneinander nicht mehr abgrenzbar. Eine wesentliche Zellproliferation fehlt. *S* Synechien. Methenaminversilberung. Vergr. 210mal

Ist der primäre Schaden noch weniger ausgedehnt, dann entwickelt sich die sog. membranöse Glomerulonephritis mit Ablagerung von basalmembranartiger Substanz an den Basalmembranen, so daß diese letzteren stark verdickt erscheinen (Abb. 75).

Anhaltspunkte für frische Exacerbationen werden bei rund 40% der Autopsiefälle von chronischer Glomerulonephritis beobachtet, wobei aber auffällig ist, daß es sich meist um finale Exacerbationen handelt, d.h. die Zusatzveränderungen sind ganz frisch. Eindeutig und über längere Zeit schubweise verlaufende, chronische Glomerulonephritiden sind im histologischen Schnitt naturgemäß nur äußerst schwer zu erfassen und werden demnach auch nur selten beschrieben.

In rund 30% der Fälle fanden wir eine eindeutige Pyelonephritis als sekundäre Folge der Glomerulonephritis (iatrogen nach Cystoskopie? Kassirer u. Schwartz 1961), eine sekundäre diffuse Glomerulonephritis bei primärer chronischer Pyelonephritis konnten wir dagegen nie beobachten.

Die diffuse Glomerulonephritis des Kindes scheint in der Regel leichter zu verlaufen als beim Erwachsenen und in einem hohen Prozentsatz auszuheilen (Bächtold 1956 Lit., s. dagegen Goettsch u. Lyttle 1951). Allerdings haben wir den Eindruck, daß sie relativ häufiger in die nephrotische Form übergehe als beim Erwachsenen (s. dagegen Clark 1956). Dies gilt vor allem für die frühkindlichen und die kongenitalen Fälle (Frischknecht et al. 1954, Bignami 1959, Cordun u.

Scripeaud 1961). Wahrscheinlich sind die proliferativen Veränderungen zufolge der in diesem Alter noch schlecht entwickelten Antikörperbildung unterschwellig oder jedenfalls so geringfügig, daß die Membranläsionen ganz im Vordergrund stehen. Mikroskopisch sind besonders bei den kongenitalen Formen die cystoiden Tubulusveränderungen eindrücklich (Abb. 76), sie zeigen im Dissektionspräparat recht oft das sog. „Schwanenhalsbild" (Paatela 1963), welches somit nicht als kongenitale Mißbildung, sondern als Fehlentwicklung zufolge Milieuveränderungen beim Feten und beim Säugling anzusprechen sind (vgl. S. 177).

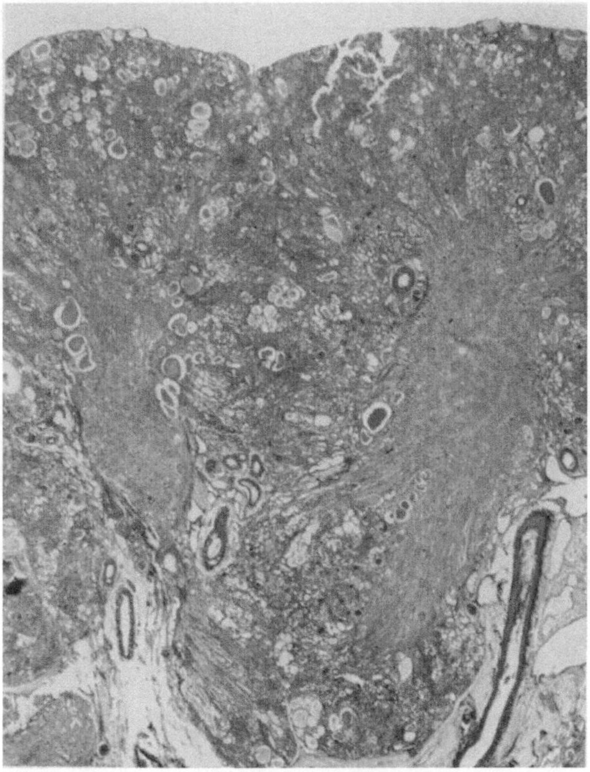

Abb. 76. Frühkindliche chronische Glomerulonephritis mit cystenartiger Umwandlung der Tubuli. 2 Monate alter Säugling. PAS. Vergr. 5mal

Die beim hereditären familiären Alport-Syndrom (1927) meist in Verbindung mit Schwerhörigkeit beobachteten Nierenveränderungen sind uneinheitlich. Meist werden sie als Pyelonephritis beschrieben, einzelne Fälle jedoch entsprechen ganz eindeutig chronischen Glomerulonephritiden, welche durch auffällig reichliche, xanthomatöse Schaumzellen im Interstitium ausgezeichnet sind (Whalen et al. 1961, Mulrow et al. 1964, Williamson 1961).

d) Die glomeruläre Herdnephritis

Herdnephritiden befallen, wie ihr Name sagt, das Nierengewebe und besonders die Glomerula sowie ihre Schlingen nur herdförmig. Einzelne Formen sind, wenn nicht pathognomon, so doch zumindest recht charakteristisch für bestimmte Grundleiden.

α) Die embolisch-eitrige Herdglomerulitis

Bei akuter Pyämie stellt diese Form der Herdnephritis die häufigste Organmanifestation überhaupt dar. Die Nieren sind dabei oberflächlich mehr oder weniger dicht übersät mit leicht erhabenen gelblichen, stecknadel- bis hirsekorngroßen Herden mit deutlichem, rotem Saum, welche sich auf Schnitt sehr viel schlechter erkennen lassen (Abb. 77).

Mikroskopisch entsprechen den Herdchen kleine Abscesse, welche vornehmlich glomerulär entstehen, wobei man gelegentlich noch den Bakterienembolus in den

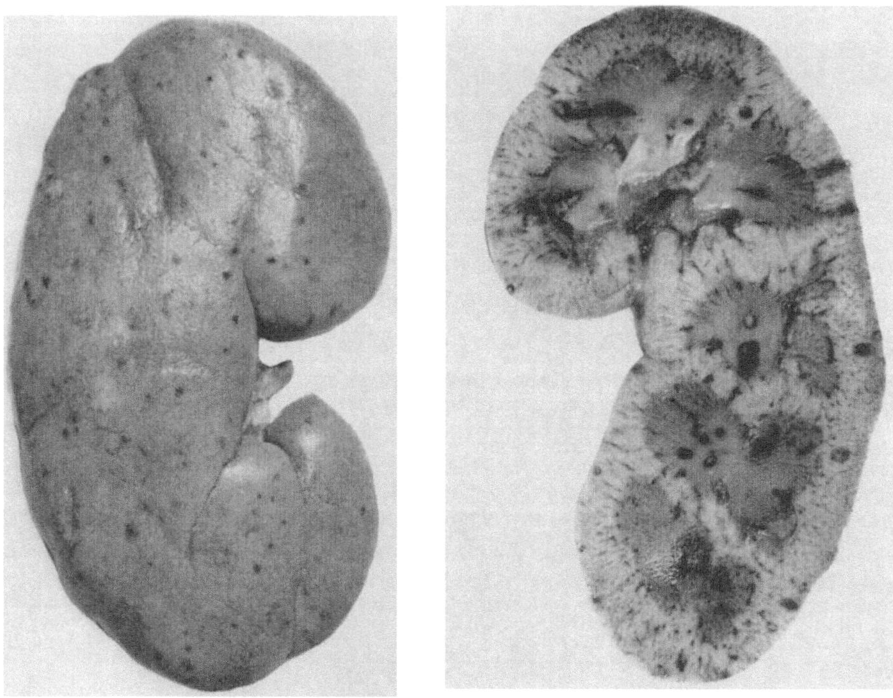

Abb. 77. Eitrige Herdnephritis bei Endocarditis ulcerosa (Staphylokokken). Multiple bis hirsekorngroße Blutungen auf der Ober- und der Schnittfläche mit gelblichem Zentrum

zerstörten Schlingen erkennen kann (Abb. 78a). Das umliegende Gewebe wird rasch leukocytär eingeschmolzen. Perifokal findet sich ein schweres Ödem und in den Sammelröhren der entsprechenden Nephrone reichlich gelapptkernige Leukocyten. Diese Herde sind zu unterscheiden von der sog. Ausscheidungsnephritis (Abb. 78b), wobei weniger virulente Keime mit dem Blut die Glomerula durchlaufen, um dann in den Vasa recta spuria steckenzubleiben (STOERK 1925, HÄMÄLÄINEN 1928, ZOLLINGER 1945, PACHTER 1955). — Diese Herde können in Form unspezifischer Ersatznarben abheilen, oder sie entwickeln sich zu Karbunkeln, schließlich können sie auch in eine Pyelonephritis übergehen (s. S. 257).

β) Die Thrombocapillaritis bei Endocarditis lenta (sog. embolische nicht eitrige Herdnephritis Löhlein)

Im Gefolge der Endocarditis lenta stellt sich häufig (BELL 1932: 58%, SCHAUB 1960: 25%) eine hochcharakteristische Herdglomerulitis ein, welche heute zufolge Lebensverlängerung nach intensiver Behandlung häufiger beobachtet wird

(Stückle 1949). Die Veränderung ist jedoch nicht spezifisch für die Endocarditis lenta (Brass 1949, Heuchel 1953, Pachter 1955).

Die Niere zeigt an der Oberfläche inobligat einzelne bis sehr zahlreiche flohstichartige, nicht wegwischbare Blutungen. Sonst ist sie im allgemeinen etwas vergrößert und leicht ödematös.

Unter dem Mikroskop fallen in einzelnen Glomerula Fibrinthromben auf, welche wiederum nur Einzelschlingen befallen und bakterioskopisch im Schnitt keine Erreger zu enthalten scheinen. Es folgt dann eine eher geringgradige leukocytäre

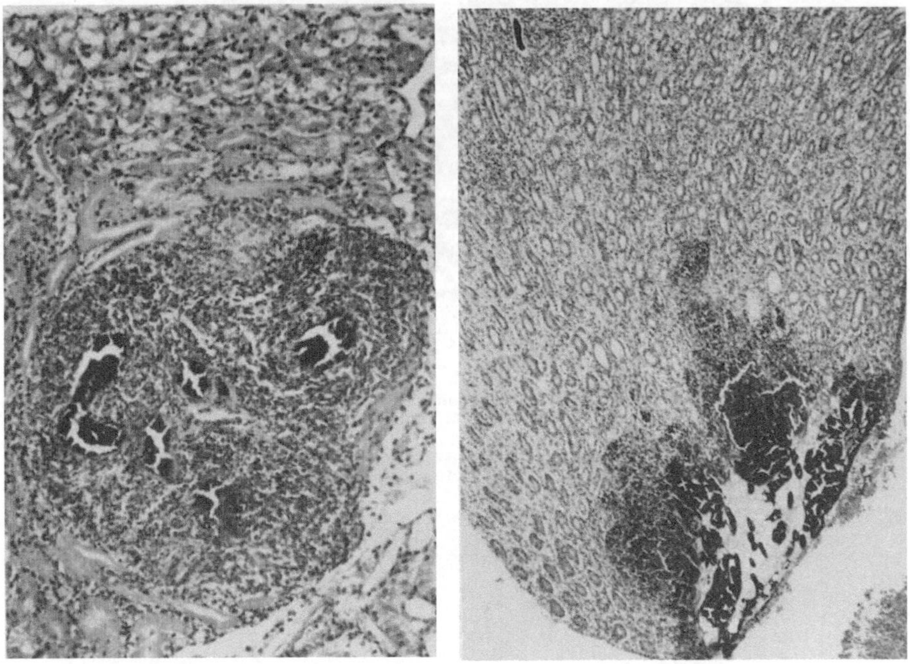

a b

Abb. 78a u. b. Rinden- und Papillenherde 3 Tage nach intravenöser Coliinjektion bei der Ratte. HE. Vergr. a 60mal, b 30mal

Infiltration und schließlich Schlingenwandnekrose, gefolgt von lokalisierter Proliferation des Kapselepithels mit Teilhalbmondbildung (Abb. 79).

Das Interstitium weist eine meist recht ausgeprägte interstitielle Begleitnephritis auf. Ferner sind die Gefäße recht häufig mitbeteiligt (Schaub 1960: 50%), was zur Infarktbildung führt.

In den Spätphasen bilden sich herdförmige Schlingennarben, welche von solchen anderer Genese kaum zu trennen sind. Meist finden sich daneben aber noch frische Schübe, auf Grund derer sich die Diagnose stellen läßt.

Während Löhlein (1910a) eine embolische Genese, d.h. Ablösung bakterienhaltiger Fibrinthromben von den Herdklappen und embolische Verschleppung annahm, wird heute eine rein bakterielle Streuung mit sekundärer Thrombenbildung am Ort der bakteriellen Läsion der Veränderung zugrunde gelegt (v. Albertini u. Grumbach 1937, Brass 1949, Heuchel 1953). Wir bezeichnen die Veränderung deshalb mit Vorteil als Thrombocapillaritis, morphologisch ist sie bei Befall der Arterien der Periarteriitis nodosa sehr nahe verwandt. — Gelegentlich wird bei langdauernder Behandlung, möglicherweise auf dem Boden einer penicillinbedingten Bakterienzerstörung mit sekundärer Hyperergie (HEUCHEL 1953) eine diffuse Glomerulonephritis angetroffen, wobei aber die einzelnen Glomerula in verschiedenen Entwicklungsphasen der Entzündung stehen.

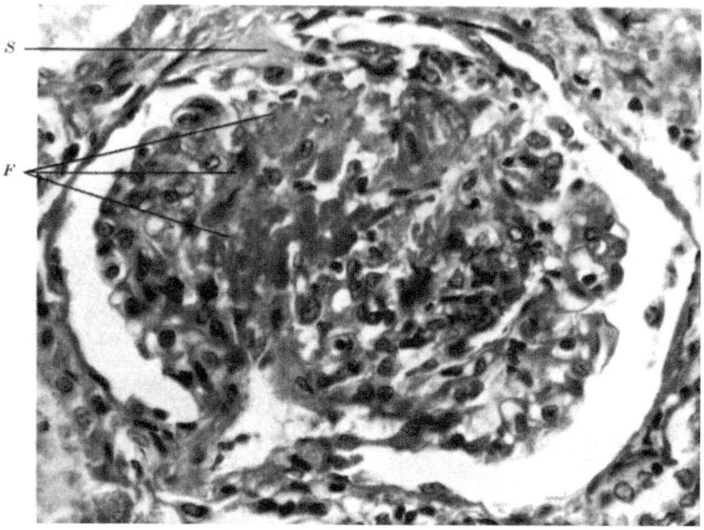

Abb. 79. Löhleinsche Thrombocapillaritis. Verschluß einiger Schlingen durch Fibrinthromben (*F*), *S* Schlingensynechie. HE. Vergr. 300mal

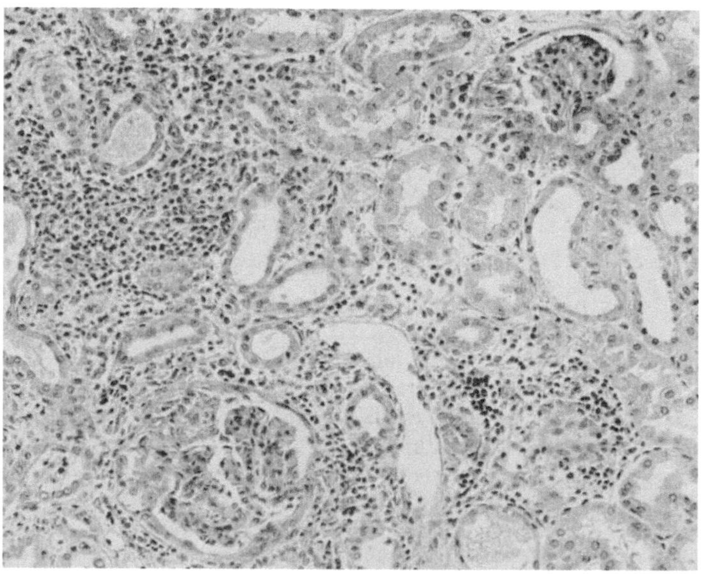

Abb. 80. Proliferative Herdglomerulitis mit ausgeprägter interstitieller Begleitnephritis. Die Niere wurde operativ entnommen wegen schwerer Hämaturie. Das 15jährige Mädchen entwickelte sich aber sehr gut weiter und nach 5 Jahren waren keinerlei funktionelle Nierenstörungen der Gegenseite mehr festzustellen! HE. Vergr. 80mal

γ) Die rein proliferative Herdglomerulitis

Es handelt sich dabei um grundsätzlich gleichartige Veränderungen der Glomerula, wie sie bei der diffusen Glomerulonephritis angetroffen werden, jedoch ist nur ein kleiner Teil der Glomerula und in jedem einzelnen wiederum nur ein Teil der Schlingen befallen (Abb. 80). Flohstichartige Oberflächenblutungen werden in der Niere makroskopisch wesentlich seltener beobachtet als bei den übrigen Herdnephritiden. Sonst erscheinen die Nieren unverändert, und mikroskopisch findet sich das oben beschriebene Bild der Glomerulonephritis, wobei aber in der Regel auch Phasenunterschiede von Glomerulum zu Glomerulum bestehen. Die Halbmondbildung ist nur rudimentär, d.h. umfaßt nicht die ganze Circumferenz der Glomerulumkapsel. Die Veränderung scheint auch weitgehend reversibel zu sein, solange die Basalmembran nicht schwere Läsionen aufweist (HEPTINSTALL u. JOEKES 1961).

Ohne in Einzelheiten der Pathogenese einzugehen, sei doch festgehalten, daß wir heute nicht mehr so streng zwischen der Genese der diffusen Glomerulonephritis und derjenigen der herdförmig proliferativen Form unterscheiden (ZOLLINGER 1951, HEUCHEL 1953, SARRE 1959, ANDRES 1963). Das ätiologische Spektrum der proliferativen Herdglomerulitis scheint aber ein unverhältnismäßig größeres zu sein als dasjenige der diffusen Glomerulonephritis (s. auch REUBI 1960, ALLEN 1962, RICK 1963 u.a.).

Wir haben die proliferative Herdglomerulits verschiedentlich bei superinfizierten tuberkulösen Lungenkavernen (sog. Kavernensepsis) beobachtet (ÜBELACKER 1939, PACHTER 1955). Ferner konnten wir sie in hochgradigen pyelonephritischen Schrumpfnieren als sog. Überlastungsglomerulitis nachweisen (Abb. 103c, d, ZOLLINGER 1961, HAUPTMANN 1965). Ferner geht die Pupura-Schönlein-Henoch in 30—50% der Fälle mit einer proliferativen, morphologisch sonst uncharakteristischen Herdglomerulitis einher (SPIESS 1955, BOIUISSOU et al. 1959, BURKE et al. 1960 u.a.). Arteriolenläsionen treten bei dieser Unterform relativ häufig in Erscheinung. Dasselbe gilt von der Herdnephritis bei idiopathischer Lungenhämosiderose bzw. dem Goodpasture-Syndrom (1919), welche Lungenveränderung auch sonst der Purpura Schönlein-Henoch sehr nahesteht (ZOLLINGER u. HEGGLIN 1959, DOERING 1960 Lit., RUSBY u. WILSON 1960, SOERGEL u. SOMMERS 1962, CROSNIER et al. 1962, SALTZMAN et al. 1962, LUNDBERG 1963).

δ) Herdnephritis bei Lupus erythematodes und atypischer Endocarditis parietalis Libman-Sacks[1]

In 60—75% der Lupus-Todesfälle wird eine proliferative Herdglomerulitis gefunden (WILSON et al. 1963), welche als häufigste Todesursache des Lupus erythematodes gilt (MUEHRCKE et al. 1957).

Die Nieren sind makroskopisch zum Teil, abgesehen von einzelnen flohstichartigen Blutungen (Abb. 81), unverändert, in anderen Fällen zeigen sie frische Infarkte oder ausgedehnte alte, eingezogene Infarktnarben unterschiedlicher Größe.

Im histologischen Bild (Abb. 82) imponiert in erster Linie die schwere Thrombenbildung der Glomerulaschlingen, welche wiederum herförmig verteilt ist. In ihrem Bereich ist die Schlingenwand fibrinoid nekrotisch (TEILUM u. PULSEN 1957, CROSNIER 1960). Das Fibrinoid ist feulgenpositiv und wird nach elektronenmikroskopischen Befunden aus dem Gefäßlumen subendothelial abgelagert (BROWN et al. 1963).

Die Drahtschlingenveränderungen (Wireloops, Abb. 82) der Glomerula sind nicht obligat und können auch bei anderen Veränderungen in Erscheinung treten (WILSON et al. 1963 Lit.). Es handelt sich vorwiegend um eine Durchtränkung

[1] Lit. SIEGENTALER u. HEGGLIN 1956, HILL 1957, MUEHRCKE et al. 1957.

der Schlingen vermutlich mit depolymerisierten Desoxyribonucleinsäuren (KLEMPERER 1952, MUEHRCKE et al. 1957) oder mit Gammaglobulinen (HARVEY et al. 1963). Weiter konnte nachgewiesen werden, daß die Drahtschlingenverände-

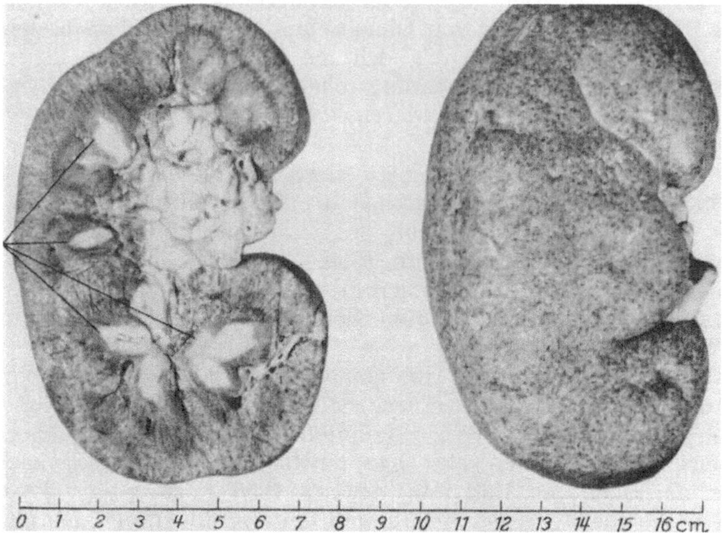

Abb. 81. Sehr ausgedehnte Herdglomerulitis bei Lupus erythematodes. Flohstichartige Blutungen auf der Ober- und der Schnittfläche, zusätzlich angiopathisch bedingte Papillennekrosen (*P*)

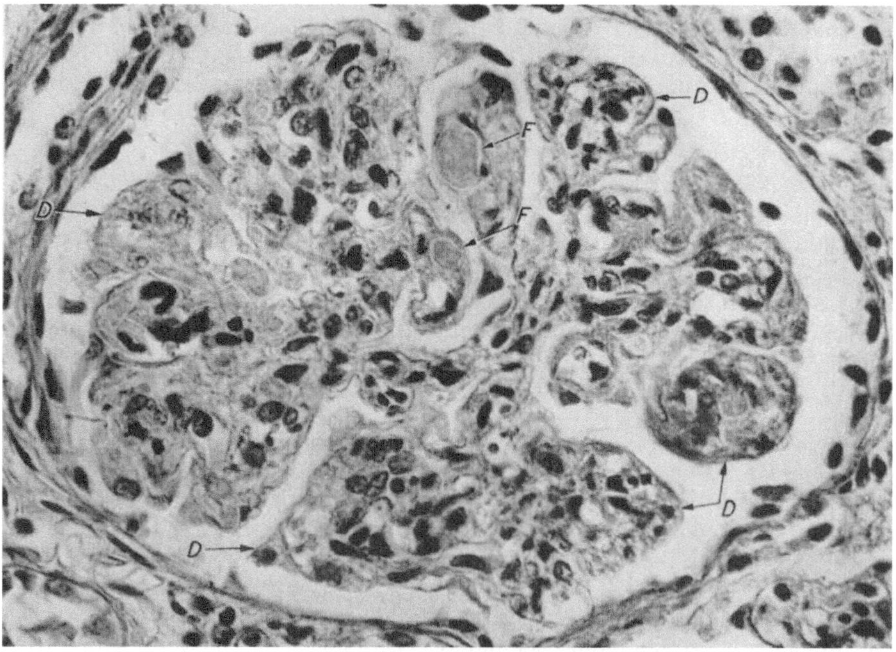

Abb. 82. Herdglomerulitis bei Lupus erythematodes. Drahtschlingenartige Verdickung der Glomerula durch Zellproliferation und Einlagerung fibrinoider Massen (*D*), fibrinoide Thromben in einzelnen Schlingen (*F*). Van Gieson. Vergr. 450mal

rung der initialen Glomerulonephrose folgt und ihrerseits wieder abgelöst wird durch eine narbig abheilende Herdnephritis (SIEGENTALER 1961, PIRANI et al. 1961).

Als spezifisch für die Lupusnephritis werden dagegen die hämatoxylinophilen Körper angesprochen (WILSON et al. 1963 u.a., s. dagegen CROSNIER et al. 1960). Sie lassen sich jedoch nicht in allen Fällen auffinden. Die Gebilde sind schollig und etwas größer als Endothelkerne. Sie bestehen aus zerfallendem Kernchromatin (KLEMPERER 1940, SMITH 1955).

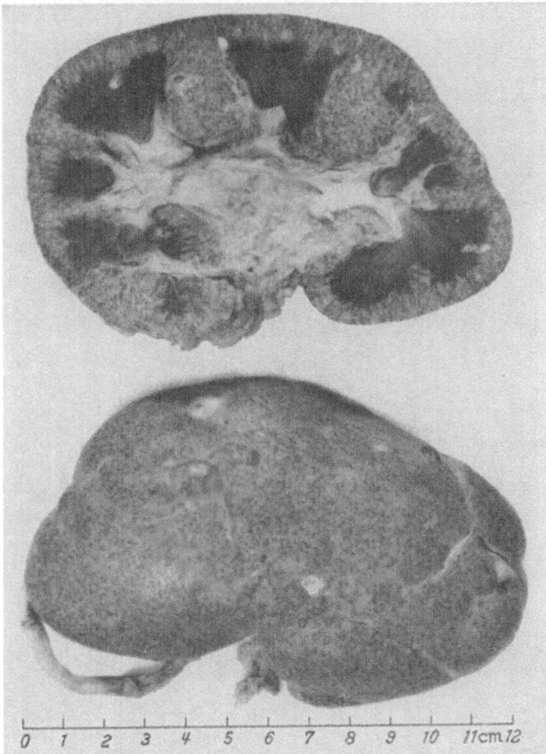

Abb. 83. Nierenveränderung bei Wegener-Syndrom. Flohstichartige Blutungen als Ausdruck der Herdglomerulitis und vereinzelte, besonders auf Schnitt deutliche, weißliche Wegener-Granulome. (Aus KESSELRING u. ZOLLINGER 1961)

Die interstitielle Begleitnephritis wird nach unseren Erfahrungen nie vermißt. — Die Gefäße sind außerordentlich stark beteiligt und zeigen vor allem eine entzündlich bedingte fibrinoide Nekrose der kleinen Arterien und der Arteriolen, so daß die Verwechslung mit einer Periarteriitis nodosa oder einer hypertensiven Vasculopathie — die ja auch bei der Lupusnephritis bei sehr schwerer Ausbreitung sekundär auftreten kann — naheliegt.

ε) *Die Herdnephritis beim Wegener-Syndrom*[1]

Bei dieser seltenen, im Einzelfall aber außerordentlich eindrucksvollen Erkrankung zeigen die Nieren oberflächlich neben flohstichartigen Blutungen meist kleinere Infarkte (Abb. 83).

[1] Lit. ALTMANN u. SCHICHE 1959, BLATT et al. 1959, KESSELRING u. ZOLLINGER 1961, PANZRAM et al. 1964.

Die Veränderung besteht in einer proliferativen Herdglomerulitis mit vereinzelten Schlingenthrombosen und -nekrosen, wobei eine ungewöhnlich starke ent-

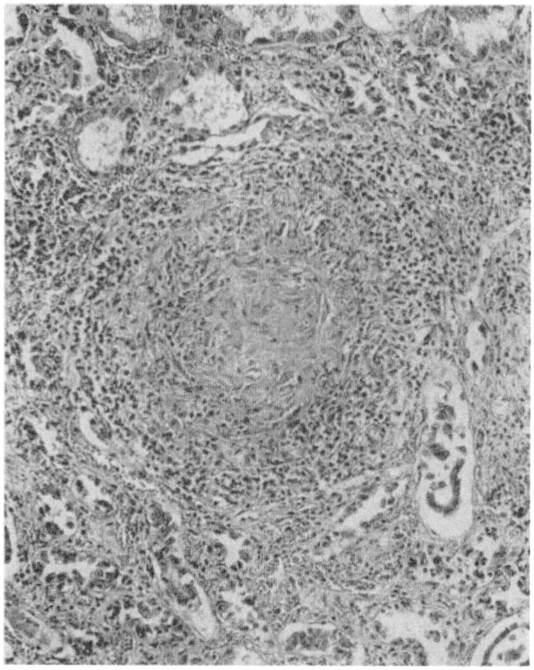

Abb. 84. Periglomerulitis bei Herdglomerulitis (Wegener-Syndrom). Das Glomerulum vollkommen zerstört. In der Umgebung schwere Proliferation von Lymphocyten, Plasmazellen und Histiocyten. Van Gieson. Vergr. 120mal. (Aus KESSELRING u. ZOLLINGER 1961)

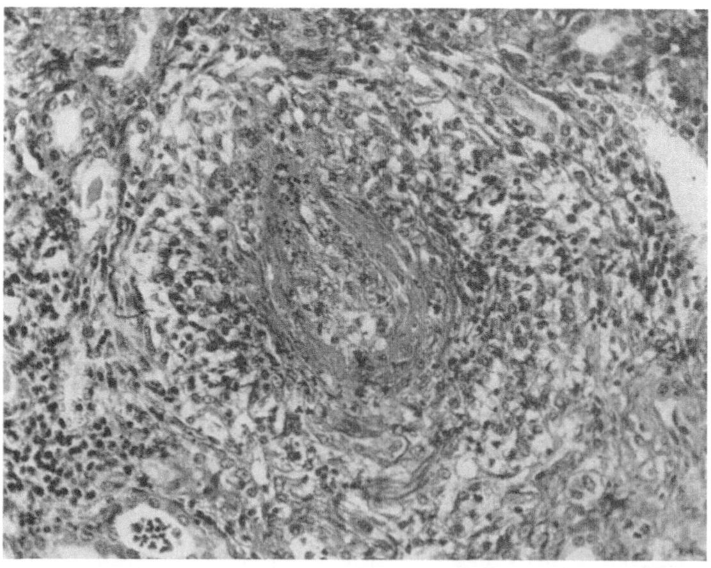

Abb. 85. Schwere entzündliche, zum Teil granulomatöse Veränderung einer kleinen Nierenarterie bei Wegener-Syndrom. Van Gieson. Vergr. 200mal. (Aus KESSELRING u. ZOLLINGER 1961)

zündliche Proliferation im Interstitium, welches die Glomerulumkapsel umgibt, beobachtet wird (Abb. 84). Es können sich hier eigentliche Granulome entwickeln, welche zentripedal fortschreiten und das Glomerulum zerstören.

Wir bezeichnen die Veränderung deshalb als Periglomerulitis (FORMER 1950 u.a.). Die Veränderung ist jedoch nicht spezifisch für das Wegener-Syndrom, sondern wird auch bei chronisch infizierter Lungenvenenthrombose (FORMER 1950) und bei Periarteriitis nodosa beobachtet.

Die oberflächlichen Infarkte und Infarktnarben weisen schon auf den starken Gefäßbefall hin. Tatsächlich findet man bei sehr zahlreichen Fällen von Wegener-Syndrom schwere arteriitische Nierenläsionen (Abb. 85, WEGENER 1937, WALTON 1958, SINGH et al. 1958). Während sich die glomerulären Läsionen meist erst in der Finalphase entwickeln, scheinen die vasculären Veränderungen etwas älter zu sein.

Die für die Krankheit typischen tuberkuloiden Granulome treten gelegentlich auch in den Nieren in Erscheinung (Abb. 83, GOODMAN u. CHURG 1954, WALTON 1958).

Abgesehen von der quantitativen Verteilung der morphologischen Einzelsymptome ist die Nierenveränderung beim Wegener-Syndrom derjenigen bei Periarteriitis nodosa außerordentlich ähnlich.

J. Die interstitiellen entzündlichen Nierenveränderungen

Während man früher zwischen hämatogenen und ascendierenden Entzündungen des Niereninterstitiums unterschied, wird heute mehr auf die morphologischen Kriterien abgestellt und eine nicht destruktive Form, die eigentliche interstitielle Nephritis im engeren Sinn, von einem destruktiven Typ, der sog. Pyelonephritis, abgegrenzt. Es scheint sich dabei um zwei grundsätzlich verschiedene Prozesse zu handeln, die sich auch in ihren klinischen Folgen ganz wesentlich unterscheiden können.

1. Die interstitielle nicht-destruktive Nephritis[1]

a) Die akute interstitielle Nephritis

Eine schwere, diffuse, akute interstitielle Nephritis haben wir in etwas über 1% sämtlicher Autopsien nachgewiesen; in über 80% erlagen diese Patienten einer Urämie.

Im typischen Fall sind die Nieren sehr stark vergrößert (Abb. 86), sie können zusammen bis 700 g wiegen (ZOLLINGER 1952). Die Nierenpole sind auffällig stark eingerollt, die Oberfläche ist feucht, blaßrosa oder leicht gelblich, glatt, die Schnittfläche zufolge blauer Verfärbung der Papillen abnorm deutlich gezeichnet. Die Brüchigkeit ist etwas erhöht. Bei solchen Nieren wurde ein Wassergehalt von 6,5% über der Norm gefunden (BALTZER u. BOHLE 1964).

Histologisch findet sich je nach dem Typ eine mehr oder weniger starke ödematöse Durchtränkung des Stromas besonders an der Markrindengrenze (Abb. 87), und ferner bestehen ausgedehnte Stromainfiltrate, welche aus Plasmazellen, Histiocyten, vereinzelten Lymphocyten und hie und da einem Eosinophilen zusammengesetzt sind (Abb. 88). Auch die Infiltrate sind vor allem an der Markrindengrenze lokalisiert und zeigen häufig Anlehnung an Blutgefäße (Abb. 89). Die Glomerula können ischämisch sein, meist weisen sie eine angedeutete Glomerulonephrose auf die Gefäße sind unverändert. Die tubulären Läsionen treten

[1] Lit. ZOLLINGER 1945, 1952, SPÜHLER u. ZOLLINGER 1953, MASSHOFF u. HOLLMANN 1962, FABER et al. 1964.

ganz in den Hintergrund, abgesehen von einer Abflachung des Hauptstückepithels (vgl. Abb. 93. S. 245), welche kaum je fehlt, und sehr spärlichen Nekrosen und Nekrobiosen, die aber absolut inobligat sind.

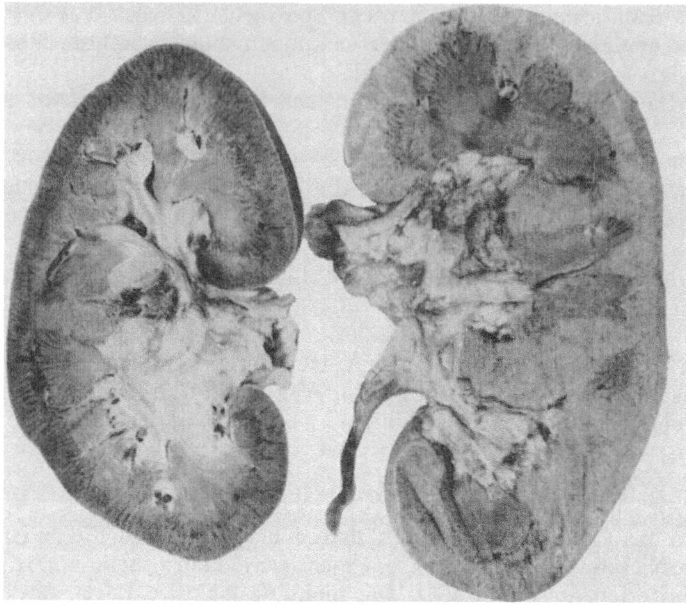

Abb. 86. Links Vergleichsniere, rechts akute interstitielle Nephritis mit Nierenvergrößerung und ausgesprochener Blässe der Rindenanteile. Die Zeichnung abnorm deutlich

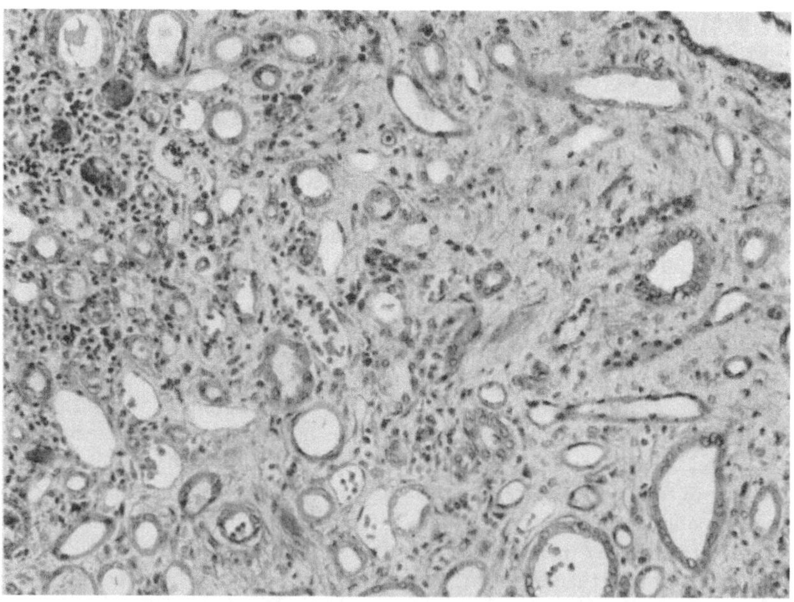

Abb. 87. Akute, nichtdestruktive, interstitielle Nephritis, serös-intertubulärer Typ. Schwere ödematöse Durchtränkung des Interstitiums der Markrindengrenze. Einzelne Hauptstücke abgeflacht. Die Lumina ausgeweitet, andere Tubuli scheinen komprimiert zu sein, ebenso die Capillaren. Lockere interstitielle Infiltrate aus Lymphocyten, Plasmazellen und Histiocyten. Postoperative Anurie ohne Hämolyse. 64jähriger Mann, HE. Vergr. 170mal

Wir können zwischen einem *serös-intertubulären* und einem *perivasculär-cellulären* Typ unterscheiden. Vermutlich handelt es sich jedoch nur um Spielformen ein und desselben Entzündungstyps. Beim serös-intertubulären sind die

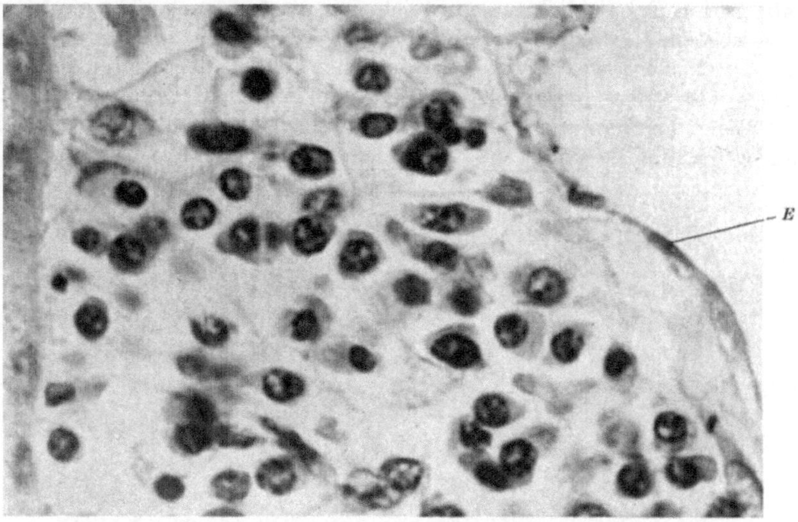

Abb. 88. Perivenöses Infiltrat aus Plasmazellen, Histiocyten und einigen Lymphocyten bei akuter interstitieller Nephritis. *E* Endothel. HE. Vergr. 800mal

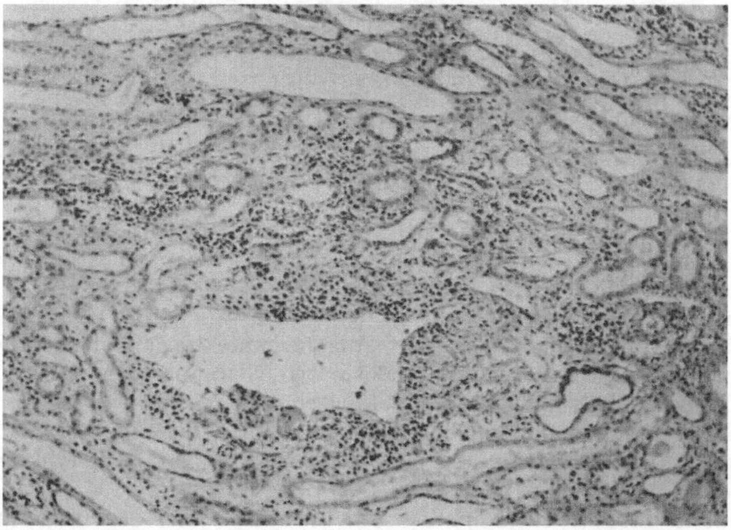

Abb. 89. Akute interstitielle Nephritis, perivasculär-cellulärer Typ nach CO-Vergiftung mit Kreislaufkollaps und Muskelschäden. HE. Vergr. 80mal. (Aus SPÜHLER u. ZOLLINGER 1941)

spärlichen Infiltrate der oben genannten Art mehr oder weniger diffus und locker angeordnet, beim perivasculär-cellulären Typ sind sie massiv und vorwiegend an die Gefäße angelagert (Abb. 90). Der seröse Typ findet sich vor allem nach Eigeneiweißzerfall, der perivasculär-celluläre hauptsächlich nach Streptokokkeninfekten; das klassische Beispiel ist die Scharlachfrühnephritis.

In den meisten Fällen enthalten die Kapselräume und die Tubuli Eiweißmassen bzw. Cylinder, welche je nach der Grundkrankheit auch Eigenfarbe aufweisen können (Bilirubin, Hämoglobin, Myoglobin). Ferner findet man gerade bei dieser Form der Nierenveränderung häufig sekundär entstandene Calciumoxalatkristalle in den Tubuluslichtungen, welche wir als Ausdruck einer akuten renalen Acidose werten.

Außerordentlich wichtig ist bei sämtlichen Typen der akuten interstitiellen Nephritis das völlige Intaktbleiben der ursprünglichen Organstrukturen. Einschmelzungen im Sinne von Abscessen lassen sich nie nachweisen, auch sind die Bindegewebselemente nicht im Sinne eines Granuloms vermehrt, es fehlen

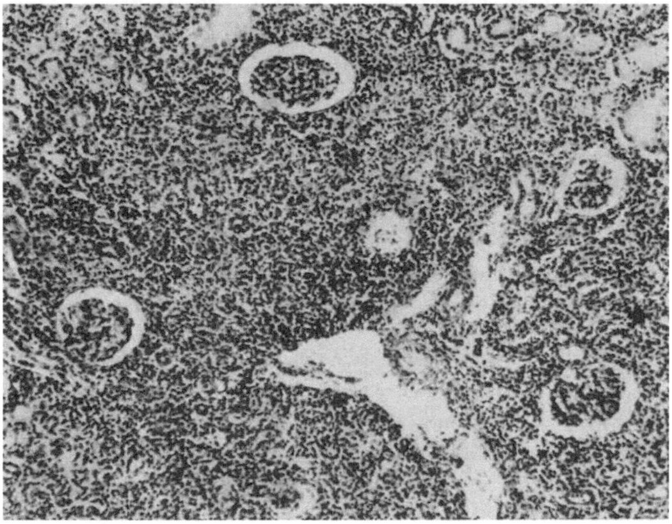

Abb. 90. Scharlachfrühnephritis am 8. Tag. Sechsjähriger Knabe. Leukämieartige Überschwemmung des Niereninterstitiums mit Plasmazellen, Lymphocyten und Histiocyten. Die Glomerula blutarm, Kapselräume klaffend (Schrumpfungsartefakt), keine Parenchymzerstörung. HE. Vergr. 70mal

Capillarsprosse. Dagegen läßt sich eine Bindegewebsverquellung erkennen (Abb. 87). Auch die tubulären Basalmembranen können im Schnitt etwas unscharf begrenzt und verdickt erscheinen.

Eine weitere Sonderform stellt die *akute interstitielle Begleit- und Perifokalnephritis* dar, welche im Gefolge von Allgemeininfekten außerordentlich häufig beobachtet wird und sich auch um anderweitige Nierenprozesse, z.B. tuberkulöse Herde, Tumoren etc. ausbildet. Sie ist klinisch nicht von Bedeutung.

Bei Neugeborenen und jungen Säuglingen stellen *Blutbildungsherde* bzw. sog. Mischinfiltrate im Niereninterstitium das Analogon zur lymphoblasmocytären Entzündung des Erwachsenen dar (BLOCH 1920, ZOLLINGER 1945).

Die akute interstitielle Nephritis tritt, wie schon oben kurz angetönt wurde, vor allem bei Streptokokken-Allgemeininfekten, bei Typhus, Diphtherie, Salmonellen-Enteritiden und dann recht charakteristisch beim Icterus infectiosus Weil (STILES et al. 1946, RIPPMANN 1954, AUSTONI u. CORA 1961) und bei Leptospirosis canicula (KÖNIG 1957, LEROY et al. 1952) in Erscheinung. Auf der anderen Seite beobachtet sie der pathologische Anatom nach abakteriellen, akuten Eiweißzerfallsprozessen (ZOLLINGER 1945, SPÜHLER 1960, ROYER 1960) und schließlich wurden einzelne Fälle nach Pockenimpfung beschrieben (BERNHARD et al. 1959 Lit., ZOLLINGER 1959). (Experimentelle Befunde s. LONGCOPE 1913, ZOLLINGER 1945.)

Die entzündlichen Infiltrate entstehen zumindest mehrheitlich aus polyvalenten Adventitiazellen (MARCHAND 1879) und nicht durch Auswandern aus dem fließenden Blut (ZOLLINGER 1945). Vermutlich handelt es sich dabei um eine immunisierende Entzündung, d.h. einen durch die Antigeneinwirkung und möglicherweise die Antikörperproduktion bedingten Prozeß, jedoch nicht um die Folge einer Antigen-Antikörperreaktion (ZOLLINGER 1966). Eine Ausnahme besteht vermutlich bei der Transplantatverwerfung, wobei allerdings allgemeine Gefäßveränderungen stark im Vordergrund stehen. Die Ödembildung des Interstitiums beruht, wie auch die Schlingenschädigung der Glomerula (Glomerulonephrose), auf einer unspezifischen Capillarschädigung durch Bakterientoxine bzw. Eiweiß-

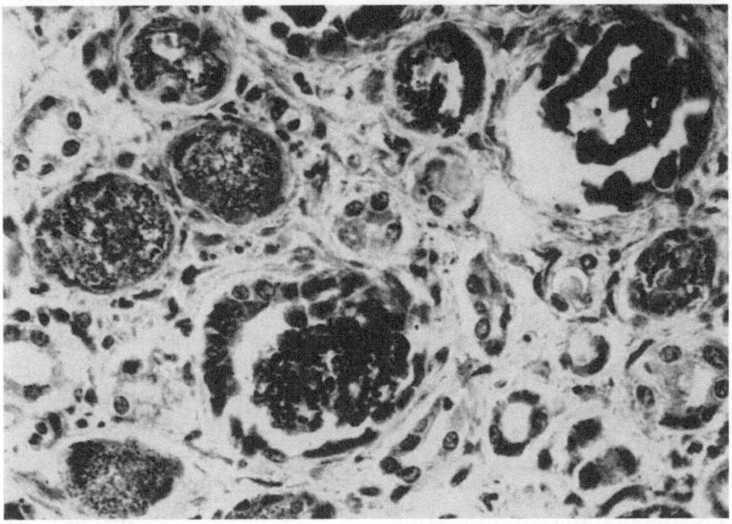

Abb. 91. Teils granuläre, teils bandartige Chromoproteinzylinder in Sammelröhren und Henleschen Schleifen nach Muskelcrush. Eisenbahnunfall vor 11 Tagen. Urämietod. 38jähriger Mann. HE. Vergr. 300mal

abbaustoffe hervorgerufen. Ikterus scheint dabei ein wesentlich fördernder Kofaktor zu sein (ZOLLINGER 1945).

Die Untersuchung von KAISERLING und SOOSTMEYER 1939 sowie von BABICS u. RÉNYI-VÁMOS 1957) lassen vermuten, daß bei der Entstehung des interstitiellen Ödems Lymphabflußstörungen durch die perivasculären entzündlichen Infiltrate mitspielen.

Anhang: Die Chromoproteinniere (Hämolyse, Myolyse)[1]

Diese pathogenetisch noch sehr umstrittene Nierenerkrankung wird auch als Hämolyse- bzw. Myolyseniere, hämoglobinurische bzw. myoglobinurische Nephrose bezeichnet und läuft bei vielen Klinikern unter dem Begriff des akuten Nierenversagens. Wir stellen das morphologische Leitsymptom, die braunrot gefärbten Cylinder in den Tubuli (Chromoproteine), nosologisch, nicht aber pathogenetisch, in den Vordergrund (Abb. 91). Diese nicht präjudizierende Bezeichnung hat sich vielfach eingebürgert, da der Morphologe nicht unterscheiden kann, ob die Cylinder durch Myoglobin oder Hämoglobin pigmentiert sind.

Die morphologische Hauptveränderung lokalisieren wir im Interstitium und und reihen die Chormoproteinniere unter die interstitiellen Nephritiden ein, was jedoch keineswegs allseitig anerkannt wird.

[1] Lit. BRUN 1952, ZOLLINGER 1952, GROLLMAN 1954.

Autoptisch entspricht die Chromoproteinniere einer akuten interstitiellen Nephritis mit zusätzlicher Braunpigmentierung des Parenchyms (Abb. 92). Die Vergrößerung des Organs ist vor allem zwischen dem 7. und dem 10. Tag nach Eintritt des akuten Ereignisses ausgesprochen. In der Frühphase, in welcher noch keine voll entwickelte Urämie besteht, fehlt die Nierenschwellung nicht selten,

Mikroskopisch tritt zum gewöhnlichen Bild der akuten, serös-intertubulären interstitiellen Nephritis (Abb. 93) die massive Ablagerung von teils bandförmigen, teils granulären Cylindern mit braunroter Eigenfarbe in den distalen Tubuli, vor allem in den Sammelröhren (Abb. 91, s. auch FAHR 1944, BRUN 1954, GLOOR 1957). Tropfige Hämoglobinspeicherung in den Hauptstücken findet sich meist nur angedeutet; Hämosiderinspeicherung kann völlig fehlen. Weiter zeigen die Tubuli im Bereich der Henleschen Schleifen und der distalen Hauptstücke degenerative Zellveränderungen, die über das bei banaler interstitieller Nephritis angetroffene Maß doch hinausgehen (BAKER u. DAWES 1954); später stellen sich regenerative Sproßbildungen ein (ALLEN 1951, ZOLLINGER 1952). Durch lokalisierte Zerstörung von Venenwänden und Tubuli können vereinzelt tubulo-venöse Anastomosen, von Granulomen umgeben, entstehen.

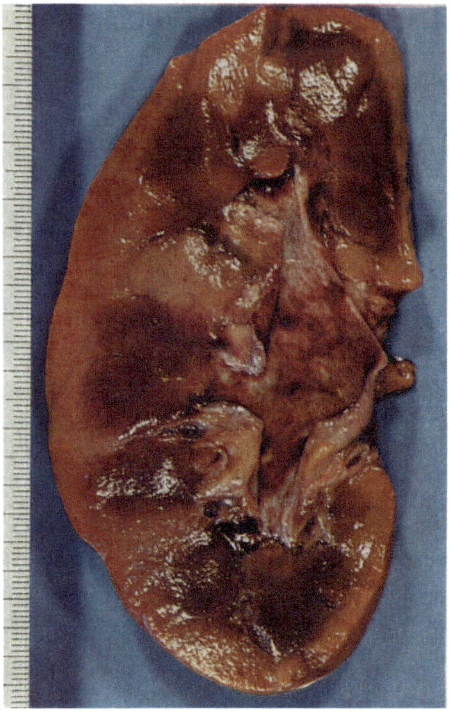

Abb. 92. Chromoproteinniere auf Schnitt. Das Parenchym ist gelblich verfärbt. Die Papillen zeigen bräunliche Tönung. Das Gewebe sehr stark flüssigkeitshaltig, die Niere eher groß

Die stärkste Ausbildung der Nierenschwellung stimmt mit der maximalen Ausbildung der interstitiellen Infiltrate zeitlich überein (ZOLLINGER 1952, MIROUZE et al. 1960, 1961). Die Markcapillaren sind meist strotzend mit Blut gefüllt und enthalten nicht selten sog. hämatopoetische Herde (Lit. s. REMMELE et al. 1964).

In pathogenetischer Hinsicht scheint das Zusammenspiel verschiedener Faktoren notwendig zu sein, damit es zum Bild der akuten anurischen Chromoproteinniere kommt: Interstitielle Prozesse mit Kompression von Capillaren, Tubuli und Glomerula sowie Erschwerung des capillar-tubulären Austausches; Nierenanoxie mit ihren Folgen; geringgradige toxische Nephrose (ZOLLINGER 1952 Lit., MIROUZE et al. 1960, 1961). Ein wesentlicher toxischer Einfluß des Hämo- bzw. Myoglobins sowie die Verstopfung der Tubuli durch die Cylinder wird heute nicht mehr ernsthaft in Betracht gezogen (s. auch RANDERATH u. BOHLE 1959, MOHR 1962, DONNER u. HOLLE 1958).

b) Die chronische nicht-destruktive interstitielle Nephritis[1]

Diese Form der chronischen Nierenentzündung ist fraglos selten. Wir fanden 38 Fälle auf 10000 unausgewählte Autopsien. Sie war schon früher bekannt

[1] Lit. SPÜHLER u. ZOLLINGER 1953, GLOOR 1961, ZOLLINGER 1964.

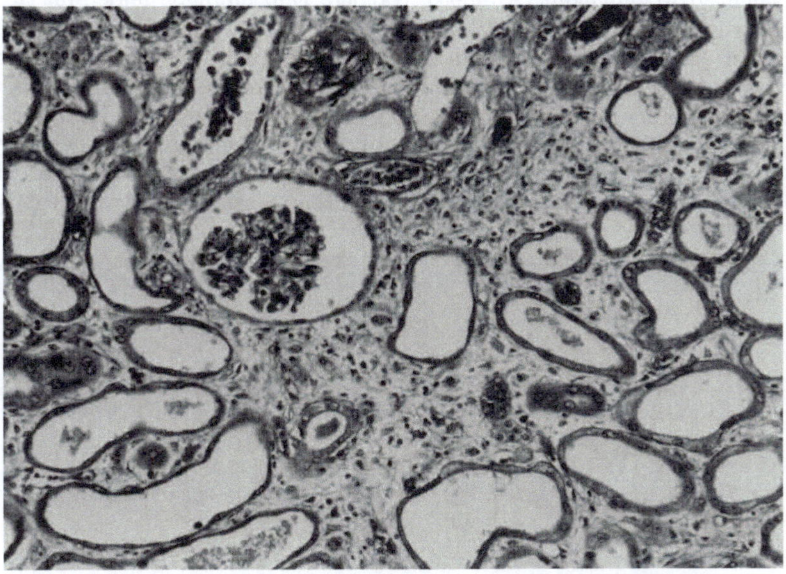

Abb. 93. Akute interstitielle Nephritis, serös-intertubulärer Typ, 10 Tage nach Transfusion gruppenungleichen Blutes. Das Glomerulum blutarm. Kapselraum artifiziell verbreitert. Hauptstückepithelien hochgradig erniedrigt HE. Vergr. 90mal

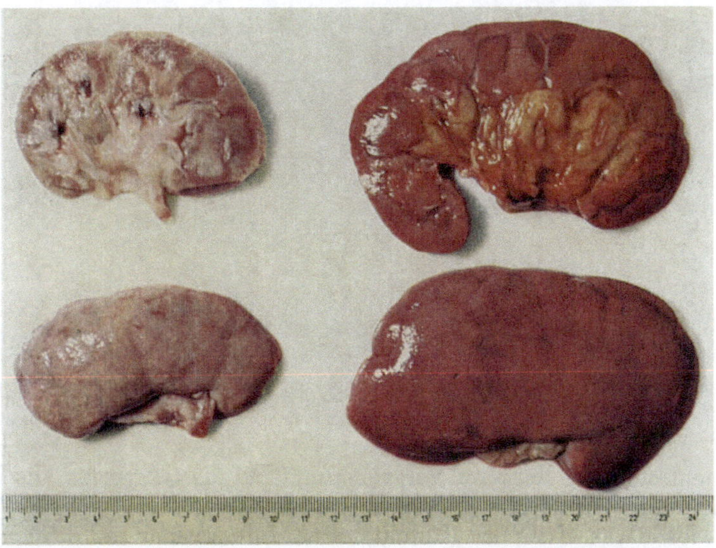

Abb. 94. Chronische interstitielle Nephritis (links) neben Vergleichsniere (rechts). Die chronische interstitielle Nephritis zeigt eine glatte, ausgesprochen blasse Niere mit einzelnen dunkel wiedergegebenen Papillennekrosen

(Oberling 1924, 1939, Aschoff 1928 u.a.), ist aber, wie wir 1953 feststellen konnten (Zollinger u. Spühler), in den letzten beiden Jahrzehnten eindeutig häufiger geworden (s. auch Thölen et al. 1956, Scheidegger u. Batzenschlager 1957, Uehlinger 1958).

Bei echter, also nicht-destruierender chronischer interstitieller Nephritis sind die Nieren mäßig stark verkleinert, ausgesprochen blaß und oberflächlich glatt bis ganz seicht grob gebuckelt (Abb. 94). Narbige Einziehungen fehlen im Gegensatz zur destruktiven pyelonephritischen Form der interstitiellen Nephritis. Auf Schnitt ist das Parenchym verschmälert, die Zeichnung leicht verwischt, Papillennekrosen in verschiedenen Entwicklungsphasen werden sehr häufig (Abb. 94), jedoch nicht in allen Fällen gefunden. Das Parenchym der Niere ist induriert und seine Brüchigkeit ist reduziert. Die Nierenbeckenschleimhaut ist in der Regel zart.

Bei der mikroskopischen Beurteilung, welche in jedem Fall auf Großschnitten beruhen sollte, fällt in erster Linie die erhaltene Gesamtstruktur auf (Abb. 24b,

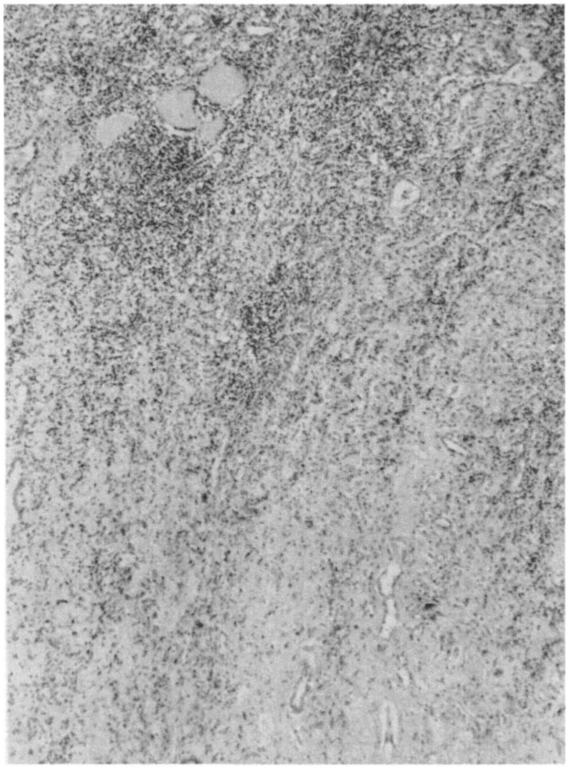

Abb. 95. Chronische interstitielle Nephritis. Ausgedehnte lymphoplasmocytäre Infiltrate im Bereich der Markrindengrenze mit vereinzelten nephrohydrotisch erweiterten Tubuli. Die restlichen Tubuli völlig komprimiert durch das sklerosierte Interstitium, besonders in der Papille (*P*). HE. Vergr. 15mal

S. 185) und auch bei stärkerer Vergrößerung sind die Glomerula, die Tubuli und die Gefäße nirgends zerstört, jedoch zeigen sie hochgradige kompressive Erscheinungen sowie oft Atrophie (Tubuli). Das Interstitium ist diffus verbreitert (Abb. 95), am stärksten an der Markrindengrenze, und zwar besteht diese Verbreiterung nicht in einem banalen Granulationsgewebe mit zahlreichen Capillaren, sondern es handelt sich um eine Sklerosierung, d.h. vor allem um eine Verdickung und Hyalinisation der Einzelfasern sowie auch der tubulären Basalmembranen (Abb. 95, 96). In wechselnder Ausdehnung und meist herdförmiger Verteilung findet man lockere lymphoblasmocytäre Infiltrate, vor allem in der Markrindengrenze (Abb. 95), wobei die Lymphocyten bei weitem überwiegen. Im ganzen handelt es sich somit um ein „inveteriertes entzündliches Ödem“ (Rössle 1943).

Ferner besteht eine chronische Glomerulonephrose und besonders in den Endphasen fast durchweg eine schwere hyaline Verdickung der bindegewebigen Glomerulumkapsel, jedoch ohne Zellproliferation oder deren Folgen. Sekundärer Schlingenkollaps zufolge Gefäßveränderungen wird nur in den Endphasen und auch dann nur relativ selten beobachtet. Weiter treten herdförmig nephrohydrotische Erweiterungen der Tubuli neben hochgradiger Atrophie mit soliden Zellsträngen in Erscheinung (Abb. 95). Vereinzelt findet man wiederum Calciumoxalatkristalle. Die Gefäße sind bis auf seltene sekundäre Läsionen (hypertensive Vasculopathie) unverändert. Insbesondere findet man keine entzündliche Gefäßläsion.

Die in einzelnen Partien Serbiens beschriebene endemische „chronische Nephritis" entspricht nach unseren eigenen Untersuchungen (die Präparate ver-

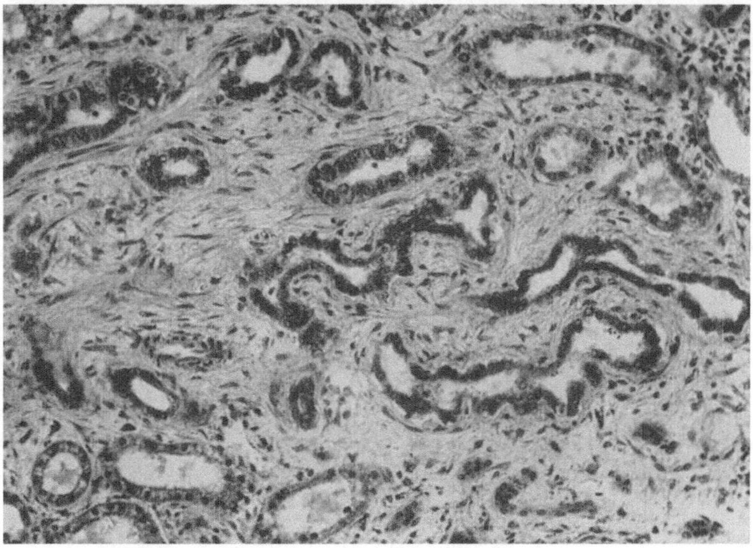

Abb. 96. Chronische interstitielle Nephritis. Keine Zerstörung der Tubuli, jedoch Verbreiterung des Interstitiums durch Sklerose ohne wesentliche Vermehrung der Bindegewebszellen. Nur ganz vereinzelte Lymphocyteninfiltrate. HE. Vergr. 110mal

danken wir Frau Dr. Wenkowska) weitgehend dem hier beschriebenen Bild der chronischen nicht-destruktiven interstitiellen Nephritis (s. dagegen Nikulin u. Rotter 1964). Ihre Ätiologie ist noch vollkommen unabgeklärt. Kompliziert wird das Bild meistens durch eine zusätzliche Pyelonephritis.

Die Differentialdiagnose kann bei Vorliegen einer Schrumpfniere (s. Zollinger 1962) außerordentlich schwierig werden, ist aber in der Regel doch durchzuführen (Gloor 1962, Spühler 1962). In kleinen Nierenbiopsien oder gar Nierenpunktaten kann sie gelegentlich unmöglich werden (Zollinger 1957b, 1956).

Wir nehmen an, daß sich die chronische interstitielle Nephritis schleichend aus der akuten Form entwickelt, wie dies bei der akuten interstitiellen Scharlachfrühnephritis in einzelnen Fällen eindeutig verfolgt werden konnte (Oberling 1924, 1939, Roussy et al. 1950, Zollinger 1959). Vereinzelt wurde dies auch nach epidemischem hämorrhagischem Koreafieber (Oliver u. McDowell 1957) sowie nach Pockenimpfung und nach hämolytischen Zwischenfällen (Abb. 97) festgestellt. Die weit überwiegende Mehrzahl der Fälle läßt jedoch einen akuten Beginn in der Anamnese nicht erkennen. Daß auch bei chronischer Eiweißstoffwechselstörung (Plasmocytom) eine allerdings meist nur geringfügige chronische interstitielle Nephritis besteht, ist seit längerer Zeit bekannt (ZOLLINGER 1945 Lit.). Es ergibt sich somit, zumindest aus Analogieschlüssen, die Übereinstimmung der ursächlichen Faktoren zwischen akuter und chronischer interstitieller Nephritis, wobei die Dauer der Noxeneinwirkung vermutlich das entstehende Bild prägt.

Die Entwicklung einer chronischen interstitiellen Nephritis wird durch Dauerabusus von phenacetinhaltigen Medikamenten stark gefördert (SPÜHLER u. ZOLLINGER 1953, allg. Lit. s. ZOLLINGER 1964a, SARRE u. ROGAL 1964). Die Häufung

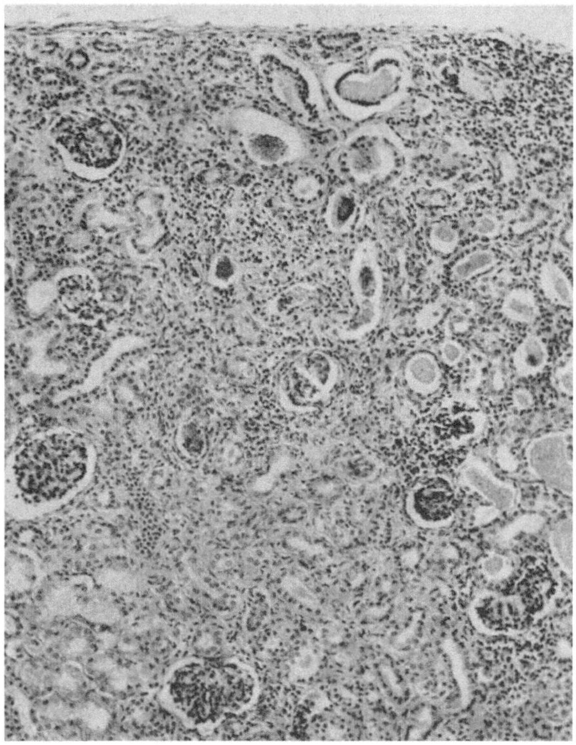

Abb. 97. Chronische interstitielle Nephritis bei A0-Inkompatibilität, 9 Monate altes Kind. Spärliche, vorwiegend lymphoplasmocytäre Infiltrate im verbreiterten Interstitium. Keine Zerstörung des Parenchyms. Tubuli zum Teil erweitert, Glomerula ohne entzündliche Veränderungen. HE. Vergr. 30mal

chronisch entzündlicher Nierenveränderungen bei Phenacetinabusern wird heute in verschiedensten Ländern festgestellt. Entgegen der ursprünglichen Vermutung einzelner Autoren hat sich jedoch gezeigt, daß eine eigentliche „Phenacetinniere“ nicht zu bestehen scheint, d.h. das Medikament führt bei chronischem Mißbrauch nicht zu einer irgendwie spezifischen Nierenveränderung, sondern zu einer morphologisch bisher überhaupt nicht erfaßbaren, möglicherweise enzymatischen Schädigung der Niere, wodurch es zu einer sehr stark erhöhten Empfindlichkeit gegenüber denjenigen Noxen kommt, welche zu Veränderungen des Niereninterstitiums führen können. Echte interstitielle Nephritiden treten bei solchen Patienten eindeutig gehäuft auf, sind aber immer noch sehr selten verglichen mit den ebenfalls gehäuften Pyelonephritiden der Abuser (GLOOR 1962, GSELL et al. 1961 u.a.).

Die Tierversuche haben bisher weitgehend im Stich gelassen. Nur vereinzelt wurde bei der Ratte durch chronische Phenacetinverfütterung eine interstitielle Nephritis mit Abnahme der tubulären Enzyme (EISALOH u. TALANTI 1961), selektivem Abfall der Konzentrationsfähigkeit (ANGERVALL et al. 1964) sowie Neigung zu Papillennekrosen (ABRAHAMS et al. 1963, 1964) beschrieben. Unsere eigenen Rattenversuche verliefen völlig negativ, ebenso diejenigen mit Kaninchen und Goldhamstern. Die vereinzelt festgestellte vermehrte Neigung zu Pyelonephritis nach intravenöser Bakterieninjektion beim Kaninchen (MIESCHER et al. 1958, STUDER et al. 1958a) konnte nicht eindeutig bestätigt werden (KELLER et al. 1961, MIESCHER u. STUDER 1961).

2. Die Pyelonephritis (interstitielle bakteriell-destruktive Nephritis)[1]

Die Pyelonephritis ist nicht nur für den Kliniker, sondern auch für den pathologischen Anatomen eine Crux, denn sie tritt nicht nur in außerordentlich vielfältiger Form in Erscheinung, sondern sie stellt eine der häufigsten Komplikationen anderweitiger Primärerkrankungen der Niere dar, wodurch ein oft beinahe nicht mehr entwirrbares Endbild entsteht. Hält man sich jedoch exakt an die Definition: Bakteriell bedingte (nicht allseitig anerkannt), destruktive interstitielle Entzündung des Niereninterstitiums, so ist die pathologisch-anatomische Differentialdiagnose in der Regel gut möglich.

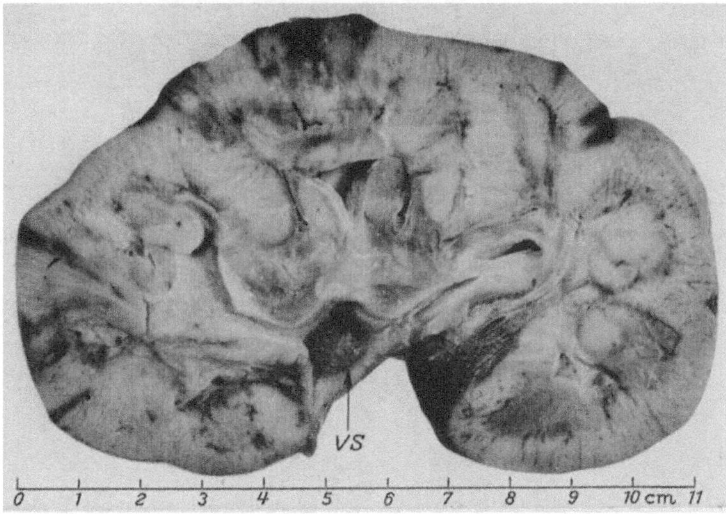

Abb. 98. Akute Pyelonephritis bei Verschlußstein (*VS*). Radiäre hyperämische Streifen mit zentralen Eiterherden. An der Oberfläche sind diese Bezirke leicht erhaben. 39jährige Frau

Die Häufigkeit der Pyelonephritis im Autopsiegut beträgt, wenn nur die schweren Veränderungen berücksichtigt und Einzelnarben ausgeschlossen werden, nicht ganz 10% (Schwankungsbreite: 2,7—17%, s. ZOLLINGER 1964). In rund 0,8% aller Autopsiefälle fanden wir doppelseitige und in 0,6% einseitige pyelonephritische Schrumpfnieren (MEINE 1964).

Pathologisch-anatomisch unterscheiden wir zwischen verschiedenen Entwicklungsphasen und können dann noch einzelne Sonderformen abgrenzen.

a) Die akute Pyelonephritis

Die Nieren sind meist etwas vergrößert und abnorm weich. Sie zeigen an der Oberfläche häufig in kleinen Gruppen beisammensitzende hirsekorngroße Absceßchen mit rotem Randsaum, welche sich auf Schnitt in Form von Eiterstraßen bis in die Papillenspitzen fortzusetzen scheinen (Abb. 98, 99). Das Bild entspricht

[1] PUTSCHAR 1934, KLEEMAN et al. 1960, GLOOR 1961a, ZOLLINGER 1964, FABRE et al. 1964.

somit demjenigen der hämatogen-eitrigen Herdnephritis mit Rinden- und Markherden. Das Nierenbecken kann schwer gerötet und verdickt sein. In den Fällen ohne Abflußhindernis ist dies aber keineswegs die Regel.

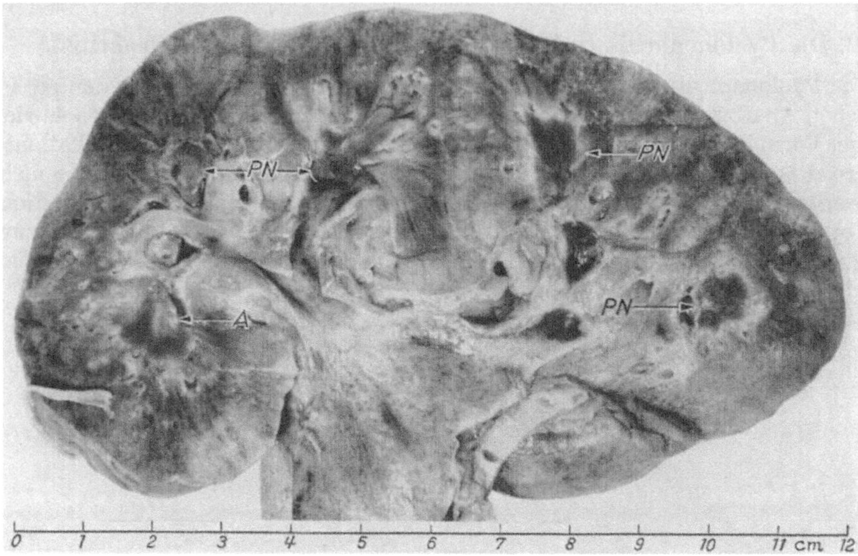

Abb. 99. Akute Pyelonephritis mit ausgedehnten Papillennekrosen (*PN*) in verschiedenen Stadien der Entwicklung, zum Teil in Ablösung begriffen (*A*)

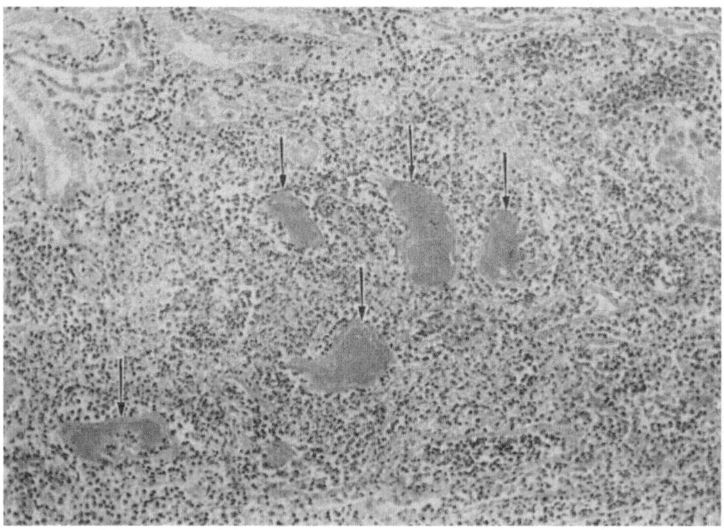

Abb. 100. Akuter pyelonephritischer Nierenrindenherd mit Bakterienrasen (→) und ausgedehnter leukocytärer Infiltration. Das Parenchym im Bereich des Herdes völlig zerstört. HE. Vergr. 5mal

Mikroskopisch findet man eitrige Einschmelzungsherde mit massenhaft zerfallenden polynucleären Leukocyten sowie mehr oder weniger ausgeprägten Bakterienrasen (Abb. 100). Das Gewebe wird im Bereich der Herde völlig zerstört, und zwar findet man auch zerstörte arrodierte Glomerula und sogar gelegentlich eine akute Arteriolitis und Arteriitis sowie Venenthrombosen. Frische Papillennekrosen (Abb. 99) sind bei sehr ausgedehntem Markbefall häufig zu beobachten und als Folge der Capillarkompression im Nierenmark durch das entzündlich-ödematöse Stroma zu werten.

Eine interstitielle Begleit- oder Perifokalnephritis fehlt bei subakutem Verlauf eigentlich nie.

b) Die chronische Pyelonephritis

Von bloßem Auge imponiert die pyelonephritische Narbe als dunkelrote Einziehung von ganz unterschiedlicher Form und Größe (Abb. 101). Die größeren Narben lassen einen feingranulierten dunkelroten Grund erkennen. Das umliegende

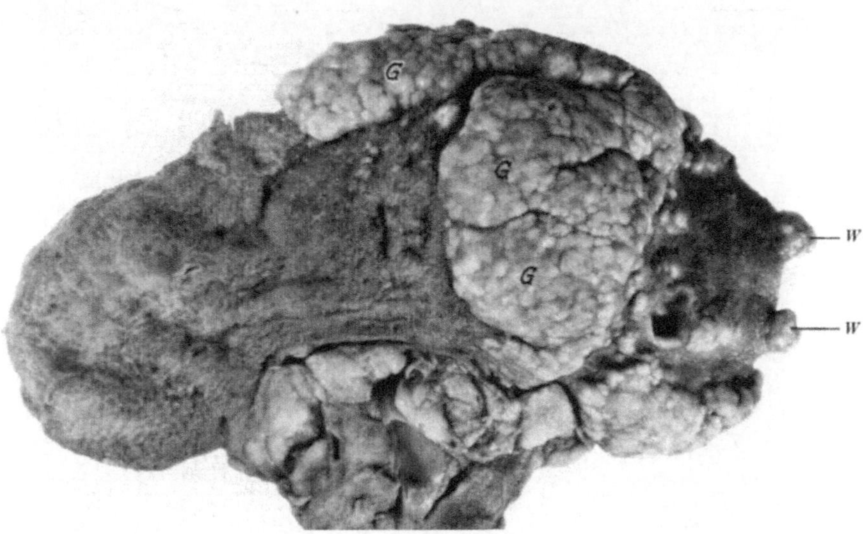

Abb. 101. Pyelonephritische Schrumpfniere bei 64jähriger Frau mit Urämie. Die Schrumpfungsbezirke ganz fein granuliert, eingezogen, dunkel getönt. Die erhabenen Bezirke bucklig oder granuliert (*G*), zum Teil warzenförmig (*W*)

erhaltene Nierengewebe erscheint relativ blaß und grobbucklig erhaben, so daß der Unerfahrene leicht die Buckel als das krankhaft veränderte und die roten Einziehungen als das normale Nierengewebe anspricht. In einzelnen Fällen können auch die Narben so ausgedehnt sein, daß eine ganz feingranulierte dunkelrote, sonst glatte Schrumpfniere vorliegt. Pyelonephritische Schrumpfnieren konnten wir in 1,37% unserer Autopsien nachweisen, bei Frauen dreimal häufiger als bei Männern, was für die einseitigen Formen noch vermehrt gilt.

Sekundäre kleinste Narbencystchen sowie gelegentlich goldgelbe papilläre Adenome komplizieren gelegentlich das Bild.

Auf Schnitt können die dunkelroten derben Narben über die Zone der Arteriae arcuatae hinaus bis zum Nierenbecken reichen (Abb. 24c, S. 185). Die Zeichnung ist in ihrem Bereich vollkommen verwischt. Das Rindenparenchym ist ganz schmal. Auch bei dieser chronischen Form lassen sich Papillennekrosen recht häufig nachweisen. Sie stellen eine Folge der narbigen Gefäßkompression im Markbereich dar. Die Nierenbeckenschleimhaut ist in einem Teil der Fälle stark verdickt, in anderen völlig zart. Das hiläre Fettgewebe läßt meist deutliche Vacatwucherungen erkennen.

Histologische Großschnitte erleichtern die Diagnose beträchtlich. Von großer Bedeutung ist dabei die keilförmige radiäre Struktur der Narbenbildung (Abb. 24c, S. 185) und der destruktive Charakter der Entzündung (Abb. 102), wobei die Zahl der in dieser Phase meist lymphohistiocytären Infiltrate und ihre Zelldichte außerordentlich stark wechseln. Frische Rezidive sind häufig und am leukocytären Infiltratcharakter erkennbar. Die ursprüngliche Struktur der Tubuli, insbesondere diejenige ihrer doch sehr resistenten Basalmembranen ist im Bereich der Narben meist völlig verwischt. Daneben findet man hochgradig atrophische Tubuli, welche vermutlich zu völlig zerstörten Glomerula gehören.

Recht schwer zu entwirren sind die verschiedenen Glomerulaläsionen (Abb. 103) (ZOLLINGER 1963, 1966, LUPTON u. MCMANUS 1962). Beim *destruktiven Typ* ist es

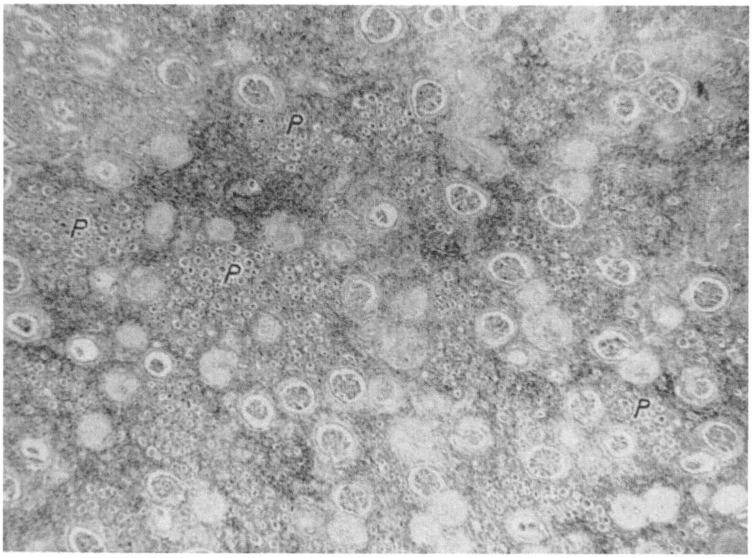

Abb. 102. Pyelonephritische Schrumpfniere. Die Glomerula weitgehend hyalinisiert. Bindegewebskapseln verbreitert (kompressiver Typ der Glomerulumveränderung). Die Tubuli meist im Sinne von Pseudostrumafollikeln umgewandelt (*P*). Van Gieson, Vergr. 40mal

durch Übergreifen des interstitiell-entzündlichen Prozesses auf die Glomerulumkapsel und auf die Schlingen zu einer Zerstörung des Glomerulums gekommen. Es bleiben nur noch einzelne kollagen-hyaline Narbenbalken zurück. Der *kompressive Typ* (Abb. 102) wird durch die narbige Verdickung der glomerulären Bindegewebskapsel hervorgerufen, wobei jedoch im Unterschied zur Glomerulonephritis das Kapselepithel selbst unbeteiligt ist und außerordentlich lange unverändert bleibt. Die Schlingen werden durch diese Einengung komprimiert und blutarm und schließlich veröden sie. Im Gegensatz dazu spricht man vom *Kollapstyp* der Glomerulumveränderung (Abb. 103a), wenn die Arteriolenveränderungen so hochgradig werden, daß die Durchblutung der Glomerula und die Ernährung der Schlingen ungenügend wird. Das resultierende kollabierte, van Gieson-gelbe Schlingenknäuel wird von einem roten Narbenring umgeben.

Bei der ganz schweren hypertensiven Vasculopathie der Arteriolonekrose (s. S. 264) werden ausgeprägte fibrinoide *Schlingennekrosen* beobachtet (Abb. 103b) und als Übergreifen des Gefäßprozesses auf die Schlingen gedeutet. Und schließlich kann auch eine proliferative Herdglomerulitis in ausgesprochen hochgradigen Pyelonephritiden, und zwar nur im relativ erhaltenen hypertrophischen Parenchymanteil nachgewiesen werden (Abb. 103 c, d). Wir bezeichnen sie als „*Überlastungsglomerulitis*" (ZOLLINGER 1961, 1964, HAUPTMANN 1965). Man muß annehmen, daß die spärlichen, noch erhaltenen Glomerula außerordentlich schwer

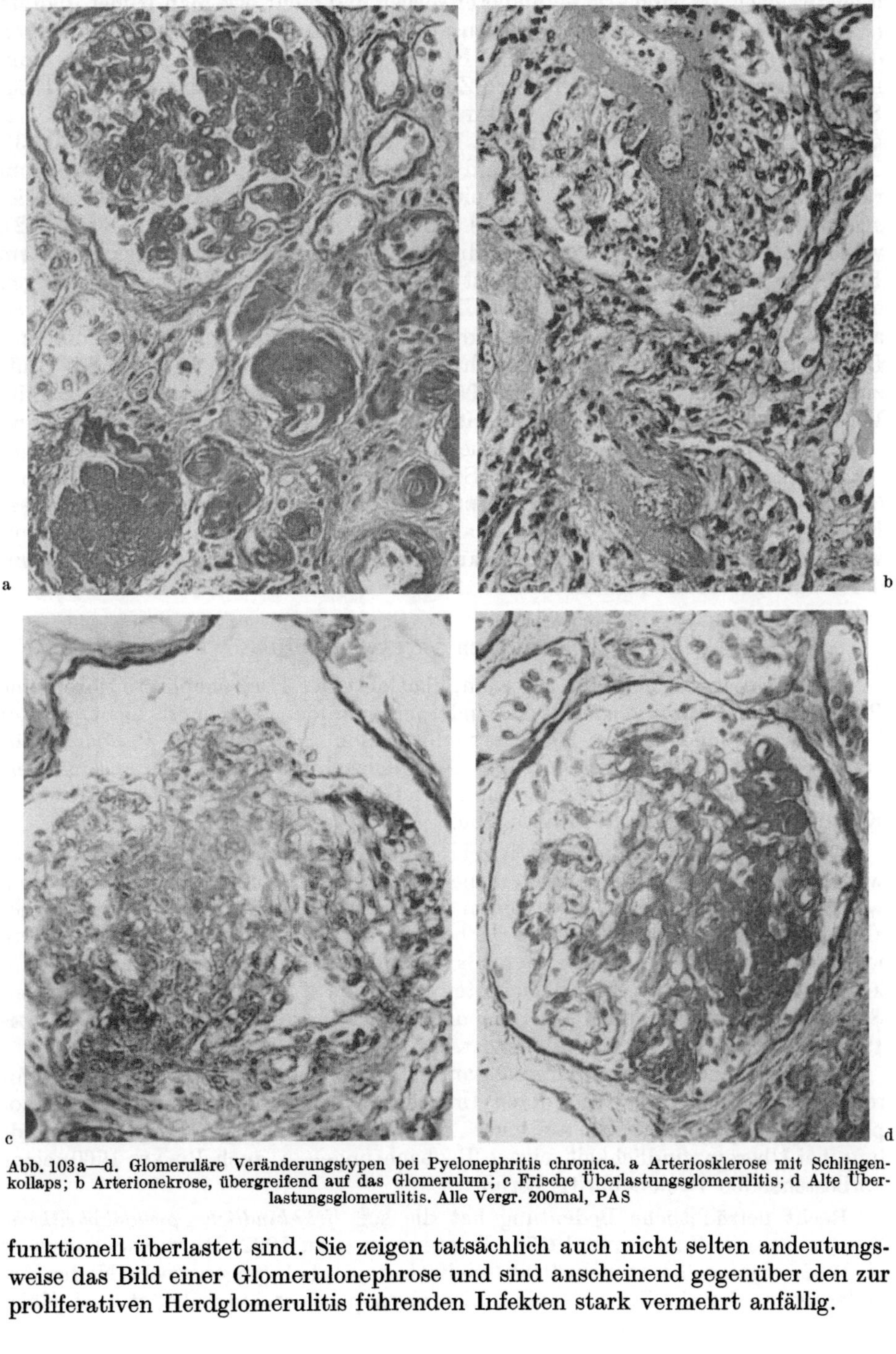

Abb. 103a—d. Glomeruläre Veränderungstypen bei Pyelonephritis chronica. a Arteriosklerose mit Schlingenkollaps; b Arterionekrose, übergreifend auf das Glomerulum; c Frische Überlastungsglomerulitis; d Alte Überlastungsglomerulitis. Alle Vergr. 200mal, PAS

funktionell überlastet sind. Sie zeigen tatsächlich auch nicht selten andeutungsweise das Bild einer Glomerulonephrose und sind anscheinend gegenüber den zur proliferativen Herdglomerulitis führenden Infekten stark vermehrt anfällig.

Derartige Schrumpfnieren weisen, besonders in ihrer frühkindlichen Form (s. unten) häufig schilddrüsenartig geformte Bezirke auf (Abb. 24d, S. 185, Abb. 105, S. 256), welche aus hochgradig atrophischen Tubuli und eingedicktem Lumeninhalt bestehen („*Struma*herde"). Sie entstehen peripher von Nierennarben irgendwelcher Art, sind also sekundär erworben und nicht, wie man früher glaubte (FAHR 1937, BATZENSCHLAGER 1962 u.a.), Mißbildungen. Die Cysten entstehen durch distalen Tubulusverschluß und Rückresorption der Flüssigkeit, wobei dann nur die Harnmucoide zurückbleiben (ZOLLINGER 1957a, b, OBERLING 1924, 1954, STAEMMLER u. DOPHEIDE 1930, SCHREINER 1958 u.a.; experimentell: DE NAVASQUEZ 1950, Mikrodissektion: OLIVER 1939, SHIMAMURA u. HEPTINSTALL 1963).

Auch die Gefäßveränderungen sind polymorph. Im ganzen ist der Gefäßbaum rarefiziert; entsprechend dem oft hohen Alter findet sich häufig eine *Arteriosklerose*; daneben entwickelt sich das Bild der *Intimafibrose* (Abb. 109, S. 262), wobei die Intima aus zirkulär angeordnetem, ganz lockerem, nicht hyalinisiertem Bindegewebe besteht. Die Elastica ist leicht aufgesplittert. Lipoideinlagerungen oder Verkalkungen fehlen stets. Auch findet man häufig Mediafibrose mit Muskelatrophie. Die Veränderung ist als Anpassungserscheinung an eine verminderte Durchblutung (Reduktion des peripheren Gefäßbettes oder Stenose des Blutzuflusses) aufzufassen (ZOLLINGER 1957b). Die oft beobachtete Hypertonie im Verlauf einer chronischen Pyelonephritis erklärt, warum die *Arteriolosklerose* und selbst die *Arteriolonekrose* in pyelonephritischen Schrumpfnieren ein häufiges sekundäres Vorkommnis darstellen. Schließlich ist noch an die *Arteriolitis proliferans* zu denken (WEISS u. PARKER 1939: hyperplastische Arteriolosklerose; KLEEMAN 1960). Sie entwickelt sich analog dem destruktiven Typ der Glomerulumveränderung durch Übergreifen der akuten Entzündung auf ein Gefäß mit sekundärer narbiger Proliferation.

c) Sonderformen der Pyelonephritis

Die *Pyonephrose* entsteht bei Komplikation einer Hydronephrose durch eine Pyelonephritis. Morphologische Besonderheiten finden sich sonst nicht. Weiter kennen wir besonders beim Diabetes mellitus eine *emphysematöse Pyelonephritis*, erzeugt durch coliforme Erreger. Das Gewebe ist durch CO_2-Blasen auseinandergetrieben, welche aus bakteriell gespaltener Glucose entstanden sind (SCHULTZ u. KLARFEIN 1962, CLIFFORD u. KATZ 1962).

Die *xanthomatöse Pyelonephritis* zeigt einen meist kranzförmig um das oft erweiterte Nierenbecken angeordneten, mehrere Millimeter breiten goldgelben Saum, welcher intra operationem nicht selten als hypernephroides Nierencarcinom oder als Tuberkulose angesprochen wird. Er besteht mikroskopisch aus dicht gelagerten, fett- und lipoidhaltigen Phagocyten. Bakteriologisch findet man häufig Staphylokokken (ROSENBERGER 1947) oder Proteus (HOOPER et al. 1962). Die lipoidhaltigen Schaumzellen können auch im Urin nachgewiesen werden (MIROUZE u. PAGES 1959).

Weitere mehr kasuistisch interessante Formen bilden die großzellige Pyelorephritis (RAMSPERGER 1949), deren Ursache nicht bekannt ist, sowie die eosinophile Pyelonephritis, welche auf einer „allergischen Färbung" (Largaktilbehandlung bei Überempfindlichkeit, eigene Beobachtungen, s. auch PIRANI 1960) einer vorbestehenden Pyelonephritis beruht.

Recht beträchtliche Bedeutung hat die sog. *frühkindliche pyelonephritische Zwergniere* (Lit. ZOLLINGER 1957a, BATZENSCHLAGER 1962, BATZENSCHLAGER et al. 1962a, b), welche im Schrifttum vielfach noch als hypogenetische Nierenveränderungen oder als Nierenatrophie, Nierenhypoplasie etc. verarbeitet wird. Meist handelt es sich um jugendliche weibliche Patienten, und nicht selten besteht eine auf diese Seite beschränkte Mißbildung der ableitenden Harnwege (Ureter fissus etc.). Meist sind die Nieren sehr klein, sie können nur wenige Gramm wiegen, in welchem Fall die Oberfläche dann ziemlich glatt, d.h. das ganze Organ ziemlich gleichmäßig geschrumpft ist. Die etwas größeren Exemplare sind grobbucklig (Abb. 104). Das mikroskopische Bild zeigt eine höchstgradige Parenchymzerstörung sowie reichlich „Strumaherde“ (Abb. 24d, S. 185, Abb. 105) und eine ungewöhnlich starke Zerstörung der Glomerula (destruktiver Typ der Glomerulaveränderung), welche beiden Argumente früher als Beweis für das Vorliegen einer primären Hypogenese angesprochen wurden (Ask-Upmark 1929, Fahr 1937, Gloor 1951, Milliez et al. 1958, Ljungqvist u. Lagergren 1962). Wir schließen heute daraus, daß der akute Schub der Pyelonephritis in sehr frühem Kindesalter

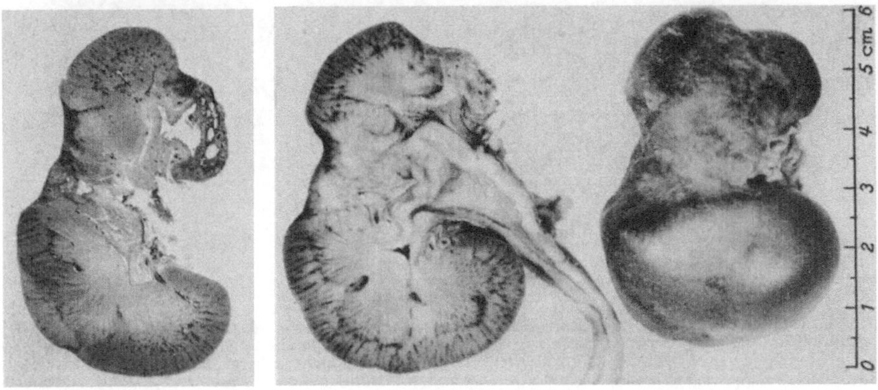

a b

Abb. 104a u. b. Operativ gewonnene, einseitige, frühkindliche pyelonephritische Schrumpfniere bei neunjährigem Mädchen. a Makroskopie der Ober- und Schnittfläche. b Histologischer Gesamtschnitt. Die Einsenkungen an der Oberfläche entsprechen mikroskopisch alten keilförmigen Narbenbezirken, unter welchen das Nierenbecken hochgradig narbig verdickt ist. Operation wegen Brennen beim Wasserlösen und Schmerzen in der entsprechenden Lendengegend. Keine Hypertonie. HE

aufgetreten sein muß, denn in dieser reaktionsarmen Phase kommt es zu schwerster Zerstörung der Glomerula und auch des medullären Parenchyms. In diese Richtung deutet auch die Tatsache, daß die entsprechende Nierenarterie meist weniger stark entwickelt ist und einen geringeren Umfang aufweist (Zollinger 1957a, Weiss u. Parker 1939). Experimentell läßt sich eine solche Zwergniere ebenfalls erzeugen (Gorrill u. de Navasquez 1960). Auch die Tatsache, daß die Patienten ausgesprochen jung sind — wir haben bei einem 14jährigen Kind eine solche Schrumpfniere gefunden — spricht für sehr frühen Beginn der Pyelonephritis. Ebenso die klinisch bekannte Häufigkeit der kindlichen Pyelonephritis, letztere kann sogar kongenital auftreten (Claireaux u. Pearson 1955). Tritt die Nierenveränderung schon sehr frühzeitig, möglicherweise sogar pränatal auf, so entwickeln sich sekundär bizarr geformte Tubuli (Abb. 106), was wir als sekundäre Fehlbildung auffassen (s. S. 231).

Bezüglich der Pathogenese der Pyelonephritis mußte sich die so klar erscheinende These der ascendierenden Infektion bei Pyelonephritis in den letzten Jahren eine wesentliche Einschränkung gefallen lassen. Selbst an der bakteriellen Genese wurde in letzter Zeit — unseres Erachtens jedoch zu Unrecht — gezweifelt (Pawlowski et al. 1963 u.a.). Während die lymphogene Infektion der Niere heute weitgehend abgelehnt wird (Lit. Kleeman et al. 1960), sind die Akten über die ascendierende und die hämatogene Infektion bei der Entstehung der

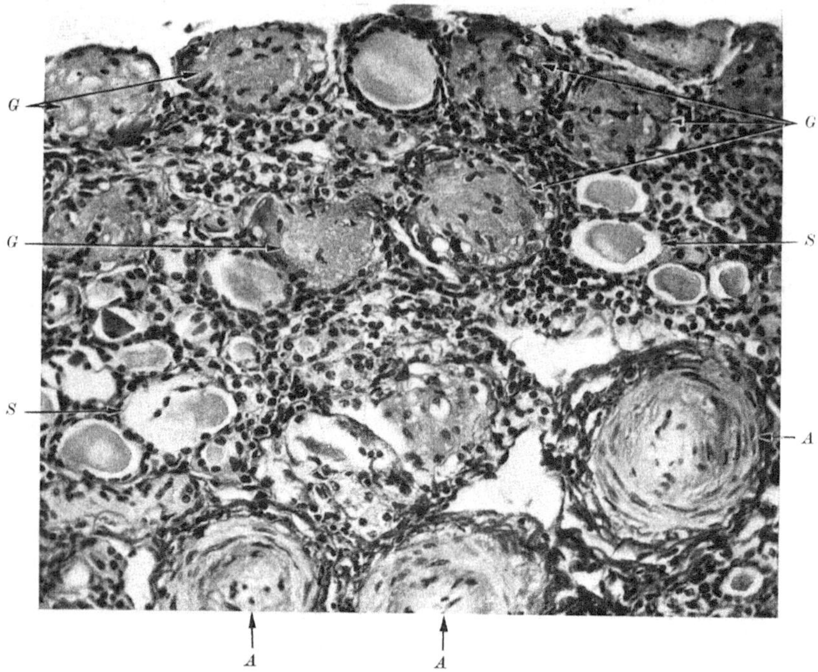

Abb. 105. Frühkindliche pyelonephritische Schrumpfniere bei zwölfjährigem Mädchen mit maligner Hypertonie. *A* Arteriolitis proliferans ohne hypertensive Schädigung; *S* strumaartig umgewandelte atrophische Tubuli; *G* vollkommen hyalinisierte Glomerula. Van Gieson, Vergr. 250mal

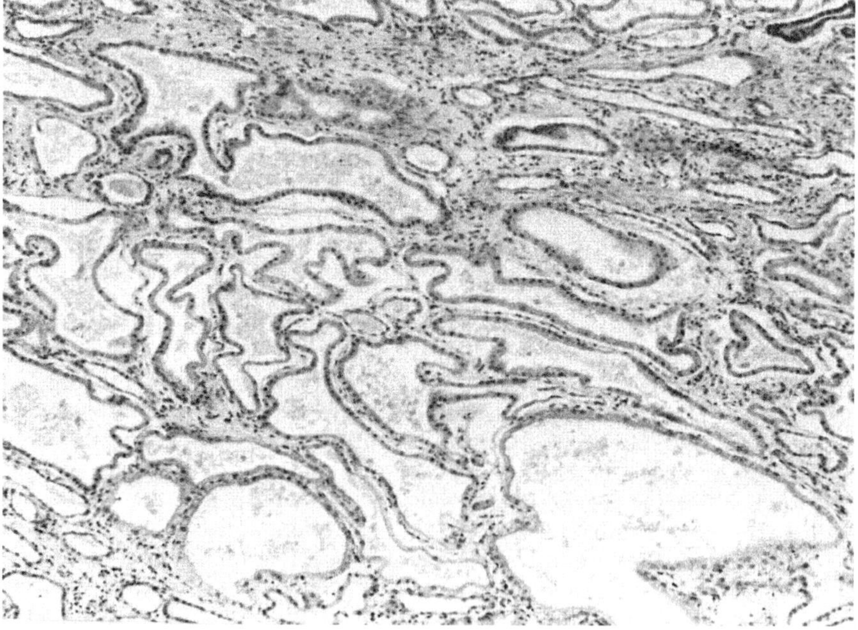

Abb. 106. Sekundäre Tubulusfehlbildung mit schwanenhalsartigen Strukturen in frühkindlicher pyelonephritischer Schrumpfniere. $8^1/_2$jähriges Mädchen. HE. Vergr. 120mal

Pyelonephritis besonders bezüglich der Häufigkeitsverteilung der beiden Wege noch keineswegs abgeschlossen.

Die These einer canaliculären Aszension des Infektes durch die Harnwege wird durch die Häufigkeit einer Pyelonephritis bei Harnstauung zufolge Ureterobstruktion, Prostatahyperplasie etc. stark untermauert. Entsprechende Tierversuche liegen in großer Zahl vor (THELEN et al 1956, BRUMFITT u. HEPTINSTALL 1958, GUZE u. BEESON 1956, KASS 1960 u.a.).

Auf der anderen Seite haben aber gerade die Tierversuche gezeigt, daß nach intravenöser Injektion nephrotroper Erreger (antikomplementäres Agens der Tubulusepithelien auf Coliinfekte: BEESON u. ROWLEY 1959) recht häufig eine typische Pyelonephritis entsteht (FREEDMAN u. BEESON 1958, BRESLAU et al. 1964 u.a.). Besteht dabei eine Harnstauung auf der einen Seite, so wird diese Niere sehr viel häufiger befallen (THELEN et al. 1956, BRUMFITT u. HEPTINSTALL 1958, ROCHA et al. 1958), was auf Kreislaufveränderungen in dieser Niere zurückzuführen ist, wie dies auch mit Tuscheinjektion gezeigt werden konnte (HASHER u. SOKOL 1941). Auch anoxische (SAMELLAS u. SZYMBER 1961), toxische (ROSENAU et al. 1961) sowie mechanische Schäden (SHAPIRO et al. 1956) fördern das Angehen einer Pyelonephritis eindeutig, ebenso das Bestehen von Nierenrindennarben (DE NAVASQUEZ 1956). Bei hoher Virulenz entstehen im Tierversuch vor allem Rindenherde (Angehen des Infektes im ersten Capillarfilter, den Glomerulumcapillaren), bei relativ geringer Virulenz ist vor allem das Mark erkrankt (zweites intertubuläres Capillarfilter).

Die häufigen Fälle von Pyelonephritis ohne Harnstauung lassen erkennen, daß der hämatogene Infektweg auch beim Menschen wahrscheinlich häufiger ist als bisher angenommen wurde. Möglicherweise erfolgt der Niereninfekt auch bei Urethritis, Cystitis oder Ureteritis auf dem Blutweg, indem die Erreger in die Schleimhautcapillaren der Harnwege einbrechen.

Außer der Harnstauung, welcher nicht selten eine Nieren- oder Harnwegsmißbildung zugrunde liegt, spielt der Diabetes mellitus eine wesentliche Rolle bei der Entwicklung der Pyelonephritis (BERNING u. WALTER 1951, SMITH et al. 1955 u.a.), wie dies auch experimentell gezeigt wurde (BEASER et al. 1953, BROWDER u. PETERSDORF 1964). Dasselbe gilt von anderen Stoffwechselstörungen, wie Gicht (SALVISBERG u. SCHLEGEL 1962) und Hypokaliämie (MILNE et al. 1957, KARK 1958, MUEHRCKE 1960: experimentell); und schließlich wird auch beim chronischen Phenacetinabuser eine starke Häufung der Pyelonephritiden beobachtet (s. S. 248) (ZOLLINGER 1955a, 1964a, c, UEHLINGER 1958, GLOOR 1961, 1962).

Anhang: Strahlenveränderungen der Niere (sog. Röntgenniere)[1]

Die Sensibilität der Nieren gegenüber ionisierenden Strahlen ist doch größer als früher allgemein angenommen wurde. Einwandfreie morphologische Schäden werden vielfach schon bei Dosen von 2000—2300 r festgestellt (Lit. ZOLLINGER 1960). Experimentell liegen die Schädigungsgrenzen noch wesentlich tiefer (FEINE 1963). Klinisch werden Strahlenschäden der Nieren vor allem nach bestrahlten juvenilen Nierentumoren und nach Bestrahlung retroperitonealer Lymphknoten bei Hodentumoren beobachtet (WESTFALL 1961, Lit., Zusammenstellung s. LUXTON 1963).

Die Strahlenniere zeigt makroskopisch kein spezifisches Bild. Es handelt sich um eine mehr oder weniger deutliche Schrumpfniere mit glatter Oberfläche. Für die histologische Beurteilung müssen die Erfahrungen der Tierversuche herangezogen werden, um die noch relativ kleine Anzahl gut ausgewerteter menschlicher

[1] Lit. ZOLLINGER 1960, BIANCHI 1961, MOSTOFI et al. 1964.

Strahlennieren erklären zu können. Man findet dabei eine schwere Reduktion des Parenchyms mit herdförmiger Stromasklerose und Ödem (BIANCHI 1961). Beim Menschen stehen wie bei der Ratte die Glomerulaveränderungen im Vordergrund, während sie beim Hund und beim Kaninchen weniger ausgeprägt sind (ZOLLINGER 1951, BIANCHI 1961, MOSTOFI et al. 1964, ROSEN et al. 1964).

Die Glomerula zeigen auch im Verlauf der Veränderungen das typische Bild der Strahlenvasculopathie, nämlich zuerst Verdickung der Basalmembran mit Ablagerung von basalmembranartiger Substanz um die Endothelzellen (ROSEN et al. 1964, elektronenmikroskopisch). Sämtliche Zellelemente der Glomerula

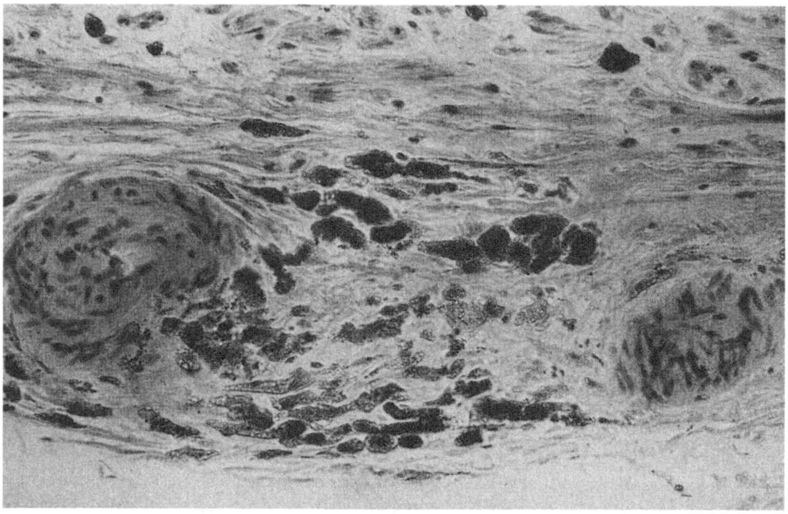

Abb. 107. Thorotrastablagerung in der Niere nach Thorotrastpyelographie vor 24 Jahren. Das kristalline Thorotrast ist in Phagocyten enthalten, die letzteren umhüllen zwei kleine, stark proliferativ veränderte Arteriolen. Das Bindegewebe hochgradig vermehrt. HE. Vergr. 300mal

schwellen. Neben Schlingenaneurysmata stellen sich schwere Kollapserscheinungen der Glomerula ein und schließlich resultiert eine nicht pathognomone, aber doch recht charakteristische Glomerulosklerose.

Bei den Tubuli steht die Atrophie der distalen Abschnitte im Vordergrund. Ihr Epithel zeigt, wie übrigens auch die Zellen der Glomerula, das für Strahlenläsion typische Bild der Kernvergrößerung mit Polymorphie und Atypie (ZOLLINGER 1951, BIANCHI 1961, FEINE 1963). Schwere Enzymschäden können schon vom 9. Tag an nach geringen Dosen beobachtet werden. Sie können monatelang bestehen bleiben (PAPOUŠEK et al. 1962).

Die Veränderungen der Arterien und Arteriolen sowie der Venen sind wenig charakteristisch. Meist steht beim Menschen die hypertensive Vasculopathie im Vordergrund. Daneben wird auch eine Endarteriitis proliferans beobachtet (RUBENSTONE u. FITCH 1962). — Im Interstitium finden sich, wie in jeder Narbe oder Sklerose, einzelne Lymphocyteninfiltrate, weshalb vielfach — unseres Erachtens aber nicht zu Recht — von „Strahlennephritis" gesprochen wird (LUXTON 1963, RUBENSTONE u. FITCH 1962).

Ursächlich sind die Veränderungen der Glomerula, der Tubuli und des Interstitiums als typische direkte Strahlenschäden anzusprechen, welche in ihrer Morphologie dem Gesetz der allgemeinen Strahlenpathologie folgen (Lit. ZOLLINGER 1960).

Ein gewisser latenter Strahlenschaden besteht auch an den Gefäßen, so daß sie durch die sich sekundär zufolge der Durchblutungsdrosselung in den Glomerula hervorgerufene renale Hypertonie verstärkt geschädigt werden.

Leicht abweichend von diesem Befund ist derjenige bei *Thorotrastspeicherniere*, wie er nach Thorotrastpyelographie mit pyelorenalem Reflux auftreten kann. Dabei werden große Mäntel von thorotrasthaltigen Phagocyten — das Thorotrast ist mittels der Bestschen Glykogenfärbung gut darstellbar — um die Gefäße des subpelvinen Gewebes und auch des Nierenparenchyms gefunden (Abb. 107). Die eingeschlossenen Arteriolen zeigen zum Teil eine starke Strahlenvasculopathie, und die Umgebung ist hochgradig fibrosiert (Thorotrastgranulome, Abb. 107, WALTHARD 1947, FRÜHLING et al. 1956, ZOLLINGER 1957, MARTI u. HEILBRONN 1962). Dringt das Thorotrast bis in die Rinde vor, so können dieselben Parenchymschäden wie in der sog. Röntgenniere beobachtet werden. Auch radiogene Tumorentwicklung wurde beobachtet: Spindelzellsarkom (ZOLLINGER 1940), Pflasterzellcarcinome, wahrscheinlich vom Nierenbecken ausgehend (KRÜCKMEYER et al. 1960, FRIEDRICH 1960, drei eigene Beobachtungen) sowie eindeutige Nierenbeckencarcinome (ALKEN et al. 1960, FINE u. LEONHARDT 1963).

K. Die Gefäßveränderungen der Niere

1. Das Aneurysma der Nierenarterie[1]

Das Aneurysma ist eine seltene Gefäßerkrankung der Niere. Wir fanden drei Fälle auf 10000 Autopsien. Trotzdem hat es als gelegentliche Ursache einer okkulten Hämaturie oder einer Hypertonie eine gewisse klinische Bedeutung. Die sackförmigen Aneurysmata sind die häufigsten. Sie verkalken nicht selten, können recht groß werden und multipel auftreten (ACKER et al. 1962). Sie sollen, wie die spindeligen, auf kongenitaler Wandschwäche beruhen. Dissezierende Aneurysmata werden vor allem bei Periarteriitis nodosa, selten auch bei Arteriosklerose und nach Trauma gefunden (FÖLSCH 1959, LOWSLEY u. CANNON 1953). Schließlich treten auch mykotische Aneurysmata als extreme Seltenheit einmal in Erscheinung.

Das poststenotische Aneurysma stellt eine Folge der Düsenwirkung distal von einem stenotischen Prozeß dar (CORDONNIER 1959). Bei den falschen Aneurysmata liegt eine totale Gefäßwandruptur vor, der Aneurysmasack wird sekundär von lokalem Bindegewebe gebildet. Wenn ein solches Aneurysma eine Verbindung zwischen Arterie und Vene darstellt (arteriovenöses Aneurysma), so spricht man auch von arteriovenöser Fistel, welche vor allem nach operativem Trauma auftreten kann. Jedoch sind auch kongenitale Formen bekannt (SCHULZE u. BERGMANN 1954 Lit., SCHEIFLY 1960, HUTCH u. CHRISHOLM 1962).

2. Die Arteriosklerose der Niere

Bei der häufigen *intrarenalen Form* zeigen die Nieren rote, unregelmäßig begrenzte Narben, welche jedoch weitgehend auf die Rindenzone begrenzt sind. Selten entwickeln sich durch Häufung dieser Narben eigentliche unregelmäßig gestaltete Schrumpfnieren (Abb. 25, S. 186).

Im mikroskopischen Schnitt besteht das Bild einer schweren Narbenbildung mit Zerstörung der Glomerula und vor allem der Tubuli, wobei die Differentialdiagnose gegenüber der pyelonephritischen Narbe fast unmöglich werden kann, jedenfalls wenn nur ein beschränkter Abschnitt histologisch untersucht wird. Eine zweite Erscheinungsform ist die ischämische Atrophie mit interstitieller Sklerose (s. S. 184). Der Außendurchmesser der Tubuli ist hochgradig verringert,

[1] Lit. ABESHOUSE 1951, GARRITANO 1957, WOLLHEIM u. MOELLER 1960.

die Lumina können fehlen, so daß solide Epithelstränge resultieren, wobei die Zellen auffällig blaßprotoplasmatisch sind und tatsächlich etwas an ein endokrines Organ erinnern (sog. „endocrine kidney“ von SELYE und STONE 1946). Bei beiden Narbenformen lassen sich vereinzelte Lymphocyteninfiltrate im Interstitium nachweisen, ohne daß damit die entzündliche Natur des Grundprozesses untermauert würde; der zweite Typ ist pathognomon für die chronische Hypoxie des Nierenrindengewebes.

Bei der sog. *zentralen Form* der Nierenarteriosklerose findet sich die Stenose extrarenal im Bereich der Arteria renalis. Diese Form hat erst in den letzten Jahren die notwendige Beachtung gefunden. Sie ist nicht selten die Ursache einer

D P

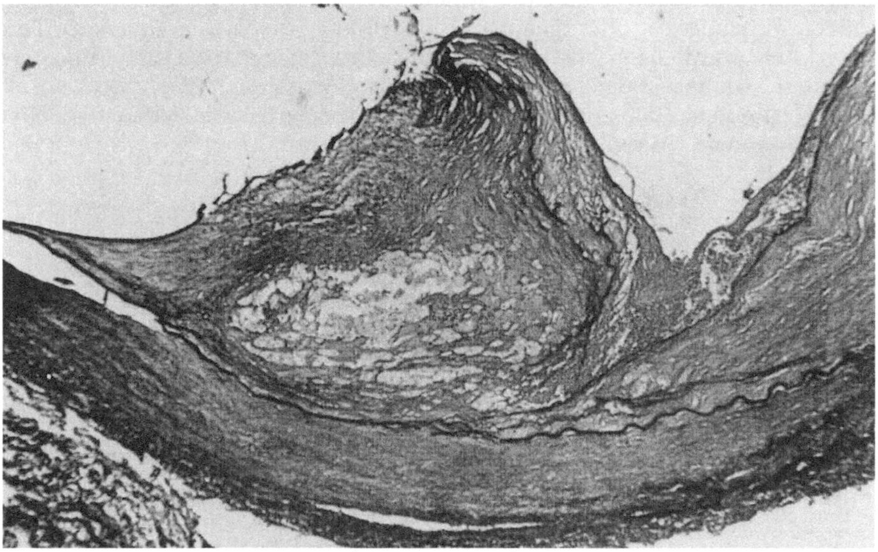

Abb. 108. Arteriosklerotische Platte im Abgangsbereich einer längsgeschnittenen Arteria renalis. *P* proximaler Abschnitt; *D* distaler Abschnitt. Van Gieson-Elastin. Vergr. 8mal

renalen Hypertonie. Die ausgedehnte Anwendung der Angiographie zeigt, daß solche Stenosen auch von pathologisch-anatomischer Seite anscheinend doch recht häufig übersehen werden (POUTASSE 1961, PAGE et al. 1959 u.a.).

Sehr wichtig ist die Erkenntnis, daß eine solche zentrale Nierenarterienstenose zu renaler, operativ unter Umständen heilbarer Hypertonie führen kann, ohne daß morphologisch erfaßbare Nierenveränderungen bestehen müssen (BERKLEY 1961, HOWARD u. CONNOR 1962, SCOTT et al. 1961).

Eigentliche Schrumpfnieren auf zentral arteriosklerotischer Basis fanden wir in 0,16% der Autopsien. Die Nieren sind im Gegensatz zur peripher arteriosklerotischen Narbenniere oberflächlich fast glatt und nur bei näherer Betrachtung findet man eine feinste Granulierung der dunkelblauroten Oberfläche. In weniger schwer befallenen Organen sind vor allem die Pole auf diese Weise verändert, oder es ist nur die eine Hälfte geschrumpft, wenn Doppelarterien bestehen, die unterschiedlich verändert sein können (GYÖRI 1952, PETER 1964). Auf Schnitt ist im Bereich der Schrumpfung eine beträchtliche Verschmälerung der Rinde zu vermerken, weshalb auch von Decortikation gesprochen wurde (SCHINDLER 1962, BRUCHHAUSEN 1962). Das Mark ist meist gut erhalten, doch haben wir vereinzelt Papillennekrosen nachweisen können.

Unter dem Mikroskop findet sich das oben (s. auch S. 184) als zweiten Typ beschriebene Bild der Atrophie und Entdifferenzierung der Tubuli und des Schlingenkollapses der Glomerula. Der letztere führt schlußendlich zu einem van Gieson-gelben, ziemlich kompakten Schlingenkonvolut, welches von einem van Gieson-roten, oft mit einem epithelialen Halbmond verwechselten Bindegewebsring umhüllt wird (McManus u. Lupton 1960). Einzelne Schlingen können erhalten bleiben und sich ausweiten, wodurch es dann zu einem direkten Shunt zwischen Vas afferens und Vas efferens kommt (McManus u. Lupton 1960). Die intrarenalen, also peripher vom Verschluß liegenden Arterien zeigen das Bild der Intimafibrose (s. unten).

Ursächlich handelt es sich bei den zentralen Stenosen meist um arteriosklerotische Prozesse, die besonders häufig in Form von zirkulären Polstern die Abgangsstellen der Nierenarterien aus der Aorta befallen (Abb. 108). Entscheidend scheint jedoch für das Gesamtbild nicht die Natur der Gefäßerkrankung zu sein sondern die Tatsache, daß der Verschluß langsam zustande kommt, so daß sich kein Totalinfarkt der Niere entwickelt, da die Kollateralen (Kapselgefäße, Hilusgefäße etc.) noch eine Vita minima des Nierenparenchyms garantieren. So ist es nicht verwunderlich, daß nicht selten Thrombosen als Ursache gefunden werden. während Embolien sehr selten sind.

3. Die fibromuskuläre Hyperplasie der Nierenarterie

Diese erst in den letzten Jahren vor allem an Operationspräparaten erkannte Veränderung wird vorwiegend bei jungen weiblichen Patienten gefunden (Wylie u. Bellington 1960 Lit., McCormack 1961, Bellington 1963, Poutasse et al. 1956).

Am längs aufgeschnittenen Gefäß finden sich stark ausgeprägte quere Rippen, welche mikroskopisch aus lockerem Intimabindegewebe mit inobligater Elasticavermehrung bestehen. Die Media ist atrophisch, die Adventitia verbreitert, atheromatöse Einlagerungen oder entzündliche Veränderungen werden nicht beschrieben. Pathogenese und Ätiologie der Veränderungen sind noch völlig unklar (Holle 1959, Manners 1955 u.a.). Möglicherweise zu diesem Krankheitsbild gehörig ist die sog. fibromuskuläre *Media*hyperplasie (Leadbetter u. Burkland 1938, Hunt et al. 1962, Whylie et al. 1962), wobei neben der sehr stark hyalin-bindegewebig verdickten Adventitia auch Elasticadefekte beschrieben werden.

Bei diesen beiden Affektionen entwickeln sich peripher von den Stenosen aneurysmaähnliche zum Teil perlschnurartig aufgereihte Wandausweitungen (Wellington 1962).

4. Die Intimafibrose

Diese in ihrer exakten Pathogenese noch weitgehend unabgeklärte fibröse Verdickung der Arterienintima, welche mit starker Lumeneinengung einhergeht (Abb. 109), ist nach unseren Erfahrungen ein sehr häufiges Vorkommnis in anderweitig erkrankten Nieren. Sie entwickelt sich einerseits distal von einer Arterienstenose und andererseits proximal von narbigen Nierenparenchymschrumpfungen (Zollinger 1964). Sie kann experimentell durch Drosselung an allen Arterien erzeugt werden (Buck 1961 Lit.). Wir fassen sie als Anpassungserscheinung an eine verminderte Blutdurchströmung der betreffenden Arterie, sei es durch proximal liegende Stenose, sei es durch schwere Einengung des peripheren Gefäßbettes, auf und glauben, daß sie nur eine Folgeerscheinung und nicht die Ursache von Nierenveränderungen darstelle. Histologisch-differentialdiagnostisch spielt sie jedoch eine ganz beträchtliche Rolle.

5. Die Arteriolosklerose der Niere[1]

Die Arteriolosklerose führt zu dicht gelagerten kleinsten ischämischen Schrumpfungsherden, wie wir sie oben beschrieben haben (s. S. 261). Es resultiert die rote Granularatrophie, wobei die Granula den erhaltenen Parenchymbezirken ent-

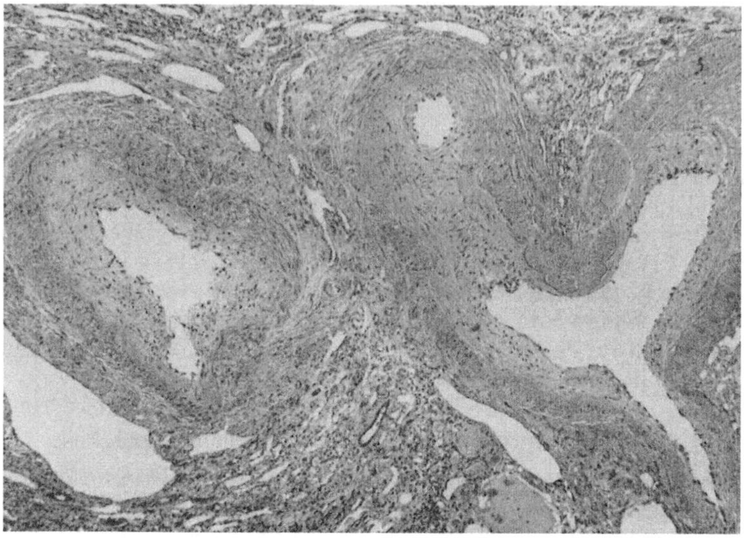

Abb. 109. Intimafibrose der intrarenalen Nierenarterienäste bei zentralem subtotalem Verschluß der Arteria renalis durch organisierten Thrombus. HE. Vergr. 20mal

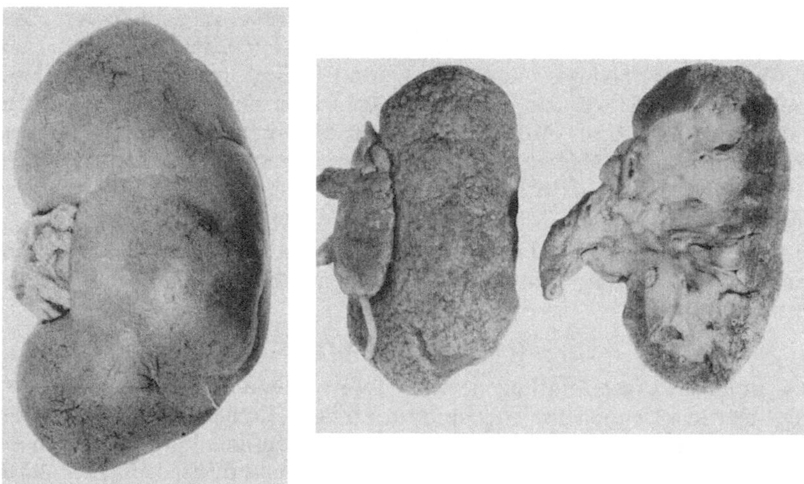

Abb. 110. Arteriolosklerotische, feingranulierte Schrumpfniere (Mitte und rechts) mit weitgehend verwischter Schnittzeichnung und starker kompensatorischer Fettgewebshypertrophie im Hilusgebiet neben Normalniere (links). 77jähriger Mann

sprechen (Abb. 110). Dabei handelt es sich nicht, wie man früher glaubte, um eine genuine Schrumpfniere, sondern um eine Folgeerscheinung der Hypertonie. Sie kann damit auch einseitig auftreten, nämlich dann, wenn die zweite Niere durch

[1] Lit. PAPPA 1963.

eine geringgradige Arterienstenose vor den hypertonen Gefäßschäden bewahrt wird (GYÖRI 1952).

Die arteriolosklerotische Schrumpfniere (unter 80 g) haben wir in reiner Form in 1,3% der Autopsiefälle gefunden.

Die Diagnose ist auf dem Sektionstisch relativ einfach zu stellen, wenn eine feingranulierte dunkelrote, in ihrer Gesamtstruktur aber erhaltene Niere vorliegt, denn die zentral-vasculär bedingte Schrumpfniere ist viel feiner gekörnt (Granula wesentlich unter 1 mm gegenüber 1—2 mm), und die glomerulonephritische Schrumpfniere weist eigentlich ohne Ausnahme eine mehr oder weniger starke gelbliche Tönung und gröbere Granulierung auf. Auf Schnitten ist das Parenchym

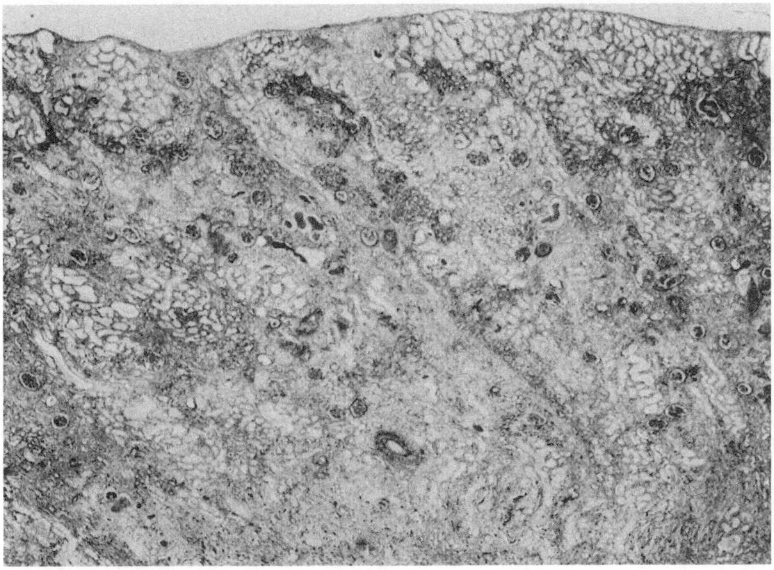

Abb. 111. **Arteriolosklerotische Schrumpfniere. Die Rinde von dicht gelagerten radiären Narbenstreifen durchzogen, in deren Bereich die Glomerula hyalinisiert, die Tubuli atrophisch sind. Das Bindegewebe hier geringgradig verbreitert. Übrige Tubuli leicht erweitert und hypertrophisch. Van Gieson. Vergr. 10mal**

ziemlich gleichmäßig verschmälert, aber noch deutlich gezeichnet, das Hilusfettgewebe kompensatorisch vermehrt. Sekundäre Rindencystchen werden nicht selten, kleinste, goldgelbe Rindenpapillome nur als Rarität vermerkt. Charakteristisch ist ferner, daß der Tod nur ganz selten (BRETSCHGER 1951 : 2%) an Urämie erfolgt; wir haben einen Fall mit beidseitigem Nierengewicht von 90 g ohne Urämie beobachtet.

Mikroskopisch findet man schmale, radiär angeordnete ischämisch-narbige Bezirke der Rinde (Abb. 111), in deren Bereich die Fettfärbung eine hochgradige Verdickung der Arteriolen (Abb. 112) mit Einlagerung von Fettsubstanzen und fibrinoiden Massen erkennen läßt (Abb. 112). Die dazwischenliegenden erhaltenen Parenchymabschnitte werden von weniger stark oder überhaupt nicht arteriolosklerotisch erkrankten Gefäßen ernährt. Bei van Gieson-Färbung sind die Wandverdickungen orangegelb gefärbt (Dickenmessungen s. SAMMARCQ et al. 1956 Lit.). Die Mediafasern sind hochgradig druckatrophisch und umgeben die fibrinoiden Massen außen ringförmig. Die Einlagerung hat somit zwischen Endothel und Media stattgefunden. Die Elastica kann völlig verschwinden. Die myoepithelialen Zellen des juxtaglomerulären Apparates sind in der Regel vermehrt und enthalten auch vermehrte Granula (GOORMAGHTIGH 1942). Eine scharfe Grenze gegenüber der Arteriolonekrose (s. unten) besteht nicht. Mischfälle werden eindeutig angetroffen (VOLHARD 1931, ZOLLINGER 1961 Lit.), auch ergeben die chemischen Untersuchungen der fibrinoiden Substanzen keinerlei Unterschiede zwischen den beiden Affektionen (MONTGOMERY u. MUIRHEAD 1954). Arteriolosklerotischer Befall der Vasa efferentia wird vorwiegend bei Diabetes beobachtet (SMITH 1955).

Bei starkem Befall der Arteriolen kommt es zu Schlingenischämie und Kollapserscheinungen mit sekundärer Hyalinisation (vgl. Abb. 103a, S. 253). Das Interstitium weist lockere, vorwiegend lymphocytäre Infiltrate und leichte Bindegewebsvermehrung auf. Die Tubuli sind atrophisch (Abb. 111, 119). — Über die Pathogenese der Veränderungen s. S. 267.

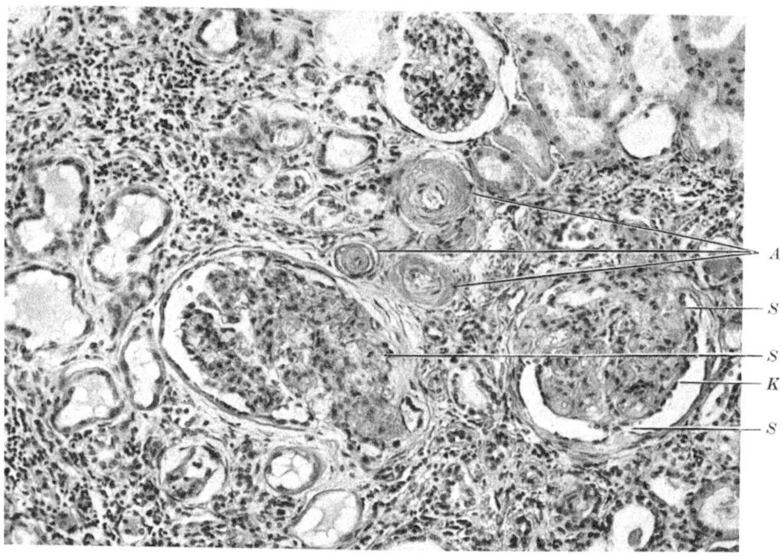

Abb. 112. Arteriolosklerose der Niere (*A*). Kollaps der Glomerulumschlingen (*K*), zum Teil mit sekundären Synechien (*S*). Tubuli atrophisch. Im Stroma spärliche Lymphocyteninfiltrate. HE. Vergr. 125mal

6. Die Arteriolonekrose der Niere (maligne Nephrosklerose Fahr)[1]

Als maligne Nephrosklerose bezeichnete FAHR (1916) eine gesonderte Form der vasculären Schrumpfniere, welche im Gegensatz zur arteriolosklerotischen Form sehr viel rascher verläuft und meist durch Nierenversagen zum Tode führt. In reiner Form, d.h. ohne vorbestehendes Nierenleiden, welches die Hypertonie auslöst, ist sie nicht häufig. Wir fanden 38 Fälle auf 10000 Autopsien. Im Autopsiegut wird sie vor allem bei Kindern und bei Jugendlichen beobachtet, kann aber auch bei Greisen einmal auftreten (ZOLLINGER 1950). In 42% unserer Beobachtungen wurde eine Urämie als Todesursache festgestellt (BELTON 1951: 66,7%).

Im klassischen Fall, besonders beim Jugendlichen, sind die Nieren normal groß, ganz leicht verkleinert oder sogar etwas vergrößert (s. auch STAEMMLER 1957, ALLEN 1962). Die Oberfläche ist leicht gewellt und ausgesprochen gefleckt (Abb. 113): Die Wellenberge sind blasser als die Wellentäler. Nicht selten findet man flohstichartige Glomerulumblutungen sowie Blutungen im Nierenbecken. Auch die Schnittfläche ist leicht gefleckt. Eigentliche Infarkte sind aber äußerst selten. Die Zeichnung ist erhalten. Brüchigkeit und Konsistenz sind kaum verändert.

[1] Lit. SCHÜRMANN u. MCMAHON 1933, HÜRZELER 1954, WOLLHEIM u. MOELLER 1960.

Einseitiger Nierenbefall wird bei stenotischem Prozeß in der Arteria renalis der Gegenseite beobachtet (KINCAID-SMITH et al. 1958, KÁDAS u. HAHN 1959).

Histologisch ist die Rinde verschmälert und weist herdförmige Veränderungen auf. Papillennekrosen werden ganz vereinzelt beschrieben. Im Bereich der Herde

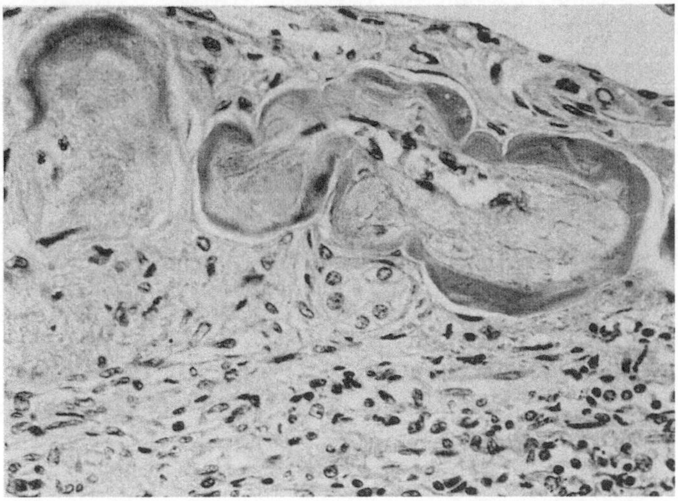

Abb. 113. Typische Arteriolosklerose der Niere. Das Endothel von der atrophischen Media abgehoben durch eingelagerte fibrinoide Massen, welche durch Herauslösen der Fettstoffe zum Teil schwammartige Struktur aufweisen. Das Endothel intakt. HE. Gefrierschnitt. Vergr. 150mal

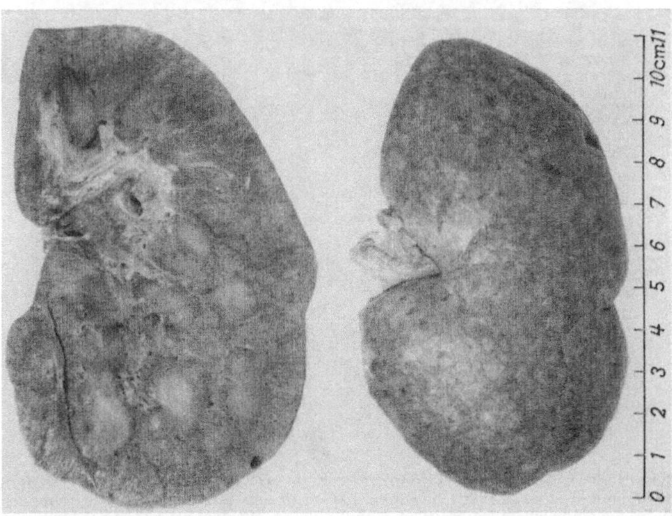

Abb. 114. Maligne Nephrosklerose Fahr bei 38jährigem Mann. Tod an Urämie. Die Nierenoberfläche ganz leicht gewellt und etwas gefleckt mit einzelnen Punktblutungen. Schnittfläche deutlich verwischt

sind die Vasa afferentia am augenfälligsten verändert. Sie zeigen fibrinoide Wandnekrose, welche mit Einlagerung von Mucopolysacchariden einhergeht, wie dies auch bei der Arteriolosklerose bekannt ist. Im Gegensatz zu dieser letzteren bestehen aber hier deutliche Nekrosen einzelner Gefäße oder Gefäßwandsektoren (Abb. 115), in anderen sind die Wandelemente der Media aufgesplittert und die fibrinoiden Massen sind zwischen sie hineingetreten, zum Teil breiten sie sich auch perivasculär aus. Ferner kommen nun noch entzündliche Reaktionen hinzu (Abb. 116), die sich in Form histiolymphoplasmocytärer perivasculärer Infiltrate äußern. Die Elastica ist meist völlig zerstört.

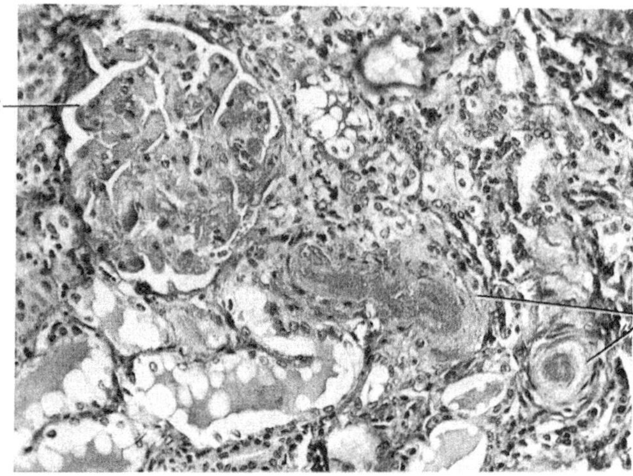

Abb. 115

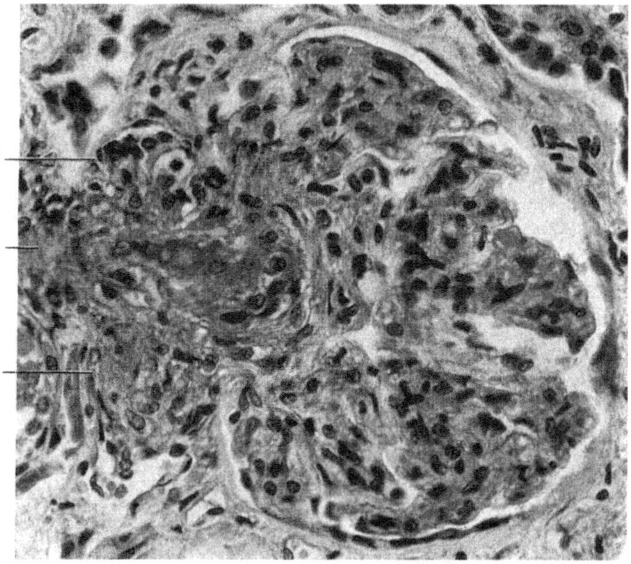

Abb. 116

Abb. 115. Maligne Nephrosklerose Fahr. Arteriolosklerose eines Vas afferens (*A*). Schwere anoxische Schlingenverquellung (*S*). Tubulusepithel atrophisch. Eiweißmassen in den Lumina. Spärliche Lymphocyteninfiltrate im Stroma. Zwölfjähriges Mädchen mit einseitiger frühkindlicher pyelonephritischer Schrumpfniere der Gegenseite (vgl. Abb. 104). HE. Vergr. 180mal

Abb. 116. Wulstartiges Granulom (*G*) am nekrotischen Vas afferens (*A*) bei maligner Nephrosklerose, Schlingenkollaps. HE. Vergr. 360mal

Diese Insudation macht somit nicht wie diejenige bei Arteriolosklerose vor der Media Halt, sondern greift auch auf Media und Gefäße über. Sie ist nicht selten von Erythrocytenaustritten gefolgt.

Bei etwas größeren Arteriolen und den kleinen Arterien, insbesondere den Arteriae radiatae steht mehr das Bild einer zwiebelschalenartigen Aufsplitterung der Wandelemente im Vordergrund. Die fibrinoiden Massen sind weniger ausgeprägt und Nekrosen fehlen meistens, ebenso entzündliche Infiltrate.

Die hochgradige Lumeneinengung der befallenen Arteriolen führt sekundär zu ausgeprägtem Schlingenkollaps der Glomerula (Abb. 115), wie dies auch bei der Arteriolosklerose der Fall ist, jedoch ist im Gegensatz zu dieser oft ein Überkriechen des Arteriolenprozesses auf einzelne Schlingen zu beobachten (vgl. Abb. 103b, S. 253), woraus fibrinoid-nekrotische, verdickte Schlingen resultieren. Diese sind nicht selten von lokalisierter Proliferation des Kapselepithels begleitet, so daß differentialdiagnostische Schwierigkeiten gegenüber der proliferativen Herdglomerulitis entstehen können.

Die noch besser erhaltenen Glomerula zeigen meist Basalmembranverdickung und Schwellung der Zellelemente, also das Bild einer ischämischen Glomerulonephrose; gelegentlich werden auch Schlingenaneurysmata beobachtet.

Die Tubuli zeigen im Bereich der befallenen Arteriolen — der Gefäßbefall ist wie bei allen vasculären Erkrankungen herdförmig unterschiedlich stark — in Form von schmal-keilförmigen Rindenbezirken Atrophie und, als Ausdruck der ischämischen Permeabilitätsstörung der Glomerula, hyalintropfige Veränderungen.

Das Interstitium ist sehr häufig leicht ödematös und enthält im Bereich des Parenchymunterganges lymphocytäre Infiltrate.

Als Ursache der Arteriolonekrose und damit der malignen Nephrosklerose muß die Hypertonie angesprochen werden. Arteriolosklerose und Arteriolonekrose sind grundsätzlich gleichartige Prozesse, die wir als hypertensive Vasculopathie bezeichnen (Zollinger 1959), jedenfalls, wenn sie generalisiert auftreten. Diese etwas eng gefaßte Formulierung wird durch die Tierversuche in jeder Hinsicht gestützt: Einzig über den Umweg einer Hypertonie gelingt es beim Tier, eine generalisierte Arteriolenerkrankung dieser Art zu erzeugen (Lit. Zollinger 1959, Giese 1964a, b). Die Genese der Hypertonie spielt dabei keine ausschlaggebende Rolle. Meist liegt eine essentielle Hypertonie der malignen Nephrosklerose zugrunde, relativ häufig sind es aber auch Pyelonephritiden (Kincaid-Smith et al. 1958: 15,3%, Oberling 1954: 10%, eigene Befunde 16%).

Arteriolonekrotische Prozesse werden auch bei chronischer Glomerulonephritis und allen anderen Nierenaffektionen beobachtet, welche sekundär zur Hypertonie führen. Die hypertensive Vasculopathie ist in solchen Fällen vom renalen Grundleiden genetisch abzugrenzen. Sie ist ferner die Ursache der renalen Fixierung einer primär essentiellen Hypertonie. Cum grano salis gilt dies selbstverständlich auch für die Gegenniere bei einseitiger Schrumpfniere mit Hypertonie (Tierversuche: Huber 1960 u.a.). Erfolgt ein Wiederansteigen des anfänglich gesunkenen Blutdruckes nach einseitiger Nephrektomie bei solchen Fällen, so kann dies auf der schon ausgeprägten hypertensiven Vasculopathie der primär gesunden Gegenniere beruhen. Nun ist aber die hypertensive Vasculopathie nicht irreversibel, d.h. sie scheint wenigstens in einem gewissen Prozentsatz der Fälle nach langdauernder medikamentöser Blutdrucksenkung weitgehend verschwinden, wie dies im Tierversuch (Skelton 1955, Dutz u. Voigt 1957, Masson et al. 1958) und beim Menschen eindeutig festgestellt wurde (Imhof et al. 1960 u.a.).

7. Die diabetische Glomerulosklerose[1]

Die typische diabetische Glomerulosklerose Kimmelstiel-Wilson läßt sich mit ebenso guten Gründen bei den glomerulären wie bei den vasculären Veränderungen

[1] Lit. Kimmelstiel u. Wilson 1936, Spühler u. Zollinger 1943, Le Compte 1955, Heuchel 1961.

einreihen. Pathogenese und Morphologie sind so ähnlich derjenigen der Arteriolosklerose, daß wir sie hier besprechen wollen.

Unter 10000 unausgewählten Autopsien fanden wir 0,53% typische diabetische Glomerulosklerosen oder 14,2% bei sämtlichen Autopsien von Diabetikern. Trotzdem fraglos die Dauer des Diabetes für die Entwicklung der diabetischen Glomerulosklerose eine wesentliche Rolle spielt, weisen jugendliche Diabetiker wesentlich häufiger eine Glomerulosklerose auf als die Altersdiabetiker (MUNZ 1960 u.a.).

Die beidseitigen Nierengewichte lagen in unserer Beobachtungsserie mehrheitlich zwischen 200 und 350 g, d.h. es besteht entweder eine leichte Schrumpfung

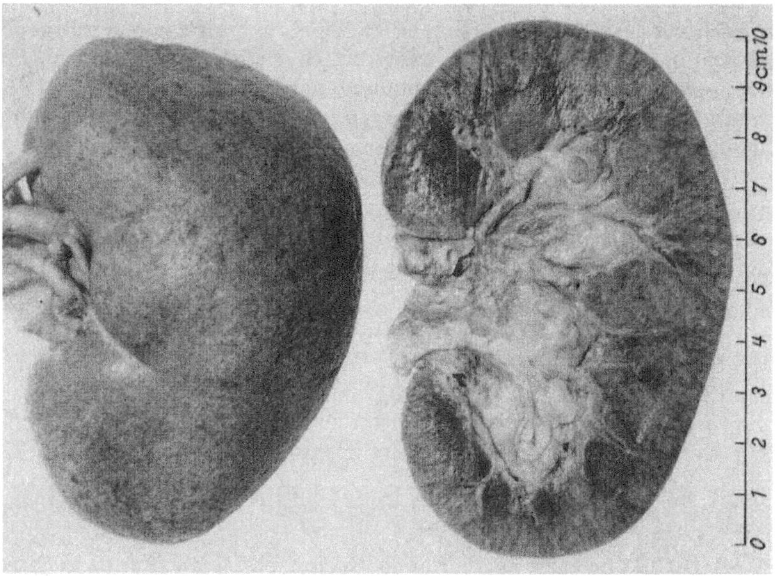

Abb. 117. Diabetische Glomerulosklerose Kimmelstiel-Wilson. Die Niere nicht geschrumpft. Oberfläche angedeutet granuliert blaß. Die Schnittfläche etwas gescheckt. Zeichnung leicht verwischt

oder eine geringgradige Vergrößerung, letztere zufolge der Arbeitshypertrophie. In Fällen mit hochgradiger Gewichtsvermehrung (über 400 g) haben wir stets eine schwere perakute, eitrige Pyelonephritis nachgewiesen. Die Nieren sind oberflächlich blaßrosa mit angedeuteter grober Granulierung oder Buckelbildung (Abb. 117). Die Zeichnung der Schnittfläche ist leicht verwischt und läßt nicht selten feinste radiäre, hellgelbliche Lipoidstippchen in der Rinde erkennen. Die Konsistenz ist meist etwas vermehrt, die Brüchigkeit reduziert. Eigentliche feingranuläre Schrumpfnieren (zusammen unter 160 g) sind als extreme Seltenheiten zu werten.

Im histologischen Schnitt läßt sich beim Vollbild der diabetischen Glomerulosklerose stets eine Arteriolosklerose schweren Grades nachweisen, dazu tritt zumindest eine der drei folgenden Glomerulaveränderungen (Abb. 118):

1. Die hyalinen Kugeln. Diese bis über 100 μ großen geschichteten Kugeln liegen im Mesoangium, an ihrer Oberfläche finden sich oft noch erhaltene Schlingen. Sie zeigen neben Silberfasern reichlich Mucopolysaccharide. Elektronenmikroskopisch handelt es sich in den Frühphasen um eine Ablagerung von basalmembranartiger Substanz, vor allem zwischen dem Endothel und der Basalmembran der Schlingen (BERGSTRAND u. BUCHT 1959 Lit., COSSEL et al. 1959 Lit., BENCOSME u. BERGSMAN 1962, MÉRIEL et al. 1962, ORMOS u. SOLBACH 1963, JAHNKE et al. 1964). Reichlich derartige Massen werden auch primär im Mesoangium niedergeschlagen (DACHS et al. 1964, SALOMON 1963, LANNIGAN et al. 1964). Ein Großteil der Glomerulumschlingen ist in der Regel verödet, einzelne zeigen peripher von den beschriebenen Kugeln Aneurysmata.

2. Die fibrinoiden Schlingenkappen. Es handelt sich um van Gieson-gelbe, kappenartige Veränderungen im Kuppenbereich einzelner Glonerulumschlingen- (Abb. 118, 119) (SPÜHLER u. ZOLLINGER 1943, ZOLLINGER 1943, KOSS 1952 Lit.). Zugleich besteht eine Schlingennekrose, indem das Endothel und das Deckepithel meist zerstört sind. Diese Kuppen enthalten reichlich Fettsubstanzen. Sie werden als exsudative Form der oben beschriebenen sog. nodulären gegenübergestellt und treten vor allem bei Fällen mit starken funktionellen Störungen in Erscheinung (GELLMAN et al. 1959).

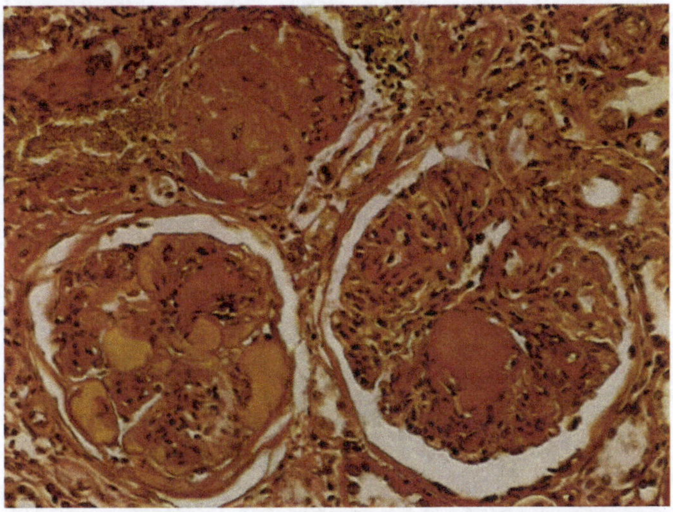

Abb. 118. Diabetische Glomerulosklerose Kimmelstiel-Wilson. Das Glomerulum rechts zeigt eine van Gieson-rote, hyaline Kugel neben einer unspezifischen Glomerulonephrose. Dasjenige links läßt fibrinoide gelbe Schlingenkappen erkennen, oben völlig hyalinisiertes Glomerulum. Van Gieson. Vergr. 150mal

3. Die unspezifische Glomerulonephrose (Abb. 118, 119). Man findet dabei eine Ablagerung von Mucopolysacchariden im Mesoangium (MÉRIEL et al. 1962). Die Basalmembranen sind verdickt, das Epithel kann geschwollen sein, ebenso das Endothel, proliferative Veränderungen fehlen (elektronenmikroskopisch s. FAITH u. TRUMP 1964, DACHS et al. 1964, LANIGAN et al. 1964). Die Veränderung wird elektronenmikroskopisch schon bei normalem klinischem Befund und bei Fehlen von Proteinurie und Hypertonie gefunden (JAHNKE et al. 1964, SALOMON 1963) und besteht auch bei nichtdiabetischen Geschwistern und Zwillingsdiabetikern (ROSENBAUM et al. 1963).

Im Bereich der Markrindengrenze sind die distalen Hauptstücke bei Patienten, die mit hohem Blutzucker gestorben waren, oft im Sinne der Armanni-Ebstein-Zellen umgewandelt (s. S. 215). Ferner können unspezifische Veränderungen als Folge der Glomerulonephrose gefunden werden (hyalintropfige Speicherung, Epithelatrophie etc.). Das Interstitium zeigt dasselbe Bild wie bei der banalen Arteriolosklerose (s. S. 262). — Die Arteriolen zeigen nur einen vom Normalbild der Arteriolosklerose abweichenden Befund: Die Vasa efferentia sind im Gegensatz zur banalen Arteriolosklerose ebenfalls befallen (SMITH 1955 Lit.).

Die hyaline Kugelbildung ist absolut spezifisch für die diabetische Veränderung (SPÜHLER u. ZOLLINGER 1943, ALLEN 1951, KIMMELSTIEL 1951, ORMOS u.

SOLBACH 1963 u. v. a., s. dagegen RAPHAEL u. LYNCH 1958, BLUMENTHAL et al. 1961 u. a.). Die Schlingenkappen werden gelegentlich bei sehr schwerer banaler Arteriolosklerose ebenfalls angetroffen, sind also nicht beweisend, sondern nur stark verdächtig auf Diabetes, während die Glomerulonephrose sicher unspezifisch ist. (Über die Ähnlichkeit zwischen diabetischer und Schwefelkohlenstoff-Glomerulonephrose [UEHLINGER 1952] s. S. 221.)

Die gefundenen Veränderungen erklären das klinische Symptom: Die Schlingenschädigung ist für die Proteinurie und das nephrotische Syndrom verantwortlich, die Schlingeneinengung bedingt sicher teilweise die Hypertonie (s. SARRE 1959),

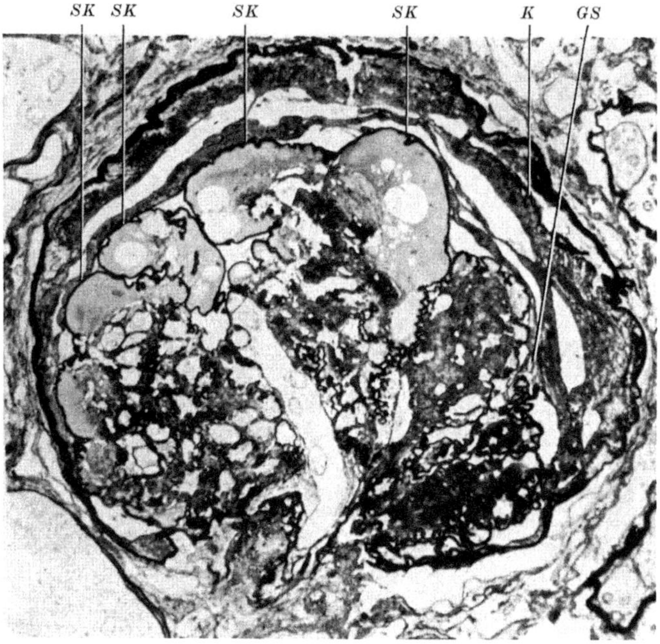

Abb. 119. Diabetische Glomerulosklerose Kimmelstiel-Wilson. *SK* fibrinoide Schlingenklappen, welche eindeutig innerhalb der Schlingemembran liegen; *GS* unspezifische diabetische Glomerulosklerose; *K* hyalin verdickte Bindegewebskapsel des Glomerulum. Methenaminsilberimprägnation. Vergr. 350mal

doch kann nicht mit Sicherheit ausgeschlossen werden, daß die Hypertonie schon primär besteht und zusammen mit der unspezifischen Glomerulonephrose, die auch ohne Hypertonie gefunden wird (s. oben), zum spezifischen Bild der diabetischen Glomerulosklerose führt. In diese Richtung deutet die Beobachtung, daß sich die diabetische Glomerulosklerose in blutungsgedrosselten Nieren nicht entwickelt (RIFKIN et al. 1952). Wir konnten in eigenen Untersuchungen (TOBLER 1954) und im Schrifttum keine eindeutigen Fälle von voll entwickelter diabetischer Glomerulosklerose ohne Hypertonie auffinden.

8. Die Periarteriitis nodosa der Niere[1]

Diese sicher seltene Erkrankung der Gefäße (0,06% unserer Autopsien) befällt die Nieren in 75—80% der Fälle (GRUBER 1925, 1926, KERNOHAN u. WALT 1954). Die intensiv behandelten Fälle versterben mehrheitlich an Urämie und schwerer renaler Hypertonie.

[1] Lit. HABIB 1955, SUCHENWIRTH 1956, PORTWICH 1959, HARRISON et al. 1964.

Die Nieren bieten ein buntscheckiges Bild, wobei entweder erhabene gelblich-trübe, frische Infarkte oder eingesunkene, dunkelrot-gelbliche Infarktnarben schuld sind (Abb. 120). Auch dunkelrote, unvollständige Infarkte werden häufig gefunden. Übergang in bucklige Schrumpfniere ist relativ selten (ZIEGENTHALER u. ISELER 1956). Auch ausgedehnte Nierenrindennekrosen können sich entwickeln (v. ALBERTINI 1954). Als charakteristisch wird weiter das perirenale Hämatom angesprochen (ALLEN 1951).

Als Ursache der Infarkte finden sich mikroskopisch ausgedehnte Gefäßwandnekrosen, welche die kleineren Arterien zirkulär (Abb. 121) und die größeren

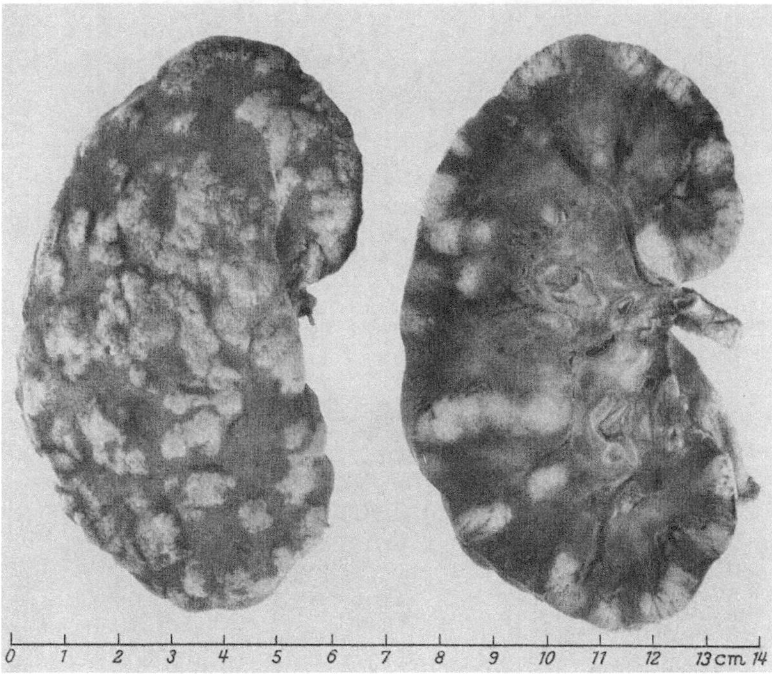

Abb. 120. Periarteriitis nodosa der Niere bei 17jährigem Mann. Die erhaltenen Nierenbezirke sind blaß und etwas erhaben, die restlichen dunkelroten entsprechen Narbenbezirken

segmentförmig erfaßt haben. Primär scheint die Intima- und Medianekrose, sekundär die Adventitiaentzündung zu sein. In der letzteren lassen sich relativ zahlreiche eosinophile Leukocyten nachweisen (JORES 1924). Der Endothelschaden führt zu Thrombosen, die Elasticazerstörung zu Aneurysmabildung. Da sämtliche drei Gefäßwandschichten befallen sind, spricht man heute mehr und mehr von Panangiitis nodosa statt von Periarteriitis (SCHENK u. VOLLHABER 1954).

Vermutlich gehört auch die *tuberkuloide Arteriitis* zum Formenkreis der Periarteriitis nodosa (KÜNZLI 1943, RANDERATH 1954, FRIEDMAN 1956). Die tuberkuloiden riesenzellhaltigen Granulome erinnern an die Wegnersche Erkrankung (s. unten). Über die Ursache ist nichts bekannt.

Im letzten Jahrzehnt zeigen die Fälle eine wesentlich längere Überlebenszeit und vermehrten Übergang in schwere renale Hypertonie (SIEGENTHALER u. ISLER 1956 u. a.). Dies ist ohne weiteres zu verstehen, wenn man die narbige Umwandlung der nekrotischen Gefäßbezirke und vor allem auch der thrombotischen Massen berücksichtigt, welche zu schwerer Gefäßlumeneinengung führen (Abb. 122).

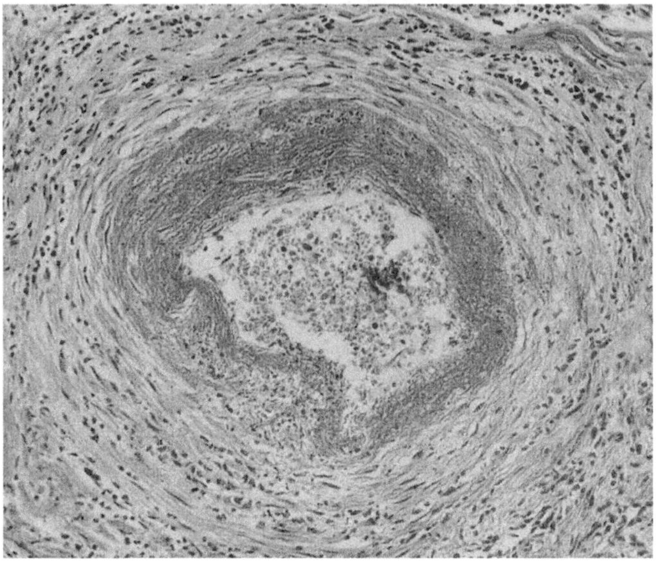

Abb. 121. Frische Periarteriitis nodosa der Niere. Subendothelial ausgedehnte Nekrose, übergreifend auf die entzündlich infiltrierte Media. Perivasculär lymphoplasmocytäre Infiltration. HE. Vergr. 80mal

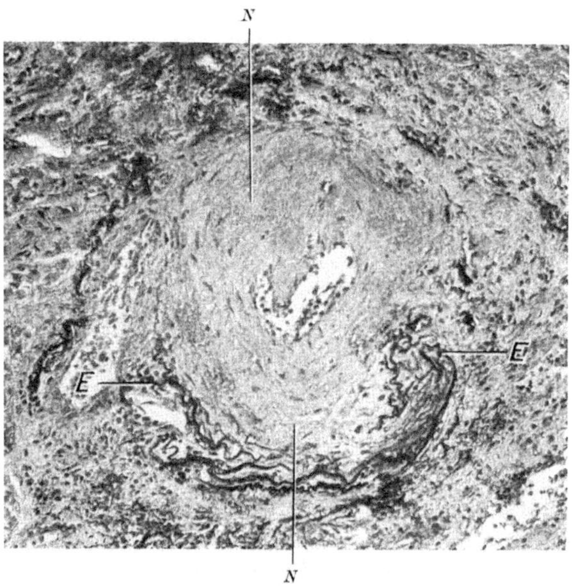

Abb. 122. Periarteriitis nodosa der Niere mit weitgehender Vernarbung (*N*). *E* Elastica weitgehend zerstört. Van Gieson-Elastin. Vergr. 75mal

Im Bereich der Glomerula fanden wir in knapp einem Drittel der Fälle entzündlich proliferative Veränderungen (WEBER 1951 Lit., ROSE u. SPENCER 1957, CRUCHAUD et al. 1960), wie dies ja auch bei dem eng benachbarten Wegener-Syndrom und beim Lupus erythematodes gefunden wird.

Die tubulären Veränderungen und diejenigen des Interstitiums (interstitielle Begleitnephritis) sind unspezifisch.

Vielfach wird von der eigentlichen Periarteriitis nodosa eine als Überempfindlichkeitsangiitis oder als mikroskopische Form der Periarteriitis nodosa bezeichnete Arterienläsion abgegrenzt (BALL u. DAVSON 1959, GRIFFITH u. VURAL 1951, BANK 1955, HABIB 1955, CRUCHAUD et al. 1960 u.a.), welche die kleineren Gefäße und auch insbesondere diejenigen der Lungen befällt, nicht herdförmig verlaufend und meist mit einer Herdglomerulitis kombiniert sein soll (s. auch PEARL et al. 1963).

Ohne weiter auf die Pathogenese der Periarteriitis nodosa einzugehen, sei doch hervorgehoben, daß massenhaft Gammaglobuline in den nekrotischen Gefäßbezirken nachgewiesen werden können, was auf eine lokale Antigen-Antikörperreaktion hindeutet (MELLORS u. ORTEGA 1956, PARONETTO u. STRAUSS 1962 Lit.). Wir glauben mit GRUBER (1925), daß es sich nicht um eine ätiologische Krankheitseinheit handelt, sondern um einen Grundtyp der pathologischen Reaktion.

9. Die Gefäßveränderung der Nieren bei der Wegenerschen Granulomatose[1]

Auch bei dieser Erkrankung kommt es, wie bei der Periarteriitis nodosa, zu Niereninfarkten, die allerdings meist wesentlich kleiner sind. Mikroskopisch sind denn auch nur die mittelgroßen und kleinen Gefäße befallen, und die Arteriolen machen nicht selten ebenfalls mit (Abb. 85, S. 238). Es handelt sich um eine lympho-plasmo-histiocytäre Entzündung mit ausgedehnter Gefäßwandnekrose, welche nach unseren Erfahrungen im Einzelschnitt von der banalen Periarteriitis nodosa nicht zu trennen sein kann. Verdächtig auf Wegenersche Veränderung ist die starke Beteiligung der Venen, beweisend ist aber erst die granulomatöse Struktur der periarteriellen Herde, in denen vielzipflige Riesenzellen beobachtet werden (MILLIEZ et al. 1959, CHURG u. STRAUSS 1951, SCHATILLON et al. 1956). Fehlen solche Granulome, dann kann nur der allgemeine Befund (typische Granulome in den Lungen und/oder den oberen Luftwegen) Klarheit schaffen.

10. Die Gefäßveränderungen der Niere bei Lupus erythematodes[2]

In etwa der Hälfte der Autopsiefälle von Lupus erythematodes finden sich Nierengefäßveränderungen, die meist auf die interlobulären Gefäße (Arteriae radiatae) beschränkt sind (s. auch TEILUM u. POULSEN 1957, CROSNIER et al. 1960 Lot.). Sie sind jedoch quantitativ nicht ausgeprägt und können, wie übrigens auch diejenigen beim Wegenerschen Syndrom, als Spätveränderungen gelten.

Die ziemlich großen befallenen Arterien zeigen zuerst endotheliale Veränderungen mit sekundärer fibrinoider Verquellung der Wand und tertiärer adventitieller Entzündung (Abb. 123, KVALC 1947). Die Nekrose ist weniger ausgeprägt als bei der Periarteriitis nodosa. Die oft als spezifisch angesprochenen Hämatoxylinkörper findet man in den Gefäßen und den Glomerula. Sie sind jedoch nicht auf die Fälle von Lupus erythematodes beschränkt (WORKEN u. PEARSON 1953).

11. Die Thrombangiitis von Winiwarter-Buerger der Niere[3]

Es handelt sich bei strenger Anwendung der differentialdiagnostischen Kriterien um eine ausgesprochen seltene Nierenerkrankung, deren Spezifität sogar vielfach angezweifelt wird (WESSLER et al. 1960 Lit.).

Die Nieren lassen makroskopisch verschieden alte Infarkte und Infarktnarben erkennen (FELLMANN u. ZOLLINGER 1953) oder eine diffuse Narbenschrumpfung der Niere, wenn die Arteria renalis selbst befallen ist.

[1] Lit. KESSELRING u. ZOLLINGER 1961.
[2] Lit. u. Beschreibung der glomerulären Veränderungen s. S. 237.
[3] Lit. JÄGER 1932, v. ALBERTINI 1946, WESSLER et al. 1960.

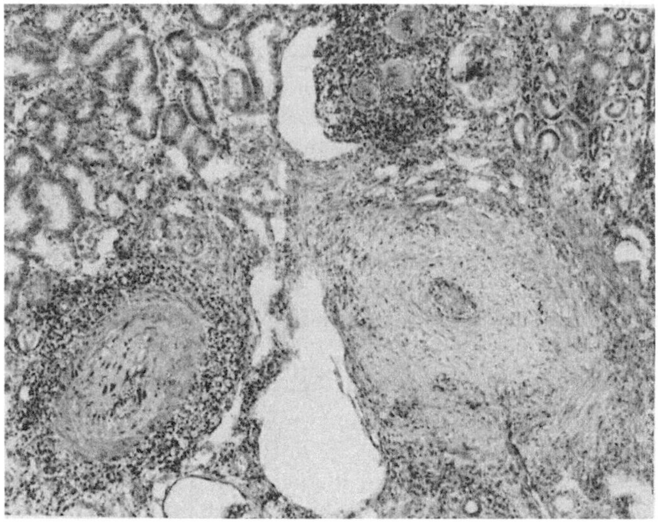

Abb. 123. Schwere Arteriitis und Periarteriitis der Niere bei Lupus erythematodes. Der Herd rechts wesentlich älter als derjenige links. 24jährige Frau, Tod an Urämie. HE. Vergr. 75mal

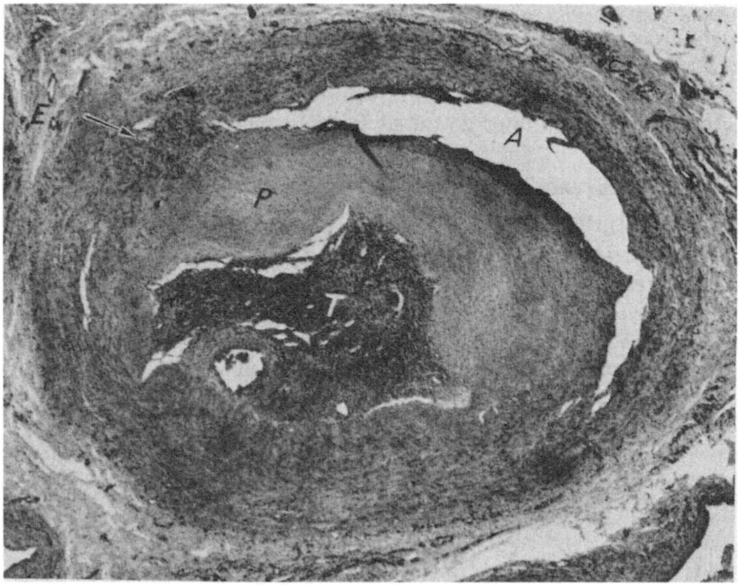

Abb. 124. Nierenarterie im Hilusgebiet bei Thrombangitis Winiwarter-Buerger. *T* In Organisation begriffener älterer Thrombus; *P* exzentrisches, zellreiches, altes Polster der Intima; *A* Artefaktspalt; *E* entzündliche Infiltrate in Intima und Media. HE. Vergr. 20mal

Die veränderten Arterien weisen das Bild von Thrombosen und schwerer proliferativer Veränderung des Endothels auf, unter welchem fibrinoide Nekrosen liegen, welche die Media ebenfalls ergreifen (Abb. 124). Die Elastica ist weitgehend zerstört. Später kommt es dann zu einer narbigen Umwandlung des Entzündungsherdes mit sekundärer Cholesterineinlagerung. Die einzelnen Gefäße zeigen verschieden alte Veränderungen, d.h. es muß ein schubweiser Verlauf bestehen.

Riesenzellhaltige Venengranulome können vorhanden sein (JÄGER 1932). Die glomerulären, tubulären und interstitiellen Veränderungen sind sekundär und absolut unspezifisch.

12. Die Sklerodermieniere[1]

Erst in den Spätphasen der Sklerodermie tritt die Nierenläsion in Erscheinung (LEINWAND et al. 1955, GEARL et al. 1963). Die renale Gefäßbeteiligung führt zu Urämie und Hypertonie, letztere besonders häufig nach Corticoidbehandlung (PFISTER u. NÄGELE 1954, TAUGE 1959).

Niereninfarkte werden seltener beobachtet als bei den zuvor beschriebenen Gefäßveränderungen. Auch sind die Nieren mehr feingewellt und nicht ausgesprochen grobbucklig. Mikroskopisch sind die Arteriae radiatae in erster Linie be-

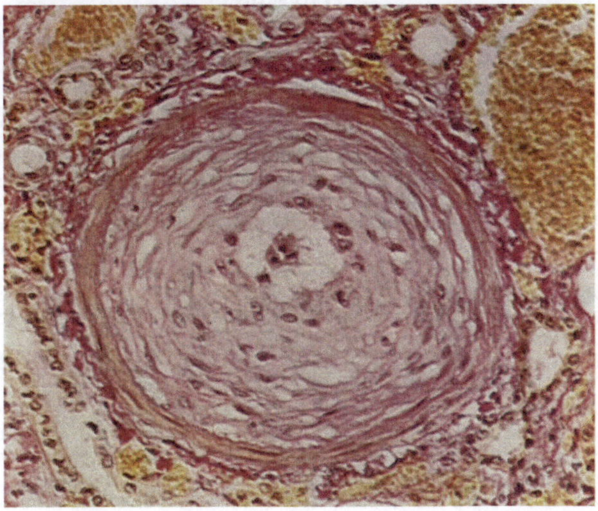

Abb. 125. Typische mucoide Verquellung einer kleinen Nierenarterie bei Sklerodermie. Media atrophisch. Entzündliche Infiltrate fehlen. Van Gieson. Vergr. 190mal

fallen. Ihre Wand ist hochgradig verdickt, das Lumen weitgehend eingeengt, die Wandelemente sind durch mucoide Zwischensubstanz, d.h. saure Mucopolysaccharide aufgesplittert (FISHER u. RODNAN 1958, HOERNI 1960), was vor allem die verdickte Intima betrifft (Abb. 125, KHOO u. STUMP 1960, FENNELL et al. 1961). Später sind auch die Retikulinfasern vermehrt. Die Elastica interna ist jedoch unverändert.

Zu großen differentialdiagnostischen Schwierigkeiten führen die nicht selten beobachteten nekrotischen Prozesse der Arteriolen in Sklerodermienieren. In unserem eigenen Beobachtungsgut haben wir solche jedoch, abgesehen von ischämisch bedingten Einzelnekrosen, in großer Ausdehnung nie beobachtet, ohne daß eine schwere Hypertonie bestanden hätte. Weiter gewannen wir den Eindruck — Stufenrekonstruktionen wurden jedoch nicht durchgeführt —, daß sich die Arteriolonekrose nur in den Bezirken entwickelt, in welchen die Arteriae radiatae wenig oder überhaupt nicht verändert sind. Diese Betrachtungen lassen vermuten, daß die Arteriolosklerose keinen Zusammenhang mit der Grundkrankheit hat, sondern eine Folge der komplizierenden renalen Hypertonie darstellt (s. auch LEINWAND et al. 1954). Dasselbe gilt für die Veränderung der Glomerula. Auch hier

[1] Lit. RODNAN et al. 1957, HOERNI 1960, FISCHER 1963.

findet man wieder wie bei der malignen Nephrosklerose eine diffuse Membranverdickung, herdförmige Schlingennekrosen und darüber sekundär proliferative Partialhalbmonde (s. auch PAGEL u. TREIP 1955, CALVERT u. OWEN 1956 Lit., MORARD et al. 1959, ROTTENBERG et al. 1959 u.a.). Eine eigentliche Herdnephritis liegt nicht vor; sie gehört auch nicht zum Bild der Sklerodermie (s. auch CALVERT u. OWEN 1956).

Dagegen sind die Veränderungen der kleinen und mittelgroßen Arterien, insbesondere diejenigen der Arteriae radiatae nicht hypertoniebedingt, sondern spezifisch für die Sklerodermie (CARPENT 1957, GENNES et al. 1957, JÄGER 1951, URAI 1961 u.a., ROTTENBERG et al. 1959). Sie stellen nicht die Folge, sondern die Ursache der Blutdruckerhöhung dar (POLLACK 1940, GLÜCK u. HUNGERFELT 1957).

Literatur[1]

Abeshouse, B.S.: Aneurysm of renal artery: Report of 2 cases and review of literature. Urol. cutan. Rev. **55**, 451 (1951). — **Abrahams, C., A.H. Rubenstein,** and **N.W. Levin:** Phenacetin-induced papillary damage in experimental animals. Nature (Lond.) **200**, 695 (1963). — **Acker, E.D., J.V. Dooley,** and **W.F. Herman:** Multiple aneurysms of the right renal artery: a case report. J. Urol. (Baltimore) **87**, 759 (1962). — **Addis, T.:** Glomerular nephritis: Diagnosis and treatment. New York: Macmillan 1948. — **Adebahr, G.:** Über das generalisierte Shwartzman-Phänomen bei Abtreibung. Dtsch. Z. ges. gerichtl. Med. **54**, 124 (1963). — **v. Albertini, A.:** Pathologie und Therapie der entzündlichen nicht spezifischen Arterienerkrankungen. Helv. med. Acta **11**, 233 (1944). ~ Bedeutung der Allergielehre für die Pathologie. Schweiz. Z. Path. **17**, 1 (1954). — **v. Albertini, A.,** u. **A. Grumbach:** Die experimentellen Streptokokkeninfekte des Kaninchens und ihre Beziehungen zu Herdinfekten. Ergebn. allg. Path. path. Anat. **32** u. **33**, 314 (1937). — **Alken, C.E., J.C. Roucayrol, E. Oberhausen, A. Taupitz** u. **H. Ueberberg:** Zur Frage der Carcinom-Entstehung nach Pyelographie mit Thorotrast. Urol. int. (Basel) **10**, 137 (1960). — **Allen, A.C.:** The kidney. New York: Grune & Stratton 1951. ~ The clinicopathologic meaning of nephrotic syndrome. Amer. J. Med. **18**, 277 (1955). ~ The kidney. Medical and surgical diseases, 2. ed. New York: Grune & Stratton 1962. — **Altchek, A.:** Electron microscopy of renal biopsies in toxemia in pregnancy. J. Amer. med. Ass. **175**, 791 (1961). — **Altmann, H.W.:** Über Leberveränderungen bei allgemeinem Sauerstoffmangel, nach Unterdruckexperimenten an Katzen. Frankfurt. Z. Path. **60**, 376 (1949). ~ Allgemeine morphologische Pathologie des Cytoplasmas. Die Pathobiosen. In: F. Büchner, E. Letterer u. F. Roulet, Handbuch der allgemeinen Pathologie, Bd. II/1, S. 419. Berlin-Göttingen-Heidelberg: Springer 1955. — **Altmann, H.W.,** u. **H. Schiche:** Ein Beitrag zur Histologie und zur Einordnung der Wegenerschen Granulomatose. Beitr. path. Anat. **121**, 211 (1959). — **Anderson, W.,** and **W. Bethea:** Renal lesions due to injection of hypertonic sucron solution. J. Amer. med. Ass. **114**, 1983 (1940). — **Anderson, W.A.D.:** Hyperparathyreoidism and renal disease. Arch. Path. **27**, 753 (1939). — **Andres, G.A., B.C. Seegal, K.C. Hsu, M.S. Rottenberg,** and **M.L. Chapeau:** Electron microscopic studies of experimental nephritis with ferritin-conjugated antibodies. J. exp. Med. **117**, 691 (1963). ~ **Angervall, L., L. Lehmann,** and **U. Bengtsson:** The renal concentrating capacity in albino-rats after long-term consumption of phenacetin, NAPA and acetyl-salicylic acid. Acta med. scand. **175**, 155 (1964). — **Angevine, J.M., A. Kappas, R.S. de Gorvin,** and **B.H. Sparger:** Renal tubular nuclear inclusions of lead poisoning. Arch. Path. **73**, 486 (1962). — **Antes, E.H.:** Thrombotic thrombocytopenic purpura: A review of the literature with report of a case. Ann. intern. Med. **48**, 512 (1958). — **Aschoff, L.:** Lehrbuch der pathologischen Anatomie, 7. Aufl. Jena: Gustav Fischer 1928. — **Asher, L.U.,** and **J.K. Sokol:** Bacterial localization in kidneys. Amer. J. Path. **17**, 273 (1941). — **Ashworth, C.T.,** and **R.R. Edmann:** Age changes in the renal basement membranes of rats. Amer. J. Path. **35**, 670 (1959). — **Ashworth, C.T., R.R. Edmann,** and **N.J. Arnold:** Age changes in the renal basement membrane in rats. Amer. J. Path. **36**, 165 (1960). — **Ashworth, C.T.,** and **J.A. James:** Glomerular excretion of macromolecular substances. Amer. J. Path. **39**, 307 (1961). — **Ask-Upmark, E.:** Über juvenile maligne Nephrosklerose und ihr Verhältnis zu Störungen in der Nierenentwicklung. Acta path. microbiol. scand. **6**, 383 (1929). — **Austoni, M.,** and **D. Corà:** The pathogenesis of kidney damage in human leptospirosis. Trop. geogr. Med. **13**, 20 (1961).

Babics, A., u. **F. Rényi-Vámos:** Die ascendierende Pyelonephritis. Acad. Sci. hung. **3**, 15 (1952). ~ Das Lymphgefäßsystem der Niere und seine Bedeutung in der Nierenpathologie und Chirurgie. Budapest: Ungar. Akad. Wiss. 1957. — **Bächtold, H.:** Katamnestische Unter-

[1] Ausführliche Literatur s. ZOLLINGER (1966).

suchungen nach akuter haemorrhagischer Nephritis im Kindesalter. Helv. paediat. Acta **11**, 275 (1956). — **Baggenstoss, A.H.:** The pancreas in uremia: a histopathologic study. Amer. J. Path. **24**, 1003 (1948). ~ Congenital anomalies of the kidney. Med. Clin. N.Amer. **35**, 987 (1951). — **Baker, R.,** and **F. Sison:** Demonstration of altered tissue mucopolysaccharides in renal calculus disease by selective staining techniques. J. Urol. (Baltimore) **72**, 1032 (1954). — **Baker, S.B.C. de:** Intravascular haemopoiesis in the renal medulla in shock. J. Path. Bact. **75**, 421 (1958). — **Baker, S.B.C. de,** and **R.L. Dawes:** Experimental haemoglobinuric nephrosis. J. Path. Bact. **87**, 49 (1964). — **Ball, J.,** and **J. Davson:** Splenic lesions in periarteritis nodosa. J. Path. Bact. **61**, 569 (1949). — **Balsløv, J.T.,** and **H.E. Jørgensen:** A survey of 499 patients with acute anuric renal insufficiency. Causes, treatment, complications and mortality. Amer. J. Med. **34**, 753 (1963). — **Baltzer, G.,** u. **A. Bohle:** Über den Wassergehalt der Niere bei akutem Nierenversagen. Frankfurt. Z. Path. **73**, 463 (1964). — **Bank, N.:** The relation of malignant hypertension to periarteritis nodosa in humans. J. Mt. Sinai Hosp. **22**, 290 (1955). — **Barclay, G.P., H.M.D. Cameron,** and **L.W. Loughridge:** Amyloid disease of kidney and renal vein thrombosis. Quart. J. Med. **29**, 137 (1960). — **Bargmann, W., A. Knoop** u. **Th.H. Schiebler:** Histologische, cytochemische und elektronenmikroskopische Untersuchungen am Nephron (mit Berücksichtigung der Mitochondrien). Z. Zellforsch. **42**, 386 (1955). — **Barness, L.A., G.H. Moll,** and **Ch.A. Janeway:** Nephrotic syndrome. I. Natural history of the disease. Pediatrics **5**, 486 (1950). — **Bartholomew, R.A., E.D. Colvin, W.H. Greines, J.S. Fish, W.M. Sester,** and **W.H. Galloway:** Facts parturient to the etiology of eclamptogenic toxemia. Amer. J. Obstet. Gynec. **74**, 64 (1957). — **Batzenschlager, A.:** Anatomie pathologique du petit rein unilatéral. Strasbourg méd. **1962**, 855. — **Batzenschlager, A., E. Blum** et **A. Porte:** Le petit rein dans l'oblitération ancienne totale de l'artère rénale. J. Urol. Néphrol. **68**, 15 (1962). — **Batzenschlager, A., E. Blum** et **M. Weill-Bousson:** Le petit rein unilatéral. Etude anatomo-clinique. I. Petit rein unilatéral acquis. Ann. Anat. path., N.S. **7**, 427 (1962a). ~ II. Petit rein unilatéral congénital. Ann. Anat. path., N.S. **7**, 539 (1962b). — **Batzenschlager, A., E. Mérian** et **A. Porte:** Lésions glomerulaires dans la thrombose ancienne des veines rénales avec syndrome néphrotique. Ann. Anat. path., N.S. **3**, 294 (1958). — **Bauer, F.C., E.F. Hirsch, L. Carbonaro,** and **G.C. Johnson:** Potassium dichromate poisoning and repeated poisoning with uranyl nitrate. Arch. Path. **56**, 135 (1953). — **Baumann, G., O. v. Deimling** u. **H. Noltenius:** Hormonabhängige Enzymverteilung im Gewebe. II. Histochemische Untersuchungen an Nierenphosphatasen erwachsener Ratten. Histochemie **4**, 150 (1964). — **Beaser, S.B., M.F. Sak,** and **S.C. Sommers:** Influence of insulin therapy and pyelonephritis upon diabetes glomerulosclerosis in hamsters. Metabolism **12**, 704 (1963). — **Becher, H.:** Über die Blutzirkulation in der Niere und die Wirkung des Polkissens an den Arteriolae afferentes. S.-B. Ges. ges. Naturwiss. Marburg **71**, 95 (1936a). ~ Über besondere Zellgruppen und das Polkissen am Vas afferens in der Niere des Menschen. Z. Mikroskopie **53**, 205 (1936b). — **Becker, C.G., E.L. Becker, J.F. Malw,** and **G.E. Schreiner:** Nephrotic syndrome after contact with mercury. Arch. intern. Med. **110**, 178 (1962). — **Becker, R.M.:** Suppression of local tissue reactivity (Shwartzman Phenomenon) by nitrogen mustard, benzol and X-ray irradiation. Proc. Soc. exp. Biol. (N.Y.) **69**, 247 (1948). — **Becker, V.:** Morphologisches Äquivalent des äußeren und inneren Sauerstoffmangels. Med. Grundlagenforsch. **2**, 343 (1959). — **Beeson, P.B.,** and **D. Rowley:** The anticomplementary effect of kidney tissue. Its association with ammonia production. J. exp. Med. **110**, 685 (1959). — **Bekkum, D.W. van,** and **A.A.H. Kassenaar:** Observations on the effect of testosteronepropionate on the kidneys of the mouse. Acta endocr. (Kbh.) 8, 155 (1951). — **Bell, E.T.:** Renal lesions in the toxemies of pregnancy. Amer. J. Path. 8, 1 (1932a). ~ Glomerular lesions associated with endocarditis. Amer. J. Path. 8, 639 (1932b). ~ A clinical and pathological study of subacute and chronic glomerulonephritis including lipoid nephrosis. Amer. J. Path. **14**, 691 (1938). ~ Renal diseases. Philadelphia: Lea & Febiger 1946. — **Belser, F.G.:** Über Nierenveränderungen bei Versenatbehandlung. Inaug.-Diss. Zürich 1959. — **Belton, R.R.:** Pathologisch-anatomische Auswertung von 481 Fällen mit Hypertonie. Cardiologia (Basel) **19**, 108 (1951). — **Bencosme, S.A.,** and **B.J. Bergsman:** The ultrastructure of human and experimental glomerular lesions. Internat. Rev. exp. Path. **1**, 139 (1962). — **Bencosme, S.A., R.S. Stone, H. Latta,** and **S.C. Madden:** Acute tubular and glomerular lesions in rat kidneys after uranium injury. Arch. Path. **69**, 470 (1960). — **Bencosme, S.A., D.L. Wilson,** and **D.A. Rosen:** Glomerular lesions produced in the rabbits by prednisone and prednisolone. Arch. Path. **65**, 340 (1958). — **Bennett, B.,** and **C. Rosenblum:** Identification of calcium oxalate crystals in the myocardium in patients with uremia. Lab. Invest. **10**, 947 (1961). — **Berdjis, Ch.C.:** Cortisone and radiation. III. Histopathology of the effect of cortisone on the irradiated rat kidney. Arch. Path. **69**, 431 (1960). — **Berger, J.,** et **P. Galle:** Dépots „fibrinoides" intercapillaires. J. Urol. Néphrol. **68**, 123 (1962b). — **Berger, J.,** et **P. Ganter:** Etude histochimique des dépots extra-membraneux. J. Urol. Néphrol. **70**, 118 (1964). — **Berger, J., P. Michielsen** et **P. Galle:** Les syndromes néphrotiques avec dépots intermembrano-épithéliaux. J. Urol. Néphrol. **67**, 52 (1961). — **Berger, J., H. de Montera** et **P. Galle:** Etude de 100 biopsies rénales du syndrome néphrotique. Arch. Anat. path. **9**, 313

(1961). — **Berger, M.,** and **R.J. Boucek:** Irreversible uterine and renal changes induced by placental ischemia (rabbit). Amer. J. Obstet. Gynec. **89**, 230 (1964). — **Berger, M.J.:** Démembrement de la glomérulo-néphrite membraneuse. Bull. Soc. méd. Hôp. Paris **77**, 597 (1961). — **Bergstrand, A.,** and **H. Bucht:** The glomerular lesions of diabetes mellitus and their electron-microscope appearances. J. Path. Bact. **77**, 231 (1959). ~ Electron microscopy and renal function in amyloidosis of the kidneys. J. Path. Bact. **81**, 495 (1961a). ~ Electron microscopy of renal glomerular amyloidosis. In: Wolstenholmer and Cameron, Ciba Foundation symposium on renal biopsy. London: Churchill 1961b. — **Berman, L.B.,** and **G.E. Schreiner:** Clinical and histologic spectrum of the nephrotic syndrome. Amer J. Med. **24**, 249 (1958). — **Bernhard, J.-G., J. Laabou** et **S. Lechat:** Néphropathies vaccinales (Vaccin TABDT). Presse méd. **67**, 1511 (1959). — **Berning, H.,** u. **J. Walter:** Klinische Untersuchungen über die Pyelonephritis. Z. ges. inn. Med. **148**, 542 (1951). — **Bernstein, J.,** and **R. Meyer:** Congenital abnormalities of the urinary system. II. Renal cortical and medullary necroses. J. Pediat. **59**, 657 (1961). — **Bialestock, D.:** The extra-glomerular arterial circulation of the renal tubules. Anat. Rec. **129**, 53 (1957). — **Bianchi, L.:** Zur Morphologie und Funktion experimentell erzeugter Röntgennieren. Virchows Arch. path. Anat. **334**, 206 (1961a). ~ Experimentelle Untersuchungen über Gefäßveränderungen der Röntgenniere. Path. et Microbiol. (Basel) **24**, 270 (1961b). — **Biava, C.G., I. Dyrda, J. Genest,** and **S.A. Bencosme:** Kaliopenic nephropathy. A correlated light and electron microscopy study. Lab. Invest. **12**, 443 (1963). — **Bickel, H.:** Proximal tubular defects. In: Black, Renal disease, p. 347. Oxford: Blackwell 1962. — **Bignami, A.:** A proposito di un caso di cosidetta glomerulonefrite del neonato. Minerva nefrol. **7**, 46 (1960). — **Bing, J.,** and **J. Kazimierczak:** Location of renin. In: P.C. Williams, Hormones and the kidney, p. 255. London: Academic Press 1963. — **Blatt, I.M., H.S. Seltzer, P. Rubin, A.C. Furstenberg, J.H. Maxwell,** and **W.J. Schull:** Fatal granulomatosis of the respiratory tract (lethal midline granuloma Wegener's granulomatosis). Arch. Otolaryng. **70**, 707 (1959). — **Bloodworth, J.M.,** and **S.C. Sommers:** "Cirrhotic glomerulosclerosis", a renal lesion associated with hepatic cirrhosis. Lab. Invest. 8, 962 (1959). — **Blozis, G.G., B. Sparger,** and **L.A. Rowley:** Glomerular basement membrane changes with the nephrotic syndrome produced in the rat by homologous kidney and hemophilus pertussis vaccine. Amer. J. Path. **40**, 153 (1962). — **Blumenthal, H.T., M. Alex,** and **S. Goldenberg:** A non-atheromatous proliferative vascular lesion of the retina in diabetes mellitus. Amer. J. Med. **31**, 382 (1961). — **Boeminghaus, H.,** u. **F.J. Götzen:** Über den Hochdruck bei einseitiger Nierenerkrankung. Z. Urol. **45**, 472 (1952). — **Bohle, A.,** u. **Ch. Herfarth:** Zur Frage eines intercapillären Bindegewebes im Glomerulum der Niere des Menschen. Virchows Arch. path. Anat. **331**, 573 (1958). — **Bohle, A., J. Jahnecke** u. **A. Rauscher:** Vergleichende histometrische Untersuchungen an bioptisch und autoptisch gewonnenem Nierengewebe mit normaler Funktion und bei akutem Nierenversagen. Klin. Wschr. **42**, 1 (1964). — **Bohle, A., M. Kohler** u. **H. Burrow:** Experimentelle Untersuchungen zur „Endokrinen Niere" (Selye). Virchows Arch. path. Anat. **323**, 1 (1953). — **Bohle, A.,** u. **H.J. Krecke:** Über das Sanarelli-Shwartzman-Phänomen (sog. generalisierte Shwartzman-Phänomen) des Menschen. Klin. Wschr. **37**, 803 (1959). — **Bohle, A.,** u. **H. Sitte:** Vergleichende elektronenmikroskopische Untersuchungen zur Struktur des Glomerulum unter Berücksichtigung pathologischer Veränderungen. In: Wollheim, Glomeruläre und tubuläre Nierenerkrankungen, S. 205. Stuttgart: Georg Thieme 1962. — **Bohle, A., H. Sitte** u. **F. Miller:** Elektronenmikroskopische Untersuchungen am Glomerulum des Kaninchens beim generalisierten Shwartzman-Phänomen. Verh. dtsch. Ges. Path. **41**, 326 (1957). — **Bohle, A.,** u. **U. Tomsche:** Das Verhalten der epitheloiden Zellen der Vasa afferentia der Nierenkörperchen bei experimenteller Hypotonie. Beitr. path. Anat. **113**, 399 (1953). — **Boijsen, E.:** Angiographic studies of the anatomy of single and multiple renal arteries. Acta radiol. (Stockh.), Suppl. **183**, 1 (1959). — **Bonhomme, Ch., R. Lagarde** et **R. Pourhadi:** Au sujet de la structure du glomérule vasculaire rénal étudié par injection de matières plastiques. Path. et Biol. **9**, 1291 (1961). — **Booth, E., E.E. Muirhead,** and **P.O.B. Montgomery:** The "fibrinoid" of renal cortical necrosis due to the Shwartzman reaction. Arch. Path. **61**, 169 (1956). — **Borst, M.,** u. **H. Königsdörffer:** Untersuchungen über Porphyrie. Leipzig: Heisel 1929. — **Bouissou, H., R. Castagnol, J. Izard** et **A. Rakotondrainibe:** Étude au microscope électronique des lésions glomérulaires rénales induites par la cortisone. J. Urol. Néphrol. **71**, 244 (1965). — **Bouissou, H., H. G. Dupont** et **Cl. Régnier:** L'atteinte rénale au cours du syndrome de Schonlein-Hénoch. Etude clinique, étude histologique par ponction biopsie du rein. Arch. franç. Pédiat. **16**, 890 (1959). — **Bouissou, H., J. Familiades, J. Fabre, Cl. Régnier** et **R. Hamousein-Metregiste:** La glomérulo-nécrose, lésion initiale de la nécrose corticale symétrique des reins. Ann. Pédiat. **39**, 282 (1963). — **Bouissou, H.,** et **Cl. Régnier:** Nécrose cortical du rein chez un nourrisson. Arch. Anat. path. **7**, A 275 (1959). — **Bouissou, H., Cl. Régnier** et **M. Th. Fabre:** Etude du développement embryonnaire du mésangium glomérulaire. J. Urol. Néphrol. **71**, 241 (1965). — **Boylan, R.C.,** and **L. Sokoloff:** Vascular lesions in dermatomyositis. Arthr. and Rheum. **3**, 379 (1960). — **Brandenberger, E.,** u. **H.R. Schinz:** Über die Natur der Verkalkung bei Mensch und Tier. Helv. med.

Acta, Suppl. **16** (1945). — **Brass, K.:** Über die Pathogenese der sog. nicht-eitrigen embolischen Herdnephritis Loehleins. Frankfurt. Z. Path. **61**, 42 (1949). — **Breslau, A.M., H.C. Gonick, S.C. Sommers,** and **L.B. Guze:** Pathogenesis of chronic pyelonephritis. Studies of nonobstructive enterococcal pyelonephritis in the rat. Amer. J. Path. **44**, 679 (1964). — **Bret, A.-J., J.-P. Dubois** et **Cl. Demay:** Nécrose corticale et thrombose rénale chez le nouveau-né. Arch. franç. Pédiat. **21**, 101 (1964). — **Bretschger, E.:** Die absolute und relative Häufigkeit der renalen Hypertonie und die ihr zugrunde liegenden Nierenerkrankungen. Cardiologia (Basel) **19**, 182 (1951). — **Bricker, N.S.:** Experimental polycystic renal disease and susceptibility to pyelonephritis. In: J. Metcoff, Angiotensin systems and experimental renal diseases, p. 180. Boston: Little, Brown & Co. 1963. — **Browder, A.A.,** and **R.G. Petersdorf:** Experimental pyelonephritis in rats with Alloxan diabetes. Proc. Soc. exp. Biol. (N.Y.) **115**, 332 (1964). — **Brown, J.T., J.F. Reger,** and **S.W. Smith:** Localization of "fibrinoid" deposits in lupus nephritis: an electron microscopic demonstration of glomerular endothelial cell phagocytosis. Arthr. and Rheum. **6**, 599 (1963). — **Browne, F.J.:** Aetiology of pre-eclamptic toxaemia and eclampsia. Lancet **1958 I**, 115. — **Bruchhausen, D.:** Über Gewichtsverhältnisse von Rinde und Mark in normalen und gefäßsklerotisch veränderten Nieren. Virchows Arch. path. Anat. **335**, 226 (1962). — **Brumfitt, W.,** and **R.H. Heptinstall:** Experimental pyelonephritis: The influence of temporary and permanent ureteric obstruction on the localization of bacteria. Brit. J. exp. Path. **39**, 610 (1958). — **Brun, C.:** On tubular nephritis (lower nephron nephrosis) and its treatment: four cases following acute diarrhoe. Acta med. scand. **141**, 231 (1952). ~ Acute anuria. Kopenhagen: Munksgaard 1954. — **Brun, C., T. Hilden, P. Iversen,** and **F. Raaschou:** Acute renal failure (ischemic anuria). Ann. Rev. Med. **7**, 250 (1956). — **Brun, C.,** and **O. Munck:** Lesions of the kidney in acute renal failure following shock. Lancet **1957 I**, 603. — **Buchborn, E.:** Zur Abgrenzung des Begriffes der „Schockniere" im Rahmen des akuten Nierenversagens. In: Sarre u. Rother, Akutes Nierenversagen. 1. Sympos. Ges. Nephrologie. Stuttgart: Georg Thieme 1962, S. 115. — **Bucher, O., I. Kolb** et **P. Juhasz:** L'influence du rythme diurne sur l'état fonctionnel des reins et du foie. Med. exp. (Basel) **5**, 42 (1961). — **Bucher, O.,** u. **E. Reale:** Zur elektronenmikroskopischen Untersuchung der juxtaglomerulären Spezialeinrichtungen der Niere. I. Problemstellung und erste Beobachtungen. Z. Zellforsch. **54**, 167 (1961a). ~ Zur elektronenmikroskopischen Untersuchung der juxtaglomerulären Spezialeinrichtungen der Niere. II. Über die Macula densa des Mittelstückes. Z. mikr.-anat. Forsch. **67**, 514 (1961b). ~ Über die Ultrastruktur der juxtaglomerulären Spezialreinrichtungen der Niere. Verh. anat. Ges. (Jena) **57**, Anat. Anz. **111**, Erg.-Bd. 84 (1962a). ~ Zur elektronenmikroskopischen Untersuchung der juxtaglomerulären Spezialeinrichtungen der Niere. II. Die Goormaghtighschen Zellen. Z. Anat. Entwickl.-Gesch. **123**, 206 (1962b). — **Bucher, O.,** et **B. Riedel:** L'appareil juxtaglomérulaire du rein. C. R. Ass. Anat. **124**b, 51 (1965). — **Bucher, R.:** Verlaufsformen der Aminonucleosidnephrose bei der Ratte. Z. ges. exp. Med. **136**, 466—485 (1963). — **Büchner, F.:** Experimente über Kalknephrosen bei Hypochloraemie. Verh. dtsch. path. Ges. **31**, 348 (1939). — **Buck, R.C.:** Intimal thickening after ligature of arteries. Circulat. Res. **9**, 418 (1961). — **Burke, E.C., S.D. Mills,** and **G.B. Stickler:** Nephritis associated with anaphylactoid purpura in childhood: clinical observations and prognosis. Proc. Mayo Clin. **35**, 641 (1960).

Caesar, R.: Elektronenmikroskopische Beobachtungen bei der Nierenamyloidose des Goldhamsters. Frankfurt. Z. Path. **72**, 506 (1963). — **Cain, H.,** u. **St. Fazekas:** Studien über die Folgen einer vorübergehenden experimentellen Nierenischaemie. I. Die morphologischen Veränderungen des akuten Schadens und ihre funktionelle Deutung. Virchows Arch. path. Anat. **336**, 389 (1963). — **Calvert, R.J.,** and **T.K. Owen:** True scleroderma kidney. Lancet **1956 II**, 19. — **Carpent, G.:** Les lésions rénales de la sclérodermie. Acta clin. belg. **12**, 181 (1957). — **Cattell, W.R., A.G. Spencer, G.W. Taylor,** and **R.W. Watts:** The mechanism of the renal excretion of oxalate in the dog. Clin. Sci. **22**, 43 (1962). — **Cauchie, Ch., Y. Kenis, P. Potuliege, J. Smulders, Cl. Gompel** et **P.-P. Lambert:** Les manifestations rénales du myélome. J. Urol. Néphrol. **68**, 41 (1962). — **Caulfield, J.B.,** and **P.E. Schrag:** Electron microscopic study of renal calcification. Amer. J. Path. **44**, 365 (1964). — **Caulfield, J.B.,** and **B.F. Trump:** Correlation of ultrastructure with function in the rat kidney. Amer. J. Path. **40**, 199 (1962). — **Chatillon, J., E. Rutishauser** et **J.M. Morard:** L'angéite de Wegener. Rev. franç. Étud. clin. biol. **1**, 418 (1956). — **Chung, W.,** and **V. Sima:** Renal tubular necrosis: its relation to norepinephrine administration. Surgery **50**, 328 (1961). — **Churg, J., E. Grishman, M.H. Goldstein, S.L. Yunis,** and **J.H. Porush:** Idiopathic nephrotic syndrome in adults. A study and classification based on renal biopsies. New Engl. J. Med. **272**, 165 (1965). — **Churg, J., W. Mautner, E. Grishman,** and **G.T. Eisner:** Structure of glomerular capillaries in proteinuria. Arch. intern. Med. **109**, 97 (1962). — **Churg, J.,** and **L. Strauss:** Allergic granulomatosis, allergic angiitis and periarteritis nodosa. Amer. J. Path. **27**, 277 (1951). — **Claireaux, A.E.,** and **M.G. Pearson:** Chronic nephritis in a newborn infant. Arch. Dis. Childh. **30**, 366 (1955). — **Clara, M.:** Die arteriovenösen Anastomosen. Leipzig: Johann Ambrosius Barth 1939. — **Clark, N.S.:** Nephritis in childhood. A clinical assessment of the Ellis classification. Arch. Dis. Childh. **31**,

12 (1956). — **Clay, R.D., E.M. Darmady,** and **M. Hawkins:** The nature of the renal lesion in the Fanconi syndrome. J. Path. Bact. **65**, 551 (1953). — **Clifford, N.J.,** and **I. Katz:** Subcutaneous emphysema complicating renal infection by gas-forming coliform bacteria. New Engl. J. Med. **266**, 437 (1962). — **Cohon, A.S.,** and **E. Calkins:** A study of the fine structure of the kidney in casein-induced amyloidosis in rabbits. J. exp. Med. **112**, 479 (1960). — **Coliez, R.T.:** La maldie de Cacchi et Ricci. Presse méd. **72**, 1533 (1964). — **Conley, C.L., J. Kowal,** and **J. D'Antonio:** Polycythemia associated with renal tumors. Bull. Johns Hopk. Hosp. **101**, 63 (1957). — **Cook, W.F.:** Renin and the juxtaglomerular apparatus. In: P.C. Williams, Hormones and the kidney, p. 247. London: Academic Press 1963. — **Cooke, W.T., J.A. Barclay, A.D. Govan,** and **L. Nagley:** Osteoporosis associated with low serum phosphorus and renal glycosuria. Arch. intern. Med. **80**, 147 (1947). — **Cordonnier, J.J.:** Unilatcral renal artery disease with hypertension. J. Urol. (Baltimore) **82**, 1 (1959). — **Cordun, G.,** et **G. Scripeau:** Les glomérulopathies congénitales. Ann. Pédiat. 8, 456 (1961). — **Corvilain, J., W. Gepts, P. Beghin, H. Vis, M. Verbanck** et **A. Verniory:** Exploration rénale fonctionelle et histoenzymologique d'un cas de syndrome de de Toni-Debré-Fanconi. J. Urol. Néphrol. **71**, 354 (1965). — **Cossel, L., G. Lisewski** u. **G. Mohnike:** Elektronenmikroskopische und klinische Untersuchungen bei diabetischer Glomerulosklerose. Klin. Wschr. **37**, 1005 (1959). — **Costa, A., G. Weber, C. Ignesti, G. Zampi** e **U. Ignesti:** Il problema del regonfiamento torbido attraverso la microscopia elettronica su sezioni, applicata all'epatosi e alla nefrosi. Arch. de Vecchi Anat. pat. **17**, 893 (1952). — **Cottier, P., H.A. Kunz** u. **H.U. Zollinger:** Experimenteller Beitrag zur Frage der Bleihypertonie. Helv. med. Acta **20**, 443 (1953). — **Cottier, P., P. Mosimann** u. **K. Bürki:** Beitrag zur Quecksilbernephrose. Ther. Umsch. **20**, 119 (1963). — **Coupland, R.E.:** The anatomy of the human kidney. In: D.A. Black, Renal disease, p. 3. Oxford: Blackwell 1962. — **Crocker, A.C.,** and **S. Farber:** Niemann-Pick disease: A review of eighteen patients. Medicine (Baltimore) **37**, 1 (1958). — **Crosnier, J., J.Ph. Mévy, H. de Montera, S. Zaltzman** et **B. Rueff:** Sur un syndrome associant une glomérulite segmentaire nécrotique et une pneumopathie hémoptoique avec alvéolite hémorrhagique. J. Urol. Néphrol. **68**, 569 (1962). — **Crosnier, J., R. Slama** et **H. de Montera:** Les lupoerythématonéphrites. I. Etude clinique et anatomique de quatorze observations. Presse méd. **68**, 148 (1960). — **Cruchaud, A., C.A. Bouvier** et **L. Humair:** Les artérites nécrosantes par sensibilisation. Schweiz. med. Wschr. **90**, 258 (1960).

Dachs, S., J. Churg, W. Mautner, and **E. Grisham:** Diabetic nephropathy. Amer. J. Path. **44**, 155 (1964). — **Dalgaard, O.Z.:** Bilateral polycystic disease of the kidneys. Acta med. scand. **158**, Suppl. (1957). ~ Polycystic disease of the kidney. In: M.B. Strauss and L.G. Welte, Diseases of the kidney, p. 907. Boston: Little, Brown & Co. 1963. — **Damon, A., D.A. Holub, M.M. Melicow,** and **A.C. Uson:** Polycythaemia and renal carcinoma. Amer. J. Med. **25**, 182 (1958). — **Darmady, E.M.:** Renal lesions in relation to amino-aciduria and water diuresis. Ciba Foundation Symp. on the kidney, p. 27. London: Churchill 1954. — **Darmady, E.M., W.J. Dempster,** and **F. Stranade:** The evolution of the interstitial and tubular changes in homotransplanted kidneys. J. Path. Bact. **70**, 225 (1955). — **Darmady, E.M.,** and **F. Stranade:** Microdissection of the nephron in disease. Brit. med. Bull. **13**, 21 (1957). — **Deimling, O. von,** u. **H. Noltenius:** Hormonabhängige Enzymverteilung in Geweben. I. Histochemische Untersuchungen über die Geschlechtsunterschiede der alkalischen Nierenphosphatase bei erwachsenen Ratten. Histochemie **3**, 500 (1964). — **Dérot, M., J. Guedon, F. Youbaud** et **C. Tchobroutsky:** Un aspect du syndrome hépato-rénal: Nécrose d'un lobe hépatique et insuffisance rénale aiguë. Bull. Soc. méd. Hôp. Paris **77**, 256 (1961). — **Dérot, M., P. Prunier, R. Roudier** et **Mme. Prunier:** Deux cas de nécrose corticale du rein. Bull. Soc. méd. Hôp. Paris **76**, 812 (1960). — **Diaz-Rivera, R.S.,** and **R.C. Horn:** Postmortem studies on hypertensive rats chronically intoxicated with lead acetate. Proc. Soc. exp. Biol. (N.Y.) **59**, 161 (1945). — **Dietel, H.:** Nephritis serosa eclamptica. Zbl. Gynäk. **69**, 514 (1947). — **Dixon, F.J., J.D. Feldman,** and **J.J. Vasquez:** Experimental glomerulonephritis. The pathogenesis of a laboratory model resembling the spectrum of human glomerulonephritis. J. exp. Med. **113**, 899 (1961). — **Doering, P.:** Die idiopathische Lungenhaemosiderose. Ergebn. inn. Med. Kinderheilk., N.F. **14**, 482 (1960). — **Doerr, W.:** Pathologische Anatomie der Glykolvergiftung und des Alloxandiabetes. S.-B. Heidelberg. Akad. Wiss. **7**, 245 (1949). ~ Über Entzündung und Degeneration. Dtsch. med. Wschr. **82**, 685 (1957). ~ Pankreatitis. Pathogenese, Formen, Häufigkeit. Langenbecks Arch. klin. Chir. **292**, 552 (1959). — **Donner, G.,** u. **G. Holle:** Die Crush-Niere des Meerschweinchens nach Muskelquetschung. Beitr. path. Anat. **119**, 119 (1958). — **Dubach, U.C.:** Aminonucleosid-Nephrose. Fortschr. Arzneimittelforsch. **7**, 344 (1964). — **Dubois, J., J. Bartman, O. Périer** et **R. Wolter:** Nécrose papillaire rénale bilatérale avec lésions cérébrales de type anoxique chez le nourrisson. Ann. Anat. path., N.S. **9**, 57 (1964). — **Dukes, C.E.:** Clues to the causes of cancer of the kidney. Lancet **1961 II**, 1157. — **Duncan, D.A.,** and **R.N. Dexter:** Anuria secondary to bilateral renal-artery embolism. New Engl. J. Med. **266**, 971 (1962). — **Dutz, H.,** u. **K. Voigt:** Die Beeinflußbarkeit des experimentellen Hypertonus bei Ratten durch Serpasil und kochsalzreiche Nahrung. Z. ges. exp. Med. **129**, 305 (1957).

Earle, D.P., and **R.B. Jennings:** Poststreptococcal glomerulonephritis. In: Wolstenholmer and Cameron, Ciba Foundation Symp. on renal biopsy. London: Churchill 1961. — **Eckstrom, T., B. Engfeldt, C. Lagergren,** and **N. Lundwal:** Medullary sponge kidney. Stockholm: Ahnquist & Witzsell 1959. — **Eger, W.:** Experimentelle Bleischrumpfniere. Virchows Arch. path. Anat. **299**, 654 (1937). ~ Über Gefäßveränderungen bei progressiver (diffuser) Sklerodermie. Med. Mschr. **7**, 474 (1951). — **Ehrich, W.E.:** Über das Wesen der Lipoidnephrose. Zbl. allg. Path. path. Anat. **89**, 354 (1952b). — **Eisalo, A.,** and **S. Talanti:** Observations on the effect of phenacetin and N-acetyl-p-aminophenol on rat kidneys. Acta med. scand. **169**, 655 (1961). — **Elias, H., A. Hossmann, I.B. Barth,** and **A. Solmar:** Blood flow in the renal glomerulus. J. Urol. (Baltimore) **83**, 790 (1960). — **Ellis, A.:** Natural history of Bright's disease. Lancet **1942** I, 1. — **Emmerson, B.T.:** Chronic lead nephropathy. The diagnostic use of calcium EDTA and the association with gout. Aust. Ann. Med. **12**, 310 (1963). — **Engfeldt, B.,** and **C. Lagergren:** Nephrocalcinosis. A roentgenologic, biophysical and histologic study. Acta chir. scand. **115**, 46 (1958). — **Ericsson, J. L.:** Transport and digestion of hemoglobin in the proximal tubule. I. Light microscopy and cytochemistry of acid phosphatases. Lab. Invest. **14**, 1 (1965). ~ II. Electron microscopy. Lab. Invest. **14**, 16 (1965). — **Esch, G. J. van, H. van Genderen,** and **H.H. Vink:** The induction of renal tumours by feeding of basic lead acetate to rats. Brit. J. Cancer **14**, 289 (1962).

Fabre, J., J. Jeandet et **F. Chatelanat:** Etude anatomo-clinique des pyélonéphrites et néphrites interstitielles. Praxis **52**, 426; **53**, 462 (1964). — **Fahr, Th.:** Über maligne Nierensklerose (Kombinationsform). Zbl. allg. Path. path. Anat. **27**, 181 (1916b). ~ Pathologische Anatomie des Morbus Brightii. In: Henke-Lubarsch, Handbuch der speziellen Pathologie, Bd. 6, 1925. ~ Über pyelonephritische Schrumpfniere und hypogenetische Nephritis. Virchows Arch. path. Anat. **301**, 134 (1937b). ~ Die Morphologie des Morbus Brightii. In: E. Becher, Nierenkrankheiten I. Jena: Gustav Fischer 1944a. ~ Weitere Beiträge zur Frage der serösen Nephritis (Untersuchungen zur Differentialdiagnose gegen verwandte Nierenaffektionen und zur Frage der chronisch serösen Nephritis). Frankfurt. Z. Path. **58**, 371 (1944d). — **Fairhall, L.T.,** and **J.W. Miller:** The deposition and removal of lead in the soft tissues (liver, kidneys and spleen). Publ. Hlth Rep. (Wash.) **56**, 1641 (1941). — **Faith, G.C.,** and **B.F. Trump:** Comparative electron microscopic observations of lesions of the glomerular capillary wall in human renal disease. Amer. J. Path. **44**, 13 (1964). — **Fanconi, G.:** Nephrosen. Diskussionseinleitung 6. Internat. Kongr. inn. Med. Basel 1960. — **Fanconi, G.,** u. **A. Prader:** Renaler Zwergwuchs. Schweiz. med. Wschr. **83**, 186 (1953). — **Farquhar, M.:** Round table A.: Morphological basis of glomerular ultrafiltration. Proc. 1. int. Congr. Nephrol. Genève-Evian 1960. Basel: S. Karger. — **Farquhar, M.G.,** and **G.E. Palade:** Functional evidence for the existence of a third cell type in the renal glomerulus. J. Cell Biol. **13**, 55 (1962). — **Farquhar, M.G., R.L. Vernier,** and **R.A. Good:** The application of electron microscopy in pathology: Study of renal biopsy tissues. Schweiz. med. Wschr. **87**, 501 (1957a). ~ An electron microscope study of the glomerulum in nephrosis, glomerulonephritis and lupus erythematosus. J. exp. Med. **106**, 649 (1957b). ~ Studies on familial nephrosis. II. Glomerular changes observed with the electron microscope. Amer. J. Path. **33**, 791 (1957c). — **Farquhar, M.G., S.L. Wissig,** and **G.E. Palade:** Glomerular permeability. I. Ferritin transfer across the normal glomerular capillary wall. J. exp. Med. **113**, 47 (1961). — **Feine, U.:** Niere. In: E. Scherer u. H.S. Stender, Strahlenpathologie der Zelle. Stuttgart: Georg Thieme 1963. — **Feine, U.,** u. **J. Leonhardt:** Nierenbeckencarcinom nach Thorotrastpyelographie. Z. Krebsforsch. **64**, 323 (1961). — **Fellmann, H.,** u. **H.U. Zollinger:** Endangitis obliterans (Winiwarter-Buerger) der Niere und Hypertonie. Schweiz. med. Wschr. **83**, 556 (1953). — **Fernell, R.H., C.R. Reddy,** and **J.J. Vazquez:** Progressive systemic sclerosis and malignant hypertension. Arch. Path. **72**, 209 (1961). — **Feyrter, F.:** Über die peripheren endokrinen (parakrinen) Drüsen des Menschen. Wien: Wilhelm Maudrich 1953. — **Fiaschi, E.,** e **R. Naccarato:** Reperti d'istochemica intorno alle lesioni della membrana basale del glomerulo renale nella nefropatia gravidica. Indagini di microscopia ottica ed elettronica. Arch. ital. Anat. Istol. pat. **36**, 60 (1962). — **Finner, L.L.,** and **H.O. Calvery:** Pathologic changes in rats and dogs fed diets containing lead and arsenic compounds. Arch. Path. **27**, 433 (1939). — **Fiore-Donati, L.,** and **V. Erspramer:** Studies on the nephrotoxicity of 5-hydroxatryptamine (enteramine) in the rat. Amer. J. Path. **33**, 895 (1957). — **Fischer, J.A.:** Die Sklerodermieniere. Schweiz. med. Wschr. **93**, 141 (1963). — **Fisher, E.R.,** and **H.R. Hellstrom:** Mechanism of proteinuria: functional and ultrastructural correlation of effects of infusion of homologous and heterologous protein (bovine serum albumin) in the rat. Lab. Invest. **11**, 617 (1962). — **Fisher, E.R.,** and **G.P. Rodnan:** Pathologic observations concerning the kidney in progressive systemic sclerosis. Arch. Path. **65**, 29 (1958). — **Flanagan, P.,** and **J.H. Libcke:** Renal biopsy observations following recovery from ethylene glycol nephrosis. Amer. J. clin. Path. **41**, 171 (1964). — **Fölsch, E.:** Über Mediannekrose von Nierenarterien. Beitr. path. Anat. **121**, 95 (1959). — **Folli, G.,** and **L. Onida:** Biopsy and electron microscopy of the kidney. Sci. med. ital. **8**, 19 (1959). — **Former, F.:** Über die granulomatöse Periglomerulitis. Schweiz. Z. Path. **13**, 42 (1950). — **Freedman,**

L. R., and **P. B. Beeson:** Experimental pyelonephritis. IV. Observations on infections resulting from direct inoculation of bacteria in different zones of the kidney. Yale J. Biol. Med. **30**, 406 (1958). — **Frey, J.,** u. **K. Hierholzer:** Nephropathie in der Schwangerschaft. Internist (Berl.) **4**, 161 (1963). — **Frey, J.,** u. **J. Jürgens:** Untersuchungen über die Bedingungen zur Bildung von Harnzylindern. Med. Klin. **59**, 560 (1964). — **Frick, P., W. Ziegler** u. **R. Gubler:** Thrombotische Mikroangiopathie. Helv. med. Acta **25**, 454 (1958). — **Frick, P. G.,** u. **W. H. Hitzig:** Zur Klinik und Pathogenese der thrombotischen Mikroangiopathie. Vorkommen bei Antikörpermangel. Schweiz. med. Wschr. **89**, 58 (1959). — **Friedberg, V.,** u. **M. Schäfer:** Über den Einfluß des haemorrhagischen Schadens auf die Nierenfunktion. Geburtsh. u. Frauenheilk. **22**, 789 (1962). — **Friederici, H. H.,** and **C. L. Pirani:** The fine structure of peripheral capillaries in experimental nephrotic edema. Lab. Invest. **13**, 250 (1964). — **Friedman, I.:** Malignant nephrosclerosis and renal tuberculosis. Schweiz. Z. Path. **19**, 13 (1956). — **Friedrich, W.:** Hypernephroides Carcinom nach Thorotrastanwendung und eosinophiles Adenom der Hypophyse. Z. Krebsforsch. **63**, 456 (1960). — **Frischknecht, W., H. U. Zollinger** u. **G. Keiser:** Congenitale Glomerulonephritis und Nephrosesyndrom. Helv. paediat. Acta **9**, 511 (1954). — **Fritzsche, H.:** Durch Fremdserum erzeugte experimentelle Myocarditis und ihre Beziehungen zur menschlichen Myocarditis bei Eiweißzerfall. Inaug.-Diss. Zürich 1949. — **Fruhling, L., E. Blum, C. A. Lutz** et **A. Batzenschlager:** Thorotrastose de la voie excrétrice du rein. J. Urol. méd. chir. **62**, 358 (1956).

Gänsslen, U.: Der feinere Gefäßaufbau gesunder und kranker menschlicher Nieren. Ergebn. inn. Med. Kinderheilk. **47**, 275 (1934). — **Gansler, H.,** et **C. Rouiller:** Modifications physiologiques et pathologiques du chondriome. Schweiz. Z. Path. **19**, 217 (1956). — **Gardiol, D.:** La nécrose de la papille rénale chez le nouveau-né et le nourrisson. Schweiz. Z. Path. **18**, 1211 (1955). — **Garritano, A. P.:** Aneurysm of the renal artery. Amer. J. Surg. **94**, 638 (1957). — **Gasser, G.,** u. **St. Wuketich:** Oxalose: Klinisches Bild, morphologische Befunde, pathogenetische Probleme. Dtsch. Arch. klin. Med. **209**, 257 (1964). — **Gavan, T. L.,** and **N. Kaufman:** Experimental renal infarction. II. Histochemical, fatty and morphologic changes. Arch. Path. **62**, 386 (1956). — **Gellman, D. D., C. L. Pirani, J. F. Soothill, C. Muehrcke,** and **R. M. Kark:** Diabetic nephropathy: a clinical and pathologic study based on renal biopsies. Medicine (Baltimore) **38**, 321 (1959). — **Gendel, B. R., J. M. Young,** and **A. P. Kraus:** Thrombotic thrombopenic purpura. Amer. J. Med. **13**, 3 (1952). — **Gennes, L. de, L. Moreau, H. Pericaire** et **R. Tourneur:** A propos d'un cas de sclérodermie avec lésions rénales. Bull. Soc. méd. Hôp. Paris **73**, 829 (1957). — **Gersmeyer, E. F.:** Der Kreislaufkollaps. Berlin-Göttingen-Heidelberg: Springer 1961. — **Geyer, J. R.,** and **E. F. Poutasse:** Incidence of multiple renal arteries on aortography. Report of a serie of 400 patients, 381 of whom had arterial hypertension. J. Amer. med. Ass. **182**, 120 (1962). — **Giacomelli, F., D. Spiro,** and **J. Wiener:** A study of metastatic renal calcification at the cellular level. J. Cell Biol. **22**, 189 (1964). — **Giese, J.:** Acute hypertensive vascular disease. 1. Relation between blood pressure changes and vascular lesions in different forms of acute hypertension. Acta path. microbiol. scand. **62**, 481 (1964). ~ 2. Studies on vascular reaction patterns and permeability changes by means of vital microscopy and colloidal tracer technique. Acta path. microbiol. scand. **62**, 497 (1965). — **Girgensohn, H.:** Die Bedeutung der Lymphgefäße in der Nierenpathologie. Z. Kreisl.-forsch. **41**, 111 (1952). — **Gloor, B.:** Tierexperimentelle Untersuchungen über Morphologie, Pathogenese und funktionelle Bedeutung der Zuckerspeicherniere. Z. ges. exp. Med. **139**, 33 (1965). — **Gloor, F.:** Die doppelseitige chronische nicht-obstruktive interstitielle Nephritis. Ergebn. allg. Path. path. Anat. **41**, 63 (1961a). ~ Senile Involution und Alterskrankheiten der menschlichen Niere in morphologischer Sicht. Schweiz. med. Wschr. **91**, 1381 (1961b). ~ Phenacetinabusus und Nierenschädigung. Schweiz. med. Wschr. **92**, 61 (1962). — **Gloor, F.,** u. **H. Thölen:** Bilaterale Nierenrindennekrosen (Spätstadium bei einer Überlebenszeit von 92 Tagen). Schweiz. Z. Path. **22**, 318 (1959). — **Gloor, H. U.:** Die hypogenetische Niere und ihre Bedeutung im Problem der renalen Blutdrucksteigerung. Z. urol. Chir. **46**, 7 (1941). — **Glück, E.,** et **S. Humerfelt:** Manifestations viscérales de la sclérodermie. Ann. Anat. path. **2**, 529 (1957). — **Gömöri, P., I. Munkácsi, E. Szalay, T. Suj-Haj,** and **B. Zolnai:** Intrarenal blood circulation in chronic renal failure. I. Human material. Acta med. Acad. Sci. hung. **18**, 441 (1962a). — **Gössner, W.:** Über Pigmentspeicherungsnephrose. Virchows Arch. path. Anat. **317**, 93 (1949). — **Goettsch, E.,** and **J. D. Lyttle:** Nephritis and allied diseases in infancy and childhood. In: M. Campbell, Clinical pediatric urology. Philadelphia: Saunders 1951. — **Goldberg, M. F., A. H. Tashjian, S. E. Order,** and **G. J. Dammin:** Renal adenocarcinoma containing a parathyroid hormone-like substance and associated with marked hypercalcemia. Amer. J. Med. **36**, 805 (1964). — **Goldfarb, B.,** and **L. Tobian:** The interrelationship of hypoxia, erythropoietin, and the renal juxtaglomerular cell. Proc. Soc. exp. Biol. (N.Y.) **111**, 510 (1962). — **Goldsand, R.:** Über die Gefäßveränderungen des Kaninchenohres hervorgerufen durch nephrotoxisches Entenserum. Inaug.-Diss. Zürich 1954. — **Goormaghtigh, N.:** Les segments neuro-myo-artériels juxtaglomérulaires du rein. Arch. Biol. (Liège) **43**, 575 (1932). ~ The histogenesis of the contracted kidney in hypertension. Acta neerl. Morph. **4**, 378 (1942). ~

Le mésangium du floculus glomérulaire. Les réactions dans la glomérulonéphrite aiguë et les néphrites hypertensives. J. Urol. méd. chir. 57, 569 (1951). — **Goranow, I., u. Z. Jurukowa:** Über die thrombotische Genese der symmetrischen Nierenrindennekrose. Zbl. allg. Path. path. Anat. 102, 164 (1961). — **Gore, I.:** Disseminated arteriolar and capillary platelet thrombosis. A morphologic study of its histogenesis. Amer. J. Path. 26, 155 (1950). — **Gorrill, R.H., and S. de Navasquez:** The pathogenesis and evolution of experimental pyelonephritis in the mouse with special reference to comparable conditions in man. J. Path. Bact. 80, 239 (1960). — **Graves, F.T.:** The anatomy of the intrarenal arteries and their application to segmental resection of the kidney. Brit. J. Surg. 42, 132 (1954). ~ The anatomy of the intrarenal arteries in health and disease. Brit. J. Surg. 43, 605 (1956a). ~ The aberrant renal artery. J. Anat. (Lond.) 90, 553 (1956b). — **Griffith, G.C., and I.L. Vural:** Polyarteritis nodosa. Circulation 3, 481 (1951). — **Grishman, E., and J. Churg:** Acute glomerulonephritis. A histopathologic study by means of thin sections. Amer. J. Path. 33, 993 (1957). — **Grollman, A.:** Acute renal failure. American lecture series No 192. Springfield (Ill.): Ch.C. Thomas 1954. — **Gronvall, J.A., and J.G. Brunson:** The generalised Shwartzman phenomenon in rats. Arch. Path. 62, 324 (1956). — **Gross, F.:** Renin und Hypertension, physiologische oder pathologische Wirkstoffe? Klin. Wschr. 36, 693 (1958). — **Gruber, G.B.:** Entwicklungsstörungen der Nieren und Harnleiter. In: Henke-Lubarsch, Handbuch der speziellen pathologischen Anatomie, Bd. 6/1, S. 1. Berlin: Springer 1925. — **Gsell, O.:** Klinik und Therapie der Hypochloraemien. Schweiz. med. Wschr. 65, 1197 (1935). ~ Nephritis bei chronischer Schwefelkohlenstoff- und Bleivergiftung sowie Silikose. Z. Unfallmed. Berufskr. 41, 55 (1948). — **Gsell, O., P. Kielholz u. J.J. Hegg:** Phenacetinabusus. Vergleich psychiatrisch und internistisch behandelter Mißbraucher phenacetinhaltiger Analgetica. Schweiz. med. Wschr. 91, 1529 (1961). — **Günther, G.W.:** „Renale" und „essentielle" oder pyelitische Hämaturie? Helv. chir. Acta 16, 407 (1949a). ~ Anatomische und histologische Untersuchungen zur Frage der „essentiellen" Hämaturie. Z. Urol. 42, 432 (1949b). — **Guze, L.B., and P.B. Beeson:** Experimental pyelonephritis. I. Effect of ureteral ligation on the course of bacterial infection in the kidney of the rat. J. exp. Med. 104, 803 (1956). — **Györi, E.:** Arteriosklerotische Stenose in Nierenarterien besonders bei Arterienverdoppelung und ihre Beziehungen zur Hypertonie. Beitr. path. Anat. 112, 187 (1952).

Habib, R.: Sur les aspects histologiques de la périartérite noueuse. Ann. Méd. 56, 352 (1955a). ~ Rapports entre la périartérite noueuse, les autres artérites nodulaires et les maladies du collagène. Ann. Méd. 56, 496 (1955). — **Habib, R., P. Michielsen, E. de Montera, N. Hinglais, P. Galle, and J. Hamburger:** Clinical, microscopic and electron microscopic data in the nephrotic syndrome of unknown origin. In: Wolstenholmer and Cameron, Ciba Foundation Symposium on renal biopsy. London: Churchill 1961. — **Hämäläinen, M.:** Experimentelle Untersuchungen über die Pathogenese der haematogenen Staphylococcennephritiden. Arb. Path. Inst. Helsingfors, N.F. 5, 271 (1928). — **Hamburger, J., J. Dormont, H. de Montera et N. Hinglais:** Sur une singulière malformation familiale de l'épithelium rénal. Schweiz. med. Wschr. 94, 871 (1964). — **Hammersen, F., u. J. Staubesand:** Arterien und Capillaren des menschlichen Nierenbeckens mit besonderer Berücksichtigung der sogenannten Spiralarterien. Z. Anat. Entwicklungsgesch. 122, 314 (1961a). ~ Medulläre Äste des Plexus perivascularis als Fortsetzung der Nierenbeckenstrombahnen beim Menschen. Z. Anat. Entwickl.-Gesch. 122, 349 (1961b). — **Harashima, S., T. Toyama, and T. Sakurai:** Serum cholesterol level of viscose rayon workers. Keio J. Med. 9, 81 (1960). — **Harrison, C.V., L.W. Loughridge, and M.D. Milne:** Acute oliguric renal failure in acute glomerulonephritis and polyarteritis nodosa. Quart. J. Med. 33, 39 (1964). — **Hartroft, Ph.M.:** Studies on renal juxtaglomerular cells. III. The effects of experimental renal disease and hypertension in the rat. J. exp. Med. 105, 501 (1957). — **Hartroft, Ph.M., and W.S. Hartroft:** Studies on renal juxtaglomerular cells. II. Correlation of the degree of granulation of juxtaglomerular cells with width of the zona glomerulosa of the adrenal cortex. J. exp. Med. 102, 205 (1955). — **Harvey, A.Mc.G., W.G. Walker, and J.H. Yardley:** Renal involvement in myeloma, amyloidosis, systemic lupus erythematosus and other disorders of connective tissue. In: M.B. Strauss and L.G. Welte, Diseases of the kidney, p. 575. Boston: Little, Brown & Co. 1963. — **Hauptmann, H.:** Zum Problem der Überlastungsglomerulitis in hochgradigen pyelonephritischen Schrumpfnieren. Virchows Arch. path. Anat. 339, 206 (1965). — **Haust, M.E., B.H. Landing, K. Holmstrand, G. Currarino, and B.S. Smith:** Osteosclerosis of renal disease in children. Comparative pathologic and radiographic studies. Amer. J. Path. 44, 141 (1964). — **Heard, B.E.:** Mural thrombosis in the renal artery and its relation to atherosclerosis. Amer. J. Path. 61, 635 (1949). — **Hedinger, Ch.:** Karzinoidsyndrom und Serotonin. Helv. med. Acta 25, 351 (1958). — **Hedinger, Ch., u. H. Langemann:** Nierenschädigungen mit Rindennekrosen bei Ratten unter Behandlung mit 5-Oxytryptamin. Weiterer experimenteller Beitrag zur Frage der endokrinen Aktivität der Karzinoide. Schweiz. med. Wschr. 85, 541 (1955). — **Heintz, R.:** Zur Ätiologie und Klinik der Nephrokalzinose. Dtsch. med. Wschr. 81, 625 (1956). — **Heitzman, E.J., J.S. Campell, and M. Stefani:** Paroxysmal nocturnal hemoglobinuria with hemosiderin nephrosis. Amer. J. clin. Path. **23**, 975 (1953). — **Hellström, J.:** A contribution to the knowledge of the relation of abnormally running renal vessels to hydronephrosis, and an investigation of the arterial conditions in fifty kidneys. Acta chir. scand. **61**, 289 (1927a). ~ Zur Kenntnis der Doppelnieren. Z. urol. Chir. **23**, 31 (1927b). — **Henry, E.W.,** and **C.R. Rally:** The renal lesion in angiokeratoma corporis diffusa (Fabry's disease). Canad. med. Ass. J. **89**, 206 (1963). — **Heptinstall, R.H.,** and **A.M. Joekes:** Focal glomerulonephritis. In: Wolstenholmer and Cameron, Ciba Foundation Symp. on renal biopsy. London: Churchill 1961. — **Hersch, C., H.C. Seftel,** and **C. Isaacson:** The nephrotic syndrome in the Bantu. A clinico-pathological study. S. Afr. med. J. **36**, 534 (1962). — **Herzog, V.:** Vergleichende Untersuchungen an der Niere des Siebenschläfers (Glis glis L.) im Winterschlaf und im sommerlichen Wachzustand. II. Substrat- und enzymhistochemische Untersuchungen. Z. Zellforsch. **64**, 847 (1964). — **Heuchel, G.:** Niere und Sepsis lenta. Ergebn. inn. Med. Kinderheilk., N.F. **4**, 628 (1953). ~ Klinische Statistik der diabetischen Nephropathie. Jena: Gustav Fischer 1961. — **Hewlett, J.S., G.C. Hoffman, D.A. Sennhauser,** and **J.D. Battle:** Hypernephroma with erythrocythemia. Report of a case and assay of the tumor for a erythropoietic-stimulating substance. New Engl. J. Med. **262**, 1058 (1960). — **Heymann, W.:** Renal hyperlipemia in dogs. Science **96**, 163 (1942). — **Heymann, W.,** and **E.C. Clark:** Pathogenesis of nephrotic hyperlipemia. Amer. J. Dis. Child. **70**, 74 (1945). — **Hill, L.C.:** Systemic lupus erythematosus. Brit. med. J. **1957 II**, 655, 726. — **Hochuli, E.,** u. **A. Stöckli:** Schwangerschaftstoxikose. Ergebnisse und neue Gesichtspunkte aus 108 Nachkontrollen bei 153 Patientinnen mittels Nierenclearance. Schweiz. med. Wschr. **89**, 901, 934 (1959). — **Hoerni, M.:** La néphropathie sclérodermique. Etude anatomo-clinique de trois cas. Helv. med. Acta **27**, 297 (1960a). ~ Etude en coupes minces de deux cas de néphropathie sclérodermique. Ann. Anat. path., N.S. **5**, 306 (1960b). — **Holle, G.:** Die Bedeutung der Nierengefäße für den Ablauf der chronischen Pyelonephritis und Steinpyonephrose. Virchows Arch. path. Anat. **332**, 494 (1959b). — **Hooper, R.G., R.L. Kempson,** and **J.U. Schlegel:** Xanthogranulomatous pyelonephritis. J. Urol. (Baltimore) 88, 585 (1962). — **Hopper, J., M.G. Farquhar, H. Yamauchi, H.D. Moon,** and **F.W. Page:** Renal lesions in pregnancy. Obstet. and Gynec. **17**, 271 (1961). — **Hovels, O.,** u. **U. Stephan:** Das Krankheitsbild der „idiopathischen" Hypercalcämie, eine chronische Vitamin D-Intoxikation. Ergebn. inn. Med. Kinderheilk. **18**, 116 (1962). — **Howard, J.E.,** and **Th.B. Connor:** Hypertension produced by unilateral renal disease. Arch. intern. Med. **109**, 8 (1962). — **Huber, J.:** Experimentelle Untersuchungen zur Frage der kontralateralen Fixierung beim einseitigen Nierendrosselungshochdruck. Z. ges. exp. Med. **133**, 285 (1960). — **Hürzeler, D.:** Untersuchungen über die Pathogenese und den Krankheitsverlauf der malignen Nephrosclerose. Helv. med. Acta **24**, 76 (1954). — **Humair, L.:** Nécrose bilatérale du cortex rénal. Etude d'un cas mis en rapport avec le phénomène de Shwartzman. Ann. Anat. path. **5**, 391 (1960). ~ Thromboses des veines rénales. Etude anatomo-clinique. Ann. Anat. path., N.S. **7**, 5 (1962). — **Hunt, J.C., E.G. Harrison jr., C.W. Kincaid, P.E. Bernatz,** and **G.D. Davis:** Idiopathic fibrous and fibromuscular stenosis of the renal arteries associated with hypertension. Proc. Mayo Clin. **37**, 181 (1962). — **Hunter jr., Ch.A.,** and **W.F. Howard:** Etiology of hypertension in toxemia of pregnancy. Amer. J. Obstet. Gynec. **81**, 441 (1961). — **Hunziker, A.,** u. **R. Oechslin:** Zur pathologischen Anatomie und Pathogenese der thrombotischen Mikroangiopathie. Beitr. path. Anat. **117**, 456 (1957). — **Hutch, J.A.,** and **E.R. Chrisholm:** Intrarenal arteriovenous fistula. J. Urol. (Baltimore) 88, 150 (1962).

Imhof, P., I.H. Page u. **H. Dustan:** Die Gefäßerkrankungen bei der Hypertonie. In: Reubi-Bock-Cottier, Essentielle Hypertonie. Internat. Symp. Bern 1960. Berlin-Göttingen-Heidelberg: Springer 1960, S. 381. — **Ishikawa, E.:** The kidney in the toxemias of pregnancy. Path. et Microbiol. (Basel) **24**, 576 (1961). — **Isler, U.M.:** Die Nierenveränderungen bei der chronischen Schwefelkohlenstoffvergiftung der Ratte. Z. ges. exp. Med. **128**, 314 (1957).

Jaccottet, M.A.: Zur Histologie und Pathogenese der Nierenverkalkung (Nephrocalcinose und dystrophische Kalknephrose). Virchows Arch. path. Anat. **332**, 245 (1959). — **Jackson, D.J., F.G. Smith, N.N. Litman, Ch.L. Yuile,** and **H. Latta:** The Fanconi syndrome with cystinosis. Amer. J. Med. **33**, 893 (1962). — **Jacobs, F.M.,** and **L.H. Brown:** Severe hematuria with associated minute papilloma of renal pelvis: case report. J. Urol. **66**, 185 (1951). — **Jäger, E.:** Zur pathologischen Anatomie der Thrombangitis obliterans bei juveniler Extremitätengangrän. Virchows Arch. path. Anat. **284**, 526 (1932). — **Jahnecke, J.,** u. **A. Bohle:** Zur Morphologie der Niere während der polyurischen Phase nach akutem Nierenversagen. Verh. dtsch. Ges. Path. **47**, 337 (1963). — **Jahnecke, J., A. Bohle** u. **C. Brun:** Über vergleichende Untersuchungen an Nierenpunktionszylindern bei normaler Nierenfunktion und bei akutem Nierenversagen. Klin. Wschr. **41**, 371 (1963). — **Jahnke, K., K. Irmscher** u. **H.G. Solbach:** Zur klinischen und morphologischen Differenzierung der renalen Komplikationen bei Diabetes mellitus. Klin. Wschr. **42**, 259 (1964). — **Jakob, J.:** Blutungen bei Antikoagulantien-Therapie. Inaug.-Diss. Zürich 1953. — **Janes, R.G.,** and **S.C. Sommers:** Glomerular alterations in kidneys of rats treated with desoxycorticosterone. Arch. Path. **64**, 58 (1957). — **Jasumi, G.,** and **P.**

Bois: Effect of various agents on the development of kidney infarcts in rats treated with Serotonin. Lab. Invest. **9**, 503 (1960). — **Jennings, R.B.**, and **D.P. Earle:** Post-streptococcal glomerulonephritis: histopathologic and clinical studies on the acute, subsiding acute and early chronic latent phases. J. clin. Invest. **40**, 1525 (1961). — **Jones, D.B.:** Glomerulonephritis. Amer. J. Path. **29**, 33 (1953a). ~ Nephrotic glomerulonephritis. Amer. J. Path. **33**, 313 (1957). — **Jores, L.:** Arterien. In: Henke-Lubarsch, Handbuch der speziellen pathologischen Anatomie, Bd. II, S. 608. Berlin: Springer 1924.

Kádas, I., u. **E. Hahn:** Mit hypoplastischer Niere vergesellschaftete einseitige maligne Nephrosklerose (Hypertonie vom Goldblatt-Typ). Zbl. allg. Path. path. Anat. **100**, 228 (1959). — **Kaiserling, H.**, u. **Th. Soostmeyer:** Nierenlymphgefäßsystem. Wien. klin. Wschr. **50**, 1113 (1939). — **Kaley, G., H. Demopoulos**, and **B.W. Zweifach:** Occlusive vascular lesions induced by bacterial endotoxin in kidney of pregnant rats. Proc. Soc. exp. Biol. (N.Y.) **109**, 456 (1962). — **Kark, R.M.:** Some aspects of nutrition and the kidney. Amer. J. Med. **25**, 598 (1958). — **Kark, R.M., R.C. Muehrcke, V.E. Pollak, C.L. Pirani**, and **J.H. Kiefer:** An analysis of five hundred percutaneous renal biopsies. Arch. intern. Med. **101**, 439 (1958). — **Kark, R.M., C.L. Pirani, V.E. Pollak, R.C. Muehrcke**, and **J.D. Blainey:** The nephrotic syndrome in adults: a common disorder with many causes. Ann. intern. Med. **49**, 751 (1958). — **Kassirer, J.P.**, and **W.B. Schwartz:** Acute glomerulonephritis. New Engl. J. Med. **265**, 686 (1961). — **Kaufmann, H.J.:** Die Nierenvenenthrombose im Kindesalter. Mod. Probl. Pädiat. **6**, 406 (1960). — **Kawamura, S.:** Glomerular permeability, studied by electron microscopy. Keio J. Med. **10**, 109 (1961). — **Keller, H.M., H. Cottier** u. **F. Reubi:** Fehlen von Nierenveränderungen nach Colibazilleninjektionen bei mit Phenacetin chronisch behandelten Kaninchen. Schweiz. med. Wschr. **91**, 1021 (1961). — **Kesselring, F.**, u. **H.U. Zollinger:** Die Wegenersche Granulomatose. Ergebn. inn. Med. Kinderheilk., N.F. **16**, 41 (1961). — **Khoo, E.C.**, and **Th.A. Stump:** Renal involvement in scleroderma. Ann. intern. Med. **52**, 717 (1960). — **Kimmelstiel, P.:** Intercapillary glomerulosclerosis and diabetes. Recent observations and changes of concept. Gaz. méd. port. **4**, 648 (1951). — **Kimmelstiel, P.**, and **C. Wilson:** Benign and malignant hypertension and nephrosclerosis. Amer. J. Path. **12**, 45 (1936a). — **Kincaid-Smith, P., J. McMichael**, and **E.A. Murphy:** The clinical course and pathology of hypertension with papilloedema (malignant hypertension). Quart. J. Med. **27**, 117 (1958). — **Kleeman, Ch.R., W.L. Hewitt**, and **L.B. Guse:** Pyelonephritis. Medicine (Baltimore) **39**, 3 (1960). — **Kleeman, S.E.**, and **L.R. Freedman:** The findings of chronic pyelonephritis in males and females at autopsy. New Engl. J. Med. **263**, 988 (1960). — **Kleinschmidt, A.:** Die klinische Verwendbarkeit der Nierenbiopsie. Verh. dtsch. Ges. inn. Med. **69**, 347 (1963). — **Klemperer, P.:** The role of the connective tissue in diseases of the cardiovascular system. Bull. N.Y. Acad. Med. **28**, 204 (1952). — **Klemperer, G., B. Gueft, S.L. Lee, C. Leuchtenberger**, and **A. Pollister:** Cytochemical changes of acute lupus erythematosus. Arch. Path. **49**, 503 (1950). — **Kluthe, R., H.H. Liem, D. Nusslé** u. **S. Barandun:** Enteraler Plasmaeiweißverlust („Proteindiarrhoe") beim nephrotischen Syndrom. Klin. Wschr. **41**, 15 (1963). — **Kobayashi, O., H. Wada**, and **M. Moriuchi:** Needle renal biopsy of acute glomerulonephritis in children. Acta med. biol. (Nügata) **7**, 241 (1960). — **Koelsch, F.:** Argyrose. In: Handbuch der gesamten Arbeitsmedizin, Bd. II/1, S. 99. Berlin-München-Wien: Urban & Schwarzenberg 1961. — **König, J.:** Interstitielle Nephritis. Zbl. allg. Path. path. Anat. **97**, 35 (1957). — **Körtge, P., G. Palme** u. **H.J. Merker:** Licht- und elektronenmikroskopische Untersuchungen am Glomerulum bei der Aminonucleosid-Nephrose der Ratte. Z. ges. exp. Med. **135**, 167 (1961). — **Koller, F.**, u. **H.U. Zollinger:** Gicht-Glomerulonephrose. Schweiz. med. Wschr. **97**, 5 (1945). — **Konetzi, W., R. Hyland**, and **R. Eisenstein:** The sequential accumulation of calcium and acid mucopolysaccharides in nephrocalcinosis due to vitamin D. Lab. Invest. **11**, 488 (1962). — **Koss, L.G.:** Hyaline material with staining reaction of fibrinoid in renal lesions in diabetes mellitus. Arch. Path. **54**, 528 (1952). — **Kramer, K.**, u. **P. Deetjen:** Hämorrhagischer Schock und akutes Nierenversagen. In: Sarre u. Rother, Akutes Nierenversagen, S. 411. 1. Sympos. Ges. Nephrol. Stuttgart: Georg Thieme 1962. — **Krecke, H. J.:** Zum generalisierten Shwartzman-Phänomen (Sanarelli-Shwartzman-Phänomen) und seiner Bedeutung für die menschliche Pathologie. Veröff. morph. Path., H. 69. Stuttgart: Gustav Fischer 1964. — **Kriz, W.:** Histophysiologische Untersuchungen an der Rattenniere bei Sublimatvergiftung. Zugleich ein Beitrag zur Genese der Anurie. Z. Zellforsch. **57**, 914 (1962). — **Krückemeyer, K., H.D. Sessmann** u. **K.R. Pudwitz:** Nierenkarzinom als Thorotrastschaden. Fortschr. Röntgenstr. **93**, 313 (1960). — **Künzli, J.:** Über Periarteriitis nodosa vermutlich tuberkulöser Aetiologie. Frankfurt. Z. Path. **57**, 508 (1943). **Kuhlencordt, F.:** Die glucosurische Osteopathie (das sog. Fanconi-Syndrom beim Erwachsenen). Ergebn. inn. Med. Kinderheilk., N.F. **9**, 622 (1958). — **Kurtz, S.M.**, and **J.F. McManus:** A reconsideration of the development, structure, and disease of the human renal glomerulus. Amer. Heart J. **58**, 357 (1959). — **Kvalc, W.F.:** Periarteritis nodosa. In: Allen-Bahr-Hines, Peripheral vascular diseases, p. 475. Philadelphia: W.B. Saunders Co. 1947.

Laas, E.: Die hyalinen Tropfen in der Niere. Virchows Arch. path. Anat. **286**, 426 (1932). — **Lachnit, V.:** Bleivergiftung. In: Handbuch der gesamten Arbeitsmedizin, Bd. II/1, S. 109.

Berlin-München-Wien: Urban & Schwarzenberg 1961. — **Lagrue, G., B.N. Halpern, P. Milliez et A. Branneke:** Role du rein dans le mécanisme de la perturbation lipidique des syndromes néphrotiques. C.R. Soc. Biol. (Paris) **151**, 1839 (1957). — **Lambert, P.:** Le rein polycystique. Paris: Masson & Cie. 1943. — **Lannigan, R., J.D. Blainey, and D.B. Brewer:** Electron microscopy of the diffuse glomerular lesions in diabetes mellitus with special reference to early changes. J. Path. Bact. 88, 255 (1964). — **Lannigan, R., and E.G. McQueen:** The effect on the renal glomerular epithelial cells of proteinuria induced by infusions of human serum albumin in rabbits and rats. Brit. J. exp. Path. **43**, 549 (1962). — **Lanz, R., u. H.U. Zollinger:** Ein Fall von postoperativer Anurie bei hydropischer Degeneration der Nierentubuli durch Zuckerspeicherung. Schweiz. med. Wschr. **85**, 1078 (1955). — **Larcan, A., G. Rauber et F. Streiff:** Les manifestations rénales de la maladie de Waldenstrom. J. Urol. Néphrol. **68**, 57 (1962). — **Largiadèr, F.:** Ein ungewöhnliches (hellzelliges) Blasenkarzinom mit 12 Jahre dauerndem Verlauf. Schweiz. med. Wschr. **90**, 17 (1960). — **Largiadèr, F., u. H.U. Zollinger:** Oxalose. I. Teil: Empirische Untersuchungen. Virchows Arch. path. Anat. **333**, 368 (1960). — **Latta, H., S.A. Bencosme, K.M. Knigge, and S.C. Madden:** Extracellular compartments in renal tubules associated with polyuria from glucose imbibition. Lab. Invest. **11**, 569 (1962). — **Latta, H., A.O. Mannsbach, and G.C. Madden:** The centrolobular region of the renal glomerulus studied by electron microscopy. J. Ultrastruc. Res. **4**, 455 (1960). — **Lawrence, J.R., V.E. Pollak, C.L. Pirani, and R.M. Kark:** Histological and clinical evidence of post-streptococcal glomerulonephritis in patients with the nephrotic syndrome. Medicine (Baltimore) **42**, 1 (1963). — **Leadbetter, W.F., and C.E. Burkland:** Hypertension in unilateral renal disease. J. Urol. (Baltimore) **39**, 611 (1936). — **Le Compte, Ph.M.:** Vascular lesions in diabetes mellitus. J. chron. Dis. **2**, 178 (1955). — **Lee, L.:** Reticuloendothelial clearance of circulating fibrin in pathogenesis of the generalized Shwartzman reaction. J. exp. Med. **115**, 1065 (1962). — **Leinwand, J., A.W. Durgee, and M.N. Richter:** Scleroderma (based on a study of over 150 cases). Ann. intern. Med. **41**, 1003 (1954). — **Lelong, M., R. Joseph, J. Bertrand, Le Ton-Vink, Ch. Nezelof, G. Mathé, J.C. Job et M. Roidot:** La nécrose corticale symétrique des reins chez le nourisson et l'enfant. Arch. franç. Pédiat. **12**, 793 (1955). — **Leroy, E.P., A. Goldman, M. Goldin, and S.J. Bolonik:** Fatal canicola fever with autopsy findings. Pediatrics **9**, 20 (1952). — **Lichtenheld, F.R., S.S. Franklin, and Q.J. Serenati:** Renal infarction due to trauma. J. Urol. (Baltimore) 85, 710 (1961). — **Liebmann, U.:** Ein Fall von akuter Lipoidnephrose mit Uraemie. Inaug.-Diss. Zürich 1950. — **Ljungqvist, A., and C. Lagergren:** The Ask-Upmark kidney. Acta path. microbiol. scand. **56**, 277 (1962). — **Loeb, H., J. Bartman, P. Dustin et J. Namèche:** Néphropathie avec anémie hémolytique et purpura thrombocytopénique. Acta paediat. belg. **2**, 111 (1959). — **Löblich, H.J., u. Ch. Schörcher:** Elektronenmikroskopische Nierenbefunde nach experimenteller Unterbindung des Jejunums. Ein Beitrag zur Morphogenese der akuten Nephrose. Virchows Arch. path. Anat. **333**, 356 (1960). — **Löhlein, M.:** Über haemorrhagische Nierenaffektionen bei chronischer ulceröser Endokarditis. Med. Klin. **6**, 375 (1910a). — **Longcope, W.T.:** The production of experimental nephritis by repeated proteid intoxication. J. exp. Med. **18**, 678 (1913); **22**, 793 (1915). — **Lowsley, O.S., and E.M. Cannon:** Aneurysm of the renal artery. J. Amer. med. Ass. **121**, 1137 (1943). — **Lundberg, G.D.:** Goodpasture's syndrome. Glomerulonephritis with pulmonary haemorrhage. J. Amer. med. Ass. **184**, 915 (1963). — **Lupton, Ch.H., and J.E. McManus:** The nature of chronic pyelonephritis. Lab. Invest. **11**, 860 (1962). — **Luxton, R.W.:** Effects of irradiation on the kidney. In: M.B. Strauss, and L.G. Welte, Diseases of the kidney, p. 769. Boston: Little, Brown & Co. 1963.

Märki, H.H., u. F. Wuhrmann: Proteinverlustsyndrome. Zur Pathogenese der Hypoproteinämie beim nephrotischen Syndrom und bei enteralem Proteinverlust. Schweiz. med. Wschr. **91**, 1521 (1961). — **Mann, M.:** Morphologische Spätveränderungen und nephrotisches Syndrom nach einseitiger Nierenvenendrosselung bei der Ratte. Z. ges. exp. Med. **133**, 270 (1960). — **Marchand, F.:** Über die Intoxikation durch chlorsaure Salze. Virchows Arch. path. Anat. **77**, 455 (1879). — **Margaretten, W., H.O. Zunker, and D.G. McKay:** Production of the generalized Shwartzman reaction in pregnant rats by intravenous infusion of thrombin. Lab. Invest. **13**, 552 (1964). — **Marshall, A.G.:** Aberrant renal arteries and hypertension. Lancet **1951 II**, 701. — **Marti, H.R., u. Y. Heilbronn:** Spätschäden nach Thorotrast-Anwendung. Praxis **51**, 1068 (1962). — **Masshoff, W.,u. G. Hollmann:** Die interstitielle Nephritis. Internist (Berl.) **3**, 629 (1962). — **Masson, G.M., L.J. McCormack, H.P. Duston, and A.C. Corcoran:** Hypertensive vascular disease as a consequence of increased arterial pressure. Quantitative study in rats with hydralazine-treated renal hypertension. Amer. J. Path. **34**, 817 (1958). — **Mautner, W., J. Churg, E. Grishman, and S. Dachs:** Preeclamptic nephropathy. An electron microscope study. Lab. Invest. **11**, 518 (1962). — **McCartney, Ch.P.:** Pathological anatomy of acute hypertension of pregnancy. Circulation **30**, 37 (1964). — **McCormack, L.J.:** Vascular changes in hypertension. Med Clin. N.Amer. **95**, 247 (1961). — **McKay, D.G.:** Clinical significance of the pathology of toxemia of pregnancy. Circulation **30**, 66, Suppl. **2** (1964). ~ Disseminated intravascular coagulation. An intermediary mechanism of disease.

New York-Evanston-London: Harper & Row 1965). — **McLaurin, A.Q., W.R. Beisel, G.J. McCormick, R. Scalettar,** and **R.H. Herman:** Primary hypoxaluria. Ann. intern. Med. **55**, 70 (1961). — **McManus, J.F.,** and **C.H. Lupton:** Ischemic obsolescence of renal glomeruli. The natural history of the lesions and their relation to hypertension. Lab. Invest. **9**, 413 (1960). — **McQueen, Z.G.:** The nature of urinary casts. J. clin. Path. **15**, 367 (1962). — **Meine, J.L.:** Die einseitigen Schrumpfnieren: Häufigkeit, Nosologie und Beziehungen zur Hypertonie (Statistische Untersuchungen an 10000 Sektionen.) Schweiz. med. Wschr. **24**, 799 (1965). — **Meister, H.:** Glomerulonephrose bei Lebercirrhose. Frankfurt. Z. Path. **71**, 348 (1961). — **Mellors, R.C.,** and **L.G. Ortega:** Analytical pathology. III. New observations on the pathogenesis of glomerulonephritis, lipid nephrosis, periarteritis nodosa and secondary amyloidosis in man. Amer. J. Path. **32**, 455 (1956a). — **Menefee, M. G., C. B. Mueller, A. L. Bell,** and **I. K. Myers:** Transport of globin by the renal glomerulus. J. exp. Med. **120**, 1129 (1964). — **Mériel, P., Ch. Darnaud, Y. Denard, G. Moreau, J.M. Suc, J. Putois** et **P.F. Combes:** La glomerulose diabétique: Etude ultra-structurale. Presse méd. **70**, 667 (1962). — **Mériel, P., G. Moreau, J. M. Sue, J. Putois** et **J. Conte:** Le tissue intracapillaire. J. Urol. Néphrol. **71**, 254 (1965). — **Mériel, P., G. Moreau, J.M. Suc, J. Putois** et **J. Palus:** Les néphropathies amyloides. Etude histologique et éléctronique. Presse méd. **69**, 1120 (1961). — **Mériel, P., J. M. Suc** et **J. Putois:** La membrane basale glomérulaire et le prognostic des néphropathies glomérulaires. Rev. Rhum. **30**, 16 (1963). — **Metcoff, J.:** The nephrotic syndrome. In: D.A. Black, Renal disease, p. 233. Oxford: Blackwell 1962. — **Michielsen, P.:** Die glomeruläre Ultrastruktur beim nephrotischen Syndrom, S. 25. II. Sympos. Ges. Nephrol. Stuttgart: Georg Thieme 1963. — **Michon, P., G. Rauber, A. Larcan** et **F. Streiff:** Le rein de la macroglobulinémie de Waldenstroem. Presse méd. **67**, 1268 (1959). — **Miescher, P., U. Schnyder** u. **U. Krech:** Zur Pathogenese der „interstitiellen Nephritis" bei Abusus phenacetinhaltiger Analgetica. Schweiz. med. Wschr. 88, 432 (1958). — **Miescher, P.,** u. **A. Studer:** Weitere tierexperimentelle Untersuchungen zur Frage der Pathogenese der interstitiellen Nephritis. Schweiz. med. Wschr. **91**, 939 (1961). — **Miller, F.:** Orthologie und Pathologie der Zelle im elektronenmikroskopischen Bild. Verh. dtsch. Ges. Path. **42**, 261 (1959). — **Milliez, P., C. Laroche, P. Samarcq, G. Lagrue** et **J.C. Kaplan:** Le rein des collagénoses. J. Urol. méd. chir. **65**, 101 (1959). — **Milne, M.D., R.C. Muehrcke,** and **B.E. Heard:** Potassium deficiency and the kidney. Brit. med. Bull. **13**, 15 (1957). — **Mirouze, J., Faure** et **Theilhaud:** Les néphropathies par ensevelissment de la catastrophe d'Agadir. Presse méd. **68**, 721 (1960). — **Mirouze, J.,** et **A. Pages:** Infiltrations spumeuses interstitielles au cours d'affections rénales. J. Urol. méd. chir. **65**, 650 (1959). ~ Les néphropathies mortelles du séisme d'Agadir. Données histo-pathologiques rénales. Presse méd. **69**, 1388 (1961). — **Mirouze, J., A. Pages** et **P. Bru:** Les néphropathies mortelles du seisme d'Agadir. Presse méd. **69**, 1388 (1961). — **Mölbert, E., D. Huhn** u. **F. Büchner:** Elektronenmikroskopische Untersuchungen am Tubulusepithel der Niere sublimatvergifteter Ratten. Beitr. path. Anat. **129**, 222 (1963/64). — **Mohr, H.J.:** Die Bedeutung körpereigener Farbstoffe bei akutem Nierenversagen. In: Sarre u. Rother, Akutes Nierenversagen. 1. Sympos. Ges. Nephrol., S. 75. Stuttgart: Georg Thieme 1962. — **Montgomery, P.O.B.,** and **E.E. Muirhead:** A characterisation of hyaline arteriolar sclerosis by histochemical procedures. Amer. J. Path. **30**, 521 (1954a). — **Moran, T.J., S.M. Kurtz,** and **J.J. Vazquez:** Diabetic and cortisone-induced renale lesions. A morphological and immunohistochemical study. Lab. Invest. **11**, 240 (1962). — **Morard, J.C., M. Hoerni, J.L. Roux** et **H.C. Plattner:** Néphropathie sclérodermique avec insuffisance rénale aiguë (aspects cliniques, morphologiques et histochimiques). J. Urol. méd. chir. **65**, 153 (1959). — **Morrison, A.B.,** and **B.J. Pauner:** Lysosome induction in experimental potassium deficiency. Amer. J. Path. **45**, 295 (1964). — **Mostofi, F.K., K.C. Pani,** and **J. Ericsson:** Effects of irradiation on canine kidney. Amer. J. Path. **44**, 707 (1964). — **Movat, H.Z.:** The fine structure of the glomerulus in amyloidosis. Arch. Path. **69**, 323 (1960). ~ Diskussionsbeitrag. In: J. Metcoff, Proc. 11th Ann. Conf. on the nephrotic syndrome, p. 122. Nat. Kidney dis. Found. New York 1960c. — **Movat, H.Z.,** and **D.D. McGregor:** The fine structure of the glomerulus in membranous glomerulonephritis (Lipoid nephrosis) in adults. Amer. J. clin. Path. **32**, 109 (1959). — **Movat, H.Z.,** and **J.W. Steiner:** Studies of nephrotoxic nephritis. I. The fine structure of the glomerulus of the dog. Amer. J. clin. Path. **36**, 289 (1961). — **Movat, H.Z., J.W. Steiner,** and **R.J. Slater:** The fine structure of the glomerulus in Bright's disease: a clinico-pathologic study. In: Wolstenholmer and Cameron, Ciba Foundation symposium on renal biopsy. London: Churchill 1961. — **Muehrcke, R.C.:** Prolonged potassium deficiency and chronic pyelonephritis in man and animals. Henry Ford Hosp. internat. Sym. Biology of Pyelonephritis, p. 581. Boston: Little, Brown & Co. 1960. — **Muehrcke, R.C., R.M. Kark, C.L. Pirani, V.E. Pollak,** and **I.E. Steck:** Histological and clinical evolution of lupus nephritis. Ann. rheum. Dis. **14**, 371 (1955). ~ Lupus nephritis: a clinical and pathologic study based on renal biopsies. Medicine **36**, 2 (1957). — **Muehrcke, R.C.,** and **J.C. Mc Millon:** The relationship of "chronic pyelonephritis" to chronic potassium deficiency. Ann. intern. Med. **59**. 427 (1963). — **Muehrcke, R.C.,** and **C.L. Pirani:** Percutaneous renal biopsy.

In: D.A. Black, Renal disease. Oxford: Blackwell 1962. — **Müller, H.A.,** u. **E. Stöcker:** Autoradiographische Befunde an den „dichten" Kerneinschlüssen im Hauptstückepithel der Rattenniere nach experimenteller Bleivergiftung. Experentia (Basel) **20**, 379 (1964). — **Müller, W.,** u. **K. Schreier:** Zur Dysostosis multiplex. Ann. paediat. (Basel) **195**, 249 (1960). — **Mulrow, P.J., A.M. Aron, G.E. Gathman, R. Yesner,** and **H.A. Lubs:** Hereditary nephritis. Amer. J. Med. **35**, 737 (1964). — **Munck, O., N.A. Lassen, P. Deetjen,** and **K. Kramer:** Evidence against renal hypoxia in acute hemorrhagic shock. Pflügers Arch. ges. Physiol. **274**, 356 (1962). — **Munk, F.:** Zur Pathogenesis der nephrotischen Schrumpfniere. Virchows Arch. path. Anat. **226**, 81 (1919). — **Munz, W.:** Häufigkeit und zeitliches Auftreten der Organmanifestationen beim Diabetes mellitus. Schweiz. med. Wschr. **90**, 241 (1960). — **Murphy, J.J., M.M. Myint, W.H. Rattner, R. Klaus,** and **J. Shallow:** The lymphatic system of the kidney. J. Urol. (Baltimore) **80**, 1 (1958). — **Myers, P.L.:** Hypercalcemia in neoplastic disease. Arch. Surg. **80**, 308 (1960). — **Myerson, R.M.,** and **B.H. Pastor:** The Fanconi syndrome and its clinical variants. Amer. J. med. Sci. **228**, 378 (1954).

Najman, E., V. Oberiter u. **M. Rosenfedd:** Die thrombotische Mikroangiopathie (thrombotische thrombopenische Purpura) im Kindesalter. Ann. paediat. (Basel) **196**, 96 (1961). — **Navasquez, S. de:** The histology and pathogenesis of bilateral cortical necrosis of the kidney in pregnancy. J. Path. Bact. **41**, 385 (1935). ~ Experimental pyelonephritis in the rabbit produced by staphylococcal infection. J. Path. Bact. **62**, 429 (1950). ~ Further studies in experimental pyelonephritis produced by various bacteria, with special reference to renal scarring as a factor in pathogenesis. J. Path. Bact. **71**, 27 (1956). — **Nesswetha, W.:** Klinische Untersuchungen zur Pathophysiologie des Schwefelkohlenstoffs unter besonderer Berücksichtigung des Herz-Kreislaufsystems. Arch. Gewerbepath. Gewerbehyg. **14**, 522 (1956). — **Neumann, K.:** Quantitativer Beitrag zur Morphologie der Becherschen oder intertubulären Zellgruppen der menschlichen Niere. Z. Zellforsch. **34**, 520 (1949). — **Nickolls, L.C.,** and **D. Teare:** Poisoning by cantharidin. Brot. med. J. **1954 II**, 1384. — **Nikulin, A.,** u. **W. Rotter:** Über das morphologische Substrat der im Semberien (Jugoslawien) endemischen „chronischen Nephritis". Frankfurt. Z. Path. **73**, 668 (1964). — **Noltenius, H., K. Miyasaki** u. **O. v. Deimling:** Untersuchungen zur Genese der Proteinurie bei der experimentellen Glomerulonephritis junger Kaninchen. Beitr. path. Anat. **127**, 254 (1962). — **Nonnenbruch, W.:** Die doppelseitigen Nierenerkrankungen Morbus Brightii. Stuttgart: Ferdinand Enke 1949. — **Novikoff, A.B.:** Lysosomes and related particles. In: J. Brachet, and A.E. Mirsky: The cell. Biochemistry, Physiology, Morphology, vol. II, p. 423. New York and London: Academic Press 1961. — **Nunes, M.A.:** Nierenveränderungen bei den akuten Formen der Hepatitis und der portalen Lebercirrhose. Acta neuroveg. (Wien) **4**, 425 (1952).

Ober, W.E., D.E. Reid, S.L. Romney, and **J.P. Merrill:** Renal lesions and acute renal failure in pregnancy. Amer. J. Med. **21**, 781 (1956). — **Oberling, Ch.:** Morphologie et physiologie comparées des néphrites. Ann. Anat. path. **1**, 217 (1924a). ~ Les grandes formes réactionelles du parenchyme rénal. Bull. méd. (Paris) **38**, 850 (1924b). ~ Les néphrites. Encycl. méd. chir. Paris 1939. ~ Les néphrites chroniques ascendantes. J. Urol. méd. chir. **60**, 776 (1954). — **Oestreicher, A.:** Über den Nachweis des Harnstoffes in den Geweben mittels Xanthydrol. Virchows Arch. path. Anat. **257**, 614 (1925). — **Oliver, J.:** Architecture of the kidney in chronic Bright's disease. New York and London: Hoeber 1939. — **Oliver, J., M. MacDowell,** and **A. Fracy:** The pathogenesis of acute renal failure associated with traumatic and toxic injury. Renal ischemia, nephrotoxic damage and ischemuric episode. J. clin. Invest. **30**, 1305 (1951). — **Oliver, J., M. MacDowell, L.G. Welte, M.A. Holliday, W. Hollander, R.W. Winter, T.F. Williams,** and **W.E. Segar:** The renal lesions of electrolyte imbalance. I. The structural alterations in potassium-depleted rats. J. exp. Med. **106**, 563 (1957). — **Oppenheimer, E.H.,** and **J.R. Esterly:** Glomerular lesions in the nephrotic syndrome and their relation to cortisone therapy. Bull. Johns Hopk. Hosp. **113**, 158 (1963). — **Ormos, J.,** u. **H.G. Solbach:** Beitrag zur Morphologie der Niere bei Diabetes mellitus. Frankfurt. Z. Path. **7**, 379 (1963). — **Ossathanondh, V.,** and **E.L. Potter:** Development of human kidney as shown by microdissection. I. Preparation of tissue with reasons for possible misinterpretations of observations. Arch. Path. **76**, 271 (1963a). ~ Development of human kidney as shown by microdissection. II. Renal pelvis, calyces and papillae. Arch. Path. **76**, 277 (1963b). ~ Development of human kidney as shown by microdissection. III. Formation and interrelationship of collecting tubules and nephros. Arch. Path. **76**, 290 (1963c). ~ Pathogenesis of polycystic kidneys. Arch. Path. **77**, 459 (1964). — **Otto, H.,** u. **M. Gemaehlich:** Studien über die Macula densa. Frankfurt. Z. Path. **67**, 232 (1956).

Paatela, M.: Renal microdissection studies in congenital nephrotic syndrome. Ann. Paediat. Fenn. **7**, 155 (1961). — **Pachter, M.R.:** Die Herdnephritide, ihre Häufigkeit, Histologie, Klinik und Pathogenese. Schweiz. Z. Path. **18**, 198 (1955). — **Page, E.W.:** The hypertensive disorders of pregnancy. Amer. Lecture Serv. 188. Springfield (Ill.): Ch.C. Thomas 1953. — **Page, I.H., H.P. Dustan,** and **E.F. Poutasse:** Mechanisms, diagnosis and treatment of hypertension of renal vascular origin. Ann. intern. Med. **51**, 196 (1959). — **Pagel, W.,** and **C.S. Treip:** Viscero-cutaneous collagenosis: a study of the intermediate forms of dermatomyositis, scleroderma and disseminated lupus erythematosus. J. clin. Path. 8, 1 (1955). — **Panzram, G., W. Meerbach** u. **M. Rübsaamen:** Wegener-Granulomatose. Schweiz. med. Wschr. **94**, 995 (1964). — **Papousek, F., J. Švejda** u. **J. Kotas:** Histologische und histochemische Veränderungen in Kaninchennieren nach Röntgenbestrahlung. Zbl. allg. Path. path. Anat. **103**, 541 (1962). — **Papper, S.:** Nephrosclerosis. In: M.B. Strauss, and L. G. Welte, Disease of the kidney, p. 501. Boston: Little, Brown & Co. 1963. ~ The kidney in liver disease. In: M.B. Strauss, and L. G. Welte, Diseases of the kidney, p. 841. Boston: Little, Brown & Co. 1963b. — **Paronetto, F.,** and **L. Strauss:** Immunocytochemical observations in periarterits nodosa. Ann. intern. Med. **56**, 289 (1962). — **Parrish, A.E., M.F. Watt,** and **J.S. Howe:** Membranous glomerulonephritis. Arch. intern. Med. **100**, 620 (1957). — **Pava, S. de la, G. Nigagozyan,** and **J.W. Pickren:** Fatal glomerulonephritis after receiving horse antihuman-cancer serum. Arch. intern. Med. **109**, 391 (1962). — **Pawlowski, J.M., J.W. Bloxdorf,** and **P. Kimmelstiel:** Chronic pyelonephritis. A morphologic and bacteriologic study. New Engl. J. Med. **268**, 965 (1963). — **Pearl, M.A., E. Carvajal,** and **B.H. McCracken:** The renal aspects of the collagen diseases. Amer. J. med. Sci. **246**, 84 (1963). — **Pejic, S.:** The nature of the primary renal lesion produced by lead. Ann. intern. Med. **1**, 577 (1928). — **Peter, K.:** Untersuchungen über Bau und Entwicklung der Niere. Jena: Gustav Fischer 1909 u. 1927. — **Peter, L.:** Multiplizität der Nierenarterie bei sogenannter essentieller Hypertension. Virchows Arch. path. Anat. **337**, 452 (1964). — **Pezold, F.A.:** Neuere Befunde zur Pathophysiologie der Hyperlipaemie beim nephrotischen Syndrom. Dtsch. Arch. klin. Med. **205**, 640 (1959). — **Pfister, R.,** u. **E. Nägel :** Die progressive Sklerodermie. Ergeb. inn. Med. Kinderheilk. **7**, 244 (1956). — **Pirani, C.L.:** Suspected and unsuspeted pyelonephritis in renal biopsies. Henry Ford Hosp. internat. Sympos. Biology of pyelonephritis, p. 241. Boston: Little, Brown & Co. 1960. — **Pirani, C.L., V.E. Pollak, R. Lannigan,** and **G. Folli:** The renal glomerular lesions of pre-eclampsia. Electron microscopic studies. Amer. J. Obstet. Gynec. **87**, 1047 (1963). — **Pirani, C.L., V.E. Pollak, R.C. Muehrcke,** and **R.M. Kark:** Lupus nephritis. In: Wolstenholmer and Cameron, Ciba Foundation Symposium on renal biopsy. London: Churchill 1961. — **Pirani, C.L., V.E. Pollak, J.B. Nettles, R.M. Kark,** and **R. Muehrcke:** Reversible and irreversible glomerular lesions in toxemia of pregnancy. Amer. J. Path. **32**, 650 (1956). — **Pollack, A.D.:** Visceral and vascular lesions in scleroderma. Arch. Path. **29**, 859 (1940). — **Pollak, V.E.,** and **J.B. Nettles:** The kidney in toxemia of pregnancy: a clinical and pathologic study based on renal biopsies. Medicine (Baltimore) **39**, 469 (1960). — **Pollak, V.E., C.L. Pirani, R.M. Kark, R.C. Muehrcke, V.C. Freda,** and **J.B. Nettles:** Reversible glomerular lesions in toxemia of pregnancy. Lancet **1956 II**, 59. — **Ponfick, E.:** Experimentelle Beiträge zur Lehre von der Transfusion. Virchows Arch. path. Anat. **62**, 273 (1875). — **Popper, H.:** Bilateral renal diseases. Quart. Bull. North. Univ. med. Sch. **23**, 355 (1949). — **Portwich, F.:** Periarteriitis nodosa. Ergebn. inn. Med. Kinderheilk., N.F. **12**, 428 (1959). — **Post, R.S.:** Formation of lipid-protein complexes in renal epithelial cells in the course of protein reabsorption. J. Lab. clin. Med. **62**, 1001 (1963). — **Poutasse, E.F.:** Diagnose and treatment of occlusive renal artery disease and hypertension. J. Amer. med. Ass. **178**, 1078 (1961). — **Poutasse, E.F., A.W. Humphries, L.J. McCormack,** and **A.C. Corcoran:** Bilateral stenosis of renal arteries and hypertension. Treatment by arterial homografts. J. Amer. med. Ass. **161**, 419 (1956). — **Putois, J.:** Structure et ultrastructure rénale. Aspects normaux et pathologiques. La ponction-biopsie du rein. Paris: Arnette 1959. — **Putschar, W.:** Pyelitis, Pyelonephritis und Pyonephrose. In: Henke-Lubarsch, Handbuch der speziellen Pathologie, Bd. VI/2, S. 397. Berlin: Springer 1934. — **Pytel, A.:** Renal fornical hemorrhages. J. Urol. (Baltimore) **83**, 783 (1960).

Randerath, E.: Die Entwicklung der Lehre der Nephrosen in der pathologischen Anatomie. Ergebn. allg. Path. path. Anat. **32**, 91 (1937). ~ Nephrose — Nephritis. Klin. Wschr. **20**, 281, 305 (1941). ~ Harnorgane. In: Naturforschung und Medizin in Deutschland 1939—1946, Bd. 73. Weinheim: Verlag Chemie 1953. ~ Zur Physiologie und Pathologie der akuten und chronischen Nierenentzündungen. Z. Urol., Sonderbd. Hamburger Kongreßber. der Dtsch. Ges. Uro. 1955, S. 147. — **Randerath, E.,** u. **A. Bohle:** Die Pathomorphologie der Nierenausscheidung. In: Büchner-Letterer-Roulet, Handbuch der allgemeinen Pathologie, Bd. V/2, S. 222. Berlin-Göttingen-Heidelberg: Springer 1959b. — **Raphael, S.S.,** and **M.J. Lynch:** Kimmelstiel-Wilson glomerulonephropathy. Its occurence in diseases other than diabetes mellitus. Arch. Path. **65**, 420 (1955). — **Rappaport, E.:** Hematuria due to papillary hemangioma of renal pelvis. Arch. Path. **40**, 84 (1945). — **Reeves, G., L. Lowenstein,** and **S.C. Sommers:** A suggested mechanism of erythropoietic control by juxtaglomerular cells. Amer. J. med. Sci. **245**, 184 (1963a). ~ The macula densa and juxtaglomerular body in cirrhosis. Arch. intern. Med. **112**, 708 (1963b). — **Régnier, Cl.:** Etude histologique et électronique du rein normal et pathologique de l'enfant: Prélèvements par ponction-biopsie. Thèse Toulouse 1959. — **Régnier, Cl.,** et **H. Bouissou:** Etude histologique et électronique de l'embryologie du rein. Arch. franç. Pédiat. **18**, 65 (1961). — **Reid, J. D.,** and **V. J. De Marco:** Direct arteriovenous anastomoses in the kidney. Arch. Path. **79**, 376 (1965). — **Relman, A.S.,** and **N.G. Levinsky:** Kidney disease: asquired tubular disorders (with special referance to disturbances of concentration and dilution and of acid-base regulation). Ann. Rev. Med. **12**, 93 (1961). — **Remmele, W.**

L. D. Leder u. **W. Graul:** Herkunft und Bedeutung der intravasalen Zellansammlungen in der sog. Schockniere. Verh. dtsch. Ges. Path. (im Druck) (1964). — **Reubi, F.:** Physiopathologie et clinique des néphrites glomérulaires. J. Urol. méd. chir. **9**, 626 (1955a). ~ A propos de la pathogénie du syndrome néphrotique. Helv. med. Acta **22**, 514 (1955b). ~ La signification de la pression intrarénale en pathologie médicale. Schweiz. med. Wschr. **86**, 385 (1956b). ~ Die Erkrankungen des Glomerulums. In: Cobet-Gutzeit-Bock, Klinik der Gegenwart, Bd. III, S. 95. München-Berlin: Urban & Schwarzenberg 1956d. ~ Die tubulären Nierensyndrome. Ergebn. inn. Med. Kinderheilk. **9**, 154 (1958c). ~ Nierenkrankheiten. Bern: Huber 1960a. — **Rhodin, J.:** Correlation of ultrastructural organization and function in normal and experimentally changed proximal convoluted tubule cells of the mouse kidney. Stockholm: Aktiebolaget Godvil 1954. ~ Electron microscopy of the kidney. Amer. J. Med. **24**, 661 (1958). ~ Fine structure of the nephron. In: Wollheim, Glomeruläre und tubuläre Nierenerkrankungen, S. 92. Stuttgart: Georg Thieme 1962. ~ Structure of the kidney. In: M.B. Strauss and L.G. Welte, Diseases of the kidney, p. 1. Boston: Little, Brown & C·o 1963a. ~ An atlas of ultrastructure. Philadelphia and London: W. B. Saunders Co. 1963b. — **Rifkin, H., L. Leiter,** and **J. Berkman:** Diabetic glomerulosclerosis. The specific renal disease of diabetes mellitus. Springfield (Ill.): Ch.C. Thomas 1952. — **Rippmann, E.:** Die pathologische Anatomie und Physiologie des Icterus infectiosus Weil. Inaug.-Diss. Zürich 1954. — **Riva, G.:** Die Diagnose der Uraemie an der Leiche. Helv. med. Acta **10**, Suppl. **12** (1943). — **Rocha, H., L.B. Guze, L.R. Freedman,** and **P.B. Beeson:** Experimental pyelonephritis. III. The influence of localized injury in different parts of the kidney on susceptibility to bacillary infection. Yale J. Biol. Med. **30**, 341 (1958). — **Rodnan, G.P., G.E. Schreiner,** and **R.L. Black:** Renal involvement in progressive systemic sclerosis (generalized scleroderma). Amer. J. Med. **23**, 445 (1957). — **Rollhäuser, H.,** u. **W. Vogell:** Die tubuläre Phenolrotausscheidung und die Feinstrukturveränderungen der Glomerula bei der Rattenniere im traumatischen Schock. Z. Zellforsch. **52**, 549 (1960). — **Roos, B.E., I. Rudberg-Roos,** and **U. Schelin:** Patho-anatomical changes in man after large doses of somatotrophic hormone (STH). Acta path. microbiol. scand. **44**, 33 (1958). — **Rose, G.A.,** and **H. Spencer:** Polyarteritis nodosa. Quart. J. Med., N.S. **26**, 43 (1957). — **Rosen, S., M.A. Swerdlow, R.C. Muehrcke,** and **C.L. Pirani:** Radiation nephritis. Light and electron microscopic observations. Amer. J. clin. Path. **41**, 487 (1964). — **Rosenau, W., H. Yamauchi, H. Brainerd,** and **J. Hopper:** Experimental pyelonephritis in rats with aminonucleoside-induced nephrotic syndrome. Proc. Soc. exp. Biol. (N.Y.) **107**, 201 (1961). — **Rosenbauer, K. A.:** Die granulierten Zellen am Gefäßpol der Nierenkörperchen. Ergebn. allg. Path. path. Anat. **46**, 81 (1965). — **Rosenbaum, T., A. A. Kattine,** and **W. Gottsegen:** Diabetic and prediabetic nephropathy in childhood. Amer. J. Dis. Child. **106**, 83 (1963). — **Rosenberger, H.:** Beitrag zum Krankheitsbild der Staphylomykose der Niere. Chirurg **17/18**, 472 (1947). — **Rössle, R.:** Über die serösen Entzündungen der Organe. Virchows Arch. path. Anat. **311**, 252 (1943). — **Rottenberg, E.N., Ch.H. Slocumb,** and **J.E. Edwards:** Cardiac and renal manifestations in progressive systemic scleroderma. Proc. Mayo Clin. **34**, 77 (1959). — **Rotter, W.:** Die Sperr-(Polster- bzw. Drossel-)Arterien der Niere des Menschen. Z. Zellforsch. **37**, 101 (1952). ~ Über die postischämische Insuffizienz überlebender Zellen und Organe, ihre Erholungszeit und die Wiederbelebungszeit nach Kreislaufunterbrechung. Thoraxchirurgie **6**, 107 (1958). ~ Pathologie der Schockniere. 3. Dtsch. Elektrolyt-Symposium. Melsunger Med. Pharm. Mitt. **91**, 1754 (1959). — **Rotter, W., H. Lapp,** u. **H. Zimmermann:** Pathogenese und morphologisches Substrat des „akuten" Nierenversagens und seiner Erholungszeit. Dtsch. med. Wschr. **87**, 669 (1962). — **Rouiller, Ch.:** La contribution de la microscopie électronique à l'étude du rein normal et pathologique. Schweiz. med. Wschr. **91**, 65 (1961). — **Roussy, G., R. Leroux** et **Ch. Oberling:** Précis d'anatomie pathologie, p. 818. Paris: Masson & Cie. 1950. — **Royer, P.:** La microangiopathie thrombotique du rein chez l'enfant. Mod. Probl. Pädiat. **6**, 428 (1960). — **Royer, P., R. Habib** et **H. Mathieu:** La microangiopathie thrombotique du rein chez l'enfant. J. Urol. méd. chir. **65**, 69 (1959). — **Rubenstone, A.I.,** and **L.B. Fitch:** Radiation nephritis. Amer. J. Med. **33**, 545 (1962). — **Rudolph, G.,** u. **O. Scholl:** Histochemische Untersuchungen zum Fermenthaushalt des experimentellen Niereninfarkts. Beitr. path. Anat. **119**, 13 (1958). — **Rusby, N.L.,** and **C. Wilson:** Lung purpura with nephritis. Quart. J. Med. **29**, 501 (1960). — **Ruska, H., D.H. Moore,** and **J. Weinstock:** The base of the proximal convoluted tubule cells of rat kidney. J. biophys. biochem. Cytol. **3**, 249 (1957). — **Rutishauser, E.:** Ostéodystrophie néphrogène. Ann. Anat. path. **13**, 999 (1936).

Sakaguchi, H., and **S. Kawamura:** Electron microscopic observations of the mesangiolysis. The toxic effects of the "Habu snake" venom on the renal glomerulus. Keio J. Med. **12**, 99 (1963). — **Salomon, M.I.:** Diabetic nephropathy: clinicopathologic correlation. A study based on renal biopsies. Metabolism **12**, 687 (1963). — **Saltzman, P.W., M. West,** and **B. Chomet:** Pulmonary hemosiderosis and glomerulonephritis. Ann. intern. Med. **56**, 409 (1962). — **Salvisberg, H.,** u. **G. Schlegel:** Bakteriologische Probleme zur Ätiologie der interstitiellen destruierenden Nephritis. Schweiz. med. Wschr. **92**, 1667 (1962). — **Samarcq, P., G. Lagrue, H. Ximénès** et **P. Milliez:** Hypertension et artériosclérose. Sem. Hôp. Paris **32**, 1369 (1956). —

Samellas, W., and **J. Szymber:** Experimental pyelonephritis: The influence of reduced pulse pressure on susceptibility of the dog kidney to infection. J. Urol. (Baltimore) **86**, 507 (1961). — **Sanerkin, N. G.:** On the nature of "interstitial foam cells" in chronic glomerulonephritis. J. Path. Bact. **86**, 135 (1963). — **Sarre, H.:** Zur Pathogenese und Therapie des nephrotischen Syndroms. Dtsch. med. Wschr. **79**, 1652 (1954). ~ Das extrarenale Syndrom. Wien. klin. Wschr. **71**, 93 (1959a). ~ Nierenkrankheiten, 2. Aufl. Stuttgart: Georg Thieme 1959b. ~ Akute toxische interstitielle Nephritis. In: Gigon u. Ludwig, Pathogenese und Therapie der Oedeme. Basel: Benno Schwabe & Co 1960. — **Sarre, H.,** u. **R. Knorr:** Führt die sogenannte osmotische Nephrose oder Zuckerspeicherniere zur Niereninsuffizienz? Klin. Wschr. **41** 311 (1963). — **Sarre, H.,** u. **K. Rother:** Akutes Nierenversagen. 1. Symposium Ges. Nephrologie. Stuttgart: Georg Thieme 1962. — **Scarpelli, D. G.:** Experimental nephrocalcinosis. A biochemical and morphologic study. Lab. Invest. **14**, 123 (1965). — **Schaub, F.:** Klinik der subakuten bakteriellen Endocarditis. Pathologie und Klinik in Einzeldarstellungen, VIII. Berlin-Göttingen-Heidelberg: Springer 1960. — **Scheidegger, S.,** u. **A. Batzenschlager:** Chronische interstitielle Nephritis. Acta Anat. (Basel) **30**, 713 (1957). — **Scheifley, C. H.:** A new clinical syndrome producing hypertension; arteriovenous fistula of the kidney. J. Amer. med. Ass. **174**, 1625 (1960). — **Schenk, J.,** u. **H. H. Vollhaber:** Ein Beitrag zu den allergischen Gefäßerkrankungen (Arteriitis nodosa). Klin. Wschr. **32**, 416 (1954). — **Schindler, A. M.:** Insuffisance rénale par décortication artériosclérotique des reins. J. Urol. Néphrol. **68**, 1 (1962). — **Schmidt, W.:** Licht- und elektronenmikroskopische Untersuchungen über die intrazelluläre Verarbeitung von Vitalfarbstoffen. Z. Zellforsch. **58**, 573 (1962). — **Schneiter, R.:** Pneumonies, urémiques aiguë et chronique. Etude anatomo-clinique. Ann. Anat. path. **6**, 59 (1961). — **Schoenemann, J.,** u. **A. Bienengräber:** Morphologischer und fermenthistochemischer Beitrag zur Chronologie des akuten Nierenversagens. Virchows Arch. path. Anat. **336**, 59 (1962). — **Schönenberg, H.,** u. **M. Staemmler:** Maligne Hypertonie infolge einseitiger Nierenvenenthrombose beim Kleinkind. Z. Kinderheilk. **83**, 259 (1960). — **Schott, H. J.:** Diagnose der Uraemie und extrarenalen Azotaemie an der Leiche durch Bestimmung des Reststickstoff- und Harnstoff-Gehalts im Herzmuskel. Beitr. path. Anat. **122**, 123 (1960). — **Schrader, W. H., B. W. Jarvis,** and **J. G. Brunson:** Studies on the mechanisms of production of fibrinoid lesions by X-ray and gram-negative endotoxin. Lab. Invest. 8, 996 (1959). — **Schreiner, G. E.:** The clinical and histologic spectrum of pyelonephritis. Arch. intern. Med. **102**, 32 (1958). — **Schürmann, P.,** u. **H. Mac Mahon:** Die maligne Nephrosklerose, zugleich ein Beitrag zur Bedeutung der Blutgewebsschranke. Virchows Arch. path. Anat. **291**, 47 (1933). — **Schultz, E. H.,** and **E. H. Klarfein:** Emphysematous pyelonephritis. J. Urol. (Baltimore) 87, 762 (1962). — **Schulze-Bergmann, G.:** Über das arterio-venöse Aneurysma der Niere. Z. Urol. **47**, 661 (1954). — **Scott, G. B.:** Observations on fibrin thrombi produced by endotoxins: an experimental study. Brit. J. exp. Path. **43**, 93 (1962). — **Scott, H. W.,** and **H. T. Balmson:** Evidence for a renal factor in the hypertension of experimental coarctation of the aorta. Surgery **30**, 206 (1951). — **Scott, R., G. C. Morris, F. B. Scott, H. M. Selzman,** and **J. R. Feste:** The diagnostic approach to renovascular hypertension. J. Urol. (Baltimore) **86**, 31 (1961). — **Scriba, K.:** Zur Pathogenese des Angiokeratoma corporis diffusa Fabry mit cardio-vasorenalem Symptomenkomplex. Verh. dtsch. Ges. Path. **34**, 221 (1951). — **Sellers, A. L.:** The mechanism and significance of protein excretion by the normal kidney. Arch. intern. Med. **98**, 801 (1956). — **Sellers, A. L., R. Hubbard,** and **J. Marmorston:** Effect of plasmapheresis and blood cholesterol levels in the dog. Proc. Soc. exp. Biol. (N.Y.) **95**, 67 (1957). — **Selye, H.:** The effect of testosterone on the kidney and on the general condition of uremic animals. Canad. med. Ass. J. **32**, 188 (1940). — **Selye, H.,** and **H. Stone:** Pathogenesis of the cardiovascular and renal changes which usually accompany malignant hypertension. J. Urol. (Baltimore) **56**, 399 (1946). — **Shape, A. R.,** and **A. M. Unger:** The nephrotic syndrome. Arch. intern. Med. **104**, 684 (1959). — **Shapiro, A. P., A. I. Braude,** and **J. Siemienski:** Hematogenous pyelonephritis in rats. IV. Relationship to bacterial species to the pathogenesis and sequelae of chronic pyelonephritis. J. clin. Invest. **38**, 1228 (1959). — **Sheehan, H. L.:** Pathological lesions in the hypertensive toxaemias of pregnancy. Ciba Foundation Symp.: Toxaemias of pregnancy, p. 16. London: Churchill 1950. — **Sheehan, H. L.,** and **J. C. Davis:** Complete permanent renal ischaemia. J. Path. Bact. **76**, 569 (1958). ~ Patchy permanent renal ischaemia. J. Path. Bact. **77**, 33 (1959a). ~ Renal ischaemia with failed reflow. J. Path. Bact. **78**, 105 (1959b). ~ Renal ischaemia with good reflow. J. Path. Bact. **78**, 351 (1959c). ~ Intermittent complete renal ischaemia. J. Path. Bact. **79**, 77 (1960a). ~ The protective effect of anaesthesia on experimental renal ischaemia. J. Path. Bact. **79**, 337 (1960b). ~ Experimental obstruction of renal vein. J. Path. Bact. **79**, 347 (1960c). ~ Minor renal lesions due to experimental ischaemia. J. Path. Bact. **80**, 259 (1960d).— **Sheehan, H. L.,** and **H. C. Moore:** Renal cortical necrosis and the kidney of concealed accidental hemorrhage. Oxford: Blackwell 1952. — **Shimamine, T.:** Experimentelle Untersuchungen über die pathogenetische Bedeutung der ,,Chromoproteinurie" für die Entstehung der ,,Chromoproteinnieren". Beitr. path. Anat. **116**, 330 (1956). — **Shimamura, T.,** and **R. H. Heptinstall:** Experimental pyelonephritis: Nephron dissection of the kidney of experimental chronic pyelonephritis in the rabbit. J. Path. Bact. **85**, 421 (1963). — **Shirai, T.:** Un'indaggine sulla glomerulonefrite acuta. Minerva nefrol. 8, 61 (1961). — **Siegenthaler, W.:** Klinische Physiologie und Pathologie des Wasser- und Salzhaushaltes. Pathologie und Klinik in Einzeldarstellungen, IX. Berlin-Göttingen-Heidelberg: Springer 1961. — **Siegenthaler, W.,** u. **R. Hegglin:** Der viscerale Lupus erythematodes (Kaposi-Libman-Sacks-Syndrom). Ergebn. inn. Med. Kinderheilk., N.F. 7, 373 (1956). — **Siegenthaler, W.,** u. **U. Isler:** Klinische und pathologisch-anatomische Beobachtungen bei einem Fall von Periarteriitis nodosa. Schweiz. med. Wschr. **96**, 355 (1956). — **Simkin, B., H.C. Bergmann, H. Silver,** and **M. Prinzmetal:** Renal arteriovenous anastomoses in rabbits, dogs and human subjects. Arch. intern. Med. 81, 115 (1948). — **Singh, M.M., J.F. Stokes, R.A. Drury,** and **J.M. Walshe:** The nature history of malignant granuloma of the nose. Lancet **1958 I**, 401. — **Sitte, H.:** Veränderungen am Glomerulum der Rattenniere nach Fremdeiweißgaben und hypothetische Erklärung der glomerulären Ultrafiltration. Verh. dtsch. Ges. Path. **43**, 225 (1959). — **Skelton, F.R.:** Experimental hypertensive vascular disease in the rat. Arch. Path. **60**, 190 (1955). — **Skjörten, F.:** Bilateral renal cortical necrosis and the generalised Shwartzman reaction. Acta path. microbiol. scand. **61**, 394 (1964). — **Slyke, D.D. van:** The effects of shock on the kidney. Ann. intern. Med. **28**, 701 (1948). — **Smith, G.T.:** The renal vascular patterns in man. J. Urol. (Baltimore) **89**, 275 (1963). — **Smith, J.F.:** The kidney in lupus erythematosus. J. Path. Bact. **70**, 41 (1955). — **Smith, J.P.:** Hyaline arteriosclerosis in the kidney. J. Path. Bact. **69**, 147 (1955). — **Smith, W.G.,** and **A. Williams:** Irradiation nephritis. Lancet **1955 II**, 175. — **Soergel, K.H.,** and **S.C. Sommers:** Idiopathic pulmonary hemosiderosis and related syndromes. Amer. J. Med. **32**, 499 (1962). — **Spanner, R.:** Über Gefäßkurzschlüsse in der Niere. Anat. Anz., Ergänzungsheft 85, 81 (1938). — **Spargo, B.,** and **J.D. Arnold:** Glomerular extrinsic membranous deposit with the nephrotic syndrome. Ann. N.Y. Acad. Sci. **86**, 1043 (1960). — **Spargo, B., L.P. McCartney,** and **R. Winemiller:** Glomerular capillary endotheliosis in toxemia of pregnancy. Arch. Path. **68**, 593 (1959). — **Spiess, H.:** Zur Purpura Schönlein-Henoch. Medizinische **1955**, 649. — **Spiro, D.:** Electron microscopic studies of renal biopsies in patients with proteinuria. Proc. 14th ann. conf. on the nephrotic syndrome. New York: Nat. Kidney Disease Foundation 1960. — **Spühler, O.:** Phenacetin und interstitielle Nephritis. In: Pathogenese und Therapie der Oedeme, S. 174. Basel: Benno Schwabe & Co. 1960. ~ Die interstitiellen Nephritiden. In: Wollheim, Glomeruläre und tubuläre Nierenerkrankungen, S. 60. Stuttgart: Georg Thieme 1962b. — **Spühler, O.,** u. **H.U. Zollinger:** Die diabetische Glomerulosklerose. Dtsch. Arch. klin. Med. **190**, 321 (1943). ~ Die chronisch-interstitielle Nephritis. Z. klin. Med. **151**, 1 (1953). — **Squire, J.R., J.D. Blainey,** and **J. Hardwicke:** The nephrotic syndrome. Brit. med. Bull. **13**, 43 (1957). — **Staemmler, M.:** Die Harnorgane. In: Kaufmann-Staemmler, Lehrbuch der speziellen Pathologie, 11./12. Aufl., Bd. II, S. 644. Berlin: W. de Gruyter & Co. 1957a. ~ Die akuten Nephrosen. IV. Tubuläre Schädigung und Wiederherstellung. Virchows Arch. path. Anat. **330**, 139 (1957b). ~ Nephrose — Nephroblaptose. Zbl. allg. Path. path. Anat. **97**, 69 (1957c). ~ Die Nierenvenenthromben und ihre Folgen. Dtsch. Arch. klin. Med. **205**, 231 (1958). — **Staemmler, M.,** u. **W. Dopheide:** Die pyelonephritische Schrumpfniere. Virchows Arch. path. Anat. **277**, 713 (1930). — **Stampfl, B.:** Die beidseitige Nierenvenenthrombose bei akutem Hyperparathyreoidismus. Frankfurt. Z. Path. **72**, 320 (1963). — **Staubesand, J.:** Zur Problematik der Basalmembran. Klin. Wschr. **41**, 975 (1963). — **Stiles, W.W., J.D. Goldstein,** and **W.S. McCann:** Leptospiral nephritis. J. Amer. med. Ass. **131**, 1271 (1946). — **Stowers, J.M.,** and **C.E. Dent:** Studies on the mechanism of the Fanconi syndrome. Quart. J. Med. **16**, 275 (1947). — **Straus, W.:** Cytochemical observations in the relationship between lysosomes and phagosomes in kidney and liver by combined staining for acid phosphatase and intravenously injected horseradish peroxydase. J. Cell Biol. **20**, 497 (1964). — **Strietzel, G.:** Beitrag zur Cystinspeicherungskrankheit. Zbl. allg. Path. path. Anat. **96**, 353 (1957). — **Strunk, S.W., W.S. Hammond,** and **E.P. Benditt:** The resolution of acute glomerulonephritis. An electron microscopic study of four sequestrial biopsies. Lab. Invest. **13**, 401 (1964). — **Stückle, H.:** Vergleichende Untersuchungen an chemotherapeutisch behandelten und unbehandelten Fällen von Endocarditis ulcerosa lenta. Z. Kreisl.-Forsch. **38**, 214 (1949). — **Studer, A., G. Zbinden** u. **B. Fust:** Weitere tierexperimentelle Untersuchungen zur Frage Schmerzmittelmißbrauch und interstitielle Nephritis. Schweiz. med. Wschr. 88, 469 (1958). — **Studer, A., G. Zbinden, K. Schärer** u. **B. Fust:** Tierexperimentelle Untersuchungen zur Frage der interstitiellen Nephritis bei Mißbrauch phenacetinhaltiger Schmerzmittel. Bull. Schweiz. Akad. med. Wiss. **14**, 154 (1958). — **Stueber, P.J., S. Koletzky,** and **L. Persky:** The effect of intermittent clamping of the renal pedicle. J. Urol. (Baltimore) **84**, 26 (1960). — **Sturtz, G.S.,** and **E.C. Burke:** Syndrome of hereditary hematuria, nephropathy and deafness. Proc. Mayo Clin. **33**, 289 (1958). — **Suchenwirth, R.:** Über die Eigenständigkeit des Nierenbildes bei Panarteriitis nodosa. Beitr. path. Anat. **116**, 613 (1956). — **Suda, Y.:** Acute renal failure. Histometrical and experimental investigations of factors causing oliguria. Tohoku J. exp. Med. **76**, 278 (1962). — **Sugano, H.:** A histopathological study on multiple myeloma (plasmocytoma) and its relation to macroglobulinemia Waldenström. Acta path. jap. **9**, 217 (1959). — **Swann, H.G., A.A. Ormsby, J.B. Delashaw,** and **W.W. Tharp:** Relation of lymph to distending fluids of the kidney. Proc. Soc. exp. Biol. (N.Y.) **97**, 517 (1958). —

Swann, H. G., L. Valdivia, A. A. Ormsby, and **W. T. Witt:** Nature of fluids wich functionally distend the kidney. J. exp. Med. **104**, 25 (1956). — **Symmers, W. S.:** Über die thrombotische Mikroangiopathie und ihre Beziehungen zu den sog. Kollagenkrankheiten. Verh. dtsch. Ges. Path. **36**, 224 (1952). ~ Primary amyloidosis: a review. J. clin. Path. **9**, 187 (1956).

Takeuchi, A., and **K. Benirschke:** Renal venous thrombosis of the newborn and its relation to maternal diabetes. Report of 16 cases. Biol. Neonat. (Basel) **3**, 337 (1961). — **Talbot, J.H.,** and **K.L. Terplan:** The kidney in gout. Medicine (Baltimore) **39**, 405 (1960). — **Tamm, I.,** and **F.L. Horsfall jr.:** A mucoprotein derived from human urine which reacts with influenza, mumps and newcastle disease viruses. J. exp. Med. **95**, 71 (1952). — **Tange, J.D.:** Renal lesions in scleroderma: clinical and pathological features. Aust. Ann. Med. 8, 27 (1929). — **Teilum, G.,** and **H.E. Poulsen:** Disseminated lupus erythematosus. Arch. Path. **64**, 414 (1957). — **Terbrüggen, A.:** Cytologische Untersuchungen zur Frage der Nierenfunktion unter normalen und abgeänderten Verhältnissen. Virchows Arch. path. Anat. **290**, 574 (1933). — **Teschan, P., R. Post,** and **L. Smith:** Posttraumative renal insufficiency in military casualities. Amer. J. Med. 18, 172 (1955). — **Thayer, J.H., W.J. Glechler,** and **R.O. Holmes:** The development of the nephrotic syndrome during the course of congestive heart failure: case report and review of the literature. Ann. intern. Med. **54**, 1013 (1961). — **Thelen, A., K. Rother** u. **H. Sarre:** Experimentelle Untersuchungen zur Pathogenese der pyelonephritischen Schrumpfniere. Urol. int. (Basel) **3**, 359 (1956). — **Thiel, G.:** Polycythaemie bei Nierengeschwülsten. Dtsch. Arch. klin. Med. **208**, 111 (1962). — **Thölen, H.:** Interstitielle Nephritis. Schweiz. med. Wschr. **86**, 963 (1956). ~ Glomerulonephritis und Lipoidnephrose. Helv. med. Acta **26**, 79 (1959). — **Thölen, H., F. Bigler,** and **H. Staub:** Pathogenesis of the uremic syndrome. Pharmacological studies on acetoin and 2,3-butylene glycol. Experientia (Basel) **17**, 359 (1961 b). — **Thoenes, W.:** Die Mikromorphologie des Nephron in ihrer Beziehung zur Funktion. I. Funktionseinheit: Glomerulum — proximales und distales Konvolut. Klin. Wschr. **39**, 504 (1961 a). ~ Die Mikromorphologie des Nephron in ihrer Beziehung zur Funktion. II. Funktionseinheit: Henlesche Schleife — Sammelrohr. Klin. Wschr. **39**, 827 (1961 b). — **Thorn, W.,** u. **F. Liemann:** Metabolitkonzentrationen in der Niere und Paraaminohippursäure-clearance nach akuter Ischaemie und in der Erholung nach Ischaemie. Pflügers Arch. ges. Physiol. **273**, 528 (1961). — **Tobian, L.:** Physiology of the juxtaglomerular cells. Ann. intern. Med. **52**, 395 (1960). — **Tobian, L., S. Perry,** and **J. Mork:** The relationship of juxtaglomerular apparatus to sodium retention in experimental nephrosis. Ann. intern. Med. **57**, 382 (1962). — **Tobian, L., J. Thompson, R. Twedt,** and **J. Janecek:** The granulation of juxtaglomerular cells in renal hypertension, desoxycorticosterone and postdesoxycorticosterone hypertension, adrenal regeneration hypertension, and adrenal insufficiency. J. clin. Invest. **37**, 660 (1958). — **Tobler, R.:** Autoptische Beobachtungen an 300 Diabetikern. Schweiz. med. Wschr. **84**, 1213 (1954). — **Tönz, O.:** Nierenveränderungen bei experimenteller chronischer Bleivergiftung (Ratte). Z. exp. Med. **128**, 361 (1957). — **Trevan, D.:** Glomerular changes induced by stilboestrol. Lancet **1956 II**, 22. — **Trueta, J., A.E. Barclay, P.M. Daniel, K.J. Franklin,** and **M.M. Prichard:** Studies on the renal circulation. Oxford: Blackwell 1947. — **Trump, B.F.,** and **E.P. Benditt:** Electron microscopic studies of human renal disease. Observations of normal visceral glomerular epithelium and its modification in disease. Lab. Invest. **11**, 753 (1962). — **Trump, B.F.,** and **D.T. Janigan:** The pathogenesis of cytologic vacuolization. An electron microscopic and histochemical study. Lab. Invest. **11**, 395—411 (1962). — **Turgeon, C.,** and **S.C. Sommers:** Juxtaglomerular cell counts and human hypertension. Amer. J. Path. **38**, 227 (1961).

Übelacker, W.: Die Bedeutung der Mischinfektion tuberkulöser Kavernen mit Streptococcen. Dtsch. Arch. klin. Med. **185**, 303 (1939). — **Uehlinger, E.:** Über die Schwefelkohlenstoff-Glomerulosklerose. Schweiz. Z. Path. **15**, 217 (1952). ~ Die pathologische Anatomie der interstitiellen Nephritis. In: Sarre-Moench-Kluthe, Phenacetinabusus und Nierenschädigung. Stuttgart: Georg Thieme 1958 a. ~ Pathologisch-anatomisches Referat: Symposium über Phenacetinahusus und Nierenschädigung. Schweiz. med. Wschr. **88**, 452 (1958 b). ~ Die Kinetik des Calciumstoffwechsels. Verh. dtsch. Ges. Path. **47**, 69 (1963). — **Urai, L., I. Munkácsi,** and **G. Szinay:** New data on the pathology of "true scleroderma kidney". Brit. med. J. **1960 I**, 713. — **Urai, L., Z. Nagy, G. Szinay,** and **W. Wiltner:** Renal function in scleroderma. Brit. med. J. **1958 II**, 1264. — **Uson, A.C.,** and **M.M. Melicow:** Multiocular cysts of kidney with intrapelvic herniation of a "daughter" cyst: report of 4 cases. J. Urol. (Baltimore) **89**, 341 (1963).

Valvassori, G.E., and **R.H. Pierce:** Osteosclerosis in chronic uremia. Radiology **82**, 385 (1964). — **Vassar, Ph. S.,** and **Ch. F. Culling:** Fluorescent amyloid staining of casts in myeloma nephrosis. Arch. Path. **73**, 59 (1962). — **Vigliani, E.C.:** Vergiftung mit Schwefelkohlenstoff. In: Handbuch der gesamten Arbeitsmedizin, S. 318. Berlin-München-Wien: Urban & Schwarzenberg 1961. — **Volhard, F.:** Nierenerkrankungen und Hochdruck. Leipzig: Johann Ambrosius Barth 1942. ~ Über die Pathogenese des roten (essentiellen) arteriellen Hochdrucks und der malignen Nephrosklerose. Schweiz. med. Wschr. **78**, 1189 (1948). — **Volhard, F.,** u. **Th. Fahr:** Die Brightsche Nierenkrankheit. Berlin: Springer 1914.

Wachstein, M.: Studies on inclusion bodies. Amer. J. Path. **25**, 608 (1949a). ~ Lead poisoning diagnosed by the presence of nuclear acid-fast inclusion bosies in kidney and liver. Arch. Path. **48**, 442 (1949b). — **Wachstein, M.,** and **K. Lange:** Proteinuria and tubular atrophy in the rat. Lab. Invest. **9**, 371 (1960). — **Wachstein, M.,** and **E. Meisel:** A comparative study of enzymatic staining reactions in the rat kidney with necrobiosis induced by ischemia and nephrotoxic agents (mercuhydrin and DL-serine). J. Histochem. Cytochem. **5**, 204 (1957). ~ Enzymatic staining reactions in the kidney of potassium depleted rats. Amer. J. Path. **35**, 1189 (1959). — **Wachstein, M., E. Meisel,** and **J. Ortiz:** Intracellular localization of acid phosphatase as studied in mammalian kidneys. Lab. Invest. **11**, 1243 (1962). — **Wahlen, R.E., S. Huang, F. Peschel,** and **H.D. McIntosh:** Hereditary nephropathy, deafness and renal foam cells. Amer. J. Med. **31**, 171 (1961). — **Waldmann, H.:** Zur histochemischen Identifizierung kristalliner Einlagerungen von Harnsäure und Uraten in tierischem und menschlichem Gewebe. Mikrochim. Acta **1962**a, 198. ~ Microchemistry of crystalline deposits in tissue sections. Techniques for differentiation and identifying cristalline concretions in animal and human body tissue. Microchem. technique 1961, vol. 2 d. Sympos. Serie d. Microchem. J. (1962b). — **Wallace, I.R.,** and **J.H. Jones:** Familial glomerulonephritis and aminoaciduria. Lancet **1960 I**, 941. — **Walthard, B.:** Über die Bedeutung der Haemosiderose der Nieren bei allgemeiner Haemochromatose. Schweiz. Z. Path. **10**, 159 (1947). — **Walthard, H.:** Über Thorotrastschäden. Ref. Chirurg **17/18**, 522 (1947). — **Walton, E.W.:** Giant-cell granuloma of the respiratory tract (Wegener's granulomatosis). Brit. med. J. **1958 II**, 265. — **Wardener, H.E. de:** Intrarenal pressure in experimental tubular necrosis. Lancet **1955 I**, 580. — **Waugh, D.,** and **M.J. Pearl:** Serotonin-induced acute nephrosis and renal cortical necrosis in rats. Amer. J. Path. **36**, 431 (1960). — **Weber, H.:** Beitrag zur Frage der rheumatischen Vasculitis. Cardiologia (Basel) **19**, 322 (1951). — **Weerd, H.J. de,** and **A.B. Hagedorn:** Hypernephroma associated with polycythaemia. J. Urol. (Baltimore) **82**, 29 (1959). — **Wegelin, C.:** Zur mikroskopischen Diagnose der Urämie. Schweiz. med. Wschr. **71**, 1517 (1941). — **Wegener, F.:** Über generalisierte, septische Gefäßerkrankungen. Verh. dtsch. Ges. Path. **29**, 202 (1937). — **Weiss, S.,** and **F. Parker:** Pyelonephritis: its relation to vascular lesions and to arterial hypertension. Medicine (Baltimore) **18**, 221 (1939). — **Wellington, J.S.:** Fibromuscular hyperplasia of renal arteries in hypertension. Amer. J. Path. **43**, 955 (1963). — **Wessler, S., Si-Chun Ming, V. Gurewich,** and **D.G. Freiman:** A critical evaluation of thromboangitis obliterans. The case against Buerger's disease. New Engl. J. Med. **262**, 1149 (1960). — **Westfall, M.P.:** Radiation nephritis in adults and children; effects of radiation on growing bones. J. Urol. (Baltimore) **85**, 476 (1961). — **Wetzels, E.,** u. **W. Herms:** Nierenarterienembolien als Hochdruckursache bei Mitralvitien. Dtsch. med. Wschr. **84**, 23 (1959). — **Whalen, R.E.,** and **H.D. McIntosh:** The spectrum of hereditary renal diseases. Amer. J. Med. **33**, 282 (1962). — **White, B.S.,** and **L.E. Braunstein:** Cavernous hemangioma: a renal vascular tumor requiring nephrectomy; an unusual entity. J. Urol. (Baltimore) **56**, 183 (1946). — **Wilens, S.L.,** and **H.H. Stumpf:** Nodular and fatty glomerular lesions in rabbits on cortisone. Amer. J. Path. **31**, 275 (1955). — **Williams, D.J.,** et **W. v. Niederhäusern:** Les polypes de l'uretère. J. Urol. Néphrol. **69**, 145 (1963). — **Williamson, D.A.J.:** Alport's syndrome of hereditary nephritis with deafness. Lancet **1961 II**, 1321. — **Wilson, D.L., D.A. Rosen,** and **S.A. Bencosme:** Steroid nephropathy in the rabbit. Diabetes **11**, 402 (1962). — **Wilson, R.M., J.F. Maher,** and **G.E. Schreiner:** Lupus nephritis. Arch. intern. Med. **111**, 429 (1963). — **Winton, F.R.:** Hydrostatic pressure affecting the flow of urine and blood in the kidney. Harvey Lect. 47, p. 21. New York: Academic Press 1951. ~ Present concepts of the renal circulations. Arch. intern. Med. **103**, 495 (1959). — **Wirz, H.:** Die Druckverhältnisse in der normalen Niere. Schweiz. med. Wschr. **86**, 377 (1956). — **Wittekind, D.:** Untersuchungen zur Frage der Eiweißaufnahme in kernhaltigen Zellen des peripheren Blutes und in Ergußhistiocyten (Pinocytose). Schweiz. med. Wschr. **90**, 1264 (1960a). ~ Über Entstehung, Morphologie und gegenseitige Beziehungen intraplasmatischer Vacuolenbildungen in lebenden Tumorzellen aus Ergüssen seröser Höhlen. Virchows Arch. **333**, 311 (1960b). — **Wollheim, E.:** Über die tubulären Funktionsstörungen der Niere. Verh. dtsch. Ges. inn. Med. **58**, 211 (1952). — **Wollheim, F.,** u. **J. Moeller:** Hypertonie. In: Mohr-Staehelin-Bergman-Frey-Schwiegk, Handbuch der inneren Medizin, 4. Aufl., Bd. IX. Berlin-Göttingen-Heidelberg: Springer 1960. — **Worken, B.,** and **R.D. Pearson:** Hematoxylin bodies associated with allergic angiitis in absence of lupus erythematosus. Arch. Path. **56**, 293 (1933). — **Wuketich, St.:** Subtotale beiderseitige Nierenrindennekrose nach Abortus. Wien. klin. Wschr. **72**, 136 (1960a). — **Wylie, E.J., D. Perloff,** and **J.S. Wellington:** Fibromuscular hyperplasia of the renal arteries. Ann. Surg. **156**, 592 (1962). — **Wylie, E.J.,** and **J.S. Wellington:** Hypertension caused by fibromuscular hyperplasia of the renal artery. Amer. J. Surg. **100**, 183 (1960).

Yolac, A.B.: Elektronenmikroskopische Untersuchungen zur Morphologie der Hauptstückepithelien der Mäuseniere nach Injektion von hypertoner Saccharoselösung. Verh. dtsch. Ges. Path. **43**, 235 (1959).

Zimmermann, H., G. Sonnehalb u. **Ch. Watz:** Experimentelle Untersuchungen über die Speicherungsfunktion der Rattenniere unter normalen Bedingungen und nach temporärer Ischaemie. Beitr. path. Anat. **122**, 238 (1960). — **Zimmermann, K.:** Über den Bau des Glomerulus der Säugerniere. Jb. Morph. **32**, 176 (1933). — **Zingg, E.:** Vergleichende pathologisch-anatomische und klinische Untersuchungen an 100 Fällen von diffuser Glomerulonephritis. Virchows Arch. path. Anat. **333**, 294 (1960). — **Zingg, W.,** u. **H.U. Zollinger:** Experimentelle Haemoglobin- und Haemosiderinspeicherung in den Nierenmitochondrien. Mikroskopie **6**, 72 (1951). — **Zollinger, H.U.:** Die diabetische Glomerulosklerose (Pathologisch-anatomischer Teil.) Schweiz. med. Wschr. **73**, 1932 (1943). ~ Die interstitielle Nephritis. Habil.-Schr. Basel: S. Karger 1945a. ~ Die spontane und experimentelle Glomerulonephrose. Helv. med. Acta **12**, 23 (1945b). ~ Trübe Schwellung und Mitochondrien. Schweiz. Z. Path. **11**, 617 (1948c). ~ Ein Spindelzellsarkom der Niere, 16 Jahre nach Thorotrastpyelographie. Schweiz. med. Wschr. **79**, 1266 (1949a). ~ Hypertonie bei tuberkulöser Kittniere. Schweiz. med. Wschr. **79**, 1095 (1949b). ~ Les mitochondries. Rev. Hémat. **5**, 696 (1950a). ~ Zur Pathogenese und pathologischen Anatomie der Hypertonie. Schweiz. med. Wschr. **80**, 533 (1950b). ~ Die diffuse chronische Glomerulonephritis mit Vorherrschen des nephritischen Einschlages. Schweiz. med. Wschr. **80**, 300 (1950c). ~ Über die hyalintropfige Veränderung der Nierenhauptstücke als Ausdruck von Eiweiß-Speicherung. Schweiz. Z. Path. **13**, 146 (1950d). ~ Histologische Befunde nach experimenteller Röntgenbestrahlung der Niere. Schweiz. Z. Path. **14**, 349 (1951a). ~ Hypertonie nach experimenteller Röntgenbestrahlung der Niere. Schweiz. Z. Path. **14**, 366 (1951b). ~ Beitrag zur Pathogenese der Einschlußkörper. Schweiz. Z. Path. **14**, 446 (1951c). ~ Die pathologische Anatomie der Nephritiden. Helv. med. Acta **18**, 269 (1951d). ~ Intrarenaler Druck und Niereninsuffizienz. Helv. chir. Acta **18**, 146 (1951e). ~ Anurie bei Chromoproteinurie (Haemolysenniere, Crush-Niere etc.). Stuttgart: Georg Thieme 1952. ~ Durch chronische Bleivergiftung erzeugte Nierenadenome und -carcinome bei Ratten und ihre Beziehungen zu den entsprechenden Neubildungen des Menschen. Virchows Arch. path. Anat. **323**, 694 (1953). ~ Neue pathologisch-anatomische Befunde bei Nierenkrankheiten. 3. Freiburger Symp. über pathologische Physiologie und Klinik der Nierensekretion, S. 43. Berlin-Göttingen-Heidelberg: Springer 1954. ~ Chronische interstitielle Nephritis bei Abusus von phenacetinhaltigen Analgetica (Saridon etc.). Schweiz. med. Wschr. **85**, 746 (1955a). ~ Autoptische und experimentelle Untersuchungen über Lipoidnephrose, hervorgerufen durch chronische Quecksilbervergiftung. Schweiz. Z. Path. **18**, 155 (1955b). ~ Pathogenese und funktionelle Folgen der intrarenalen Drucksteigerung. Schweiz. med. Wschr. **86**, 382 (1956). ~ Die Pathologie der chronischen Pyelonephritis. Z. Urol., Sonderbd. **165** (1957a). ~ Die Nierenpunktion. Dtsch. med. Wschr. **82**, 201 (1957b). ~ Thorotrastschädigung der Nieren mit Hypertonie. Schweiz. med. Wschr. **87**, 1089 (1957c). ~ Pathologische Anatomie der Makroglobulinaemie Waldenström. Helv. med. Acta **25**, 153 (1958a). ~ Pathogenese, Form und Folgen der Nierenmißbildungen. Verh. dtsch. Ges. inn. Med. **69**, 359 (1958b). ~ Pathogenese und Folgen der frühkindlichen Pyelonephritis. Schweiz. med. Wschr. **89**, 664 (1958c). ~ Nierenveränderungen bei Paeochromocytom. Schweiz. med. Wschr. **89**, 841 (1959a). ~ Die hypertensive Arteriolopathie. Schweiz. Z. Path. **22**, 262 (1959b). ~ Die interstitielle Nephritis im Kindesalter. Mod. Probl. Pädiat. **6**, 263 (1960a). ~ Radio-Histologie und Radio-Histopathologie. In: Büchner-Letterer-Roulet, Handbuch der allgemeinen Pathologie, Bd. X/1. Berlin-Göttingen-Heidelberg: Springer 1960b. ~ Die Differentialdiagnose der Schrumpfnieren. Path. et Microbiol. (Basel) **24**, 258 (1961a). ~ Pathogenetisches Spektrum des akuten Nierenversagens. In: Sarre u. Rother, Akutes Nierenversagen. Stuttgart: Georg Thieme 1962a. ~ Pathologisch-anatomische Untersuchungen über die Gicht, S. 47. Bern u. Stuttgart: Huber 1962b. ~ Differentialdiagnose der Schrumpfnieren. Dtsch. med. Wschr. **87**, 2457 (1962c). ~ Die Morphologie der Nieren beim nephrotischen Syndrom. Schweiz. med. Wschr. **92**, 735 (1962d). ~ Pathologische Anatomie und Pathogenese der Pyelonephritis (destruktive, bakterielle interstitielle Nephritis). In: Alken-Dix-Weyrauch-Wildbolz, Handbuch der Urologie, Bd. IX, S. 22. Berlin-Göttingen-Heidelberg: Springer 1964a. ~ The interstitial nephritis. Vortrag internat. Acad. Path., Chicago 1964b (im Druck). ~ Chronic abuse of phenacetin and kidney lesions. Vortrag internat. Acad. Path. Chicago 1964c (im Druck). ~ Die Niere. In: Doerr-Uehlinger, Lehrbuch der speziellen pathologischen Anatomie, Bd. 3. Berlin-Heidelberg-New York: Springer 1966. — **Zollinger, H.U., M. Enderlin** u. **O. Spühler:** Der Antigen-Antikörper-Mechanismus der Masugi-Nephritis unter Cortison. Bull. schweiz. Akad. med. Wiss. 8, 162 (1952). — **Zollinger, H.U.,** u. **R. Hegglin:** Die idiopathische Lungenhaemosiderose als pulmonale Form der Purpura Schönlein-Henoch. Schweiz. med. Wschr. 88, 439 (1958). — **Zollinger, H.U.,** u. **H. Rosenmund:** Uraemie bei endogen bedingter subakuter und chronischer Calciumoxalatniere (Calciumoxalatnephritis und Calciumoxalatschrumpfniere). Schweiz. med. Wschr. **82**, 1261 (1952). — **Zollinger, H.U.,** u. **O. Spühler:** Die chronisch interstitielle Nephritis. Schweiz. Z. Path. **13**, 807 (1950). — **Züllig, A.,** u. **H.U. Zollinger:** Ergebnisse der Nierenpunktion. Schweiz. med. Wschr. **93**, 877 (1963).

Abgeschlossen Frühjahr 1965.

Klinische Methoden der morphologischen und funktionellen Nierendiagnostik

Von

A. Kleinschmidt

Mit 31 Abbildungen

I. Bakteriologie des Harns

Die Wichtigkeit der Untersuchung des Harns auf Mikroorganismen ergibt sich

a) aus der Häufigkeit von Harnwegsinfektionen und der Schwere ihrer Folgen,

b) aus der Möglichkeit einer gezielten und wirksamen Behandlung besonders in den frühen Phasen der Entzündungen des Harntrakts, wenn die Erreger identifiziert sind und

c) aus der Therapieresistenz der Spätformen, die meist unausweichlich zur Urämie führen.

Der Nachweis von Keimen im Harn ist an sich ohne pathognomonische Bedeutung. Man muß damit rechnen, im normalen Urin die Bakterien zu finden, die als Saprophyten der Urethra bekannt sind. (grampositive und gramnegative Stäbchen und Kokken, Hefearten, eventuell Spirillen). Aber selbst wenn pathogene Mikroorganismen vorhanden sind, so lassen sich daraus noch keine Schlüsse auf das Vorliegen einer entzündlich-infektiösen Erkrankung ziehen. Es handelt sich um ein quantitatives Problem, denn erst eine bestimmte Keimmenge beweist die Erkrankung. Nach den vorliegenden Beobachtungen verschiedener Autoren hat als Kriterium der signifikanten Bakteriurie übereinstimmend eine Zahl von 10^5 oder mehr Keimen/ml frisch gelassenen Harns zu gelten (Kass 1956, 1957, Sanford 1956, Mac Donald u.a. 1957, Jackson u. Grieble 1957, Jackson u.a. 1958). Diese Feststellung beruht auf der Erfahrung, daß bei gesicherten Fällen sowohl von akuter als auch von chronischer Pyelonephritis diese Keimmengen nachweisbar waren. Erst bei Keimzahlen von 10^5/ml Harn und darüber ist demnach auf einen aktiven infektiösen Prozeß im Bereich des Harntraktes, in erster Linie auf eine Pyelonephritis, zu schließen. Von anderer Seite wurden gegen die Festsetzung einer bestimmten Grenzzahl Einwendungen erhoben (Birchall 1960, Seneca u.a. 1960). Kleeman u.a. (1960) sowie Pryles (1960) haben die Bedingungen zusammengestellt, unter denen diese strengen Kriterien nicht gelten:

1. Bei Ureterobstruktion oder wenn die Entzündungsherde nicht mit dem Tubulussystem kommunizieren,
2. während der Chemotherapie,
3. bei starker Diurese, niedrigem spezifischem Harngewicht und bei stark saurem Harn (pH 4,5—5,0), da die Keime unter diesen Umständen keine entsprechende Vermehrung zeigen,

4. für Bakterien, die sich unter Umständen langsamer vermehren als E. coli, bestimmte Streptokokkenarten u.a.

Die entzündlichen Veränderungen im Bereich des Harntraktes können klinisch weitgehend erscheinungsfrei verlaufen. In diesem Fall spricht man von asymptomatischer Bakteriurie. Bei einem Teil dieser Fälle handelt es sich offenbar um das einzige Residuum einer überstandenen akuten Infektion (DOCK u. GUZE 1959). Mitunter lassen auch autoptische Kontrollen keine morphologische Ursache für das vorherige Bestehen einer signifikanten Bakteriurie erkennen; das gilt insbesondere für die Träger von Dauerkathetern (KASS 1955, 1957; MAC DONALD u.a. 1957). In einem großen Kollektiv von fast 10000 Schulkindern fand sich bei 1,1% der Mädchen gegenüber 0,04% der Knaben eine asymptomatische Bakteriurie (KUNIN u.a. 1962). Werden Keimzahlen von 10^4/ml und darunter festgestellt, so sind bakterielle Verunreinigungen ohne Krankheitswert anzunehmen. Für den Zwischenbereich von 10^4—10^5 Keime/ml Harn wird eine Wiederholung der Untersuchung empfohlen. Nach dieser Kontrolle pflegt sich meist herauszustellen, in welche der beiden Kategorien der Harnbefund einzuordnen ist (KASS 1957, RILEY u. KNIGHT 1958). Bei Kindern liegen nach den Beobachtungen von KOHN u. GRIBETZ (1960) sowie HINKLE u.a. (1960) die kritischen Keimzahlbereiche um eine Zehnerpotenz niedriger. Die Autoren sehen bereits 10^4 Keime/ml Harn als untere Grenze der signifikanten Bakteriurie an; 10^3 Keime/ml und darunter seien für Verunreinigungen charakteristisch.

Bei der Feststellung der Keimzahl durch Koloniezählung auf Nährböden handelt es sich um ein aufwendiges Verfahren. Zur Vorprüfung oder unter Umständen als Ersatz („pour man's bacterial count") kann man mit frisch gelassenem, nicht zentrifugierten Harn einen einfachen Objektträgerausstrich anfertigen und nach GRAM färben. Sind mikroskopisch unter Ölimmersion überhaupt Keime pro Gesichtsfeld erkennbar, so liegt, wie Vergleichsuntersuchungen ergaben (RILEY u. KNIGHT 1958, KASS 1959, FINNERTY u.a. 1961), ihre Zahl bei oder über 10^5 Keime/ml Harn, d.h. die signifikante Bakteriurie ist bewiesen. KUNIN (1961) verglich das Ergebnis der Untersuchung des ungefärbten Harnsediments bei 430facher Vergrößerung mit dem der Kolonienzählung im Kulturverfahren. Wenn Bakterien mikroskopisch sichtbar waren, so lag die Keimzahl sicher über 10^5/ml Harn. Gegenproben durch Zusatz definierter Keimzahlen zum normalen Urin ergaben eine volle Bestätigung. Allerdings ist zu bedenken, daß man bei nur mikroskopischer Kontrolle des Harnbefundes etwa bei Patienten unter antibiotischer Therapie zu falschen Schlüssen kommen kann, da die Bakterien unter diesen Umständen mitunter völlig atypische (und damit nicht identifizierbare) Formen annehmen (PREUNER u. v. PRITTWITZ-GAFFRON 1955).

Die Harngewinnung für die bakteriologische Untersuchung

Der spontan gelassene Urin ist auf Grund der besonders beim weiblichen, aber auch beim männlichen Geschlecht bestehenden Verunreinigungsmöglichkeiten als Ausgangsmaterial bakteriologischer Untersuchungen ungeeignet.

Die daher allgemein geübte Katheterisierung der Harnröhre schränkt diese Nachteile ein, ohne sie völlig auszuschalten. Auch bei technisch einwandfreier Durchführung besitzt sie Mängel.

Die Harnröhrenschleimhaut ist sowohl beim Mann (HELMHOLZ 1950, SHACKMAN u. MESENT 1954) als auch bei der Frau (CLABAUGH u. RHOADS 1957) auch in ihren tieferen Bereichen Sitz von Bakterien, die durch die Katheterisierung unter Durchbrechung einer biologischen Schranke in die Blase vorgeschoben werden.

Sie können sich dort vermehren und Entzündungserscheinungen hervorrufen. Das gilt in noch höherem Maße für Keimaszensionen von außen. Die Gefahr derartiger instrumenteller Erregerverschleppungen auch bei strenger Asepsis wird von den einzelnen Autoren unterschiedlich beurteilt. BESSON (1958) beobachtete, daß bei Frauen nach einmaliger Katheterisierung innerhalb weniger Tage ein Harnwegsinfekt mit einer Häufigkeit von 2—4% auftritt. Bei Frauen, die innerhalb des letzten Monats katheterisiert wurden, fanden GARROD u.a. (1954) in 14% Enterokokken im Urin.

Demgegenüber blieb der ursprünglich sterile Blasenharn bei Patientinnen von PLATTNER u.a. (1960) auch nach mehrfacher Katheterisierung keimfrei.

Zur Vermeidung der Katheternachteile hat sich anfänglich nur für Männer die Untersuchung des Mittelstrahlurins allgemein durchgesetzt. Nach vorheriger äußerer Desinfektion von Glans und Harnröhrenmündung wird eine mittlere Harnportion steril aufgefangen. Das Verfahren kann modifiziert — Lagerung auf dem gynäkologischen Untersuchungsstuhl — auch bei Frauen angewendet werden. Die Gefahr einer ascendierenden Infektion ist damit eliminiert. Gemindert ist dabei, wenn auch nicht völlig gebannt (PHILPOT 1956), die Möglichkeit der Zumischung von Urethrakeimen zum Blasenharn. Jedenfalls hat die Zuverlässigkeit der Mittstrahlurinuntersuchung für die Bakterienkultur auf Grund von Kontrollen allgemein Anerkennung gefunden (JACKSON u.a. 1958, BOSHEL u. SANFORD 1958, RILEY 1958, MONZON u.a. 1958, CLARKE 1960). Als sicherste Methode zur Gewinnung unveränderten Blasenharns ist die Blasenpunktion anzusehen. Bei der intraoperativen Blasenpunktion fanden GUZE u. BEESON (1956) bei zwölf Patienten sterilen Harn, während die vergleichende postoperative Katheterisierung in vier dieser Fälle Keimwachstum erbrachte.

Für die routinemäßige Anwendung der Blasenpunktion zur Diagnostik entzündlicher Harnwegsinfektion haben sich SALVISBERG u. SCHLEGEL (1962) auf Grund eigener Untersuchungen eingesetzt. Das Verfahren, bei dem die gut gefüllte Blase (Morgenharn) oberhalb der Symphyse mit einer dünnen Nadel punktiert wird, ist einfach, gefahrlos und soll für den Untersuchten keine Belästigung darstellen.

In einer größeren Serie überprüften REUTTER u.a. (1964) den diagnostischen Wert dieser Methode. Sie fanden bei 323 Patienten, die nicht unter antibakterieller Therapie standen, den Punktionsharn keimfrei, während der korrespondierende steril gewonnene Spontanurin in 14% der Fälle Mikroorganismen enthielt, davon in einem Drittel (4,6%) mehr als 10^5 Keime/ml Harn. Hier hätte man also völlig zu Unrecht auf einen behandlungsbedürftigen Infekt geschlossen. Bei den Bakterienspecies, die bei sterilem Punktionsharn in der Kultur des Spontanurins festgestellt wurden, handelte es sich neben saprophytären Bakterien (diphtheroide und säurefeste Stäbchen sowie apathogene coagulasenegative Staphylokokken) um potentiell pathogene Keime wie Proteus, Pseudomonas (Pyocyaneus) und E. coli. Die Autoren halten die Untersuchung des Punktionsharns zur Identifizierung der tatsächlichen Erreger und zur Verlaufskontrolle bei Harnwegsinfekten für die Methode der Wahl.

Die percutane Nierenbiopsie schafft eine weitere Möglichkeit zur Gewinnung von Material für die bakterielle Untersuchung. Nach dem unter streng aseptischen Kautelen durchgeführten bioptischen Eingriff kann sowohl der Gewebszylinder selbst als auch die Punktionsnadel abgeimpft werden. KARK u.a. (1955) konnten bei Pyelonephritispatienten mit sterilem Harn so in einzelnen Fällen Keime identifizieren. Unter 50 Patienten mit Bakteriurie fanden JACKSON u.a. (1957) bei der Abimpfung des Punktionszylinders jedoch nur in 18 Fällen (= 36%) einen positiven Bakterienbefund. Unter sechs Kranken mit akuter Pyelonephritis war das Ergebnis nur zweimal positiv.

Auch weitere bisher vorliegende Erfahrungen, die die kulturelle Ausbeute bei der Biopsie in Beziehung zum bakteriellen Harnbefund setzen, sprechen nicht für eine Überlegenheit dieses Vorgehens. Vermutlich sind die im Gewebe vorhandenen Keimkonzentrationen zu gering oder die Vitalität der Erreger ist beeinträchtigt. Bioptisch gewonnenes Material sollte bei der Aufarbeitung unbedingt emulgiert und auf Spezialsubstraten kultiviert werden, um eventuell enzymatisch geschwächte oder aberrante Keimarten zu aktivieren. Diesem Umstand wurde nur bei einem Teil der durchgeführten Untersuchungen Rechnung getragen.

Kipnis u.a. (1955) konnten bei 13 Fällen von Pyelonephritis mit Bakteriurie nur zweimal Keime aus dem Nierengewebe züchten. Jacobson u. Newman (1962) untersuchten insgesamt 63 Pyelonephritispatienten bioptisch und bakteriologisch. Bei 33 ihrer Kranken fiel bei positiver Harnkultur die Gewebskultur negativ aus, bei fünf weiteren waren sowohl aus dem Urin wie aus dem Nierengewebe Keime zu züchten, die aber nur dreimal übereinstimmten. Bei 25 der Patienten blieben Harn- und Gewebskultur steril.

Die bakteriologische Untersuchung des Urins

Die bakteriologische Untersuchung des Urins soll möglichst bald nach der Entnahme erfolgen, da insbesondere das Stehenlassen bei Zimmertemperatur die Keimvermehrung im Urin begünstigt. Teilungsfolge und Vermehrungsfähigkeit der Keime sind unterschiedlich, so kann sich auch das Keimspektrum in Abhängigkeit von der Zeit erheblich ändern. Eine andere Möglichkeit besteht im raschen Einfrieren des Harns bis zum Anlegen der Kulturen. Läßt sich ein zeitraubender Versand nicht umgehen, so können bakteriologische Befunde erhoben werden, deren Wert für die klinische Diagnose fragwürdig erscheint und die irreleiten können.

Die mikroskopische Untersuchung

Zur Beurteilung der Beweglichkeit, Gestalt und Zahl der vorhandenen Bakterien im Urin eignet sich gut das Nativpräparat. Die Untersuchung erfolgt wie beim Harnsediment zwischen Deckglas und Objektträger bei mittlerer Vergrößerung und abgeblendetem Strahlengang. Mit Vorteil kann man sich auch der Technik des hängenden Tropfens bedienen. Die Beweglichkeitsprüfung erfolgt am Rande des Tropfens. Echte Bewegungen der Bakterien erstrecken sich über das ganze Gesichtsfeld. Eine ortsständige Teilchenunruhe ist demgegenüber Folge der Brownschen Molekularbewegung.

Weitere Möglichkeiten zur Beobachtung kleiner und sich wenig abhebender Keime bietet das Phasenkontrastverfahren. Dunkelfeld- und Tuscheverfahren bringen ein Negativbild des Erregers.

Untersuchung im gefärbten Originalpräparat

Verwendet wird ein Ausstrich des frisch gelassenen Harns oder des Harnsediments. Bakterien zeigen auf Grund des Reichtums an Nucleinsäuren, deren Phosphatgruppen negative Ladungen tragen, eine große Affinität zu positiv geladenen basischen Farbstoffen, während saure Farbstoffe nur als Kontrast Verwendung finden. Der biochemische Vorgang bei der sog. „Gramfärbung“, auf Grund deren man die Bakterien, je nach ihrem Verhalten, in grampositive und gramnegative einzuteilen pflegt, ist bisher noch nicht geklärt. Zur Zeit werden mehrere Theorien diskutiert·

Die Gruppe der säurefesten Bakterien muß durch eingreifendere Färbemethoden dargestellt werden (Ziehl-Neelsen-Färbung der Mykobakterein). Gibt das gefärbte Originalpräparat Aufschluß über Zahl, Form und färberisches Verhalten, so ist eine feinere Differenzierung allein von der Morphologie her nicht möglich. Diese kann nur auf Grund des biochemischen Verhaltens bei der Kultur auf Nährböden mit entsprechenden Substraten erfolgen. Immerhin gibt das mikroskopische Bild wertvolle Hinweise für die weitere kulturelle Untersuchung. Die Verwendung derartiger gefärbter Präparate zur überschlagsmäßigen Beurteilung der quantitativen Verhältnisse wird an anderer Stelle besprochen (S. 297).

Die qualitativ-diagnostische Bakterienuntersuchung

Der frisch gewonnene Urin wird allgemein auf folgenden Nährböden angelegt:
1. 7,5%ige Blutagarplatte;
2. Endoagar;
3. 1%ige Traubenzuckerbouillon;
4. Clauberg 2 (Telluritagar);
5. bei Verdacht auf Anaerobier: Beimpfung einer Leberbouillon, von der aus nach erfolgter Bebrütung zwei 15%ige Blutagarplatten zur weiteren aeroben und anaeroben Kultur angelegt werden.

Die Kulturen werden bei 37° C 24 Std inkubiert, es erfolgt dann die makroskopische und mikroskopische Auswertung und eventuelle Weiterzüchtung der Keime in Reinkultur. Aus den Reinkulturen werden wiederum Bouillonkulturen als Ausgangsmaterial für die Resistenzprüfung gewonnen.

Quantitative Untersuchungen

Wie einleitend dargelegt, ist für die Beurteilung positiver Bakterienbefunde im Urin neben der Keimart ihre Zahl von Bedeutung. Es handelt sich im wesentlichen um die Frage, ob die Zahl der Keime bei oder über 10^5/ml Harn oder unter 10^4/ml Harn liegt. Gerade hier ist die möglichst rasche Verarbeitung des Untersuchungsmaterials von entscheidender Bedeutung, da sonst auf Grund schneller Vermehrung irrelevante Werte errechnet werden.

Technik. *Spatelmethode.* Aus einer Harnverdünnungsreihe (1:100, 1:1000, 1:10000, 1:100000) werden je 0,1 ml auf einer Agarplatte mittels Öse oder Glasspatel rasch und gleichmäßig ausgestrichen. Nach 24—48stündiger Inkubation bei 37° wird die Platte ausgewählt, die eine einwandfreie Zählung der Einzelkolonien zuläßt. Die Zahl der gefundenen Kolonien, multipliziert mit dem Verdünnungsfaktor, entspricht quantitativ den vorhandenen vermehrungsfähigen Keimen pro ml Harn. Darüber hinaus wurden zahlreiche Abwandlungen dieser Oberflächenkultur entwickelt.

Gußmethode. Von einer Harnverdünnung 1:100, 1:1000, 1:10000 und 1:100000 werden 1 ml mit 10 ml verflüssigtem Agar vermischt und in eine Petrischale gegossen. Nach 24—48stündiger Inkubation bei 37° C wird wiederum die Zahl der Kolonien ermittelt und entsprechend der angewandten Verdünnung multipliziert.

Untersuchung im Tierversuch

Die Pathogenität von Keimen läßt sich mitunter nur an einer bestimmten Tierart erweisen. Für den Tierversuch sollten nur sorgfältig sortierte und rein gezüchtete Stämme verwandt werden. Bei der Anstellung des Tuberkulosetierversuches wird eine stärkere Begleitflora im Harn durch Säurebehandlung eliminiert. So ist beispielsweise Klebsiella pneumoniae für Mäuse, Mycobacterium tuberculosis für Meerschweinchen absolut pathogen. Im Rahmen urologischer Untersuchungen kommt der Tierversuch in erster Linie bei Verdacht auf Urogenitaltuberkulose in Betracht.

Normale Keimflora des Urogenitaltraktes

Im Bereich der äußeren Genitalien und in der Urethra findet sich eine (bei den Geschlechtern unterschiedliche) Keimbesiedlung. Die Störung des Gleichgewichts zwischen der Aggressivität saprophytierender Keime und der Abwehrkraft des Wirtsorganismus kann zur Harninfektion führen.

Für die Beurteilung bakteriologischer Harnbefunde ist infolgedessen die Kenntnis der physiologischerweise im Bereich des Urogenitaltraktes vorkommenden Bakterien im Hinblick auf Ätiologie, Therapie und Prognose wesentlich. Harmlose Saprophyten können pathogen werden und demzufolge langwierige Harnwegsentzündungen unterhalten. Andererseits brauchte der Nachweis bekannterweise pathogener Keime nicht mit einem entsprechend anatomisch-pathologischen Substrat zu korrelieren. RANTZ u. KIRBY (1943) sahen bei der Hälfte ihrer 34 Patienten mit Enterokokken-Bakteriurie keine Zeichen einer Infektion, obwohl unter diesen fünf Fälle hohe Keimzahlen aufwiesen. Ähnliche Befunde erhoben FRANK u.a. (1950). Für die Bewertung eines positiven Bakterienbefundes ist, wie an anderer Stelle näher ausgeführt wird, neben der Art der gefundenen Keime ihre Quantität entscheidend.

a) Keimflora von Vulva und Vagina

Die anatomischen Gegebenheiten bieten einem Bakterienwachstum günstige Bedingungen. Bei einem Reinheitsgrad 1 in der Vagina werden im wesentlichen nur Lactobacillen (Döderleinstäbchen) gefunden, die durch Aufrechterhaltung eines pH von 4,0—4,7 der Entwicklung von Fäulnisbakterien, Kokken usw. entgegenwirken. Unter pathologischen Verhältnissen kann sich das mikroskopische Bild durch das vermehrte Auftreten von grampositiven Kokken sowie gramnegativen Kokken und Stäbchen, Fäulnisbakterien, Spirillen, Trichomonaden, Candida albicans (Soor) und zahlreichen anderen Keimen derart ändern, daß diese Keime vorherrschen. BERNHARD (1951) fand bei Untersuchungen an 1000 Frauen in 72% Staphylokokken, in 17,9% Streptokokken, in 21,2% Diplokokken, in 25,7% Escherichia coli, in 11,5% Bacillus mesentericus, in je 10,2% Proteus vulgaris und Clostridium perfringens (B. emphysematosus Fränkel); daneben in Einzelfällen weitere Saprophyten und pathogene Keime.

Ähnliche Ergebnisse berichten ALLEMANN u. LUDWIG (1952). RÜTHER, RIETH u. KOCH (1958) konnten in Vaginalabstrichen von 100 gynäkologisch symptomfreien Frauen in 10% Candida albicans sowie in einigen weiteren Fällen andere Candidaarten feststellen. Ist ganz allgemein das vermehrte Auftreten der Monilien auf eine Änderung der normalen Scheidenflora zurückzuführen, so konnten ALVAREZ-BRAVO u. GONZALES (1952) unter antibiotischer Therapie gehäuft Candida-Vulvovaginitis feststellen. Entsprechende Beobachtungen machten REICH u.a. (1953), HOSEMANN (1954), SCHERFF (1952), DE BRUINE u. RODENBURG (1954).

b) Glans penis

In Abklatschkulturen bei 50 Gesunden konnte MEIER-ROHN (1960) bei unausgesuchten Patienten regelmäßig Mycobacterium smegmatis und andere säurefeste Stäbchen, verschiedene grampositive und -negative Kokkenarten (Micrococcus pyogenes albus 78%, M. albus haemolyticus 20%, M. aureus 20%, M.

aureus haemolyticus 4%)[1], Hefen, Sarcine, grampositive und -negative Stäbchen, Spirillen und Borrelien nachweisen. Innerhalb des Präputialraumes erreichen diese Keime leicht das Orificium urethrae.

c) Bakterienflora der Urethra

Die Keimbesiedlung der Urethra weist bei den Geschlechtern auf Grund anatomischer und physiologischer Gegebenheiten quantitative und qualitative Unterschiede auf.

In der männlichen Harnröhre fanden sich in 1 cm Tiefe praktisch immer Bakterien. Ihre Anzahl war bis 3 cm Tiefe teilweise beträchtlich. Noch in 5 cm Tiefe wurde bei der Hälfte der Untersuchten ein spärlicherer Keimbefund erhoben. Gramnegative Bakterien und grampositive Kokken waren etwa gleich häufig (HELMHOLZ 1950).

Stets Bakterien, meist Staphylococcus albus und Diphtheroide, seltener E. coli, Enterokokken oder Proteus ergab die Abimpfung der Fossa navicularis bei Männern, bei denen eine Katheterperiode länger zurücklag (SHACKMANN u. MESENT 1954).

FRIEDRICH u. RASP (1954), MARCHIONINI u. RÖCKEL (1957) sprechen dann von einer pathogenen Urethralflora, wenn aus der Harnröhre Reinkulturen von E. coli, Proteus vulgaris, Pseudomonas aeruginosa, Staphylo- oder Streptokokken oder aber auch Mischkulturen dieser oder anderer Keime gezüchtet werden können. Eine Übersicht der in Harnröhren gesunder Männer anzutreffenden Keime gibt Tabelle 1[1] von MEYER-ROHN (1960).

Tabelle 1

	%		%
Mikrococcus aureus	16	Sarcinen	3
Mikrococcus aureus haemolyticus	3	Gaffkya tetragena	4
Mikrococcus albus	47	Corynebacterium	48
Mikrococcus albus haemolyticus	48	Proteus vulgaris	3
Streptococcus haemolyticus	6	E. coli	2
Streptokokken oH	9	Klebsiella pneumoniae	1
Streptokokken mit Vergrünung	9	Lactobakterien	1
Streptococcus faecalis	2	Keime aus der Hämophilusgruppe	3
Diplococcus pneumoniae	1	Neisseria catarrhalis	3

Bei Frauen wurden häufiger E. coli und Milchsäurebakterien gefunden. WEBER (1956) wies als Hauptvertreter der physiologischen Harnröhrenflora Staphylococcus albus und Diphtheroide nach. CLABAUGH u. RHOADS (1957) isolierten in 2 cm Tiefe aus der weiblichen Harnröhre in 90% der Fälle Bakterien, meist Staphylococcus albus, etwas seltener coliforme Keime und vereinzelt Enterokokken. Nach dem bisher Gesagten ist zu vermuten, daß ein Teil der Infektionen durch Keime hervorgerufen wird, die bereits im Organismus anwesend sind. Die Aktivierung ihrer potentiellen Pathogenität beruht wohl auf einer Verschiebung im Gleichgewicht Wirt/Parasit. Die pathogene Potenz eines Bakterienstammes ist abhängig von extracellulären Faktoren (Enzymbildungsvermögen), Toxinen, invasiven Eigenschaften und der Abwehrlage des Wirtsorganismus.

[1] Die Tabelle 1 entspricht hinsichtlich der Bezeichnung bei Mikrokokken und Streptokokken nicht mehr der heute gültigen, international vereinbarten Nomenklatur. Hierauf muß bei Auswertung der Tabelle Rücksicht genommen werden.

Die häufigsten bei entzündlichen Erkrankungen des Urogenitalsystems gefundenen Mikroorganismen

Die Identifizierung des pathogenen Erregers bei entzündlichen Erkrankungen im Urogenitaltrakt ist Vorbedingung einer sinnvollen Therapie. Sie wird wegen der speziellen Fragestellung dem mikrobiologischen Laboratorium überlassen werden. Es interessiert in diesem Zusammenhang jedoch den Kliniker Häufigkeit und typisches Verhalten der im einzelnen Krankheitsfall nachgewiesenen Erreger. Einzelheiten der Nachweismethode, der Nährbodentechnik und des biochemischen Verhaltens des Mikroorganismus sind der entsprechenden Fachliteratur zu entnehmen.

Es wird die Auffassung vertreten, daß akute Infektionen meist durch gramnegative, chronische dagegen vorwiegend von grampositiven Keimen hervorgerufen werden (JACKSON u. GRIEBLE 1957). Von dieser Regel gibt es zahlreiche Ausnahmen, wie die klinische Praxis lehrt.

Um einen Eindruck von der zahlenmäßigen Häufigkeit der einzelnen Mikroorganismen bei Harnwegsinfekten zu vermitteln, sei auf die Tabellen 2—4 verwiesen. Das Verteilungsbild schwankt im Krankengut der verschiedenen Untersucher beträchtlich. Dabei ist wesentlich, ob es sich um Frauen oder Männer,

Tabelle 2. *Häufigkeit von signifikanter Bakteriurie in je einer Gruppe von Männern, graviden und nichtgraviden Frauen.* (Nach HEWITT, GUZE u. FINEGOLD 1960)

	Männer	Frauen (gravid)	Frauen (nicht-gravid)
E. coli	35	81	50
A. aerogenes	27		
Paracolobactrum	5		
P. mirabilis	22	2	3
P. vulgaris	2		
P. morgagnii	3		
P. rettgeri	10		
P. species	6		
Ps. aeruginosa	39		2
Alcaligenes faecalis	5	3	1
Staph. aureus	17	3	1
Staph. epidermidis	2	3	1
Enterokokken	4	1	3
Streptokokken	2	9	1
Diphtheroide	14	6	5
Gesamtzahl der Fälle	188	108	67
Gesamtzahl der Kulturen	700	1224	180

Fälle mit Abflußbehinderung (obstruktive Uropathie, Steinleiden) oder anderweitige komplizierende Störungen bzw. Gravidität handelt oder ob die ableitenden Harnwege frei sind (Pyelonephritis sui generis nach BERNING). Bei weiblichen Untersuchten herrscht eindeutig E. coli vor, während im männlichen Krankengut Pseudomonas, Proteus, Aerobacter und Staphylokokken gleichfalls recht häufig gefunden werden. BICKEL (1964) weist darauf hin, daß in der Ära der Chemotherapeutica und Antibiotica die Infektionen mit E. coli progredient abnahmen und Enterokokken, Pseudomonas, Proteus und Staphylokokken mehr und mehr an ihre Stelle traten. Besonders aufschlußreich hinsichtlich der Keimverteilung ist die Übersicht von HEWITT u.a., in der die Ergebnisse von drei verschiedenen Patientengruppen (Männer, vorwiegend ältere, gravide und nichtgravide Frauen) gegenübergestellt sind und die nur signifikante Bakteriurien mit über 10^5 Keimen/ml Harn berücksichtigt (Tabelle 2).

Bei unkomplizierten Harnwegsinfekten dominiert E. coli meist in Reinkultur, während dieser Keim bei komplizierten Fällen außerordentlich häufig von einer Vielzahl anderer Erreger verdrängt wird, wie die Zusammenstellung von COLEMAN u. TAYLOR (1949) erkennen läßt (Tabelle 4). Im Krankengut von SCHREINER (1958) kamen unter 307 positiven Bakterienkulturen Mischinfektionen mit zwei Keimen in 23% und mit drei Keimen in 4% vor.

Tabelle 3.
Verteilung gramnegativer Keime bei Graviden mit Bakteriurie.
(Nach TURCK, GOFFE u. PETERSDORFF 1962)

Species	Zahl der Fälle
E. coli.	46
Paracolobactrum . .	8
Klebsiella	2
Proteus mirabilis . .	2
E. coli und Klebsiella in Mischkultur . .	1
	59

Bei 6—8% der Graviden wird nach KASS (1959, 1960) im ersten Trimester eine asymptomatische signifikante Bakteriurie angetroffen. In vier Fünftel der Fälle handelt es sich um E. coli. Falls keine Behandlung erfolgt, entwickelt sich bei etwa 40% der Patienten eine Pyelonephritis. FINNERTY u.a. (1961) sowie KAITZ u. HODDER (1961) berichten entsprechende Beobachtungen. TURCK u.a. (1962) fanden bei ihren Schwangeren eine Bakteriuriehäufigkeit zwischen 2% und 11,4% in Abhängigkeit vom sozialen Milieu. Die Keimverteilung bei einigen ihrer Kranken mit gramnegativen Erregern gibt Tabelle 3 wieder.

1. Gramnegative Stäbchen

In pathogenetischer Hinsicht interessieren hier insbesondere die gramnegativen Stäbchen und hier wiederum die Enterobacteriaceae, die Pseudomonadaceae und Achromobacteraceae. Da eine mikroskopische Unterscheidung nicht möglich ist, müssen Beweglichkeit und biochemisches Verhalten auf Elektivnährböden (Lactosespaltungsvermögen, Indolbildung, Harnstoffspaltung, Prüfung der Säure- und Gasbildung bei Mannit, Voges-Proskauer-Reaktion und Methylrottest) zur Differenzierung herangezogen werden. Einzelheiten s. WINKLE (1955), HALLMANN (1953, 1961).

Escherichia coli

Die gramnegativen, mehr oder weniger beweglichen, kurzen, meist plumpen Stäbchen von $1 \times 3\ \mu$ Größe finden sich normalerweise im Colon, kaum einmal in den unteren Dünndarmabschnitten. Auf Grund seiner großen Fermentaktivität greift E. coli in die Verdauungsvorgänge ein, entfaltet nützliche Funktionen bei der Vitaminsynthese und verhindert ein Überhandnehmen anderer Keime (Kokken). Außerhalb des Colons zeigen die Colibakterien jedoch pathogene Eigenschaften („Colibacillose", Übersicht bei BICKEL 1964). Dabei scheinen Beziehungen zwischen Serotyp und Pathogenität bei E. coli zu bestehen, da sich einige der Serotypen unter anderem vorwiegend bei Infektionen des Urogenitalsystems finden, während andere Typen in der Kinderheilkunde als Dyspepsieerreger allgemein bekannt sind. Von zahlreichen Untersuchern wurde E. coli übereinstimmend als bei weitem häufigster Erreger entzündlicher Erkrankungen des Harntrakts gefunden.

RANTZ (1942) sah bei allen durch E. coli hervorgerufenen bakteriellen Entzündungen ein etwa gleiches klinisches Bild und ähnliche Parenchymveränderungen. COLEMAN u. TAYLOR (1949) fanden bei 82% ihrer unkomplizierten Harnwegsinfekte E. coli als Erreger; berücksichtigten sie auch die coliformen Keime, so kamen sie auf 92% der Fälle. Im Krankengut von GARROD u.a. (1954), das unkomplizierte und chronische Pyelonephritis sowie Schwangerschaftsbakteriurie umfaßte, waren bei über 400 Coli-Infektionen nur in 10% andere Keime nachweisbar. In 304 Fällen mit über 10^5 Colibakterien/ml Harn lag die Zahl eines anderen Keimes in nur 9% über dieser Grenze. Auch BRAINERD u. CECIL (1956) konnten E. coli als häufigsten Keim bei Schwangerschaftsbakteriurie sowie unkomplizierter Pyelonephritis nachweisen. Demgegenüber ist die E. coli bei komplizierten Harnwegsinfektionen (Abflußbehinderungen, Mißbildungen) meist durch andere Erreger verdrängt worden (s. Tabelle 4).

Tabelle 4. *Übersicht über die unterschiedliche Keimbesiedlung bei unkomplizierten und komplizierten Harnwegsinfektionen.* (COLEMAN u. TAYLOR 1949)

Typ der Infektion	Unkomplizierte Fälle 60	Komplizierte Fälle 40
E. coli	82%	18%
Paracoli	5%	5%
atyp. E. coli	5%	5%
A. aerogenes	2%	45%
P. vulgaris	5%	43%
P. morgagnii	0%	35%
Ps. aeruginosa	0%	7%
gemischte Keime	2%	0%
Enterokokken Staphylokokken	18%	25%
Reinkultur (Einzelorganismen)	80%	20%

Coliforme Bakterien

Paracolibakterien oder coliforme Bakterien scheinen oft nur Verlegenheitsbezeichnungen zu sein, unter denen sich die verschiedensten Arten lactosenegativer Enterobacteriaceen verbergen, soweit sie diagnostisch nicht genau differenzierbar sind (REPLOH u. OTTE 1961, KÖHLER u. MOCHMANN 1964, PREUNER 1964).

Aerobacter aerogenes

Dieser Keim wird nach der Einteilung von BERGEY von den Klebsiellen unterschieden. Nach Auffassung anderer Autoren bestehen jedoch zwischen Aerogenesbakterien und Klebsiellen viele Analogien und auch gemeinsame kulturell-serologische Merkmale, so daß eine Differenzierung gar nicht möglich ist. Im Gegensatz zu E. coli kommt Aerobacter außer im normalen Darm auch in der freien Natur vor. In der Nährbouillon bildet er eine Kahmhaut. COLEMAN u. TAYLOR (1949) fanden diesen Keim bei unkomplizierten Harnwegsinfekten in 2%, bei komplizierten dagegen in 45%. Dieses Verhalten steht ganz im Gegensatz zu E. coli, der bei komplizierten Fällen nur in 18% gefunden wurde. HEWITT u.a. (1960) wiesen Aerobacter aerogenes 27mal bei 188 Männern nach, während sich dieser Keim bei 108 Frauen nicht einmal nachweisen ließ. Nach E. WIESMANN (1964) wird Aerobacter etwa zehnmal seltener angetroffen als E. coli, doch wird von anderer Seite neuerdings eine beträchtliche Zunahme registriert (BROD 1965).

Klebsiella

Klebsiellen zeigen eine plumpe und rundliche Form, so daß sie manchmal wie dicke Kokken wirken. Charakteristisch ist gegenüber Colibakterien ihre Unbeweglichkeit und die im Wirtsorganismus gebildete Schleimkapsel im ungefärbten und im gefärbten Präparat. Auf den Nährböden wachsen sie unter starker Schleimbildung. Findet sich eine signifikante Bakteriurie dieser Keime, so liegt stets ein schweres Krankheitsbild vor. Bei den Klebsiellen sind drei Species bekannt, wovon insbesondere Klebsiella pneumoniae (Friedländer-Bacillus) durch eine schwere Verlaufsform der Infektion gekennzeichnet ist. Die Pathogenität von K. rhinoscleromatis und K. ozaenae ist jedoch noch umstritten.

Proteus

Diese ubiquitär in der Natur vorkommenden sporenlosen Stäbchen von wechselnder Länge und Dicke können durchaus pathogene Eigenschaften entfalten. Ihre Beweglichkeit ist meist lebhaft, manchmal jedoch auch nur schwach, man unterscheidet peritrich begeißelte H-Formen und unbegeißelte O-Formen. Dementsprechend ist die Wuchsform auf Agar-Substrat hauchartig, terrassenförmig oder in Form kompakter Kolonien. Die Untergruppen Proteus mirabilis, vulgaris, morgagnii und rettgeri können auf Grund ihrer unterschiedlichen biochemischen Aktivität differenziert werden. Proteus wird heute wesentlich häufiger gefunden als früher, und zwar besonders nach Antibioticabehandlung. Das beruht auf der Tatsache, daß er gegen viele Antibiotica primär resistent ist und zu sekundärer Resistenzentwicklung neigt. Dies unterstreicht die Notwendigkeit von Sensibilitätsprüfungen vor und während der Therapie. Besonders im Bereich von Niere und Harnwegen führt er zu langwierigen, schwer beeinflußbaren Infektionen, oft mit Phosphatsteinbildung.

Salmonellen

Die Erreger werden im allgemeinen nur bei entsprechender enteraler Salmonelleninfektion auch im Urin nachgewiesen und diagnostisch bewertet. Im Harn von Keimträgern oder Dauerausscheidern werden sie nur selten angetroffen.

Shigellen

Diese Bakterien kommen im Dickdarm und manchmal im unteren Ileum vor und werden nur ganz vereinzelt im Urin gefunden.

Pseudomonas aeruginosa (Bact. pyocyaneum)

Es handelt sich um ubiquitär vorkommende Saprophyten. Sie erscheinen mikroskopisch als schlanke, lebhaft bewegliche Stäbchen. Typische Merkmale sind der süßliche Geruch und die Farbstoffbildung, kenntlich an dem grünlich fluorescierenden Farbton in der Umgebung der Kolonien. Klinisch ist der blaugrüne Eiter charakteristisch. Pseudomonas wird insbesondere nach Chemotherapie mit Breitspektrumantibiotica (Tetracyclin, Chloramphenicol oder Penicillin-Streptomycin) beobachtet (Plotkin u.a. 1958, Wright u.a. 1954). Die Erreger treten häufig nach Unterdrückung der Erstinfektion auf und setzen therapeutischen Bemühungen außerordentlichen Widerstand entgegen. Ihre Häufigkeit bei unkomplizierten Infekten wird von Erlanson u. Jonsson (1953) mit 1%, bei komplizierten Fällen dagegen mit 7% angegeben. Coleman u. Taylor (1949) fanden sie nur bei komplizierten Fällen (7%). Pseudomonas hat mit Proteus gemeinsam, daß beide kaum auf intakten Schleimhäuten des Urogenitalsystems angetroffen werden. Unspezifische entzündliche Veränderungen wie auch diagnostische oder therapeutische Eingriffe können jedoch den Weg bahnen und zu langanhaltenden und kaum beeinflußbaren Infektionen führen.

2. Grampositive Kokken

Grampositive Kokken stellen einen sehr häufigen Harnbefund dar. Die Frage der Pathogenität ist im Einzelfall schwer zu entscheiden, da fast alle in Frage kommenden Kokken sich auch auf der normalen Urethralschleimhaut gesunder Patienten finden können. Unter diesen Umständen ist die Feststellung der Keimzahl/ml Harn aufschlußreich.

Pathogene Staphylokokken

Es handelt sich um unbewegliche kleine, kugelige Kokken, Durchmesser etwa 0,8—1,0 μ, die in unregelmäßigen Haufen oder Trauben liegen. Sie können auf geeigneten Medien bei entsprechender Temperatur Farbstoffe von porzellanweiß bis goldgelb bilden. Eine Diagnose auf Grund dieser Kriterien allein ist nicht mehr zulässig, da es auch unter den saprophytären Mikrokokken Farbstoffbildner gibt und andererseits pathogene Staphylokokken auch farblos wachsen können.

Pathogene Staphylokokken sind im allgemeinen sehr fermentaktiv, apathogene dagegen nicht.

Sie bilden Toxine und Enzyme: Hämolysine (α-, β-, δ- und ε-Hämolysine), die je nach angebotener Blutart wirksam werden und *allein* nicht als Pathogenitätsmerkmal gelten dürfen. Weiter werden gebildet Dermonekrotoxin [= Hämolysine (?)] und nur von einigen Stämmen Enterotoxin (thermostabil) (gefürchtet bei Nahrungsmittelvergiftung). Fast alle für den Menschen pathogenen Staphylokokken bilden Coagulase, eine enzymartige Substanz, deren Einwirkung zur Ablagerung von Fibrin auf der Bakterienoberfläche führt, so daß die Phagocytose gehemmt wird. Die *positive Plasmacoagulase-Reaktion eines Stammes ist als Pathogenitätsmerkmal* anzusehen. Die Mehrzahl der coagulasepositiven Stämme bildet auch α-Hämolysin.

Weitere extracelluläre Enzyme: z.B. Hyaluronidase, Staphylokinase (die zur Fibrinolyse führt), Penicillinase, Gelatinase etc. Zur Klärung epidemiologischer Zusammenhänge reichen die oben angeführten Pathogenitätsmerkmale nicht aus, so daß eine Bakteriophagen-Lysotypie durchgeführt werden muß.

Staphylokokken kommen, wie oben erwähnt, fast ubiquitär in der menschlichen Umgebung vor. Sie finden sich dementsprechend oft auf Haut und Schleimhäuten. SCHREINER (1958) gibt für die Fälle mit signifikanter Bakteriurie eine Staphylokokkenhäufigkeit von 12—46% an. Der Staphylokokkenbefund beweist in den meisten Fällen eine manifeste Harnwegsinfektion. Sie finden sich besonsers oft bei älteren Männern (HEWITT u.a. 1960). Häufig sind Mischinfektionen mit anderen Erregern, wie sie GARROD u.a. (1954) in 25% der Fälle nachwiesen. Gaffkya (Mikrococcus tetragenus) sowie Sarcinen sind mit den Staphylokokken nahe verwandt und werden nicht selten bei Eiterungen isoliert. Ihrem Nachweis im Urin kommt keine pathologische Bedeutung zu.

Streptokokken

Die Streptokokken sind mit den Lactobacillen in einer Familie (Lactobacillaceae) vereinigt; sie bilden, da sie sich nur in einer Ebene teilen, charakteristische Ketten. Sie sind neben den Staphylokokken die häufigsten Erreger von Wundinfektionen, Eiterungen und Entzündungen von mehr flächenhafter und septischer Ausbreitung. Die Einteilung der Streptokokken geschah zunächst nach morphologischen, kulturellen und biochemischen Eigenschaften, bis ihre Fähigkeit, Erythrocyten in verschiedenem Maße zu hämolysieren, eine für die Klinik brauchbarere Einteilung ermöglichte (SCHOTTMÜLLER 1903); die hämolysierenden Streptokokken machte man für akute Entzündungen, die vergrünend wachsenden für subakute und chronisch verlaufende Erkrankungen verantwortlich.

α-Hämolyse = vergrünend wachsend;
β-Hämolyse = vollständige Lösung von Blutfarbstoff und Erythrocyten;
γ-Hämolyse = keine Nährbodenveränderung.

Neben den Hämolysinen (= Streptolysinen?) zeigen Streptokokken noch weitere Ferment- bzw. Toxinbildung: z.B. Streptokinase (Fibrinolysin), Hyaluronidase, Streptodornase, DPN-ase etc.

Eine brauchbare Streptokokkeneinteilung wurde erst möglich durch serologische Unterscheidung mit gruppen- und typenspezifischen Antigenen (LANCEFIELD 1928). Bisher fand man die Gruppen A—Q. Diese Einteilung ist auch in der Praxis wichtig, da sich den einzelnen Gruppen ein bestimmtes Infektionsspektrum zuordnen läßt.

Es interessieren in diesem Zusammenhang besonders 1. Str. pyogenes humanus A und Str. pyogenes humanus C („human C") sind obligat pathogene, gefährliche Infektionserreger. Die meisten anderen Streptokokkenarten besitzen für den Menschen eine potentielle Standortpathogenität. Auf diese Weise können sie chronische Entzündungen unterhalten. 2. Vergrünend wachsende Streptokokken (α-Hämolyse). Ihre Differenzierung ist nicht einfach und die Beurteilung hinsichtlich der Pathogenität unsicher. 3. Nicht hämolysierende Streptokokken, wobei die Frage der Pathogenität im Einzelfall unklar bleibt. 4. Enterokokken. Keime dieser Gruppe gehören ausnahmslos der serologischen Gruppe D an. Sie kommen normalerweise im Darm vor (Streptococcus faecalis) und können außerhalb ihres gewöhnlichen Aufenthaltsortes pathogen wirken. Bei Infektionen des Harntraktes werden sie häufig isoliert. Die Diagnose wird meistens aus ihrer Diplokokkenlagerung sowie ihrem typischen Wachstum auf Telluritnährböden gestellt. FRANK u.a. (1950) fand bei 19 Patienten mit Enterokokkenbakteriurie nur in zehn Fällen Hinweise auf eine Infektion. Ein Enterokokkennachweis rechtfertigt nach diesem Autor nicht die Annahme einer Pyelonephritis. ERLANSON u. JONSSON (1953) geben ihre Häufigkeit bei unkomplizierten Harnwegsinfektionen mit 14% und bei komplizierten Fällen mit 41% an. Nach HEWITT u.a. (1960) werden Enterokokken häufig als Verunreinigung gefunden. So sah der Verfasser bei 67 nicht graviden Frauen mit signifikanter Bakteriurie nur in einem Fall eine Reinkultur von Enterokokken, in zwei Fällen eine Mischkultur und in 58 Fällen eine Mischkultur mit weniger als 10^5 Keimen/ml Harn. Im Gegensatz zu den übrigen Streptokokken, die nur eine begrenzte Rolle bei Entzündungen im Harntrakt spielen, zeichnen sich die Enterokokken durch eine ausgesprochene Resistenz gegenüber Umwelteinflüssen und Antibiotica aus.

3. Gramnegative Kokken

Hierher gehören die Neisseria und die obligat anaerob wachsenden Veillonella. Bedeutung haben im Urogenitaltrakt die Gonokokken (Neisseria gonorrhoeae). Voraussetzung für die Diagnose ist ein einwandfreies intracelluläres Wachstum im Gegensatz zu anderen apathogenen Neisseriaarten. Gonokokken sind sehr empfindlich gegen Abkühlung und Austrocknung und wachsen zudem am besten auf Ascitesagar in feuchtem, CO_2-reichem Milieu. Die Anlage der Kultur muß am Krankenbett erfolgen. Die sichere Differenzierung gegenüber apathogenen gramnegativen Diplokokken erfolgt wiederum durch Unterschiede in der Zuckervergärung. Neisseria meningitidis (Meningokokken) haben für urologische Erkrankungen keine Bedeutung. Im Ausstrich ist die Gruppe der Mimae (Mima, Herrelea) den Neisserien oft ähnlich. Sie wurden unter anderem auch aus dem Urin isoliert.

Ihre pathogene Bedeutung steht nicht sicher fest. Gelegentlich wurden in Krankenhäusern entsprechende Infektionen beobachtet. Die Infektionsquelle dieser (septischen) Erkrankung ist unbekannt.

4. Grampositive Stäbchen

Corynebakterien

Teils in Reinkulturen, teils in Mischflora werden Corynebakterien zuweilen aus dem Urin isoliert. Meist handelt es sich um streng aerob wachsende, grampositive und meist gebogene Stäbchenbakterien, im Klinikgebrauch auch als Diphtheroide bezeichnet. Die Beurteilung eines derartigen Kulturergebnisses stößt auf Schwierigkeiten, da hinsichtlich der Pathogenität wenig bekannt ist, andererseits jedoch bestimmte Arten von Corynebakterien in der Tiermedizin als spezifische Pyelitiserreger gelten.

Lactobakterien

Sie sind als Bestandteil der physiologischen Scheidenflora oft im Harn von Frauen anzutreffen. Ihnen kommt keine pathologische Bedeutung zu, sie können aber im ungefärbten Präparat zu Verwechslungen Anlaß geben.

5. Mykobakterien

In der Gattung Mycobacterium sind für menschliche Erkrankungen nur wenige pathogene Arten von Bedeutung: M. tuberculosis, M. bovis und M. avium, wobei das letztere nur selten gefunden wurde. Außerdem das M. leprae.

Als besonderes Kriterium der Mycobakterien gilt die sog. „Säurefestigkeit", die auf der Affinität von Fetten und Wachsen (Mycolsäuren) im gesamten Körper der Mycobakterien zu basischen, fettlöslichen Farbstoffen beruht. Die Farbstoffverbindung ist jedoch gleich fest gegen Alkalien und Alkohol, daher können Mycobakterien weder als grampositiv noch als gramnegativ bezeichnet werden (Spezialfärbungen unter anderem nach Ziehl-Neelsen).

Im mikroskopischen Präparat läßt sich *keine Artdiagnose* der Mycobakterien stellen, sondern nur das Vorhandensein von *säurefesten Stäbchen* generell nachweisen. Mit einem diesbezüglich positiven Resultat im Ausstrichpräparat ist auch nur bei einer Menge von ca. 10^6 Keimen/ml Material zu rechnen. Kultur- und Tierversuch sind empfindlicher und geben, nebeneinander angewendet, optimale Ergebnisse.

Die bakteriologische Untersuchung gilt vor allem der Differenzierung, ob es sich um Mycobacterium tuberculosis oder einen anderen säurefesten, harmlosen Saprophyten (z.B. Smegmabakterien) handelt. Schwierigkeiten können jedoch auftreten, wenn der betreffende Patient mit Tuberkulostatica behandelt ist, da sich die geschädigten Keime außerordentlich verzögert vermehren, so daß mitunter *nur* die Kultur oder *nur* der Tierversuch Resultate erbringt. Ein Nachteil für die Klinik ist das langsame Wachsen der Kulturen auf den Spezialnährböden wie auch die Dauer des Tierversuches.

6. Actinomyceten

Das Vorkommen von Anaerobiern im urologischen Untersuchungsmaterial ist extrem selten. Immerhin werden bei anaeroben Kulturen gelegentlich menschen- und tierpathogene Actinomyceten (Actinomyces Israeli), die als fadenförmige, grampositive Stäbchen oder Fäden mit echten Verzweigungen zwischen den Bakterien und Fungi stehen, gefunden. Liegt eine Reinkultur vor, so lassen sich Actinomyceten in anaeroben Kulturen relativ leicht kultivieren, handelt es sich um eine Mischinfektion, ist eine Isolierung oft nicht durchführbar. Eine Infektion ist grundsätzlich über die Schleimhäute des Respirations-, Verdauungs- und Genitaltraktes möglich.

7. Pilze

Die Hefen und Sproßpilze bedürfen der Erwähnung, da sie gelegentlich im Urin vorkommen. Interesse verdient Torulopsis glabrata, die auch unter normalen Verhältnissen in der Vagina angetroffen wird. Eine Verwechslung mit Candida albicans liegt nahe. Besonders nach langdauernder antibiotischer Behandlung kommt es als Ausdruck der gestörten Bakterienflora zu einem Überwiegen hefeartiger Organismen, so daß aus harmlosen Saprophyten Parasiten von pathogener Bedeutung werden. Eine sichere Klärung ist mikroskopisch allein nicht möglich. Die genaue biochemische Differenzierung gelingt nur einem versierten Mykologen. Ein auffälliger Pilznachweis im Urin ist in jedem Falle als pathologisch zu bewerten.

8. Pleuropneumonia like organisms (PPLO)

Diese Gruppe, auch Asterococcus oder Mycoplasma genannt, ist hinsichtlich ihrer pathogenetischen Bedeutung durchaus unklar. Erreger dieser Art wurden wiederholt aus eitrigen Prozessen im Bereich des Genitales und bei unspezifischer Urethritis und in ähnlicher Häufigkeit auch bei gesunden Kontrollpersonen gefunden (Harkness 1950, Randall u.a. 1950, Nicol u. Edward 1953). Die praktische Bedeutung dieser biologisch sehr interessanten Gruppe für die Entstehung oder Begünstigung bakterieller Infektionen im Bereich von Nieren und Harnwegen bleibt somit zunächst offen (Klieneberger-Nobel 1959).

Literatur

Albright, F., H.W. Sulkowitch, and R. Chute: Nonsurgical aspects of the kidney stone problem. J. Amer. med. Ass. **113**, 204 (1939). — **Allemann, O., u. F. Ludwig:** Die Behandlung der Vagina mit Antibioticis. Gynaecologia (Basel) **133**, 285 (1952). — **Alvarez-Bravo, A.,** e **M. Gonzales Ramos:** Moniliasis vaginal consecutiva al uso terapeutico de antibioticos. Obstet. Ginec. lat.-amer. **10**, 295 (1952).

Beeson, P.B.: The case against the catheter. Amer. J. Med. **24**, 1 (1958). — **Bernhard, P.:** Die Chemotherapie der Genitalinfektion der Frau. Stuttgart: Ferdinand Enke 1951. — **Berning, H., u. W. Ruge:** Geschlechtsbedingte Unterschiede bei der Pyelonephritis. Münch. med. Wschr. **101**, 2139 (1959). — **Bickel, G.:** La colibacillose. In: C.E. Alken, V.W. Dix, H.M. Weyrauch, E. Wildbolz, Handbuch der Urologie, Bd. IX/1, S. 302. Berlin-Göttingen-Heidelberg: Springer 1964. — **Birchall, R.:** Pyelonephritis — an enigma. Amer. J. Med. **28**, 501 (1960). — **Boshell, B.R., and J.P. Sanford:** A screening method for the evaluation of urinary tract infections in female patients without catheterization. Ann. intern. Med. **48**, 1040 (1958). — **Brainerd, H.D., and L.M. Cecil:** Observations on the pathogenesis, course and treatment of non-obstructive pyelonephritis. Ann. intern. Med. **45**, 232 (1956). — **Brod, J.:** Chronic pyelonephritis. Lancet **1956 I**, 973. ~ Chronische Pyelonephritis. Z. ges. inn. Med. **20**, 105 (1965). — **Bruine, T.L.A. de, and A.C.J. Rodenburg:** Severe leukorrhea due to monilia secondary to aureomycin therapy. Ned. T. Geneesk. **98**, 924 (1954).

Clabaugh, J.G., and P.S. Rhoads: Efficacy of ureteral catheterization for determination of urinary tract infection: Results with a new technique. J. Amer. med. Ass. **165**, 815 (1957). — **Clarke, S.H.C.:** Investigation into methods of collection of urine for culture from men and women. Brit. med. J. **1960 II**, 1491. — **Colemann, P.N., and S. Taylor:** Coliform infections of the urinary tract. J. clin. Path. **2**, 134 (1949).

Dock, D.S., and L.B. Guze: Acute nonobstructive pyelonephritis: Occurrence of bacteriuria after apparent recovery. Ann. intern. Med. **50**, 936 (1959).

Erlanson, P., and G. Jonsson: Bacterial aspects of chemotherapy of surgical urinary infections. Occurence of resistance to chemotherapeutic agents. Acta chir. scand. **106**, 399 (1953).

Finnerty, F.A., G. DeCarlo Massaro, N. Kakaviatos, and V. Chupkovich: Incidence of unsuspected urinary-tract infection in normal pregnant and toxemic patients. New Engl. J. Med. **265**, 534 (1961). — **Frank, P.F., C. Wilcox, and M. Finland:** In vitro sensitivity of

B. proteus and Ps. aeruginosa to seven antibiotics. J. Lab. clin. Med. **35**, 205 (1950). — **Friedrich, H.,** u. **R.F. Rasp:** Beitrag zur Behandlung der unspezifischen Urethritiden. Z. Haut- u. Geschl.-Kr. **16**, 114 (1954).

Garrod, L.P., R.A. Shooter, and **M.P. Curwen:** Results of chemotherapy in urinary infections. Brit. med. J. **1954II**, 1003. — **Guze, L.B.,** and **P.B. Beeson:** Observations on the reliability and safety of bladder catheterization for bacteriologic study of the urine. New Engl. J. Med. **255**, 474 (1956).

Hallmann, L.: Bakteriologische Nährböden. Stuttgart: Georg Thieme 1933. ~ Bakteriologie und Serologie. Stuttgart: Georg Thieme 1961. — **Harkness, A. H.:** Non-gonococcal urethritis. Edinburgh: Livingston 1950. — **Helmholz, H.F.:** Determination of the bacterial content of the urethra. A new method with results in a study of 82 men. J. Urol. (Baltimore) **64**, 158 (1950). — **Hewitt, W.L., L.B. Guze,** and **S.M. Finegold:** Zit. nach Kleemann, Hewitt, Guze, Pyelonephritis. Medicine (Baltimore) **39**, 3 (1960). — **Hinkle, N.H., J.C. Partin,** and **C.D. West:** Diagnosis of acute and chronic pyelonephritis in children. Amer. med. Ass. J. Dis. Child. **100**, 333 (1960). — **Hinsberg, K.:** Untersuchung des Blutes. In: C.E. Alken, V.W. Dix, H.M. Weyrauch, E. Wildbolz, Handbuch der Urologie, Bd. III, S. 163. Berlin-Göttingen-Heidelberg: Springer 1960. — **Hosemann, H.:** Gynäkologische Schäden durch moderne Körperpflege und Therapeutica. Med. Klin. **49**, 804 (1954).

Jackson, G.G., and **H.G. Grieble:** Pathogenesis of renal infection. Arch. intern. Med. **100**, 692 (1957). — **Jackson, G.G., H.G. Grieble,** and **K.B. Knudsen:** Urinary findings diagnostic of pyelonephritis. J. Amer. med. Ass. **166**, 14 (1958). — **Jackson, G.G., K.P. Poirier,** and **H.G. Grieble:** Concepts of pyelonephritis experience with renal biosy and long term clinical observations. Ann. intern. Med. **47**, 1165 (1957). — **Jacobson, M.H.,** and **W. Newman:** Study of pyelonephritis using renal biopsy material. Arch. intern. Med. **110**, 211 (1962).

Kaitz, A.L.: Urinary concentrating ability in pregnant woman with asymptomatic bacteriuria. J. clin. Invest. **40**, 1331 (1961). — **Kaitz, A.L.,** and **E.W. Hodder:** Bacteriuria and pyelonephritis of pregnancy. New Engl. J. Med. **265**, 667 (1961). — **Kark, R.M., R.C. Muehrcke, C.L. Pirani,** and **V.E. Pollak:** The clinical value of renal biopsy. Ann. intern. Med. **43**, 807 (1955). — **Kass, E.H.:** Chemotherapeutic and antibiotic drugs in the management of infections of the urinary tract. Amer. J. Med. **18**, 764 (1955). ~ Asymptomatic infections of urinary tract. Trans. Ass. Amer. Phycns **69**, 56 (1956). ~ Bacteriuria and diagnosis of infections of urinary tract with observations on use of methionine as urinary-antiseptic. Arch. intern. Med. **100**, 709 (1957). ~ Bacteriuria and pyelonephritis of pregnancy. Trans. Ass. Amer. Phycns **72**, 257 (1959). ~ Bacteriuria and pyelonephritis of pregnancy. Arch. intern. Med. **105**, 194 (1960). ~ Bacteriuria and the pathogenesis of pyelonephritis. Lab. Invest. **9**, 110 (1960). — **Kipnis, G.P., G.G. Jackson, F. Dallenbach,** and **J.A. Schoenberger:** Renal biopsy in pyelonephritis. Arch. intern. Med. **95**, 445 (1955). — **Kleeman, C.R., W.L. Hewitt,** and **L.B. Guze:** Pyelonephritis. Medicine (Baltimore) **39**, 3 (1960). — **Klieneberger-Nobel, E.:** Pleuropneumonia-like organisms in genital infections. Brit. med. J. **1959I**, 19. — **Köhler, W.,** u. **H.P. Mochmann:** Medizinische Mikrobiologie. Jena: VEB Gustav Fischer 1964. — **Kohn, J.L.,** and **D. Gribetz:** Acute and chronic pyelonephritis in children. Amer. J. Dis. Child. **100**, 333 (1960). — **Kunin, C.M.:** The quantitative significance of bacteria visualized in the unstained urinary sediment. New Engl. J. Med. **265**, 589 (1961). — **Kunin, C.M., E. Zacha,** and **A.J. Paquin:** Urinary-tract infections in schoolchildren. I. Prevalence of bacteriuria and associated urologic findings. New Engl. J. Med. **266**, 1287 (1962).

MacDonald, R.A., H. Levitin, G.K. Mallory, and **E.H. Kass:** Relation between pyelonephritis and bacterial counts in the urine. New Engl. J. Med. **256**, 915 (1957). — **Marchionini, H.,** u. **H. Röckl:** Ätiologie, Diagnose, Therapie der gonorrhoischen und nichtgonorrhoischen Urethritiden. Münch. med. Wschr. **99**, 173 (1957). — **Meyer-Rohn, J.:** Die Untersuchung des Urins auf Bakterien. In: C.E. Alken, V.W. Dix, H.M. Weyrauch u. E. Wildbolz, Handbuch der Urologie, Bd. III. Bellin-Göttingen-Heidelberg: Springer 1960. — **Monzon, O. T., E. M. Ory, H. L. Dobson, E. Carter,** and **E. M. Yow:** A comparison of bacterial counts of the urine obtained by needle aspiration of the bladder, catheterization and midstream-voided methods. New Engl. J. Med. **259**, 764 (1958).

Nicol, C.S., and **D.G. Edward:** Role of organisms of the pleuropneumonia group in human genital infections. Brit. J. vener. Dis. **29**, 141 (1953).

Philpot jr., V.B.: Bacterial flora of urine specimens from normal adults. J. Urol. (Baltimore) **75**, 562 (1956). — **Plattner, H.C., A. Pfenniger** et **Y. Posterhak:** Procès du cathétérisme de l'uréthre: A propos du diagnostic des pyélonéphrites latentes. Schweiz. med. Wschr. **90**, 282 (1960). — **Plotkin, S.A.,** and **R. Austrian:** Bacteremia caused by pseudomonas sp. following the use of materials stored in solutions of a cationic surface-active agent. Amer. J. med. Sci. **235**, 621 (1958). — **Preuner, R.:** Mündliche Mitteilung 1964. — **Preuner, R., J. v. Prittwitz** u. **Gaffron:** Mikrobiologie, Immunologie und Epidemiologie der Infektionskrankheiten. Hannover: Schlütersche Verlagsanstalt 1955. — **Pryles, C.V.:** The diagnosis of the urinary tract infections. Pediatrics **26**, 441 (1960).

Randall, J. H., R. J. Stein, and **J. C. Ayres:** Pleuropneumonia-like organisms of the female genital tract. Amer. J. Obstet. Gynec. **59**, 404 (1950). — **Rantz, L. A.:** Infections of the urinary tract. Advanc. intern. Med. **1**, 137 (1942). — **Rantz, L. A.,** and **W. M. M. Kirby:** Enterococcic infections. Arch. intern. Med. **71**, 516 (1943). — **Reich, W. J., M. J. Nechtow, A. M. Kurzon, N. Subotnik,** and **J. B. Reich:** The treatment of monilial vaginitis with acrylic acid. Amer. J. Obstet. Gynec. **65**, 180 (1953). — **Reploh, H.,** u. **H. J. Otte:** Lehrbuch der medizinischen Mikrobiologie und Infektionskrankheiten. Stuttgart: Gustav Fischer 1961. — **Reutter, F., P. Schmuziger** u. **E. Wiesmann:** Die Bedeutung der Blasenpunktion in der Diagnostik der Harnweginfekte. Helv. med. Acta **31**, 478 (1964). — **Riley jr., H. D.:** Evaluation of a method for detecting and following urinary tract infection in females without catheterization. J. Lab. clin. Med. **52**, 840 (1958). — **Riley jr., H. D.,** and **V. Knight:** Urinary tract infection in paralytic poliomyelitis. Medicine (Baltimore) **37**, 281 (1958). — **Rüther, E., H. Rieth** u. **H. Koch:** Die Bedeutung der Candidamykosen (Moniliasis) für Gynäkologie und Geburtshilfe. Geburtsh. u. Frauenheilk. **18**, 22 (1958).

Salvisberg, H., u. **G. Schlegel:** Bakteriologische Probleme zur Ätiologie der interstitiellen destruierenden Nephritis. Schweiz. med. Wschr. **92**, 1667 (1962). — **Sanford, J. P.:** Evaluation of "positive" urine culture: Approach to differentiation of significant bacteria from contaminants. Amer. J. Med. **20**, 88 (1956). — **Scherff, M.:** Vulvovaginitis als Nebenwirkung von Aureomycin. Münch. med. Wschr. **94**, 1869 (1952). — **Schreiner, G. E.:** The clinical and histologic spectrum of pyelonephritis. Arch. intern. Med. **102**, 32 (1958). — **Seneca, H., O. K. Troc,** and **P. Peer:** Identification of true pathogens of urinary tract: Criteria and methods. J. Urol. (Baltimore) **84**, 499 (1960). — **Shackman, R.,** and **D. Mesent:** The effect of an indwelling catheter on the bacteriology of the male urethra and bladder. Brit. med. J. **1954 II**, 1009. — **Sims, E. A. H.,** and **K. E. Krantz:** Serial studies of renal function during pregnancy and puerperium in normal women. J. clin. Invest. **37**, 1764 (1958).

Turck, M., B. S. Goffe, and **R. G. Petersdorf:** Bacteriuria of pregnancy. New Engl. J. Med. **266**, 857 (1962).

Weber, B.: Bakterielle Besiedlungsformen des unspezifischen Harninfektes. Medizinische **5**, 193 (1956). — **Wiesmann, E.:** Bakteriologie. In: C. E. Alken, V. W. Dix, H. M. Weyrauch, E. Wildbolz, Handbuch der Urologie, Bd. IX/1. Berlin-Göttingen-Heidelberg: Springer 1964.— **Winkle, St.:** Mikrobiologische und serologische Diagnostik, Bd. II. Stuttgart: Gustav Fischer 1955. — **Wright, S. S., K. G. Potee,** and **M. Finland:** Susceptibility of pseudomonas to ten antibiotics in vitro. Amer. J. clin. Path. **24**, 1121 (1954).

II. Untersuchung der Nierenfunktion

Die renale Funktionsdiagnostik basiert auf folgenden Verfahren:

1. Feststellung der Plasmakonzentration der Stickstoffschlacken einzeln oder in ihrer Gesamtheit.
2. Erfassung der renalen Ausscheidungsintensität dieser Substanzen auf Grund der Beziehung zwischen Plasmaspiegel und Harnausscheidung: endogene Clearance von Harnstoff, Kreatinin, Harnsäure, Indican.
3. Bestimmung der osmotischen Leistung der Niere unter Belastung: Konzentrations- und Verdünnungsversuch, osmolare Clearance, Rediffusionsmaximum für osmotisch freies Wasser, Ausscheidungsmaximum für osmotisch freies Wasser.
4. Untersuchung der Fähigkeit der Niere, a) zugeführte Fremdstoffe zeitgerecht auszuscheiden: Phenolrottest, Indigocarmintest oder b) einen Überschuß saurer oder alkalischer Valenzen in Form von Ammoniumchlorid bzw. Natriumbicarbonat kurzfristig zu eliminieren (s. Abschnitt KRÜCK, Diagnostische Bewertung der Säure-Basen-Haushaltsstörungen).
5. Ermittlung renaler Partialleistungen, d.h. wohldefinierter physiologischer Funktionen wie Glomerulumfiltratgröße, Nierenplasmadurchfluß bzw. tubulärer Rückresorptions- und Sekretionskapazität durch Clearancebestimmungen mit Hilfe geeigneter Teststoffe.

Nach dem Stand unserer physiologischen Erkenntnisse sind die letztgenannten Verfahren geeignet, die diagnostische Bedeutung der übrigen Bestimmungsmethoden zu überprüfen und ihren Aussagewert eindeutig zu erfassen. Unsere Darstellung hat diese Gliederung zu berücksichtigen.

Stickstoffschlacken

Reststickstoff (Rest-N)

Als Kriterium der reduzierten Nierenfunktion gilt seit alters her die gestörte Bewältigung der Endprodukte des Eiweißstoffwechsels. Deutliche Einschränkungen der renalen Leistung führen zur Azotämie, d.h. zur Retention seiner obligat harnpflichtigen stickstoffhaltigen Metaboliten. Ein summatives Maß dieser Substanzen stellt der Reststickstoff des Serums dar, dessen Bestimmung sich für die Erkennung renaler Insuffizienzstadien besonders bewährt hat. Er entspricht als nichtkolloidaler Stickstoff praktisch dem nicht im Eiweiß gebundenen Stickstoff des Serums und setzt sich vor allem aus dem Harnstoff-N (etwa 15 mg-%), dem Aminosäuren-N (etwa 6 mg-%), dem Kreatin-N (1,0—1,6 mg-%), dem Kreatinin-N (0,4—0,6 mg-%) und dem Harnsäure-N (0,3—1,3 mg-%) zusammen; daneben sind in relativ niedrigen Konzentrationen Stoffe wie Ammoniak, Purinderivate, Indican, Phenole usw. beteiligt. Die normale Höhe des Gesamt-Rest-N beträgt im Serum 25—32 mg-%.

Bei stärkerer Abnahme der Nierenfunktion werden nicht selten Rest-N-Erhöhungen bis 200 mg-% und darüber beobachtet. Dabei steigt mit dem Grad der Azotämie der Anteil des Harnstoff-N am Gesamt-Rest-N von etwa 50% progredient bis auf etwa 90% an. So ist im Anstieg des Plasmaharnstoffs der entscheidende Indicator der Niereninsuffizienz zu sehen.

Die ursächlichen renalen und extrarenalen Konstellationen, die der Erhöhung des Rest-N zugrunde liegen, sind daher im folgenden Abschnitt über den Harnstoff als seinem Hauptbestandteil beschrieben. Heintz (1955) hat versucht, die häufig synonym verwendeten Begriffe extrarenale Azotämie (Reinwein 1939, 1947) und extrarenales Nierensyndrom (Nonnenbruch 1942) exakt zu differenzieren. Im ersten Fall ist die Stickstoffretention durch ein Überangebot harnpflichtiger Stoffe oder durch einen Mangel an Lösungswasser bei normaler Nierenleistung charakterisiert, während beim extrarenalen Nierensyndrom eine Nierenfunktionsstörung vorliegt, die bei morphologisch intaktem Nierenparenchym durch einen außerhalb der Niere liegenden Krankheitsprozeß verursacht wird. Die beiden Zustandsbilder überschneiden sich aber in einem beträchtlichen Bereich.

Da die einzelnen Teilkomponenten des Rest-N, wie noch dargestellt wird, recht unterschiedlichen renalen Ausscheidungsmechanismen folgen, ist seine spezielle diagnostische Bedeutung gering.

Besonders bei der Früherfassung von Nierenfunktionsstörungen läßt er im Stich. So können die Konzentrationen einzelner Stickstoffschlacken bereits erhöht sein, während der Wert für den Gesamtkomplex noch im Normbereich liegt. Diese Dissoziation kann auch im weiteren Verlauf von Nierenkrankheiten anhalten und diagnostisch wichtig sein. Sie verliert allerdings im Stadium manifester renaler Insuffizienz zunehmend an Bedeutung. Die Vorliebe für die Rest-N-Bestimmung, die in Deutschland im Gegensatz zu den angelsächsischen und romanischen Ländern lange Zeit bestand, sollte nicht aufrechterhalten werden, da besonders die Bestimmung von Kreatinin und Harnstoff diagnostisch aufschlußreicher ist und heute keine methodischen Schwierigkeiten hinsichtlich ihrer chemischen Analyse bestehen.

Geschwindigkeit und Grad des Rest-N-Anstieges hängen jedenfalls nicht ausschließlich von Art und Schwere der bestehenden Erkrankungen ab. Unter anderem sind Eiweißgehalt der Nahrung und Flüssigkeitsbilanz bedeutungsvoll. Beim akuten Nierenversagen mit Oligurie-Anurie wurde trotz eiweißfreier Kost eine tägliche Rest-N-Zunahme von durchschnittlich 12 mg-% beobachtet (Strauss u. Raisz 1956). Der Anstieg kann unter besonders ungünstigen Umständen (anurische Verwundete im Korea-Krieg) bis 50 mg-% pro Tag betragen (Meroney 1955). Sarre (1958) beobachtete sogar tägliche Vermehrungen bis 90 mg-%. Bei der extrarenalen Azotämie konnten Bell u. Knutson (1947) keine regelhafte Beziehung zwischen Rest-N bzw. Harnstoff-N einerseits und Kreatininkonzentration andererseits feststellen. Demgegenüber fanden Gaberman u.a. (1950) hier eine niedrige Relation Kreatinin/Rest-N dergestalt, daß Rest-N-Werten von über 100 mg-% Kreatininspiegel von 8 mg-% und darunter entsprachen, während bei primären Nierenkrankheiten Rest-N- und Kreatininanstieg etwa parallel verliefen.

Von Platt (1952) wurde nachdrücklich darauf hingewiesen, daß eine Erhöhung der Serumstickstoffschlacken, insbesondere des Harnstoffs und des Kreatinins, nicht unbedingt der Ausdruck einer ständig verminderten Ausscheidungsleistung der Nieren für diese Stoffe sein muß. So kann vor allem bei chronischen Niereninsuffizienzen mit über lange Zeit konstanter Erhöhung der Rest-N-Substanzen die ausgeschiedene Menge an Stickstoffschlacken durchaus dem metabolisch gebildeten Quantum entsprechen. Die Erhöhung der Plasmakonzentration führt hier durch die gleichzeitige Steigerung der glomerulär filtrierten Substanzmenge zur automatischen Anpassung der renalen Eliminierung an das anfallende Angebot. Von Sarre, Gayer und Rother (1957) wurde dieses Phänomen als „kompensierte" oder „kompensierende Retention" bezeichnet. Ihr steht die „dekompensierte Retention" mit unablässig fortschreitendem Anstieg der Rest-N-Substanzen gegenüber; die renale Funktionsbeeinträchtigung ist hierbei so hochgradig geworden, daß sich auch durch die Erhöhung der Plasmaspiegel ein ausreichendes Eliminationsquantum nicht mehr erzielen läßt.

Harnstoff

Der Hauptanteil der im Organismus anfallenden und von den Nieren ausgeschiedenen Stickstoffschlacken liegt in Form von *Harnstoff* vor. Dieser wird in der Leber aus Ammoniak, das den abgebauten Aminosäuren entstammt, und Kohlendioxyd gebildet. Dabei treten nach den Untersuchungen von Krebs und Henseleit (1932) unter katalytischer Mitwirkung von Ornithin und Beteiligung einer Arginase die Aminosäuren Citrullin und Arginin als Zwischenprodukte auf. Neuerdings muß auf Grund experimenteller Untersuchungen (Brodsky u. Huang 1961) auch eine intrarenale Harnstoffsynthese in Erwägung gezogen werden. Diese würde im Hinblick auf die Rolle des Harnstoffs beim Konzentrierungsvorgang im Nierenmark und für die Harnstoffausscheidung unter eiweißarmer Kost bedeutungsvoll sein (Ullrich u. Marsh 1963). Durch die Wirkung des Haarnadelgegenstromsystems kommt es zu einer Anreicherung von Harnstoff im Interstitium des Nierenmarks als entscheidende Voraussetzung für die Bildung konzentrierten Urins. Dieser Vorgang wird an anderer Stelle (s. S. 116) ausführlich dargestellt.

Harnstoff besitzt ein sehr hohes Permeierungsvermögen, so daß seine intra- und extracellulären Konzentrationen praktisch identisch sind. Der Harnstoffspiegel des Plasmas kann auch beim Nierengesunden in weiten Bereichen schwanken: seine Höhe wird im wesentlichen durch vier Faktoren bestimmt:

1. Die Höhe der Eiweißzufuhr;
2. den Grad des endogenen Eiweißabbaus;
3. die Tätigkeit der Darmbakterien;
4. das Ausscheidungsvermögen der Nieren.

Zur Erhöhung der Plasmakonzentration von Harnstoff, Harnstoff-N bzw. Rest-N führt oft das Zusammenwirken mehrerer dieser Bedingungen.

ad 1. Auf die erhebliche Bedeutung des Proteinanteils der Nahrung für die Harnstoffkonzentration des Serums wurde vor allem von Addis, Barrett, Poo

u. Yuen (1947) hingewiesen: bei nierengesunden Jugendlichen, die 0,5, 1,5 und 2,0 g Eiweiß/kg Körpergewicht und Tag erhalten hatten, lagen die Harnstoffspiegel im Mittel bei 19,3, 38,6 und 45,5 mg-%. Die Harnstoffretention, beurteilt nach dem Rest-N, wird deutlich und anhaltend, wenn reichliche Eiweißzufuhr (1200 g Rindfleisch) oder auch Harnstoffbelastung (50 g) mit reduzierter Flüssigkeitsgabe (600 ml/Tag) kombiniert werden. Unter diesen Umständen verhindert bei der erzwungenen Oligurie der Mangel an „Lösungsmittel" eine rasche Harnstoffelimination, wie sie nach 2 Liter Trinkmenge eintrat (Sarre 1959, Sarre u. Schadkhu 1962).

ad 2. Gesteigerter endogener Eiweißabbau und dadurch bedingter Harnstoffanfall im Hungerzustand, nach Verbrennungen, im Fieber und bei konsumierenden Erkrankungen führen zum Anstieg des Harnstoffspiegels. Dieser wird meist erst kritisch, wenn als zusätzlicher Faktor die renale Ausscheidung beeinträchtigt ist. Hierher gehört auch der gewebskatabole Einfluß der Nebennierenrindensteroide.

ad 3. Während der Harnstoff über lange Zeit als ein metabolisch stabiles Endprodukt aufgefaßt wurde, geht aus neueren, mit Hilfe der Isotopentechnik durchgeführten Untersuchungen (Walser u. Bodenlos 1959) hervor, daß ein nicht unbeträchtlicher Anteil dieser Substanz im Verdauungstrakt hydrolysiert wird. N^{15}- oder C^{14}-markierter Harnstoff wird — auch bei parenteraler Applikation — durch eine Urease der Darmbakterien abgebaut. Diese enteralen Abbauvorgänge können durch Anwendung von Antibiotica fast vollständig gehemmt werden. Vermutlich werden 15—30% des von der Leber synthetisierten Harnstoffs auf diese Weise wieder zerstört.

ad 4. Das renale Ausscheidungsvermögen für Harnstoff kann grundsätzlich auf zweifache Weise beeinträchtigt sein. Kommt es bei reduzierter Flüssigkeitszufuhr, extrarenalen Flüssigkeitsverlusten oder infolge kritischer Abnahme der Nierendurchblutung zur Oligurie, so steigt der Harnstoffspiegel. Dies beruht auf der Tatsache, daß die Harnstoffclearance unterhalb eines Harnvolumens von 1,5—2,0 ml/min rasch absinkt und somit pro Zeiteinheit immer kleinere Mengen dieses Metaboliten eliminiert werden.

Neben der funktionellen Ursache sind es die organischen Veränderungen bei den verschiedenen Nierenkrankheiten, die in erster Linie über eine Einschränkung der Glomerulumfiltration zur Harnstoffretention führen. Als kritischer Wert der Filtratgröße, von dem an die Plasmakonzentration auch bei eiweißarmer Kost ansteigt, haben etwa 40 ml zu gelten. Während der Harnstoff-N im Plasma normalerweise etwa 50% des Gesamt-Rest-N ausmacht, steigt sein Anteil bei zunehmender renaler Insuffizienz bis auf 90% an. Bei schwerer Niereninsuffizienz kann der Plasmaharnstoff 400—500 mg-% erreichen. Die unter diesen Umständen bestehende osmotische Diurese führt über Elektrolytverluste zur Verminderung des Plasmavolumens und kann so eine zusätzliche Einschränkung der Nierenleistung verursachen.

Besonders rasche Harnstoffanstiege finden sich bei der Oligurie-Anurie der akuten Niereninsuffizienz. Brun (1954) beobachtete trotz eiweißfreier, calorienreicher Kost Zunahmen von 26,5—92,5 mg-% pro Tag, während sich das Plasmakreatinin um 0,85—3,1 mg-% täglich erhöhte.

Die Prädominanz des Harnstoffanstiegs gegenüber dem Kreatinin bei prärenaler Azotämie und akuter Glomerulonephritis soll nach Fishberg (1954) darauf beruhen, daß der Harnstoff nur durch glomeruläre Filtration, Kreatinin zusätzlich durch tubuläre Sekretion eliminiert werde. Nach Merrill (1955) wird dieser Unterschied, wenn er angetroffen wird, jedoch durch den Rückgang der endogenen Kreatininbildung infolge kataboler Stoffwechsellage und Abnahme der Muskelmasse verursacht.

SEMMELROTH (1955) beobachtete demgegenüber bei Glomerulonephritiden eine Priorität des Kreatininanstiegs im Vergleich zum Harnstoff, während Fälle von akutem Nierenversagen und chronischer Pyelonephritis relativ höhere Harnstoffspiegel aufwiesen. Niedrige Plasmawerte für Harnstoff finden sich bei sehr eiweißarmer Kost (KEMPNER 1945) und bei kachektischen Zuständen unterschiedlicher Genese sowie bei schweren Lebererkrankungen (CANTAROW u. TRUMPER 1955). Extrem gesenkte Harnstoffspiegel um 3—5 mg-% wurden bei exsiccotischen Patienten beobachtet, die intensiv mit elektrolytfreien Infusionen behandelt worden waren (GALLAGHER u. SELIGSON 1962).

Seit den historischen Untersuchungen von BECHER (1924), der den toxischen Stoff der Urämie im Xanthoprotein gefunden zu haben glaubte, ist diese Frage immer wieder bearbeitet worden. FISHBERG (1954) wies daraufhin, daß zwischen Beginn und Schwere urämischer Symptome einerseits und der Höhe des Harnstoffspiegels andererseits keine enge Beziehung besteht. THÖLEN u. BOSSHARDT (1958) führen die neurologischen Erscheinungen bei der Urämie auf einen Anstieg des Residual-N zurück, da sie in dieser Fraktion im Gegensatz zum Rest-N eine Substanz nachweisen konnten, die Bewußtseinsstörungen verursachte. GROLLMAN u. GROLLMAN (1959) untersuchten isoliert die Wirkung hoher Harnstoffkonzentrationen an beiderseitig nephrektomierten Hunden, bei denen die anderen Bestandteile der extracellulären Flüssigkeit (Elektrolyte und Säure/Basenhaushalt) durch Peritonealdialyse konstant gehalten wurden. Sie kamen zu dem Schluß, daß einige Symptome der Urämie, die man der Anhäufung unbekannter Stoffwechselprodukte zur Last legte, dem angeblich untoxischen Harnstoff zuzuschreiben seien. Hinweise in dieser Richtung geben Untersuchungen von GIORDANO, BLOOM u. MERRILL (1962), die feststellten, daß hohe Harnstoffkonzentrationen zur Monoaminooxydase-Hemmung führen. Da dieses Enzym den Abbau von Katecholaminen und Serotonin katalysiert und vermutlich bei der Regulation des Aminstoffwechsels im Nervengewebe eine Rolle spielt, bringen sie die urämische Symptomatik mit der Monoaminooxydase-Hemmung durch Harnstoff in Zusammenhang.

Harnstoffclearance

Es lag nahe, die Ausscheidung des Hauptschlackenstoffes aus dem Eiweißhaushalt, des Harnstoffes, zur Charakterisierung der Nierenleistung heranzuziehen. Unter strengem Dursten vermag die Niere den Harnstoff im Urin auf das 80- bis 150fache des Plasmaspiegels zu konzentrieren (maximale U/P ratio). Im Salzmangelzustand läßt sich sogar eine Harnstoffkonzentrierung auf das 170fache erzwingen (MCCANCE 1945). Der Quotient $u \cdot v/b$ ($u =$ Harnkonzentration, $v =$ Harnvolumen/min, $b =$ Blutkonzentration) wurde bekanntlich zuerst zur Charakterisierung der renalen Harnstoffausscheidung verwendet (AUSTIN, STILLMAN u. VAN SLYKE 1921). Später wurde hierfür der Begriff Clearance geprägt (MÖLLER, MCINTOSH u. VAN SLYKE 1929), der sich ursprünglich also auf das von Harnstoff geklärte Blutvolumen bezog. Der Umstand, daß Harnstoff die Erythrocytenmembran leicht durchdringt und sich dort in etwa gleicher Konzentration wie im Plasma findet, hat zur Folge, daß die Blutclearance für diese Substanz weitgehend der Plasmaclearance entspricht. Für andere Stoffe gilt das keineswegs, so daß bei Clearancebestimmungen im allgemeinen stets auf das Plasma Bezug genommen wird, an dem sich ja ausschließlich die renale Bearbeitung vollzieht.

Nach der klassischen Auffassung wird Harnstoff durch glomeruläre Filtration unter partieller Rückdiffusion im Tubulussystem eliminiert. Normalerweise liegt also die Harnstoffclearance deutlich niedriger als die von Inulin. Bei Nierengesunden fand sich ein Clearanceverhältnis Harnstoff/Inulin von 0.59—0,67 (SHANNON u. SMITH 1935), 0,35—0,68 (CHASIS u. SMITH 1938). Spätere Untersucher bestimmten Mittelwerte von 0,65 bzw. 0,59 (RAASCHOU 1948, BLEGEN, HAUGEN u. AAS 1949).

Das Ausmaß der tubulären Rediffusion hängt entscheidend vom Diuresegrad ab und drückt sich wie bereits von AUSTIN, STILLMAN u. VAN SLYKE sowie MÖLLER, MCINTOSH u. VAN SLYKE erkannt wurde, darin aus, daß bei Harnflüssen von 2 ml/min und darüber die Harnstoffclearance im Blut mit einem Mittelwert von 75 (sog. „maximale" Harnstoffclearance) deutlich höher liegt als bei einem Harnzeitvolumen von 1 ml, bei dem der Normwert („Standardclearance") etwa 55 beträgt. Die maximale Plasmaharnstoffclearance wurde beim Gesunden mit durchschnittlich 70,7 bestimmt (SMITH, GOLDRING u. CHASIS 1938). Unter extremen Bedingungen muß heute eine zusätzliche aktive tubuläre Verarbeitung in Erwägung gezogen werden. Hierfür führt SCHMIDT-NIELSEN (1958) einige entwicklungsgeschichtliche Argumente an, weiter 1. die Beobachtung, daß die Harnstoffclearance die Inulinclearance übertreffen kann, 2. die Diureseabhängigkeit der Harnstoffclearance und 3. die unterschiedlichen Konzentrationsgradienten für Harnstoff, die im Nierengewebe gefunden werden.

Bei ausgeprägter Oligurie sinkt der Klärwert beträchtlich ab (BING 1952). Infolgedessen kann es bei längerem Dursten auf Grund des endogenen Stickstoffanfalls auch bei völlig intakter Niere zum Harnstoffanstieg im Blute kommen. Sehr eiweiß- und salzarme Kost (Reisdiät) senkt nicht nur den Plasmaharnstoff (KEMPNER 1945), sondern führt gleichzeitig zu extremer Reduktion der Harnstoffclearance. Nach den Werten von KEMPNER errechnete SCHMIDT-NIELSEN eine durchschnittliche Abnahme der Clearancegrößen von 60 auf 8,8. Eiweißarme Kost ohne Salzrestriktion, die eine nur geringfügige Minderung der Inulinclearance bewirkt, senkt die Harnstoffclearance um etwa 30% (NIELSEN u. BANG 1948). Nach längerer Reisdiät büßt die Niere die Fähigkeit zur Harnstoffkonzentrierung im Urin im Durstversuch weitgehend ein. Die maximale u/p-Relation für Harnstoff erreicht dann nur einen Wert von 25—40 (MURDAUGH u. SCHMIDT-NIELSEN 1957). Unter diesen Bedingungen, also unter ausgeprägtem Eiweiß- und Salzmangel, ist bekanntlich auch die maximale Gesamtosmolalität des Harns reduziert. In der extremen Situation einer osmotischen Diurese, die die Rückdiffusionsvorgänge im Tubulussystem weitgehend verhindert, nähert sich die Harnstoffclearance der des Inulins, wie zuerst SHANNON 1938, 1945 zeigen konnte.

Bei ausreichender Diurese (über 1,5 ml/min) ist eine Harnstoffclearance unter 50 als pathologisch anzusehen (HAMBURGER 1954, HAMBURGER u. MASSON 1958). Da Harnstoff vorwiegend durch glomeruläre Filtration eliminiert wird, wurde eine Abnahme seiner Clearance zumeist auf eine Beeinträchtigung dieser Funktion bezogen. Bei Nierenkranken lassen jedoch Vergleichsuntersuchungen mit der Inulinclearance eine enge Beziehung in noch geringerem Maß erkennen als bei Normalen. LANGERON u.a. (1955) sind der Auffassung, daß eine Harnstoffclearance von 50 und darunter stets einem reduzierten Glomerulumfiltrat entspricht. Gegen die Allgemeingültigkeit dieser Ansicht spricht die Beobachtung, daß es bei Nierenkrankheiten zu einer weitgehenden Dissoziation zwischen Harnstoffclearance und Filtratgröße kommen kann, so daß jene in Einzelfällen den Bezugswert sogar übertrifft (NEUMANN u.a. 1950, MITCHELL u.a. 1954, LANGERON u.a. 1955a und b, PAGET u. LIEFOOGHE 1955, HEINTZ u.a. 1956). Ein verbindlicher Rückschluß von der Harnstoffclearance auf die Durchblutungsgröße (SPÜHLER 1946, VAN SLYKE u. DOLE 1949) ist noch weniger begründbar.

Die Harnstoffclearance wird sowohl in der oligurischen wie in der polyurischen Phase des akuten Nierenversagens stark erniedrigt gefunden, ein Verhalten, das sämtliche endogenen und exogenen Clearancegrößen in bemerkenswerter Übereinstimmung zeigen.

Für die Auswertung sind auf Grund des mitgeteilten Beobachtungsguts nur allgemeine Folgerungen zulässig.

Hinsichtlich der Prognose sind Clearanceeinschränkungen auf 10% der Norm etwa bei der akuten Glomerulonephritis als ernst anzusehen, eine Reduktion auf 5% und darunter bedeutet unmittelbare Lebensgefahr (VAN SLYKE u. DOLE). Können extrarenale Faktoren (s. Abschnitt Harnstoff, S. 314), und zusätzlich Hindernisse im Verlauf der ableitenden Harnwege als Ursache einer gesenkten Harnstoffclearance ausgeschlossen werden, so gilt eine parenchymatöse Nierenschädigung als erwiesen. Sinkt die Harnstoffclearance unter 25 ab, dann kommt es zur Schlackenretention, deren Fortschreiten durch Reduktion der Nahrungsproteine zu begegnen ist. HAMBURGER (1954) schlug vor, die Höhe der Eiweißzufuhr überschlagsmäßig nach dem Wert der Harnstoffclearance zu bestimmen. Um eine Progredienz der Azotämie zu verhindern, sollen bei Clearancegrößen von 35, 20 bzw. 10 jeweils höchstens 50—60, 30—35 oder nur 20—25 g Eiweiß pro Tag zugeführt werden.

Nach dem Dargestellten zeigt die Harnstoffclearance in ihrer Abhängigkeit von extrarenalen Einflüssen keine engere Beziehung zu definierten renalen Funktionsgrößen. Die naheliegende Relation zur Inulinclearance, also zur Glomerulumfiltratrate, variiert infolge der im Einzelfall schwer abschätzbaren tubulären Rediffusion (und möglicherweise zusätzlicher aktiver tubulärer Verarbeitung) so beträchtlich, daß sie spezielle diagnostische Schlüsse nicht zuläßt. Ihre besondere Bedeutung liegt in nicht mehr und nicht weniger als in der Feststellung der „Wirksamkeit, mit welcher die Nieren Harnstoff aus dem Blut entfernen" (FAIRFIELD-SMITH 1949).

Harnsäure

Die Harnsäure des Plasmas entstammt dem Nucleoproteidstoffwechsel der Gewebe und den Purinkörpern der Nahrung. Die Konzentration wird durch überreichliche Zufuhr entsprechender Kost oder durch gesteigerten endogenen Kernstoffwechsel bzw. -abbau nur vorübergehend erhöht, da die Elimination durch die Niere dann zunimmt.

Die Angaben über normale Plasmaspiegel und Clearancegrößen des älteren Schrifttums sind widersprechend, da sich die früheren Bestimmungsverfahren als unspezifisch erwiesen. Verläßliche Werte ergeben die enzymatischen Methoden. Für die wahre Harnsäure ermittelten WOLFSON u. LEVINE (1948) einen durchschnittlichen Normwert von 6,26 mg%.

Tabelle 5. *Harnsäurekonzentration im Plasma. Normale Mittelwerte und Schwankungsbreiten in mg-%*

	♂	♀
HAUGE u. HARWALD (1955)	5,1	4,0
SANDBERG u.a. (1956) . .	6,0 (4,5—8,3)	4,7 (3,4—6,0)
SMYTH (1957)	5,6 (4,1—6,6)	4,5 (3,4—6,1)
ZÖLLNER (1963)	4,86 (2,65—6,8)	4,05 (2,0—6,35)
OTT u.a. (1964)	5,8 (3,5—7,67)	4,26 (2,4—6,1)*
		5,3 (3,0—7,75)**

* 20—40 Jahre; ** 50—70 Jahre.

Mit enzymatischer Methode wurden von den verschiedenen Untersuchern recht ähnliche Mittelwerte bestimmt, die die Tabelle 5 wiedergibt.

Im Hinblick auf die beträchtliche Streuung im Untersuchungsgut der einzelnen Autoren betont ZÖLLNER (1963), daß die Plasmakonzentration der Harnsäure keine durch Stoffwechsel oder Ausscheidung geregelte Größe darstellt, sondern sich durch das Zusammenspiel von endogener Purinsynthese, exogener Purin- und Eiweißzufuhr, Größe des Purinumsatzes und renaler Ausscheidung ergibt.

MIKKELSEN u. a. (1962) führten systematische Reihenuntersuchungen mit einer enzymatischen Methode hoher Spezifität durch und fanden mittlere Harnsäurespiegel von 4,86 ± 1,39 mg-% für die männlichen und 4,18 ± 1,18 mg-% für die weiblichen Einwohner einer amerikanischen Kleinstadt. Die Variationen nach Alter und Geschlecht gibt Tabelle 6 wieder. Während bei Kindern die Spiegel niedriger liegen, wie bereits WOLFSON u. a. (1949) feststellten, ist vom 20. Lebensjahr an bei Frauen nur eine geringe (s. auch PRAETORIUS 1951, POPERT u. HEWITT 1962, OTT u. a. 1964), bei Männern keine eindeutige Zunahme mehr zu beobachten. Jenseits des 70. Jahres ist eine sinkende Tendenz augenscheinlich.

Tabelle 6. *Mittelwerte der Plasmaharnsäure (enzymatische Bestimmung) bei einer normalen Bevölkerungsgruppe (1773 Einwohner von Tecumseh/Michigan USA), nach Alter und Geschlecht aufgeteilt* (MIKKELSEN, DODGE, EPSTEIN, VALKENBURG u. DUFF 1962)

Alter in Jahren	Zahl ♂	Mittlerer Plasmaspiegel mg-% ♂	Zahl ♀	Mittlerer Plasmaspiegel mg-% ♀
4—9	117	3,67	107	3,76
10—19	184	4,63	192	4,10
20—29	103	5,26	134	3,98
30—39	182	5,08	172	3,99
40—49	101	5,09	115	4,15
50—59	100	5,34	101	4,87
60—69	57	5,42	44	5,01
70—88	30	4,91	34	4,62
4—88	874	4,86 ± 1,39	899	4,18 ± 1,18

Für die chemischen Bestimmungsmethoden wird als oberer Grenzwert 5,0 mg-% angesehen (MUGLER, PERNET, PERNET u. FRIEDRICH 1955, TALBOTT 1957). Bei Frauen gilt 4,5 mg-% und bei Kindern 2,4 mg-% als obere Norm. Bei 45 Gesunden stellten OTT, ZAHND u. ZENDER (1964) mit einer chemischen Mikromethode einen Durchschnittswert von 5,06 ± 1,33 mg-% fest, während dieser nach der enzymatischen Methode von PRAETORIUS u. POULSEN (1953) mit 5,46 ± 1,14 mg-% gleichfalls deutlich höher lag.

Mit dieser Methode wurden bei 88 Männern und 95 Frauen Harnsäurebestimmungen vorgenommen. Dabei fand sich, daß bei Männern der Harnsäurespiegel mit zunehmendem Alter mäßig absank, während er bei Frauen mit den Jahren deutlicher anstieg. Unterhalb des 40. Lebensjahres lag hier der Spiegel bei 4,26 ± 0,94 mg-%, während jenseits des 50. Jahres 5,31 ± 1,24 mg-% ermittelt wurden. Nach diesem Alter ließ sich hinsichtlich der Harnsäurekonzentration kein Geschlechtsunterschied mehr nachweisen.

Der Harnsäurespiegel verhält sich normalerweise über längere Zeit bemerkenswert konstant und schwankt über 24 Std nur bis zu 0,5 mg-%. Geringe Nahrungsaufnahme und leichte körperliche Belastungen beeinflussen ihn kaum (ZACHAU-CHRISTIANSEN 1957, 1959). Purin- und proteinreiche Kost führt zu deutlichem Anstieg (BIEN u. a. 1953, NUGENT u. TYLER 1959).

Unter purinfreier Diät wird bei Gesunden ein Absinken der Plasmaharnsäure gefunden. SEEGMILLER u. a. (1961) beobachteten bei 22 Männern (23—65 Jahre) einen Rückgang von 5,32 ± 0,93 mg-% auf 4,69 ± 0,68 mg-%.

Für den seit den Untersuchungen von LENNOX (1925) bekannten Harnsäureanstieg im Plasma von fastenden Adipösen werden Abnahme der filtrierten Menge und acidosebedingte Sekretionsblockade angeschuldigt (MURPHY u. SHIPMAN 1963), während CHRISTOFORI u. DUNCAN (1964) eine gesteigerte tubuläre Harnsäurerückresorption vermuten (Wegfall der kompetitiven Hemmung durch andere Stickstoffschlacken).

Die Harnsäureclearance ist wie die von Harnstoff in gewissen Grenzen von der Diurese abhängig. Bei einem Harnfluß von mindestens 1 ml/min beträgt sie normalerweise etwa 10. Bei Oligurie geht der Wert zurück, während er unter starker Diurese zunimmt (BRØCHNER-MORTENSEN 1937, MUGLER u.a.; SALA u.a. 1955).

Untersuchungen von BERLINER, HILTON, YÜ u. KENNEDY (1950), BENE u. KERSLEY (1951) sowie YÜ u. GUTMAN (1953) ergaben die vollständige Filtrierbarkeit der menschlichen Plasmaharnsäure. Die renale Verarbeitung besteht in Filtration und vornehmlich in intensiver tubulärer Rückresorption, so daß nur etwa 6—10% des filtrierten Quantums im Harn erscheinen. Es wurden mittlere Clearancerelationen Harnsäure/Inulin von 0,10 (COOMBS u.a. 1940), 0,06—0,085 (TALBOTT 1943), 0,083 (WOLFSON u. LEVINE 1948) bzw. 0,07 (SEEGMILLER u.a. 1962) festgestellt. Bei Steigerung des Harnsäurespiegels durch purinreiche Kost nimmt die durchschnittliche Clearanceratio beim Normalen von 0,07 auf 0,096 zu (SEEGMILLER u.a. 1962). Nach den Untersuchungen von BERLINER, HILTON, YÜ u. KENNEDY (1950) schien die tubuläre Rückresorption durch einen maximalen Wert ($Tm_{Harnsäure}$) begrenzt, der bei etwa 15 mg Harnsäure/min lag. Ein Erreichen oder gar Überschreiten dieses Grenzwertes, der ein reichliches tubuläres Angebot (Verhältnis load/Tm von 1,25—1,50) voraussetzt, kommt praktisch kaum je in Betracht. In neueren Untersuchungen von BERGER, YÜ u. GUTMAN (1962) ließ sich ein konstanter Tm-Wert für Harnsäure allerdings nicht mehr feststellen. Dies beruht möglicherweise auf der anfänglich nur tierexperimentell (POULSEN u. PRAETORIUS 1954, LATHEM, DAVIES u. RODNAN 1960) erfaßbaren, jetzt aber auch für den Menschen nachgewiesenen sekretorischen Komponente in der tubulären Harnsäureverarbeitung. Unter uricosurischen Pharmaka in Kombination mit osmotischer Diurese kann nämlich die Harnsäureclearance die Inulinclearance übertreffen (Clearanceratio Urat/Inulin 1,2) (GUTMAN, YÜ u. BERGER 1959, YÜ, BERGER u. GUTMAN 1961, BERGER, YÜ u. GUTMAN 1962).

Harnsäure wird also renal durch ein Dreikomponentensystem eliminiert, eine Tatsache, die die Interpretation von erhöhten Plasmaspiegeln erschwert.

Im wesentlichen durch Blockierung der tubulären Harnsäurerückresorption steigern eine große Anzahl von Pharmaka die Uratausscheidung: Diodrast (TALBOTT 1943, BOSNES, DILL u. DANA 1944), Salicylat (FRIEDMAN 1948, MARSON 1955), Karonamid (WOLFSON, COHN u.a. 1948), Probenecid (Benemid[R]) (SIROTA, YÜ u. GUTMAN 1952, BARTELS 1955). Phenylbutazon (Butazolidin[R]) (YÜ, SIROTA u. GUTMAN 1953, WYNGAARDEN 1955), Äthylbiscumacetat (Tromexan[R]) (SOUGIN-MIBASHAN u. HORWITZ (1955), Dicumarol (HANSEN u. HOLTEN 1958, CHRISTENSEN 1964), Sulfipyrazone (Anturan[R]) und Zoxazolamine (Flexin[R]) (BURNS u.a. 1957, SEEGMILLER u. GRAYZEL 1960).

Für Salicyl wurde nachgewiesen, daß Dosen bis zu 2,0 als Acid. acetylosalicylicum nur die tubuläre Sekretion hemmen, so daß die Uratausscheidung abnimmt. Erst Dosen über 3,0 blockieren zusätzlich die tubuläre Rückresorption und nur eine noch höhere Dosierung wirkt therapeutisch uricosurisch (YÜ u. GUTMAN 1959).

Demgegenüber wirkt Lactat durch Förderung der tubulären Rückresorption harnsäureretinierend (YÜ u.a. 1961, REEM u. VANAMEE 1964).

Unter mehrtägiger Verabreichung von Chlorothiazid bzw. Hydrochlorothiazid wurden häufig Anstiege des Harnsäurespiegels und in einzelnen Fällen die Auslösung von Gichtanfällen beobachtet (LARAGH 1958, ZATUCHNI 1959, HEALEY u.a. 1959, MERTZ 1959, VOLLMEND 1960, FREEMAN u. DUNCAN 1960, WARSHAW 1960, AYVAZIAN u. AYVAZIAN 1961). Vermutlich beruht der Rückgang der Uratausscheidung und der Anstieg des Plasmaspiegels auf einer Blockierung der tubulären Sekretion (MASONI u.a. 1961). Dieser Meinung sind auch DEMARTINI u.a.

(1962), die bei intravenöser Chlorothiazidgabe analog den Feststellungen beim Salicyl andererseits eine Hemmung der Uratrückresorption und intensive Harnsäureelimination nachweisen konnten. Auch andere Diuretica (z.B. Acetazolamid, Chlorthalidon, Furosemid) können die Uratkonzentration steigern.

Ein erhöhter Plasmaspiegel, der nicht durch Kost oder vermehrten endogenen Zellumsatz erklärbar ist, kann Ausdruck renaler Insuffizienz sein. Der Harnsäureanstieg ist entweder die Folge einer Senkung des Glomerulumfiltrates bei weitgehend erhaltener Rückresorption, also Ausdruck einer glomerulär-tubulären Gleichgewichtsstörung im Hinblick auf die funktionelle Leistung, oder Ausdruck verminderter Harnsäuresekretion. Die alte Auffassung, daß die Harnsäureretention dem Anstieg anderer Stickstoffschlacken bei der Niereninsuffizienz gewöhnlich vorausgeht, besteht nicht zu Recht (MERRILL 1955).

Es entspricht der allgemeinen Erfahrung, daß der Harnsäurespiegel im Verlauf fortschreitender Nierenfunktionseinschränkung ansteigt. Besondere diagnostische Schlüsse lassen sich hieraus nicht ableiten. Gelegentlich kommt es im fortgeschrittenen Stadium zu Gelenkbeschwerden und Uratablagerungen, also zur Manifestierung einer sekundären Gicht. Vergleicht man die Harnsäurezunahme mit definierten renalen Partialfunktionen, so entspricht sie etwa der Glomerulumfiltratsenkung, doch ist die Beziehung auf Grund der aktiven tubulären Harnsäureverarbeitung weniger eng als zum Harnstoff- bzw. Rest-N-Spiegel (PESARO u. MASINE 1958). Demgegenüber fanden KASANEN u.a. (1958) bei 50 Nierenkranken, die ein paralleles Verhalten von Harnsäure- und Rest-N-Konzentrationen aufwiesen, eine hochsignifikante Korrelation zwischen Harnsäureclearance und Harnstoffclearance sowie zwischen Harnsäureclearance und Kreatininclearance. Zur Funktionsanalyse empfehlen diese Autoren die Harnsäureclearance, die sich in 38% der untersuchten Patienten als reduziert erwies, obgleich der Harnsäurespiegel im Serum normal war. Dieser Wert soll demnach die Clearance nicht ersetzen können. Unter 882 chronisch Nierenkranken registrierten SARRE und MERTZ (1965) nur in 13% der Fälle eine Plasmaharnsäure von über 6,5 mg-% und nur zweimal eine sekundäre Gicht. Sie fanden nämlich die Harnsäureausscheidung trotz Rückgangs des filtrierten Quantums meist im Normbereich, da die tubuläre Rejektion (infolge gesteigerter Sekretion ?) zunahm.

In der normalen Schwangerschaft wird die Plasmaharnsäure, wie auch andere Stickstoffschlacken, erniedrigt gefunden. Nach STEENSTRUP (1956) besteht diese Tendenz zur Hypouricämie etwa bis zum 7. Monat der Gravidität. Während der Geburt erfolgt ein Anstieg der Plasmakonzentration zur Norm und darüber (STEENSTRUP 1960, HANDLER 1960). Sie kann im Wochenbett erhöht bleiben (TREADWELL u. DIXON 1961). Anstieg des Harnsäurespiegels und Reduktion der Harnsäureclearance werden als verläßliche Indicatoren des gestörten renalen Funktionsverhaltens in der Gravidität angesehen (CHESLEY u. WILLIAMS 1945, SEITCHIK 1953, POLLAK u. NETTLES 1960). Bei Fällen von Eklampsie beobachtete CHESLEY (1950) regelmäßig Hyperuricämie und eine mittlere Abnahme der Harnsäureclearance auf 52% der Norm, während sich die Harnstoffclearance mit 95% des Normwerts als unverändert erwies. HAYASHI (1956, 1957) fand bei gesunden Graviden mit $18{,}4 \pm 4{,}9$ hohe Werte für die Harnsäureclearance, die in der Präeklampsie bei $4{,}8 \pm 1{,}6$ lagen.

Im Krankengut von CZACZKES, ULLMAN u. SADOWSKY (1958) wird das umgekehrt proportionale Verhalten von Harnsäurespiegel und -clearance bei Gesunden bzw. Schwangerschaftstoxikosen sehr deutlich. (Tabelle 7).

Bei den Präeklampsiepatienten von KARK u. POLLAK (1961) mit nierenbioptischer Sicherung der Diagnose fand sich gegenüber den niedrigen Vergleichswerten der normalen Schwangerschaft ein Anstieg gleicher Größenordnung

(Tabelle 8). Die Autoren betonen nachdrücklich die Bedeutung dieses Befundes für den Nachweis von Schwangerschaftsnephropathien. Es konnte wahrscheinlich gemacht werden, daß die stark reduzierte Harnsäureausscheidung bei der Toxikose der Spätgravidität auf einer erhöhten tubulären Rückresorption beruht (Chesley u. Williams 1945, Dieckman 1952, Hayashi 1957). Vermutlich wird diese durch einen nachweisbar erhöhten Lactatspiegel im arteriellen Blut unterhalten (Handler 1960).

Tabelle 7

Harnsäurespiegel	Mittelwerte
10 Nierengesunde (3 Gravide)	3,8 ± 0,38 mg-%
	(Clearance 9,3 ± 0,88)
15 Toxikosepatienten	6,9 ± 1,7 mg-%
	(Clearance 3,7 ± 0,84)
	(Czaczkes u.a. 1958)

Tabelle 8

Harnsäurespiegel	Mittelwerte
30 Gravide (3. Trimenon) . .	3,6 ± 0,7 mg-%
35 Präeklampsiepatienten (bioptisch gesichert) . . .	6,4 ± 1,7 mg-%
	(Pollak u. Kark 1961)

Die häufigste Ursache eines erhöhten Harnsäurespiegels stellt die *Gicht* dar, deren latente Stadien jahrelang unerkannt bleiben können. Hier finden sich im Gegensatz zu Gesunden starke Tagesschwankungen (Mason 1951). Eine ausführliche Erörterung dieses Krankheitsbildes und seiner Pathophysiologie kann hier nicht erfolgen. Hinsichtlich der Pathogenese von Hyperuricämie und erhöhtem Harnsäurebestand wurde die Überproduktion von Urat in den Vordergrund gestellt (Coombs, Pecora, Thorogood, Consolazio u. Talbott 1940, Talbott 1943). In diesem Sinne spricht nach Gutman u. Yü (1957) sowie Wyngaarden (1957), Wyngaarden u.a. (1958) die unbeeinträchtigte renale Uratausscheidung, die aus der Feststellung erschlossen wurde, daß die Clearanceratio Urat/Inulin beim Gichtkranken von der beim Gesunden nicht signifikant differiert. Demgegenüber hat Thannhauser schon seit langem in einer gestörten renalen Harnsäureelimination den entscheidenden pathogenetischen Mechanismus bei der Gicht gesehen.

In der guten therapeutischen Wirkung uricosurischer Pharmaka, die über eine Blockade der tubulären Rückresorption die Uratausscheidung steigern, erblickte er schließlich den überzeugenden Beweis für die Richtigkeit dieser Deutung (Thannhauser 1956). Bei einer Gruppe von Gichtkranken hatten dementsprechend Nugent u. Tyler (1959) auch eine eindeutig erniedrigte Clearanceratio für Urat/Inulin festgestellt und damit die Eliminationsstörung objektiviert. Für die Clearanceratio Urat/Kreatinin registrierten Laudat u.a. (1962) das gleiche Verhalten. Auch Talbott u. Terplan (1960) messen neuerdings der renalen Störung eine größere pathogenetische Bedeutung bei. Lathem u. Rodnan (1961, 1962) konnten erst unter Belastung mit Lithiumurat eine eindeutige Ausscheidungsschwäche bei Gichtkranken nachweisen, die im Vergleich zu Gesunden mit entsprechend erhöhten Plasmaspiegeln niedrigere Harnsäureclearance, gesenkte Clearanceratio Urat/Inulin und verminderte Uratausscheidung zeigten.

Eine einleuchtende Erklärung für diese auffallenden Diskrepanzen läßt sich aus den Untersuchungen von SEEGMILLER u.a. (1962) ableiten. Bei Bestimmung der Harnsäureausscheidung fanden sie unter Berücksichtigung der Produktionsrate für die Clearancerelation Urat/Inulin drei Patientengruppen mit unterschiedlichem Verhalten (Tabelle 9).

Wie bereits früher vermutet, gibt es bei der Gicht demnach offenbar Formen mit normaler Harnsäurebildung und verminderter renaler Ausscheidung, solche mit gesteigerter Bildung und normaler Ausscheidung und schließlich Fälle, die sowohl durch Überproduktion wie durch verminderte Ausscheidung von Harnsäure charakterisiert sind.

Für die diagnostische Bewertung der Höhe des Harnsäurespiegels ist ferner bedeutungsvoll, daß offensichtlich gesunde Verwandte von Gichtkranken recht häufig eine Hyperuricämie aufweisen (NEEL 1947, SMYTH u.a. 1948, STECHER u.a. 1949, WILSON 1951, HAUGE u. HARVALD 1955, SMYTH 1957).

Tabelle 9

	Clearanceratio Urat/Inulin Mittelwerte	Harnsäurebildung
I. Gruppe	0,055	normal
II. Gruppe	0,062	mäßig gesteigert
III. Gruppe	0,087	stark gesteigert

Während zahlreiche Gichtpatienten keine allgemeine Einschränkung der Nierenfunktion erkennen lassen, tritt bei längerem Bestehen und insbesondere bei älteren Patienten eine renale Beteiligung immer mehr in Erscheinung (DUNCAN u. DIXON 1960, RICHET u.a. 1961). Die toxische Wirkung des erhöhten Harnsäurespiegels im Plasma wird unterschiedlich beurteilt. Jedenfalls werden häufig interstitielle Nierenveränderungen und Nephrosklerosen festgestellt (TALBOTT u. TERPLAN 1960), die aber keineswegs ohne weiteres als spezifische Folgen anzusehen sind. In Einzelfällen verursacht die Ablagerung von Uratkristallen im Interstitium und in den Papillen Parenchymschäden, ferner kann es zur Tubulusinkrustation kommen. Von KOLLER u. ZOLLINGER (1945) wurde eine besondere Form der Glomerulosklerose beschrieben. ALLEN (1962) betont die Vieldeutigkeit des Begriffs „Gichtniere". Uratsteine, die sich auch unter den Verwandten von Gichtkranken fünfmal häufiger als bei Vergleichspersonen finden, sind eine geläufige Komplikation (HAUGE u. HARVALD 1955). Ihr Vorkommen zeigt keine Abhängigkeit von der Höhe des Harnsäurespiegels (ATSMON u.a. 1963). Jedenfalls gilt der Nierenschaden beim Gichtkranken als die Hauptgefahr (TALBOTT u. TERPLAN 1960) und macht 40—50% der Todesfälle aus (WYNGAARDEN 1958).

Unter den Erkrankungen mit vermehrtem Anfall von Abbauprodukten des Zellkerns führen vor allem die Leukämien zur Hyperuricämie (GUTMAN 1953, TALBOTT 1959). Systematische Untersuchungen von SANDBERG, CARTWRIGHT u. WINTROLE (1956) an 34 Patienten ergaben bei der akuten Lymphoblastenleukämie eine auf das Fünffache der Norm erhöhte Uratausscheidung, während sie bei der akuten Myeloblastenleukämie und der chronischen Myelose etwa das Doppelte der Norm betrug. HICKLING (1958) beobachtete bei einem Teil seiner 58 Patienten mit myeloischer Splenomegalie beträchtliche Erhöhungen des Harnsäurespiegels. Unter Röntgenbestrahlung und cytostatischer Therapie nehmen Plasmaspiegel und Ausscheidung zeitweise beträchtlich zu. Die Beobachtung, daß der Harnsäurespiegel bei Leukämiepatienten im Mittel höher als bei Gesunden, aber niedriger als bei Gichtpatienten liegt, deuten NUGENT, MACDIARMID u. TYLER (1962) als Hinweis auf die Bedeutung der Nieren für das Zustandekommen der Hyperuricämie bei der Gicht. Auch bei der Polycythaemia vera kommt es infolge des reichlichen Anfalls von endogenem Kernmaterial recht oft zur Hyperuricämie und so zur symptomatischen Gicht (TINNEY u.a. 1945, VIDEBAEK 1950, TALBOTT

1959). ZÖLLNER (1960) errechnet bei über 1000 Polycythämiefällen des Schrifttums eine Gichthäufigkeit von 5,5%. Bei der Psoriasis wird gleichfalls, besonders bei ausgedehnten Hautveränderungen, nicht selten eine erhöhte Harnsäurekonzentration angetroffen (GOLDTHSWAIT u.a. 1958, EISEN u. SEEGMILLER 1961).

Im Gegensatz zu WEISS u.a. (1957) und BARTELS u.a. (1960), die bei der Zuckerkrankheit erhöhte Harnsäurespiegel beobachten, fanden BECKETT u. LEWIS (1960) in einem Kollektiv von 800 Diabetikern unverhältnismäßig niedrige Plasmakonzentrationen. Sie lagen bei Männern höher als bei Frauen, stiegen aber nur bei letzteren mit zunehmendem Alter an. Besonders reduzierte Werte bestanden bei schweren, zur Ketose neigenden Fällen. Hier könnte die gesteigerte osmotische Diurese über eine vermehrte Uratausscheidung eine Teilursache der Hypouricämie sein. Bemerkenswert erscheint, daß acht Gichtkranke unter diesen Diabetikern keine erhöhten Harnsäurespiegel aufwiesen und daß in diesem Kollektiv auch bei familiärer Belastung mit Gicht keine Hyperuricämie bestand.

Aus dem Dargestellten ergeben sich die Faktoren, die auf die Höhe des Harnsäurespiegels Einfluß nehmen können. Keinesfalls kann aus dem Grad einer Hyperuricämie verläßlich auf die Nierenfunktion geschlossen werden. Jedenfalls muß eine manifeste oder latente Gicht bzw. eine familiäre Belastung mit dieser Erkrankung sicher ausgeschlossen sein, ehe eine Nierenfunktionsstörung als Ursache überhaupt zu diskutieren ist. Nach TALBOTT (1957) soll es darüber hinaus eine „idiopathische Hyperuricämie" geben.

Es handelt es sich bei der Harnsäure also um ein Eiweißabbauprodukt, das eine diagnostische Sonderstellung unter den Rest-N-Substanzen offenbar nur in der Geburtshilfe verdient, da dort der Anstieg seiner Plasmakonzentration bzw. die Abnahme seiner Clearance für Früherkennung und Verlaufskontrolle der Toxämien Bedeutung besitzt.

Kreatinin

Unter den stickstoffhaltigen Abbauprodukten, für deren Ausscheidung die Niere allein verantwortlich ist, nimmt Kreatinin eine Sonderstellung ein, die es zur diagnostisch wichtigen Substanz prädestiniert. Kreatinin ($C_4H_7ON_3$) entstammt dem Phosphokreatinstoffwechsel der Muskulatur und weist eine recht konstante Bildungsrate auf. Kreatinphosphat dient als Speicher aktiver Phosphatbindungsenergien, wobei die Bildung des Kreatin in zwei Stufen erfolgt.

Glycin + Arginin → Guanidinoessigsäure + Ornithin. In der Folge überträgt Methionin seine Methylgruppe auf die Guanidinoessigsäure, wodurch Kreatin und Homocystein entstehen. Kreatin bildet mit ATP — überwiegend in der Muskulatur — in reversibler Reaktion Kreatinphosphat. Bei Muskelarbeit besteht die energieliefernde Reaktion in der Abgabe von ATP. Kreatinin entsteht durch Dehydratation aus diesem „*Prokursorpool*", der eine recht gleichmäßige Bildungsrate gewährleistet (BLEILER u. SCHEDL 1962).

Der Plasmakreatininspiegel ist direkt abhängig von der Körpermuskelmasse (BORSOOK u. DUBNOFF 1947) und erreicht bei beiden Geschlechtern mit ungefähr 20 Jahren einen weitgehend konstanten Wert (SCHIRMEISTER u.a. 1963, KUHLBÄK, ERIKSON u. FORSIUS 1964). Auch bei Bezug auf das fettlose Körpergewicht finden sich signifikante Geschlechtsunterschiede (WINBERG 1959, DOOLAN u.a. 1962). Abhängigkeit von der Eiweißzufuhr besteht im Gegensatz zum Blutharnstoffspiegel beim Kreatinin nicht (POPPER, MANDEL u. MAYER 1937, BARRET u. ADDIS 1947). Die Kreatininausscheidung im Harn kann eine tägliche Schwankungsbreite um mehr als 20% zeigen und ist auch über Tag und während der Nacht infolge von Schwankungen der Glomerulumfiltration verschieden hoch. Ihr Ausmaß ist von der Eiweißzufuhr nur gering abhängig. Bei proteinreicher Kost steigt die Kreatininausscheidung nur um etwa 10% (BARRET u. ADDIS, BEST 1953), bei sehr reichlicher Eiweißzulage um 30% bzw. 15% (CAMARA u.a. 1951, VAN PILSUM u. SELJESKOG 1958). VESTERGARD u. LEWERETT (1958) fanden eine mittlere Tagesausscheidung von 1,8 ± 0,35 g beim Mann und 1,17 ± 0,08 g bei der Frau. Von DOOLAN u.a. (1962) wird sie für Männer mit 2,02 ± 0,32 und für Frauen mit 1,3 ± 0,18 g angegeben. Eine Abhängigkeit der Elimination von emotionellen Momenten (Abfall bei Erschöpfung, Müdigkeit, Depression — signifikanter Anstieg bei rastlosem Verhalten, Erregung und Ärger) wurde von SCHOTTSTEDT, GRACE u. WOLFF 1956 beobachtet. Eine mäßige Zunahme der Kreatininausscheidung unter körperlicher Belastung wiesen auch BEST sowie VAN PILSUM u. SELJESKOG nach.

Zur Frage der Bestimmungsmethoden

Die Nachweismethoden sind einfach. Leider haften den chemischen Kreatininbestimmungen im Serum Mängel an, die auf die inkonstante und schwer kontrollierbare Quantität von mitreagierenden Chromogenen zurückzuführen sind [Glucose, Proteine, Brenztraubensäure, Barbiturate, Ascorbinsäure, Acetessigsäure, Aceton (POPPER u.a. 1937, HAUGEN 1954, TAUSSKY 1956, EDWARDS u. WHYTE 1958)]. Daher schwanken die Normalwerte des Plasmakreatinins in den Arbeiten verschiedener Autoren zum Teil erheblich. Unsicherheit in der Bewertung des Normalspiegels wie auch in der Berechnung der Clearancegröße, insbesondere in der Korrelation zur Inulinclearance, waren die Folge. Kreatinin reduziert in alkalischer Lösung Pikrinsäure zu Pikraminsäure, deren Extinktion bestimmt wird (JAFFÉ). Störend gehen, wie erwähnt, in inkonstantem Ausmaß Serumchromogene in die Reaktion ein und liefern daher vorwiegend im Plasma zu hohe Werte. Die Bestimmung des wahren Kreatinin erfolgt entweder durch Verwendung kreatininspaltender Bakterienenzyme des Corynebacterium kreatinovorus (MILLER u. DUBOS 1937) oder durch Adsorption des Kreatinin an Lloydsches Reagens. Durch nachfolgende Elution kann der wahre Kreatininwert exakt ermittelt werden (HAUGEN u. BLEGEN 1953, LØKEN 1954).

Von den unspezifische Serumchromogene miterfassenden Methoden werden vor allem diejenigen von POPPER, MANDEL u. MEYER (1937) und von BONSNES u. TAUSSKY (1945) in der Modifikation von BROD u. SIROTA (1948) angewendet. Die Methodik von POPPER, MANDEL u. MEYER bedient sich der Pikrinsäure zur Eiweißfällung. STEINITZ u. TÜRKAND (1940) vermuteten, daß durch die Eiweißfällung mit Pikrinsäure auch die Nichtkreatininchromogene ausgefällt werden, weshalb diese Methode etwa ähnliche Werte wie bei der Bestimmung des wahren Kreatinin ergeben soll (DÖRING u.a. 1953a, SCHIRMEISTER, WILLMANN u. KIEFER 1963, STEINITZ 1963). Da einerseits bei der Enteiweißung Verluste eintreten und andererseits die Miterfassung unspezifischer Chromogene zu hohe Werte ergibt, sprechen PAGET u.a. (1956) von einer günstigen Fehlerkombination, die einen gewissen Ausgleich schafft. Die Farbentwicklung erreicht bei dieser Methode nach 15 min einen konstanten Wert und die weitere Farbzunahme in Abhängigkeit von der Zeit ist beim Serum gering und fehlt beim Harn in entsprechender Verdünnung. Die Methode nach BONSNES u. TAUSSKY, Modifikation nach BROD u. SIROTA, arbeitet mit Eiweißfällung und nachfolgender Jaffé-Reaktion im Filtrat. Die Farbentwicklung sollte für wenigstens weitere 30 min stabil bleiben (BONSNES u. TAUSSKY). HARE (1950) und SCHIRMEISTER, WILLMANN u. KIEFER (1963) zeigten aber, daß die Farbintensität bei dieser Methode in Abhängigkeit von der Zeit ansteigt. Es besteht jedoch Übereinstimmung in der Harnkonzentration, wenn eine Ablesezeit von genau 20 min eingehalten wird. Dann differieren auch die im Serum mit beiden Methoden ermittelten Konzentrationen nur gering.

Kreatininkonzentration im Plasma

In der Tabelle 10 sind die von den verschiedenen Autoren ermittelten Normalwerte für die Plasmakonzentration von Kreatinin und „wahrem“ Kreatinin mit ihren Schwankungsbreiten aufgeführt. Danach sind für klinische Zwecke die unspezifischen Bestimmungsverfahren bei genauer Einhaltung der Methodik ausreichend. Dies erleichtert die Untersuchung, da die spezifische Adsorptionsmethode mit Lloyd-Reagens für die tägliche Routine recht aufwendig ist.

Tabelle 10. *Normalwerte des Plasmakreatinin*

Autor	„wahres“ Kreatinin mg-%		Kreatinin mg-%	
	♂	♀	♂	♀
Popper u.a. 1937 . .			0,5—1,0	0,45—1,05
Miller u. Dubos 1937	0,99 (0,62—1,24)		1,09 (0,62—1,28)	
Barrett u. Addis 1947			1,02 (0,78—1,26)	
Brod u. Sirota 1948			0,91 (0,64—1,01)	
Brod u. Kotatko 1949	0,74 (0,48—1,0)		1,03 (0,64—1,56)	
Hare u. Hare 1949	0,80			
Camara u.a. 1951 . .	1,11 (0,95—1,29)	0,86 (0,77—0,98)		
Hopper 1951			1,27 (1,0—1,6)	1,09 (0,8—1,4)
Haugen 1953				
Haugen u. Blegen 1955			0,91 (0,6—1,3)	
Ralston 1955 . . .	0,84 (0,70—0,95)		1,20 (1,04—1,35)	
Edwards u. Whyte 1959	0,93 (0,64—1,21)	0,73 (0,44—1,02)		
Döring u.a. 1953a			0,91 (0,55—1,27)	0,81 (0,47—1,15)
Annino u. Relman 1959			0,83 ± 0,20	0,69 ± 0,12
Schirmeister u.a. 1963			0,93 (0,66—1,10)	0,77 (0,6—1,0)

Es gilt bisher die Anschauung, daß bei einer Reihe von Säugern, insbesondere Hunden, Katzen und Ratten, Kreatinin nur glomerulär filtriert und tubulär nicht verarbeitet wird. Da praktisch keine Anlagerung an Plasmaproteine erfolgt, die Kreatininausscheidung in weitem Bereich vom Harnfluß unabhängig gefunden wird und zudem die quantitative Analyse in Harn und Serum keine besondere Schwierigkeit bereitet, sind wesentliche Voraussetzungen erfüllt, die ein Teststoff zur Feststellung der Glomerulumfiltratgröße aufweisen muß. Von wesentlicher Bedeutung ist die Frage, welcher Kreatininspiegel als oberer Normwert zu gelten hat. Als solcher kann nicht ohne weiteres die von den einzelnen Untersuchern ermittelte Höchstkonzentration bei Nierengesunden bezeichnet werden, da die Kriterien für die Auswahl im einzelnen unbekannt sind. Bei Verwendung der Bestimmungsmethode von Popper u.a., die Spiegel von über 1,0 mg-% als pathologisch ansahen, wird von Sarre u. Gayer (1958), Sarre (1958, 1959) ein Plasmakreatinin bis 1,30 mg-%, von Schmidt u. Südhof (1959) bis 1,20 mg-% noch als normal gewertet.

Schirmeister u.a. (1962), die das gleiche Verfahren verwenden, kontrollierten das Plasmakreatinin an der Höhe der Inulinclearance. Sie fanden bereits bei einem Plasmawert von 1,10 mg-% praktisch stets eine korrigierte Inulinclearance von unter 100, also ein reduziertes Glomerulumfiltrat. Für den Bereich von 1,0—1,10 mg-% wurden die Mittelwerte der Inulinclearance im Bereich von 100 oder darunter bestimmt, und selbst bei einem Plasmakreatinin von 1,0 mg-% lag die zugehörige Inulinclearance nur in einem Drittel der Fälle im Normbereich und bei zwei Drittel darunter. Nach diesen Untersuchungen genügt also selbst der von

Popper u.a. als oberer Normwert angegebene Kreatininspiegel von 1,0 mg-% nicht diesem Anspruch.

Für die Bewertung von erhöhten Kreatininspiegeln hat Effersoe (1957a) auf Grund der mitbestimmten 24 Std-Kreatininclearance in einem Nomogramm mit einer gewissen Streuung folgende Beziehung angegeben (s. Tabelle 11).

Tabelle 11

Plasmakreatinin mg-%	Nierenfunktion in % der Norm
1,5	50
2	30
3	20
4	15
6	10
11	5

Eine derartige Vereinfachung erlaubt zwar die überschlagsmäßige Schätzung der renalen Leistung. Sie kann aber im Einzelfall zu falschen Schlüssen führen. Wir gehen auf dieses Problem im Zusammenhang mit der Besprechung der Kreatininclearance noch ausführlich ein.

Von allen Stickstoffschlacken steigt das Plasmakreatinin bei beginnender Niereninsuffizienz am frühesten an, wie sich am Kriterium der Filtratminderung nachweisen läßt. Sein Spiegel ist bereits deutlich erhöht, wenn die Kreatininclearance unter 70—80 fällt, während Rest-N bzw. Harnstoff-N erst ansteigen, wenn die Clearance unter 50—60 gesunken ist (Reubi 1960, Nadig u. Valk 1961). Bei leicht erniedrigter Kreatininclearance fand Isacsson (1959) den Rest-N stets normal, den Kreatininspiegel aber in 81 % der Fälle erhöht.

Daß Schlüsse vom Kreatininspiegel auf die Nierenfunktion dennoch nur mit einiger Reserve möglich sind, läßt Abb. 1 erkennen. Sie zeigt, wieweit die Werte

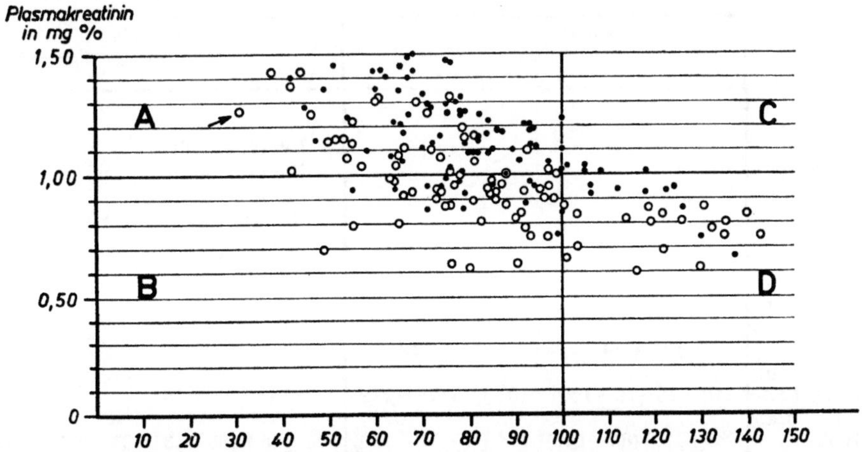

Abb. 1. Glomeruläre Filtrationsrate in ml Plasma/min/1,73 m² als Inulinclearance. ● = ♂, ○ = ♀. Glomeruläre Filtrationsrate und zugehöriger Wert des Plasmakreatinins bei 180 Patienten (86 Frauen, 94 Männer). Teil A Fälle mit eingeschränkter glomerulärer Filtrationsrate und erhöhtem Plasmakreatinin-Wert. Teil B Fälle mit eingeschränkter glomerulärer Filtrationsrate und einem in dem Normalbereich liegenden Plasmakreatininwert. Teil C und D Fälle mit normaler glomerulärer Filtrationsrate und normalem Plasmakreatininwert. Lediglich der mit Pfeil markierte Fall zeigte eine Rest-N-Steigerung (auf 51 mg-%). Die eingetragenen Punkte (● = ♂, ○ = ♀) stellen die Inulinclearancewerte als arithmetisches Mittel dreier konsekutiver Clearanceperioden dar, die maximal um 12 % unter sich differierten (Schirmeister u.a. 1964a und b)

für die Inulinclearance als Maß der Filtratgröße streuen, die dem diagnostisch so wichtigen Plasmakreatininbereich von 0,6—1,5 mg-% zuzuordnen sind (Schirmeister u.a. 1964a und b).

Im Spätstadium von Nierenkrankheiten mit beträchtlicher Stickstoffretention kann unter Umständen die Kreatininerhöhung im Plasma zurückgehen, während die Clearance weiter abnimmt (Tobias u.a. 1962). Dies beruht offenbar auf der Verminderung der Muskelmasse sowie auf einer hiervon unabhängigen Reduktion der Kreatininbildung im Stadium der Niereninsuffizienz (GOLDMAN u.a. 1954, EFFERSOE 1957a). Zur Erfassung beginnender Nierenfunktionsstörungen hält REUBI (1958, 1959) das Plasmakreatinin dem Rest-N für überlegen, den er zur Charakterisierung der manifesten renalen Insuffizienz vorzieht. Auch MERTZ, SARRE u. CREMER (1962b) kommen auf Grund korrelationsstatistischer Untersuchungen zu dem Ergebnis, daß die Bestimmung des Kreatininspiegels bei leichten und mäßigen Funktionseinschränkungen wesentlich aufschlußreicher ist als der Rest-N-Wert.

Die Kreatininclearance

Kreatinin wurde zuerst von REHBERG 1926 bei Menschen zur Feststellung des Glomerulumfiltrates verwendet. Nach Verabreichung von 2—3 g Kreatinin wird bei einem Blutspiegel von 3,5—5,5 mg-% die sog. exogene Kreatininclearance ermittelt. Nach Entdeckung der Inulinclearance als repräsentativer Größe des Glomerulumfiltrates wurde klar, daß exogen zugeführtes Kreatinin beim Menschen zu etwa 25—30% tubulär sezerniert wird (SHANNON 1935, MCCANCE u. WIDDOWSON 1937, JOSEPHSON u. LINDAHL 1943, BROD u. SIROTA 1948). Diese Erkenntnis nimmt der Bestimmung der exogenen Kreatininclearance ihren eigentlichen diagnostischen Wert. Die tubuläre Verarbeitung macht sich demgegenüber bei niedrigem Plasmaspiegel, wie er normalerweise bei Bestimmung der endogenen Kreatininclearance besteht, weniger bemerkbar.

Tabelle 12. *Normalwerte der Kreatininclearance ml/min/1,73 m² Körperoberfläche*

Autor	„wahres" Kreatinin		Kreatinin	
	♂	♀	♂	♀
SIROTA u.a. 1950 . . .			106 (76—146)	
HOPPER 1951			105 (72—141)	95 (74—131)
CAMARA u.a. 1951 . . .			95 (81—108)	95 (79—110)
AGARVAL . . 1956 . . .			78,0 ± 10,3	
ROSCOE 1958		75 (47—96)		55 (40—64)
VAN PILSUM u. SELJESKOG 1958 . . .	135 ± 14	127 ± 18		
EDWARDS u. WHYTE 1959	110±16 (76—140)	101±13 (76—132)		
DOOLAN u.a. 1962 . . .	123±19,3 (65—162)	114±16 (75—156)	103±15,8 (58—131)	97±9,7 (72—110)

In Tabelle 12 sind die von verschiedenen Untersuchern bestimmten normalen Clearancegrößen für „wahres" Kreatinin und Kreatinin, bezogen auf eine Körperoberfläche von 1,73 m², aufgeführt. Dabei wurde die „wahre" Kreatininclearance meist höher gefunden. Das beruht darauf, daß der Kreatininspiegel, der als Nenner der Clearanceformel erscheint, bei dieser Methode niedriger bestimmt wird (s. o.).

Es liegt eine Fülle von Untersuchungen über die Brauchbarkeit der endogenen Kreatininclearance als Indicator der Filtratgröße vor. Sie beruhen in erster Linie auf dem Vergleich mit der gleichzeitig bestimmten Clearance von Inulin — aber auch der von Mannit oder Thiosulfat —, deren ausschließlich glomeruläre Elimination als weitgehend gesichert gilt. Eine Übersicht über Vergleichsbestimmungen mit der Inulinclearance und ihre Schwankungsbreiten vermittelt Tabelle 13a und b.

Tabelle 13a. *Das Verhältnis Kreatininclearance/Inulinclearance bei Nierengesunden*

Autor	Clearanceratio „wahres" Kreatinin/Inulin	Clearanceratio Kreatinin/Inulin	
MILLER u. WINKLER 1938	1,13 (0,8—1,5)		
STEINITZ u. TÜRKAND 1940		1,03 (0,73—1,17)	
SMITH u.a. 1940		1,14 (1,0—1,26)	
BROD u. SIROTA 1948		1,00 (0,88—1,1)	
BROD u. KOTATKO 1949	1,04 (0,79—1,58)	0,67 (0,49—0,91)	
HARE u.a. 1949	1,03 (0,82—1,26)		
HAUGEN u. BLEGEN 1953	1,01 (0,87—1,17)		
DÖRING u.a. 1953a		1,02 ± 0,013 (0,83—1,31)	
BARNETT u. WESTERDAHL 1953*	1,08 (0,86—1,3)		
FRIEDERISZIK 1954*		1,19 (0,76—1,44)	
		♂	♀
SCHIRMEISTER u.a. 1963		1,01 (0,95—1,20)	1,025 (0,81—1,38)

* Säuglinge

Tabelle 13b. *Das Verhältnis Kreatininclearance/Inulinclearance bei Nierenkranken*

Autor	Clearanceratio „wahres" Kreatinin/Inulin	Clearanceratio Kreatinin/Inulin
STEINITZ u. TÜRKAND 1940		1,04—1,73
EMERSON u.a. 1941*		0,90—1,44
BROD u. SIROTA 1948		1,04 (0,77—1,63)
BROD u. KOTATKO 1949	1,37 (0,76—2,44)	1,02 (0,49—1,59)
MATTAR u.a. 1952*	0,9—2,3	
MILLER u.a. 1952	1,31 (0,82—1,74)	1,1 (0,56—1,64)
MANDEL u.a. 1953	1,25 (0,72—1,83)	1,29 (0,9—1,86)
DÖRING u.a. 1953b		1,34 (1,04—2,14)

* Kinder

In den Untersuchungen an Nierengesunden liegen die Mittelwerte für das Verhältnis „wahre" Kreatininclearance zu Inulinclearance zwischen 1,01 und 1,13 und für Kreatininclearance zu Inulinclearance zwischen 0,67 und 1,19. Bei Nierenkranken wurden für Clearanceverhältnis „wahres" Kreatinin/Inulin Mittelwerte zwischen 1,25 und 1,37 und für das Clearanceverhältnis Kreatinin/Inulin Werte zwischen 1,02 und 1,29 gefunden.

Wenn die ausschließlich glomeruläre Filtration von Inulin vorausgesetzt wird, so kann aus den erhöhten Quotienten bei den Nierenkranken in Analogie zu den Beobachtungen bei der exogenen Kreatininclearance auf eine zusätzliche tubuläre Kreatininsekretion geschlossen werden. Für eine tubuläre Sekretion des Kreatinin spricht auch die kompetitive Hemmbarkeit durch PAH oder Diodrast in hoher Konzentration (CRAWFORD 1948). Ferner kann durch den tubulären Hemmstoff Caronamid die hohe exogene Kreatininclearance beim Menschen auf Werte der Inulinclearance herabgesetzt werden (BUCHT 1949). SHANNON (1935) steigerte den Kreatinin-Plasmaspiegel von 20 auf 100 mg-% und fand dann die Kreatininclearance im Bereich der Inulinclearance. Dieses als Selbstdepression bezeichnete Verhalten muß als typisch für tubuläre Sekretionsprozesse angesehen werden.

Auch die von HEIDELMANN u.a. (1956), GAYER (1957) sowie BEHRINGER u. DEUTSCH (1960) im Gegensatz zur allgemeinen Erfahrung beobachtete beträchtliche Zunahme der Kreatininclearance unter Polyurie [für die wir mit MOELLER (1959) methodische Ursachen vermuten müssen] wurde als Zeichen tubulärer Sekretion gewertet.

Demgegenüber fand SPÜHLER (1946) Hinweise auf eine tubuläre Rückdiffusion. Bei kardial Dekompensierten (BALDWIN u.a. 1950, SMITH 1951, MILLER u.a. 1952) und bei nierenkranken Kindern (MANDEL u.a. 1953) ergab sich mitunter eine Erniedrigung des Verhältnisses Kreatininclearance zu Inulinclearance. Auch bei geringem Harnfluß (SHANNON u. WINTER 1940) und schwerer Hypoxie (SELKURT u. GRODECK 1952) können die Werte der Inulinclearance höher als die der Kreatininclearance gefunden werden, was eine tubuläre Rückdiffusion wahrscheinlich macht. In diesem Zusammenhang ist der fünfmal höhere Diffusionsquotient des Kreatinin gegenüber Inulin bemerkenswert. Tierexperimentell ließ sich bei Erhöhung des Ureterdruckes durch Abklemmung ein Gleichgewichtszustand zwischen Glomerulumfiltration und Reabsorption der filtrierten Stoffe herstellen, in dem die renale Extraktion von Kreatinin viel stärker abnahm als diejenige von Inulin (SCHIRMEISTER u.a. 1962).

So muß es heute als erwiesen gelten, daß Kreatinin in höherer Plasmakonzentration beim Menschen neben der glomerulären Filtration teilweise tubulär sezerniert und unter bestimmten Bedingungen vermutlich auch rückresorbiert werden kann. Für die tubuläre Verarbeitung ist es dabei gleichgültig, ob die Konzentrationserhöhung durch exogene Zufuhr oder Retention erfolgt (GAYER 1964). Ein exaktes Maß für die Glomerulumfiltration kann die Kreatininclearance daher bei hohem Serumspiegel nicht mehr darstellen, während sie bei niedrigem Plasmaspiegel mit der Inulinclearance hinreichend übereinstimmt.

Man kann den in Tabelle 13a aufgeführten Ergebnissen entnehmen, daß die mit unterschiedlichen Methoden festgestellte endogene Kreatininclearance bei Nierengesunden im Bereich der Inulinclearance liegt und damit Rückschlüsse auf das Verhalten des Glomerulumfiltrates zuläßt.

Demgegenüber fanden, wie Tabelle 13b zeigt, zahlreiche Untersucher bei Nierenkranken für die Kreatininclearance höhere Werte als für die Inulinclearance. Allerdings schwankten die Differenzen innerhalb der einzelnen Patientengruppen beträchtlich, was vermutlich auf den unterschiedlichen Schweregrad der zugrunde liegenden renalen Störungen zu beziehen ist. Die Kreatininclearance lag mitunter 25—30% höher als die von Inulin (DÖRING u.a. 1953, MANDEL u.a. 1953). Da gerade mit den spezifischen Bestimmungsmethoden im Vergleich zu Inulin regelmäßig erhöhte Kreatininclearancewerte festgestellt wurden (Mittelwerte der Clearanceratio „wahres" Kreatinin/Inulin zwischen 1,25 und 1,37; BROD u. KOTATKO 1949, MILLER, LEAF u. MAMBY 1952, MANDEL, JONES, WILLIS u. KARGEL 1953), besteht kaum ein Zweifel daran, daß bei Nierenleiden Kreatinin in unterschiedlichem Ausmaß tubulär ausgeschieden werden kann. MERTZ, SARRE u. CREMER (1962a) fanden jedoch bei Kreatininkonzentrationen über 8 mg-% die Plasmakreatininwerte höher, als es der korrespondierenden Inulinclearance entsprach. Sie schließen deshalb bei chronisch entzündlichen Nierenprozessen auf eine tubuläre Rückdiffusion, da die tubulären Transportmechanismen, die normalerweise erhöhtes Serumkreatinin zusätzlich eliminieren, funktionsuntüchtig seien.

SCHIRMEISTER u.a. (1964b) untersuchten an einem Kollektiv von 252 Patienten mit normaler und unterschiedlich reduzierter Inulinclearance das Verhalten der Kreatininclearance. Wie die Abb. 2 erkennen läßt, waren die Abweichungen bis zu einer Inulinclearance von 60 relativ gering, so daß die Clearanceratio Kreatinin/Inulin nur bis zu einem Mittelwert von 1,17 anstieg. In diesem diagnostisch wichtigen Bereich kann also die Kreatininclearance noch als verläßlicher Hinweis auf die Filtrationsrate gelten. Mit weiter abnehmender Inulinclearance verringert sich die gleichzeitig mitbestimmte Kreatininclearance nicht in gleichem Ausmaß, was in einem Anstieg der Clearanceratio Kreatinin-/Inulin zum Ausdruck kommt.

Demnach erlaubt die Kreatininclearance bei stärkerer Einschränkung der Nierenfunktion nur noch eine annähernde Abschätzung der Filtratgröße.

Die Bestimmung hat den großen Vorteil methodischer Einfachheit; sie ist von jeder Dauerinfusion unabhängig. Der über längere Zeit konstante Plasmaspiegel macht eine mehrfache Blutentnahme mit wiederholten Analysen unnötig. Die Dauer der Clearanceperioden — es empfiehlt sich, mehrere zu berücksichtigen — kann so gewählt werden, daß auch ohne Katheterisierung die Harnzeitvolumina exakt zu gewinnen sind. Bei mehrstündigen Harnsammelperioden bzw. bei Verwendung des 24 Std-Harns fallen Fehlerquellen, die für kurze Untersuchungszeiten gelten, weniger ins Gewicht. Freilich wirken sich dann unter anderem Einflüsse aus, wie z. B. die Abhängigkeit der glomerulären Filtration von der Änderung der Nierendurchblutung (Wechsel zwischen liegender und aufrechter Körperhaltung, Muskeltätigkeit, psychische Belastung usw.). So erhält man verständlicherweise bei der 24 Std-Kreatininclearance einen Mittelwert, der den Variationsbereich über den Tag nicht erkennen läßt. Vergleichende Bestimmungen der Kreatininclearance auf Grund unterschiedlich langer Harnsammelperioden (20 min bis 24 Std) ergaben beim gleichen Individuum eine weitgehende Übereinstimmung (ADDIS 1948, CAMARA u.a. 1951, RAISZ u.a. 1956, TOBIAS u.a. 1962, DOOLAN u.a. 1962). Entscheidend für die Gewinnung zuverlässiger Ergebnisse ist nicht die absolute Zeit der Clearanceperioden, sondern vielmehr die exakte Feststellung und Berücksichtigung ihrer Dauer. Liegt diese unter 30 min, so führt die Verwendung von Spontanharn wegen der Schwierigkeit vollständiger Blasenentleerung nur bei gesteigerter Diurese zu genauen Werten. Bei sehr exakter Harnsammlung wurde die Standardabweichung für mehrere aufeinanderfolgende 24 Std-Clearancebestimmungen für Erwachsene bei 10% (BRUN 1952), für Kinder bei 6,7% (WINBERG 1959) gefunden. Die von SCHWAB 1953 bei Nierengesunden festgestellten erheblichen Schwankungen dieser Größe über mehrere Tage dürften, soweit sie nicht auf methodische Ursachen zurückgehen, mit den oben erwähnten äußeren Einflüssen in Zusammenhang zu bringen sein. Sie fallen beim bettlägerigen Kranken im allgemeinen geringer aus.

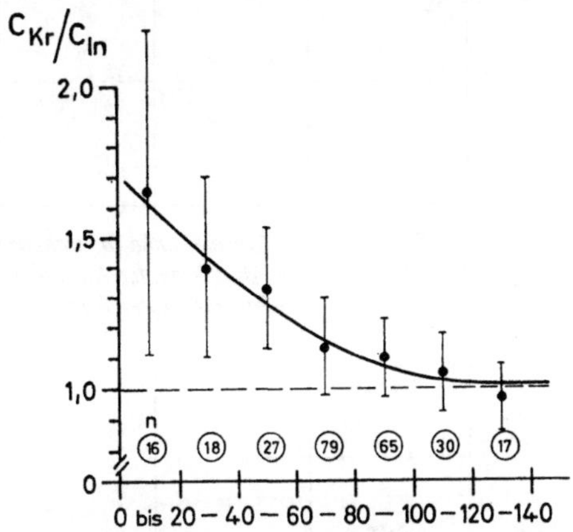

Abb. 2. Inulinclearance (C_{In}) in ml Plasma/min/1,73 m². Die Änderung des Verhältnisses C_{Kr}/C_{In} bei 252 Patienten mit normaler und reduzierter Inulinclearance (127 Männer, 125 Frauen). Ordinate = Verhältnis der simultan bestimmten C_{Kr} zu C_{In} (siehe Methode). Abszisse = Einteilung in C_{In}-Bereiche, n = Zahl der untersuchten Patienten in dem jeweiligen Bereich. Gestrichelte Linie parallel zur Abszisse = hypothetische (ideale) Übereinstimmung von C_{Kr} und C_{In}. Mittelwerte des gefundenen Verhältnisses C_{Kr}/C_{In} mit Standardabweichung ($\pm$ s) (SCHIRMEISTER u.a. 1964b)

Die bereits oben erwähnte gesteigerte Kreatininausscheidung nach reichlicher Eiweißaufnahme und körperlicher Anstrengung geht auch mit einer mäßigen Clearancezunahme (um etwa 10%) einher (VAN PILSUM u. SELJESKOG 1958).

Es hat nicht an Versuchen gefehlt, die Beziehung zwischen Plasmaspiegel und Clearance des endogenen Kreatinin exakt zu analysieren, um so aus der Plasmakonzentration allein den Clearancewert bestimmen zu können.

STEINITZ u. TÜRKAND (1940) fanden ein reziprokes Verhältnis zwischen Plasmakreatinin und dessen renaler Clearance und errechneten einen Faktor von 86. Nach HAUGEN u. BLEGEN (1955) beträgt das Produkt von Plasmakreatinin und Kreatininclearance bei gesunden Männern etwa 100, so daß sich aus dem Plasmakreatinin ein Näherungswert für die Clearance ableiten ließe. JADRNÝ, SPEVÁCKOVA, STAMPACHOVÁ (1961) betonten, daß eine so einfache Beziehung zwischen Kreatininkonzentration und Clearancewert nicht besteht. Sie stellten fest, daß beide Größen indirekt, aber nicht proportional voneinander abhängen. Der Wert des Produktes soll sich bei sinkender Filtration vermindern.

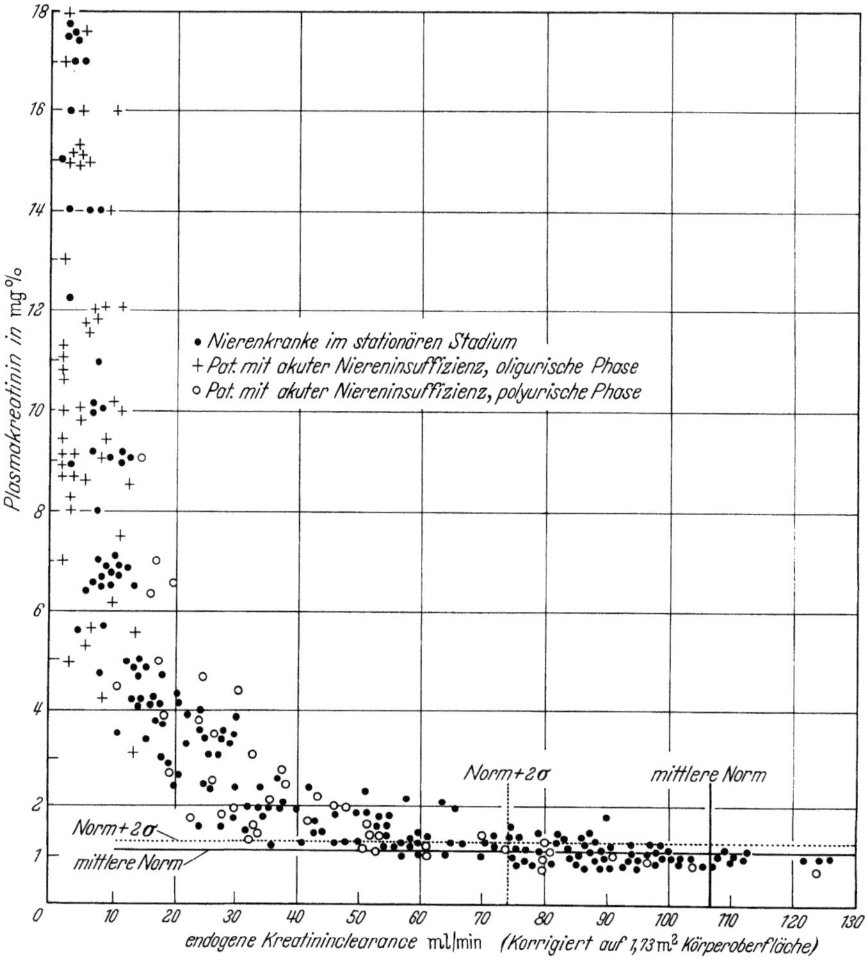

Abb. 3. Beziehung zwischen Plasmakreatinin und endogener Kreatininclearance bei Nierenkranken im stationären Stadium sowie bei Patienten mit akutem Nierenversagen in der oligurischen bzw. polyurischen Phase (ENGER u. BLEGEN 1964)

Unter Berücksichtigung der 24 Std-Kreatininclearance beobachtete dagegen EFFERSØE (1957a) eine zahlenmäßige Abhängigkeit zwischen dieser und dem Plasmakreatinin und schloß, daß die Bestimmung des Plasmakreatinins allein für klinische Zwecke genügt; allerdings muß sich der Patient im steady state befinden. Wir verweisen auf die bereits besprochene Tabelle 11 (S. 327). Bei graphischer Darstellung ergibt die Relation Plasmakreatinin/Kreatininclearance eines größeren Kollektivs von Nierenkranken stets eine hyperbolische Kurve (STEINITZ u. TÜRKAND, HAUGEN u. BLEGEN, SARRE 1959, TOBIAS u.a. 1962, WRONG 1962, BROD 1964). Wie am Beispiel der Abb. 3 zu erkennen ist, sind die Streuungen beträchtlich, so daß aus diesem Grund die Ableitung einer einfachen mathematischen Beziehung für den praktischen Gebrauch nicht möglich ist. Auch die klinische Erfahrung, nach der bei gleichem Kreatininspiegel recht unterschiedliche Clearancewerte gefunden werden, spricht gegen die Zulässigkeit derartiger Ableitungen und beweist die grundsätzliche Überlegenheit der Clearancebestimmung.

Mertz, Sarre u. Cremer (1962a) fanden erst bei einer Herabsetzung der glomerulären Filtratrate auf 30% der Norm eine statistisch sichere Abhängigkeit des Kreatininanstiegs von der Filtratminderung. Diese und andere Autoren (Haugen u. Blegen 1955, Reubi 1960, Schirmeister u.a. 1962, Doolan 1962) vermissen andererseits eine gesicherte Beziehung zwischen hoch normalen bzw. mäßig erhöhten Kreatininwerten und der Inulinclearance, so daß der Schluß von einem normalen Plasmakreatinin auf eine unbeeinträchtigte Nierenfunktion unzulässig ist.

Schirmeister u.a. (1964b), die an ihrem großen Krankengut die Beziehung zwischen Kreatinin-Plasmaspiegel und der Clearance von endogenem Kreatinin und Inulin untersuchten, gingen bei der Auswertung ihrer Ergebnisse nach folgenden Grundsätzen vor, die uns für die klinische Praxis sehr geeignet erscheinen: Es wurden Mittelwerte aus je zwei mehrstündigen Clearanceperioden bestimmt. Die Ergebnisse sahen die Autoren als *methodisch brauchbar* an, wenn die Einzelbestimmungen nicht mehr als 10% von ihrem Mittelwert differierten. Betrug die Abweichung 15% oder weniger, so galten die Ergebnisse als *bedingt brauchbar*. Stärkere Abweichungen machten eine Wiederholung der Bestimmung erforderlich.

Bei gesenkter Kreatininclearance (bestätigt durch eine mitbestimmte gleichgroße oder niedrigere Inulinclearance) fand sich stets ein erhöhtes Plasmakreatinin. Eine Kreatininclearance im Grenzbereich von 90 ist bereits als herabgesetzt anzusehen. Liegt sie zwischen 95 und 115, so ist sie dann vorgetäuscht normal, wenn die zugehörige Kreatininplasmakonzentration im oberen Normbereich oder darüber liegt. Oberhalb einer Kreatininclearance von 115 wurde kein erhöhter Plasmaspiegel angetroffen. Die Autoren empfehlen, besonders im Grenzbereich der Norm die Kreatininclearance stets unter Berücksichtigung des Plasmaspiegels zu beurteilen und in Zweifelsfällen die Filtratgröße mit Hilfe der Inulinclearance zu bestimmen.

Wenn auch der Hauptwert der Kreatininclearance in der Früherfassung von Nierenfunktionsstörungen liegt, so eignet sie sich auf Grund ihrer leichten Durchführbarkeit andererseits zur einwandfreien Verlaufskontrolle bei akuten und besonders bei chronischen Nierenkrankheiten (Effersøe 1957b, Schreiner u. Maher 1961, Nakajima 1963). Ihr Verhalten gibt Hinweise auf Ausheilung oder Progredienz, ermöglicht prognostische Schlüsse und die Kontrolle therapeutischer Maßnahmen.

Gerade auch im Stadium der manifesten Niereninsuffizienz mit Clearancewerten zwischen 30 und 5 hat sich diese semiquantitative Methode zur Beurteilung des Krankheitsverlaufs und der Lebenserwartung als wertvoll erwiesen (Effersøe 1957b, Tobias u.a. 1962, Nakajima u.a. 1963).

Die Tatsache, daß beim Neugeborenen selbst exogen zugeführtes Kreatinin nicht tubulär sezerniert wird (Dean u. McCance 1947), erhöht den Aussagewert der endogenen Kreatininclearance in dieser Altersklasse. Dementsprechend fanden Barnett u. Westerdahl (1953) bei 24 Säuglingen eine weitgehende Übereinstimmung zwischen „wahrer" Kreatininclearance und Inulinclearance [Clearance-ratio 1,08 (0,86—1,3)]. Diese Feststellungen sind von erheblicher praktischer Bedeutung, da Säuglingen und Kleinkindern für die Bestimmung der Glomerulumfiltratgröße mit gutem Grund die Infusion von Testsubstanzen erspart werden kann.

Ihre absolute Größe bewegt sich im 1. Trimenon zwischen 7,5 und 15,5; im 1. Lebensjahr werden Werte von 36 errechnet. Durch die Korrektur auf eine Körperoberfläche von 1,73 m^2 ergeben sich für das 1. Trimenon Werte zwischen 39 und 102 sowie ein Anstieg bis 114 im 1. Jahr (FRIEDERISZICK 1954). Dieser Autor stellte bei gesunden Säuglingen für die Clearanceratio Kreatinin/Inulin einen Mittelwert von 1,19 (0,76—1,44) fest.

Bei Kindern im Alter von 1—3 Jahren findet sich ein Anwachsen der Clearance, die dann konstante Werte zwischen 80 und 146/1,73 m^2 erreicht (WINBERG 1959). Demnach liegen bei nierengesunden Kindern jenseits des Säuglingsalters unter Berücksichtigung der körperlichen Gegebenheiten ähnliche Verhältnisse wie bei Erwachsenen vor.

Stark erhöhte Werte für die Kreatininclearance bei sehr niedrigem Plasmaspiegel werden regelmäßig während der normalen Schwangerschaft angetroffen (CHESLEY 1951, DE ALVAREZ 1958, SIMS u. KRANTZ 1958). Sie vermindern sich wie Inulin- und PAH-Clearance mit Annäherung des Geburtstermins allmählich bis zur Norm.

Die üblichen Normwerte für Plasmakonzentration und Clearance sind während der Gravidität demnach bereits als pathologisch anzusehen und häufig Hinweis auf eine Nephropathie.

Mit zunehmendem Alter wird ein langsamer Rückgang der Kreatininclearance beobachtet, der dem der Inulinclearance (Abnahme 0,68% pro Jahr) etwa parallel verläuft (VAN PILSUM u. SELJESKOG 1958).

Aus der Fülle der Untersuchungen kann gefolgert werden: Kreatinin als Metabolit des Muskelstoffwechsels weist beim Einzelnen einen über den Tag weitgehend konstanten Plasmaspiegel mit signifikantem Geschlechtsunterschied auf. Es wird ausschließlich renal eliminiert, und zwar vorwiegend durch glomeruläre Filtration. Bei pathologisch erhöhten Plasmakonzentrationen tritt eine zusätzliche tubuläre Sekretion in Erscheinung. Während beim Gesunden die Kreatininclearance der Inulinclearance und damit der Glomerulumfiltratgröße entspricht, kann sie bei gesteigertem Plasmaspiegel über diesem Bezugswert liegen. Die Kreatininclearance stellt aus diesem Grund beim Nierenkranken zwar kein exaktes Maß der Größe des Glomerulumfiltrates dar, orientiert aber als semiquantitativer Meßwert verbindlich über Richtung und Ausmaß seiner Veränderung.

Bei beginnenden Nierenfunktionsstörungen erweist sich die Plasmakonzentration des Kreatinin im Vergleich zu der anderer Eiweißmetaboliten wie Harnstoff, Harnsäure und Rest-N als verläßlicherer Gradmesser. Während der Kreatininspiegel bereits pathologisch erhöht ist, können die Konzentrationen der anderen Stickstoffschlacken noch völlig im Normbereich liegen. Die diagnostische Aussagekraft wird durch Bestimmung der Kreatininclearance entscheidend gesteigert. Da sich nachweisen läßt, daß das Plasmakreatinin bei mäßiger Einschränkung der Glomerulumfiltration, beurteilt nach der Clearance von Kreatinin, Inulin und Thiosulfat, noch nicht anzusteigen braucht (u.a. ISACSSON 1959, REUBI 1960, NADIG u. VALK 1961, SCHIRMEISTER u.a. 1962, 1964, TJAN u.a. 1963), beweist ein Normalwert noch nicht eine intakte renale Leistung.

Im diagnostisch wichtigen Grenzbereich „normaler", hochnormaler oder leicht erhöhter Plasmakonzentrationen belehrt aber erst die Bestimmung der Kreatininclearance über den tatsächlichen Funktionszustand der Niere. Sie hat sich sowohl für die Früherfassung von renalen Funktionsausfällen als für die Verlaufskontrolle von Nierenerkrankungen als wertvoll erwiesen. SCHREINER u. MAHER (1961) bezeichnen die Kreatininclearance in diesem Sinne als „an extremly useful tool, perhaps the single most valuable one, in the serial follow-up of patients with chronic renal disease".

Aminosäuren, Phenolderivate, Xanthoprotein und Indican

Die Suche nach Kriterien der Niereninsuffizienz führte zu der Frage, ob auch die *Aminosäuren* an der charakteristischen Erhöhung der Stickstoffschlacken im Plasma beteiligt sind. Bei der Erörterung dieses Problems müssen die spezifischen Störungen der tubulären Aminosäuren-Rückresorption bei den renalen Aminoacidurien als angeborene oder erworbene Stoffwechselstörungen und die Veränderungen beim nephrotischen Syndrom unberücksichtigt bleiben. Der α-Aminostickstoff als Summenwert der Gesamtaminosäuren, der beim Gesunden mit 3,5—5,5 mg-% (Berger 1956) etwa 12—17% des Rest-N ausmacht, wurde im urämischen Stadium häufig normal, vielfach aber auch mäßig erhöht gefunden (ältere Literatur bei Bock und Gerok 1961). Auch nach neueren Untersuchungen von Salisbury, Dunn und Murphy (1957), Rosen, Meroney u. Levenson (1958) sowie Woods (1960) ist die Gesamtkonzentration der Aminosäuren bzw. der α-Aminostickstoff bei der Urämie nicht oder nur geringfügig vermehrt. So stellten Frimpter, Thompson u. Luckey (1961) bei urämischen Nierenkranken einen mittleren α-Aminostickstoffwert von 4,7 mg-% fest, der nur unbedeutend über der normalen Konzentration von 4,1 mg-% lag.

Müting (1961) beobachtete bei 138 Nierenkranken eine mit dem Grad der renalen Funktionsminderung ansteigende α-Aminostickstoffkonzentration im Serum. Als normalen Durchschnittswert bei 50 gesunden Erwachsenen fand er gleichfalls 4,1 mg-%. In seinem Krankengut ermittelte er bei einer Gruppe mit geringer Niereninsuffizienz, beurteilt nach Konzentrationsversuch, Phenolrottest und Kreatininclearance, einen Wert von 4,3 mg-%. Er lag bei mäßiger Niereninsuffizienz bei durchschnittlich 5,1 mg-% und bei der Urämie bei 6,5 mg-%. Die gleichzeitig mitbestimmte α-Aminostickstoffausscheidung im enteiweißten 24 Std-Harn (normal 113 mg) stieg auf 151 mg bzw. 162 mg und sank bei der Urämie auf durchschnittlich 46 mg pro Tag ab.

Wenn demnach auch die Durchschnittswerte des Aminostickstoffs bei den einzelnen Patientengruppen eine stufenweise Erhöhung erkennen lassen, die mit der Schwere der Nierenschädigung korreliert, so sprechen andererseits Ausmaß und Schwankungsbreite gegen eine Verwendung als verläßliches diagnostisches Kriterium.

Hinsichtlich der Konzentration der einzelnen Aminosäuren ergibt sich ein unterschiedliches Verhalten. Bei fünf von zehn Patienten mit leichter Urämie beobachteten de Vries u. Alexander (1947) papierchromatographisch eine Erhöhung des Glycinspiegels, ein entsprechender Befund wurde von Braun u.a. (1955) erhoben.

Bei beiderseits nephrektomierten Hunden und bei fünf von sechs urämischen Patienten mit Glomerulonephritis wurde neben Glycin auch freies Arginin und Prolin im Serum mikrobiologisch vermehrt nachgewiesen (Dunn, Murphy u. Salisbury 1956, Salisbury, Dunn u. Murphy 1957). Bei sehr eingehenden säulenchromatographischen Aminosäurenbestimmungen kamen Bock u. Gerok (1961) zu einem etwas abweichenden Ergebnis. Bei chronischer Nephritis und Pyelonephritis mit geringer Funktionseinschränkung (Serumkreatinin 2—3 mg-%) zeigte sich eine deutliche Vermehrung nur von Asparaginsäure und 3-Methylhistidin. Bei Kreatininwerten über 3 mg-% erwiesen sich auch Glycin und Prolin als signifikant erhöht, während bei sehr ausgeprägter Niereninsuffizienz auch Glutaminsäure und Methionin anstiegen. Dabei beruhte die Vermehrung von Asparaginsäure, Glycin und Glutaminsäure ausschließlich auf der Zunahme der gebundenen Form.

Eine weitere Aminosäurengruppe: Phenylalanin, Tyrosin, Serin, Threonin, Ornithin, Arginin, Lysin und Histidin waren in einzelnen Fällen auch vermehrt, und zwar in zunehmendem Maße bei Kreatininwerten über 8 mg-%. Alle anderen Aminosäuren zeigten stets normale Konzentrationen.

MÜTING (1961) fand bei papierchromatographischen Untersuchungen an zahlreichen Nierenkranken unterschiedlichen Schweregrades neben einer Vermehrung von Glycin, Alanin und anderen Aminosäuren vornehmlich einen Konzentrationsanstieg der aromatischen Aminosäuren Tyrosin und Tryptophan. Dieser erreichte bei stärkerer Funktionseinschränkung mehr als das Doppelte der Norm. Auch die Harnausscheidung dieser Aminosäuren stieg an, um bei beginnender Urämie auf ein Drittel des Normwertes zurückzugehen.

Im Hinblick auf die Ursache der isolierten Aminosäurenvermehrung im Plasma bei der Urämie ist man über Hypothesen nicht hinausgekommen. Als mögliche Erklärung für den Argininanstieg ziehen SALISBURY u.a. eine retentionsbedingte Gleichgewichtsverschiebung bei der Harnstoffbildungsreaktion im Krebs-Henseleit-Cyclus zugunsten von Arginin in Betracht. Auch BOCK u. GEROK diskutieren die Frage, ob der Anstieg einiger der von ihnen vermehrt gefundenen Aminosäuren, nämlich von Prolin, Glutaminsäure und Asparaginsäure, die indirekt am Harnstoffcyclus beteiligt sind, auf einer urämischen Störung der Harnstoffsynthese beruht.

Im Liquor cerebrospinalis gesunder Erwachsener sind nach Untersuchungen von MÜTING u. SHIVARAM, KNAUFF u. ZICKGRAF 20—25 freie Aminosäuren nachzuweisen. Der freie α-Amino-N beträgt im Liquor 0,5—1,1 mg-%, wobei sich chemisch bestimmter freier α-Amino-N und die Summe der auf α-Amino-N berechneten papierchromatographisch analysierten Aminosäuren weitgehend entsprechen (MÜTING).

Bei mäßiger Niereninsuffizienz fand sich auch im Liquor ein Anstieg des freien α-Amino-N auf das Doppelte, bei Coma uraemicum auf das Dreifache der Norm. Dementsprechend ließ sich im ersten Fall eine signifikante Vermehrung von 17 Aminosäuren, bei der Urämie aller 20 Aminosäuren nachweisen. Besonders erhöht waren die aromatischen Aminosäuren Tyrosin, Tryptophan, Phenylalanin und Leucin sowie vor allem Glycin und Glutamin. Im Coma uraemicum nahm Glycin auf über das Fünffache zu.

Die qualitative und quantitative Veränderung des Gehaltes an freien Aminosäuren im Serum und Liquor wird von MÜTING auf einen vermehrten Eiweißzerfall und auf eine verschlechterte oxydative Desaminierung bei erhöhter Durchlässigkeit der Blut-Liquorschranke, bzw. Blut-Hirnschranke zurückgeführt. Unklar bleibt der Grund für das differente Verhalten der einzelnen Aminosäuren. Der Autor hebt hervor, daß die geschilderten quantitativen und qualitativen Störungen im Proteinstoffwechsel mit den gebräuchlichen Bestimmungsmethoden für Eiweißschlacken nicht erfaßt werden und andererseits bereits recht früh auftreten.

Diese Veränderungen, die sich in den Untersuchungen von MÜTING als gestaffelte Mittelwerte von Patientengruppen unterschiedlicher Niereninsuffizienz ergaben, besitzen für den Einzelfall wohl nur im Rahmen von Verlaufsbeobachtungen diagnostischen Wert. Dies setzt voraus, daß sie nur geringfügige Schwankungsbreiten zeigen. Jedenfalls lassen die bisherigen Feststellungen über das Verhalten der Aminosäuren im Plasma bei Nierenkranken, die wohl aus methodischen Gründen teilweise beträchtlich differieren, allgemeine diagnostische Schlüsse für die Beurteilung der renalen Funktion nicht zu.

Ebenso wie die Aminosäuren finden sich bei eingeschränkter Nierenfunktion die freien und gebundenen *Phenolderivate* und das *Indican* im Serum, aber auch im Liquor deutlich erhöht. Sie entstehen bei der Darmfäulnis. Nach Resorption werden die ätherlöslichen, stickstofffreien Phenole normalerweise vorwiegend an

Glucuronsäure und zum kleineren Teil an Schwefelsäure gebunden im Harn ausgeschieden.

Entwickelt sich eine Niereninsuffizienz, so können die vermehrt anfallenden Phenolkörper zum Teil noch gekoppelt werden. Es überwiegt jedoch mehr und mehr der in freier Form vorliegende Anteil, was neben einer verminderten Aktivität der Glucuronyltransferase in der Leber teilweise auf eine verminderte Synthese von Glucuronsäure und Schwefelsäure zurückzuführen ist.

Die Phenole lassen sich nach Nitrierung auf Grund ihres Farbstoffgehaltes im sauren Ätherextrakt exakt bestimmen.

Die bekannte Xanthoproteinreaktion (BECHER) erfaßt quantitativ Phenol- und Indolderivate, aromatische Oxysäuren sowie die aromatischen Aminosäuren Tyrosin und Tryptophan im Serum.

Man enteiweißt 3—5 ml Blut, Plasma oder Serum mit der gleichen Menge 20%iger Trichloressigsäure. Nach dem Filtrieren werden 2 ml des Filtrates mit 0,5 ml konzentrierter und reiner Salpetersäure versetzt und $^1/_2$—1 min gekocht. Nach dem Abkühlen fügt man 1,5 ml 33%ige Natronlauge hinzu und photometriert die klare, nötigenfalls filtrierte Flüssigkeit. Der normale Xanthoproteinwert entspricht 15—30 Farbeinheiten. Während geringe bis mäßige Erhöhungen bei Infektionskrankheiten, Ileus, Lungengangrän, Carcinomen u.a. zu beobachten sind, finden sich die stärksten Erhöhungen bei Schrumpfnieren mit Werten von 200 und mehr Farbeinheiten. Nach SHIVARAM geben die Indolderivate, vor allem das Indican, den größten Farbausschlag.

Von besonderem Interesse war die Frage, ob die entwickelte Farbintensität eine Beziehung zur Höhe des Rest-N erkennen ließ, was bereits von BECHER u. KOCH verneint wurde. So beobachteten sie bei Rückgang einer Azotämie mitunter eine unverändert starke Xanthoproteinreaktion. BECHER, DOENECKE u. LITZNER (1926) maßen dem Verhalten des Xanthoproteins bei Nierenkrankheiten eine erhebliche prognostische Bedeutung bei.

MÜTING fand bereits bei Nephritispatienten ohne wesentliche Niereninsuffizienz den Glucuronsäuregehalt im Serum und 24 Std-Urin ebenso wie die Ausscheidung freier und gebundener Sulfate signifikant herabgesetzt. Infolge verminderter Bindung und Ausscheidung war gleichzeitig der Anteil der freien Phenol- und Indolkörper im Serum und im Liquor deutlich erhöht.

Im einzelnen stellte er fest, daß die freien Phenole statistisch signifikant bereits im Liquor bei leichter Niereninsuffizienz (24 Patienten) sowie im Serum und Liquor bei Urämie (56 Patienten) vermehrt waren. Der Autor konnte papierchromatographisch zusätzlich noch Phenol, p-Kresol, m-Kresol, p-Oxyphenylbrenztraubensäure u.a. nachweisen (MÜTING 1964).

Bereits BECHER betonte die Abhängigkeit der cerebral-urämischen Symptome vom Grad der Intoxikation durch Eiweißabbauprodukte unter Hinweis auf die ähnliche Symptomatologie bei der chronischen Phenolvergiftung. Auch DICKES (1947) fand eine direkte Beziehung zwischen cerebralen Veränderungen und Phenolspiegel im Blut, während KORBELAR, VESELA u. OBR (1950) sowie GABERMANN u.a. (1951) kein paralleles Verhalten zwischen Vermehrung der aromatischen Oxysäuren und urämischen Symptomen beobachten konnten.

HICKS, WOOTTON u. YOUNG (1962) wiesen jedoch nach, daß eine Reihe von Enzymsystemen im Gehirn durch Phenolkörper erheblich geschädigt werden. Bei längeren Verlaufskontrollen beobachtete MÜTING meist eine Korrelation zwischen der Schwere des urämischen Komas und der Menge der im Serum und Liquor vorhandenen pathologischen Eiweißabbauprodukte. Die Vermutung, daß ihr Anstieg an der Entstehung der klinischen Urämiesymptome beteiligt ist, liegt seiner Meinung nach um so näher, als Harnstoff, Kreatinin, Harnsäure, Natrium, Chlorid und Calcium im Liquor Urämiekranker nur geringfügig erhöht sind.

Eine Vermehrung von *Indican* in Blut und Urin bei der Urämie wurde bereits von Rosenberg (1916) beobachtet. Es entsteht aus Tryptophan über die Zwischenstufen Indol sowie Indoxyl und wird als indoxylschwefelsaures Kalium von den Nieren eliminiert. Enge Beziehungen zwischen der Indicankonzentration und dem Anstieg anderer harnpflichtiger Substanzen bestehen nach allgemeiner klinischer Erfahrung nicht.

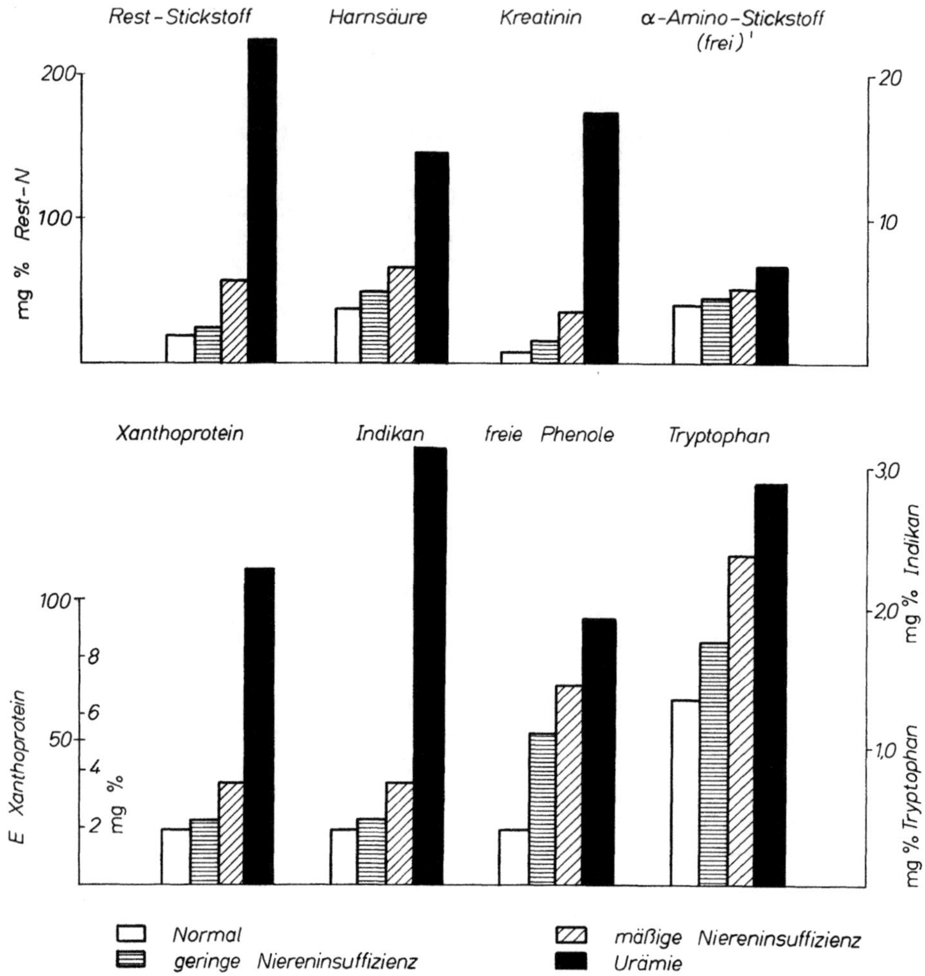

Abb. 4. Das dissoziierte Verhalten der harnpflichtigen Substanzen bei der Niereninsuffizienz. Mittelwerte von 138 Patienten mit unterschiedlicher Einschränkung der Nierenfunktion im Vergleich zur Norm (50 Nierengesunde) (Müting 1961)

Nach älteren Bestimmungen beträgt die normale Serumkonzentration für Indican 0,026—0,082 mg-%. Brummer u. Kasanen (1955) geben eine obere Normgrenze von 0,2 mg-% im Serum und von 20 mg im 24 Std-Urin an. Müting u. Burgard fanden mit einer von ihnen entwickelten quantitativen Bestimmungsmethode einen mittleren Normalwert von 0,2 mg-%. Die Harnausscheidung liegt hier normalerweise bei 57—64 mg/24 Std.

Bei einer extrarenal verursachten Azotämie steigt das Indican im allgemeinen nicht an. Generell soll ein erhöhter Indicanspiegel weniger auf gesteigerter Bildung als auf renaler Retention beruhen. Es wurde angenommen, daß die gesunde Niere Indican intensiver als andere Stickstoffschlacken eliminieren kann und diese Fähigkeit auch bei Erkrankungen länger aufrechterhält (Becher, Doenecke u. Litzner).

Kasanen (1957) beobachtete Indicananstiege im Serum, die vergleichsweise höher lagen als die anderer Stickstoffschlacken. Er bestimmte auch die Indicanausscheidung im Harn und berechnete die endogene Indicanclearance. Da sich diese bei normalem Serumindican nur in drei von 80 Fällen reduziert fand, vertritt er die Auffassung, daß die aufwendige Bestimmung der Indicanclearance gegenüber dem Serumindican in diagnostischer Beziehung keinen Vorteil bringt.

Bei Beginn einer Niereninsuffizienz steigt das Serumindican besonders früh an und erreicht bei Progredienz der Erkrankung das 8—10fache des Normwertes. Bei Urämie wurden Spiegel bis 2,7 mg-% bestimmt. Gleichzeitig nimmt die renale Ausscheidung entsprechend ab (Müting 1961, Müting, Reikowski und Neuheisel 1963, Müting u. Burgard 1963).

Dabei ließen sich im Liquor praktisch die gleichen Konzentrationen wie im Serum feststellen. Papierchromatographisch konnten unter anderem auch Indol und Indolessigsäure vermehrt nachgewiesen werden.

Im Krankengut von Müting (1961) mit geringer, mäßiger und ausgeprägter Niereninsuffizienz zeigten die einzelnen Rest-N-Fraktionen im Vergleich zum Normwert einen unterschiedlichen prozentualen Anstieg, wie Abb. 4 erkennen läßt. Dem Kreatinin, das sich bereits bei leichter renaler Einschränkung deutlich erhöht fand, folgten Rest-N und Harnstoff. Harnsäure und α-Aminostickstoff verhielten sich träger, Die freien Phenole nahmen bereits bei mäßiger Niereninsuffizienz stark zu, während sich die Xanthoproteinreaktion, die alle aromatischen Substanzen erfaßt, als weniger empfindlich erwies. Auch das Tryptophan vermehrte sich mäßig, doch war ein rascher Anstieg der Indicankonzentration festzustellen.

Der Autor vertritt die Auffassung, daß neben der Serumkonzentration von Kreatinin die von Indican den empfindlichsten Maßstab des freilich nicht näher definierten renalen Leistungsausfalls darstellt.

Die Spezifität der Xanthoproteinreaktion als Gradmesser der Niereninsuffizienz betonen Doenecke, Müting u. Jutzler (1962). Bei Hepatitis und Lebercirrhose fanden sie stets Werte im Normbereich. Erst im Coma hepaticum war im Zusammenhang mit Oligurie und komplizierendem Nierenversagen eine stärkere Streuung nachweisbar. Auch bei den intestinalen Prozessen, insbesondere bei Ileus, soll der Xanthoproteinwert nur ansteigen, wenn es zur renal oder extrarenal bedingten Oligurie kommt. Die gesunde Niere kann auch einen erhöhten Anfall aromatischer Substanzen zeitgerecht eliminieren. Als methodische Störquellen kommen Medikamente mit Phenol- oder Indolringen wie Salicylate und Paraaminosalicylsäure in Betracht, wenn sie in sehr großen Mengen verabreicht werden.

Das klassische Clearanceverfahren

(Homer W. Smith)

Inulin und Inulinclearance

Unter den renalen Teilfunktionen wurden der Bestimmung der Glomerulumfiltratgröße die ersten systematischen Untersuchungen gewidmet. Es handelte sich darum, als Indicatoren Substanzen zu finden, die im Stoffwechsel nicht weiter abgebaut und ausschließlich durch glomeruläre Filtration eliminiert werden. Solche Stoffe müssen vollständig, d.h. in Höhe ihres Plasmaspiegels, filtrabel sein, also keine Bindung an Plasmaeiweißkörper aufweisen. Sie dürfen im Verlaufe der Tubuluspassage nicht resorbiert werden und auch nicht durch zusätzliche Sekretion ins Tubulussystem gelangen (SMITH 1943, 1951, 1956).

Der erste Stoff, der diesen Bedingungen zu genügen schien, war das Kreatinin. Unter den biologischen Ausscheidungsprodukten wies es eine besonders hohe Eliminationstendenz auf, eine Beobachtung, die REHBERG zu der Annahme veranlaßte, daß die Kreatininclearance das Maß der Glomerulumfiltration darstellte. Die Voraussetzung einer Ausscheidung nur durch glomeruläre Filtration trifft beim Kreatinin zwar für eine Reihe von Versuchstieren zu, nicht aber für den Menschen.

Die Suche nach geeigneten Indicatoren erstreckte sich besonders auf bestimmte Zucker, die glomerulär vollständig filtrabel sind. Allerdings werden Glucose und Fructose intensiv tubulär rückresorbiert und im Stoffwechsel abgebaut. Es zeigte sich jedoch, daß die Glucoseclearance, die bei niedrigem Blutspiegel normalerweise den Wert 0 besitzt, bei Blockierung der spezifischen Rückresorption durch Phlorrhizin erheblich ansteigt und sich der Kreatininclearance nähert. Unter den Pentosen wird Xylose hingegen tubulär nicht rückresorbiert, was sie zur Bestimmung der Filtratgröße geeignet macht (SHANNON u. SMITH 1935).

Auch die Feststellung, daß Zucker ganz generell durch die Nieren aglomerulärer Fische nicht ausgeschieden werden können, machte es aussichtsreich, unter den im Stoffwechsel neutralen und nicht spaltbaren Kohlenhydraten nach Indicatoren der Glomerulumfiltratmenge zu suchen. Dies führte zur Auffindung von Inulin, einem Fructose-Polymerisat mit einem Molekulargewicht um 5000 (RICHARDS u. a. 1934, SHANNON 1935, SHANNON u. SMITH 1935). Für diesen Stoff konnte erwiesen werden,

1. daß er in gleicher Konzentration aus dem Plasma in das Glomerulumfiltrat übertritt (Mikropunktionen am Kaltblütler von HENDRIX, WESTFALL und RICHARDS 1937),

2. daß er bei kritischem Abfall des Blutdruckes mit Sistieren der glomerulären Filtration nicht im Harn erscheint.

3. Mit steigendem Blutspiegel nähern sich die Clearancegrößen von Substanzen, die nicht nur filtriert, sondern auch sezerniert oder rückresorbiert werden, nach Absättigung des tubulären Transports (Überschreiten des Tm-Niveau) asymptomatisch dem Wert der Inulinclearance. Das gleiche gilt bei der Blockade des tubulären Transfers auch für niedrige Plasmaspiegel.

Als weitere wesentliche Argumente für die Brauchbarkeit von Inulin als Teststoff können gelten, daß es bei parenteraler Einbringung im Organismus nicht zerstört wird und daß es ultrafiltrabel ist, da keine Anlagerung an Plasmaproteine erfolgt. Ferner wird Inulin *praktisch* ausschließlich durch die Niere eliminiert.

Der überzeugende *praktische* Beweis liegt aber in der Tatsache, daß eine streng lineare Beziehung zwischen Inulin-Plasmaspiegel und -Ausscheidung zuerst beim Hund und später auch für eine große Anzahl anderer Tiere regelmäßig festgestellt wurde.

Auch für den Menschen haben SHANNON u. SMITH (1935) nachgewiesen, daß sich die Inulinausscheidung den Inulinspiegeln zwischen 50 und 400 mg-% stets proportional verhielt, was sich in einer unveränderten Clearance ausdrückt. Für niedrigere Plasmaspiegel zwischen 3 und 96 mg-% machten MILLER, ALVING u. RUBIN später (1940) die gleiche Feststellung. Da FERGUSON u. Mitarb. (1950) eine gewisse Abhängigkeit des Clearancewertes von der Höhe der Inulinkonzentration im Plasma beobachteten und eine tubuläre Rückresorption des Teststoffes in Erwägung zogen, haben KENNEDY u. KLEH (1953) das Problem erneut aufgegriffen. Sie bestimmten bei 14 Gesunden die Inulinclearance unter Blutspiegeln von 5, 50 und 175 mg-% und erhielten innerhalb normaler Schwankungsbreiten weitgehend identische Clearancewerte. Auch Mandel u. Mitarb. (1953) kamen bei ihren Untersuchungen unter Variationen des Inulinspiegels zu gleichen Ergebnissen.

Hierin ist ein entscheidendes Kriterium für die Absonderung allein durch glomeruläre Filtration zu sehen, da die vorliegende lineare Beziehung auf andere Weise kaum erklärt werden kann. Die mitgeteilten Beobachtungen, die diesen Anforderungen an eine brauchbare glomeruläre Testsubstanz (Smith 1951) weitgehend genügen, sprechen insgesamt überzeugend dafür, daß Inulin ausschließlich filtriert und in den Tubuli weder rückresorbiert noch sezerniert wird. Damit ist aber eine sehr wesentliche Vorbedingung für die Anerkennung der Inulinclearance als verbindliches Maß der Glomerulumfiltration erfüllt.

Trotz dieses beachtlichen Beweismaterials hat es nicht an ablehnenden Stimmen gefehlt.

Wolf (1950) wendet sich gegen die Argumente von Smith ganz generell und erkennt den meisten Punkten nur den Wert von Indizienbeweisen zu.

Von anderen Autoren wurden Untersuchungsergebnisse vorgelegt, die geeignet erscheinen, Zweifel an der speziellen Brauchbarkeit von Inulin als glomerulärem Teststoff zu erwecken. Shipley u. Study (1951) konnten das Sistieren der Inulinelimination bei stärkerem Abfall des renalen Durchströmungsdruckes nicht bestätigen. Sie wollen noch bei sehr geringen Druckwerten (20—40 mm Hg), die eine wirksame glomeruläre Filtration ausschlossen, eine — allerdings niedrige — Inulinextraktion und -ausscheidung gesehen haben, was für eine tubuläre Sekretion spräche. Die Feststellung, daß Hunde mit stark gesenktem Blutdruck (25—30 mm Hg) noch Inulin ausscheiden (Mendelsohn u. Szutu 1953) blieb bisher unbestätigt.

Frey (1955) wies in den Nieren von Kaninchen, die nach Inulingabe getötet wurden, ein Vielfaches der Substanzmenge nach, die bei ausschließlicher Filtration zu erwarten gewesen wäre. Ähnliche Untersuchungen nahm Gayer (1957) vor. Nachdem er durch postmortale Spülung unter Druck das intravasculäre und intratubuläre Inulin der einen Niere quantitativ entfernt zu haben glaubte, fand er noch beträchtliche Inulinmengen im Homogenat (30—60% des Inulingehaltes der nichtdurchspülten Kontrollniere). Dies bezog er auf eine tubuläre Speicherung von Inulin, und zwar um so mehr, als das intracellulär eindringende und tubulär transportierte PAH in vergleichsweise niedrigerer Gewebskonzentration nachweisbar war.

In einer weiteren Versuchsreihe an Kaninchen glaubte Frey (1958) gleichfalls eine tubuläre Inulinanhäufung erwiesen zu haben, da im Harn nur ein geringer Prozentsatz der zugeführten Teststoffmenge erschien. Darüber hinaus beobachtete er, daß Inulin in üblicher Dosierung eine osmotische Diurese („Filtrationsdiurese“ der Freyschen Nomenklatur) auslöste. Hieraus schloß er auf beträchtliche Umstellungen der renalen Tätigkeit (gesteigerte Elektrolyt- und Wasserausscheidung). Nach seiner Auffassung wird Inulin wie Harnstoff nur bei niedrigem Blutspiegel in linearer Abhängigkeit von diesem ausgeschieden, während beide Substanzen bei höherer Konzentration infolge der eintretenden osmotischen Diurese einen veränderten Exkretionsmodus zeigen.

Frey zog aus seinen Beobachtungen insgesamt den Schluß, daß Inulin zur Bestimmung der Filtratgröße völlig ungeeignet sei.

Bei der Nachprüfung der Freyschen Versuche fanden Harth u.a. (1958) eine rasche und wirkungsvolle Inulinelimination. Bereits nach 2 Std waren im Mittel 90% der zugeführten Teststoffmenge ausgeschieden. Zur Erklärung dieser Diskrepanz wurde darauf hingewiesen, daß Frey seine Versuche offenbar an kreislaufgeschädigten Versuchstieren durchgeführt hatte, da die mitgeteilten Inulinspiegel nach einmaliger Injektion längere Zeit praktisch konstant blieben. Die stark eingeschränkte Inulinausscheidung erschien demnach nicht als Ausdruck einer cellulären Speicherung, sondern mußte auf eine gestörte Nierenfunktion bezogen werden. Auch der Auffassung von FREY, daß Inulin eine Umstellung der Nierenfunktion bewirkt, muß widersprochen werden. Ein diuretischer Effekt ist bisher nie beschrieben worden. Wenn man das Molekulargewicht von Inulin und die niedrige Osmolarität einer 5- oder 10%igen Lösung in Betracht zieht, so zeigt sich, daß diese Substanz bei der üblichen Verabreichung in Aqua dest. oder physiologischer Kochsalzlösung eine osmotische Diurese auch gar nicht hervorzurufen vermag.

Die Beobachtung von HEINTZ u.a. (1956), daß unter Harnstoffinfusion ein Rückgang der Inulinclearance eintritt, soll gleichfalls für eine zusätzliche Inulinsekretion sprechen. Dabei setzen die Autoren voraus, daß auch Harnstoff teilweise sezerniert wird und ein Überangebot den Inulintransport blockiert. Eine Bestätigung der ungewöhnlichen Befunde von HEINTZ, die nicht im steady state, sondern bei stark schwankendem Harnfluß erhoben wurden, steht noch aus.

Nach einseitiger toxischer Nierenschädigung mit Natriumtartrat und Chromylacetat fanden GAYER (1959) im Vergleich zur Gegenseite einen höheren Inulingehalt des renalen Parenchyms.

Auch aus der Feststellung, daß sich nach Durchspülung von Kaninchennieren mit tritiummarkiertem Inulin autoradiographisch eine Speicherung in proximalen und distalen Tubuli ergab, schlossen GAYER u.a. (1960) auf eine tubuläre Rückresorption.

Bei Clearanceuntersuchungen von DEUTSCH u.a. (1959) schieden Katzen unter Wasserdiurese weniger Inulin aus als unter osmotischer Diurese, aber gleich viel PAH. Nach Entfernung der Nieren und sorgfältiger Durchspülung wurde im Nierengewebe der Wasserdiuresetiere ein vergleichsweise höherer Inulingehalt (aber der gleiche PAH-Gehalt) als bei den Tieren nach osmotischer Diurese gefunden. Verff. beziehen diese unterschiedliche Teststoffelimination nicht auf eine Verminderung von tubulärer Rückresorption oder Rückdiffusion unter osmotischer Diurese, sondern diskutieren einen extraglomerulären Inulinverlust durch Abbau und/oder Ablagerung im Organismus bzw. durch zusätzliche extrarenale Ausscheidung. DEANE u. SMITH hatten bereits 1955 nachgewiesen, daß beim Menschen nach fünfstündiger Rezirkulation (der nach Inulininjektion gebildete Harn wurde fortlaufend intravenös reinfundiert) im 24 Std-Harn nur durchschnittlich 86% Inulin bzw. 80% alkalistabiles Inulin wiedergefunden wird. Dabei bleibt ungeklärt, ob der Verlust auf extrarenale Ausscheidung oder Abbau im Stoffwechsel zu beziehen ist.

Ein derartig langdauernder Kontakt der Testsubstanz mit dem Organismus kommt aber bei Clearanceuntersuchungen gar nicht in Betracht.

Hieraus wie aus dem protrahierten Verschwinden von Inulin aus dem Plasma anurischer Patienten (FINKENSTAEDT u.a. 1953) lassen sich Argumente gegen die Eignung von Inulin als Indicator der glomerulären Filtration kaum ableiten.

SCHIRMEISTER u.a. (1959a und b) brachten bei Untersuchungen am Hund den Filtrationsvorgang durch Steigerung des Ureterdruckes vorübergehend zum Erliegen. Unter diesen Umständen steigt die Inulin- (und Kreatinin-)Konzentration in der Nierenvene bis zum arteriellen Spiegel an, so daß die renale Extraktion beider Teststoffe auf Werte um 0% abnimmt. Dies steht in auffallendem Gegensatz zum Verhalten von PAH, dessen Extraktion, wenn auch vermindert, als Ausdruck der anhaltenden tubulären Sekretion fortbesteht. Diese Beobachtungen stellen ein weiteres überzeugendes Argument zugunsten der rein glomerulären Ausscheidung von Inulin (beim Hund auch von Kreatinin) dar.

Gayer u. Barthelmai (1960) überzeugten sich davon, daß beim Hund bei Reduktion des Durchblutungsdrucks einer Niere auf 23—28% mm Hg die renale Inulinextraktion dort auf $1{,}1 \pm 3{,}3\%$ absank, während die PAH-Extraktion um 60% verblieb. Die geringe Extraktion von Inulin beruht auf Diffusion, sein Verteilungsvolumen kommt dem Anteil der EZF gleich. Diese Befunde sprechen also eindeutig gegen eine aktive tubuläre Sekretion dieses Teststoffes (Gayer u. Barthelmai 1960).

Balint u. Forgacs (1958) wiesen nach Transplantation vorher inulindurchströmter Hundenieren gleichfalls eine renale Inulindeponierung nach. In späteren Versuchen war sie bei Durchblutungsdrucken von 60—90 mm Hg und geringer Diurese recht ausgeprägt. Bei Drucken unter 60 mm Hg wurde nichts „gespeichert“ (keine Filtration!) und bei Drucken über 90 mm Hg erfolgte bei ausreichender Diurese ebenfalls keine tubuläre Aufnahme. Balint u. Forgacs (1960) kamen zu dem Schluß, daß bei normalen Perfusionsdrucken und reichlicher Diurese die Inulinclearance der Filtratgröße entspricht.

Bei kritischer Würdigung können die im einzelnen diskutierten experimentellen Befunde als Argumente gegen die Verwendung der Inulinclearance zur Bestimmung der Glomerulumfiltratgröße nicht überzeugen. Unter normalen Bedingungen wird Inulin ausschließlich durch glomeruläre Filtration eliminiert. Im gleichen Sinn sprechen eindeutig die Ergebnisse exakter Mikropunktionen und Mikrokatheterisierungen unterschiedlicher Nephronanteile, die von Ullrich u. Mitarb. vorgelegt wurden (s. Abschnitt Physiologie, Glomerulumfiltration). Die wenigen abweichenden Feststellungen bei Tierversuchen dürften, soweit nicht methodische Gründe bestehen, auf mehr oder weniger ausgeprägte tubuläre Schäden zu beziehen sein. Für die klinische Funktionsdiagnostik ist hieraus der Schluß zu ziehen, daß die quantitative Erfaßbarkeit der Filtratgröße unter pathologischen Bedingungen mit dem Grad der Nierenschädigung abnimmt.

Abschließend soll noch kurz auf Fehlermöglichkeiten eingegangen werden, die sich aus der uneinheitlichen Inulinstruktur ergeben können.

Die verfügbaren Inulinchargen enthalten in unterschiedlichem Verhältnis größermolekulare (alkalistabile) und kleinermolekulare (alkalilabile) Fraktionen (Cotlove 1954, Walser u.a. 1955, Bassir 1956).

Nach den genannten Autoren ist diese Inhomogenität ohne praktische Konsequenz, um so mehr, als die heute angebotenen Inulinpräparate zu über 90% aus alkalistabilem Inulin bestehen. Wenn das nicht der Fall ist, so können differierende Clearanceergebnisse auf der tubulären Rückresorption des niedermolekularen Anteils beruhen (Handelsman u. Drabkin 1954, Swanson 1955).

Weitere Testsubstanzen zur Bestimmung der Glomerulumfiltratmenge

Neuderdings wurde ein inulinähnliches Polyfructosesaccharid (Polyfructosan S) auf seine Eignung zur Bestimmung des Glomerulumfiltrates geprüft. Es hat gegenüber Inulin den Vorteil, hervorragend wasserlöslich zu sein. In 42 Versuchen am Hund betrug die Clearanceratio Polyfructosan/Kreatinin $1{,}0 \pm 0{,}04\%$. Hinsichtlich des Verteilungsvolumens und der Unabhängigkeit der Clearance von der Höhe des Plasmaspiegels entspricht es völlig dem Inulin. Nach einmaliger Injektion wurden beim Hund im Mittel 98,4%, beim Menschen 96,2% bzw. 97,4% der verabreichten Menge innerhalb von 7 Std im Harn wiedergefunden (Harth 1963). Durch Trennung mit Hilfe der Gelfiltration ließ sich zeigen, daß Polyfructosan ebenso wie Inulin nicht an Serumeiweiß gebunden wird (Mertz 1964).

Nach den bisher vorliegenden Erfahrungen ist es zur Bestimmung des Glomerulumfiltrates durchaus geeignet (MERTZ u. SARRE 1963).

Neben Inulin und Kreatinin wurden noch eine Reihe von Substanzen mit recht unterschiedlicher chemischer Struktur zur Bestimmung der Filtratgröße verwandt. Ihre Eignung ließ sich jeweils am Verhalten ihrer Clearance zur Inulinclearance bzw. Kreatininclearance erweisen. Entscheidend sind die Verhältnisse beim Menschen, die mitunter von denen bei Versuchstieren abweichen. Praktisch-klinische Bedeutung hat insbesondere das Na-Thiosulfat erlangt, dessen Clearance beim Menschen mit der von Inulin übereinstimmt (NEWMAN 1946). REUBI (1960, 1963) setzt sich auf Grund jahrelanger Erfahrung für diese Bestimmungsmethode ein. Bei Verwendung frischer Lösungen ergaben sich bei Plasmakonzentrationen zwischen 20 und 35 mg-% verläßlichere Resultate ohne toxische Nebenwirkungen. Der Autor ermittelte an 203 gesunden Männeren und Frauen eine durchschnittliche Thiosulfatclearance von 126/1,73 m² Körperoberfläche, die durchaus den Normwerten der Inulinclearance bei großen Kollektiven entspricht. Auch bei beeinträchtigter Nierenfunktion lagen Thiosulfat- und Inulinclearance bei Erwachsenen und Kindern im gleichen Bereich (BRUN 1949, MATTAR u.a. 1952). Geringe Differenzen, die andere skandinavische Untersucher (BJØRNEBOE u.a. 1949, BLEGEN u.a. 1949) bei kleiner Patientenzahl feststellten, glaubt REUBI (1963) vernachlässigen zu können. Die Hexose Mannit war von SMITH als glomerulärer Teststoff empfohlen worden (SMITH, FINKELSTEIN u. SMITH 1940), da die Mannitclearance weitgehend der Inulinclearance entsprach. Dies konnte jedoch nur von einem Teil der Nachuntersucher bestätigt werden, meist wurde sie deutlich niedriger gefunden (BERGER u.a. 1949, CORCORAN u. PAGE 1949, REUBI 1950). Mannit wird daher im allgemeinen als Clearancesubstanz abgelehnt (SMITH 1951, 1956). Auch das von FRIEDMAN u.a. (1948) eingeführte Allantoin zeigte eine Clearance, die nur in einem Teil der Fälle mit der von Inulin übereinstimmte, besonders bei Nierenkranken aber häufig niedriger lag (MILLER u.a. 1952). Dieser Substanz kommt daher gleichfalls kein funktionsdiagnostischer Wert zu.

Anhang. Die Prüfung der Glomerulumpermeabilität

WALLENIUS (1954) hat an Hunden Studien über die Durchlässigkeit des glomerulären Filters mit Hilfe des kolloidalen Stoffes Dextran durchgeführt und dabei nachgewiesen, daß die Permeabilität entscheidend von der Teilchengröße abhängt. Fraktionen bis zu einem Molekulargewicht von 6000—7000 durchdrangen die Glomerulumcapillarwand unbehindert. Das kam darin zum Ausdruck, daß ihre Clearancegröße der von Kreatinin entsprach. Fraktionen mit höherer Molekülgröße wurden in zunehmendem Maße retiniert. So nimmt der Clearancewert bei Mol-Gewichten von 8500, 12500, 16500 und 20500 auf etwa 90%, 70%, 50% bzw. 11% der mitbestimmten Kreatininclearance ab. Während normalerweise Dextranmoleküle nur bis zum Gewicht von 50000 die Glomerulummembran des Menschen und verschiedener Tierspecies durchdringen können, verschiebt sich diese obere Grenze bei Proteinurie — offenbar als Ausdruck einer Membranschädigung — nach oben, so daß bei Patienten mit nephrotischem Syndrom Mol.-Gewichte bis 100000 im Harn nachweisbar waren.

Um den Zustand der Glomerulumcapillaren hinsichtlich ihrer Permeabilität klinisch beurteilen zu können, ist von HEROLD u. BRÄUTIGAM (1954, 1955, 1956) vorgeschlagen worden, Lösungen von Polyvinylpyrrolidon (PVP) (Kollidon) mit bestimmter Molekülgroße (bis maximal 60000) zu injizieren. Die Autoren fanden in der Spätschwangerschaft während eines Zeitabschnittes von 6 Std eine der Norm gegenüber um 25% vermehrte Kollidonausscheidung, die als Indicator einer vermehrten Gefäßpermeabilität angesehen wird (gesteigerte Filtration und verminderte tubuläre Rückresorption). Bei toxischer Gravidität wurde, wie bei chronischer Nephritis, eine verringerte (30%) und verzögerte Teststoffausscheidung registriert. SCHUBERT (1958) betont, daß zwischen Eiweißausscheidung und Ausscheidung von Kolloiden ähnlicher Molekülgröße keine Parallelität besteht. Kollidonfraktionen mit Mol-Gewichten von 12600 werden zu 91% mit dem Harn eliminiert, höhermolekulare deutlich verzögert. Unter pathologischen Bedingungen ergaben sich für die kleinen Kollidonmoleküle bei leichter Glomerulonephritis kaum Änderungen, während höhermolekulare Fraktionen verspätet im Harn erschienen. Bei chronischer Nephritis und besonders im urämischen Stadium fanden sich hingegen sehr deutliche Verzögerungen auch bereits der niedermolekularen Fraktionen.

Vergleichsuntersuchungen an Nierengesunden zeigten eine große Schwankungsbreite im Verhältnis von PVP-Clearance zu Inulinclearance. Bei Nierenkranken wurden beide Werte erniedrigt gefunden, ohne daß eine enge Relation erkennbar war.

Zur einfachen Bestimmung des ausgeschiedenen PVP-Quantums empfahl SCHUBERT (1959a) eine „Markierung" mit Trypanrot. Der Farbstoff wird in einer nicht nierengängigen Konzentration verabreicht und durch Bindung an das harnfähige Kolloid glomerulär ausgeschleust. Die Trypanrotausscheidung verläuft der renalen PVP-Elimination parallel. Ihr Rückgang wird auf einen glomerulären Schaden bezogen. Bei Nierengesunden betrug die PVP-Clearance $85{,}2 \pm 24{,}2$ (Mol-Gewicht im Mittel 12700). Sie lag bei Patienten mit Glomerulonephritis deutlich niedriger. Bei bestehender Proteinurie näherte sich ihr Wert der Inulinclearance als Zeichen dafür, daß die verwandte PVP-Fraktion bei stärkerer Proteinurie wie Inulin filtriert wird. Die beträchtliche Streuung der PVP-Clearance spricht gegen eine diagnostische Anwendung (SCHUBERT 1959b).

Hinsichtlich des Ausscheidungsmodus von PVP stellten HECHT und SCHOLTAN (1959) fest, daß die Streuung der Mol-Gewichtsverteilung und die unterschiedliche Molekülform die Aufstellung von einheitlichen Beziehungen zwischen Mol-Gewicht und renaler Clearance erschwert. Sie fanden über viele Tage eine gewissermaßen fraktionierte Elimination der PVP-Chargen nach ihrer Größe. Die Tatsache, daß die PVP-Clearance mit sinkendem Plasmaspiegel abnimmt, spricht nach HECHT (1959) gegen eine rein glomeruläre Ausscheidung; es wird eine Albuminanlagerung vermutet. Nach den bisher vorliegenden Ergebnissen ist es noch nicht eindeutig erwiesen, ob den Kolloiden Dextran oder Polyvinylpyrrolidon eine praktische Bedeutung für die klinische Funktionsdiagnose zukommt.

Paraaminohippurat-(PAH-) Clearance

Unter der Voraussetzung, daß die Inulinclearance die Menge des Glomerulumfiltrats verbindlich anzeigt, gilt, daß jeder Stoff mit einer höheren renalen Clearance durch zusätzliche tubuläre Sekretion ausgeschieden wird. Ist diese besonders intensiv, so nähert sich die betreffende Clearancegröße einem Grenzwert, dem renalen Plasmadurchfluß. Die Niere kann von einer harnfähigen, nicht gespeicherten Substanz höchstens soviel ausscheiden, wie ihr mit dem Blutstrom pro Zeiteinheit zugeleitet wird. Daher gibt die Clearance eines Stoffes, der bei einmaliger Nierenpassage quantitativ im Harn erscheint, die Nierendurchblutung bzw. den Nierenplasmadurchfluß an (SMITH 1943). Diese Charakterisierung trifft für Perabrodil (Diodrast) und Natrium-para-Aminohippurat (PAH) annähernd zu. Die Vollständigkeit der Ausscheidung kann durch direkte Blutanalyse mit Hilfe des Nierenvenenkatheterismus überprüft werden. Wird die festgestellte renalvenöse Konzentration mit dem Systemblutspiegel (der dem

Nierenarterienblutspiegel entspricht) in Beziehung gesetzt, so ergibt sich der Extraktionswert:

$$E = \frac{p_a - p_{nv}}{p_a}$$

p_a = arterieller Teststoffspiegel (mg-%);
p_{nv} = Teststoffspiegel der Nierenvene (mg-%).

Diese Relation gibt die Wirksamkeit der renalen Elimination an, d.h. die Vollständigkeit, mit der die Tubuluszellen den Teststoff aus dem Blut ins Tubuluslumen überführen. Sie liegt für Perabrodil bei etwa 0,77 und für PAH ungefähr bei 0,91, was besagt, daß nach einmaliger Nierenpassage 77% bzw. 91% des zugeführten Quantums im Harn erscheinen.

Bei Streuungen zwischen 81 und 100% haben eine große Anzahl von Untersuchern für die renale PAH-Extraktion beim Gesunden Mittelwerte von 90—92,5% festgestellt (WARREN u.a. 1944, BRADLEY u.a. 1947, REUBI u.a. 1949, 1950, CARGILL 1949, BREED u.a. 1950, KUSUNOKI u.a. 1956, EDVALL 1958, BERGSTRÖM u.a. 1959b). Die Durchschnittswerte von BRODWALL (1964a) lagen mit 88% etwas niedriger.

Die renale Extraktion für Perabrodil ist weniger vollständig als die für PAH. Beim Gesunden lag sie zwischen 69 und 81% (JOSEPHSON u.a. 1950).

Wurde radioaktiv markiertes Perabrodil verwandt, so fanden sich Extraktionen von 56—81% (BERGSTRÖM u.a. 1959a).

Die Abweichung des Quotienten von 1,0 (= 100%), also die Unvollständigkeit der Extraktion, wird damit erklärt, daß auch nicht ausscheidendes Nierengewebe, perirenales Fett, Kapsel und Nierenbeckengewebe vom Blut der A. renalis durchströmt wird (SMITH 1951). Für die Gesamtheit der Nephren dürfte demnach tatsächlich mit einer annähernd 100%igen Extraktion zu rechnen sein. Auf die abweichende Deutung von REUBI wird später eingegangen.

Man spricht bei den für die Extraktion nicht korrigierten Clearancewerten von Perabrodil und PAH bei niedrigem Plasmaspiegel daher vom effektiven Nierenplasmadurchfluß (ENPD). Demgemäß ergibt sich der totale Plasmadurchfluß als Quotient:

$$NPD = \frac{C_{PAH}}{E_{PAH}}$$

Er setzt eine gleichzeitige Bestimmung der beiden Größen voraus. Im allgemeinen wird aber der unkorrigierte Wert als renaler Plasmadurchfluß erfaßt und berücksichtigt, ein Vorgehen, das sich für klinische und die meisten wissenschaftlichen Fragen als völlig ausreichend erwiesen hat. Bei niedrigen Blutspiegeln von Perabrodil bzw. PAH wird auf Grund dieser hohen Extraktion das Nierenvenenblut also praktisch frei von Teststoff gefunden. Die Clearance beider Stoffe beträgt unter diesen Umständen beim Gesunden im Mittel 600—650. Es handelt sich bei der Clearanceformel $C = \frac{u \cdot v}{p}$ um einen Sonderfall des Fickschen Prinzips, nach welchem sich der renale Plasmadurchfluß als

$$NPD = \frac{u \cdot v}{p_a - p_{nv}}$$

errechnen läßt. u = Harnspiegel, v = Harnvolumen/min, p_a = arterielle Teststoffspiegel (entspricht dem Systemplasmaspiegel p), p_{nv} = Teststoffspiegel der Nierenvene.

Es ist ersichtlich, daß für $p_{nv} = 0$ die Gleichung den Wert der Clearanceformel annimmt. Tatsächlich ist das, wie ausgeführt, genau genommen nicht der Fall. Bei einer renalen PAH-Extraktion von 0,91 enthält die Nierenvene noch 9% der arteriellen PAH-Konzentration.

Nach der obigen Formel kann mit jeder ausschließlich renal eliminierten Substanz bei Feststellung ihres Plasmaspiegels in der Nierenvene der renale Plasmadurchfluß bestimmt werden.

Bei Division von Zähler und Nenner durch p_a ergibt sich:

$$\mathrm{NPD} = \frac{\mathrm{u} \cdot \mathrm{v} / \mathrm{p_a}}{\mathrm{p_a} - \mathrm{p_{nv}} / \mathrm{p_a}} = \frac{\mathrm{C}}{\mathrm{E}} .$$

In dieser Gleichung entspricht der Zähler nunmehr dem Clearancewert C und der Nenner der Extraktion E.

Die oben bereits für PAH angegebene Gleichung:

$$\mathrm{NPD} = \frac{\text{Clearance}}{\text{Extraktion}}$$

gilt ganz generell für jede geeignete Clearancesubstanz. Die Einfachheit der analytischen Erfassung in Plasma und Harn sichert dem PAH als Testsubstanz der früher verwandten organischen Jodverbindung Perabrodil (SMITH u.a. 1938) gegenüber eine gewisse Überlegenheit. Dazu kommt, daß dieses nicht ganz selten allergische Erscheinungen auslöst. Im folgenden wird daher ausschließlich von PAH die Rede sein, das die Anforderungen, die an eine renale Testsubstanz gestellt werden müssen, weitgehend erfüllt. Es verhält sich inert, nimmt also nicht am Stoffwechsel teil, und wird unverändert im Harn ausgeschieden. Lediglich hohe Konzentrationen üben eine vermutlich osmotisch bedingte Reizwirkung auf die Gefäßwände aus, die zu Hitzegefühl, leichtem Kopfdruck, seltener zu kurzfristiger Übelkeit oder Anregung der Darmperistaltik führen kann.

PAH, das eine 20%ige Plasmaeiweißbindung aufweist, wird bei niedrigem Blutspiegel (1—2 mg-%) zu $^1/_5$ glomerulär filtriert und zu $^4/_5$ tubulär sezerniert. Bei ansteigendem Blutspiegel ändert sich dieses Verhältnis, da ausschließlich der filtrierte Anteil sukzessive zunimmt, während sich das tubulär abgesonderte Quantum nur bis zu einem Maximalwert ($\mathrm{Tm_{PAH}}$) erhöhen kann. Bei weiterer Vermehrung der Plasmakonzentration steigt nur noch die filtrierte Menge, so daß es dann zu einer Abnahme der PAH-Clearance kommt, die als Selbstdepression bezeichnet wird. Hierbei handelt es sich um einen grundlegenden Unterschied zum Verhalten des glomerulären Teststoffes Inulin, dessen Clearancegröße, wie vielfach erwiesen, von Veränderungen des Plasmaspiegels unabhängig konstant bleibt.

Für die Bestimmung der PAH-Clearance ist es demnach wichtig, niedrige Konzentrationen von 1—2 mg-% einzuhalten, da nur unter diesen Bedingungen das Nierenvenenblut praktisch teststofffrei ist. Das rechtfertigt, wie ausgeführt, die Gleichsetzung der ermittelten Clearancegröße mit dem Nierenplasmadurchfluß. Die Gefahr, in Bereiche der Selbstdepression zu gelangen, ist gering, da deren untere Grenze, wenigstens beim Gesunden, erst zwischen 7 und 13 mg-% (BRUN u.a. 1947) bzw. zwischen 11 und 23 mg-% (JOSEPHSON u.a. 1952) überschritten wird. Das Absinken dieses Grenzwertes bei gestörter Tubulusfunktion läßt sich diagnostisch auswerten (BERGSTRÖM u.a. 1959c).

Wenn vom Nierenplasmadurchfluß die Rede ist, so wird hierunter im allgemeinen die effektive Größe (ENPD) verstanden. Die exakte Feststellung des normalerweise etwa 9% höheren Gesamtplasmadurchflusses hat, wie oben ausgeführt, die Bestimmung der renalen PAH-Extraktion unter Katheterisierung der Nierenvene zur Voraussetzung, ein Eingriff, der für Routineuntersuchungen kaum in Betracht kommt.

Bei Kenntnis des renalen Plasmadurchflusses ist es unter Berücksichtigung des Hämatokrit möglich, die renale Durchblutung zu errechnen. Sie ergibt sich nach der Formel:

$$\mathrm{NPD} = \frac{\mathrm{C_{PAH}}}{1 - \text{Hämatokrit}} .$$

REUBI (1962, 1963) vertritt die Auffassung, daß die PAH-Clearance ausschließlich die Rindendurchblutung wiedergibt, da nur die hier befindlichen proximalen Tubuluszellen PAH ins Lumen sezernieren, während sich das Mark in dieser Beziehung völlig inaktiv verhält. Unter dieser Voraussetzung ergibt sich folgende Deutung:

C_{PAH} = Plasmadurchfluß der Nierenrinde;
$C_{PAH}/1\text{-}Hc$* = Durchblutung der Nierenrinde;
C_{PAH}/E_{PAH} = Gesamtplasmadurchfluß der Niere;
$C_{PAH}/E_{PAH}(1\text{-}Hc)$ = Gesamtdurchblutung der Niere;
$(C_{PAH}/E_{PAH}) - C_{PAH}$ = Plasmadurchfluß des Nierenmarks;

$$\frac{C_{PAH}/E_{PAH} - C_{PAH}}{1 - Hc} = \text{Durchblutung des Nierenmarks.}$$

Bei normaler Tubulusfunktion ließe sich demnach aus der PAH-Extraktion auf das Verhältnis zwischen Rinden- und Markdurchblutung schließen. Zunahme der Markdurchblutung bei gleichbleibender Rindendurchblutung oder vergleichsweise stärkere Zunahme der Markdurchblutung würden zur Abnahme des Extraktion führen. Das Gleiche ist auch als Resultat einer abnehmenden Rindendurchblutung bei konstanter Markdurchblutung zu erwarten.

Derartige Dissoziationen von Rinden- und Markdurchblutung können bei der Anwendung vasoconstrictorischer Pharmaka und bei schweren Anämien eintreten. REUBI selbst ist der Meinung, daß Rückschlüsse auf das Verhältnis von Rinden- und Markdurchblutung nur bei intakter Nierenfunktion und insbesondere bei normaler PAH-Clearance zulässig sind. Bei Nierenkranken wird auch das Blut, das geschädigte Nephren durchströmt, nicht von PAH geklärt, was zur Senkung der PAH-Extraktion führt. Die PAH-Clearance gibt dann den Plasmadurchfluß der funktionstüchtigen Nephren, also den effektiven Nierenplasmadurchfluß, wieder.

Die Berechtigung zur Identifizierung der PAH-Clearance mit dem effektiven Plasmadurchfluß ist seit den historischen Untersuchungen von ELSOM, BOTT u. WALKER (1937), die am Kaninchen mit der Plasmastromuhr eine gute Übereinstimmung feststellten, mehrfach experimentell erwiesen worden. SELLWOOD u. VERNEY (1955) haben bei Hunden (Herz-Lunge-Nierenpräparat) für die PAH-Clearance (unter Berücksichtigung der Extraktion) die gleichen Werte erhalten wie bei direkter Durchblutungsmessung. NEDELJKOVIC (1956) fand an transplantierten Hundenieren bei konstanten Versuchsbedingungen gleichfalls eine Übereinstimmung zwischen indirekter und direkter (venöser Abfluß) Durchblutungsmessung. Zu gleichen Ergebnissen kamen SCHWALB u.a. (1958) bei Verwendung eines bubble-flowmeters, wenn die indirekte Messung bei erhaltener PAH-Extraktion erfolgte-

Eine Überprüfung der PAH-Bestimmungen mit Hilfe der Gasdiffusionsmethode (Stickoxydul) ergab sowohl beim Hund (CONN u.a. 1953) als auch beim Menschen (CROSLEY u.a. 1957) weitgehende Übereinstimmung beider Verfahren. Deutliche Diskrepanzen zeigten sich jedoch bei Exsiccose und im Entblutungsschock des Hundes, wo die PAH-Clearance stärker reduziert war als die direkt gemessene Durchblutungsgröße (SELKURT 1946, 1962; BALINT u. FEKETE 1959, 1960; BALINT u.a. 1959, 1960).

Das wesentlichste Argument gegen die allgemeine Gültigkeit der PAH-Clearance als Indicator des renalen Plasmadurchflusses betrifft das Verhalten der Extraktion. Wenn auch erwiesen ist, daß diese beim Nierengesunden konstant einen hohen Wert besitzt, so kann sie bei krankhaften Störungen beträchtlich ab-

* (Hc = Hämatokrit)

nehmen. Bei Schädigung der vitalen Leistung der proximalen Tubulusepithelien wird auch der Transport der Teststoffe beeinträchtigt. Unter diesen Bedingungen enthält die Nierenvene selbst bei niedrigem tubulären Angebot infolge unvollständiger Extraktion noch nachweisbare Teststoffkonzentrationen. Die unkorrigierte PAH-Clearance zeigt dann fälschlicherweise einen zu niedrigen Plasmadurchfluß an. Zur Berichtigung ist an Stelle des Nenners p der reduzierte Wert $p—p_{nv}$ in die Formel einzusetzen.

Tatsächlich gibt es keine sicheren Anzeichen, wann unter pathologischen Bedingungen die Extraktion noch im Bereich der Norm liegt oder wann sie deutlich herabgesetzt ist. Verbindliche Entscheidung sowie ausgleichende Korrektur sind allein durch Katheterisierung der Nierenvene möglich. Dieses umständliche Vorgehen kommt aber nur für Einzelfälle in Betracht. Es kann jedoch auf eine Reihe von Untersuchungen über das Verhalten der E_{PAH} bei verschiedenen pathologischen Zuständen verwiesen werden, die allgemeine Folgerungen zulassen.

Im hämorrhagischen und traumatischen Schock beim Hund sinkt E_{PAH} erst ab, wenn dieser schwer und protrahiert ist und die PAH-Clearance auf 10% der Norm reduziert ist (PHILLIPS u.a. 1946). Erniedrigt ist die PAH-Extraktion bei experimenteller Hydrämie (KREIENBERG u. HARTH 1957) und bei Patienten mit ausgeprägter Anämie (REUBI u.a. 1962), also bei Zuständen, die durch einen niedrigen Hämatokrit charakterisiert sind. Unter diesen Umständen soll die Abnahme der Extraktion auf einer Änderung von Strömungsgeschwindigkeit und Strömungsform des Blutes in den peritubulären Capillaren beruhen (HARTH u.a. 1959).

Im Zustand der kardialen Dekompensation, selbst wenn er sehr ausgeprägt war, wurde die PAH-Extraktion normal gefunden (MERRILL 1948, MAXWELL u.a. 1950). Stärkere Hypoxie beim Cor pulmonale reduzierte die Extraktion gleichfalls nicht (FISHMAN 1951). Bei drei Versuchspersonen unter mäßiger Hypoxie (Abnahme der O_2-Spannung auf 78,6—88,9%) fand sich zweimal ein Gleichbleiben und nur einmal eine Reduktion der Extraktion auf 40 bzw. 57% (BRODWALL 1964b). REUBI (1963) beobachtete bei Kollapszuständen mit starkem Abfall der Clearancewerte zweimal normale PAH-Extraktion und nur bei Anurie eine deutliche Senkung. BRODWALL (1964b) kam zu entsprechenden Feststellungen. Auch bei Hochdruckpatienten war die Extraktion unverändert (BRADLEY 1947, BRADLEY u.a. 1950) oder lag im unteren Normbereich (BERGSTRÖM u.a. 1959). Bei maligner Nephrosklerose war sie demgegenüber stark erniedrigt (NICKEL u.a. 1953). Bei Nierenerkrankungen ganz generell soll mit einer signifikanten Reduktion der PAH-Extraktion erst zu rechnen sein, wenn die Inulinclearance unter 60—70, die PAH-Clearance unter 300—400 abgesunken ist (CARGILL 1949, BERGSTRÖM u.a. 1959b, BRODWALL 1964c, DÜRR u.a. 1965).

Die Senkung der PAH-Extraktion bei der Glomerulonephritis wird von BRADLEY u.a. (1950) auf die Durchströmung funktionslosen Nierenparenchyms zurückgeführt.

Bei zwölf Patienten mit Glomerulonephritis wurden Werte zwischen 0,55 und 0,89 festgestellt, bei 16 chronischen Fällen von 0,14—0,907; nur hier war eine Parallelität mit der PAH-Clearance erkennbar (REUBI 1963). Bei der chronischen Pyelonephritis fand der gleiche Autor bei weiter Streuung, wohl auf Grund der häufig seitendifferenten Parenchymschädigung, eine beträchtliche Extraktionsminderung, wenn die PAH-Clearance niedrig lag. Im Krankengut von BRODWALL (1964c), der bei Fällen von Glomerulonephritis zu ähnlichen Ergebnissen wie REUBI kam, lag die PAH-Extraktion bei Glomerulumfiltraten bis 80 noch im normalen Bereich. Bei stärkerer Einschränkung der Nierenfunktion ist im Einzelfall aber nicht zu entscheiden, wann die Extraktionsbestimmung zur Kontrolle der Verbindlichkeit der PAH-Clearance erforderlich ist.

Aufschlußreiche Beobachtungen über das Verhalten von PAH-Extraktion und PAH-Clearance bei gleichzeitiger Bestimmung hat EDVALL (1958a u. b) veröffentlicht. Dieser Autor stellte bei Patienten mit vorwiegend einseitigen Nierenerkrankungen enge Beziehungen zwischen beiden Größen fest. Bei einer PAH-Extraktion von 90—95% lagen auch die Clearancewerte im normalen Bereich. War E_{PAH} unter 85% vermindert, so registrierte er eine PAH-Clearance bis 350 für eine Niere. Sie lag bei Extraktionswerten unter 65% bei 175 oder darunter und bei stark reduzierter Extraktion unter 40% im Mittel niedriger als 90 pro 1,73 m^2 Körperoberfläche. Der Untersucher empfiehlt auf Grund dieser Feststellungen die Bestimmung von E_{PAH} besonders bei einseitig erkrankten Nieren zur Abschätzung ihres Plasmadurchflusses bzw. ihrer Funktionsleistung überhaupt.

Verallgemeinernd kann gesagt werden, daß nur bei höhergradigen renalen Schäden eine wesentliche Minderung der PAH-Extraktion zu erwarten ist. Die PAH-Clearance liegt unter diesen Umständen stets niedriger als der wirkliche renale Plasmadurchfluß.

Die tubulären Maxima

Als entscheidendes Kriterium der Leistungsfähigkeit des proximalen Tubulussystems wurden von SMITH (1943) die Sättigungstests entwickelt, mit deren Hilfe die Kapazität für tubuläre Exkretion bzw. für tubuläre Rückresorption exakt erfaßt werden kann. Diese Proben berücksichtigen die besondere funktionelle Situation des aktiven proximal-tubulären Parenchyms, das in seiner Gesamtheit als tubular mass (Tm) bezeichnet wird. Wesentlich ist, daß eine echte Belastung eintritt, d.h., daß die jeweilige Testsubstanz dem Tubulusapparat über die Sättigungsgrenze hinaus zur Exkretion oder Rückresorption angeboten wird. Unter dieser Bedingung erreicht der jeweilige Transportprozeß sein reproduzierbares Maximum.

Die tubuläre Sekretionskapazität (Tm_{PAH})

Von den zur Prüfung der Exkretionskapazität in Betracht kommenden Substanzen, Perabrodil, PAH oder Phenolrot gelangt ein bestimmter Anteil auch durch glomeruläre Filtration in den Harn. Diese Fraktion läßt sich ermitteln und muß in der zum Zweck der Tm-Bestimmung aufgestellten Bilanz entsprechend berücksichtigt werden. Hier soll ausschließlich von Tm_{PAH} die Rede sein. Die im Harn pro Zeiteinheit erscheinende Teststoffmenge setzt sich aus einer filtrierten und einer tubulär ausgeschiedenen Komponente zusammen. Der filtrierte Teil entspricht dem Produkt von Glomerulumfiltrat und der frei diffusiblen, nicht an Serumeiweiß gebundenen Fraktion des Plasmaspiegels ($0{,}78 \cdot p_{PAH}$; bei höheren PAH-Konzentrationen finden sich 22% an Plasmaprotein angelagert, also 78% frei).

Der tubulär ausgeschiedene Anteil (T_{PAH} in mg/min) stellt dann die Differenz zwischen Gesamtausscheidung und filtriertem Quantum dar:

$$T_{PAH} = u_{PAH} \cdot v - (C_{In}\ 0{,}78\, p_{PAH})$$

u_{PAH} = PAH-Konzentration im Harn (mg-%);
v = Harnvolumen (ml/min);
p_{PAH} = PAH-Konzentration im Plasma (mg-%);
C_{In} = Inulinclearance.

Er erreicht unter Absättigung des tubulären Transfers bei Plasmaspiegeln um 40—50 mg als Tm_{PAH} ein Maximum von 75—80 mg PAH/min/1,73 m^2 Körperoberfläche. Das Ausmaß der Belastung errechnet sich als tubuläres Angebot

($load_{PAH}$ in mg/min). Von der der Niere durch den „effektiven" Blutstrom zugeleiteten Teststoffmenge ($C_{PAH} \cdot p_{PAH}$) muß der vor der Erreichung der peritubulären Capillaren abfiltrierte Anteil ($C_{In} \cdot 0{,}78\, p_{PAH}$) subtrahiert werden. Demnach gilt:

$$load_{PAH} = C_{PAH} \cdot p_{PAH} - (C_{In} \cdot 0{,}78\, p_{PAH}).$$

Eine wirkungsvolle Sättigung des Tubulussystems ist dann garantiert, wenn das tubuläre Angebot den zu erwartenden Tm-Wert deutlich überschreitet. Dabei wird eine load/Tm-Relation von 1,5 oder mehr als angemessen betrachtet. Wenn von Normalwerten für Inulin- und PAH-Clearance von 120 bzw. 600 ausgegangen wird, so ergibt sich bei einem PAH-Plasmaspiegel von 30 mg-% als tubuläres Angebot 152 mg PAH/min. Dieses Quantum genügt durchaus der angeführten Bedingung. Unter renaler Gefäßerweiterung (Aminophyllin i.v., Typhusimpfstoff) wurde beim Menschen eine Zunahme des Transportmaximums für PAH nachgewiesen (MILLER 1953), während es unter den Kreislaufveränderungen nach Histamingabe absank (MERTZ 1958).

Da an anderer Stelle (siehe Abschnitt Tubulusfunktion) der transtubuläre Transport von PAH und seine Grundlagen ausführlich dargestellt sind, soll hier nur kurz auf diesen Mechanismus und die Möglichkeiten seiner Beeinflussung eingegangen werden.

Es gehört zu den grundlegenden Erkenntnissen der renalen PAH-Verarbeitung, daß sich in Analogie zu zahlreichen Beobachtungen an Nierenschnitten der tubuläre Transport auch im Tierversuch durch Verabreichung von Acetat und Lactat bzw. Pyruvat steigern läßt (MUDGE u. TAGGART 1950). Bemerkenswerterweise kann sogar die Selbstdepression von Tm bei übergroßem tubulärem PAH-Angebot durch Acetat aufgehoben werden (SCHACHTER u. FREINKEL 1951). Während bei normalen Hunden Tm_{PAH} unter Acetatinfusion im Mittel um 61% anstieg, lag diese Zunahme bei vorgeschädigten Nieren (Hypertrophie nach ausgedehnter Resektion von Nierenparenchym) mit 22% deutlich niedriger (KOLBERG 1956). Dementsprechend ließ sich Tm_{PAH} sowohl bei Gesunden wie bei Nierenkranken durch Infusion von Acetat (BALDWIN u. MCLEAN 1952) wie durch Lactat (MCDONALD u.a. 1951, BARKER u.a. 1952, CROSLEY u.a. 1957) signifikant, aber in unterschiedlichem Ausmaß erhöhen. Auch L-Cystein in therapeutischen Dosen steigert die tubuläre Exkretionskapazität möglicherweise über eine Aktivierung von Coenzym A (MERTZ 1958). Der gleiche Autor beobachtete nach Trijodthyronin gleichfalls eine Transportzunahme. Eine eindeutige Senkung von Tm_{PAH} wird bei metabolischer Acidose beobachtet (JENSON u. a. 1954); sie war ferner durch den Hemmstoff Benemid (BEYER 1950), aber auch durch Butazolidin (KING 1953) auszulösen.

Als Bestätigung der Hypothese, daß PAH durch die gleichen tubulären Transfersysteme wie bestimmte andere Substanzen befördert wird, gilt die kompetitive Hemmung bei simultaner Verabreichung. Nur bei geringer Dosierung, also bei niedrigem Plasmaspiegel der einzelnen Komponenten, geht die gleichzeitige renale Ausscheidung solcher Stoffe unbeeeinträchtigt vonstatten. Bereits 1944 hatten BEYER u.a. am Hund nachgewiesen, daß unter reichlicher Gabe von PAH die tubuläre Penicillinabsonderung zum Erliegen kommt. Die intensive Zufuhr von Perabrodil setzt bei gesunden Versuchspersonen einerseits die Elimination von PAH beträchtlich herab, doch wird andererseits dessen eigene Ausscheidung durch eine hohe PAH-Konzentration stark gehemmt (JOSEPHSON u.a. 1953). Waren die infundierten Perabrodil- und PAH-Lösungen äquimolekular, so lag die Perabrodilausscheidung als Ausdruck bevorzugten Transports höher. Weiterhin ließ sich bei Gesunden und Nierenkranken eine ausgeprägte kompetitive

Senkung der Phenolrotausscheidung durch hochdosierte PAH-Infusion nachweisen (KLEINSCHMIDT u. KRAFFERT 1959).

Auch durch Verabreichung von Hg-Diuretica wird beim Menschen der Tm_{PAH} eindeutig reduziert (BERLINER u.a. 1948, McDONALD u. MILLER 1949).

Bei der Durchführung von Tm-Bestimmungen ist daher die vorherige oder gleichzeitige Zufuhr aller Pharmaka unbedingt zu vermeiden, welche auf Grund ihres Exkretionstyps oder durch Beeinflussung des Tubuluszellstoffwechsels als Hemmstoffe in Betracht kommen.

Die tubuläre Rückresorptionskapazität (Tm_G)

Hinsichtlich der tubulären Rückresorption gelten, verglichen mit dem Sekretionsprozeß, ganz analoge Gesetzmäßigkeiten. Als repräsentative Testsubstanz hat sich hier die Glucose bewährt. Traubenzucker erscheint normalerweise nur in kleinsten Spuren im Harn. Er wird aber bei Steigerung des Blutzuckerniveaus nach Überschreiten der sog. Erscheinungsschwelle in zunehmendem Maße renal ausgeschieden. Bei normalem oder nur gering erhöhtem Blutzuckerspiegel wird bekanntlich das filtrierte Zuckerquantum, das als Produkt von Plasmaglucose und Glomerulumfiltratmenge dem Tubulussystem angeboten wird, praktisch total rückresorbiert. Die Resorptionskapazität ist so groß, daß auch eine mäßige Überschreitung des unter physiologischen Bedingungen anfallenden Glucosequantums ohne Glykosurie bewältigt werden kann. Nicht die Blutzuckerkonzentration, von der an Glucose im Harn erscheint, die sog. Zuckerschwelle, charakterisiert die Wirksamkeit des aktiven tubulären Prozesses, sondern die aus den Glomerula pro Zeiteinheit zurückgewonnene Glucosemenge. Tatsächlich ist der Schwellenbegriff auf Grund neuerer physiologischer Erkenntnisse recht problematisch geworden und man hat Anlaß, mehrere Schwellen zu unterscheiden. Die Minimalschwelle wird durch eine mit üblichen Mitteln nachweisbare Glykosurie angezeigt. Bei Erhöhung des Blutzuckers steigt die Glucoseschwelle bemerkenswerterweise an, d.h., es wird weniger Harnzucker ausgeschieden als sich bei Berücksichtigung der Minimal schwelle errechnet. Jedes Blutzuckerniveauhat beim gleichen Individuum gewissermaßen seine eigene, mit ihm zunehmende dynamische Schwelle. Sie wurde als „aglykosurische Blutzuckerkonzentration" (SZENES u. FÖLDI 1948) oder — vom tubulären Prozeß her gesehen — als „renaler Resorptionsspiegel für Glucose" (HÄNZE u. KLEINSCHMIDT 1954) bezeichnet.

Als maximale Schwelle hat demgegenüber die Blutzuckerkonzentration zu gelten, von der an jedes Übermaß zugeführten Zuckers quantitativ eliminiert wird, also der Höchstwert der Glucoseaufnahme, gerade erreicht ist. Die „mittlere" Schwelle liegt dazwischen und entspricht dem errechenbaren Blutzuckerspiegel, bei dem unter maximaler Glucosebelastung die Resorptionskapazität aller Nephren abgesättigt sein würde, wenn diese Kapazität in jedem Nephron die gleiche wäre (GOVAERTS 1950, 1952). Dieser fiktive Wert hat im Gegensatz zur maximalen Schwelle keine klinische Bedeutung. Die beträchtliche Differenz zwischen minimaler und maximaler Zuckerschwelle beruht vermutlich auf einer unterschiedlichen Glucoseresorption in den einzelnen Tubuli. Es ist auf eine mehr oder weniger ausgeprägte Streuung der glomerulo-tubulären Aktivität zu schließen, wobei das Verhältnis filtrierte/rückresorbierte Glucose auf unterschiedliche Weise, und zwar funktionell oder organisch bedingt, beträchtlich variiert. Offensichtlich bestehen hinsichtlich der Zuckerresorption schwache und starke Nephren (SMITH 1951, GOVAERTS 1950, 1952). Es ist anzunehmen, daß unter ansteigendem Blutzucker bei Beginn der Glykosurie das Aufnahmevermögen der schwächsten, bei Erreichen der maximalen Schwelle auch das der stärksten Nephren gerade überschritten ist.

Unter dieser Voraussetzung läßt sich die maximale tubuläre Resorptionsfähigkeit des gesamten Tubulussystems für Glucose exakt erfassen. Sie wird als $Tm_{Glucose}$ bzw. Tm_G bezeichnet.

Für Rückresorptionsprozesse bestehen folgende Beziehungen, wie wir hier am Beispiel Glucose näher erläutern: Rückresorbiertes Quantum (T_G in mg/min) = filtriertes Quantum — im Harn ausgeschiedenes Quantum (jeweils mg/min):

$$T_G = p_G \cdot C_{In} - u_G \cdot v$$

p_G = Glucosekonzentration im Plasma in mg-%;
u_G = Glucosekonzentration im Harn in mg-%

und bei Überschreiten der Rückresorptionskapazität:

$$Tm_G = p_G \cdot C_{In} - u_G \cdot v.$$

Das tubuläre Angebot (mg/min) entspricht der filtrierten Glucosemenge:

$$load_G = p_G \cdot C_{In}.$$

Die tubulären Transfereinrichtungen können als sicher abgesättigt gelten, wenn dieses Angebot die Rückresorptionskapazität um mindestens 50% übertrifft, also ein load/Tm-Verhältnis von 1,5 oder mehr besteht.

Wenn wir für den gesunden Mann von einem mittleren Tm_G-Wert von 370 mg/min/1,73 m^2 Körperoberfläche ausgehen, so beträgt das zur Objektivierung dieser Funktionsgröße notwendige tubuläre Angebot 555 mg Glucose/min oder darüber. Diese Bedingung ist erfüllt, wenn durch eine hochdosierte Glucoseinfusion beim Untersuchten ein Blutzuckerspiegel von etwa 500 mg-% (im Beispiel unter der Annahme einer C_{In} von 120 genau 462,5 mg-% oder höher) erreicht und aufrechterhalten wird. Die gleichzeitige Bestimmung der Inulinclearance ist in jedem Fall notwendig.

Bei der Feststellung der maximalen Rückresorptionskapazität kommt es infolge der konzentrierten Glucoseinfusion zur osmotischen Diurese, die bei längerer Dauer zu Wasser- und Elektrolytverlusten bis zur Exsiccose mit Kreislaufbeeinträchtigung führen kann. Hieraus und kaum durch Erschöpfung des Transportprozesses erklären sich die im Tierversuch (Dempster u.a. 1956) und beim Menschen (Moeller u. Lohse 1960, Brod 1964) beobachteten Tm_G-Abnahmen während der Untersuchung.

Unter pathologischen Bedingungen verhält sich Tm_G nur bis zu einem gewissen Grade von der Filtratgröße unabhängig, da der Teststoff ja auf diesem Wege zugeführt wird. Beim Hund bleibt die maximale Glucoseresorption bei Steigerung des Glomerulumfiltrats um 10% ebenso normal wie bei Senkung um 40—50% durch Blutdruckverminderung (Aortenabklemmung, Entblutung). Wird die Filtratmenge um 50—60% reduziert, so nimmt Tm_G nur um 14—20% ab (Thompson u.a. 1951).

In ähnlichen Untersuchungen am Hund beobachteten Coelho u. Bradley (1964) unter kontrollierter Entblutung einen Rückgang der Inulinclearance in Abhängigkeit von der Blutdrucksenkung. Erst wenn das Glomerulumfiltrat 40—60% des Ausgangswertes erreicht hatte, nahm bei arteriellen Drucken von 75 mm Hg und darunter auch die maximale tubuläre Resorptionskapazität für Glucose ab.

Dieses Verhalten ist für die diagnostische Bewertung der Funktionsgröße bei Nierenkrankheiten zu berücksichtigen.

Erkrankungen wie Glomerulonephritis und arterielle Hypertonie führen zu einer vergleichsweise stärkeren Reduktion der Inulinclearance im Vergleich zu Tm_G. Dies gilt besonders für die fortgeschrittene Glomerulonephritis, bei der dann infolge der gesenkten Filtratgröße der Blutzucker beträchtlich gesteigert werden muß, um die Rückresorptionskapazität abzusättigen: $load_G$ als Produkt von niedriger C_{In} und hoher p_G (Bradley u. Wheeler 1958).

Die Relationen von Clearancegrößen und Tm-Werten

Der besondere diagnostische Wert der Clearanceergebnisse unter Einschluß der tubulären Kapazitäten liegt darin, daß sie Hinweise auf das Verhalten klar definierter renaler Partialfunktionen geben. Es kann zwischen Einschränkungen der glomerulären Filtration und der Tubulusfunktion unterschieden werden, wobei mehr oder weniger ausgeprägte Dissoziationen dieser Leistungen viel häufiger anzutreffen sind als gleichgerichtete Herabsetzungen. Die Bestimmung des renalen Plasmadurchflusses bzw. der Nierendurchblutung (unter Verwendung des Hämatokrit) gibt entscheidend Aufschluß über die renalen Kreislaufverhältnisse. Unter Mitberücksichtigung des Blutdrucks ist darüber hinaus noch die Erfassung der hämodynamischen Verhältnisse und der Strömungswiderstände in den verschiedenen renalen Gefäßabschnitten möglich (GOMEZ).

Durch Clearancebestimmungen kann einmal der Schwerpunkt einer Störung festgestellt werden, was besonders zu Beginn einer Erkrankung von Wichtigkeit ist und andererseits bei mehrfacher Untersuchung Progredienz oder Ausgleich eines Funktionsausfalles abgeschätzt werden. Die genannten Teilleistungen können nun gegenseitig ins Verhältnis gesetzt werden, wobei sich über die absoluten Werte hinaus Quotienten von funktionsdiagnostischer Bedeutung ergeben.

Die Filtratfraktion

Da das Glomerulumfiltrat dem die Nieren durchströmenden Plasmavolumen entstammt, gibt der Quotient C_{In}/C_{PAH} den Anteil des in der Niere abfiltrierten Plasmadurchflusses an. Dieser wird als Filtratfraktion bezeichnet. Sie liegt normalerweise bei 0,17—0,22, d.h. das Filtrat macht 17—22% der durchströmenden Plasmamenge aus. Diese Größe gestattet Schlüsse auf die Wirksamkeit der glomerulären Filtration. Ihre Veränderung kann auf funktionellen Umstellungen der renalen Hämodynamik beruhen, die die afferenten und/oder efferenten Arteriolen in ihrem Zusammenspiel betreffen (SMITH 1951), aber bisher nicht eindeutig erwiesen sind. Wichtiger vom diagnostischen Gesichtspunkt sind organisch bedingte Störungen.

Wenn die Permeabilität der Glomerulumcapillaren im Vergleich zur Durchblutungsgröße stärker beeinträchtigt ist, so nimmt die Filtratfraktion erheblich ab. Als Beispiel sei auf die akute diffuse Glomerulonephritis und die diabetische Glomerulosklerose verwiesen. Auch bei Hydronephrosen findet sich ein erniedrigter Quotient. Die Filtratfraktion steigt, wenn die renale Durchblutung durch einen Krankheitsprozeß herabgesetzt ist, während sich an den Glomerula keine oder vergleichsweise nur geringe Schädigungen finden. Es ist dabei unwesentlich, ob eine derartige Störung an der Niere extrarenal funktionell ausgelöst ist, wie bei arterieller Hypotonie, Kreislaufkollaps und Herzinsuffizienz, oder organisch durch eine renale Gefäßerkrankung mit oder ohne Hochdruck. Hier sind in erster Linie arterio-arteriolo-sklerotische Veränderungen in Betracht zu ziehen. Es ist leicht einzusehen, daß die Filtratfraktion bei etwa gleich starker Einschränkung von Nierendurchblutung und Filtratleistung im normalen Bereich verbleibt.

Unter den Clearancerelationen nimmt die Filtratfraktion eine Sonderstellung ein. Einmal stellt sie den Quotienten der am häufigsten bestimmten klassischen Clearancegrößen: Inulin- bzw. Thiosulfatclearance und PAH-Clearance dar. Entscheidender ist aber ihr differentialdiagnostischer Wert, der in den Darstellungen von REUBI 1960, 1962 sehr einleuchtend zur Geltung kommt.

Abb. 5 stellt die Beziehung von Thiosulfat- und PAH-Clearance bei Nierengesunden dar, bei denen die Filtratfraktion einen Mittelwert von 0,195 (0,157 bis 0,223) aufweist.

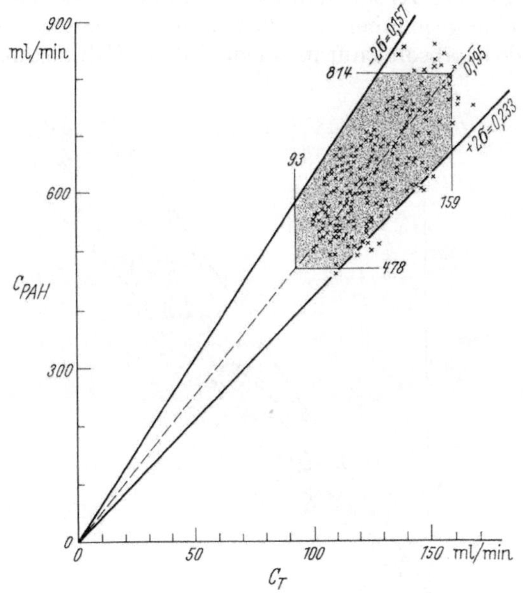

Abb. 5. Beziehungen zwischen PAH-Clearance (C_{PAH}) und Glomerulumfiltrat, bestimmt als Thiosulfatclearance (C_T), bei 203 nierengesunden Individuen (nach REUBI 1960)

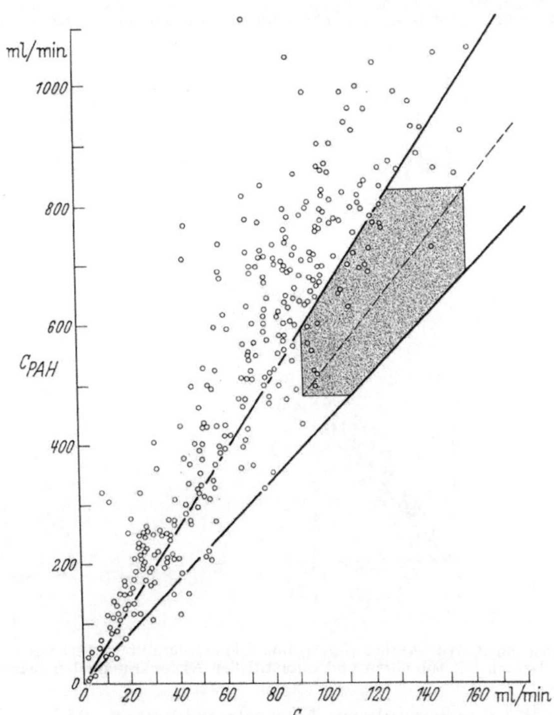

Abb. 6. Beziehungen zwischen PAH-Clearance (C_{PAH}) und Glomerulumfiltrat, bestimmt als Thiosulfatclearance (C_T), bei 309 Patienten mit glomerulären Nierenkrankheiten (nach REUBI 1960

Unter den zahlreichen Kranken mit glomerulären Läsionen (Abb. 6) findet sich in der Mehrzahl eine gegenüber der Plasmadurchströmung verminderte Glomerulumfiltration; sie ist absolut nur in einem Teil der Fälle reduziert, häufig normal

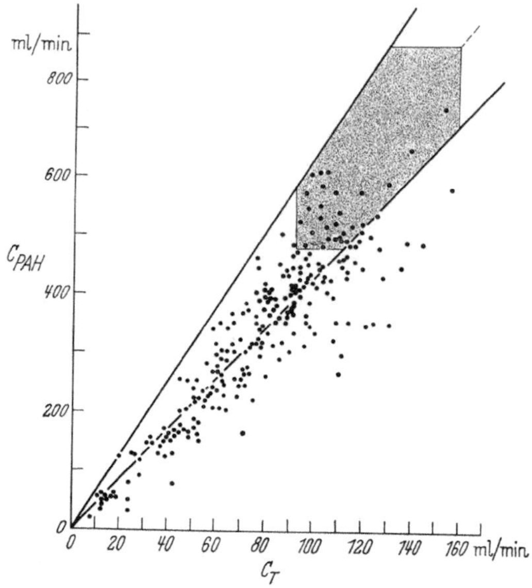

Abb. 7. Beziehungen zwischen PAH-Clearance (C_{PAH}) und Glomerulumfiltrat, bestimmt als Thiosulfatclearance (C_T), bei 245 Patienten mit vasculären Nierenkrankheiten (nach REUBI 1960)

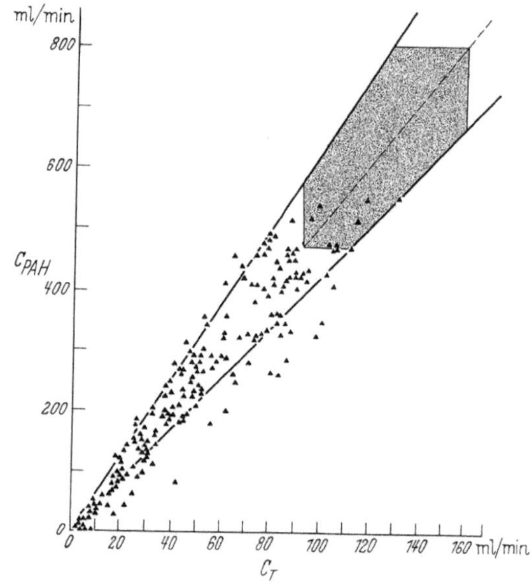

Abb. 8. Beziehungen zwischen PAH-Clearance (C_{PAH}) und Glomerulumfiltrat, bestimmt als Thiosulfatclearance (C_T), bei 184 Patienten mit tubulären und interstitiellen Nierenkrankheiten (nach REUBI 1960)

oder hochnormal. Bei den vasculären Nierenkrankheiten (Abb. 7) liegt umgekehrt die Filtratfraktion oft genug hoch, der Plasmadurchfluß ist dabei im Vergleich zur Norm häufig auch absolut genommen eingeschränkt. Die Mehrzahl der tubulären und interstitiellen Nierenkrankheiten im Krankengut von REUBI (Abb. 8) zeigt Filtratfraktionen im Normbereich bei allerdings fast stets beträchtlich reduzierten Clearancegrößen für Thiosulfat und PAH. Hier ist auf eine gleichmäßige Beeinträchtigung von Filtrationsrate und Nierenplasmadurchfluß durch den interstitiellen Entzündungsprozeß zu schließen.

Die Relation C_{PAH}/Tm_{PAH}

Dieses Verhältnis setzt Plasmadurchfluß der Niere und tubuläres Exkretionsmaximum in Beziehung und liegt normalerweise bei 7,8—8,4. Es gilt als Indicator für den Durchblutungszustand des aktiven exkretorischen Parenchyms im proximalen Tubulussystem. Eine derartige Deutung geht von der Voraussetzung aus, daß der renale Plasmadurchfluß, soweit er durch die PAH-Clearance erfaßt wird, den proximalen Tubuli zugute kommt. Eine Erhöhung der Relation ist demnach Ausdruck der Hyperämie des proximalen Tubulussystems, während eine Abnahme auf eine Durchblutungsminderung im Hinblick auf die aktuelle tubuläre Ausscheidungsleistung hinweist.

Die Relation C_{In}/Tm_{PAH}

Hier handelt es sich um das Verhältnis, in dem die glomeruläre Filtrationsrate und das tubuläre Exkretionsmaximum zueinander stehen.

Der Wert dieses Quotienten liegt normalerweise um 1,5. Stärkere Abweichungen sprechen für eine glomerulär-tubuläre Gleichgewichtsstörung, also dafür, daß eine funktionelle oder organische Beeinträchtigung ihren Schwerpunkt an den Glomerula bzw. im proximalen Tubulusbereich hat.

Die Relation C_{In}/T_G

Diese Beziehung wird als Ausdruck der „glomerulären Aktivität" angesehen, da sie das Verhältnis wiedergibt, in dem die Filtratgröße und damit das filtrierte Glucosequantum zur Rückresorptionskapazität des proximalen Tubulussystems stehen. Beim einzelnen ist dieser Wert recht konstant und für Verlaufskontrollen ein zuverlässiger Indicator der Zahl der aktiven Nephren (HANDLEY u. MOYER 1955).

Hier sei erneut darauf hingewiesen, daß diese Relation nicht für jedes Einzelnephron gleich ist, da die Einheiten besonders hinsichtlich der Glucoseverarbeitung stark differieren. Das ist der Grund dafür, daß es bei Infusion von Glucoselösungen regelmäßig bereits zur Zuckerausscheidung kommt, lange bevor das Tm_G-Niveau des Blutzuckers erreicht ist. Die ausgeschiedene Glucose entstammt Nephren mit unterdurchschnittlicher Rückresorptionskapazität. Die Variationsbreite der Einzelnephren läßt sich, wie bereits dargelegt, durch „Titration" unter stufenweiser Steigerung des Blutzuckerspiegels exakt erfassen (s. auch S. 368).

Der normale Wert des Quotienten C_{In}/Tm_G liegt im Mittel bei 0,37 und zeigt eine beträchtliche Variationsbreite, da sowohl die Filtratgröße als in höherem Maße auch das Rückresorptionsmaximum für Glucose interindividuelle Abweichungen aufweisen. Generell gilt die Regel, daß eine Abnahme dieses Wertes eine Erhöhung der sog. Zuckerschwelle (etwa bei Nephrosklerose) ausdrückt und andererseits der Anstieg des Quotienten auf eine Schwellenerniedrigung hindeutet (bestimmte Fälle von renalem Diabetes).

Der funktionsdiagnostische Wert der hier aufgeführten Relationen hängt weitgehend von der exakten Bestimmung der einzelnen Clearancegrößen ab, nach denen sie errechnet werden. Es ist verständlich, daß Fehler, die sich hier eingeschlichen haben, das Ergebnis stark verfälschen. Ein Verfolgen dieser Quotienten kommt besonders für Verlaufsbeobachtungen am gleichen Kranken in Betracht; ihr Aussagewert liegt unter diesen Umständen höher als bei interindividuellen Vergleichen.

Absolute Werte wesentlicher Clearancegrößen und ihr gegenseitiges Verhältnis bei drei Gruppen von Nierenerkrankungen lassen die folgenden Tabellen erkennen (KLEINSCHMIDT 1960/1962). Die Einteilung erfolgte auf Grund der durch Nierenbiopsie bestätigten klinischen Diagnose, so daß es sich ausschließlich um eindeutig gesicherte Fälle handelt.

Bei der Darstellung der Ergebnisse wurden die einzelnen Skalen so eingeteilt, daß sich die Normalwerte von Inulin-, PAH-Clearance und Tm_{PAH} stets in gleicher

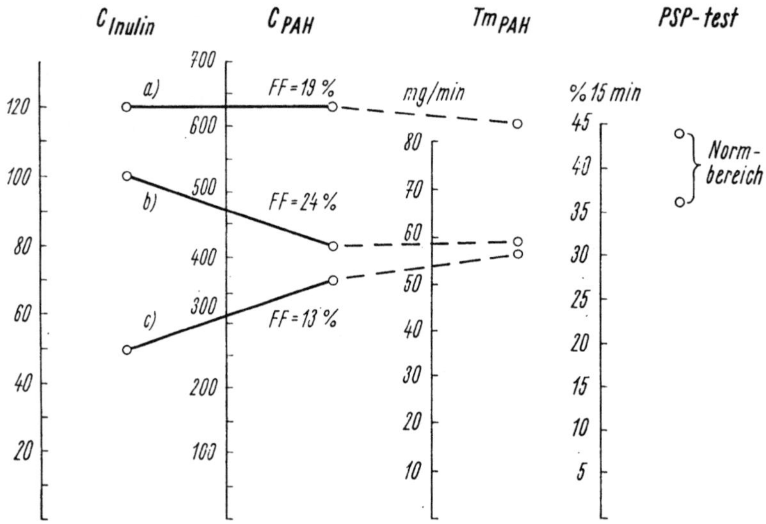

Abb. 9. Diagramm der Clearancegrößen für Inulin, PAH und Tm_{PAH} sowie des Phenolrottests. Normalwerte bzw. adäquate Einschränkungen in gleicher Höhe. Verlauf der Verbindungslinie läßt Verhalten der Clearancerelationen erkennen. Kurvenbeispiele: *a)* normale Nierenfunktion; *b)* C_{PAH} und Tm_{PAH} stärker reduziert als C_{In}: hohe Filtratfraktion, Relation C_{In}/Tm_{PAH} erhöht; *c)* C_{In} stärker vermindert als C_{PAH} und Tm_{PAH}: niedrige Filtratfraktion, Relation C_{In}/Tm_{PAH} reduziert

Höhe befinden. Demnach stellen sich auch adäquate Veränderungen dieser Funktionen auf gleichem Niveau dar. So zeigt in Abb. 9 beispielsweise eine waagerechte Verbindung von Inulin- und PAH-Clearance (*a*) die unveränderte Relation, also eine normale Filtratfraktion von 19% an, und das gegebenenfalls auch bei Abnahme beider Größen. Wenn der Plasmadurchfluß stärker reduziert ist, ergibt sich eine abfallende Schräglinie (*b*), die einer erhöhten Filtratfraktion (hier 24%) entspricht; bei vorwiegender Senkung der Filtratgröße, also der Inulinclearance, findet sich bei ansteigender Verbindungslinie (*c*) eine erniedrigte Filtratfraktion (in unserem Beispiel 13%). Entsprechendes gilt für die Beziehung dieser Werte zur exkretorischen Tubulusfunktion (Tm_{PAH}), die sich aus dem Verlauf der Verbindungslinie erkennen läßt. Der Ausfall des Phenolrottests wurde jeweils mitregistriert. Er trägt in der Darstellung die gleiche Ordnungszahl wie die Clearancegrößen.

In der Gruppe der 18 Glomerulonephritiden (Abb. 10) zeigen nur acht Fälle eine deutliche Prävalenz der Filtratminderung. Das heißt also, daß nur in einem Teil der Fälle die Inulinclearance in typischer Weise niedriger liegt als die PAH-Clearance. Es läßt sich andererseits auch feststellen, daß die tubuläre Exkretionsleistung bei einer Anzahl dieser Patienten vergleichsweise beträchtlich reduziert ist. Es handelt sich dabei vorwiegend um chronische Fälle, meist von mehreren

Jahren Dauer. Hierin liegt die Erklärung, warum wir so häufig uncharakteristische Funktionsbilder mit normaler oder sogar erhöhter Filtratfraktion fanden. Der Phenolrottest zeigt nur in einem Teil der Fälle ein dem Tm_{PAH}-Wert entsprechendes Verhalten.

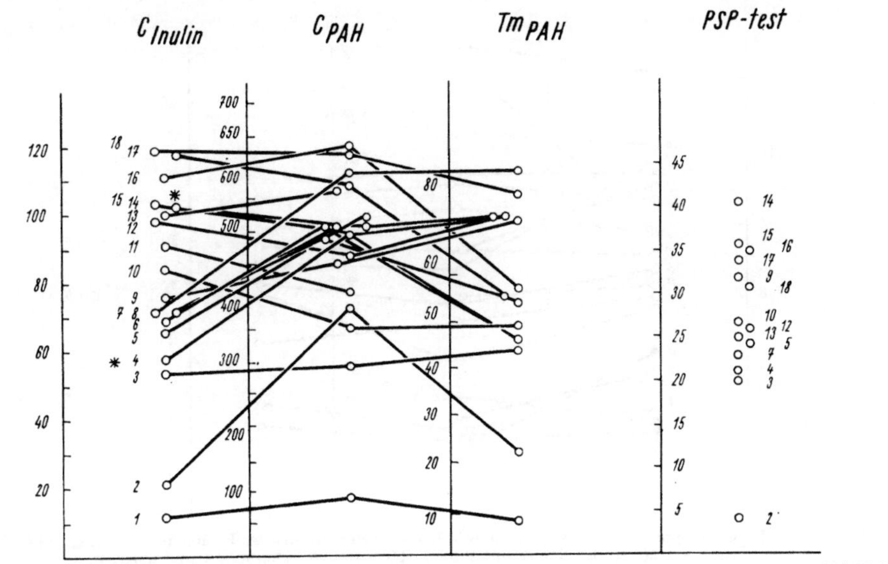

Abb. 10. Funktionsanalyse bei 18 Fällen von bioptisch gesicherter Glomerulonephritis (KLEINSCHMIDT 1960/1962)

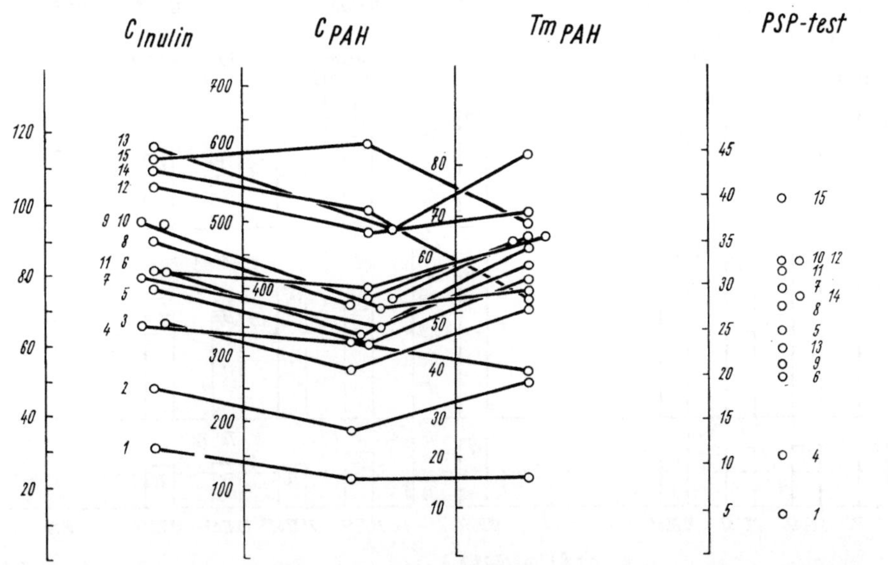

Abb. 11. Funktionsanalyse bei 15 Fällen von bioptisch gesicherter Arterio-Arteriolosklerose mit Hochdruck (KLEINSCHMIDT 1960/1962)

Die nächste Gruppe umfaßt ein Kollektiv von 15 Hochdruckpatienten, bei dem die Biopsie typische Veränderungen von Arterio-Arteriolosklerose ergeben hatte (Abb. 11). Hier finden wir insofern ein regelhaftes Verhalten, als der Plasmadurchfluß fast in jedem Fall unter den renalen Partialfunktionen am stärksten reduziert war. Das dokumentiert sich in einer charakteristischen Einsenkung der

Verbindungslinie der Meßwerte. Die tubuläre Exkretionskapazität erwies sich als vergleichsweise weniger beeinträchtigt, wenn man das gesamte Bild betrachtet.

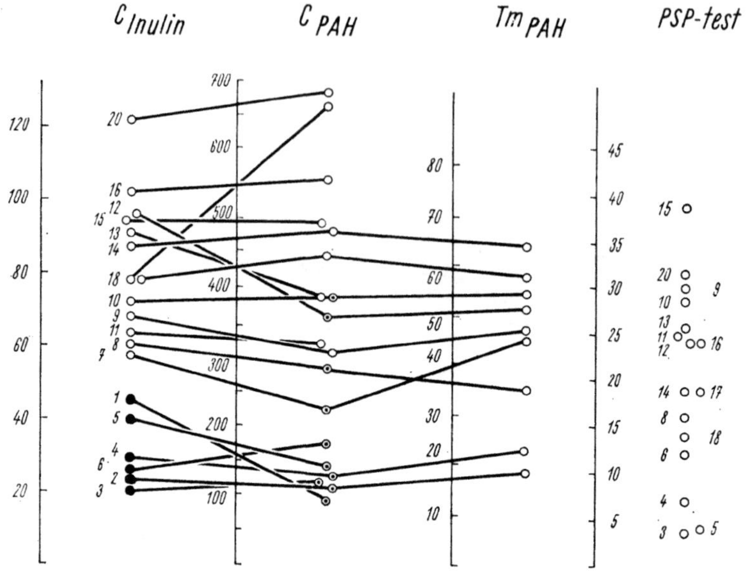

Abb. 12. Funktionsanalyse bei 20 Fällen mit bioptisch gesicherter chronischer Pyelonephritis. Ausgefüllte Kreise: Rest-N > 50 mg-%, Kreise mit Punkt: RR > 160/90 (KLEINSCHMIDT 1960/1962)

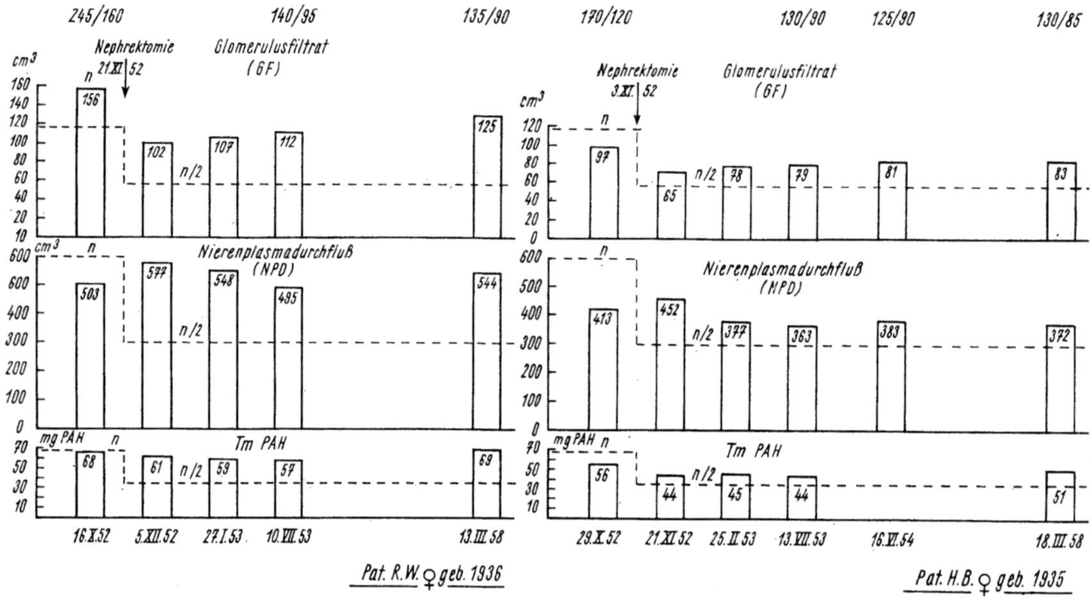

Abb. 13. Verhalten der Clearancegrößen bei zwei Fällen von Hochdruck bei einseitiger pyelonephritischer Schrumpfniere vor und nach Nephrektomie des erkrankten Organs. Beobachtungszeit 6 Jahre. Die gestrichelte Linie zeigt jeweils die Clearance-Normalwerte für beide Nieren (*n*) bzw. für eine Niere (*n*/2) an (KLEINSCHMIDT 1960/1962)

Die Zusammenstellung von 20 Fällen mit pathologisch-anatomisch erwiesener chronischer Pyelonephritis (Abb. 12) läßt ein recht unterschiedliches Verhalten der Partialleistungen zueinander erkennen. Die Filtratfraktion ist manchmal gesteigert, ein andermal auch gesenkt, aber in der Mehrzahl der Fälle findet man eine etwa analoge Einschränkung sowohl der Inulin- und PAH-Clearance als auch des Tm_{PAH}-Wertes. Aus diesem Funktionsbild ist mit MICHIE u. MICHIE (1957) darauf zu schließen, daß infolge der interstitiellen Entzündung die befallenen Nephren in toto ausfallen und demgemäß das Verhältnis der Partialfunktionen zueinander weitgehend erhalten bleibt.

Als Beispiel für das Verhalten von Clearancegrößen und ihrer Relationen über einen längeren Zeitraum wird die Beobachtung bei zwei jungen Mädchen mit arterieller Hypertension angeführt. Es handelt sich ursächlich um pyelonephritische Schrumpfnieren. Die Diagramme (Abb. 13) zeigen das Verhalten der Clearancewerte beider Nieren in der Hochdruckphase und weiterhin die Auswirkung der einseitigen Nephrektomie auf die renalen Partialleistungen über mehrere Jahre. Besonders deutlich ist die postoperative Zunahme der Durchblutung der verbliebenen gesunden Niere, die beide Male die vorherige Durchströmungsgröße des Organpaares erheblich übertrifft und einmal auch weiterhin höher bleibt. Dabei sinken Filtratgröße sowie Filtratfraktion stark ab und die Zunahme des Quotienten C_{PAH}/Tm_{PAH} weist auf eine Hyperämie des Nierenparenchyms. Es wird erkennbar, daß die kompensatorische Hyperfunktion, der später eine Hypertrophie entspricht, dauernd anhält und den Ausfall der anderen Niere voll ersetzt. Beide Patientinnen, die über 10 Jahre beobachtet wurden, blieben normoton (KLEINSCHMIDT 1954, 1962).

Bezugswerte der renalen Funktionsgrößen

Die Plasmakonzentrationen der Stickstoffschlacken lassen als absolute Werte direkte Vergleiche zu, wobei allerdings Ernährungsverhältnisse (tägliche Eiweißmenge bei Harnstoff, Harnstoff-N, Rest-N; Puringehalt der Kost bei Harnsäure) und Hydratation mitberücksichtigt werden müssen.

Die Ergebnisse von Funktionsproben wie Konzentrations- bzw. Verdünnungsversuch und Phenolrotprobe bedürfen zu ihrer diagnostischen Auswertung gleichfalls keiner Korrektur. Anders steht es mit den Clearancegrößen, als deren idealer Bezugswert das Nierengewicht anzusehen ist. Da dieses normalerweise mit der Körpermasse korreliert, hat sich die von MCINTOSH, MÖLLER u. VAN SLYKE (1928) für die Harnstoffclearance eingeführte Körperoberfläche als Bezugsgröße allgemein durchgesetzt. Ihr Wert läßt sich nach Körpergröße und -gewicht berechnen oder aus einem Nomogramm ablesen. So ist es üblich, die individuellen Clearance- und Tm-Ergebnisse, um Vergleiche zu ermöglichen, auf eine mittlere Körperoberfläche von 1,73 m^2 zu korrigieren.

Es bedarf keiner besonderen Betonung, daß dieses Vorgehen extremen Bedingungen (Kleinkindern, Zwergwuchs, hochgradige Abmagerung, Fettsucht, schwere Ödeme) nicht gerecht wird und hier die absoluten Werte oder von Fall zu Fall andere Bezugssgrößen berücksichtigt werden müssen.

Normalwerte der Clearancegrößen

Um die individuellen Clearancegrößen vergleichbar zu machen, hat es sich eingebürgert, sie nicht auf ein Normgewicht, sondern auf eine mittlere Körperoberfläche von 1,73 m^2 umzurechnen. Zur Feststellung der Körperoberfläche stehen Nomogramme zur Verfügung, die auf der Formel von DUBOIS und DUBOIS beruhen. Von zahlreichen Autoren sind an gesunden Versuchspersonen Durchschnittswerte ermittelt worden. Wir führen hier die von SMITH (1956) an einem größeren Kollektiv bestimmten Werte mit ihren Schwankungsbreiten an. Sie liegen im Vergleich mit den Zahlen des Schrifttums in einem mittleren Bereich und wir konnten uns von ihrer Gültigkeit bei einer großen Anzahl eigener Untersuchungen überzeugen.

Es fällt auf, daß beim weiblichen Geschlecht niedrigere Clearancegrößen gefunden werden, lediglich hinsichtlich der maximalen Exkretionsfähigkeit (Tm_{PAH}) ist ein eindeutiger Unterschied der Mittelwerte nicht nachweisbar.

Tabelle 14

	männlich	weiblich
Inulinclearance (C_{In})	124 ± 25,8	109 ± 13,5
PAH-Clearance (C_{PAH})	654 ± 163	592 ± 153
Tm_{PAH} (mg/min) . . .	79,8 ± 16,7	77,2 ± 10,8
Tm_G (mg/min) . . .	375 ± 79,7	303 ± 55,3
Filtratfraktion	19,2 ± 3,5%	19,4 ± 3,9%
C_{PAH}/Tm_{PAH}	8,44 ± 2,45	7,85 ± 1,46
C_{In}/Tm_{PAH}	1,6 ± 0,44	1,4 ± 0,20
C_{In}/Tm_G	0,371 ± 0,0563	

Im Erwachsenenalter liegen nach allgemeiner Erfahrung die Clearancewerte etwa bis zum 50. Lebensjahr im Bereich der Norm. Eine genaue Überprüfung ließ jedoch erkennen, daß bereits vom 20. Lebensjahr an mit einem geringfügigen Absinken des Nierenplasmadurchflusses von im Mittel 0,91% pro Jahr zu rechnen ist, während das Glomerulumfiltrat und die tubulären Maxima nur um 0,72 bzw. 0,68 % jährlich zurückgehen (Shock 1946, Davies u. Shock 1950b, Miller, McDonald u. Shock 1952). Diese Prävalenz der Durchblutungsabnahme ist mit Sicherheit auf leichte Gefäßveränderungen im Sinne einer Physiosklerose zu beziehen. Bei der Beurteilung von Clearanceuntersuchungen an älteren Menschen ist diesem Gesichtspunkt Rechnung zu tragen.

Bei Neugeborenen und Kleinkindern werden auch bei Berücksichtigung der Körperoberfläche wesentlich niedrigere Clearancegrößen festgestellt, die erst im Laufe des zweiten Lebensjahres allmählich die Norm erreichen. Dies wird auf einen Ausgleich der anfänglich bestehenden „funktionellen Unreife" des Organpaars bezogen. Wir verweisen auf West, Smith u. Chasis (1948) sowie die Monographie von Friederiszick (1954) und die Übersicht von Weil (1955).

Bei Vergleichsuntersuchungen finden sich bei kreislauf- und nierengesunden Versuchspersonen häufig deutliche inter- und intraindividuelle Schwankungsbreiten für die Inulin und PAH-Clearance (Davies u. Shock 1950a). Sie nehmen jenseits des 50. Lebensjahres ab. Bei Nierenkranken werden in Abhängigkeit von der renalen Funktionseinschränkung wesentlich geringere individuelle Schwankungen registriert. In urämischen Spätstadien resultieren, wohl als Ausdruck funktioneller Starre, weitgehend konstante Clearancewerte (Dorscheid 1958).

Für die Inulinclearance lassen sich beim Gesunden deutliche periodische *Tagesschwankungen* mit einem nächtlichen Minimum feststellen. Nach Wesson u. Lauler (1961) kann die Amplitude 25—30% des Mittelwertes betragen.

Bei Flüssigkeitsbelastung, zum Teil unter Vasopressin bzw. Desoxycorticosteron, kam es zu einer Zunahme von Mittelwert und Schwankungsbereich; Flüssigkeitsmangel bei reduzierter Kochsalzzufuhr führte zu Clearanceabnahme und Amplitudeneinengung.

Auch Mertz (1961), der die Abhängigkeit der renalen Hämodynamik vom Zustand des Wasser- und Salzhaushaltes betont, fand unter Na-armer Kost (30 mVal/Tag) eine deutliche Abnahme der Inulinclearance (unterer normaler

Grenzwert 85/1,73 m² Körperoberfläche), während die PAH-Clearance im Normbereich blieb.

Bei starker Überwässerung registrierte Ek (1955) eine beträchtliche Zunahme der Inulin- und PAH-Clearance. Unter Belastung mit unterschiedlichen Flüssigkeitsmengen beobachtete Mertz (1960) eine signifikante Beziehung zwischen dem extracellulären Flüssigkeitsraum und der Inulinclearance (nicht aber der PAH-Clearance).

Der Autor schließt auf eine neurogene Steuerung der Filtratgröße vom Extracellulärvolumen aus im Hinblick auf die Homoeostase des Na-Haushaltes.

Demnach sind Störungen der Wasser- und Elektrolytbilanz vor der Durchführung von Clearanceuntersuchungen nach Möglichkeit auszugleichen oder — unter pathologischen Bedingungen — bei der Auswertung der Ergebnisse entsprechend zu berücksichtigen.

Die Indikation zur Clearanceuntersuchung

Die Stellung und Bedeutung von Clearanceergebnissen im Rahmen der renalen Diagnostik sowie die Grenzen der Methode sind in den Arbeiten und Übersichten von Earle (1950), Bradley u.a. (1950), Kleinschmidt (1955, 1957, 1960), Reubi (1963) umfassend dargestellt und diskutiert worden. Es kann keinem Zweifel unterliegen, daß das klassische Clearanceverfahren mit seiner besonderen wissenschaftlichen Bedeutung für die klinische Routine im allgemeinen zu aufwendig ist und nur für spezielle Fragestellungen in Betracht kommt. Ihren Hauptwert besitzt diese Methode für die Erfassung geringgradiger Störungen bei Patienten ohne manifeste Zeichen einer Leistungseinschränkung der Nieren, also zur Frühdiagnostik bzw. zur Beurteilung von Restschäden. Sie erbringt bei bereits ausgeprägter Niereninsuffizienz mit Azotämie kaum je Ergebnisse, die den technischen und personellen Aufwand sowie die Belästigung des Patienten rechtfertigen. Zur Diagnosestellung oder Verlaufskontrolle erübrigt sich bei der Mehrzahl der klinischen Fälle eine so exakte Ermittlung der renalen Partialleistungen. Als Funktionsproben reichen fast stets relativ einfache semiquantitative Proben aus, unter denen sich Harnstoffclearance, Kreatininclearance und Phenolrottest sowie der Konzentrationsversuch bewährt haben. Diese besitzen für Verlaufsbeobachtung und Therapiekontrollen den Vorteil der kurzfristigen Wiederholbarkeit. Vorbedingung zur Gewinnung verläßlicher Resultate ist die genaue Einhaltung der einschlägigen Vorschriften, insbesondere was Harnsammelperioden bzw. Teststoffquanten anlangt. Die Feststellung der Plasmaspiegel der Stickstoffschlacken (Rest-N, Harnstoff, Harnsäure, Kreatinin) sowie Indican- und Xanthoproteinbestimmungen zur Abschätzung des renalen Leistungsvermögens enthält demgegenüber diese Fehlerquellen nicht. Ihre Erhöhung hilft freilich differentialdiagnostisch kaum weiter, da eine Dissoziation des Konzentrationsanstiegs der einzelnen Stoffe, wie ausgeführt, nur selten spezielle Hinweise vermittelt.

Methodik der Clearanceuntersuchungen unter Dauerinfusion

(Smith, Goldring u. Chasis 1938, Smith 1943, 1951, 1956, Goldring u. Chasis 1944, Reubi 1963)

Der nüchtern Untersuchte soll sich im Flüssigkeitsgleichgewicht befinden, so daß nach Verabreichung von etwa 1 Liter dünnem Tee eine Stunde vor Clearancebeginn eine ausreichende Diurese eintritt. Je nach Dauer der Untersuchung und Diuresegrad wird neben der Infusion später auch per os zusätzlich Flüssigkeit zugeführt. Unter langfristigen hypertonischen Infusionen bei Tm-Bestimmungen kann es sonst zur Exsiccose kommen. Auf der anderen Seite ist auch eine Überwässerung zu vermeiden.

Der Untersuchte liegt entspannt auf einem Untersuchungsbett, erregbare Patienten sollten am Vorabend oder einige Zeit vor Beginn leicht sediert werden. Sedativa und eine leichte Narkose sind ohne Einfluß auf Inulin- bzw. PAH-Clearance (Smith 1956). Ein mehröhriger, weiter, weicher Blasenkatheter wird bereits in der Vorperiode eingeführt. Er ist so zu fixieren, daß Nebenfluß verhindert wird und die Harnentnahmen keine Reizerscheinungen auslösen. Die Dauerinfusion erfolgt in eine Verweilkanüle in der V. cubitalis, aus der vorher Blut für die Plasma-Leerwerte entnommen werden kann.

Erst nach einer angemessenen Anflutzeit, in der die Teststoffe anfänglich hochdosiert (Primärinfusion) und anschließend dem renalen Abstrom entsprechend in Dauerinfusion zugeführt werden, können die eigentlichen Clearancebestimmungen vorgenommen werden. Die Periodendauer beträgt 10—30 min (im Mittel 15—20 min). Es empfiehlt sich, einen Mittelwert aus zwei bis drei Perioden zu errechnen und diesen auf eine Körperoberfläche von 1,73 m^2 zu korrigieren.

Die Verteilung der Testsubstanzen im Organismus

Inulin, Natriumthiosulfat und Mannit lösen sich im gesamten extracellulären Raum. PAH und Perabrodil weisen ein größeres Verteilungsvolumen auf. Für exakte Clearancebestimmungen ist die Konstanz der Teststoffspiegel im Plasma eine wesentliche Voraussetzung. Diese hängt nicht allein von der Regelmäßigkeit der Zufuhr ab, sondern ist nur zu erreichen, wenn es vorher zu einer gleichmäßigen Verteilung der Clearancesubstanzen in den Phasen der extracellulären Flüssigkeit gekommen ist. Im andern Fall treten infolge der bestehenden Gradienten störende Schwankungen des Plasmaspiegels und der renalen Ausscheidung in beiden Richtungen auf. Besonders genau sind diese Verhältnisse für Inulin untersucht. Erst nach etwa fünfstündiger Dauerinfusion kann beim Gesunden auf einen Konzentrationsausgleich zwischen den beiden Verteilungsräumen (Gefäßsystem und Interstitium) geschlossen werden (Schwartz, Schachter u. Freinkel 1949, Gaudino u. Levitt 1950, Levitt u. Gaudino 1950, Levy, Ankeney u. Berne 1952). Tatsächlich liegen die Verhältnisse aber wesentlich komplizierter, da es sich nicht nur um ein Zweikomponentensystem handelt, sondern auch die sog. extracelluläre Phase (Liquor, Gelenkflüssigkeit, Galle u. a.) sowie die schwer diffusiblen Bezirke des Bindegewebes von Knochen, Haut und Muskulatur zu berücksichtigen sind und zusätzliche Faktoren wie die Permeabilität eine Rolle spielen. Für andere Teststoffe kommt auch ein intracelluläres Eindringen in Betracht.

Die Kinetik dieser Verteilungsvorgänge wurde von Cotlove 1954, Eppler u. a. 1955 sowie Mertz u. Eppler 1959 experimentell und mathematisch näher analysiert. Es ergibt sich, daß die Einstellung eines echten Konzentrationsausgleichs erst nach 15—30 Std erwartet werden kann (Mertz 1962).

Diese Feststellungen sind für die genaue Bestimmung der extracellulären Flüssigkeitsvolumina von besonderer Bedeutung. Für Clearanceuntersuchungen ist ein idealer Ausgleich nicht erforderlich. Hier läßt sich ein annäherndes Fließgleichgewicht zu einem früheren Zeitpunkt dadurch erreichen, daß durch eine höherdosierte Primärinfusion der Teststoffspiegel im Plasma anfänglich stark angehoben wird. Auf diese Weise wird die Konzentration im Interstitium rasch gesteigert. Unter der angeschlossenen, niedriger dosierten Dauerinfusion kommt es bei Abfall des überhöhten Plasmaspiegels infolgedessen bereits nach kürzerer Dauer zum praktisch ausreichenden Gleichgewicht zwischen Plasma und leicht diffusiblem Interstitium.

Nachdem bei der Primärinfusion des Teststoffs (Produkt von benötigtem Plasmaspiegel und Verteilungsvolumen) unter Auffüllung des Lösungsraumes die für die Untersuchung erforderliche Plasmakonzentration (p_x) überschritten wird, stellt sich während der Dauerinfusion, zu deren Beginn Ausgleichsvorgänge ablaufen, nach etwa 30 min ein annäherndes Fließgleichgewicht ein. Unter diesen Umständen entsprechen sich zugeführte Teststoffmenge ($i_x \cdot v'$) und ausgeschiedene Teststoffmenge ($u_x \cdot v$). Hieraus läßt sich auf der Basis der Clearanceformel

$$C = \frac{u \cdot v}{p}$$

i_x = Teststoffkonzentration der Infusion
u_x = Teststoffkonzentration im Harn
v' = Infusionsmenge/min
v = Harnmenge/min

die für eine geschätzte Clearancegröße (C_x) bei bestimmtem Plasmaspiegel (p_x) erforderliche Teststoffdosierung für die Dauerinfusion im Fließgleichgewicht berechnen: $Q_x = i_x \cdot v'_x = u_x \cdot v = C_x \cdot p_x$. Dieses Vorgehen hat sich seit Einführung der klassischen Clearancemethodik bewährt (GOLDRING, CHASIS, RANGES u. SMITH 1940, GOLDRING u. CHASIS 1944).

1. Berechnung der Teststoffzufuhr

Es ist ratsam, von Standardlösungen auszugehen, also 10%iger Inulinlösung und 20%iger PAH-Lösung, und sie den Erfordernissen entsprechend zu verdünnen. Die Lösungen sollten stets mit physiologischer NaCl-Lösung angesetzt sein. Glucose bildet mit PAH Komplexverbindungen, die zu Fehlbestimmungen führen können (BALDWIN u.a. 1950, EK u. HULTMAN 1957).

Bei Verwendung von Aqua dest. entstehen hypotone Lösungen.

Neben dem geeigneten Plasmaspiegel berücksichtigt die Dosierung für die Primärinfusion das Verteilungsvolumen, die Dauerinfusion, die Intensität der Elimination auf Grund der geschätzten Clearance.

a) Kombinierte Inulin-PAH-Clearance

Ziel: Erreichung und Erhaltung von Plasmaspiegeln für Inulin:
p_{In} um 25 mg-%, für PAH: p_{PAH} um 2 mg-%.

α) Primärinfusion.

$p_{In} \cdot$ Verteilungsvolumen (20% d. K.-Gew.) = 50 mg/kg Inulin;
$p_{PAH} \cdot$ Verteilungsvolumen (40% d. K.-Gew.) = 8 mg/kg PAH.

Beim 70 kg schweren Patienten besteht die Primärinfusion demnach in einer Mischung von 35 ml 10%igem Inulin und 3 ml 20%igem PAH.

β) Dauerinfusion.

Die pro Minute zuzuführende Teststoffmenge errechnet sich als Produkt von erforderlichem Plasmaspiegel und geschätztem Clearancewert.

Tabelle 15

	Inulin	PAH
Geschätzter Clearancewert	$C_{In} = 130$	$C_{PAH} = 600$
Erstrebter Plasmaspiegel	$p_{In} = 25$ mg-%	$p_{PAH} = 2$ mg-%
Ausgeschiedene Teststoffmenge im Gleichgewichtszustand =	$C_{In} \cdot p_{In}$	$C_{PAH} \cdot p_{PAH}$
zuzuführende Teststoffmenge $u \cdot v = i \cdot v'$	$130 \cdot 25 = 32{,}5$ mg/min	$600 \cdot 2 = 12$ mg/min

Bei eingeschränkter Nierenfunktion wird die Primärinfusion nicht verändert, die Dauerinfusion aber entsprechend dem überschlagsmäßig erfaßten Clearancerückgang reduziert.

Anstelle der Tropfinfusion sollte im Interesse einer möglichst gleichmäßigen Zufuhr nach Möglichkeit ein elektrisches Dauerinfusionsgerät verwendet werden. Eine exakte Errechnung der zuzuführenden Lösungsvolumina hängt von Kapazität und Infusionsgeschwindigkeit der zur Verfügung stehenden Apparatur ab. Es empfiehlt sich pro Minute zwischen 0,5 und 4,0 ml Flüssigkeit konstant zuzuführen.

Um direkt das Lösungsquantum Q_1 bestimmter Konzentration zu berechnen, das als *Primärinfusion* zur Erreichung des gewünschten Teststoffspiegels p_X führen soll, dient folgender Ansatz (BROD 1964):

$$Q_1 = \frac{(\text{Verteilungsvolumen in \% des Körpergewichtes})\ 1 \cdot p_X \cdot f}{100}$$

p_X = gewünschter Teststoffspiegel in mg-%;
f = Faktor, mit dem die verwendete Lösung zu multiplizieren ist, um 100%ig zu sein. In die Berechnung des Lösungsquantums Q_2, das als *Dauerinfusion* bei gewünschtem Volumen/min den Teststoffspiegel p_X konstant erhalten soll, geht die geschätzte Clearancegröße C_X mit ein:

$$Q_2 = \frac{C_X \cdot p_X \cdot f \cdot M}{100 \cdot 1000 \cdot m}$$

C_X = geschätzte Clearance;
p_X und f: siehe oben;
M = Gesamtvolumen der Infusionsflüssigkeit in ml;
m = Infusionsmenge/min in ml.

In dem folgenden *Beispiel* wird aus Gründen der Vereinfachung für die beiden Teststoffe Inulin und PAH ein gemeinsames mittleres Verteilungsvolumen von 30% des Körpergewichtes angenommen.

Bei einem Körpergewicht von 66 kg ergibt sich so ein Verteilungsvolumen von 19,8 Liter.

α) Primärinfusion.

Inulin: $p_{\text{Inulin}} = 20$ (mg-%); f (für 10%ige Lösung) = 10;

$$Q_{1\,\text{Inulin}} = \frac{19{,}8 \cdot 20 \cdot 10}{100} = 39{,}6 \text{ ml 10\%ige Inulinlösung;}$$

PAH: $p_{\text{PAH}} = 1{,}5$ (mg-%); f (20%ige Lösung) = 5;

$$Q_{1\,\text{PAH}} = \frac{19{,}8 \cdot 1{,}5 \cdot 5}{100} = 1{,}485 \text{ ml} = \text{abgerundet } 1{,}5 \text{ ml 20\%ige PAH-Lösung.}$$

Die Primärinjektion besteht also in einer Mischung von 39,6 ml Inulinlösung und 1,5 ml PAH-Lösung.

β) Dauerinfusion.

Inulin: geschätzte Inulinclearance C = 80
Gesamtinfusionsmenge 50 ml
Infusionsmenge/min 0,5 ml;

$$Q_{2\,\text{Inulin}} = \frac{80 \cdot 20 \cdot 10 \cdot 50}{100 \cdot 1000 \cdot 0{,}5} = 16 \text{ ml 10\%ige Inulinlösung;}$$

PAH: geschätzte PAH-Clearance C = 500
Gesamtinfusionsmenge und Infusionsmenge/min s. oben.

$$Q_{2\,\text{PAH}} = \frac{500 \cdot 1{,}5 \cdot 5 \cdot 50}{100 \cdot 1000 \cdot 0{,}5} = 3{,}75 \text{ ml 20\%ige PAH-Lösung.}$$

Direkt im Anschluß an die Primärinjektion erfolgt die Dauerinfusion mit einer 50 ml-Spritze, die im vorliegenden Beispiel 16 ml Inulinlösung sowie 3,75 ml PAH-Lösung enthält und mit physiologischer NaCl-Lösung aufgefüllt wird. Geschwindigkeit der elektrischen Infusionspumpe 0,5 ml/min.

Nach etwa 30 min Dauerinfusion kann mit der Clearancebestimmung begonnen werden. Es empfehlen sich drei Harnsammelperioden von je 15—20 min Dauer.

b) Tm_{PAH}-Bestimmung

Ziel: Erreichung und Erhaltung eines PAH-Spiegels von 40 mg-%, bei dem die Exkretionskapazität des Tubulussystems sicher abgesättigt ist, sowie eines Inulinspiegels von 25 mg-%.

α) *Primärinfusion.*

p_{PAH} · Verteilungsvolumen (40% d. K.-Gew.) = 160 mg/kg PAH.

Beim 70 kg schweren Patienten entspricht das 56 ml einer 20%igen PAH-Lösung. Für die erforderliche Bestimmung der Inulinclearance gilt die oben bereits angegebene Dosierung, also: 35 ml 10%ige Inulinlösung.

β) *Dauerinfusion.*

Zur Aufrechterhaltung eines PAH-Plasmaspiegels von 40 mg-% ist folgende Dauerinfusion nötig, wenn man von einer normalen Inulinclearance von 130 ausgeht (Eiweißbindung von PAH 20%, filtrabel also 80%).

Geschätzter Tm_{PAH}-Wert	80 mg/min
filtriertes PAH-Quantum 130 · 0,8 · 40 mg-%	41,6 mg/min
ausgeschiedene Teststoffmenge im Gleichgewichtszustand = zuzuführende Teststoffmenge:	121,6 mg/min PAH
sowie	32,5 mg/min Inulin (s. o.).

Auch im Fall der Tm_{PAH}-Bestimmung lassen sich die Lösungsmengen bestimmter Konzentrationen Q_3 und Q_4, die als Primär- und Dauerinfusion zu verabreichen sind, um den gewünschten Teststoffspiegel aufrechtzuerhalten, durch Gleichungen erfassen (BROD 1964).

Primärinfusion

Beispiel Körpergewicht 66 kg $p_{PAH} = 45$ mg-%,
angenommenes Verteilungsvolumen 30% des Körpergewichtes.

Die Berechnung entspricht der Gleichung für $Q_{1\,(PAH)}$ bei höherem Plasmaspiegel.

$$Q_{3\,(Tm_{PAH})} = \frac{19{,}8 \cdot 45 \cdot 5}{100} = 44{,}6 \text{ ml } 20\%\text{ige PAH-Lösung.}$$

Inulinzusatz:

a) Wenn Tm-Bestimmung im Anschluß an Bestimmung der Inulin- und PAH-Clearance erfolgt, nur 1,6 ml Inulinlösung, da der Spiegel bereits hoch liegt.

b) Bei isolierter Tm-Bestimmung wie bei Primärinfusion $Q_{1\,(Inulin)}$ 39,6 ml Inulinlösung.

Die Tm_{PAH}-Primärinfusion besteht also in einer Mischung von 44,6 ml PAH-Lösung und 1,6 ml bzw. 39,6 ml Inulinlösung.

Dauerinfusion

Nachdem die Primärinfusion der raschen Auffüllung des Verteilungsvolumens diente, soll die Dauergabe die glomeruläre $\left(\frac{0{,}83 \cdot p_{PAH} \cdot C_{Inulin}}{100}\right)$ und die tubuläre PAH-Ausscheidung (Tm_{PAH}) kompensieren.

Als Quantum der 20%igen PAH-Lösung ergibt sich:

$$Q_{4\,(Tm_{PAH})} = \frac{\left(\frac{0{,}83 \cdot p_{PAH} \cdot C_{Inulin}}{100} + Tm_{PAH}\right) \cdot f \cdot M}{1000 \cdot m}$$

$p_{PAH} = 45$ mg-%; $C_{In} = 80$; f: s. oben; $Tm_{PAH} = 70$ mg/min;
M = Gesamtinfusionsmenge = 50 ml; m Infusionsmenge/min = 1 ml.

Beispiel

$$Q_{4\,(Tm_{PAH})} = \frac{\left(\frac{0{,}83 \cdot 45 \cdot 80}{100} + 70\right) \cdot 5 \cdot 50}{1000 \cdot 1} = 25 \text{ ml } 20\%\text{ige PAH-Lösung;}$$

Inulinzusatz (errechnet nach $Q_{2\,(Inulin)}$): 8 ml 10%ige Inulinlösung.

Direkt im Anschluß an die Tm_{PAH}-Primärinfusion erfolgt die Dauerinfusion mit einer 50 ml-Infusionsspritze, die im vorliegenden Beispiel 25 ml PAH-Lösung sowie 8 ml Inulinlösung enthält und mit physiologischer NaCl-Lösung aufgefüllt wird. Geschwindigkeit der elektrischen Infusionspumpe 1.0 ml/min.

Auf Grund ihrer Hypertonie führt die PAH-Primärinfusionslösung mitunter zu vasomotorischen und vegetativen Störungen wie Hitzegefühl, Übelkeit, Kopfdruck und gesteigerter Darmperistaltik (McDonald u.a. 1950), so daß gleichmäßig und nicht zu rasch injiziert werden sollte (Gesamtdosis in 8—12 min). Bis zum Einsetzen der Dauerinfusion sind diese Erscheinungen meist weitgehend abgeklungen. Hier kann bereits nach 20—25 min der Dauerinfusion mit der Clearancebestimmung begonnen werden. Bei dem meist guten Harnfluß (osmotische Diurese) können die Clearanceperioden ohne die Gefahr einer unzureichenden Harngewinnung auf 10—12 min verkürzt werden.

c) $Tm_{Glucose}$-Bestimmung

Um die tubuläre Rückresorptionskapazität abzusättigen, ist bei der normalen Niere ein Blutzuckerniveau von 500—600 mg-% erforderlich. Unter diesen Bedingungen übertrifft, wie unerläßlich, die Relation load/Tm_G den Wert 1,5. Eine dem Einzelfall genau angepaßte Berechnung der für die Infusion benötigten Glucosemenge erübrigt sich, da der metabolisierte Anteil kaum abschätzbar ist. Bei nicht oder nur gering eingeschränkter Nierenfunktion empfiehlt sich, wie folgt vorzugehen:

α) Primärinfusion: 60 ml 50%ige Glucoselösung,
40 ml 10%ige Inulinlösung;
Infusionsgeschwindigkeit 20 ml/min.

β) Dauerinfusion:

Sie wird mit dem Ziel, den erreichten hohen Blutzuckerspiegel aufrechtzuerhalten, sofort angeschlossen und zeigt die folgende Zusammensetzung:

100 ml 10%ige Inulinlösung,
450 ml 50%ige Glucoselösung,
150 ml Aqua dest. steril.
Die Infusionsgeschwindigkeit beträgt 8 ml/min.

Bei eingeschränkter Nierenleistung wird diese dem Grad der Funktionsminderung entsprechend reduziert. Nach 20—25 min besteht ein relatives Fließgleichgewicht, so daß mit der Untersuchung begonnen werden kann. Die durch die hypertonische Glucosezufuhr verursachte osmotische Diurese garantiert einen sehr reichlichen Harnfluß, so daß die Harnsammelperioden von 10—12 min Dauer ausreichen.

Bei der Inulinbestimmung ist den bestehenden hohen Glucosekonzentrationen im Plasma und im Harn durch Wahl einer entsprechenden Methode (z.B. Boijsen 1952) Rechnung zu tragen.

Bekanntlich verhalten sich die einzelnen Nephren hinsichtlich der Absättigung ihrer Rückresorptionskapazität für Glucose unterschiedlich. Bei hohem Blutzuckerspiegel, wie er für die Bestimmung des Maximalwertes (Tm_G) Voraussetzung ist, ist die Rückresorptionsfähigkeit aller Nephren übertroffen. Um die Heterogenität der Nephrenpopulation zu erfassen, ist eine graduelle Steigerung der Blutzuckerkonzentration notwendig, wobei sich feststellen läßt, ein wie hoher Anteil der Einzelnephren bereits abgesättigt ist. Hierfür wurden von Smith entsprechende „Titrationsverfahren" entwickelt.

Zur Differenzierung der unterschiedlichen Formen der renalen Glykosurie in der Klinik propagiert Reubi die vereinfachte Titrationstechnik (Smith 1943) mit Bestimmungen der Glucoserückresorption unter stufenweiser Steigerung des Blutzuckerspiegels. Zur gleichzeitigen Erfassung der Glomerulumfiltratgröße empfiehlt der Autor Na-thiosulfat, das sich in Anwesenheit hoher Blutzuckerkonzentrationen ohne zusätzliche Maßnahmen bestimmen läßt.

Er geht so vor, daß er jeweils zwei Clearanceperioden ohne Glucosezufuhr sowie bei leichter, mittlerer und starker Glucosebelastung durchführt und bei jedem Niveau die Glucoserückresorption T_G ermittelt. Der Harn der Zwischenperioden, während die Plasmaglucose steigt, wird verworfen.

Im einzelnen wird folgendermaßen verfahren:

Stufe I (ohne Glucosezufuhr): zwei übliche Thiosulfatclearanceperioden, aber arterielle Blutentnahme für Blutzuckerbestimmung. Wenn die beiden Harnproben bereits Glucose enthalten, wird Stufe II ausgelassen.

Stufe II (leichte Belastung): Primärinjektion enthält neben Thiosulfat 10 ml 40%ige Glucose. Die Thiosulfatdauerinfusion enthält einen 40%igen Glucoseanteil von 1/5; nach 10 min Infusion werden zwei Clearanceperioden durchgeführt. Sind die Harnproben zuckerfrei, so wird die Glucosezufuhr gesteigert.

Stufe III (mäßige Belastung): Primärinjektion 30—40 ml 40%ige Glucose + Thiosulfat. Dauerinfusion enthält zu einem Viertel 10%iges Thiosulfat, einem Viertel physiologische NaCl-Lösung und zur Hälfte 40%ige Glucose. Nach 10 min Dauerinfusion zwei Clearanceperioden.

Stufe IV (starke Belastung): Primärinfusion 25 ml 10%iges Thiosulfat und 175 ml 40%ige Glucose in einer Einlaufgeschwindigkeit von 8 ml/min für 20 min. Abschließend wird dem Infusionsquantum 10 ml 10%iges Thiosulfat zugesetzt und die Geschwindigkeit auf 6 ml/min reduziert. Nach 10 min die letzten zwei Clearanceperioden.

Nach Abschluß werden nach der Formel

$$T_G = C_{Thio}\, P_G - U_G \cdot V$$

die Resorptionsquanten jeder Stufe ermittelt und aus den letzten Perioden der Wert für Tm_G berechnet.

Für jede Periode wird die Relation T_G/C_{Thio} einzeln bestimmt, da sich auf Grund von Schwankungen der Filtratgröße Änderungen ergeben können. Für die Relation Tm_G/C_{Thio} beträgt der Normwert $2{,}41 \pm 0{,}35$ (GOVAERTS u. LAMBERT 1949). Auch die Glucoseschwelle läßt sich errechnen:

$$\text{Glucoseschwelle (mg-\%)} = \frac{T_G \cdot 100}{C_{Thio}}.$$

Dieser dynamische Wert ist nicht konstant, sondern nimmt für jeden Blutzuckerwert eine individuelle Höhe an. Wesentlich ist die Erscheinungsschwelle,

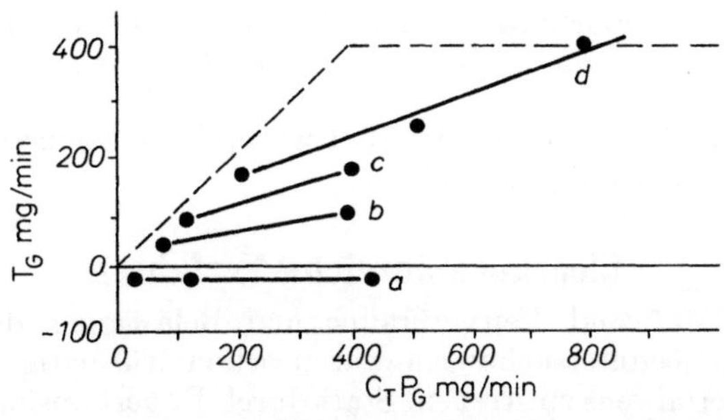

Abb. 14. „Glucosetitration". Verhältnis von rückresorbierter Glucose (T_G) zu filtrierter Glucose ($C_{Thio} \cdot p_G$) be einem Fall von renaler Glykosurie bei Ferricyanidvergiftung a) 6 Tage, b) 14 Tage, c) 19 Tage, d) 28 Tage nach der Vergiftung (REUBI 1958)

die sich aus den Werten der Perioden mit der geringsten Harnzuckerausscheidung ergibt.

Abb. 14 zeigt die Ergebnisse mehrfacher Titrationsuntersuchungen bei einem Fall von Ferricyanidvergiftung, bei dem es durch toxische Tubulusschädigung zur renalen Glykosurie gekommen war. Man erkennt deutlich die Wiederherstellung der anfänglich aufgehobenen Glucoserückresorptionsfähigkeit im Verlauf von 4 Wochen (REUBI 1958).

2. Harngewinnung und Blutentnahmen

Die Zuverlässigkeit von Clearanceuntersuchungen steht und fällt mit der exakten *Harngewinnung*. Die Dauer der Sammelperiode sollte mit der Stoppuhr festgestellt und registriert werden. Auf die Einführung eines weitlumigen, mehröhrigen Katheters, der für die Dauer der Untersuchung liegenbleibt, kann nicht verzichtet werden. Man läßt sein freies Ende entweder in einen geeigneten und wohlfixierten Kolben tauchen, so daß der Harn dauernd abgeleitet wird, oder man bringt eine Klemme an, die 3 min vor Ende der Sammelperiode zur Harnentleerung entfernt wird. Ein leichter Druck auf die Blase unterstützt diesen Vorgang. Dann wird mit 2 × 20 ml Aqua dest. nachgespült und schließlich das gleiche Quantum Luft injiziert, deren Entweichen unter Blasenbildung die vollständige Entleerung erkennen läßt.

Je geringer das Harnzeitvolumen, um so sorgfältigere Maßnahmen zur Volumenerfassung und um so größere Spülmengen sind erforderlich. Bei Harnflüssen über 8 ml/min kann vom Nachspülen ganz abgesehen werden. Wird ein Harnleerwert (U_0) benötigt, so muß er zuverlässig vor Infusionsbeginn gewonnen werden. Der während der Teststoffanflutung gebildete Harn wird stets verworfen. Die unter Fließgleichgewicht entleerten Quanten werden mit U_1, U_2, U_3 usw. und der Periodendauer in Minuten beschriftet.

Blutentnahmen erfolgen durch eine Verweilkanüle in der V. cubitalis des nicht zur Infusion verwendeten Armes mit genau passendem siliconisiertem Mandrin unter Benutzung heparinisierter Spritzen 2 min vor der Mitte jeder Harnsammelperiode. Dies entspricht der Verzögerungszeit Niere-Blase bei mittlerem Harnfluß. Man kann die zum entsprechenden Harnquantum gehörige Plasmakonzentration aber auch durch Interpolation von Bestimmungen ermitteln, die zu Beginn und zum Ende der Sammelperiode vorgenommen wurden. Bei exakter Dosierung der Dauerinfusion sind die Konzentrationsunterschiede nur sehr gering. Die Blutproben, deren baldiges Zentrifugieren sich empfiehlt, tragen die Bezeichnungen B_0, B_1, B_2, B_3 usw.

Für Tm_G-Bestimmungen und Glucosetitrationen sind im Gegensatz zu den anderen Clearanceuntersuchungen arterielle Blutentnahmen erforderlich, da mit beträchtlichen arterio-venösen Differenzen der Glucosekonzentration zu rechnen ist.

Sowohl für die Harn- wie für die Blutproben sind Doppelbestimmungen der Teststoffkonzentrationen durchzuführen.

Clearance-ähnliche Verfahren

Methodischer Aufwand, Zeitverbrauch und Belästigung des Probanden bei klassischen Clearanceuntersuchungen waren schon frühzeitig Anlaß, nach Vereinfachung des Verfahrens zu streben. Statt durch Dauerinfusion wurden die Teststoffe als einmalige i.v. Injektion oder als subcutanes Depot verabreicht. Ferner wurde vorgeschlagen, von der Blasenkatheterisierung abzusehen und nur den Spontanharn (bei reichlichem Harnfluß oder längeren Sammelperioden) zu erfassen, oder auf eine Harnuntersuchung ganz zu verzichten. Im letzten Fall soll der Abfall der Teststoffkonzentration im Plasma die renale Ausscheidungstendenz hinlänglich charakterisieren und darüber hinaus indirekt durch Umrechnung die Bestimmung der entsprechenden Clearancegrößen ermöglichen..

Eine Besprechung dieser Verfahren erscheint besonders deshalb am Platze, weil sie, nachdem die ersten grundlegenden Untersuchungen von angloamerikanischer Seite ihre Problematik erkennen ließen, im Ausland kaum angewandt wurden. Dessenungeachtet wurde in Deutschland, basierend auf den Arbeiten von DOST (1949, 1953), diese Richtung weiter verfolgt. Dabei sind die Ausführungen dieses Autors nicht selten mißverstanden worden und mußten dazu herhalten, unangebrachte Vereinfachungen der diagnostischen Maßnahmen zu begründen.

Direkte Clearance bei fallendem Teststoffspiegel

Bei fallendem Plasmaspiegel einer Clearancesubstanz läßt sich ebenso wie bei konstantem Plasmaspiegel unter Dauerinfusion das während einer bestimmten Zeit ausgeschiedene Harnquantum und dessen Teststoffgehalt erfassen. Die Clearancegröße eines solchen Zeitabschnittes ist identisch mit den Clearancewerten einer Reihe unendlich kurzer Perioden mit jeweils konstantem, gegenüber dem Vorwert gering abgesunkenem Plasmaspiegel. Auch in diesem Fall muß die Clearanceformel

$$C = \frac{u \cdot v}{p_m} \qquad (1)$$

gelten, wenn p_m das Mittel aller Plasmaspiegel der Teilphasen darstellt. Hiernach scheint es durchaus gerechtfertigt, auf die Dauerinfusion zu verzichten und Clearanceuntersuchungen nach einmaliger Injektion von Teststoffen durchzuführen. Ein entsprechendes Vorgehen wurde auch von einer Anzahl von Autoren empfohlen. Vergleichsuntersuchungen zeigten jedoch Abweichungen vom Standardverfahren.

Praktisch sind zwei Punkte für die erhaltenen Ergebnisse besonders charakteristisch: 1. Die festgestellten Clearancegrößen liegen regelmäßig niedriger als die mit Hilfe der Dauerinfusionstechnik ermittelten Werte. 2. Die Clearancewerte für mehrere aufeinanderfolgende Perioden differieren bei absinkendem Plasmaspiegel meist beträchtlich. Es fällt unter diesen Umständen schwer, an die Realität der errechneten Mittelwerte zu glauben.

Indirekte Clearance bei fallendem Teststoffspiegel

Da der zuverlässigen zeitlichen Koordinierung einer Harnsammelperiode mit dem zugehörigen mittleren Plasmaspiegel grundsätzlich Schwierigkeiten entgegenstehen, erhob sich die Frage, ob nicht der Plasmaspiegelabfall allein die renale Ausscheidungsfunktion hinreichend charakterisiert. Tatsächlich muß sich ja die Intensität der Elimination, die durch die Harnuntersuchung erfaßt wird, in gleichem Maße in der Abnahme der Teststoffkonzentration im Lösungsraum widerspiegeln. Entscheidend ist nun, inwieweit diese durch den Plasmaspiegel erfaßt wird.

Es soll die vereinfachende Annahme gelten, daß die Testsubstanz zu einem bestimmten Zeitpunkt gleichmäßig in der extracellulären Flüssigkeit — und nur in dieser — gelöst ist und anschließend durch die Nierentätigkeit gleichmäßig eliminiert wird. Die Verhältnisse entsprechen dann einem fortlaufend mit reinem Wasser durchspülten Behälter bestimmter Kapazität, der auf diese Weise sukzessive von dem in seinem Innern gelösten Stoff geklärt wird. Für dieses Modell gilt folgender Ausscheidungsmodus:

$$C = Vv \frac{\ln p_1 - \ln p_2}{t} \qquad (2)$$

Hierbei stellt C die pro Zeiteinheit vom gelösten Stoff befreite Flüssigkeitsmenge, also die Clearance der Testsubstanz dar. Vv bedeutet das Verteilungsvolumen, p_1 und p_2 sind zwei Teststoffkonzentrationen mit dem zeitlichen Abstand t.

Das besagt, daß unter diesen Umständen die Kenntnis des Verteilungsvolumens und zweier in bestimmtem Zeitabstand festgestellten Plasmaspiegel einer Indicatorsubstanz zur Ermittlung ihrer Clearance ausreicht. Bei nicht ausschließlich durch die Niere eliminierten Stoffen wird auch die extrarenale Absonderung miterfaßt, so daß die Bezeichnung totale Clearance (Dost 1954) berechtigt ist.

Eine Übertragung dieser Modellvorstellung auf die biologischen Gegebenheiten ist nur dann zulässig, wenn der Konzentrationsabfall des Teststoffes tatsächlich exponentiell erfolgt und andererseits sein Verteilungsvolumen mit hinlänglicher Exaktheit ermittelt werden kann.

Das Zutreffen der ersten Voraussetzung wurde von einigen Autoren bestätigt. Es wird angenommen, daß die Phase des exponentiellen Plasmaspiegelabfalls etwa 20 min nach der Injektion beginnt. Wittkopf (1949) vermutet, daß ihr Eintritt von der Höhe des Plasmaspiegels abhängt und nach Injektion von 2 g PAH bei Konzentrationen unter 5 mg-% erreicht ist. Extreme Auffassungen vertreten Bettge (1953), der beobachtete, daß unmittelbar nach einer PAH-Injektion große Mengen im Organismus „verschwinden", daß aber 5—6 min nach Injektionsbeginn der weitere Blutspiegelabfall allein auf Kosten der renalen Ausscheidung und streng exponentiell erfolgt, während andererseits Clausen und Klauer (1952) der Ansicht sind, daß dieser Zeitpunkt erst 75 min nach Injektionsbeginn erreicht wird.

Im Gegensatz zu diesen Feststellungen wurde von zahlreichen Autoren, wie später noch auszuführen ist, nach einmaliger Injektion eine Konzentrationsabnahme gemäß der e-Funktion vermißt. Noch problematischer steht es mit der Konstanz des Verteilungsvolumens und seiner Bestimmbarkeit.

Bereits früher hatten Robson u.a. (1949) sowie Schachter u.a. (1950) nachgewiesen, daß nach einmaliger Teststoffinjektion ein echter Konzentrationsausgleich im Verteilungsraum, also zwischen Plasma und Interstitium, nicht zustande kommt, so daß die Voraussetzungen für die Gültigkeit der Formel (1) kaum zutreffen und speziell mit einem zuverlässigen exponentiellen Konzentrationsabfall nicht zu rechnen ist. Robson u.a. gaben eine Formel zur Clearancebestimmung an, die diesen Gegebenheiten Rechnung trägt. Hierbei werden die inkonstanten Verteilungsvolumina (Vv_1, Vv_2) zu verschiedenen Zeiten (t_1, t_2) jeweils als Quotient aus der Differenz zwischen injizierter und ausgeschiedener Substanzmenge und dem Plasmaspiegel (p_1, p_2) erfaßt und berücksichtigt. Die Bestimmung basiert demnach auf der Untersuchung von zwei Spontanharnproben und zwei Blutspiegeln nach Injektion eines bestimmten Teststoffquantums.

$$C = \frac{Vv_2 - Vv_1}{t_2 - t_1} \cdot \frac{\ln p_1 - \ln p_2}{\ln Vv_2 - \ln Vv_1} \cdot \frac{Vv_2 - Vv_1}{t_2 - t_1} \tag{3}$$

Mit Hilfe dieses Verfahrens ergeben sich Werte, die den Ergebnissen der üblichen Clearancebestimmung weitgehend entsprechen sollen.

Der Verzicht auf das Katheterisieren der Blase und die längere Dauer der Harnsammelperioden, die hieraus resultiert, macht allerdings die Erfassung kurzfristiger Funktionsänderungen mit dieser Methode unmöglich.

Bettge und Simon (1955) empfahlen die Ableitung der renalen Clearance aus der Gesamtclearance, die sie nach Dost aus dem Blutspiegelabfall unter Ermittlung der Halbwertszeit und des Verteilungsvolumens bestimmten. Die Beziehung zwischen renaler und totaler Clearance, die der Berechnung zugrunde liegt, ergibt sich aus dem Verhältnis der während eines längeren Zeitraums (mindestens 6—7fache Halbwertszeit) im Spontanharn ausgeschiedenen Teststoffmenge (z.B. PAH) zur injizierten Menge. Die Bestimmung wurde durch Angabe eines Nomogramms erleichtert, das die Methode für Routineuntersuchungen anwendbar macht. Als Beleg für ihre Brauchbarkeit wurden die Ergebnisse bei einer Anzahl von Gesunden und Nierenkranken angeführt.

Halbwertszeit, Eliminationskonstante und totale Clearance

Im Rahmen von umfangreichen Untersuchungen über die Blutspiegelkinetik hat sich DOST (1949, 1953) auch mit dem Clearanceproblem befaßt. Die wesentlichen Gesetzmäßigkeiten lassen sich am besten an dem bereits oben kurz geschilderten Modell eines durchströmten Flüssigkeitsbehälters erläutern. In einem derartigen wohldefinierten System gilt für die Teststoffkonzentration P_2 nach der Zeit t bei einer Ausgangskonzentration P_1 folgende Beziehung:

$$P_2 = P_1 \cdot e - k \cdot t \qquad (4)$$

Dabei ist e = Basis der natürlichen Logarithmen, k = Konstante der Eliminationsgeschwindigkeit.

Diese exponentielle Abhängigkeit wurde bereits 1925/26 von HENDERSON und HAGGARD als verbindlich für die Ausscheidung einer Reihe nicht-reaktiver Stoffe erkannt. Die Eliminationskonstante ergibt sich bei Zutreffen der e-Funktion demnach als

$$k = \frac{\ln P_1 - \ln P_2}{t} \qquad (5)$$

Die Clearance stellt sich infolgedessen gemäß Gl. (2) mit

$$C = Vv \cdot k \qquad (6)$$

als Produkt von Verteilungsvolumen (Vv) und Eliminationskonstante dar.

Hiernach ist bei bekanntem Lösungsraum der Klärwert einer Substanz durch diese Konstante bestimmt. Das Verteilungsvolumen läßt sich unter derartigen Bedingungen als Quotient aus injizierter Teststoffmenge (M) und ihrem virtuellen Plasmaspiegel zur Zeit der Injektion (p_0) errechnen:

$$Vv = \frac{M}{p_0} \qquad (7)$$

Der Wert von p_0 läßt sich interpolieren und wird praktisch so erfaßt, daß die exakt bestimmten und in einen halblogarithmischen Raster zeitgerecht eingetragenen Teststoffkonzentrationen verbunden werden und die sich ergebende Gerade nach rückwärts bis zum Schnitt mit der t_0-Ordinate verlängert wird.

Von DOST wurde die Verwendung der Eliminationskonstanten eingeführter renaler Teststoffe und anderer Pharmaka als charakteristische Indicatoren der Nierenfunktionen für diagnostische Zwecke empfohlen. Er billigt dieser Größe eine allgemeinere und konkretere Bedeutung zu, als sie die Fiktion der Clearance beinhalte. Der Autor macht darüber hinaus noch auf eine andere Möglichkeit zur Erfassung der Ausscheidungsintensität aufmerksam. Es handelt sich um die Bestimmung der Halbwertszeit, wie sie als Maß der chemischen Kinetik und insbesondere der radioaktiven Reaktions- bzw. Zerfallsgeschwindigkeit allgemein verwandt wird.

In dem als Modellvorstellung zugrunde gelegten, geschlossenen System gilt nach Gl. (3) für die Zeit, die bis zur Abnahme einer Lösungsmittelkonzentration auf die Hälfte $P_2 = \frac{P_1}{2}$ vergeht:

$$t_{\text{halb}} = \frac{1}{k} \cdot \ln 2 = \frac{0{,}6931}{k} \qquad (8)$$

Andererseits ist, da k als Quotient von Clearance und Verteilungsvolumen ausgedrückt werden kann [nach Formel (6)], auch

$$t_{\text{halb}} = \frac{0{,}6931 \cdot Vv}{C} \qquad (9)$$

Die Halbwertszeit als Ausdruck der renalen Eliminationsaktivität ist daher sowohl der Clearance wie der Eliminationskonstanten eines Teststoffes umgekehrt proportional.

Von DOST wurde die Unabhängigkeit der beiden Größen Eliminationskonstante und Halbwertszeit vom Lösungsraum der Testsubstanz besonders hervorgehoben. Er sieht hierin einen Vorteil und betont den unmittelbaren diagnostischen Aussagewert, der eine Korrektur der Ergebnisse nach Körpergewicht oder -oberfläche unnötig mache.

Genau genommen charakterisieren die allein aus dem Blutspiegelabfall ermittelten Größen Clearance, Eliminationskonstante und Halbwertszeit die Gesamtausscheidung und nicht nur die renale Ausscheidung einer Testsubstanz. Da in der Nierendiagnostik im wesentlichen Stoffe Verwendung finden, die praktisch ausschließlich mit dem Harn eliminiert werden, kommt dieser Feststellung keine besondere Bedeutung zu. DOST hebt hervor, daß für „nicht-reaktive“ Stoffe auch die extrarenalen Eliminationsvorgänge einer e-Funktion folgen, so daß als Summe renaler und extrarenaler Ausscheidungsprozesse stets wieder ein exponentieller Konzentrationsabfall resultiert. Er sprach in diesem Zusammenhang von der totalen Clearance, wie bereits oben erwähnt wurde. Sie errechnet sich als Produkt von Verteilungsvolumen und Eliminationskonstante nach Gl. (2) bzw. (6).

Für die routinemäßige Anwendung der totalen Clearance in der renalen Diagnostik hat sich besonders UHLMANN (1955) eingesetzt. Er betont die Einfachheit der Methode und führt besonders zwei Argumente für die Gültigkeit der auf diese Weise bestimmten PAH-Clearance an. Einmal seien bei diesem Vorgehen die erwähnten Konzentrationsverschiebungen zwischen intra- und extravasaler Phase des Verteilungsraumes als Störungsfaktoren ausgeschaltet. Zum anderen lägen die ermittelten Normwerte für die totale PAH-Clearance im Bereich der Clearancegrößen bei Dauerinfusion und unter pathologischen Bedingungen (bei Nierenkranken und Hochdruckpatienten) regelmäßig höher als die allgemein zu niedrig angesehenen Clearancewerte bei fallendem Plasmaspiegel unter Berücksichtigung der Harnausscheidung.

Auch von HEIDELMANN und KOCH (1957) sowie FÜHR (1957) wurde die Bestimmung der totalen Clearance nach dem Blutspiegelabfall als Routinemethode empfohlen und durch Angabe von Nomogrammen praktisch vereinfacht.

Der Empfehlung DOSTs folgend, hat WITTKOPF (1951) die Halbwertszeit für PAH als diagnostisches Kriterium verwandt und einen normalen Mittelwert von 16—21 min gefunden. Bei Nierenkranken stellte er beträchtlich verlängerte Halbwertszeiten bis 200 min und länger fest. Er gab eine Vergleichskurve an, die eine Umrechnung der Halbwertszeiten in Clearancegrößen erlauben soll. Das Zutreffen einer derartigen Beziehung bestätigten BARTH und GÖRLITZ (1953) auf Grund eigener Untersuchungen. MEYER (1952), der gleichfalls die Zuordnung von Clearance und Halbwertszeit nach WITTKOPF anerkennt, kommt auf rechnerischem Wege zu einer vereinfachten Formel für die Clearancebestimmung aus dem Plasmaspiegelabfall. Sie berücksichtigt Verteilungsvolumen und extrarenale Clearance der Testsubstanz. Für diese beiden Größen wird die Verwendung überschlagsmäßig ermittelbarer, konstanter Werte angegeben, die dem jeweiligen Stoff entsprechen. Auch CLAUSEN (1952) bestimmte die Halbwertszeit für PAH bei

Patienten unterschiedlicher renaler Erkrankungsgruppen und beobachtete einen den üblichen klinischen Kriterien der Nierenfunktion entsprechenden Ausfall. Er glaubte aus dem Ergebnis dieses Tests auf die Leistungsfähigkeit des gesamten ausscheidenden Nierenparenchyms schließen zu können. Die PAH-Halbwertszeit sei demnach ein zuverlässiger Indicator des Krankheitszustandes der Niere. Aus diesem Grund hat sich dieser Autor gemeinsam mit KLAUER (1952) für die Verwendung der Halbwertszeitbestimmung als Funktionsprobe eingesetzt. Zur weiteren Vereinfachung empfahl CLAUSEN, anstellte der Teststoffkonzentrationen (etwa von PAH) direkt die im Photometer abgelesene Farbdifferenz zweier Serumansätze zu verwenden. Für die Berechnung wird folgende Formel angegeben:

$$t_{\mathrm{halb}} = \frac{t \cdot \log 2}{\log \frac{E_1}{E_2}} \tag{10}$$

E_1 und E_2 sind hierbei die Extinktionen der Serumansätze im Photometer, t ist der zeitliche Abstand der Blutentnahmen.

In einer zusammenfassenden Darstellung des Halbwertszeitproblems betont DOST (1954), daß trotz der nahen Beziehung zwischen Halbwertszeit und totaler Clearance einer Testsubstanz die Überführung der einen Größe in die andere nur bei Kenntnis des absoluten Verteilungsvolumens zulässig ist. Die von einigen Autoren geübte Umrechnung von Halbwertszeit (bzw. Eliminationskonstante) in Clearancewert ist auf Grund der Inkonstanz des Verteilungsvolumens abzulehnen, wenn dieses nicht mitbestimmt und entsprechend berücksichtigt wird. DOST sieht in der Halbwertszeit eine funktionsdiagnostisch aufschlußreiche Größe, die methodisch einfach feststellbar und von allen absoluten Maßeinheiten (Dosis, Verteilungsvolumen, Körpergewicht) unabhängig ist. Die direkte und individuelle Vergleichbarkeit der Ergebnisse sei von besonderem praktischen Wert.

Kritik der Clearance-ähnlichen Verfahren

Die Problematik der clearanceähnlichen Verfahren wurde bereits bei ihrer Darstellung erkennbar. Die mit ihrer Hilfe gewonnenen Ergebnisse besitzen daher von vornherein wenig Überzeugungskraft. Schwächen und Fehlerquellen der einzelnen Methoden sollen hier im Zusammenhang diskutiert werden. Für alle derartigen Verfahren gilt, daß es nach einmaliger Injektion der Testsubstanz in absehbarer Zeit nicht zu einem konstanten Plasmaspiegel als zuverlässigem Ausgangswert kommt. Dies beruht auf der bereits oben ausführlich dargestellten Verteilungskinetik zwischen Plasma und Interstitium (s. S. 364). Darüber hinaus muß auf weitere Faktoren hingewiesen werden.

Hinsichtlich der Clearance bei fallendem Teststoffspiegel mit Berücksichtigung der Harnausscheidung ist zu betonen, daß das der V. cubitalis nach einmaliger Teststoffinjektion entnommene Blut hinsichtlich seines Spiegels nicht als repräsentativ für die arterielle Blutkonzentration angesehen werden kann, die die Niere durchströmt. Da die intensive renale Elimination den Spiegel der Nierenvene dezimiert, liegt nämlich die Konzentration des Mischblutes, das dann der Niere zugeleitet wird, stets beträchtlich unter der des Venenblutes einer von Teststoff nicht geklärten Gefäßprovinz. Bei entsprechenden Vergleichsuntersuchungen fanden BRUN u.a. (1949) die venöse Plasmakonzentration von Perabrodil 28,7% und die von Inulin 7,4% höher als die arterielle Konzentration. SELLWOOD u. VERNEY (1955) trafen beim Hund hinsichtlich der Kreatinin- und PAH-Spiegel ganz analoge Feststellungen. Bei der Zufuhr der Indicatorsubstanzen durch Dauerinfusion tritt eine derartige Diskrepanz nicht auf. Wenn aber mit dem venösen

Spiegel p_m ein zu hoher Wert als Nenner in der Formel (1) erscheint, so resultiert eine zu niedrige Clearancegröße. Dies stimmt mit den allgemeinen Erfahrungen durchaus überein.

Für Clearancebestimmungen nach einmaliger Injektion ergeben sich noch in anderer Beziehung grundsätzliche Schwierigkeiten hinsichtlich der Feststellung des gültigen, in die Clearanceformel einzusetzenden Plasmaspiegels. Dem nichtlinearen Konzentrationsabfall nach entspricht dieser keineswegs dem arithmetischen Mittel zwischen dem Plasmawert zu Beginn und zum Schluß einer Harnsammelperiode. Er muß vielmehr dem angeblich exponentiellen Abfall gemäß berechnet werden. Wenn der Plasmaspiegel zur Periodenmitte direkt erfaßt werden soll, so ist der Harnverspätungszeit entsprechend Rechnung zu tragen. Ihre Dauer hängt davon ab, wie rasch der gebildete Urin den toten Raum des Harntraktes passiert. Hierfür ist aber nicht nur der Diuresegrad verantwortlich. Darin liegt ein zusätzlicher Unsicherheitsfaktor. Es besteht keine Gewißheit, daß die Annahme einer konstanten Verspätungszeit, um die die Blutentnahme vor der Mitte der Harnperiode zu erfolgen hat, den wirklichen Verhältnissen jeweils gerecht wird. Von SMITH (1951) wurde auf Grund von Untersuchungen bei unterschiedlichem Harnfluß eine durchschnittliche Verzögerung von $2^1/_2$ min angenommen, auch DEUTSCH (1952) beziffert sie auf 2—3 min. Für mäßigen Harnfluß ist diese Frist zu kurz bemessen. Tatsächlich bedarf es selbst bei guter Diurese bis zur völligen Verdrängung des teststofffreien Urins aus dem Harntrakt noch wesentlich längerer Zeit (MICHIE und MICHIE 1951). Jeder Wechsel im Harnzeitvolumen wirkt sich verständlicherweise besonders störend aus.

Die oben geschilderte beträchtliche Inkonstanz mehrerer aufeianderfolgender Clearancegrößen bei fortlaufender Bestimmung (DUTZ 1952, KLEINSCHMIDT 1953) dürfte in erster Linie methodisch zu erklären sein. Die exakte Erfassung der rasch absinkenden Plasma- und Harnkonzentrationen im Routineverfahren bereitet Schwierigkeiten.

Die für die indirekte Clearance bei fallendem Teststoffspiegel und die Bestimmung der Halbwertszeit gültigen Formeln wurden am Beispiel eines physikalisch exakt definierten Systems, einem konstant durchspülten, teststoffgefüllten Hohlzylinder, abgeleitet. Leider wird aber diese Modellvorstellung den biologischen Gegebenheiten nicht gerecht.

a) Eine gleichmäßige Verteilung des Teststoffes im EZR ist dadurch erschwert, daß es sich um zwei Volumina, nämlich Gefäßraum und Interstitium, handelt, zwischen welchen ein konstantes Diffusionsgleichgewicht, etwa für Inulin, allenfalls vorübergehend besteht. Für PAH sind die Verhältnisse darüber hinaus durch intracelluläres Eindringen und Anlagerung an Proteine kompliziert. Daß unmittelbar nach Injektion einer Indicatorsubstanz ein Konzentrationsausgleich nicht erreicht wird, leuchtet ohne weiteres ein. Es ist aber auch für die Folgezeit nicht in befriedigendem Maße zu erwarten (ROBSON u. a. 1949, SCHACHTER u. a. 1950).

b) Es besteht keine Möglichkeit, das Verteilungsvolumen von renal rasch eliminierten Clearancesubstanzen mit genügender Genauigkeit zu bestimmen. Die geschilderte, rückläufige Interpolation nach dem Plasmaspiegelabfall ergibt z. B. für PAH teilweise indiskutabel niedrige (BETTGE u. SIMON 1953), teilweise deutlich zu hohe Werte (NÜSSGENS 1958).

Der entscheidende Einwand gegen die beiden Ersatzverfahren indirekte Clearance bei fallendem Plasmaspiegel und Halbwertszeitmethode ergibt sich aus der Tatsache, daß mit einem einwandfreien exponentiellen Abfall des Teststoffspiegels, wie er für die Gültigkeit der Ergebnisse vorausgesetzt werden muß, aus grundsätzlichen Erwägungen heraus nicht zu rechnen ist. Das liegt, wie ausgeführt, daran, daß die verwendeten Substanzen sich nicht nur im Plasmaraum verteilen, sondern unmittelbar nach der Injektion auch ins Interstitium abwandern, teilweise — wie PAH — darüber hinaus in den intracellulären Raum. Es kommt also sofort zu einem Abstrom aus dem Plasma. Wegen des unmittelbaren Beginns der renalen Elimination wird ein Konzentrationsausgleich zwischen Plasma und interstitieller (bzw. intracellulärer) Flüssigkeit erst nach längerem Schwanken erreicht. Dieser Zustand ist aber kaum von Dauer, da durch die Nierentätigkeit der Plasmaspiegel gegenüber der Konzentration im Interstitium fortlaufend stärker absinkt. Es nimmt daher nicht wunder, daß zahlreiche Untersucher bei exakter Blutspiegelkontrolle eine exponentielle Abnahme nicht feststellen konnten (Robson u.a. 1949, Schachter u.a. 1950, Moeller und Abt 1952, Kleinschmidt 1953, Barth und Görlitz 1953, Nüssgens 1954 und 1958).

Im Vergleich zur klassischen Clearancemethode kann den clearanceähnlichen, rudimentären Verfahren nur eine recht bescheidene Bedeutung für die Diagnostik beigemessen werden. In keinem Fall vermitteln sie verläßliche Aufschlüsse über das Verhalten der wohldefinierten renalen Partialfunktionen. Ihr Vorteil liegt in der Einfachheit der Durchführung. Die empfohlenen komplizierten und zeitraubenden, rechnerischen Manipulationen, die von einigen Autoren zur Umwandlung in die üblichen Clearancegrößen angegeben wurden, können ihren funktionsdiagnostischen Wert nicht steigern und enthalten zusätzliche Fehlerquellen. Die so erzielten Ergebnisse erreichen in keinem Fall die Eindeutigkeit und Verläßlichkeit der Clearancebestimmungen unter Dauerinfusion.

Die Ermittlung der Halbwertszeit bzw. der Eliminationskonstanten bestimmter Teststoffe ermöglicht, etwa wie der Phenolrottest, die Erfassung einer Ausscheidungsstörung für die zugeführte Substanz. Es sind aber weder direkt noch durch Umrechnung sichere Schlüsse auf das Verhalten spezifischer renaler Teilleistungen zu gewinnen, wie sie die klassische Clearancemethode ergibt. Die Ersatzmethoden können demnach diesem Verfahren nicht als ebenbürtig an die Seite gestellt werden. Dies würde eine Verkennung der grundlegenden Bedeutung der Clearancekonzeption für Physiologie und Diagnostik darstellen und einer Verfälschung dieses wohldefinierten Begriffes gleichkommen.

Farbstofftests

Phenolrottest

Die Auswertung von Farbstoffproben zur Erfassung der Nierenfunktion basiert auf der Beobachtung, daß erkrankte Nieren diese Substanzen im Vergleich zur Norm verzögert absondern. Dies läßt sich durch Untersuchung des in einer bestimmten Zeit ausgeschiedenen Harns erfassen.

Unter der Zahl der zu diesem Zweck verwendeten Farbstoffe hat sich das bereits 1910 von Rowntree und Geraghty als renaler Indicator empfohlene Phenolrot (Phenolsulphonphtalein), wenn auch nicht widerspruchslos (Literatur bei Moeller und Bedö 1952), weitgehend durchgesetzt.

Durch die Untersuchungen von Marshall (1931) wurde der spezielle Ausscheidungsmechanismus aufgeklärt. Die Elimination erfolgt im wesentlichen über das proximale Tubulussystem, was neuerdings durch stop flow-Methoden eindeutig bestätigt wurde (Heetderks 1964). In klassischen Untersuchungen ließ sich am isolierten überlebenden Tubulus der Flunder die Bedeutung der O_2-Versorgung (Forster und Taggart 1950) und der Verfügbarkeit energiereicher Phosphatverbindungen (Taggart u. Forster 1950) für den Zelltransport von Phenolrot erweisen. Nur in Anwesenheit von K- und Ca-Ionen kann nach zweiphasischem transcellulärem Transport im Tubuluslumen eine Konzentration des Farbstoffs auf das 4000—5000fache gegenüber der umgebenden Flüssigkeit erfolgen (Puck u.a. 1952). Beide Schritte lassen sich durch Kälte, Anoxämie oder Inhibitoren blockieren (HONG und FORSTER 1958, FORSTER und HONG 1958). Dinitrophenol, das Oxydation und Phosphorylierung entkoppelt, hemmt auch beim Hund den tubulären Phenolrottransport durch Störung der Energieversorgung (MUDGE u. TAGGART 1950).

Phenolrot wird nach Einbringung in die Blutbahn bei geringer Dosierung zu etwa 80% an Plasmaeiweiß angelagert (GOLDRING, CLARK und SMITH 1936). Dabei handelt es sich um eine lockere Bindung an die Albuminfraktion mit hoher Dissoziationskonstante (BENNHOLD, OTT und WIECH 1950). Während der freie Anteil glomerulär filtriert wird, kann die gebundene Fraktion nur durch einen Sekretionsprozeß des proximalen Tubulussystems in den Harn gelangen. Die Phenolrotclearance liegt bei Plasmaspiegeln bis 1 mg-% bei etwa 400 (394 ± 45) (SMITH, GOLDRING und CHASIS 1938). HEIDLAND u.a. (1965) ermittelten bei 50 kreislauf- und nierengesunden Patienten 388 ± 49. HULET u.a. (1960) bestimmten die Phenolrotclearance beider Nieren getrennt und konnten beim Gesunden nur eine geringgradige Seitendifferenz feststellen. Für drei ihrer Versuchspersonen fanden sie eine mittlere Gesamtclearance von 348. Wenn ein normales Glomerulumfiltrat von 120 zugrunde gelegt wird, ergibt sich bei 80%iger Eiweißbindung eine glomeruläre Clearance von $0{,}2 \cdot 120 = 24$, so daß für die tubuläre Clearance 376 ($= 400 - 24$) resultiert. Demnach wäre der tubuläre Beitrag zur Gesamtausscheidung auf 94% zu veranschlagen (SMITH 1951).

Das Clearanceverhältnis Phenolrot/PAH liegt bei etwa 0,60. HEIDLAND u.a. errechneten für ihr normales Kollektiv 0,603. Bei Pyelonephritiskranken fanden sie demgegenüber eine mittlere Relation von 0,38. So kann die Phenolrotclearance allenfalls beim Gesunden als relatives Maß des Nierenplasmadurchflusses gelten (MERRILL 1955).

OCHWADT und PITTS (1956) konnten experimentell zeigen, daß die Phenolrotclearance bei Senkung des Plasmaalbumins und der hierdurch bedingten Zunahme der freien, filtrablen Farbstofffraktion im Verhältnis zur Perabrodilclearance ansteigt. Diese Feststellung ist für die Beurteilung der Teststoffelimination bei der nephrotischen Hypalbuminämie von Wichtigkeit. Die maximale tubuläre Ausscheidungsleistung für Phenolrot wird bei Blutspiegeln über 25 mg-% mit einem Tm-Wert von 35 mg/min erreicht (GOLDRING, CLARK und SMITH). Eine gleichzeitige Zufuhr von jodhaltigem Konstrastmittel wie Perabrodil, von PAH oder bestimmten anderen, vorwiegend tubulär eliminierten Pharmaka beeinträchtigt die tubuläre Ausscheidung. Diese kompetitive Hemmung beruht darauf, daß die Substanzen offenbar durch die gleichen hypothetischen Transporteinrichtungen (Carrier) der proximalen Tubulusepithelien aus den peritubulären Blutgefäßen ins Tubulussystem geschleust werden. Durch Acetat läßt sich die tubuläre Phenolrotsekretion intensivieren (OCHWADT und PITTS 1956). Die Wirkung von Diuretica ist unterschiedlich. MOELLER u. BEDÖ sahen unter Salyrgan eine verminderte Farbstoffelimination, während KALLIOMÄKI und KASANEN (1957) nach Thiomerin keine Veränderung, aber nach Diamox eine deutliche Erhöhung der abgesonderten Phenolrotmenge feststellten. Auf die Bedeutung des Harnflusses für die quantitativen Ausscheidungsverhältnisse wird noch eingegangen.

Die unterschiedliche Einschätzung des Phenolrottests als Funktionsprobe und seine Ablehnung durch einzelne Autoren scheint im wesentlichen methodisch begründet. Bei i.m. Applikation ist die Ausscheidung durch unterschiedliche Resorption des Teststoffes relativ inkonstant. Auf Grund von Beobachtungen an 1000 Patienten gaben KASANEN und KALLIOMÄKI (1957) für die recht lange Harnsammelperiode von 130 min eine weite Streuung der Normalwerte zwischen 56 und 84% der zugeführten Menge an.

Bei i.v. Gabe läßt sich unter fraktionierter Sammlung des Harns nachweisen, daß meist nur der Teststoffgehalt der ersten nach 15—20 min entleerten Harnportionen eindeutige Unterschiede zwischen stärker ausgeprägten Nierenstörungen und Fällen mit gering oder gar nicht eingeschränkter renaler Funktion ergibt (Chapman und Halstedt 1933/1936, Moeller und Bedö). Bei längeren Sammelperioden verwischen sich die Differenzen, da während einer größeren Zeitspanne auch insuffiziente Nieren den Farbstoff schließlich weitgehend eliminieren. Goldring und Chasis (1944) beobachteten, daß sich beim Hochdruck die Phenolrotclearance (unter Dauerinfusion) zur Feststellung der Nierenfunktionsstörung (Minderung der tubulären Exkretionsleistung und des Plasmadurchflusses) eignet, während die Phenolrotausscheidung über 1- bzw. 2 Std-Perioden meist normal ausfällt und erst in späteren Krankheitsstadien deutlich vermindert ist. Sie empfahlen dementsprechend die fraktionierte Harngewinnung nach 20, 40 und 60 min.

Hand (1953) bestimmte 10, 20 und 30 min nach Injektion von 30 mg Phenolrot in 20 Vol.-%igem Alkohol den Plasmaspiegel. Er fand einen exponentiellen Konzentrationsabfall, der beim Gesunden einer Halbwertszeit von 17—23 min entsprach. Bei gestörter renaler Leistung ergaben sich verlängerte Halbwertszeiten.

Auf Grund der Ergebnisse von 700 Phenolrotproben, die an einem Beobachtungsgut von Gesunden und Nierenkranken durchgeführt wurden, schließen Moeller und Bedö (1952), daß eine Verminderung der Farbstoffausscheidung erstens durch eine „tubuläre Insuffizienz", bei der Konzentrations- und Sekretionsfähigkeit gleichzeitig eingeschränkt sind, oder zweitens durch Drosselung der Durchblutung, wie es bei Hypertension der Fall ist, zustande kommt. Zur ersten Gruppe rechnen sie vor allem ascendierende Pyelonephritis, interstitielle Nephritis, toxisch-allergische Tubulusschäden und die Stauungsniere bei Herzinsuffizienzen. Die zweite Gruppe bilden Hochdruckpatienten mit erhaltenem Konzentrationsvermögen. Tatsächlich glaubten Smithwick u.a., bei Hochdruckkranken eine gute Korrelation zwischen der Phenolrotausscheidung und den durch bioptische Kontrolle erfaßten Veränderungen der renalen Arteriolen feststellen zu können (Talbott, Castleman, Smithwick, Melville u. Pecora 1943). Kinoshita u.a. (1957) sahen bei ihren Nierenkranken keine derartige Übereinstimmung. Auch fand sich bei ausgedehnten Vergleichsuntersuchungen von Mitchell u.a. (1954) sowie Kretschmar und McDonald (1963) an einem gemischten Krankengut keine Korrelation zwischen dem Ausfall des Phenolrottests und der PAH-Clearance als Indicator der Nierendurchblutung. Hingegen beobachtete Reubi (1961) bei Hochdruckkranken einen „gewissen Parallelismus" zwischen Phenolrottest und PAH-Clearance.

Lapides u. Bobbit (1958) verglichen an 350 Patienten den Aussagewert des Phenolrottests für die präoperative Einschätzung der Nierenfunktion mit dem der Harnstoff- und Kreatininclearance. Sie registrieren eine Abhängigkeit insofern, als bei verminderten Clearancewerten der Phenolrottest stets gleichartig oder stärker eingeschränkt gefunden wurde, während andererseits bei normalen oder ausreichenden Clearancegrößen die Farbstoffelimination für die einzelnen Fälle über weite Bereiche streute.

Da die Tubuli von der Blutversorgung der Glomerula abhängen, kann nach der Auffassung dieser Autoren die Tubulusfunktion (beurteilt nach der Phenolrotausscheidung) auch kaum besser sein als die der Glomerula. Auf Grund dieser Abhängigkeit zeigt der Farbstofftest keinen höheren Wert als die gleichzeitig durchgeführte Kreatinin- oder Harnstoffclearance.

Kretschmar und McDonald (1963) kommen zu ähnlichen Schlüssen. Bei einem Krankengut von 149 Hochdruck- und Nierenkranken setzten sie den Ausfall des Phenolrottests in Beziehung zum Ergebnis der Inulinclearance bzw. der PAH-

Clearance. Beidemale bestand keine enge Relation. Hinsichtlich der Inulinclearance ergab sich, daß nur 15% der Patienten einen vergleichsweise ungünstigeren Ausfall der Phenolrotprobe aufwiesen. Sie folgern hieraus, daß die Farbstoffausscheidung außer von der tubulären Funktion auch von der der Glomerula abhängt. Der Phenolrottest zeigt demnach in den meisten Fällen das Minimum der Glomerulumfunktion, die gleichzeitig mit einem bestimmten tubulären Leistungsgrad noch bestehen kann. Kretschmar und McDonald halten die Phenolrotprobe daher geeignet zur Vorprüfung der Glomerulumleistung, da ihr normaler Ausfall eine unbeeinträchtigte Filtratgröße beweise.

Das heute in den USA wie in Deutschland allgemein geübte Vorgehen besteht in der i. v. Verabreichung von 6 mg Phenolrot. Die Auswertung beruht auf der Erfassung des innerhalb von 15 min ausgeschiedenen Farbstoffquantums, das normalerweise um 40% mit einer Schwankungsbreite von ± 4% liegt (Boger und Crosson 1949, Moeller und Bedö 1952, Carstensen 1955). Im Alter, etwa vom sechsten Lebensjahrzehnt an, wird ein allmählicher Rückgang beobachtet. Beim Säugling steigt die Phenolrotausscheidung während der ersten 3—6 Monate stetig bis auf 25 bzw. 30%. Sie erreicht bis zum Abschluß des zweiten Lebensjahres die normale Höhe von 35—40%. Die Streubreite entspricht mit ± 5% der des Erwachsenen (Stave 1956, Marquardsen 1958). Schreiter (1961) fand bei zehn Säuglingen eine mittlere Farbstoffelimination von über 20% nach 15 min und von über 50% nach 1 Std. Bei 60 Kindern von 1—14 Jahren lagen die entsprechenden Werte bei mehr als 34 bzw. 60%. Besonders bei Kleinkindern wird als Kontrolle die Mitberücksichtigung des Stundenwertes empfohlen.

Wichtig ist, daß eine ausreichende Diurese eingeleitet wird, damit die in der kritischen Zeit renal eliminierte Farbstoffmenge den toten Raum der ableitenden Harnwege zu passieren vermag und quantitativ entleert werden kann. Vermutlich beruht der von Goldring und Chasis angegebene niedrige Normwert von 30 ± 6% darauf, daß auf eine Förderung des Harnflusses verzichtet wurde. Moeller u. a. fordern eine Mindestharnmenge von 25 ml/15 min. Dieses Quantum scheint, besonders auch im Hinblick auf die Kapazität des Harntrakts („toter Raum") und die Entleerbarkeit der Blase, zu gering. Es empfiehlt sich, nur Harnmengen von 70 ml und darüber zu berücksichtigen. Heidelmann u. Mitarb. (1956) haben gleichfalls darauf hingewiesen, daß bei Harnmengen zwischen 25 und 100 ml/15 min die Bestimmung der Farbstoffausscheidung häufig zu niedrige Werte ergibt. Wie Gayer u. Sarre (1958) verlangen sie ein Harnquantum von über 100 ml.

Praktische Durchführung

Bei Abflußbehinderung im Bereich der Harnröhre sollte bereits vor Einleitung der Diurese ein Verweilkatheter eingelegt werden. Es empfiehlt sich die Verabreichung von ungefähr 1 Liter Flüssigkeit 1 Std vor der Injektion. Der Harnfluß läßt sich unmittelbar vorher kontrollieren und bei Oligurie (verzögerte Ausscheidung der zugeführten Flüssigkeitsmengen bei Niereninsuffizienz) durch Nachtrinken und Zuwarten steigern. In diesem Fall ist der Zeitpunkt der Injektion hinauszuschieben. Eine Harnprobe wird als Leerwert für die colorimetrische Bestimmung verwandt. Die Injektion ist nach Blasenentleerung durchzuführen, damit eine Kontrolle der in 15 min gebildeten Harnmenge möglich ist. Besonderer Wert muß darauf gelegt werden, daß jeweils das genaue Teststoffquantum zugeführt wird. Da dies auch bei Verwendung geeichter Injektionsspritzen für kleine Volumina schwieriger ist als für größere, sind die Herstellerfirmen dazu übergegangen, die Menge von 6 mg, statt wie anfangs konzentriert in 1 ml-, jetzt verdünnt in 10 ml-Ampullen abzufüllen. Ältere oder schwerkranke Patienten sind oft nicht in der Lage, die Blase nach 15 min spontan zu entleeren, besonders, wenn nur wenig Harn gebildet wurde. Für Fälle, bei welchen ein Katheterisieren unerwünscht ist, haben LACHNIT u. HOLZER (1961) den Fehler der kleinen Harnmenge dadurch ausgeschaltet, daß sie den Probanden 1 Std vor der Phenolrotinjektion 1 Liter Flüssigkeit verabreichten, 30 min später urinieren und bereits von diesem Zeitpunkt an Harn sammeln ließen. Sie untersuchten also eine 45 min-Harnportion, die das 15 min-Teststoffquantum enthielt, aber die spontane Harnentleerung erleichterte. Bei Vergleichsuntersuchungen ermittelten die Autoren mit ihrer Sammeltechnik bei 20 nierengesunden Versuchspersonen durchschnittlich 38,8% Farbstoffausscheidung in einer mittleren Harnmenge von 235 ml gegenüber einem identischen Phenolrotwert von 38,3% in 151 ml Harn nach dem üblichen Vorgehen. Bei 20 Nierenkranken, die während 15 min im Mittel nur 50,5 ml Harn mit einer durchschnittlichen Farbstoffmenge von 18,8% ließen, erzielten sie mit dem geschilderten Vorgehen einen Mittelwert von 130 ml mit 21,8% Phenolrot. Die größten Unterschiede fanden sich, wie zu erwarten war, bei den Untersuchten, die bei üblicher Sammeltechnik besonders niedrige Harnmengen produzierten. Bei größeren Harnquanten bestanden keine signifikanten Differenzen.

Der Test ist im Grunde einfach durchzuführen. Die Verwertbarkeit der Ergebnisse hängt aber in besonders hohem Maße von der exakten Einhaltung bestimmter Kautelen ab.

Die häufigsten Fehlerquellen bei der routinemäßigen Anwendung sind:

1. unzureichende Diurese;
2. unexakte Teststoffdosierung oder fehlerhafte Verabreichung (z.B. teilweise paravenös);
3. ungenaue Einhaltung der Harnsammelperiode von 15 min;
4. Durchführung unter diagnostischer oder therapeutischer Anwendung von Pharmaka, die durch kompetitive Hemmung die tubuläre Phenolrotausscheidung herabsetzen (Perabrodil, Penicillin, Benemid u.ä.).

Um diese Störungsmöglichkeiten weitgehend auszuschalten, sollte die Durchführung ärztlich überwacht werden oder allenfalls besonders geschultem Pflegepersonal überlassenbleiben.

Im Hinblick auf die sich leicht einschleichenden Fehler muß betont werden, daß ein unpräzise durchgeführter Phenolrottest parktisch wertlos ist, da Mißdeutungen im Sinne einer Über- oder Unterschätzung der Nierenleistung resultieren können.

Auswertung

Wie bereits ausgeführt, ist Phenolrot die historische Substanz, mit der die tubuläre Sekretion erstmals exakt nachgewiesen werden konnte (MARSHALL und VICKERS 1923). Es lag daher nahe, in seiner Ausscheidung einen spezifischen Indicator der tubulären Funktionsfähigkeit zu sehen. Tatsächlich vertreten eine Reihe von Autoren diese Auffassung. So stützt insbesondere die Schule von WOLLHEIM (auf Grund der Untersuchungen von MOELLER u. BEDÖ sowie MOELLER und REX 1952) die Annahme der sog. tubulären Insuffizienz praktisch klinisch auf den pathologischen Ausfall des Phenolrottests, wenn gleichzeitig auch die Konzentrationsfähigkeit im Durstversuch reduziert ist und andererseits die Kreatininclearance keine stärkere Einschränkung erkennen läßt. Während MOELLER (1959) bei seinen Fällen eine weitgehend übereinstimmende Einschränkung von Phenolrotausscheidung und Tm_{PAH} feststellte, ja im Farbstofftest sogar den empfindlicheren Indicator der Tubulusschädigung sah, wurde von anderen Autoren eine derartige Beziehung völlig geleugnet (MITCHELL u.a. 1954). Wir selbst fanden unter 45 Nieren- und Hochdruckkranken nur in einem Drittel der Fälle eine befriedigende Übereinstimmung zwischen Phenolrotprobe und dem Tm_{PAH} als spezifischem Test der tubulären Exkretionskapazität (KLEINSCHMIDT und KRAFFERT 1959). Diese Feststellung blieb auch gültig, wenn ausschließlich Patienten mit normaler Nierendurchblutung (PAH-Clearance) berücksichtigt wurden. Ein völlig gleichgerichteter Ausfall beider Proben ist unseres Erachtens gar nicht zu erwarten:

1. Durch 6 mg Phenolrot erfolgt keine echte Belastung der tubulären Ausscheidungsfunktion unter Absättigung der cellulären Transporteinrichtungen, wie es bei Tm-Bestimmungen der Fall ist. Dieser Einwendung glaubt MOELLER (1959) durch den Hinweis darauf begegnen zu können, daß bei der Verabreichung einer höheren Farbstoffdosis von 18 mg die prozentuale Phenolrotausscheidung gleichbleibt. Wie oben ausgeführt, wird aber erst bei Blutspiegeln, die konstant über 25 mg-% liegen (Tm-Niveau), die tubuläre Exkretionskapazität für den Farbstoff zuverlässig übertroffen.

2. Phenolrot wird in geringerem Maße auch glomerulär filtriert. Die normalerweise so eliminierte Teststofffraktion, die dem nicht an Plasmaeiweiß angelagerten Anteil entspricht, nimmt unter pathologischen Bedingungen, nämlich bei stärkerer Hypalbuminämie, ebenso wie bei Störung der Tubulusstruktur oder -funktion zu. Letzteres ließ sich durch einen Modellversuch unter Blockierung des tubulären Transportes mittels großer Dosen von PAH nachweisen (KLEINSCHMIDT und KRAFFERT).

3. Die Ausscheidung der Testsubstanz hängt weitgehend von den renalen Durchblutungsverhältnissen ab. Reduzierte Blutversorgung bedingt auch bei intaktem Tubulussystem eine verzögerte Elimination. Bei eingeschränkter Filtratgröße wird der Test gleichfalls mit beeinträchtigt (LAPIDES und BOBBIT; KRETSCHMAR und MCDONALD).

Für die Beurteilung der Phenolrotausscheidung müssen demnach mehrere gegensätzlich wirksame Faktoren berücksichtigt werden. Ihre Bedeutung im komplexen Zusammenwirken ist für den Einzelfall schwer abschätzbar. Die Probe kann daher auch im Zusammenhang mit der so häufigen und unspezifischen Konzentrationsschwäche kaum als verbindlicher Indicator der tubulären Ausscheidungsleistung angesehen werden.

Wenn wir somit dem Phenolrottest einen speziellen funktionsdiagnostischen Wert hinsichtlich des Tubulussystems absprechen müssen, so soll seine Bedeutung für eine überschlagsmäßige Erfassung der Nierenleistung keineswegs unterschätzt werden. Eine große Zahl von Autoren sprechen sich für seine Anwendung in der klinischen Diagnostik aus. GAYER und SARRE (1958) vergleichen den Wert der Phenolrotprobe für die Nierendiagnostik mit dem des Bromthaleintestes bei Lebererkrankungen.

Die Probe kann wegen der Einfachheit ihrer Durchführung ohne Belästigung des Patienten beliebig oft wiederholt werden. Sie ist daher zur Verlaufsbeurteilung und der Abschätzung therapeutischer Maßnahmen besonders geeignet. Ein weiterer Vorteil liegt darin, daß die Bestimmung des ausgeschiedenen Phenolrotquantums methodisch keine Schwierigkeiten macht und auch im einfach ausgestatteten Labor mit ausreichender Genauigkeit durchgeführt werden kann.

Indigocarmintest

Bei dieser Methode werden nach intravenöser Injektion von 20 mg Indigocarmin mit dem Cystoskop Erscheinungszeit und Farbintensität des durch die Ureterostien rhythmisch ausgestoßenen Farbstoffes festgestellt. Bei guter Diurese, d.h. wenn die Voraussetzungen für eine rasche Passage des toten Raumes der ableitenden Harnwege (Nierenbecken und Ureterkapazität) günstig sind, erscheinen die ersten Farbstoffquanten beiderseits bereits nach $2^1/_2$—3 min in rasch zunehmender Intensität. Deutliche Verspätung und verminderte Farbstärke auf einer Seite müssen als Hinweis auf eine lokalisierte Störung der Niere oder ihrer ableitenden Harnwege gelten. Wenn eines der Ureterostien im Gegensatz zur anderen Seite keinerlei Farbstoffausscheidung erkennen läßt, so ist an eine Abflußbehinderung zu denken. Das gleiche Verhalten wird aber auch beobachtet, wenn bei schwerem Parenchymschaden oder einseitiger Hypoplasie eine sehr niedrige Farbkonzentration von unter 0,5 mg-% (ORAVISTO 1957) gar nicht wahrnehmbar ist. Der Test ist seit seiner Einführung in die Nierendiagnostik durch VOELCKER und JOSEPH 1903 stets als qualitative Probe angewandt worden. Er hat sich besonders bei urologischen Fragestellungen bewährt. Die rasche und intensive Ausscheidung bei relativ geringer Farbstoffgabe zwingt zur Annahme einer vorwiegend tubulären Exkretion. Erst in letzter Zeit wurde die renale Verarbeitung näher untersucht.

Indigocarmin ist bei Blutspiegeln zwischen 0,7 und 10 mg-% zu etwa 90% an Serumeiweiß gebunden. Anders als Phenolrot wird dieser Farbstoff aber zu 50—55% mit der Galle und nur knapp zur Hälfte durch die Niere ausgeschieden. Hiervon werden, wie Clearanceuntersuchungen unter Dauerinfusion ergaben, bei niedrigen Plasmaspiegeln zwischen 0,05 und 2,17 mg-% 83—95% tubulär und nur der restliche Anteil durch Filtration eliminiert (ORAVISTO). Dieses Überwiegen der tubulären Exkretion, die bei zusätzlicher Gabe von Perabrodil kompetitiv hemmbar ist, berechtigt aber, ähnlich wie bei Phenolrot, nicht dazu, eine Ausscheidungsstörung nur einem tubulären Funktionsausfall zur Last zu legen. Die quantitative Ausscheidung von Indigocarmin hängt darüber hinaus vielmehr von einer Vielzahl von Faktoren ab, wie von der renalen Durchblutung, dem Harnfluß sowie vom anatomischen und funktionellen Zustand der harnableitenden Wege.

Unverträglichkeitserscheinungen sind äußerst selten und beruhen vermutlich auf zentralnervösen Störungen durch Indigocarmin-Eiweißverbindungen (SOCHA 1962).

Die Erfassung einseitiger Nierenfunktionsstörungen

Zur Erkennung und Beurteilung einseitiger oder vorwiegend einseitiger Nierenerkrankungen sind, auch hinsichtlich urologischer Fragestellungen, Clearancebestimmungen sowie Untersuchungen von Elektrolytkonzentrationen und Osmolarität getrennter Nierenharne bedeutungsvoll. Oft ergibt die Chromocystoskopie (siehe Indigocarmintest) den ersten Hinweis. Beim intravenösen Pyelogramm kann es durch unterschiedliche Na- und Wasserrückresorption zu Seitendifferenzen kommen (GOLDRING 1953). Funktionsstörungen sind aber nur *eine* Ursache abnormer Kontrastmittelausscheidung (MERRILL 1955). Der Vergleich der Ergebnisse von Pyelogrammen mit trijodierten Kontrastmitteln mit getrennten Clearanceuntersuchungen ergab nur teilweise eine gute Übereinstimmung, in anderen Fällen fanden sich erhebliche Diskrepanzen (EDLING, EDVALL u.a. 1956). Bei der Untersuchung seitengetrennter Harne ist es im Einzelfall schwer zu beurteilen, inwieweit und für welche Zeitdauer die Einführung von Cystoskop und Ureterkathetern die Harnentleerung beeinflussen. PRÁT (1956) empfiehlt, bei derartigen Untersuchungen eine vorherige Blasenfüllung zu vermeiden. Nach seiner Erfahrung führt der Druckanstieg in der Harnblase über einen „vesico-renalen Reflex“ zu einer vorübergehenden Senkung von Harnfluß und PAH-Clearance, während die Chloridausscheidung zunehmen soll. Das entscheidende Problem ist die zeitgerechte und vollständige Gewinnung der Harnquanten beider Nieren. Zur Vermeidung von Nebenfluß in die Blase sollten weite und möglichst weiche Ureterkatheter nur etwa 10—15 cm hochgeschoben werden.

Einige Autoren empfehlen zu diesem Zweck abdichtende Spezialkatheter mit aufblasbaren Manschetten (u.a. ROTHAUGE 1958).

YEATES (1963) verwendet 150 cm lange, mehrröhrige Katheter und läßt das Fußende des Untersuchungsbettes 45 cm hochstellen, so daß der Harn durch Heberwirkung abfließt. WINTER (1964) führt mehröhrige Katheter bis ins Nierenbecken hoch und leitet den Urin in geschlossenen Flaschen ab, in denen durch Absaugen ein leichter Unterdruck erzeugt wurde.

BERNSTEIN u. HAMBY (1963) beschränken sich auf die Untersuchung jeweils nur einer Niere, indem sie den Harnfluß der einen Seite durch ein angepaßtes Kompressorium vorübergehend unterbinden.

Nebenfluß in die Blase läßt sich durch die Injektion von Farbstoffen nachweisen. Quantitativ läßt er sich durch die Verabreichung von Phenolrot erfassen, wenn anschließend beide Ureterharne und der Blasenharn analysiert werden.

Die Untersuchung der Gesamtfunktion beider Nieren mittels Clearanceverfahren vor Einführung der Ureterkatheter ermöglicht eine Kontrolle, inwieweit Nebenfluß das Ergebnis nachfolgender getrennter Funktionsproben verfälscht (PALÓCZ 1951, GRABER u. SHACKMAN 1956, FRITJOFSSON u.a. 1964). Die Summe der Einzelwerte soll nach FRITJOFSSON nicht mehr als 19% vom Gesamtresultat abweichen.

Subjektive Reaktionen, Blutungsneigung und Abflußbehinderungen belasten alle Methoden mit einer zusätzlichen Fehlerbreite (HOWARD u.a. 1956, PRÁT 1960, HAUGEN u.a. 1960, RAPOPORT 1960).

Das einfachste Verfahren zur getrennten Funktionsanalyse besteht im Vergleich des spezifischen Harngewichtes beider Seiten, doch sind hier verwertbare Hinweise im Hinblick auf die renale Leistung nur unter Durstbedingungen zu erhalten. Bei dem hierbei bestehenden geringen Harnfluß ist aber die Bestimmung des spezifischen Gewichtes oder der Osmolarität mit Hilfe von Mikromethoden ratsam, da sonst beträchtliche Sammelzeiten erforderlich sind.

Von HORVÁTH u. KINCSES (1954) wird die Bestimmung des von ihnen als „Nierenfunktionsindex" bezeichneten Produktes von Gefrierpunktsdepression und Minutendiurese empfohlen. Die Teilindices beider Nieren, die sich rechnerisch ohne die schwierige restlose Erfassung der einzelnen Harnquanten ermitteln lassen, erlauben nach Ansicht der Autoren Schlüsse auf Funktionsunterschiede. DU MONT u. MARGGRAF (1960) beurteilen die Schwere seitendifferenter Störungen aus den Konzentrationsverhältnissen der normalen Harnbestandteile beider Nieren.

Bei einwandfreier Technik besteht beim Normalen innerhalb enger Grenzen bis höchstens 15 % eine gute Übereinstimmung der Ergebnisse seitengetrennter Clearanceuntersuchungen (HOWARD 1954, SMITH 1956, PRÁT u.a. 1958, BALDWIN u.a. 1959, HULET u.a. 1960). Eine Differenz kann beim Gesunden auf einem Größenunterschied der Nieren beruhen (HULET u.a. 1960). Bei beidseitigen diffusen Nierenerkrankungen wie der Glomerulonephritis bringt die getrennte Harnuntersuchung übereinstimmende Ergebnisse. Hierdurch ist eine differentialdiagnostische Abgrenzung von herdförmigen Prozessen, z.B. der chronischen Pyelonephritis möglich, da hier häufig eine Seitendifferenz besteht (PRÁT u.a. 1958).

Im Krankengut von STAMEY u. PFAU (1963) ergaben funktionsdiagnostische Untersuchungen bei einseitiger Pyelonephritis dort eine Verminderung der Na- und Wasserrückresorption bei normalen Clearancewerten für Inulin und PAH. Hieraus schließen die Autoren auf isolierte Schädigungen im Bereich des Nierenmarkes. Sie lehnen für diese Fälle im Gegensatz zur vorherrschenden Meinung (MICHIE u. MICHIE 1957, MICHIE u.a. 1957, REUBI 1960, KLEINSCHMIDT 1962) die Annahme eines Ausfalles ganzer Nephren ab.

Unterschiedliche Clearancegrößen für beide Nieren kennzeichnen auch die Nierentuberkulose. Dabei kann infolge gleichsinniger Veränderung von Inulin- und PAH-Clearance trotz der Seitendifferenz der absoluten Größen eine normale Filtrationsfraktion resultieren (FRITJOFSSON u. a. 1964).

Bei Behinderung des Urinabflusses aus dem Nierenbecken durch ein- oder beidseitige Nierenbeckenausgußsteine oder Ureterkonkremente findet sich in der betroffenen Niere durchweg eine gesenkte Filtratfraktion (Werte zwischen 0,11—0,18) und ein erniedrigter C_{PAH}/Tm_{PAH}-Quotient. Diese diagnostisch wichtigen Veränderungen bilden sich nach Beseitigung des Hindernisses zurück (EDVALL 1959).

Besondere Bedeutung hat die getrennte Nierenfunktionsdiagnostik beim arteriellen Bluthochdruck. Dabei geht es in erster Linie darum, eine einseitig renale Auslösung durch Gefäßveränderungen (Goldblatt-Mechanismus) zu erkennen. Auffallenderweise finden sich aber auch bei der sog. essentiellen Hypertonie häufig Seitendifferenzen von Clearancewerten sowie von Wasser- und Na-Ausscheidung. BALDWIN, HULET u. a. (1959, 1960) beobachteten unter 50 Patienten mit essentieller Hypertonie 14mal keinen Seitenunterschied von Filtratgröße und Na-Ausscheidung, zwölfmal proportionale Differenzen für beide Größen, also eine entsprechende Ausscheidung des filtrierten Natriums (Exkretionsfraktion oder tubular rejection fraction). In 24 Fällen bestanden disproportionale Unterschiede von Filtratgröße und Na-Elimination und damit für beide Nieren eine ungleiche Ausscheidung des filtrierten Natriums.

Da sich diese Differenzen bereits in einer früheren Krankheitsphase feststellen ließen, diskutieren die Autoren ihre pathogenetische Bedeutung für die essentielle Hypertonie. Andererseits ist es vorstellbar, daß der Hochdruck primär beide Nieren mit unterschiedlicher Intensität schädigt.

Ähnliche Untersuchungsergebnisse teilte auch SCHWAB (1963 und 1964) mit.

Die Bestimmung der renalen PAH-Extraktion mit Hilfe beidseitiger Nierenvenenkatheter stellt eine weitere Möglichkeit zur Objektivierung funktioneller Seitendifferenzen dar (EDVALL 1958a und b, BERGSTRÖM u. a. 1959, HAGEMANN u. a. 1964). Für den Nachweis einer einseitig renovasculär bedingten Nierenischämie soll die Reduktion der Relation C_{PAH}/Tm_{PAH} (s. S. 357) besonders aufschlußreich sein (HAMBY u. BERNSTEIN 1964).

WHITE (1950) wurde bei Hundeversuchen mit Abklemmung einer Nierenarterie und daraus resultierendem Hypertonus auf eine charakteristische Abnahme der Na- und Wasserausscheidung der vermindert durchströmten Niere aufmerksam. HOWARD u. a. (1953), HOWARD (1954) fanden diese Beobachtungen am Menschen bestätigt. Danach besteht der dringende Verdacht auf das Vorliegen einer einseitigen Nierenarterienstenose, wenn das Harnvolumen der einen Seite um mehr als 50% und die Na-Ausscheidung um mehr als 15% gegenüber der anderen gesenkt ist (HOWARD 1954, HOWARD, CONNOR u. THOMAS 1956, ROSCH 1956, CONNOR u. a. 1957 und 1960). Die verstärkte Na- und Wasserrückresorption pro Volumeneinheit des Glomerulumfiltrates auf der betroffenen Seite führt sekundär zu einem Konzentrationsanstieg von Kreatinin, Inulin und PAH sowie zur Zunahme der Harnosmolalität (BIRCHALL u. a. 1958, BROWN u. a. 1960, RAPOPORT 1960, STAMEY u. a. 1961, STAMEY 1961 und 1962, BIRCHALL u. a. 1962, HOWARD u. CONNOR 1962, BERTHOUD 1963). Diese Untersuchung der Na- und Wasserausscheidung wird heute allgemein als Howardtest bezeichnet. Wenn allerdings die durch eine stenotische Arterie versorgte Niere von einer Pyelonephritis mit Salzverlustsyndrom befallen ist oder nur eine Segmentarterienstenose vorliegt, so muß der Howardtest als diagnostisches Kriterium versagen (HOWARD u. CONNOR 1962, 1964, HOWARD 1964).

Durch Einleitung einer Harnstoffdiurese soll es gelingen, die Unterschiede in den Harnvolumina sowie in der Konzentration der Teststoffe zu verstärken (STAMEY u.a. 1961, STAMEY 1961 und 1962). HOWARD (1962) ist demgegenüber der Auffassung, daß durch eine osmotische Diurese eher eine Verringerung der Seitendifferenz eintritt. Auch die Injektion von Angiotensin kann die Aussagekraft des Tests erhöhen (JONES u.a. 1962). Dabei soll es auf der Seite der Nierenarterienstenose zu einer weiteren Abnahme der Na- und Wasserausscheidung kommen, während auf der gesunden Seite beide Größen zunehmen.

HOWARD (1954) verlangt zur diagnostischen Sicherung der einseitigen Nierenarterienstenose die Aortographie. Diese sollte nach der Funktionsdiagnostik durchgeführt werden, da sie die Nierenfunktion bis zu 3 Tage lang beeinträchtigen kann (BIRCHALL u.a. 1958). Der angiographische Nachweis einer Nierenarterienstenose reicht allein jedoch nicht aus, den ätiologischen Zusammenhang zwischen Bluthochdruck und einseitiger Nierenstörung zu sichern. Es kann sich um ein zufälliges Zusammentreffen handeln. Als Beweis gilt die Objektivierung der Nierenischämie durch Clearancebestimmung (LAWRENCE u.a. 1964).

Auf die relativ hohe Fehlerbreite der Methoden zur einseitigen Nierenfuntionsdiagnostik, die auf einer quantitativen Erfassung des getrennten Urins basieren, wurde bereits hingewiesen. Dazu kommen technischer Aufwand und zeitraubende Laborbestimmungen.

Es ist das Verdienst von RAPOPORT (1960), auf der Basis der Feststellungen von HOWARD ein einfacheres Verfahren zur Erkennung einseitiger Nierenarterienstenosen entwickelt zu haben.

Bei diesem Test ist eine quantitative Gewinnung der Harnvolumina der Einzelnieren nicht erforderlich, da nur Konzentrationen berücksichtigt werden.

RAPOPORT geht mit HOWARD von der Tatsache aus, daß die durch eine gedrosselte Arterie versorgte Niere bei erhöhter Kreatininkonzentration pro Zeiteinheit weniger Natrium ausscheidet. Die Verhältnisse lassen sich bilanzmäßig erfassen, wenn in beiden Ureterharnen (über etwa 10 min zeitgleich bei mittlerem Harnfluß aufgefangen) die Na- und Kreatininkonzentration festgestellt wird. Bestimmt wird der im Harn erscheinende Anteil des filtrierten Natriums (tubular rejection fraction = TRF_{Na}). Zur Objektiverung einer Seitendifferenz wird der Quotient TRF_{Na} links/TRF_{Na} rechts (TRF_{Na}-Ratio) gebildet. Dabei wird von folgender Ableitung ausgegangen:

$$TRF_{Na} = \frac{\text{ausgeschiedenes Na/min}}{\text{filtriertes Na/min}} = \frac{u_{Na} \cdot v}{C_{Kr} \cdot p_{Na}}$$

u_{Na} Na-Konzentration im Harn;
p_{Na} Na-Konzentration im Plasma;
u_{Kr} Kreatininkonzentration im Harn;
p_{Kr} Kreatininkonzentration im Plasma.

Wird für die Kreatininclearance als Näherungswert der Filtratgröße $\frac{u_{Kr} \cdot v}{p_{Kr}}$ eingesetzt, so resultiert:

$$TRF_{Na} = \frac{u_{Na} \cdot v}{\frac{u_{Kr} \cdot v}{p_{Kr}} \cdot p_{Na}} = \frac{u_{Na} \cdot p_{Kr}}{p_{Na} \cdot u_{Kr}}$$

Dieser entscheidende Schritt eliminiert das Harnzeitvolumen (v), so daß die Formel nur noch auf Na- und Kreatininkonzentrationen in Harn und Plasma Bezug nimmt.

Nach Kürzung ergibt sich für die TRF_{Na}-Ratio:

$$\frac{TRF_{Na}\text{ links}}{TRF_{Na}\text{ rechts}} = \frac{u_{Na}\text{ li.}}{u_{Kr}\text{ li.}} \cdot \frac{u_{Kr}\text{ re.}}{u_{Na}\text{ re.}}$$

Dadurch entfallen auch die Plasmakonzentrationen. Der Quotient kann also sehr einfach aus den Konzentrationen von Natrium und Kreatinin in den beiden Ureterharnen bestimmt werden.

Die normalen Werte der TRF-Ratio für Natrium liegen um 1,0. Streuungen zwischen 0,62 und 1,62 werden bei Hochdruckpatienten, chronischer Glomerulonephritis und Pyelonephritis teilweise bereits als Ausdruck einer Asymmetrie des Krankheitsprozesses angetroffen.

Bei röntgenologisch und operativ gesicherten rechtsseitigen Nierenarterienstenosen stellte RAPOPORT Quotienten zwischen 2,68 und 19,8 (im Mittel 8,02) fest. Eine Ratio von unter 0,5 spricht für eine linksseitige Stenose. Demnach weisen nur Werte, die beträchtlich von 1,0 abweichen, auf das Vorliegen einer renalen Gefäßveränderung hin.

Falsch negative Ergebnisse sind bei beiderseitiger Stenose und bei isolierter Einengung nur eines Nierenarterienastes zu erwarten, falsch positive bei Katheterisierung einer Hydronephrose, wobei es zur Natriurese kommen kann.

RAPOPORT, der den Test insbesondere auch zur Verlaufskontrolle und zur Abschätzung des Erfolges operativer Maßnahmen empfiehlt, weist darauf hin, daß er stets im Zusammenhang mit anderen klinischen Befunden zu bewerten ist. So fand MAHER (1961), daß sich bei der einseitigen Nierenarterienstenose verminderter Harnfluß mit niedriger Na-Konzentration und erhöhter Osmolalität finden, während demgegenüber beim segmentalen Niereninfarkt wie bei der einseitigen Pyelonephritis im Vergleich zur gesunden Seite gleiche oder leicht erhöhte Na-Konzentrationen, gewöhnlich bei niedrigerer Osmolalität, angetroffen werden.

VERNIORY u.a. (1964) bestätigten den klinischen Wert des Rapoport-Tests für die Diagnose der einseitigen Nierenarterienstenose, der in sieben von acht röntgenologisch gesicherten Fällen pathologisch ausfiel.

Bei Pyelonephritiden ist sein Ergebnis uneinheitlich, bei vorwiegend einseitigem Befall findet sich gelegentlich ein den Nierenarterienstenosen gegenüber entgegengesetztes Verhalten.

Die Bestimmung der osmotischen Leistung

Verdünnungs- und Konzentrationsproben

Diese Proben erfassen die Variationsbreite der Harnosmolalität unter Änderung der Flüssigkeitsbilanz des Organismus. Die Fähigkeit der Niere, die harnpflichtigen Stoffe (vor allem Stickstoffschlacken, Darmfäulnisprodukte und überschüssige Mineralien) in einem Minimum von Lösungswasser auszuscheiden, läßt sich unter Durstbedingungen erfassen. Andererseits ist durch reichliche Flüssigkeitszufuhr festzustellen, inwieweit ein Überangebot von Wasser zeitgerecht und möglichst arm an gelösten Stoffen, d.h. ohne Gefährdung der Homöostase der Körperflüssigkeiten, eliminiert werden kann. Konzentration und Verdünnung stellen osmotische Leistungen dar, die sich an der Abweichung der Harnosmolalität von der des Plasmas erkennen lassen. Der osmotische Druck, der die Summe aller im Harn gelösten Teilchen repräsentiert, wird durch Messung der Gefrierpunktsdepression ermittelt.

KORANYI (1897/98) hat als erster systematische Untersuchungen der Akkomodationsbreite der Niere durchgeführt, die durch den niedrigsten Verdünnungs- und den höchsten Konzentrationswert des Harns begrenzt wird.

Es ließ sich feststellen, daß bei schweren Nierenleiden die Fähigkeit zur Anpassung der Harnkonzentration an eine wechselnde Flüssigkeitszufuhr zunehmend verlorengeht und die erreichbaren Minima und Maxima der Harnkonzentration aneinanderrücken (Hyposthenurie), ja im Spätstadium einen Grenzwert erreichen, der der osmolaren Konzentration des enteiweißten Blutplasmas entspricht (Isosthenurie).

Damit wurde das Wesen der Niereninsuffizienz durch die Unfähigkeit charakterisiert, einen vom osmotischen Druck des eiweißfreien Blutplasmas abweichenden Harn zu bilden. STRAUSS (1916) entwickelte auf Grund dieser Erkenntnis ein klinisches Untersuchungsverfahren zur Erfassung der Nierenleistung, durch das der Nachweis einer eingeschränkten Akkomodationsbreite, insbesondere einer Abnahme der Konzentrationskraft, möglich war.

Es ist das große Verdienst VOLHARDs (1918), an Stelle der umständlichen Ermittlung der Gefrierpunktsdepression die leicht durchführbare Bestimmung des spezifischen Harngewichts eingeführt zu haben. Diese Vereinfachung sicherte dem nach ihm benannten Wasser- und Konzentrationsversuch eine weite Verbreitung.

Allerdings muß hier gesagt werden, daß das spezifische Harngewicht (Summe der Molekulargewichte aller Harnbestandteile) im Grunde nur ein Näherungsmaß darstellt, das der Osmolalität — Konzentration der gelösten Teilchen pro Volumeneinheit Wasser — als echtem Kriterium der Harnkonzentration nicht genau entspricht.

Da organische Bestandteile wie Harnstoff, Harnsäure, Kreatinin, Aminosäuren, Protein und Zucker das spezifische Gewicht in anderer Weise verändern als die Elektrolyte, ist ein völlig analoges Verhalten von spezifischem Harngewicht und Harnosmolalität nicht zu erwarten. Vergleichsuntersuchungen bei Gesunden ergaben eine noch relativ enge (SCHOEN u.a. 1959) oder nur mäßige Korrelation (MILES u.a. 1954, BALDWIN u.a. 1955, CORCORAN 1955, DUSTAN u. CORCORAN 1955, FRANK u.a. 1957, ISAACSON 1960); MERTZ (1963) spricht von „lockerer Parallelität“. Bei Nierenkranken wird vielfach keine befriedigende Korrelation zwischen spezifischem Gewicht und Osmolalität des Harns angetroffen. MERTZ (1963) fand keine diagnostisch verwertbare Beziehung: so entsprachen einer Harnosmolalität von 900 mOsm/l spezifische Gewichte von 1019—1038, während isosthenurischen Harnen (1010) osmotische Drucke mit einem erheblichen Streubereich von 236—472 mOsm/l zuzuordnen waren. Bei Urinen, die absolut (bei der Niereninsuffizienz) oder relativ (bei sehr salzarmer Kost) abnorme Mengen von Nichtelektrolyten enthalten, liegt das spezifische Gewicht höher, als dem osmotischen Druck entspricht (CORCORAN 1955, FRANK u.a. 1957, ISAACSON 1959). So kann die renale Leistung im Konzentrationsversuch fälschlicherweise zu günstig beurteilt werden.

Seit altersher wird bei massiver Proteinurie oder Glykosurie diesem Umstand Rechnung getragen und pro 4‰ Eiweiß 0,001 bzw. pro 1% Glucose 0,003 vom spezifischen Gewicht subtrahiert. Zur genaueren Erfassung des auf Glucose fallenden Anteiles am spezifischen Gewicht wird folgender Ansatz empfohlen: Spezifisches Gewicht (gemessen) — $^1/_3$ des Glucosequantums in g pro 1 Liter Harn = korrigiertes spezifisches Gewicht (WACHTEL 1960).

Aber auch abgesehen von derartigen Sonderfällen kann das spezifische Gewicht in strengem Sinne nur als grober Indicator der renalen Konzentrationsfähigkeit gelten, da es nicht exakt die physiologische Nierenleistung erfaßt (BALDWIN u.a. 1955). Diese kann, insbesondere was ihren Maximalwert anlangt, nur aus der unter Hydropenie oder ADH-Stimulation dem isotonischen Tubulusinhalt entnommenen Wassermenge direkt (Tm^cH_2O) (s. S. 541) oder indirekt aus der aktuellen Osmolalität des Harns (U_{osm}) bzw. dem osmolaren Harn/Plasmaquotienten (U_{osm}/P_{osm}) entnommen werden. Letzterer erreicht bei gesunden Versuchspersonen nach 18—22stündigem Dursten Werte von 4,0—4,6 (RAISZ u.a.

1958). Die Bestimmung dieser Größen ist für die Klärung wissenschaftlicher Fragestellungen von entscheidender Bedeutung. Sie erübrigt sich jedoch für die klinische Praxis. Hier reicht die einfache Bestimmung des spezifischen Harngewichtes in den meisten Fällen aus.

Die Osmolalität von Harn und Plasma läßt sich mit dem Kryoskop nach BECKMANN oder weniger zeitraubend routinemäßig mit dem Osmometer elektrometrisch exakt erfassen (WESSON 1952). Sie errechnet sich in mOsm/l durch Division der Gefrierpunktsdepression ΔT: 0,00186. Beim Fehlen entsprechender Einrichtungen wurde als Näherungsmaß der Osmolalität die Summe der osmotischen Hauptbestandteile im Harn empfohlen. Der Wert $[2\,x(Na + K + NH_4) + Urea]$ in mval/l soll enger mit der wahren Osmolalität als mit dem spezifischen Gewicht korrelieren (YARDLEY 1958, ROSCOE 1960).

Die physiologischen Grundlagen der osmotischen Leistung der Niere können heute als weitgehend geklärt gelten. Sie sind von WIRZ S. 102f. ausführlich dargestellt. Die Harnkonzentrierung und -verdünnung erfolgt durch die Wirksamkeit eines tubulären und vasculären Haarnadelgegenstromsystems, das eine hohe Konzentration von Na und Harnstoff im Interstitium der Nierenpapillen zu schaffen und aufrechtzuerhalten vermag. Zusätzlich bedarf es der ADH-abhängigen Permeabilität der Wände von Sammelrohren und distalen Tubuli, die die Rückdiffusion von Wasser zuläßt. Diese Vorgänge können einzeln oder gemeinsam gestört sein. Die Aktionsfähigkeit des tubulären Gegenstromsystems ist nicht nur an die anatomische Integrität von Henleschleifen, distalen Tubuli und Sammelrohren sowie ihrer Gefäßversorgung (vasculäres Gegenstromsystem) gebunden, sondern auch an eine Reihe von funktionellen Voraussetzungen (ULLRICH 1957 u. 1959). Hier soll unter Bezug auf BUCHBORN S. 558f. nur kurz auf die wesentlichsten hingewiesen werden: ausgeglichener Hydratationszustand, unbeeinträchtigte renale Durchblutung und Filtratgröße, normaler Na-Gehalt von Plasma bzw. Glomerulumfiltrat, ausreichender Protein- bzw. Harnstoffbestand als Vorbedingungen für den Aufbau einer wirksamen Hypertonie im Markinterstitium. Unter den Störungen im Elektrolytstoffwechsel bewirken neben ausgeprägtem Kochsalzmangel besonders anhaltende Hypokaliämie (RUBINI 1961) sowie Hypercalcämie-Hypercalcurie (COHEN u. a. 1957, EPSTEIN 1958, GILL u. BARTTER 1961) reversible Einschränkungen der Konzentrationsfähigkeit.

Die Feststellung der renalen Konzentrationsleistung kann auf verschiedene Weise erfolgen:

1. Durch Prüfung der Variationsbreite der Harndichte im Verlauf von 24 Std, d.h. Untersuchung einzelner Harnquanten über den Tag ohne Flüssigkeitsbeschränkung.
2. Durch vielstündiges Dursten bei strenger Trockenkost.
3. Durch unmittelbare Zufuhr von ADH in Form von Hypophysin oder Pitressin (Depotform) ohne besondere Beschränkung der Flüssigkeitsaufnahme.

Das erste Verfahren geht auf HEDINGER und SCHLAYER (1914) sowie MOSENTHAL (1915) zurück. Es belästigt den Untersuchten nicht und ist geeignet, Einblicke in die Anpassungsbereitschaft der Niere an die wechselnden Gegebenheiten des Tagesablaufes zu vermitteln. Eine wirkliche Funktionsprobe stellt dieses Vorgehen nicht dar, da die Grenzen der renalen Leistungsfähigkeit ohne Belastung nicht erfaßt werden können. Seine Anwendung wurde dennoch von NONNENBRUCH (1941, 1949), ROCH und BESSER (1942), WALTHER (1949) sowie LAROCHE und PAOLAGGI (1954) empfohlen.

Das über viele Stunden ausgedehnte Dursten bei Trockenkost bedeutet demgegenüber eine echte Belastung, die als durchaus biologisch zu bezeichnen ist. ADDIS u. SHEVKY (1922) haben die Schwankungsbreite der maximalen Harnkonzentration innerhalb einer 24 Std-Durstperiode bei 75 Nierengesunden mit 1,029—1,035 festgestellt, was einem mittleren Höchstwert von 1,032 entspricht. Ganz allgemein wird der untere Grenzwert des Konzentrationsvermögens für die normale Niere mit etwa 1,026 angegeben (ALWING u. VAN SLYKE 1934, SCHNEEBERG 1947, BJERRE-CHRISTENSEN 1952, BOCK u. KRECKE 1957, ISAACSON 1960).

STANBURY u. THOMSON (1951) beobachteten das Konzentrationsmaximum häufig nicht zur Zeit des stärksten Wasserdefizits am Ende der Durstperiode, sondern in den frühen Morgenstunden, entsprechend dem normalen Tagesrhythmus.

Die Ausdehnung der Flüssigkeitsenthaltung über 24 Std hinaus, wie sie von einigen Autoren empfohlen wurde, bringt kaum eine weitere Steigerung der Harndichte, so daß sie sich erübrigt. Auch kann auf eine spezielle Kostform und die Einhaltung von Bettruhe verzichtet werden.

BOCK u. KRECKE wiesen an einem großen Beobachtungsgut von 175 Nierengesunden (Alter 15—73 Jahre) nach, daß die Tageszeit des Versuchsbeginns für den erreichten Höchstwert ohne Bedeutung ist. Sie fanden für zwei Gruppen, die um 8 Uhr morgens bzw. 20 Uhr abends mit Dursten für 22 bzw. 24 Std begannen, maximale spezifische Harngewichte um 1,035 ($\pm$0,004). Ihre vergleichsweise hohen Mittelwerte erklären sie damit, daß sie stets 2 Std-Portionen untersuchten, was die Erfassung der Maximalwerte begünstigt, während die anderen Autoren meist längere Sammelperioden (bis zu 12 Std) berücksichtigten.

BOCK u. KRECKE empfehlen daher für die Praxis, stets 2 Std-Portionen zu verwenden und den Durstversuch beim Erreichen einer Harndichte von 1,026 abzubrechen. Sie betrachten diesen Wert, den drei Viertel ihrer nierengesunden Versuchspersonen bereits innerhalb von 10 Std erreichten, in Übereinstimmung mit der Mehrzahl der Autoren als untere Grenze der Norm. Im Rahmen ihres Kollektivs war eine Einschränkung der Konzentrationsleistung mit zunehmendem Alter nicht erkennbar. Nach TASSINARI u. PIN (1958) nimmt sie erst bei über 70jährigen eindeutig ab, bleibt aber bis ins 90. Lebensjahr noch ausreichend erhalten. Andere Untersucher fanden an Gruppen nierengesunder Patienten schon von mittlerem Alter an einen zunehmenden Rückgang des renalen Konzentrationsvermögens (LEWIS u. ALVING 1938). LINDEMAN u. a. (1960), die bei gesunden jungen Männern (Alter 23—28 Jahre) ein mittleres Konzentrationsmaximum von 1189 mosm/l (Schwankungsbreite 967—1342 mosm/l) beobachteten, errechneten auf Grund ihrer Bestimmungen an stationären älteren Kranken ohne renale Störungen eine statistisch signifikante Regressionsgleichung der maximalen Harnosmolalität:

$$\text{Osm}_{\max} = 1134 \text{ mosm/kg} — 4{,}1 \text{ mosm/kg} \times \text{Alter in Jahren.}$$

Bei gesunden Neugeborenen wird nach Flüssigkeitsentzug eine niedrige Konzentrationsleistung von 400—700 mosm/l gefunden (MCCANCE 1950, HANSEN und SMITH 1953). Bemerkenswerterweise steigt die Harnosmolalität unter Durstbedingungen jedoch im Fieber deutlich an (THOMSEN 1947, MCCANCE 1950). Dagegen entspricht die Verdünnungsfähigkeit der ersten Lebenstage mit 50 mosm/l durchaus der des Erwachsenen (BARTA und HERANDI 1950).

Die Einschränkung der Konzentrationsleistung wurde ganz allgemein auf eine funktionelle Unreife der kindlichen Nephren bezogen, zumal sich ein vermindertes Ansprechen auf exogenes ADH nachweisen ließ (RODECK 1958).

Eine Zunahme der Konzentrationsfähigkeit bis zu Erwachsenenwerten wurde nach Ablauf von einem oder mehr Monaten, teilweise erst nach 1—$1^1/_2$ Jahren festgestellt.

Dieses Verhalten beruht aber offenbar nicht auf einer echten cellulären Unreife des Tubulussystems oder einer organisch bedingten Insuffizienz. Reife, ja sogar unreife Neugeborene sind durchaus in der Lage, hinsichtlich der Harnkonzentration bzw. der Rückresorption osmotisch freien Wassers ($T^c_{H_2O}$) die Werte des Erwachsenen zu erreichen, wenn sie eiweißreichere und flüssigkeitsärmere Kost als üblicherweise erhalten; statt Eiweißdiät kann auch Harnstoff selbst zugeführt werden (EDELMANN, BARNETT und TROUPKOU 1960). Unter diesen Umständen baut die Säuglingsniere offenbar die für die höhere Harnkonzentrierung erforderliche interstitielle Markhypertonie auf. Bei der normalen Säuglingsernährung wird auf Grund der anabolen Stoffwechselsituation nur wenig Harnstoff im Harn gefunden und es besteht dauernd eine gewisse Überwässerung. Damit fehlen die Voraussetzungen für die Erreichung der Grenzwerte.

So beobachteten POLACEK u. POLANSKA (1962) bei 3—12 Monate alten Säuglingen nach zwölfstündigem Dursten nur in einem Drittel der Fälle ein spezifisches Harngewicht über 1020 und nur bei der Hälfte eine Harnosmolalität über 700 mosm/l. Nach Verabreichung einer Trockenmilch-Glucosemischung mit 50%igem Wassergehalt über den Tag in Höhe des Calorienbedarfs wurde bereits nach 9 Std ein spezifisches Gewicht von 1028 ± 4 bzw. eine Osmolalität von 924 ± 140 mosm/l erreicht. Wurde das Gemisch über 24 Std zugeführt, so steigerte sich die Harndichte auf 1030 ± 4 und die Osmolalität auf 1022 ± 84 mosm/l.

Es lag nahe, an Stelle des zeitraubenden und häufig als unangenehm empfundenen vielstündigen Durstversuches die maximale Konzentrationsleistung der Niere unmittelbar durch Verabreichung von ADH zu prüfen. Die ersten Beobachtungen dieser Art gehen auf BRUNN (1921) zurück. Später haben SODEMAN und ENGELHARDT (1943) das Verfahren wieder aufgegriffen und zur Anwendung empfohlen, während sich TAYLOR u. a. (1945) nicht von seiner Brauchbarkeit überzeugen konnten. In Deutschland haben DETTMAR u. BRENNER (1953) entsprechende Untersuchungen durchgeführt. Dieses Vorgehen soll nach HORNE und MORRIS (1947) sowie BJERRE-CHRISTENSEN (1952) bei geringer Belästigung des Untersuchten nicht weniger zuverlässige Resultate ergeben als der übliche Konzentrationstest und überdies bei ödematösen Patienten höhere und stabilere Werte zeigen.

Während LOWTHER (1955) bei 83 Studenten auf 10 E Pitressin hin die gleiche Harndichte registrierte wie nach zehnstündigem Dursten, fanden MILES, PATON u. DE WARDENER (1954) den Pitressintest als Ersatz für den Konzentrationsversuch ungeeignet. Im Vergleich zum Ergebnis eines 26stündigen Flüssigkeitsentzuges lagen die spezifischen Harngewichte nach der Gabe von 5 E Pitressin bei guter Nierenfunktion stets deutlich niedriger, bei Nierenkranken bestand hingegen gute Übereinstimmung.

In einer späteren Arbeit untersuchte DE WARDENER (1956) den Effekt eines Depotpräparates (5 E Pitressintannat in öliger Lösung). Hier fielen Vergleichsuntersuchungen günstiger aus. Die spezifischen Harngewichte lagen nämlich nur unwesentlich (0,002) unter denen der Harnproben, die bei den gleichen Versuchspersonen nach 36—48stündigem Dursten gewonnen wurden. Freilich ist dieses positive Ergebnis nur zu erhalten, wenn nach der Gabe von Depotpitressin sämtliche im Verlauf von 24 Std gelassenen Harnportionen untersucht werden. Hierdurch wird aber die erstrebte Vereinfachung wieder annähernd aufgehoben. Dazu kommt, daß die verfügbaren ADH-Präparate auf Grund ihres vasopressorischen Effektes in einem Teil der Fälle Nebenwirkungen verursachen und ihre Anwendung bei Coronarsklerose, stärkergradigem Hochdruck, Gravidität (insbesondere bei Eklampsieneigung) sowie Epilepsie grundsätzlich kontraindiziert ist.

Hier sei angeführt, daß eine vorausgehende Überwässerung ihrerseits die Konzentrationsfähigkeit nachhaltig beeinträchtigt (MILES u.a. 1954). Bei zwei Versuchspersonen, die 11 Tage lang je 10 Liter Wasser tranken, fiel die Konzentrationsleistung auf Wasserentzug bzw. Pitressingabe von 900—1200 mosm/l auf 400—500 mosm/l (DE WARDENER und HERXHEIMER 1957, BARLOW u. DE WARDENER 1959). Ein entsprechendes Verhalten beobachteten EPSTEIN u.a. (1957) im Rahmen systematischer Untersuchungen bei geringeren Trinkmengen. Wie dargelegt (s. auch S. 562), ist der Wassergehalt des Organismus, speziell der Nieren, von entscheidender Bedeutung für die renale Konzentrationsleistung.

Für die Praxis des Konzentrationsversuchs sollen aus diesen Beobachtungen entsprechende Schlüsse gezogen werden. Vorherige Flüssigkeitsgaben sind zu widerraten, ebenso wie die Durchführung des Durstversuches unmittelbar nach der Verdünnungsprobe.

Im Hinblick auf die diagnostische Auswertung des Konzentrationsversuches läßt sich folgendes feststellen: Bei weitgehender Flüssigkeitskarenz oder nach ADH-Gabe wird spätestens nach 22—26 Std ein Maximalwert der Harnkonzentration erreicht. Dieser liegt für gesunde Nieren bei einem spezifischen Gewicht von 1,036 bzw. bei etwa 1300—1400 mosm/l. Werte über 1,026 entsprechen einem guten Konzentrationsvermögen, während solche zwischen 1,025 und 1,022 (900 bis 1000 mosm/l) schon als gering eingeschränkt anzusehen sind. Wird trotz strengen Durstens eine Harndichte von 1,020, also etwa 700 mosm/l, nicht erreicht, so ist bei normaler Kost in einigen Fällen bereits eine beginnende Schlackenretention nachweisbar. Schließlich lassen spezifische Harngewichte unter 1,014 (um 500 mosm/l) einen weitgehenden Verlust der Konzentrationsleistung erkennen, wie er eine ausgeprägte Niereninsuffizienz charakterisiert.

Weniger strenge Ansprüche stellen FRANK u.a., die folgende Beurteilungsgrundlage für das Konzentrationsvermögen nach 14stündigem Dursten vorschlagen:

Harnosmolalität	*Konzentrationsleistung*
800 mosm/l und darüber	sehr gut
600—800 mosm/l	gut
400—600 mosm/l	ausreichend
400 mosm/l und darunter	ungenügend

Häufig erzwingt eine stärkere Azotämie über die hierdurch ausgelöste osmotische Diurese eine Isosthenurie (1,001—1,010 bzw. 320—280 mosm/l), auch wenn das Gegenstromsystem des Nierenmarkes noch zu einer erfaßbaren konzentrativen Leistung imstande wäre.

Zur Prüfung der renalen Verdünnungsfähigkeit wird noch heute meist der Wasserversuch nach VOLHARD durchgeführt, dem nach der ursprünglichen Vorschrift der Konzentrationsversuch gleich angeschlossen wurde. Sie folgt hier im Wortlaut.

„Der Kranke erhält nüchtern, nach Entleerung der Blase, $1^1/_2$ Liter Wasser oder ganz dünnen Tee innerhalb $^1/_2$ oder $^3/_4$ Std zu trinken und muß von da ab bei Bettruhe alle $^1/_2$ Std urinieren. Alle Harnportionen werden einzeln gemessen und mit einem mit Thermometer versehenen Aräometer gewogen.

Der Gesunde scheidet unter großen halbstündigen Einzelportionen die 1500 ml Flüssigkeit in 2—3, spätestens in 4 Std aus. Nach Ablauf der 4 Std erhält der Kranke ein Mittagessen ohne Suppe und ohne Flüssigkeit und von da an Trockenkost. Das spezifische Gewicht der spontan gelassenen Einzelportionen steigt beim Gesunden dann schnell an und erreicht etwa 1030 noch an demselben Tage bzw. Abend.“

Bei untergewichtigen Personen und Kindern sollte eine geringere Flüssigkeitsmenge verabreicht werden. Im Hinblick auf die diuresehemmende Wirkung von aufrechter Haltung und körperlicher Tätigkeit empfiehlt sich die strenge Einhaltung von Bettruhe.

Ödemneigung und gesteigerte extrarenale Wasserabgabe (Schweiße, Erbrechen oder Durchfälle) schließen ein verwertbares Ergebnis der Untersuchung aus.

Hinsichtlich der Verdünnungsleistung legte Volhard besonderen Wert auf die maximale Ausscheidungsgeschwindigkeit, also auf die größte Halbstundenportion, die beim Gesunden als Ausdruck einer raschen Anpassung an die Flüssigkeitszufuhr annähernd 500 ml oder mehr betragen kann, wobei das spezifische Gewicht auf 1001—1002 (entsprechend 40—80 mosm/l) abfällt. Über diese maximal erreichbare Harnverdünnung als minimale Osmolalität besteht allgemeine Übereinstimmung.

Schoen (1957) ließ nierengesunde Männer (25—35 Jahre) 1000—2500 ml Wasser trinken und beobachtete ein mittleres Minimum der Harnosmolalität von 59 ± 10 mosm/l. Die Dauer der Harnverdünnung war von der zugeführten Flüssigkeitsmenge abhängig. So hielt die niedrigste Konzentration nach 1000 ml 24 min, nach 1500 ml 46 min, nach 2000 ml 72 min und nach 2750—3250 ml 118—180 min an.

Funktionseinschränkungen machen sich im Wasserversuch in einer unzureichenden Abnahme des spezifischen Harngewichtes und geringer quantitativer Differenz der einzelnen Halbstundenportionen bemerkbar. Die geschädigte Niere eliminiert innerhalb von 4 Std häufig nur einen mehr oder weniger großen Anteil der zugeführten Trinkmenge. Im Stadium ausgeprägter renaler Insuffizienz wird monoton ein isosthenurischer Harn bei weitgehend konstanten Teilquanten ausgeschieden, die spärlich, in der Phase der Zwangspolyurie (urämisch bedingte osmotische Diurese) aber auch reichlich sein können.

Der Ausfall des Verdünnungsversuches kann von einer Reihe von mitunter schwer erfaßbaren extrarenalen Faktoren beeinflußt werden. Unter diesen sind neben der erwähnten Ödemneigung (latente Herzinsuffizienz, Lebererkrankung, Hypoproteinämie etc.) und gesteigerten Flüssigkeitsabgabe über Haut und Verdauungstrakt auch hormonelle Einflüsse (Hyper- und Hypothyreose, Hyper- und Hypocorticismus) zu nennen.

Diese Störanfälligkeit des Tests mindert seinen Aussagewert erheblich und hat dazu geführt, daß eine Anzahl von Autoren den Verdünnungsversuch als renale Funktionsprobe ablehnen.

Jedenfalls tritt er hinsichtlich seiner diagnostischen Bedeutung stark hinter der des Konzentrationsversuchs zurück.

Grundsätzlich ist zu betonen, daß die Schwankungsbreite des Verdünnungs- und Konzentrationsvermögens bereits bei Nierengesunden recht beträchtlich sein kann. Storey (1951) fand bei 95 gesunden Männern (Alter 18—50 Jahre) unter Flüssigkeitsbelastung mit 1200 ml eine maximale Harnverdünnung bis 1,002 nur bei 58,3% der Probanden; nach Dursten bis 22 Std wurde ein Wert von mindestens 1,022 nur in 76% der Fälle erreicht. Gute Verdünnungs- und Konzentrationsleistung gleichzeitig kam nur bei wenig über einem Drittel dieser Gruppe vor. Geringeren Anforderungen genügte ein höherer Prozentsatz. Eine Verdünnung von 1,005 wurde nämlich in 92,6%, ein Konzentrationsmaximum von 1,020 und mehr in 91,6% der Fälle erreicht. Diese Feststellungen stehen in einem auffallenden Gegensatz zu den oben zitierten Normalwerten von Addis u. Shevky sowie insbesondere von Bock u. Krecke. Eine befriedigende Erklärung kann nicht gegeben werden. Immerhin weist Storey darauf hin, daß die Grenzwerte bei mehrfacher Wiederholung des Tests häufig günstiger ausfielen.

Bei den meisten renalen Funktionssstörungen zeigt sich die Verdünnungsfähigkeit geringer eingeschränkt als die Konzentrationsleistung. Oft findet sich bei deutlicher Konzentrationsschwäche ein völlig erhaltenes Harnverdünnungsvermögen. Schon aus diesem Grund stellt die Konzentrationsminderung einen feineren und verläßlicheren Hinweis auf eine beginnende Niereninsuffizienz dar. Das gilt insbesondere für Erkrankungen mit Schädigungen im Bereich des Nierenmarks wie Pyelonephritis, interstitielle Nephritis und Hydronephrose. Isolierte Störungen des Verdünnungsvermögens auf Grund von Nierenerkrankungen kommen nicht vor. Sie können aber, wie oben ausgeführt, durch extrarenale Ursachen wie Ödemneigung, Durchfälle, verstärkte Transpiration, etwa bei Fieber oder erhöhter Außentemperatur, vorgetäuscht werden. In diesem Zusammenhang ist auch das seltene Krankheitsbild der hypophysär, diencephalen Oligurie (FREY u. FREY 1950) zu nennen, das durch ein endokrin bedingtes Unvermögen zur Harnverdünnung charakterisiert ist.

Der Aussagewert des Wasserversuchs wird durch Untersuchungen von KLEEMAN u. u. (1961) vollends in Frage gestellt. In seinem Krankengut wiesen 27 Patienten mit chronischen Nierenleiden und unterschiedlichen Graden von Azotämie eine deutliche Konzentrationsschwäche auf. In keinem Fall ließ sich aber eine Reduktion der Verdünnungsleistung feststellen, die über den Grad der osmotischen Diurese infolge des vermehrten Angebots gelöster Stoffe pro erhaltenes Nephron (geschätzt nach der Inulinclearance) hinausging. Auf diätetische Reduktion dieses Angebotes erfolgte Besserung der Verdünnungsleistung, aber nicht des Konzentrationsvermögens (ADAMS u.a. 1961). Demnach soll es bei chronischen Nierenkrankheiten überhaupt keinen spezifischen „Defekt" der Harnverdünnung geben.

Es hat nicht an Versuchen gefehlt, die Abnahme der Konzentrationsleistung mit anatomischen Nierenveränderungen zu korrelieren (HAYMAN u.a. 1939). Dies lag um so näher, als sich nach experimenteller Reduktion des Nierenparenchyms durch ausgedehnte Teilresektionen, zum Teil in Zusammenhang mit einseitiger Nephrektomie, regelmäßig eine Konzentrationsschwäche bis zur Isosthenurie ergibt (BRADFORD 1899, PÄSSLER u. HEINECKE 1905, MARK 1925, HAYMAN u.a. 1939, PLATT 1951, PETERS 1960). Diese Beobachtungen, wie insbesondere auch Feststellungen über das unterschiedliche Ausmaß der Hypertrophie von Glomerula und Tubuli bei Nierenkrankheiten mit Gewebsuntergang (Mikrodissektion nach OLIVER 1945, 1950), weisen auf die Bedeutung des erhöhten Angebots (osmotic load) pro Einzelnephron für die Genese der Konzentrationsschwäche hin. So gesehen sind Hypo- und Isosthenurie unter diesen Umständen Folge einer osmotischen Diurese in den noch erhaltenen Nephren (BRADLEY u.a. 1950, PLATT 1951, 1952, NICKEL u.a. 1953, WHITE u. RUBIN 1954, MERRILL 1956, PETERS 1957). Diese osmotische Diurese, wie sie bei Niereninsuffizienzen unterschiedlicher Genese angetroffen wird, wird durch den Anstieg der Stickstoffschlacken im Blut unterhalten oder — bei Progredienz — verstärkt.

Enge Beziehungen zwischen dem Ausfall des Konzentrations- bzw. Verdünnungsversuches und dem Ergebnis anderer Nierenfunktionsproben konnten nicht festgestellt werden. Sie fehlen insbesondere auch zu den definierten renalen Partialfunktionen Glomerulumfiltrat, Nierenplasmadurchfluß und tubulären Exkretions- und Rückresorptionsmaxima, wie sie sich durch Clearanceuntersuchungen ermitteln lassen.

Seit wir wissen, daß mit der Bestimmung der osmotischen Leistung speziell die Wirksamkeit des Gegenstromsystems im Nierenmark erfaßt wird, nimmt diese Unabhängigkeit nicht wunder.

Tatsächlich kann bei glomerulären Erkrankungen wie der akuten Glomerulonephritis die Konzentrationsleistung noch intakt gefunden werden, wenn sich bereits erhebliche Einschränkungen der Clearancegrößen, vornehmlich der Glomerulumfiltration, feststellen lassen.

Das gleiche gilt für vasculäre Erkrankungen, etwa die essentielle Hypertonie, wo sich bei beträchtlich reduzierter Nierendurchblutung (PAH-Clearance) und Filtratgröße noch normale Konzentrations- und Verdünnungsleistungen ergeben können, wie seit CHASIS und GOLDRING (1944) bekannt ist. TIBBLIN (1964) fand erst bei diastolischen Blutdruckwerten über 120 mm Hg in 58% seiner Hochdruckkranken eine Erniedrigung des Konzentrationsvermögens unter 780 mosm/l. Demgegenüber sehen DE LEON u.a. (1959) in der Feststellung der osmolaren Urinkonzentration unter Durstbedingungen eine wertvolle Methode zur Früherfassung renaler Hypertonieschäden.

Eine frühzeitig im Krankheitsverlauf auftretende Konzentrationsschwäche findet sich bei der Pyelonephritis (BROD 1956, 1957, KASANEN u. SALMI 1959, WINBERG 1959, KLEEMAN u. a. 1960, KAITZ 1961), bzw. bei der interstitiellen Nephritis (SPÜHLER u. ZOLLINGER 1953, GANZ 1963) und bei der Hydronephrose. Diese ist die Folge von Ödem und herdförmigen oder diffusen Infiltrationen im Interstitium des Nierenmarks und der Mark-Rindengrenze bzw. von Vernarbungsvorgängen sowie Atrophie, die Funktion und Struktur des Gegenstromsystems zu beeinträchtigen vermögen. Beim akuten Nierenversagen aus hämodynamischer, toxischer oder gemischter Ursache geht sehr rasch das Konzentrationsvermögen verloren und es wird ein isosthenurischer, oft sogar hypotoner Harn ausgeschieden. Bei Erreichen der polyurischen Phase und auch anschließend besteht noch für Wochen oder Monate eine hochgradige Konzentrations- und Verdünnungsschwäche. Diese Veränderungen beruhen auf den schweren strukturellen Schäden der Tubulusepithelien und der osmotischen Diurese, für die die Azotämie der anurisch-oligurischen Phase und das überdauernde Mißverhältnis zwischen rascherer Wiederherstellung der Filtratgröße und verzögerter Erholung der tubulären Struktur und Funktion verantwortlich zu machen sind.

Bei Störungen der konzentrativen Leistung sollte in erster Linie an Läsionen des Nierenmarks gedacht werden, doch ist darauf hinzuweisen, daß die Einschränkung auch auf einer reduzierten Durchblutungsgröße, einer niedrigen Glomerulumfiltratmenge oder auf Störungen im Elektrolytstoffwechsel beruhen kann. (Wir verweisen auf BUCHBORN S. 520 und den Anfang dieses Abschnittes.) Die genannten Veränderungen können sich im Verlauf extramedullärer renaler oder überhaupt extrarenaler Erkrankungen herausbilden.

So bleibt das Ergebnis des Konzentrations- und Verdünnungsversuches im Einzelfall trotz unserer erweiterten Kenntnisse über die osmotische Nierenleistung mitunter recht vieldeutig. In vielen Fällen beruht die Einschränkung der konzentrativen Leistung auf Parenchymveränderungen im Nierenmark, die die Funktion des dort lokalisierten Gegenstromsystems direkt beeinträchtigen. Oft genug sind jedoch zusätzlich oder isoliert die erwähnten funktionellen Faktoren mit im Spiel, so daß es schwerfallen kann, die Konzentrations- oder Verdünnungsschwäche einer spezifischen Schädigung zuzuordnen.

Zur weiterführenden Analyse von Störungen der osmotischen Nierenleistung eignen sich die Feststellung der *osmotischen Clearance* sowie die Erfassung des *Rediffusionsmaximums* und des *Ausscheidungsmaximums für osmotisch freies Wasser*.

Hierbei handelt es sich um relativ komplizierte und aufwendige Verfahren, die als klinische Routinemethoden nicht in Betracht kommen. Hinsichtlich ihrer Durchführung und Bewertung wird auf die Darstellung von BUCHBORN (S. 526f.) verwiesen.

Anhang

Das quantitative Harnsediment und die Provokationstests mit Pyrexal und Corticosteroiden

Das quantitative Harnsediment

Zur Diagnostik von Nierenkrankheiten werden neben der üblichen qualitativen Analyse des Sediments auch quantitative Zählverfahren der geformten Harnbestandteile herangezogen. Weder die gebräuchlichen einfachen Häufigkeitsschätzungen noch Zahlenangaben der Zellen pro Blickfeld können als befriedigende quantitative Aussage gewertet werden, da insbesondere auch Harnvolumen und Zeitfaktor unberücksichtigt bleiben.

Der Harn Nierengesunder enthält regelmäßig in wechselnder Anzahl corpusculäre Elemente (Addis 1926). Die quantitative Auswertung des Sediments ist besonders im Grenzbereich zwischen normalen und leicht pathologischen Befunden sowie zur Verlaufsbeurteilung von Krankheitsprozessen bedeutungsvoll. Der Zellgehalt kann im Durst- oder Diuresezustand rein zufällig unverhältnismäßig hoch bzw. niedrig sein. Die Entscheidung, ob beispielsweise ein im Routineverfahren ermitteltes Erythrocytenvorkommen noch als Normalbefund gelten kann oder bereits als pathologische Mikrohämaturie zu werten ist, kann Schwierigkeiten bereiten. Für die Interpretation eines Leukocyten- oder Zylinderbefundes im Harnsediment ergibt sich mitunter dieselbe Problematik.

Sarre (1959) u. Otaguro (1960) setzten quantitativ bestimmte Exkretionsraten zu Zählungen pro Gesichtsfeld in Beziehung. Nach den Untersuchungen von Little (1962) lassen aber einfache Sedimentzählungen nur in bestimmten Bereichen eine quantitative Aussage zu.

Das von Addis eingeführte Zählverfahren („Addis-Count") geht von einer zwölfstündigen nächtlichen Harnsammelperiode im Durstzustand aus. Hiervon werden 10 ml Harn über 5 min bei 1800 U/min zentrifugiert. Nach Abpipettieren des Überstandes beschickt man eine Zählkammer mit einem Tropfen des gut durchmischten Restharns. Dann folgt die getrennte Auszählung von Erythrocyten, Zylindern sowie Leukocyten und kleinen Epithelien — letztere gemeinsam, da sie sich häufig kaum unterscheiden lassen.

Ein von Rofe (1955) entwickeltes Aufbereitungs- und Färbeverfahren zur exakteren Differenzierung der Zellelemente konnte sich wegen seiner Kompliziertheit in der quantitativen Harndiagnostik nicht durchsetzen (Houghton u. Pears 1957).

Als durchschnittliche 12 Std-Normalwerte gab Addis 66000 Erythrocyten, 325000 Leukocyten und 1000 Zylinder für Erwachsene an. Goldring (1931) kam mit diesem Zählverfahren an 45 nierengesunden Medizinstudenten zu weitgehend übereinstimmenden Ergebnissen. Lyttle (1933), Snoke (1938) und Giles (1947) ermittelten die normale kindliche Zellexkretion, die durch spätere Untersucher weitgehend bestätigt wurde. Wegen ihrer Umständlichkeit und mehrerer Fehlerquellen, die sich aus dem Zellzerfall während der langen Harnsammelzeit ergaben, wurde das Originalverfahren von Addis modifiziert. Hamburger u.a. (1950) wählten eine dreistündige Harnsammelperiode und berechneten hieraus die Zellausscheidung pro Minute. Richet (1953), Wolfromm u. Kalipsizoglu (1953), Milliez u. Lagrue (1955), Houghton u. Pears sowie Merker u. Kerp (1958) gingen entsprechend vor. Nach dem Beispiel von Addis wurden zunächst nur zentrifugierte Harnproben untersucht. Lediglich Rotationsgeschwindigkeit, Rotationsabstand und Zeit des Zentrifugierens wurden unterschiedlich festgelegt.

Analog dem Addis-Count wurde nach Beendigung des Zentrifugierens der Überstand abpipettiert. KERP, MERKER u. FREY (1956) empfahlen hierfür eine U-förmig abgebogene, graduierte Pipette, die den Gebrauch ungeeichter Zentrifugenröhrchen erlaubt.

DUKES (1927), STANSFELD u. WEBB (1953), MASTERS (1953), LINNEWEH (1957) u. RUPP (1959a und b) verwendeten *unzentrifugierten Harn*. Die so gewonnenen Ergebnisse von STANSFELD u. WEBB stimmten mit denen des Addis-Count gut überein (LYTTLE, GILES). Auch KRECKE u. SCHÜTTERLE (1961) registrierten bei Bestimmung im Nativharn eine ausreichende Genauigkeit. Vergleichsuntersuchungen mit zentrifugierten Harnproben und Nativharn durch OTAGURO ergaben ebenfalls eine weitgehende Übereinstimmung.

Zur Auszählung der geformten Bestandteile im Nativharn oder Zentrifugat eignen sich Zählkammern, wie sie zur Zellzählung im Blut oder Liquor dienen.

DUKES, MASTERS, HOUGHTON u. PEARS, KRECKE u. SCHÜTTERLE verwandten die Zählkammer von FUCHS-ROSENTHAL. Mit einer NEUBAUER-Zählkammer arbeiteten STANSFELD u. WEBB. Die Untersuchungen von KERP u.a. wurden mit einer Spezialzählkammer durchgeführt. HILSON (1964) empfahl als Routinemethode zur quantitativen Harnanalyse eine aus Objektträger und Deckgläschen improvisierte Zählkammer, die Eichung und wiederholte Kontrolluntersuchungen notwendig macht. Die ausgezählten Formbestandteile werden entsprechend dem von ADDIS geprägten Begriff der *Exkretionsrate* für eine von den einzelnen Autoren unterschiedlich gewählte Diureseperiode berechnet: Ausscheidung pro Tag, Stunde oder Minute. Es finden sich auch Angaben über Zellzahlen, die auf 1 mm³ oder 1 ml Harn bezogen sind. Für Vergleiche der vorliegenden Ergebnisse scheint uns die einheitliche Umrechnung auf einen Zeitraum von 1 min zweckmäßig. In der Tabelle 16 sind die mittleren Exkretionsraten, Normalbereiche und Grenzwerte

Tabelle 16. *Exkretionsraten/min geformter Harnbestandteile (Mittelwert, Normbereich, Grenzwert)*

Autoren	Geschlecht	Erythrocyten/min			Leukocyten/min		
		Mittelwert	Normbereich	Grenzwert	Mittelwert	Normbereich	Grenzwert
ADDIS (1926)[1]	♂	90	0—580	1400	450	45—2500	2500
WEIL (1955)[1]	K	70	0—1100		440	0—3900	
KERP u.a. (1956)[1]	♂ ♀	730	0—1850	2000	990	0—2500	4000
HOUGHTON, PEARS (1957)[1]	♂ ♀				1100	300—3300	
RUPP (1959)[2]	S					1400—3500[3]	
	K					3500—7000[3]	
OTAGURO (1960)[1, 2]	♂					0—2000[3]	
KRECKE u.a. (1961)[2]	♂	410	1500—2000	2000	600	2000—2700	2700
	♀	480			1600	3000—3700	3700
VEGA MEDINA (1962)[2]	S						7000[3]
BROD (1964)[1]	♂ ♀		700—1400	2100		1400—2800	4200
PRESCOTT (1965)[1]	♂ ♀	2600			5600		

[1] = Addis-Count; [2] = Nativharn; [3] = Umrechnung von Zellzahl/mm³ auf Zellzahl/min bei angenommener Tagesharnmenge: Säuglinge (S) 200—500 ml; Kinder (K) 500—1000 ml; Männer 1500 ml.

zusammengestellt. Für die Ausscheidung von Zylindern beim Gesunden werden recht unterschiedliche Zahlen angegeben (Tabelle 17).

DUKES wies bereits auf Unterschiede in der Leukocytenexkretionsrate bei Frauen und Männern hin, die von KRECKE u. SCHÜTTERLE statistisch gesichert werden konnten. Diese Autoren teilten auch mit, daß gesunde weibliche Versuchspersonen zwischen 20 und 39 Jahren statistisch signifikant mehr Erythrocyten ausscheiden als jüngere oder ältere Frauen. Geschlechtsunterschiede bestanden für die durchschnittliche Erythrocytenexkretionsrate nicht. In Übereinstimmung mit HOUGHTON u. PEARS wurde auch keine Altersabhängigkeit der cellulären Exkretionsraten ermittelt. STANSFELD u. WEBB beobachteten bei Kindern keine Abweichungen gegenüber den Erwachsenenwerten.

KERP u.a. teilten eine Streuung um den *Mittelwert* für Erythrocyten und Leukocyten von etwa ±75% mit. Für den Einzelnen erfaßten sie demgegenüber eine durchschnittliche *individuelle* Streuung von nur ±24%. Auch KRECKE u. SCHÜTTERLE wiesen auf eine erhebliche Streuungsbreite der cellulären Exkretionsraten hin. Die Mittelwertdifferenzen waren für Erythrocyten und Leukocyten jeweils nur für ein P von 0,05 signifikant. Andere Autoren charakterisieren die Schwankungsbreite ihrer Ergebnisse durch *Normalbereiche*, aus denen Mittelwerte errechnet werden. Als *Grenzwert* gilt die höchste noch als physiologisch anzusehende Exkretionsrate. RUPP, der die Streuungsbreite der Sedimentmethode auf etwa 100% schätzt, nimmt für das Kammerzählverfahren einen Fehler unter 10% an.

Tabelle 17. *Exkretionsraten/min für Zylinder nach dem Addis-Count*

Autoren	Zylinder/min
ADDIS (1926) .	0—6
ROTONDI (1955)	0—9
WEIL (1955) .	0—14
BROD (1964) .	0—70

An *Fehlerquellen* dieser Zählverfahren sind Länge der Sammelperiode, Art der Harngewinnung, aktuelle Reaktion und Konzentration des Harns sowie Aufbereitung und Auswertung zu nennen.

Während der Harnsammelzeit kommt es zur bakteriellen und osmotischen Zellauflösung, die ein alkalisches Milieu noch fördert. RUPP empfahl daher die Verwendung unmittelbar entleerten Harns. Eine stark saure Reaktion führt zwar zur Auslaugung der Erythrocyten, nicht aber zum Zellschwund. Erst unterhalb eines spezifischen Gewichts von 1,010 ist mit osmotischer Hämolyse zu rechnen (WINTER u. KNAUTH 1953).

Bei Frauen soll grundsätzlich nur Katheterharn, bei Männern vorwiegend Mittelstrahlharn verwandt werden. Zwischen der Leukocytenexkretionsrate im Spontanurin (STANSFELD u. WEBB) und Katheterharn (RUPP) bestand zumindest bei Jugendlichen kein Unterschied.

Während Rotationsgeschwindigkeiten von 2800 U/min über 5 min für die quantitative Erythrocytenbestimmung ausreichen (KERP, MERKER u. FREY), soll es bei einer Tourenzahl von 3000 U/min über 3 min zu nur unvollständiger Sedimentierung der Leukocyten kommen, was zur fehlerhaften Bestimmung führt (RUPP).

Es ließ sich feststellen, daß die FUCHS-ROSENTHAL-Zählkammer mit ihrer größeren Kapazität gegenüber der THOMA-Kammer exaktere Werte liefert (OTAGURO).

Fehler entstehen auch bei der Auswertung, da mit den Leukocyten kleinere Epithelien erfaßt werden. Morphologische Zellveränderungen erschweren die Differenzierung zusätzlich.

Die Berechnung der Exkretionsrate/24 Std durch Multiplikation des ermittelten Zellwerts mit einem Faktor in der Größenordnung 10^6 vergrößert verständlicherweise jeden Fehler des Zählverfahrens beträchtlich.

Bei der Bewertung der normalen Zellexkretionsraten sind *Tagesschwankungen* (Hamburger u.a., Houghton u. Pears, Rofe, Winter u. Knauth 1957) und Einflüsse *körperlicher Belastung* zu berücksichtigen (Roberts 1935, Addis 1949, Gardner 1956, Alyea u. Parrish 1958, Siltanen u. Kekki 1959, Arnett u. Gardner 1961).

Houghton u. Pears registrierten bei ambulanten Untersuchungen am Morgen Leukocytenexkretionsraten von 87700/Std. Demgegenüber wurden nachmittags nur Zellraten um 54300/Std ermittelt. Nach einer Ruheperiode im Liegen wurden zu denselben Tageszeiten 66100 bzw. 56400 Leukocyten pro Stunde errechnet. Daher darf aus der Exkretionsrate pro min auch nicht auf die tägliche Zellausscheidung geschlossen werden.

Über die Zunahme geformter Harnbestandteile nach Leistungssport berichteten Gardner, Kurtz u.a. (1957), Alyea u.a. sowie Kleiman (1958 und 1960).

Die differente Zusammensetzung des Sediments läßt sich durch das geschilderte Verfahren nach Maß und Zahl analysieren, was besonders für Grenzfälle wichtig erscheint. Beispielsweise überwiegen bei der Glomerulonephritis (Milliez u. Lagrue; Winter 1958) die Erythrocytenausscheidungsraten quantitativ eindeutig gegenüber bakteriellen Erkrankungen von Niere und ableitenden Harnwegen (Brod 1957), bei denen die Leukocyturie zahlenmäßig im Vordergrund steht.

Brod (1964) verdanken wir vergleichende Untersuchungen über die Verteilung der einzelnen Zellelemente bei verschiedenen Nierenerkrankungen. In seinem Krankengut überwiegen bei der Pyelonephritis die Leukocyten in 75% der Fälle. Diese Zellform herrscht im Addis-Sediment der Glomerulonephritiden und Nephrosklerosen nur bei 14% vor. Bei der Nephritis steht die Erythrocyturie mit 40% im Vordergrund. Demgegenüber tritt eine verstärkte Erythrocytenausscheidung als führender Sedimentbefund der Pyelonephritis mit 16% zurück. Gleichmäßig erhöhte Erythro- und Leukocytenraten, die bei 30% der Nephritiden vorliegen, sollen gegen eine Pyelonephritis sprechen. Die Nephrosklerose geht ohne auffallendes Überwiegen einer Zellform mit nur gering erhöhten Zellzahlen im Sediment einher.

Kerp u.a. empfahlen das Zählverfahren zur Überwachung der latenten Phase einer Nephritis und Verlaufskontrolle der chronischen Pyelonephritis unter der Behandlung. Es leuchtet ein, daß typische Krankheitsfälle derartiger Bestätigungen häufig nicht bedürfen.

Der diagnostische Wert der quantitativen Harnuntersuchung ist auf Grund der physiologischen Streuungsbreite und methodischen Fehler umstritten (Relman u. Levinsky 1963). Jedenfalls sollte die Bewertung quantitativ erhobener Harnbefunde nur in Verbindung mit anderen objektiven Feststellungen erfolgen.

Provokationstests in der Nierendiagnostik

Eine Reihe von Pharmaka führen zur Zunahme der Zellausscheidung im Harn. In diesem Zusammenhang sind Acetylsalicylsäure, Acetanilid, Phenacetin, Phenylbutazon und Theophyllinverbindungen zu nennen (Merker u. Kerp 1958, Harvald, Valdorf-Hansen u. Nielsen 1960, Harvald u. Clausen 1960, Krecke, Schütterle u. Engert 1965, Prescott 1965). Diese Feststellung führte zur Suche nach Substanzen, die nur bei Nierenkranken eine eindeutige Zunahme der Zellexkretion provozieren mit dem Ziel, zur Frühdiagnose von Nephropathien, insbesondere der oligosymptomatisch verlaufenden Pyelonephritis beizutragen. Nach intravenöser Injektion des bakteriellen Lipopolysaccharid *Pyrexal* (0,007 γ/kg Körpergewicht) registrierten Pears u. Houghton (1958) bei Patienten mit chronischer Pyelonephritis gegenüber Gesunden oder anderen Nierenkranken eine erhöhte Leukocytenausscheidung. Die Wirkung ließ sich innerhalb von 30 min im modifizierten *Addis-Count* nachweisen (s. quantitatives Harnsediment).

Nach Hutt, Chalmers, MacDonald u. de Wardener (1961) ist der Pyrexal-Provokationstest als positiv anzusehen, wenn der Leukocytenanstieg mindestens 100% des Ausgangswertes beträgt und die absolute Zellexkretion 6600 Leukocyten/min bzw. 400000/Std übersteigt.

An pyelonephritischen Hunden fanden Katz, Bourdo u. Moore (1962) unter Pyrexal eine positive Korrelation zwischen Ausmaß sowie Dauer der Leukocyturie und Schweregrad der Pyelonephritis. Little u. de Wardener (1962) bestätigten den stimulierenden Effekt von Pyrogenen auf die Leukocytenexkretion bei Pyelonephritikern.

Schirmeister u.a. (1963) verwandten eine geringere Pyrexaldosis (0,002 γ/kg Körpergewicht) bei dreistündigen Harnsammelperioden. Nach den Kriterien von Hutt u.a. fiel die Probe bei 31 Nierengesunden und zwölf von 13 Hypertonikern negativ aus. Ein positiver Pyrexaltest wurde in 25 von 30 Fällen mit chronischer Pyelonephritis ermittelt. Für die Glomerulonephritis ergab sich in elf von 16 Fällen ein negativer Ausfall; bei positivem Ergebnis konnte zweimal eine Kombination von Nephritis mit chronischer Pyelonephritis bioptisch gesichert werden.

Die *Wirkung* des Pyrexals deuteten Pears u. Houghton (1959) als hyperergische Reaktion des infizierten Gewebes gegenüber den heterologen bakteriellen Stoffen, die unabhängig von Änderungen der Nierendurchblutung und der Diurese verläuft und auch nicht an einen Fieberschub gebunden ist. Ferner wird eine Stimulierung der Nebennierenrinde erwogen, da Corticosteroide die Leukocytenexkretion bei Pyelonephritikern ebenfalls zu steigern vermögen.

Nebenwirkungen des Pyrexals wie Schüttelfrost, Übelkeit, Erbrechen, Kopfschmerzen, Gelenk- und Muskelschmerzen schränken die praktische Bedeutung des Pyrogentests ein. Derartige Begleiterscheinungen beobachteten Schirmeister in 60% der Fälle, Bourdo u.a. sogar bei 60 von 81 Patienten (Katz, Velasquez u. Bourdo 1962). Die stärksten Störungen sahen Little u. de Wardener bei Patienten mit nephrotischem Syndrom.

In Tierversuchen stellten Katz u. Moore (1960) auch für die *Corticosteroide* Einflüsse auf die Zellexkretion fest. Katz, Bourdo u. Moore fanden nach Hydrocortison (100 mg) bzw. Prednisolon (20 mg) i.v. bei Pyelonephritikern eine Verdoppelung der Leukocytenausscheidung/Std. Gesunde zeigten nur einen geringen oder keinen Anstieg der cellulären Exkretion. Nach 40 mg Prednisolon beobachteten sie bei Gesunden nur vereinzelt eine verdoppelte Leukocytenrate, die aber 400000 Zellen/Std nicht überstieg. Akute Pyelonephritiden wiesen während und nach der Behandlung keine verwertbare Leukocytenzunahme auf. Eine Verdoppelung der stündlichen Exkretionsrate von Leukocyten wurde bei elf von 15 Patienten mit chronischer Pyelonephritis ermittelt. Den strengen Kriterien von Hutt u.a. würden nur die Hälfte der als positiv beurteilten Fälle entsprechen. Bei drei Patienten mit einer Glomerulonephritis übertraf die Zellausscheidung während der akuten Krankheitsphase den doppelten Ausgangswert und damit 400000 Zellen/Std. Im Ausheilungsstadium konnte in diesen Fällen kein Zellanstieg mehr provoziert werden. Chronische Nephritiden zeigten nur in zwei Fällen eine Verdoppelung der sehr niedrigen Ausgangsrate und damit stets ein negatives Ergebnis (Katz, Velasquez u. Bourdo).

Im Untersuchungsgut von Little u. de Wardener fiel der Prednisolontest bei Nierengesunden, nephrotischem Syndrom infolge Glomerulonephritis und behandelter akuter Pyelonephritis negativ aus; unbehandelte Fälle ergaben meist einen positiven Provokationstest. Bei 27 chronischen Pyelonephritiden kam es in acht Fällen nach der Prednisolongabe innerhalb von $1^1/_2$—3 Std zu einem signifikanten Zellanstieg. Bei weiteren vier Patienten trat erst nach 24 Std ein eindeutiger Leukocytenanstieg auf. Die Bewertung erfolgte nach den Kriterien von HUTT für den Pyrexaltest.

Vergleichende Untersuchungen an Pyelonephritikern ergaben übereinstimmend zehnmal einen negativen und dreimal einen positiven Ausfall des Prednisolon- und Pyrexaltests. In vier Fällen fiel nur der Steroidtest, bei einem Patienten allein die Pyrogenprobe positiv aus.

HOCKEN (1963) kam nur bei 50% seiner Pyelonephritiker mit dem Prednisontest zu einem positiven Ergebnis. Versuche mit Typhus-Paratyphus A- und B-Vaccine fielen bei derselben Gruppe noch häufiger negativ aus.

Nebenwirkungen bei den Steroidtesten wurden kaum beobachtet.

Insgesamt erlauben die teilweise divergierenden Ergebnisse noch keine definitive Aussage über den diagnostischen Wert der Provokationsteste. Für weitere Untersuchungen scheint die Bevorzugung von Prednisolon wegen der geringeren Nebenwirkungen bei eher erhöhter Empfindlichkeit gegenüber den Pyrogenen ratsam.

Literatur

Stickstoffschlacken: Reststickstoff (Rest-N), Harnstoff — Harnstoffclearance

Addis, T., E. Barrett, L. J. Poo, and **D. W. Yuen:** The relation between the serum urea concentration and the protein consumption of normal individuals. J. clin. Invest. **26**, 869 (1947). — **Austin, J. H., E. Stillman,** and **D. D. van Slyke:** Factors governing the excretion rate of urea. J. biol. Chem. **46**, 91 (1921).

Becher, E.: Über das Vorkommen von aromatischen Oxysäuren und Phenolen im enteiweißten Blut und über die Bedeutung derselben bei der echten Urämie. Dtsch. Arch. klin. Med. **145**, 333 (1924). — **Bell, E. T.,** and **R. C. Knutson:** Extrarenal azotemia and tubular disease. J. Amer. med. Ass. **134**, 441 (1947). — **Bing, J.:** The use of urea clearance as a test of kidney function. Acta med. scand. **143**, 341 (1952). — **Blegen, E., H. N. Haugen,** and **K. Aas:** Endogenous "creatinine" clearance. Scand. J. clin. Lab. Invest. **1**, 191 (1949). — **Brodsky, W. A.,** and **H. C. Huang:** Biosynthesis of urea in kidney tissue without endogenous substrate. J. clin. Invest. **40**, 1026 (1961). — **Brun, C.:** Acute anuria. A study based on renal function tests and aspiration biopsy of the kidney. Copenhagen: Munksgaard 1954.

Chasis, H., and **H. W. Smith:** The excretion of urea in normal man and in subjects with glomerulonephritis. J. clin. Invest. **17**, 347 (1938).

Fairfield-Smith, H.: Urea clearance tests. J. clin. Path. **2**, 266 (1949). — **Fishberg, A. M.:** Hypertension und Nephritis. London: Baillière, Tindall & Co 1954. ~ Hypertension and nephritis. Philadelphia: Lea & Febiger 1954.

Gaberman, P., D. H. Atlas, E. M. Kammerling, L. Ehrlich, and **J. Isaacs:** Relation of creatinine to non-protein nitrogen in azotemic states. J. Amer. med. Ass. **144**, 1246 (1950). — **Giordano, J., J. Bloom,** and **J. P. Merrill:** Effects of urea on physiologic systems. J. Lab. clin. Med. **59**, 396 (1962). — **Grollman, E. F.,** and **A. Grollman:** Toxicity of urea and its role in the pathogenesis of Uremia. J. clin. Invest. **38**, 749 (1959).

Hamburger, J.: Directives générales concernant l'examen et le traitement des malades atteints d'hyperazotémie chronique. Rev. Prat. (Paris) **1954**, 2023. — **Hamburger, J.,** et **M. Masson:** A partir de quelle limite le taux d'urée sanguine est-il pathologique? Press méd. **1958**, 499. — **Heintz, R.:** Extrarenale Azotämie und extrarenales Nierensyndrom. Ergebn. inn. Med. Kinderheilk., N.F. **6**, 334 (1955). — **Heintz, R., F. Görlitz** u. **E. Schneider:** Untersuchungen über die renale Harnstoff- und Inulinausscheidung bei akutem Harnstoffanstieg i. S. Klin. Wschr. **34**, 1227 (1956).

Kempner, W.: Compensation of renal metabolic dysfunction. N. C. med. J. **6**, 1 (1945). — **Krebs, H. A.,** u. **K. Henseleit:** Untersuchungen über die Harnstoffbildung im Tierkörper. Hoppe-Seylers Z. physiol. Chem. **210**, 33 (1932).

Langeron, L., M. Paget et **J. Liefooghe:** Valeur de la clearance de l'urée dans l'exploration fonctionelle du rein. Comparaison avec la filtration glomerulaire. Ann. Biol. clin. **13**, 93 (1955b). — **Langeron, L., M. Paget, V. Nolf** et **J. Liefooghe:** Valeur de la clearance de l'urée dans l'exploration fonctionelle du rein. J. Urol. (Paris) **61**, 299 (1955a).

McCance, R. A.: The excretion of urea, salts and water during periods of hydropenia in man. J. Physiol. periods of hydropenia in man. J. Physiol. (Lond.) **104**, 196 (1945). — **Meroney,**

W.H.: Post-traumatic renal insufficiency. In: J. M. Howard (ed. in Chief): Battle casualties in Korea: Studies of the surgical research team Army Medical Service Graduate School, Walter Reed Arma Medical Center, Washington D.C. 1955. — **Merrill, J.P.:** The treatment of renal failure, therapeutic principles in the management of acute and chronic uremia. New York: Grune & Stratton 1955. — **Mitchell, A.D., R. Owens,** and **W.L. Valk:** Clinical value of urea clearance and phenolsulfonphthalein test. J. Urol. (Baltimore) **71**, 230 (1954). — **Möller, E., J.F. McIntosh,** and **D.D. van Slyke:** Studies of urea excretion. II. Relationship between urine volume and the rate of urea excretion by normal adults. J. clin. Invest. **6**, 427 (1929). — **Murdaugh, H.V.,** and **B. Schmidt-Nielsen:** Active renal regulation of urea excretion in man. Clin. Res. Proc. **5**, 204 (1957). — **Murdaugh, H.V., B. Schmidt-Nielsen, B. Doyle,** and **P.D. O'Dell:** Renal tubular regulation of urea excretion in man. J. appl. physiol. **13**, 263 (1958).

Neumann, G., F. Letenoczki, E. Tower, and **T. Tax:** Excretory mechanism of creatinine and urea at lowered GFR. Role of the tubules in the etiology of azotemia. Acta med. scand **137**, 276 (1950). — **Nonnenbruch, W.:** Das extrarenale Nierensyndrom. Dtsch. Arch. klin. Med. **189**, 56 (1942).

Paget, M., et **J. Liefooghe:** À-propos du méchanisme de l'élimination rénale de l'urée. De la possibilité d'une sécretion tubulaire de l'urée? Ann. Biol. clin. **12**, 398 (1955). — **Platt, R.:** Renal failure. Lancet **1951 I**, 1239. ~ Structural and functional adaption in renal failure. Brit. med. J. **1952 I**, 1313, 1372.

Raaschou, F.: Studies of chronic pyelonephritis with special reference to the kidney function. Copenhagen: Munksgaard 1948. — **Reinwein, H.:** Extrarenale Azotämie. Med. Klin. **25**, 1336, 1368, 1393 (1939). ~ Extrarenale Azotämie. In: E. Becher, Nierenkrankheiten. Jena: Gustav Fischer 1947.

Sarre, H.: Erkennung und Behandlung anurischer Störungen. Verh. dtsch. Ges. inn. Med. **64**, 496 (1959). ~ Nierenkrankheiten. Stuttgart: Georg Thieme 1959. — **Sarre, H., J. Gayer** u. **K. Rother:** Das Wesen der „kompensierten Retention" bei chronischen Nierenerkrankungen. Dtsch. med. Wschr. **82**, 1093 (1957). — **Sarre, H.,** u. **P. Schadkhu:** Extrarenale Azotämie im Durstzustand und bei erhöhtem Stickstoffanfall. Klin. Wschr. **40**, 179 (1962). — **Schmidt-Nielsen, B.:** Urea excretion in mammals. Physiol. Rev. **38**, 139 (1958). — **Semmelroth, R.:** Untersuchungen über akute und chronische Urämie. Inaug.-Diss. Marburg 1955. — **Shannon, J. A.:** Urea excretion in the normal dog during forced diuresis. Amer. J. Physiol. **122**, 775 (1938). ~ The renal reabsorption and excretion of urea under conditions of extreme diuresis. Amer. J. Physiol. **123**, 182 (1938). — **Shannon, J.A.,** and **H.W. Smith:** The excretion of inulin, xylose, and urea by normal and phlorizinized man. J. clin. Invest. **14**, 393 (1935). — **Slyke, D.D. van,** and **V.P. Dole:** The significance of the urea clearance. J. clin. Path. **2**, 273 (1949). — **Smith, H.W., W. Goldring,** and **H. Chasis:** The measurement of the tubular excretory mass, effective blood flow, and filtration rate in the normal human kidney. J. clin. Invest. **17**, 263 (1938). — **Spühler, O.:** Zur Patho-Physiologie der Niere. Bern: Huber 1946. — **Strauß, M. B.,** and **L. Raisz:** Clinical management of renal failure. Springfield (Ill.): Ch. C. Thomas 1956.

Thölen, H., u. **R. Bosshardt:** Urämische Symptome und Veränderungen von Rest-N und Residual-N. Klin. Wschr. **36**, 481 (1958).

Ullrich, K.J., and **D.J. Marsh:** Kidney, water, and electrolyte metabolism. Ann. Rev. Physiol. **25**, 91 (1963).

Walser, M., and **L.J. Bodenlos:** Urea metabolism in man. J. clin. Invest. **38**, 1617 (1959).

Harnsäure

Allen, A.C.: The kidney. Medical and surgical diseases. New York: Grune & Stratton 1962. — **Atsmon, A., A. de Vries,** and **M. Frank:** Uric acid lithiasis. Amsterdam-London-New York: Elsevier Publ. Co. 1963. — **Ayvazian, J.H.,** and **L.F. Ayvazian:** A study of the hyperuricemia induced by hydrochlorothiazid and acetazolamide separately and in combination. J. clin. Invest. **40**, 1961 (1961).

Bartels, E.C.: Gout—now amenable to control. Ann. intern. Med. **42**, 1 (1955). — **Bartels, E. C., M. C. Balidomos,** and **L. C. Corn:** Association of gout and diabetes. Med. Clin. N. Amer. **44**, 433 (1960). — **Beckett, A.G.,** and **J.G. Lewis:** Gout and serum uric acid in diabetes mellitus. Quart. J. Med. **29**, 443 (1960). — **Bene, E.,** and **G. D. Kersley:** Technical methods. Ultrafiltration of plasma uric acid. J. clin. Path. **4**, 366 (1951). — **Berger, L., T.F. Yü,** and **A.B. Gutman:** Uric acid metabolism. Fed. Proc. **21**, 434 (1962). — **Berliner, R.W., J.G. Hilton, T.F. Yü,** and **Th.J. Kennedy jr.:** The renal mechanism for urate excretion in man. J. clin. Invest. **29**, 396 (1950). — **Bien, E.J., T.F. Yü, J.D. Bendict, A.B. Gutman,** and **Stetten Dewitt jr.:** The relation of dietary nitrogen consumption to the rate of uric acid synthesis in normal and gouty man. J. clin. Invest. **32**, 778 (1953). — **Bosnes, R.W., L.V. Dill,** and **E.S. Dana:** The effect of diodrast on the normal uric acid clearances. J. clin. Invest. **23**, 776 (1944). — **Brøchner-Martensen, K.:** Uric acid in blood and urine. Acta med. scand.,

Suppl. 84, 7—267 (1937). — **Burns, J.J., T.F. Yü, A. Ritterband, J.M. Perel, A.B. Gutman** and **B.B. Brodie:** A potent new uricosuric agent, the sulfoxide metabolite of the phenylbutanzone analoge, G 25671. J. Pharmacol. exp. Ther. **119**, 418 (1957).

Chesley, L.C.: Simultaneous renal clearances of urea and uric acid in differential diagnosis of late toxemias. Amer. J. Obstet. Gynec. **59**, 960 (1950). — **Chesley, L.C.,** and **L.O. Williams:** Renal glomerular and tubular function in relation to the hyperuricemia of pre-eclampsia and eclampsia. Amer. J. Obstet. Gynec. **50**, 367 (1945). — **Christensen, F.:** Uricosuric effect of dicoumarol. Acta med. scand. **175**, 461 (1964). — **Coombs, F.S., L.J. Pecora, E. Thorogood, W.V. Consolazio,** and **J.H. Talbott:** Renal function in patients with gout. J. clin. Invest. **19**, 525 (1940). — **Cristofori, F.,** and **G.G. Duncan:** Uric acid excretion in obese subjects during periods of total fasting. Metabolism **13**, 303 (1964). — **Czaczkes, W.J., T.D. Ullmann,** and **E. Sadowsky:** Plasma uric acid levels, uric acid excretion, and response to probenecid in toxemia of pregnancy. J. Lab. clin. Med. **51**, 224 (1958).

Demartini, F.E., E.A. Wheaton, L.A. Healey, and **J.H. Larugh:** Effect of chlorothiazid on the renal excretion of uric acid. Amer. J. Med. **32**, 572 (1962). — **Dieckmann, W.J.:** The toxemias of pregnancy, II. ed. St. Louis: C.V. Mosby Co. 1952. — **Duncan, H.,** and **A.S. Dixon:** Gout, familial hyperuricemia and renal disease. Quart. J. Med. **29**, 127 (1960).

Eisen, A.Z., and **J.E. Seegmiller:** Uric acid metabolism in psoriasis. J. clin. Invest. **40**, 1486 (1961).

Freeman, R.B., and **G.G. Duncan:** Chlorothiazide-induced hyperuricemia: report of two cases. Metabolism **9**, 1107 (1960). — **Friedman, M.:** Observations concerning the effect of 1. Sodium salicylate and 2. Sodium salicylate and glycin upon the production and excretion of uric acid and allantoin in the rat. Amer. J. Physiol. **152**, 302 (1948).

Goldthswait, J.C. C.F. Butler, and **J.S. Stillman:** The diagnosis of gout: significance of an elevated serum uric acid value. New Engl. J. Med. **259**, 1059 (1958). — **Gutman, A.B.:** Primary and secondary gout. Ann. intern. Med. **39**, 1062 (1953). — **Gutman, A.B.,** and **T.F. Yü:** Renal function in gout. Amer. J. Med. **23**, 600 (1957). ~ Renal regulation of uric acid excrretion in normal and gouty man; modifications by uricosuric agents. Bull. N.Y. Acad. Med. **34**, 287 (1958). — **Gutman, A.B., T.F. Yü,** and **L. Berger:** Tubular secretion of urate in man. J. clin. Invest. **38**, 1778 (1959).

Handler, J.S.: The role of lactic acid in the reduced excretion in toxemia of pregnancy. J. clin. Invest. **39**, 1526 (1960). — **Hansen, O.E.,** and **C. Holten:** Uricosuric effect of dicumarol. Lancet **1958 I**, 1047. — **Hauge, M.,** and **B. Harvald:** Heredity in gout and hyperuricemia. Acta med. scand. **152**, 247 (1955). — **Hayashi, T.:** Uric acid and endogenous creatinine clearance studies in normal pregnancy and toxemias of pregnancy. Amer. J. Obstet. **71**, 859 (1956). ~ Uric acid and endogenous creatinine clearances after normal and toxemic pregnancy. Amer. J. Obstet. Gynec. **73**, 17 (1957). — **Healey, L.A., G.J. Magid,** and **J.L. Decker:** Uric acid retention due to hydro-chlorothiazid. New Engl. J. Med. **261**, 1358 (1959). — **Hickling, R.A.:** Leucemia and related conditions and the blood-uric-acid. Lancet **1958 I**, 175.

Kasanen, A., V. Kallio, and **T. Markkanen:** On serum uric acid and endogenic uric acid clearance in renal failure. Acta med. scand. **160**, 503 (1958). — **Koller, F.,** u. **H.U. Zollinger:** Gichtische Glomerulonephrose. Schweiz. med. Wschr. **97**, 5 (1945).

Laragh, J. H., H. O. Heinemann, and **F. E. Demartini:** Effect of chlorothiazide on electrolyte transport in man. J. Amer. med. Ass. **166**, 145 (1958). — **Lathem, W., B.B. Davis,** and **G.P. Rodman:** Renal tubular secretion of uric acid in the mongrel dog. Amer. J. Physiol. **199**, 9 (1960). — **Lathem, W.,** and **G.P. Rodman:** Uric acid excretion in gout. Evidence of an abnormality in renal transport. J. clin. Invest. **40**, 1056 (1961). — **Lathem, W.,** and **G.P. Rodnan:** Impairment of uric acid excretion in gout. J. clin. Invest. **41**, 1955 (1962). — **Laudat, M.H., A. Ryckewaert, G. Lagrue, P. Milliez** et **S. de Sèze:** Le role de l'insuffisance rénale urico-éliminoire dans la goutte primitive. Rev. franç. Étud. clin. biol. **7**, 155 (1962). — **Lennox, W.G.:** A study of the retention of uric acid during fasting. J. biol. Chem. **66**, 521 (1925).

Marson, F.G.W.: Complete relief of gout. Lancet **1955 II**, 360. — **Mason, R. M.:** Some observations on the blood uric acid level in gout. Proc. roy. Soc. Med. **44**, 289 (1951). — **Masoni, A., A.M. Tomasi** e **G. Antonioli:** Influenza dell'idroclorotiazide sul meccanismo di escrezione dell'acido urico. Osservazioni clinicosperimentali. Arch. Pat. Clin. med. **37**, 291 (1961). — **Mertz, D. P.:** Pharmakologische Eigenschaften von Hydrochlorothiazid im Vergleich zur Wirkung anderer Diuretica. Naunyn-Schmiedebergs Arch. exp. Path. Pharmak. **237**, 71 (1959). — **Mikkelsen, W.M., H.J. Dodge, F.H. Epstein, H. Valkenburg,** and **I.F. Duff:** Serum urate levels in a normal population sample. J. Lab. clin. Med. **60**, 999 (1962). — **Mugler, A., J.L. Pernet, A. Pernet** et **S. Friedrich:** Le role du rein dans l'hyperuricémie d'après l'étude de 390 clearances de l'acide urique. Rev. Rhum. **12**, 320 (1955). — **Murphy, R.,** and **K.H. Shipman:** Hyperuricemia during total fasting. Arch. intern. Med. **112**, 954 (1963).

Neel, J.V.: The clinical detection of the genetic carriers of inherited disease. Medicine (Baltimore) **26**, 115 (1947). — **Nugent, C.A., W.D. Mac Diarmid,** and **F.H. Tyler:** Renal excretion of uric acid in leucemia and gout. Arch. intern. Med. **109**, 540 (1962). — **Nugent, C.A.**, and **F.H. Tyler:** The renal excretion of uric acid in patients with gout and in non-gouty subjects. J. clin. Invest. **38**, 1890 (1959).

Ott, H., G. Zahnd et **R. Zender:** Détermination de l'uricémie du sujet normal par la méthode à l'uricase. Variations en fonction de l'age et du sexe. Schweiz. med. Wschr. **94**, 989 (1964).

Pascale, L., A. Dubin, and **W.S. Hofman:** Therapeutic value of probenecid (benemid) in gout. J. Amer. med. Ass. **149**, 1188 (1952). — **Pesaro, G.**, e **G. Masine:** Il comportamento dell'uricemia e dell'escrezione urica nelle nefropatie. Minerva nefrol. **5**, 90 (1958). — **Pollak, V.E.**, and **R.M. Kark:** The toxemias of pregnancy and the renal lesion of pre-eclamsia. Amer. J. Med. **30**, 181 (1961). — **Pollak, V.E.**, and **J.B. Nettles:** The kidney in toxemia of pregnancy; a clinical and pathological study based on renal biopsies. Medicine (Baltimore) **39**, 469 (1960). — **Popert, A.J.**, and **J.V. Hewitt:** Gout and hyperuricaemia in rural and urban populations. Ann. rheum. Dis. **21**, 154 (1962). — **Poulsen, H.**, and **E. Praetorius:** Tubular excretion of uric acid in rabbits. Acta pharmacol. (Kbh.) **10**, 371 (1954). — **Praetorius, E.:** An enzymatic method for the determination of uric acid by ultraviolet spectrophotometry. Scand J. clin. Invest. **1**, 222 (1949). ~ Plasma uric acid in aged and young persons. J. Geront. **6**, 135 (1951). — **Praetorius, E.**, and **H. Poulsen:** Enzymatic determination of uric acid with detailed directions. Scand. J. clin. Lab. Invest. **5**, 273 (1953).

Reem, G. H., and **P. Vanamee:** Effect of sodium lactate on urate clearance in the Dalmatian and in the mongrel dog. Amer. J. Physiol. **207**, 113 (1964). — **Richet, G., R. Ardaillou, H. de Montera, R. Slama** et **Th. Bougault:** Le rein Goutteux. Étude de 31 cas de néphropathie associée à la goutte. Presse méd. **69**, 644 (1961).

Sala, G., C.B. Ballabio e **A. Amira:** La clearance dell'acido urico nel soggetto normale e nel gottoso. Reumatismo **7**, 223 (1955). — **Sandberg, A. A., G. E. Cartwright**, and **M. M. Wintrobe:** Studies on leucemia. I. Uric acid excretion. Blood **11**, 154 (1956). — **Sarre, H.**, u. **D. P. Mertz:** Sekundäre Gicht bei Niereninsuffizienz. Klin. Wschr. **43**, 1134 (1965). — **Seegmiller, J.E.**, and **A.J. Grayzel:** Use of the newer uricosuric agents in the management of gout. J. Amer. med. Ass. **173**, 1076 (1960). — **Seegmiller, J.E., A.J. Grayzel, R.R. Howell**, and **C. Plato:** The renal excretion of uric acid in gout. J. clin. Invest. **41**, 1094 (1962). — **Seegmiller, J.E., A.J. Grayzel, L. Laster**, and **L. Liddle:** Uric acid production in gout. J. clin. Invest. **40**, 1304 (1961). — **Seitchik, J.:** Observations on the renal tubular reabsorption of uric acid. Normal pregnancy and abnormal pregnancy with and without pre-eclampsia. Amer. J. Obstet. Gynec. **65**, 981 (1953). — **Sirota, J.H., T.F. Yü**, and **A.B. Gutman:** Effect of benemid (p-(di-n-propylsulfanyl)-benzoic acid) and other discrete renal functions in gouty subjects. J. clin. Invest. **31**, 692 (1952). — **Smyth, C.J.:** Hereditary factors in gout. Metabolism **6**, 218 (1957). — **Smyth, C.J., C.W. Cotterman**, and **R.H. Freyberg:** The genetics of gout and hyperuricemia — an analysis of nineteen families. J. clin. Invest. **27**, 749 (1948). — **Sougin-Mibashan, R.**, and **M. Horwitz:** The uricosuric action of ethyl biscoum acetate. Lancet **1955 I**, 1191. — **Stecher, R.M., A.H. Hersh**, and **W.M. Solomon:** The heredity of gout and its relationship to familial hyperuricosuria. Ann. intern. Med. **31**, 595 (1949). — **Steenstrup, O.R.:** Hypouricemia during pregnancy. Scand. J. clin. Lab. Invest. 8, 263 (1956). ~ A note on hyperuricemia during labor. Scand. J. clin. Lab. Invest. **12**, 205 (1960).

Talbott, J.H.: Gout. New York: Oxford University Press 1943. ~ Gout. New York and London: Grune & Stratton 1957. ~ Gout and blood dyscrasias. Medicine (Baltimore) **38**, 173 (1959). — **Talbott, J.H.**, and **K.L. Terplan:** The kidney in gout. Medicine (Baltimore) **39**, 405 (1960). — **Thannhauser, S.J.:** Die Pathogenese der Gicht. Dtsch. med. Wschr. **81**, 492 (1956). — **Tinney, W.S., H.F. Polley, B.E. Hall**, and **H.Z. Giffin:** Polycythemia vera and gout. Proc. Mayo Clin. **20**, 49 (1945). — **Treadwell, B.L.J.**, and **A.St.J. Dixon:** Pueperal hyperuricaemia. Ann. rheum. Dis. **20**, 186 (1961).

Videbaek, A.: Polycythaemia vera. Course and prognosis. Acta med. scand. **138**, 179 (1950). — **Vollmend, K.:** Serum-uric acid level during treatment with chlorothiazid. Nord. Med. **63**, 185 (1960).

Warshaw, L. J.: Acute attacks of gout precipitated by chlorothiacid-induced diuresis. J. Amer. med. Ass. **172**, 802 (1960). — **Weiss, T.E., A. Segaloff**, and **C. Moore:** Gout and diabetes. Metabolism **6**, 103 (1957). — **Wilson, D.:** The familial history of gout. Proc. roy. Soc. Med. **44**, 285 (1951). — **Wolfsohn, W.Q., D. Krevshy, R. Levine, K. Kodota**, and **C. Cohn:** Endocrine factors in gout: the significance of differences in childhood and adult urate metabolism. J. clin. Endocr. **9**, 666 (1949). — **Wolfson, W.Q., C. Colin, R. Levine**, and **B. Huddlestun:** The transport and excretion of uric acid in man. III. Physiological significance of the uricosuric effect of caronamide. Amer. J. Med. **4**, 774 (1948). — **Wolfson, W.Q., H.D. Hunt, R. Levine, H.S. Guterman, C. Cohn, E.F. Rosenberg, B. Huddlestun**, and **K. Kodota:** The transport and excretion of uric acid in man. A sex difference in uric acid metabolism. J. clin. Endocr. **9**, 749 (1949). — **Wolfson, W.Q.**, and **R. Levine:** The transport and excretion of uric acid in man. IV. The renal mechanism for urate excretion. Fed. Proc. **7**, 136 (1948). —

Wyngaarden, J.B.: The effect of phenylbutazone on uric acid metabolism in two normal subjects. J. clin. Invest. **34**, 256 (1955). ~ Overproduction of uric acid as the cause of hyperuricemia in primary gout. J. clin. Invest. **36**, 1508 (1957). ~ The role of the kidney in the pathogenesis and treatment of gout. Arth. and Rheum. **1**, 191 (1958). — **Wyngaarden, J.B., A.E. Blair,** and **L. Hilley:** On the mechanism of overproduction of uric acid in patients with primary gout. J. clin. Invest. **37**, 579 (1958).

Yü, T.F., L. Berger, and **A.B. Gutman:** Suppression of tubular secretion of urate by pyrazinamide in the dog. Proc. Soc. exp. Biol. (N.Y.) **107**, 905 (1961). — **Yü, T.F.,** and **A.B. Gutman:** Ultrafiltrability of plasma urate in man. Proc. Soc. exp. Biol. (N.Y.) **84**, 21 (1953). ~ Paradoxical retention of uric acid by uricosuric drugs in low dosage. Proc. Soc. exp. Biol. (N.Y.) **90**, 542 (1955). ~ Study of the paradoxical effects of salicylate in slow, intermediate and high dosage on the renal mechanisms for excretion of urate in man. J. clin. Invest. **38**, 1298 (1959). — **Yü, T. F., J. H. Sirota, L. Berger, M. Halpern,** and **A. B. Gutman:** Effect of sodium lactate infusion on urate clearance in man. Proc. exp. Biol. (N.Y.) **96**, 809 (1957b). — **Yü, T.F., J.H. Sirota,** and **A.B. Gutman:** Effect of phenylbutazone (3,5-dioxo-1,2-diphenyl-4-n-butyl-pyralazone) on renal clearance of urate and other discrete renal functions in gouty subjects. J. clin. Invest. **32**, 1121 (1953).

Zachau-Christiansen, B.: The variations in serum uric acid during 24 hours and from day to day. Scand. J. clin. Lab. Invest. **9**, 244 (1957). ~ The rise in serum uric acid during muscular exercise. Scand. J. clin. Lab. Invest. **11**, 57 (1959). — **Zatuchni, J., W. King,** and **M. Resinski:** Hydrochlorothiazide, a new saluretic. Amer. J. med. Sci. **237**, 479 (1959). — **Zöllner, N.:** Moderne Gichtprobleme, Ätiologie, Pathogenese, Klinik. In: Ergebn. inn. Med. Kinderheilk., N.F. Bd. 14. Berlin-Göttingen-Heidelberg: Springer 1960. ~ Eine Modifikation der enzymatischen Harnsäurebestimmungen. Normalwerte der deutschen Bevölkerung. Z. klin. Chem. **1**, 178 (1963).

Kreatinin — Kreatininclearance

Agarwal, S.C.: Endogenous creatinine-clearance test in healthy Indian subjects. Indian J. med. Res. **44**, 619 (1956). — **Allinson, M.J.C.:** A specific enzymatic method for the determination of creatine and creatinine in blood. J. biol. Chem. **157**, 169 (1945). — **Alvarez, R.R. de:** Renal glomerulotubular mechanisms during normal pregnancy. I. Glomerular filtration rate, renal plasma flow and creatinine clearance. Amer. J. Obstet. Gynec. **75**, 931 (1958). — **Annino, J.S.,** and **A.S. Relman:** The effect of eating on some of the clinically important chemical constituents of the blood. Amer. J. clin. Path. **31**, 155 (1959). — **Azerad, L., H. Lestrader, J. Ghata** et **A. Reinberg:** La clearance de la créatinine endogene. Sem. Hôp. (Paris) **1954**, 1354.

Barnett, H.L., and **J. Vesterdahl:** Physiologic and clinical significance of immaturity of kidney function in young infants. J. Pediat. **42**, 99 (1953). — **Barrett, E.,** and **T. Addis:** The serum creatinine concentration of normal individuals. J. clin. Invest. **26**, 875 (1947). — **Beringer, A.,** u. **E. Deutsch:** Mitteilung zur Nierenclearance: Tageszeitlicher Rhythmus der Nierenfunktion und Einfluß von Wasserbelastung. Med. Welt **1960**, 1769. — **Berne, R.M.,** and **M.N. Levy:** Effects of acute reduction of cardiac output on the renal circulation of the dog. J. clin. Invest. **29**, 444 (1950). — **Best, W.R.:** Physiologic factors in urinary creatinine excretion. Army Medical Nutritional Laboratory Report 118 (1953). — **Bleiler, Roberta E.,** and **H.P. Schede:** Creatinine excretion: variability and relationships to diet and body size. J. Lab. clin. Med. **59**, 945 (1962). — **Bonsnes, R.W.,** and **H.H. Taussky:** On the colorimetric determination of creatinine by the Jaffe reaction. J. biol. Chem. **158**, 581 (1945). — **Borsook, H.,** and **J.W. Dubnoff:** The hydrolysis of phosphocreatine and the origin of urinary creatinine. J. biol. Chem. **168**, 493 (1947). — **Brod, J.,** and **J. Kotatko:** Vylucovani endogenniho kreatininu ledvinami. Čas. Lék. čes. 88, 665 (1949). — **Brod, J.,** and **J.H. Sirota:** The renal clearance of endogenous "creatinine" in man. J. clin. Invest. **27**, 645 (1948). — **Brun, C.:** Kreatinin-Clearance. Nord. Med. **48**, 942 (1952). ~ Acute anuria. Copenhagen: E. Munksgaard 1954. — **Brunner, H., G. Kuschinsky, O. Münchow** u. **G. Peters:** Der Tag-Nacht-Rhythmus der Diurese, Elektrolytausscheidung und Clearance des echten endogenen Kreatinins bei der Ratte. Naunyn-Schmiedebergs Arch. exp. Path. Pharmak. **229**, 842 (1956). — **Bucht, H.:** On tubular excretion of thiosulfate and creatinine under influence of carbonamide. Scand. J. clin. Lab. Invest. **1**, 270 (1949).

Camara, A.A., K.D. Arn, A. Reimer, and **L.H. Newburgh:** The twenty-four hourly endogenous creatinine clearance as a measure of the functional state of the kidneys. J. Lab. clin. Med. **37**, 743 (1951). — **Chesley, L.C.:** Kidney function in normal and toxemic pregnant woman. Med. Clin. N. Amer. **35**, 699 (1951). — **Chinard, F.P.:** Derivation of an expression for the rate of formation of glomerular fluid. Applicability of certain physical and physiochemical concepts. Amer. J. Physiol. **171**, 3 (1952). — **Crawford, B.:** Depression of exogenous creatinine/inulin or thiosulfate clearance in man by diodrast and p-aminohippuric acid. J. clin. Invest. **27**, 171 (1948).

Dean, R.F.A., and **R.A. McCance:** Inulin, diodone, creatinine and urea clearances in newborn infants. J. Physiol. (Lond.) **106**, 431 (1947). — **Dodge, W.F.,** and **C.W. Daeschner:** Factors influencing short-term measurement of glomerular filtration rate by endogenous creatinine clearance. Clin. Res. 8, 62 (1960). — **Doering, P., R. Koch, H. Schroeter** u. **M. Schwab:** Die endogene Kreatinin-Clearance beim nierenkranken Menschen. Klin. Wschr. **31**, 489 (1953). — **Doering, P., H. Schroeter, W. Schubert** u. **M. Schwab:** Die endogene Kreatinin-clearance beim nierengesunden Menschen. Klin. Wschr. **31**, 301 (1953). — **Doolan, P.D., E.L. Alpen,** and **G.B. Theil:** A clinical appraisal of the plasma concentration and endogenous clearance of creatinine. Amer. J. Med. **32**, 65 (1962).

Edwards, K.D.G., and **H.M. Whyte:** Plasma creatinine level and creatinine clearance as tests of renal function. Aust. Ann. Med. 8, 218 (1959). ~ Creatinine excretion and body composition. Clin. Sci. **18**, 361 (1959). — **Effersøe, P.:** Relationship between endogenous 24-hour creatinine clearance and serum creatinine concentration in patients with chronic renal disease. Acta med. scand. **156**, 429 (1957a). ~ Relationship between renal function and clinical course in chronic renal failure, based on 29 autopsied cases. Acta med. scand. **156**, 435 (1957b). — **Eggstein, M.:** Zur Indikation und Durchführung der Harnstoff-, Kreatinin- und Harnsäurebestimmung. Ärztl. Lab. **4**, 33 (1958). — **Emerson jr., K., P.H. Futcher,** and **L.E. Farr:** The relation of high and low urea clearances to the inulin and creatinine clearances in children with the nephrotic syndrome. J. clin. Invest. **20**, 361 (1941).

Frank, E., Z. Kavurt u. **M. Özen:** Über die Brauchbarkeit der Bestimmung der endogenen Kreatinin-Clearance zur Ermittlung des Glomerulumfiltrats. Instanbul Contrib. Clin. Sci. **3**, 66 (1954). — **Frey, E.** u. **J.:** Die Funktionen der gesunden und kranken Niere. Berlin-Göttingen-Heidelberg: Springer 1950. — **Friederiszick, F.K.:** Clearanceuntersuchungen im Kindesalter. Basel: S. Karger 1954.

Gayer, J.: Die renale Kreatininausscheidung bei erhöhtem Kreatinin-Plasmaspiegel. Med. Welt **1964**, 38. — **Gayer, J.,** u. **J. Kramer:** Die tubuläre Sekretion von endogenem Kreatinin. Klin. Wschr. **35**, 626 (1957). — **Goldman, R., G.B. Duncan,** and **Ch. Yesinick:** Creatinine excretion in renal failures. Proc. Soc. exp. Biol. (N.Y.) **85**, 446 (1954). — **Grant, R.:** Excretion and plasma clearance of endogenous true creatinine in rabbits. Amer. J. Physiol. **174**, 79 (1953).

Hand, G.: Über die Beeinflussung der Kreatinin-Clearance durch p-Aminohippursäure (PAH). Dtsch. med. Wschr. **77**, 709 (1952). — **Hare, K., H. Goldstein, H.L. Barnett, H. McNamara,** and **R.S. Hare:** Renal excretion of creatinine in man. Fed. Proc. 8, 67 (1949). — **Hare, R.S.:** Endogenous creatinine in serum and urine. Proc. Soc. exp. Biol. (N.Y.) **74**, 148 (1950). — **Haugen, H.N.,** and **E.M. Blegen:** The true endogenous creatinine clearance. Scand. J. clin. Lab. Invest. **5**, 67 (1953). ~ Plasma creatinine concentration and creatinine clearance in clinical work. Ann. intern. Med. **43**, 731 (1955). — **Heidelmann, G., E. Koch** u. **M. Haake:** Die Abhängigkeit der Ausscheidung des endogenen Kreatinins und des Phenolrots von der Diurese. Verh. dtsch. Ges. inn. Med. **62**, 621 (1956). — **Heuchel, G.:** Clearance-Untersuchungen an nierenerkrankten Lentafällen. Verh. dtsch. Ges. inn. Med. **58**, 288 (1952). — **Hopper, J.:** Creatinine clearance: a simple way of measuring kidney function. Bull. Univ. Calif. Med. Center **2**, 315 (1951). — **Husby, J., K. Lundbaek,** and **R. Malmros:** Creatinine and clearance electrolyte patterns after hypophysectomie. Acta med. scand. **157**, 209 (1957).

Isaksson, B.: A comparison of non-protein nitrogen and plasma creatinine as a measure of renal efficiency. Acta Soc. Med. upsalien. **64**, 261 (1959).

Jadrný, L., J. Spěváčková u. **L. Stampachová:** Beziehung zwischen Clearance, Blutspiegel und Ausscheidung des endogenen Kreatinins. Z. ges. inn. Med. **16**, 756 (1961). — **Josephson, B.,** and **O. Lindahl:** On the reliability of the inulinclearance, together with a comparison between this and the creatinine-clearance. Acta med. scand. **116**, 20 (1943). — **Jungner, I.,** and **G. Jungner:** Creatinine and creatine clearance in the acute stage of paralytic poliomyelitis. Acta med. scand. **166**, 357 (1960).

Kasanen, A., and **J. Harri:** Retention tests in the early phase of chronic renal failure. Comparison between non-protein nitrogen, urea and creatinine. Ann. Med. intern. Fenn. **48**, 105 (1959). — **Kelsall, A.R.:** The urinary excretion of creatinine during inhibition of water diuresis in man by ischaemic muscle pain. J. Physiol. (Lond.) **112**, 54 (1951). — **Kennedy jr., T.J., J.G. Hilton,** and **R.W. Berliner:** Comparison of inulin and creatinine clearance in the normal dog. Amer. J. Physiol. **171**, 164 (1952). — **King, M.E.:** Effect of phenylbutazone (butazolidin) on renal excretion of paraaminohippurate and thiosulfate in the dog. Proc. Soc. exp. Biol. (N.Y.) **83**, 827 (1953). — **Kuhlbäck, B.:** The creatinine tolerance test and endogenous plasma creatinine as measurements of renal function. Scand. J. clin. Lab. Invest. **11**, 177 (1959). — **Kuhlbäck, B., A. Eriksson,** and **H. Forsius:** Plasma creatinine in different sex and age groups of a healthy isolated Island population. Acta med. scand., Suppl. **412**, 83 (1964).

Lockett, M.F.: The influence of suprarenal deficiency and of sympathectomy on creatinine clearance in conscious dogs. J. Physiol. (Lond.) **109**, 250 (1949). — **Løken, F.:** On the determination of creatinine in plasma by the Jaffé reaction after adsorption to Lloyd's reagent. Scand. J. clin. Lab. Invest. **6**, 325 (1954).

Mandel, E., F.L. Jones, M.J. Willis, and **W.H. Cargill:** Renal excretion of creatinine and inulin in man. J. Lab. clin. Med. **42**, 621 (1953). — **Mattar, G., H.L. Banett, H. McNamara,** and **H.D. Lausan:** Measurement of glomerular filtration rate in children with kidney disease. J. clin. Invest. **31**, 928 (1952). — **McCance, R.A.,** and **E.M. Widdowson:** The secretion of urine in man during experimental salt deficiency. J. Physiol. (Lond.) **91**, 222 (1937). — **Mertz, D.P., H. Sarre** u. **Z. Cremer:** Über den diagnostischen Wert semiquantitativer Nierenfunktionsproben. I. Korrelation zwischen der Plasmakonzentration von „wahrem" endogenen Kreatinin und Inulinclearance. Klin. Wschr. **40**, 687 (1962a). ~ Über den diagnostischen Wert semiquantitativer Nierenfunktionsproben. III. Korrelationen zwischen den Plasmakonzentrationen von Reststickstoff und „wahrem" endogenen Kreatinin bzw. der Inulinclearance. Klin. Wschr. **40**, 889 (1962b). — **Miller, B.F.,** and **R. Dubos:** Studies on the presence of creatinine in human blood. J. biol. Chem. **121**, 447 (1937). — **Miller, B.F., A. Leaf, A.R. Mamby,** and **Z. Miller:** Validity of the endogenous creatinine clearance as a measure of glomerular filtrate rate, in the diseased human kidney. J. clin. Invest. **31**, 309 (1952). — **Miller, B.F.,** and **A.W. Winkler:** Renal clearance of endogenous creatinine in man. J. clin. Invest. **17**, 31 (1938). — **Milliez, P., G. Lagrue, J. Desbordes** et **J. Truffert:** Comparaison entre la cléarance de la créatinine endogène et la cléarance du mannitol. Ann. Biol. clin. **14**, 710 (1956). — **Moeller, J.:** Die Bestimmung des Glomerulusfiltrates mit Kreatinin und Inulin in der Klinik. Klin. Wschr. **37**, 753 (1959). — **Monzon, O.T., E.M. Ory, H.L. Dobson, E. Carter,** and **E.M. Yow:** A comparison of bacterial counts of the urine obtained by needle aspiration of the bladder, catheterization and midstream-voided methods. New Engl. J. Med. **259**, 764 (1958).

Nadig, P.W., and **W.L. Valk:** The serum creatinine and endogenous creatinine-clearance as tests of renal function. J. Urol. (Baltimore) **86**, 157 (1961). — **Nakajima, K., T. Takeda, T. Ikeda, F. Shintana, J. Takeuchi,** and **H. Ueda:** Prognostic implications of certain kidney function tests in diffuse glomerulonephritis. Jap. Heart J. **4**, 25 (1963). — **Norbye, E.:** Creatinine tolerance test as a renal function test. Acta paediat. (Stockh.) **43**, 113 (1954).

Özen, M.: Comparaison entre le clearance au thiosulfate et le clearance à la créatinine. Bull. Soc. turque Méd. **20**, 425 (1954). — **Oliver, J.:** New directions in renal morphology: method, its results and its future. Harvey Lect. **40**, 102 (1945). — **Orloff, J., L.G. Welt,** and **L. Stowe:** The effects of concentrated salt-poor albumin on the metabolism and excretion of water and electrolytes in nephrosis and toxemia of pregnancy. J. clin. Invest. **29**, 770 (1950).

Paget, M., M. Gontier et **J. Liefooghe:** La "créatinémie vraie". Sa determination, sa valeur normale. Ses variations. Arch. Biol. méd. **1956**, 779. — **Paget, M., L. Liefooghe, V. Nolf, M. Gontier** et **L. Langeron:** La clearance de la créatinine mesure-t-elle chez l'homme le filtrat glomérulaire ? Arch. Biol. méd. **1956**, 789. — **Perlmutter, M., S.L. Grossmann, S. Rothenberg,** and **G. Dobkin:** Urine-serum urea nitrogen ratio. J. Amer. med. Ass. **170**, 1533 (1959). — **Peters, J.H.:** The determination of creatinine and creatine in blood and urine with the photoelectric colorimeter. J. biol. Chem. **146**, 179 (1942). — **Pilsum, J.F. van,** and **E.L. Seljeskog:** Longterm endogenous creatinine clearance in man. Proc. Soc. exp. Biol. (N.Y.) **97**, 270 (1958). — **Popper, H., E. Mandel** u. **M. Mayer:** Zur Kreatininbestimmung im Blute. Biochem. Z. **291**, 354 (1937).

Ralston, M.: Plasma creatinine. J. clin. Path. 8, 160 (1955). — **Rehberg, P.B.:** Studies on kidney function. I. The rate of filtration and reabsorption in the human kidney. Biochem. J. **20**, 447 (1926). — **Reubi, F.:** Faut-il préférer la mesure de la créatininémie à celle de l'urée sanguine ou de l'azote non protéique ? Schweiz. med. Wschr. 88, 1084 (1958). ~ La signification clinique de la créatininémie. J. Urol. méd. chir. **65**, 236 (1959). — **Roscoe, M.H.:** The endogenous creatinine clearance in normal subjects. J. clin. Path. 7, 327 (1954). ~ Plasma chromogen and the endogenous creatinine clearance. J. clin. Path. **11**, 173 (1958). — **Rothauge, C.F.,** u. **G. Mense:** Kritik, Grenzen und Indikation der Clearance in der Urologie. Z. Urol. **52**, 89 (1959).

Sarre, H., u. **J. Gayer:** Klinische Nierenfunktionsprüfungen. II. Differentialdiagnostische Bedeutung. Medizinische **1958**, 1357. — **Schettler, G.,** u. **K.L. Messerschmidt:** Die endogene Kreatininclearance beim normal ernährten Hund. Z. ges. exp. Med. **116**, 67 (1950). — **Schirmeister, J., L. Schmidt** u. **H.D. Söling:** Die renale Extraktion verschiedener Clearancesubstanzen beim Hund während maximal erhöhtem Unterdruck. Naunyn-Schmiedebergs Arch. exp. Path. Pharmak. **237**, 473 (1959). — **Schirmeister, J., H. Willmann** u. **H. Kiefer:** Über den oberen Normwert des Plasmakreatinin und seine Beziehung zu der glomerulären Filtrationsrate beim Menschen. Klin. Wschr. **40**, 1172 (1962). ~ Endogenes Kreatinin in Serum und Harn. Klin. Wschr. **41**, 878 (1963). ~ Plasmakreatinin als grober Indikator der Nierenfunktion. Dtsch. med. Wschr. **89**, 1018 (1964a). — **Schirmeister, J., H. Willmann, H. Kiefer** u. **W. Hallauer:** Für und wider die Brauchbarkeit der endogenen Kreatininclearance in der funktionellen Nierendiagnostik. Dtsch. med. Wschr. **89**, 1640 (1964b). — **Schmidt, G.,** u. **H. Südhof:** Der Wert der endogenen Kreatininclearance für die klinische Nierendiagnostik. Medizinische **1959**, 647. — **Schmidt-Nielsen, B.:** Excretion of endogenous and exogenous creatinine and of mannitol in the kangeroo rat. Amer. J. Physiol. **178**, 177 (1954). — **Schott-**

staedt, W., J. Grace, and H. G. Wolff: Life situations, behaviour, attitudes, emotions, and renal excretion of fluid and electrolytes. V. Variations in excretion of endogenous creatinine. J. psychosom. Res. 1, 292 (1956). — **Schreiner, G. E.:** The clinical and histologic spectrum of pyelonephritis. Arch. intern. Med. **102**, 32 (1958). — **Schreiner, G. E., and J. F. Matter:** Uremia: Biochemistry, pathogenesis and treatment. Springfield (Ill.): Ch. C. Thomas 1961. — **Schwab, M.:** Die endogene 24-Std.-Kreatinin-Clearance, eine klinisch brauchbare Methode zur Bestimmung des Glomerulumfiltrates. Klin. Wschr. **31**, 1030 (1953). — **Schwalb, H., u. H. Hensel:** Die endogene Kreatinin-Clearance und ihre klinische Bedeutung als Nierenfunktionsprüfung. Med. Klin. **1952**, 1421. — **Schwartz, I. L., E. S. Breed, and M. H. Maxwell:** Comparison of the volume of distribution, renal and extrarenal clearances of inulin and mannitol in man. J. clin. Invest. **29**, 517 (1950). — **Selkurt, E. E., and H. K. Grodeck:** Comparison of creatinine and inulin clearance in the dog during hypoxia. Proc. Soc. exp. Biol. (N.Y.) **81**, 374 (1952). — **Shannon, I. H.:** The excretion of inulin by the dog. Amer. J. Physiol. **112**, 405 (1935). ~ The renal excretion of creatinine in man. J. clin. Invest. **14**, 403 (1935). — **Shannon, I. A., and F. R. Winton:** The renal excretion of inulin and creatinine by the anaesthetized dog and the pump-lung-kidney preparation. J. Physiol. (Lond.) **98**, 97 (1940). — **Sirota, J. H., D. S. Baldwin, and H. Villarreal:** Diurnal variations of renal function in man. J. clin. Invest. **29**, 187 (1950). — **Smith, H. W.:** The kidney, structure and function in health and disease. New York: Oxford University Press 1951. — **Smith, H. W., H. Chasis, W. Goldring, and H. A. Ranges:** Glomerular dynamics in the normal human kidney. J. clin. Invest. **19**, 751 (1940). — **Smith, W. W., N. Finkelstein, and H. W. Smith:** Renal excretion of hexitols and their derivates and of endogenous creatinine in dog and man. J. biol. Chem. **135**, 231 (1940). — **Spühler, O.:** Zur Physio-Pathologie der Niere. Bern: H. Huber 1946. — **Spühler, O., u. H. U. Zollinger:** Die chronisch-interstitielle Nephritis. Z. klin. Med. **151**, 1 (1953). — **Steinitz, K., and H. Türkand:** The determination of the glomerular filtration by the endogenous creatinine clearance. J. clin. Invest. **19**, 285 (1940). — **Strauss, M. B., J. D. Rosenbaum, and W. P. Nelson:** The effect of alcohol on the renal excretion of water and electrolyte. J. clin. Invest. **29**, 1053 (1950).

Taussky, H. H.: A procedure increasing the specificity of the Jaffe reaction for the determination of creatine and creatinine in urine and plasma. Clin. chim. Acta **1**, 210 (1956). — **Tibblin, G.:** Das Konzentrationsvermögen der Nieren bei der Hypertoniekrankheit. Svenska Läk.-Tidn. **61**, 1374 (1964). — **Tjan, H. L., J. Tobias, R. Levin, and J. Hopper jr.:** Creatinine clearance in clinical medicine. Calif. Med. **98**, 121 (1963). — **Tobias, G. J., R. F. McLaughlin, and J. Hopper jr.:** Endogenous creatinine clearance. New Engl. J. Med. **266**, 317 (1962).

Ullrich, K. J., and D. J. Marsh: Kidney, water and electrolyte metabolism. Rev. Physiol. **25**, 91 (1963).

Vestergaard, P., and R. Leverett: Constancy of urinary creatinine excretion. J. Lab. clin. Med. **51**, 211 (1958).

Wesson, L. G.: Clinical evaluation of renal function. Med. Clin. N. Amer. **47**, 861 (1963). — **Winberg, J.:** The 24-hour true endogenous creatinine clearance in infants and children without renal disease. Acta paediat. (Uppsala) **48, 443** (1959). ~ Renal function studies in infants and children with acute unobstructive urinary tract infections. Acta paediat. (Uppsala) **48**, 577 (1959). — **Winter, K. A.:** Kritische Betrachtungen zur klinischen Brauchbarkeit von Kreatinin-clearance-Messungen. Ärztl. Wschr. **1957**, 305. — **Winter, K.A., T. Knauth u. K. H. Gebhardt:** Läßt sich die glomeruläre Filtration mit Klärwertsubstanzen bestimmen? Münch. med. Wschr. **1957**, 668. — **Wrong, O. M.:** Tests of renal function. In: D. A. K. Black, Renal disease. Oxford: Blackwell 1962.

Zierler, Kl.: On creatinuria in man. Bull. Johns Hopk. Hosp. **85**, 370 (1949).

Aminosäuren, Phenolderivate, Xanthoprotein und Indican

Becher, E.: Über das Vorkommen von aromatischen Oxysäuren und Phenolen im enteiweißten Blut und über die Bedeutung derselben bei echter Urämie. Dtsch. Arch. klin. Med. **145**, 333 (1924). — **Becher, E., F. Doenecke u. S. Litzner:** Quantitative Studien über die Fraktion der aromatischen Oxysäuren im Blut bei Krankheiten. Z. klin. Med. **104**, 29 (1926). — **Becher, E., u. F. Koch:** Über die pathologischen Beziehungen zwischen echter Urämie und den bei Niereninsuffizienz im Blut retinierten Substanzen. Dtsch. Arch. klin. Med. **148**, 78 (1925). — **Becher, E., S. Litzner u. F. Doenecke:** Das Vorkommen von aromatischen Oxysäuren im normalen Blut. Münch. med. Wschr. **72**, 2009 (1925); — Z. klin. Med. **104**, 29 (1926). ~ Das Konzentrationsverhältnis aromatischer Substanzen zwischen Serum und Harn bei Nierengesunden und Nierenkranken. Münch. med. Wschr. **69**, 1657 (1927). — **Becher, E., S. Litzner u. W. Täglich:** Der Phenolgehalt des Blutes unter normalen und pathologischen Verhältnissen. Z. klin. Med. **104**, 182 (1926). — **Berger, H.:** Die Bestimmung der im Harn ausgeschiedenen Aminosäure und ihre Bedeutung in der Klinik. Schweiz. med. Wschr. **86**, 711, 729 (1956). — **Bock, H. E., u. W. Gerok:** Die freien und gebundenen Aminosäuren im Serum bei Niereninsuffizienz. Dtsch. med. Wschr. **86**, 704 (1961). — **Braun, P., S. Kisfaludy,**

and M. **Dubsky:** Quantative analysis of free amino acid in normal and path. human serum and urine. Acta med. Acad. Sci. hung. **7**, 147 (1955). — **Brod, J.:** Die Nieren. Berlin: VEB Volk und Gesundheit 1964. — **Brummer, P.,** and **A. Kasanen:** Serum indican and urinary indican in achlorhydria. Acta med. scand. **152**, 123—128 (1955).

Dickes, R.: Relations between the symptoms of uraemia and the blood levels of the phenols. Arch. intern. Med. **69**, 446 (1942). — **Doenecke, F., D. Mütting** u. **G. A. Jutzler:** Möglichkeiten und Grenzen der Nierenfunktionsprüfung in Klinik und Praxis. Med. Klin. **36**, 1531 (1962). — **Dunn, M. S., E. A. Murphy,** and **P. F. Salisbury:** Free and apparent amino acids in deproteimized plasma of normal and uremic (naphrectomized) dogs. Proc. Soc. exp. Biol. (N.Y.) **92**, 682 (1956).

Frimpter, G. W., D. D. Thompson, and **H. Luckey:** Conjugated amino acids in plasma of patients with uremia. J. clin. Invest. **40**, 1208 (1961).

Gaberman, P., D. H. Atlas, J. Isaacs, E. M. Kammerling, and **L. Ehrlich:** Relationship of xanthoproteic indices to quantitative phenol levels in varions azotemic states. J. Lab. clin. Med. **37**, 544 (1951).

Hicks, J. M., J. D. P. Wootton, and **D. S. Young:** The effect of phenolic acids on cerebral enzymes. Biochem. J. 82, 29 (1962). — **Hicks, J. M., D. S. Young,** and **J. D. P. Wootton:** Abnormal blood constituents in acute renal failure. Clin. chim. Acta **7**, 623 (1962).

Kasanen, A.: Serum indican and endogenous indican-clearance in renal insuffiziency. Ann. med. intern. Fenn **46**, 5 (1957). — **Knauff, H. G., W. Mialkowski** u. **H. Zickgraf:** Über die freien Aminosäuren des Liquor cerebrospinalis und ihren Nachweis mit kombinierten papierchromatographischen und elektropherographischen Methoden. Z. klin. Med. **155**, 483 (1959). — **Knauff, H. G.,** u. **H. Zickgraf:** Über das Vorkommen von freiem Äthanolamin (Colamin) im Liquor cerebrospinalis des Menschen. Hoppe-Seylers Z. physiol. Chem. **312**, 264 (1958). — **Korbelář, J., D. Veselá** u. **O. Obr:** Hladina fenolových látek při chrobách ledvin. čas. Lék. čes. **89**, 899 (1950). Zit. nach J. Brod, Die Nieren. Berlin: VEB Volk und Gesundheit 1964.

Müting, D.: Über Veränderungen in der Aminosäurezusammensetzung des enteiweißten Liquor cerebrospinalis bei Leber- und Niereninsuffizienz. Klin. Wschr. **38**, 1000 (1960). ~ Störungen des Eiweißstoffwechsels und der Entgiftungsfunktionen bei Niereninsuffizienz. Med. Welt **32/33**, 1585 (1961). ~ Eiweißstoffwechsel und Entgiftung bei Niereninsuffizienz. Dtsch. Ges. für Verdauungs- und Stoffwechselkrankheiten, Wiesbaden 10. 4. 64. ~ Studies on the pathogenesis of urea. — Comparative determinations of glucuronic acid, indicans, free and bound phenols in the serum, cerebrospinal fluid and urine of renal diseases with and without uremia. Clinica chim. Acta **12**, 551 (1965). — **Müting, D.,** u. **H. J. Burgard:** Zur quantitativen kolorimetrischen und papierchromatographischen Bestimmung von Indikan in biologischen Körperflüssigkeiten. Z. klin. Chem. **3**, 46 (1965). — **Müting, D., J. Reikowski, H. Deesz** u. **H. J. Burgard:** Untersuchungen über die Entgiftungsfunktion des menschlichen Organismus. II. Mitt.: Der Gehalt des Serums und 24 Std.-Urins von 100 gesunden Erwachsenen an Glucuronsäure, Indican, freien und gebundenen Phenolkörpern. Z. klin. Med. **157**, 538 (1963). — **Müting, D., H. Reikowski** u. **S. Neuheisel:** Untersuchungen über die Entgiftungsfunktion des menschlichen Organismus. III. Mitt. Glucuronsäure, Indican, freie und gebundene Phenole im Serum und 24 Std.-Urin sowie freie und gebundene Sulfate im 24-Std.-Urin bei 34 Patienten mit nephrotischem Syndrom. Z. klin. Med. **157**, 544 (1963). — **Müting, D.,** u. **K. N. Shivaram:** Untersuchungen über den Eiweißstoffwechsel bei Niereninsuffizienz. Verh. dtsch. Ges. inn. Med. **65**, 635 (1959).

Rosen, H., W. H. Meroney, and **S. M. Levenson:** Plasma amino acids in patients with renal failure. Effect of extracorporal haemodialysis. Clin. Sci. **17**, 653 (1958). — **Rosenberg:** Experimentelle Studien über die Beziehung der urämischen Azotämie zur Indicanämie und Indicanurie. Naunyn-Schmiedebergs Arch. exp. Path. Pharmak. **79**, 265 (1916).

Salisbury, P. F., M. S. Dunn, and **E. A. Murphy:** Apparent free amino acid in deproteinized plasma of normal and uremic persons. J. clin. Invest. **36**, 1227 (1957). — **Shivaram, K. N.,** u. **D. Müting:** Über eine einfache und empfindliche quantitative kolorimetrische Bestimmung von Indikan in Körperflüssigkeiten. Ärztl. Forsch. **15** (I), 337 (1961).

Vries, A. de, and **R. Alexander:** Studies on amino acid metabolism. J. clin. Invest. **27**, 655 (1947).

Woods, K. R.: Plasma amino acids before and after extracorporal hemodyalisis in renal failure. Clin. Res. 8, 235 (1960).

Klassisches Clearanceverfahren. Clearance-ähnliche Verfahren. Farbstofftests

Baldwin, D. S., and **P. G. McLean:** Effect of acetate on Tm_{PAH} in man. J. appl. Physiol. **4**, 797 (1952). — **Baldwin, D. S., G. E. Schreiner, E. S. Breed, L. G. Wesson** jr., and **M. H. Maxwell:** Depression of apparent p-aminohippurate extraction ratio by glucose. J. clin. Invest. **29**, 614 (1950). — **Bálint, P.,** and **A. Fekete:** Circulation and renal function in the dehydrated dog. Acta physiol. Acad. Sci. hung. **17**, 277 (1960). — **Bálint, P., A. Fekete,** and

J. Sturcz: The influence of hemorrhage on circulation and renal function in the dog. Acta physiol. Acad. Sci. hung. **17**, 278 (1960). — **Bálint, P.,** and **I. Forgács:** Storage of Inulin in renal tissue. Lancet **1958 II**, 587. ~ Zur Bewertung der Inulinclearance. Pflügers Arch. ges. Physiol. **271**, 23 (1960). — **Bálint, P., E. Kiss,** and **J. Sturcz:** Cardiac output and renal blood flow in acute hypotension. Acta physiol. Acad. Sci. hung. **15**, 237 (1959). ~ Influence of non-shocking hemorrhage on cardiac output and renal blood flow. Acta physiol. Acad. Sci. hung. **15**, 249 (1959). — **Barker, E.S., J.K. Clark,** and **A.P. Crosley:** Acute response of Tm_{PAH} and GFR to i.v. lactate in uremic patients. J. clin. Invest. **31**, 616 (1952). — **Barth, H.,** u. **F. Görlitz:** Untersuchungen über die Bewertung von Clearancebestimmungen mit der Halbwertszeitmethode nach H. Wittkopf. Klin. Wschr. **1953**, 274. — **Bassir, O.:** Molecular inhomogenety as a source of error in inulin clearance studies. J. Physiol. (Lond.) **131**, 586 (1956). — **Bennhold, H., H. Ott** u. **M. Wiech:** Über den Bindungsunterschied leber- und nierengängiger Substanzen an Serumeiweißkörper. Dtsch. med. Wschr. **75**, 11 (1950). — **Berger, E., S. Farber,** and **D.P. Earle:** Renal excretion of mannitol. Proc. Soc. exp. Biol. (N.Y.) **66**, 62 (1947). — **Bergström, J., H. Bucht, J. Ek, B. Josephson,** and **P.A. Örsten:** The influence of the plasma concentration on the renal extractions of para-aminohippurate in kidney diseases. Scand. J. clin. Lab. Invest. **11**, 376 (1959c). — **Bergström, J., H. Bucht, J. Ek, B. Josephson, H. Sundell,** and **L. Werkö:** The renal extraction of para-aminohippurate in normal persons and patients with diseased kidneys. Scand. J. clin. Lab. Invest. **11**, 361 (1959b). — **Bergström, J., H. Bucht,** and **B. Josephson:** Determination of the renal blood flow in man by means of radioactive diostrast and renal vein catheterization. Scand. J. clin. Lab. Invest. **11**, 71 (1959a). — **Berliner, R.W., T.J. Kennedy,** and **J.G. Hilton:** Salyrgan and renal tubular secretion of para-amino-hippurate in the dog and man. Amer. J. Physiol. **154**, 537 (1948). — **Bettge, S.:** Der Abfall der Paraaminohippursäure im Zeitraum kurz nach der Injektion. Klin. Wschr. **1953**, 979. ~ Klinische Erfahrungen mit einer neuen Clearancemethode ohne Harnblasenkatheterisierung. Klin. Wschr. **1956**, 426. — **Bettge, S.,** u. **G. Simon:** Eine Methode zur Berechnung der Nierenclearance ohne Harnblasenkatheterisierung (dargestellt an der PAH-Clearance). Z. ges. exp. Med. **125**, 116 (1955). — **Beyer, K.H.:** Functional characteristics of renal transport mechanisms. Pharmacol. Rev. **2**, 227 (1950). — **Bjørneboe, M., S. Dalgaard-Mikkelsen,** and **F. Raaschoŭ:** Does the filtration (thiosulfate clearance) differ at different pH values in the urine. Scand. J. clin. Lab. Invest. **1**, 347 (1949). — **Blegen, E., K. Ørning,** and **K. Aas:** The renal clearance of thiosulfate in man. Scand. J. clin. Lab. Invest. **1**, 102 (1949).— **Boger, W.,** and **J. Crosson:** Effect of caronamide on excretion of phenolsulfonphthalein. Amer. J. clin. Path. **19**, 381 (1949). — **Bojesen, E.:** A method for determination of inulin in plasma and urine. Acta med. scand. **142**, Suppl. 266, 266 (1952). — **Bradley, S.E.:** The validity of the clearance technique in the measurement of renal blood flow in normal man and patients with essential hypertension. Trans. 1th conference on factors regulating blood pressure. New York: Josiah Macy jr. Found. 1947, p. 118. — **Bradley, S.E., G.P. Bradley, C.J. Tyson, J.J. Curry,** and **W.D. Blake:** Renal function in renal diseases. Amer. J. Med. **9**, 766 (1950). — **Bradley, S.E.,** and **H.O. Wheeler:** On the diversities of structure, perfusion and function of the nephron population. Amer. J. Med. **24**, 692 (1958). — **Breed, E.S., M.H. Maxwell,** and **H.W. Smith:** Significance of the iuxtamedullary circulation in man. Amer. J. Med. **9**, 216 (1950). — **Brod, J.:** Die Nieren. Berlin: VEB Verlag Volk und Gesundheit 1964. — **Brodwall, E.K.:** Renal extraction of PAH in normal individuals. Scand. J. clin. Lab. Invest. **16**, 1 (1964a). ~ Renal extraction of PAH in uncomplicated circulatory failure and during hypoxia. Scand. J. clin. Lab. Invest. **16**, 6 (1964b). ~ Renal extraction of PAH in renal disease. Scand. J. clin. Lab. Invest. **16**, 12 (1964c). — **Brun, C.:** Thiosulfate as a measure of the glomerular filtration rate in normal and diseased human kidneys. Acta med. scand., Suppl. **234**, 63 (1949). — **Brun, C., T. Hilden,** and **F. Raaschou:** On the excretion of p-aminohippuric acid through the kidneys. Acta med. scand. **127**, 471 (1947).

Cargill, W.H.: The measurement of glomerular and tubular plasma flow in the normal and diseased human kidney. J. clin. Invest. **28**, 533 (1949). — **Carstensen, G.:** Die Phenolsulfonphthalein-Ausscheidung als Nierenfunktionsprüfung in der Chirurgie. Ärztl. Wschr. **1955**, 75. — **Chapman, E.M.:** Further experience with the fractional 'phtalein test. New Engl. J. Med. **214**, 16 (1936). — **Chapman, E.M.,** and **J.A. Halsted:** Fractional phenolsulphonephtalein test in Bright's disease. Amer. J. med. Sci. **186**, 223 (1933). — **Clausen, H.:** Clearance-Messung in Halbwertzeit nach Dost mit einem einfachen kolorimetrischen Verfahren. Z. ges. inn. Med. **7**, 697 (1952). ~ Clearance mit einer anderen Formel, nur einer Clearanceperiode und exponentiellem Abfall statt Dauerinfusion. Vorl. Mitt. Klin. Med. (Wien) **9**, 536 (1954). — **Clausen, H.H.,** u. **H. Klauer:** Zur Clearance-Methodik mit para-Aminohippursäure. Z. ges. exp. Med. **119**, 490 (1952). — **Coelho, J.B.,** and **St.E. Bradley:** Function of the nephron population during hemorrhagic hypotension in the dog, with special reference to the effects of osmotic diuresis. J. clin. Invest. **43**, 386 (1964). — **Conn, H.A., J.C. Wood,** and **C.F. Schmidt:** A comparison of renal blood flow results obtained in the intact animal by the nitrous oxide (derived Fick) method and by the para-aminohippurate (direct Fick) method. J. clin. Invest **32**,

1180 (1953). — **Corcoran, A.C.,** and **I.H. Page:** A method for the determination of mannitol in plasma and urine. J. biol. Chem. **170**, 165 (1947). — **Cotlove, E.:** Mechanism and content of distribution of inulin and sucrose in chloride space of tissues. Amer. J. Physiol. **176**, 396 (1954). ~ Heterogenity of inulin: chemical, physical and physiological aspects. Fed. Proc. **13**, 30 (1954). — **Crosley jr., A.P., J.F. Brown, B. Schuster, D.A. Emanuel, H. Tuchman, C. Castillo,** and **G. Rowe:** The effects of sodium lactate on renal metabolism in patients with kidney disease. J. Lab. clin. Med. **49**, 429 (1957).

Davies, D.F., and **N.W. Shock:** The variability of measurement of inulin and diodrast tests of kidney function. J. clin. Invest. **29**, 491 (1950a). ~ Age changes in glomerular filtration rate, effective renal plasma flow, and tubular excretory capacity in adult males. J. clin. Invest. **29**, 496 (1950b). — **Deane, N.,** and **H.W. Smith:** Fate of inulin and sucrose in normal subjects as determined by a urine reinfusion technique. J. clin. Invest. **34**, 681 (1955). — **Dempster, W.J., M.G. Eggleton,** and **S. Schuster:** The effect of hypertonic infusions on glomerular filtration rate and glucose reabsorption in the kidney of the dog. J. Physiol. (Lond.) **132**, 213 (1956). **Deutsch, E.:** Mitteilung zur Nierenclearance. III. Zur Bestimmung des Glomerulusfiltrates mit Hilfe der Inulin- und Kreatininclearance. Klin. Med. (Wien) **7**, 385 (1952). — **Deutsch, G., O. Dreichlinger, Th. Porsche** u. **N. Diaconescu:** Über die renale Inulinausscheidung in verschiedenen Diureseformen. Klin. Wschr. **37**, 991 (1959). — **Dorscheid, A.:** Vergleichende Nierenfunktionsdiagnostik bei nierenkranken Patienten. Dtsch. Arch. klin. Med. **205**, 367 (1958). ~ Die Schwankungsbreite der Clearance bei nierengesunden und nierenkranken Patienten. Dtsch. Arch. klin. Med. **205**, 432 (1958). — **Dost, F.H.:** Die Clearance. Klin. Wschr. **1949**, 257. ~ Kinetik der Konzentrationsabläufe in der Kreislaufflüssigkeit. Leipzig: Georg Thieme 1953. ~ Halbwertszeit und totale Clearance. Z. ges. inn. Med. **9**, 546 (1954). — **Dürr, F., H. Nieth, P. Schollmeyer, E. Stein** u. **U. Feine:** Untersuchungen über die renale Extraktion von Para-aminohippursäure und von Radiohippuran. Verh. dtsch. Ges. inn. Med. **71**, 683 (1965). — **Dutz, H.:** Untersuchungen der Nierenfunktion mit Hilfe der Clearancemethodik bei konstantem und abfallendem Plasmaspiegel. Z. ges. inn. Med. **7**, 615 (1952). ~ Die Beziehungen zwischen Verteilungsvolumen, Halbwertszeit und renaler Clearance. Z. ges. inn. Med. **7**, 638 (1952).

Earle jr., D. P.: Renal function tests in the diagnosis of glomerular and tubular diseases. Bull. N. Y. Acad. Med. **26**, 47 (1950). — **Edvall, C.A.:** Renal function tests. A comparison between routine clinical tests and selective clearances. Acta chir. scand. **114**, 293 (1958a). ~ Determination of unilateral renal function in urology. Unilateral selective clearance and the extraction ratio of PAH (E_{PAH}) determined by renal vein catheterisation. Acta chir. scand. **114**, 303 (1958b). — **Ek, J.:** The influence of heavy hydration in the renal function in normal and hypertensive man. Scand. J. clin. Invest. **7**, Suppl. I (1955). — **Ek, J.,** and **E, Hultman:** A new method for determining aldosaccharides. Scand. J. clin. Lab. Invest. **9**, 315 (1957). — **Elsom, K.A., P.A. Bott,** and **A.M. Walker:** The simultaneous measurement of renal blood flow and the excretion of hippuran and phenol red by the kidney. Amer. J. Physiol. **118**, 739 (1937). — **Eppler, F., O. Harth, W. Kreienberg** u. **D.P. Mertz:** Die Einstellung des Fließgleichgewichtes von Inulin im extracellulären Raum. Z. ges. exp. Med. **126**, 450 (1955).

Ferguson, M.H., O. Olbrich, and **C.P. Stewart:** The determination of the renal clearance of diodone and the maximal tubular capacity for diodone in man. Quart. J. exp. Physiol. **35**, 173 (1950). — **Finkenstaedt, J.T., M.P. O'Mearn,** and **J.P. Merrill:** Observations on the volume of distribution of inulin in anuric subjects. J. clin. Invest. **32**, 209 (1953). — **Fishman, A.P., M.H. Maxwell, C.H. Crowder,** and **P. Morales:** Kidney function in cor pulmonale. Particular consideration of charges in renal hemodynamics and sodium excretion during variation in level of oxygenation. Circulation **3**, 703 (1951). — **Forster, R.P.,** and **S.K. Hong:** In vitro transport of dyes by isolated renal tubules of the flounder as disclosed by direct visualization; intracellular accumulation and transcellular movement. J. cell. comp. Physiol. **51**, 259 (1958). — **Forster, R.P.,** and **J.V. Taggart:** Renal tubular transport: Effect of 2,4-dinitrophenol and related compounds on phenol red transport in the isolated tubules of the flounder. Amer. J. Physiol. **161**, 167 (1950). — **Frey, J.:** Pathologische Physiologie und Klinik der Nierensekretion. 3. Freiburger Sympos., S. 81. Berlin-Göttingen-Heidelberg: Springer 1955. ~ Über die renale Exkretion von Inulin. Klin. Wschr. **36**, 11 (1958). — **Friederiszick, F.K.:** Nieren-Clearance-Untersuchungen im Kindesalter. Basel u. New York: S. Karger 1954. — **Friedman, M., S.O. Byers,** and **P.M. Abrahm:** Renal clearance of allantoin as a measure of glomerular filtration rate. Amer. J. Physiol. **155**, 278 (1948). — **Führ, J.:** Hinweise für die Ausführung des Total-Clearance-Verfahrens. Remedia Casella Curta **1957**, 46. ~ Clearance-Methoden zur Nierenfunktionsprüfung unter besonderer Berücksichtigung des Total-Clearance-Verfahrens. Ärztl. Lab. **4**, 79 (1958).

Gaudino, M., and **F. Levitt:** Inulin space as a measure of extracellular fluid. Amer. J. Physiol. **157**, 387 (1949). — **Gayer, J.:** Untersuchungen zur Frage einer tubulären Sekretion von Inulin und Kreatinin. Verh. dtsch. Ges. inn. Med. **63**, 669 (1957). ~ Über die Deponierung von Inulin im Nierenparenchym. Klin. Wschr. **35**, 568 (1957). — Der Einfluß einseitiger

Nierenvergiftung auf den Inulingehalt der Nieren. Z. ges. exp. Med. **132**, 34 (1959). — **Gayer, J.,** u. **W. Barthelmai:** Inulinextraktion und Inulinverteilungsvolumen der Nieren bei erniedrigten arteriellen Drucken. Klin. Wschr. **38**, 231 (1960). — **Gayer, J., E.H. Graul** u. **H. Hundeshagen:** Autoradiographische Untersuchungen mit ^{3}H-markiertem Inulin an der Niere. Atompraxis **6**, 323 (1960). — **Gayer, J.,** u. **H. Sarre:** Klinische Nierenfunktionsprüfungen. Med. Welt **2**, 1357 (1958). — **Goldring, W.:** Clinical application of current tests of renal function. J. Amer. med. Ass. **153**, 1245 (1953). — **Goldring, W.,** and **H. Chasis:** Hypertension and hypertensive disease. New York: The Commonwealth Fund. 1944. — **Goldring, W., H. Chasis, H.A. Ranges,** and **H.W. Smith:** Relations of effective renal blood flow and glomerular filtration to tubular excretory mass in normal man. J. clin. Invest. **19**, 739 (1940). — **Goldring, W., R. Clarke,** and **H.W. Smith:** The phenol red clearance in normal man. J. clin. Invest, **15**, 221 (1936). — **Gomez, D.M.:** L'hémodynamique de la circulation rénale. Rev. Sci. **85**, 451 (1947). — **Govaerts, P.:** Interprétation physiologique des relations mathématiques existant entre le taux du glucose sanguin et le débit urinaire de cette substance. Acta clin. belg. **5**, 1 (1950). ~ Physiopathology of glucose excretion by the human kidney. Brit. med. J. **1952 II**, 175. — **Govaerts, P.,** and **P.P. Lambert:** Pathogénie du diabète rénal. Acta clin. belg. **4**, 341 (1949).

Hänze, S., u. **A. Kleinschmidt:** Die Dynamik der renalen Zuckerschwelle beim Diabetes mellitus. Ärztl. Wschr. **9**, 486 (1954). ~ Die Nierenschwelle für Zucker, Theorie und praktische Bedeutung. Schweiz. med. Wschr. **84**, 321 (1954). — **Hand, G.:** Eine vereinfachte Clearance-Methode mit Phenolsulphonphthalein (Phenolrot). Medizinische **1953**, 953. — **Handelsman, M.B.,** and **J. Drabkin:** Use of anthrone reagent to estimate inulin in the presence of glucose. Proc. Soc. exp. Biol. (N.Y.) **86**, 356 (1954). — **Handley, C.A.,** and **J.H. Moyer:** Significance of the GFR/Tm_G rate. Amer. J. Physiol. **180**, 151 (1955). — **Harth, O.:** Ein neues inulinähnliches Polyfructosesaccharid. Klin. Wschr. **41**, 769 (1963). — **Harth, O., W. Kreienberg** u. **J. Lutz:** Die Ausscheidung von Inulin nach einer einmaligen Injektion. Klin. Wschr. **36**, 1021 (1958). ~ Der Einfluß von Hydrämie und Nierendurchblutung auf die renale Extraktion der p-Aminohippursäure. Pflügers Arch. ges. Physiol. **270**, 174 (1959). — **Hecht, G.:** Kolloidausscheidung durch die Niere. Klin. Wschr. **37**, 140 (1959). — **Hecht, G.,** u. **W. Scholtan:** Über die Ausscheidung von Polyvinylpyrrolidon durch die normale Niere. Z. ges. exp. Med. **130**, 577 (1959). — **Heetderks jr., D.R.:** Localization of phenolsulfonphthalein excretion by stop flow analysis. J. Urol. (Baltimore) **92**, 221 (1964). — **Heidelmann, G.,** u. **E. Koch:** Die graphische Methode zur Beurteilung der Nierenfunktion mittels PAH- und Inulinelimination. Z. ges. inn. Med. **12**, 1078 (1957). — **Heidelmann, G., E. Koch** u. **M. Haake:** Die Abhängigkeit der Ausscheidung des endogenen Kreatinins und des Phenolrots von der Diurese. Verh. dtsch. Ges. inn. Med. **62**, 621 (1956). — **Heidland, A., A. Heilon, K. Klütsch, M. Spall** u. **F. Suzuki:** Vergleichende Untersuchungen von Phenolsulfonphthalein- und Paraaminohippursäure-Clearance bei Normalpersonen und Pyelonephritispatienten. Verh. dtsch. Ges. inn. Med. **71**, 690 (1965). — **Heintz, R., F. Görlitz** u. **E. Schneider:** Untersuchungen über die renale Harnstoff- und Inulinausscheidung bei akutem Harnstoffanstieg im Serum. Klin. Wschr. **34**, 1227 (1956). — **Hendrix, J.P., B.B. Westfall,** and **A.N. Richards:** Quantitative studies on the composition of glomerular urine. XIV. The glomerular excretion of inulin in frogs and necturi. J. biol. Chem. **116**, 735 (1937). — **Herold, L.,** u. **H.H. Bräutigam:** Die Schwangerschaftsniere unter Peristonbelastung. Ärztl. Forsch. 8, 145 (1954). ~ Schwangerschaftsniere und Permeabilitätsproblem. Arch. Gynäk. **185**, 601 (1955). ~ Nephritis, Schwangerschaftstoxikose und Kolloidonbelastung. Dtsch. med. Wschr. 81, 402 (1956). — **Hong, S.K.,** and **R.P. Forster:** Run-out of chlorphenol red following luminal accumulation by isolated renal tubules of the flounder in vitro. J. cell. comp. Physiol. **51**, 241 (1958). — **Hulet, W.H., D.S. Baldwin, A.W. Biggs, E.A. Gombos,** and **H. Chasis:** Renal function in the separate kidneys of man. I. Hemodynamics and excretion of solute and water in normal subjects. J. clin. Invest. **39**, 389 (1960).

Jenson, R.L., G. J. Tobias, J.F. Greaney, A. S. Relman, and **W. B. Schwartz:** Renal tubular function during severe metabolic acidosis. Amer. J. Physiol. **179**, 188 (1954). — **Josephson, B., H. Bucht, J. Ek,** and **L. Werkö:** Renal excretion, its depression and the tubular storage of p-aminohippuric acid (PAH) in the healthy and in the diseased human kidney. Scand. J. clin. Lab. Invest. **4**, 1 (1952). — **Josephson, B., J. Ek, H. Bucht, L. Werkö, J. Kallas,** and **A. Grieg:** The competition between p-amino-hippuric acid (PAH) and diodrast for renal excretion and extraction in man. J. clin. Invest. **32**, 1184 (1953). — **Josephson, B., L. Werkö,** and **H. Bucht:** The renal extraction of diodrast in man. Scand. J. clin. Lab. Invest. **2**, 149 (1950).

Kalliomäki, J.L., and **A. Kasanen:** Acetazolamide and the tubular transport of phenolsulfonphthalein. Ann. Med. exp. Fenn. **35**, 437 (1957). — **Kasanen, A.,** and **L.J. Kalliomäki:** Phenolsulphonphthalein excretion test. Clinical observations in 1000 cases. Acta med. scand. **159**, 341 (1957). — **Kennedy, T.J.,** and **J. Kleh:** The relationship between the clearance and the plasma concentrating of inulin in normal man. J. clin. Invest. **32**, 90 (1953). — **King, M.E.:** Effect of phenylbutazone (butazolidin) on renal excretion of p-aminohippurate and thiosulfate in the dog. Proc. Soc. exp. Biol. (N.Y.) **83**, 127 (1953). — **Kinoshita, Y., O. Arai, H. Kameyama, Y. Katagiri** u. **S. Eguchi:** Über die Nierenbiopsie und den Zusammenhang zwischen histologischem Befund und Nierenfunktionszuszand. Acta med. biol. (Niigata) **4**, 325 (1957). — **Kleinschmidt, A.:** Zur Methodik exakter Clearance-Untersuchungen. Ärztl. Wschr. **1953**, 1142. ~ Die Nierenleistung beim sog. einseitig renal bedingten Hochdruck und ihre Umstellung nach Nephrektomie. Z. klin. Med. **152**, 288 (1954). ~ Funktionsprüfungen bei Nierenkrankheiten und ihre Kritik, im 3. Freiburger Symposium über Pathol. Physiologie u. Klinik der Nierensekretion. Berlin-Göttingen-Heidelberg: Springer 1955. ~ Wesen, Leistungen und Grenzen der Clearancemethode. Med. Klin. **1957**, 1016. ~ Funktionsanalyse und Funktionsdiagnostik bei Nierenkrankheiten. In: Wollheim, Glomeruläre und tubuläre Nierenerkrankungen, hrsg. von E. Wollheim. Stuttgart: Georg Thieme 1962. — **Kleinschmidt, A.,** u. **S. Hänze:** Die Analyse der Nierenfunktion, Grundlagen und klinischer Aussagewert. Ergebn. inn. Med., N.F. **14**, 239 (1960). — **Kleinschmidt, A.,** u. **E. Kraffert:** Die klinische Bedeutung des Phenolrottests. Klin. Wschr. **1959**, 178. — **Kolberg, A.:** Altered influence of acetate on excretion of paraaminohippurate in hypertrophic renal tubular epithelium. Acta med. scand. **153**, 315 (1956). — **Kreienberg, W.,** u. **O. Harth:** Die renale Extraktion von p-Aminohippursäure bei Änderungen der Nierenhämodynamik. Pflügers Arch. ges. Physiol. **266**, 59 (1957). — **Kretchmar, J.H.,** and **D.F. McDonald:** Comparison of the 15-minute phenolsulfonphthalein (PSP) excretion test with inulin and paraaminohippurate (PAH). J. Urol. (Baltimore) **89**, 753 (1963). — **Kusunoki, T., H. Inoue, T. Takayanagi,** and **H. Kobayashi:** A study of renal function by renal vein catheterization in urological field. Urol. int. (Basel) **2**, 327 (1956).

Lachnit, V., u. **G. Holzer:** Zur Technik des Phenolrottestes. Dtsch. Arch. klin. Med. **207**, 386 (1961). — **Lapides, J.,** and **J.M. Bobbitt:** Preoperative estimation of renal function. J. Amer. med. Ass. **166**, 866 (1958). — **Levitt, M.F.,** and **M. Gaudino:** Measurement of body water compartments. Amer. J. Med. **9**, 208 (1950). — **Levy, M.N., J.L. Ankeney,** and **R.M. Berne:** Kinetics of inulin distribution and excretion following a constant infusion. Amer. J. Physiol. **169**, 363 (1952).

Mandel, E.E., J. L. Jones, M.J. Willis, and **W.H. Cargill:** Renal excretion of creatinine and inulin in man. J. Lab. clin. Med. **42**, 621 (1953). — **Marshall, E.K.:** The secretion of phenol red by the mammalian kidney. Amer. J. Physiol. **99**, 77 (1931). — **Marshall, E.K.,** and **S.L. Vickers:** The mechanism of the elimination of phenolsulphonphthalein by the kidney — a proof of secretion by the convoluted tubules. Bull. Johns Hopk. Hosp. **34**, 1 (1923). — **Mattar, G., H.L. Barnett, H. McNamara,** and **H.D. Lauson:** Measurement of glomerular filtration rate in children with kidney disease. J. clin. Invest. **31**, 938 (1952). **Maxwell, M.H., E.S. Breed,** and **I.L. Schwartz:** Renal venous pressure in chronic congestive heart failure. J. clin. Invest. **29**, 342 (1950). — **McDonald, R.K.,** and **J.H. Miller:** Effect of mercury on renal tubular transfer of p-aminohippurate and glucose in man. Proc. Soc. exp. Biol. (N.Y.) **72**, 408 (1949). — **McDonald, R.K., J.H. Miller, N.W. Shock, B. Manchester,** and **W.H. Vickers jr.:** Changes in renal hemodynamics associated with the intravenous administration of sodium para-aminohippurate. J. appl. Physiol. **2**, 412 (1950). — **McDonald, R.K., N.W. Shock,** and **M.F. Yiengst:** Effect of lactate on renal transfer of p-aminohippurate in man. Proc. Soc. exper. Biol. (N.Y.) **77**, 586 (1951). — **McIntosh, J.F., R. Möller,** and **D.D. van Slyke:** Studies of urea excretions. III. The influence of body size on urea output. J. clin. Invest. **6**, 467 (1928). — **Mendelsohn, M.L.,** and **C. Szutu:** Relationship of renal function to blood-pressure during ganglionic blockade in the anaesthetized dog. Amer. J. Physiol. **173**, 355 (1953). — **Merrill, A.J.:** Edema and decreased renal blood flow in patients with chronic congestive heart failure: evidence of "forward failure" as the primary cause of edema. J. clin. Invest. **27**, 1 (1948). — **Merrill, J.P.:** The treatment of renal failure. New York and London: Grune & Stratton 1955. — **Mertz, D.P.:** Untersuchungen über den Einfluß pharmakologischer Substanzen auf den tubulären Transport von p-Aminohippursäure. Naunyn-Schmiedebergs Arch. exp. Path. Pharmak. **234**, 220 (1958). ~ Nierenfunktion bei unterschiedlicher Hydratation unter Berücksichtigung volumenregulatorischer Gesichtspunkte. I. Beziehungen zwischen extracellulärem Flüssigkeitsvolumen und Nierenhämodynamik. Klin. Wschr. **38**, 261 (1960). ~ II. Beziehungen zwischen extracellulärem Flüssigkeitsvolumen und renaler Elektrolytausscheidung. Klin. Wschr. **214**, 206 (1960). ~ Über die Abhängigkeit der renalen Hämodynamik von den Bedingungen im Wasser- und Salzhaushalt. Z. klin. Med. **157**, 1 (1961). ~ Die extracelluläre Flüssigkeit. Stuttgart: Georg Thieme 1962. ~ Ist Polyfructosan-S an Serumeiweißkörper gebunden? Klin. Wschr. **42**, 555 (1964). — **Mertz, D.P.,** u. **F. Eppler:** Die Charakteristik von Verteilungsvorgängen in den extracellulären Flüssigkeitsphasen. Spiegelkinese von Inulin. Klin. Wschr. **37**, 588 (1959). — **Mertz, D.P.,** u. **H. Sarre:** Polyfructosan S: Eine neue inulinartige Substanz zur Bestimmung des Glomerulusfiltrats und des physiologisch aktiven extracellulären Flüssigkeitsvolumens beim Menschen. Klin. Wschr. **41**, 868 (1963). — **Meyer, F.:** Renale und extrarenale Clearance. Klin. Wschr. **1952**, 987. — **Michie, A.J.,** and **C.R. Michie:** Kidney function in unilateral pyelonephritis. I. Clinical data. Amer. J. Med. **22**, 179 (1957). —

Michie, A. J., C.R. Michie, and **M.C. Ragni:** Kidney function in unilateral pyelonephritis. II. Physiological interpretations. Amer. J. Med. **22,** 190 (1957). — **Miller, B.F., A.S. Alving,** and **J. Rubin:** The renal excretion of inulin at low plasma concentrations of this compound and its relationship to the glomerular filtration rate in normal, nephritic and hypertensive individuals. J. clin. Invest. **19,** 89 (1940). — **Miller, B.F., A. Leaf, A.R. Mamby,** and **Z. Miller:** A comparison of the allantoin and inulin clearances for the measurement of filtration rate in the diseased human kidney. J. clin. Invest. **31,** 314 (1952). — **Miller, J.H.:** Changes in renal tubular transport maxima associated with renal vasodilatation. J. appl. Physiol. **6,** 129 (1953). — **Miller, J.H., R.K. McDonald,** and **N.W. Shock:** Age changes in the maximal rate of renal tubular reabsorption of glucose. J. Geront. **7,** 196 (1952). — **Mitchell, A.D., R. Owens,** and **W.L. Valck:** Clinical value of urea clearance and phenolsulphonphthalein test. J. Urol. (Baltimore) **71,** 230 (1954). — **Moeller, J.:** Klinische Erfahrungen zur Bewertung der Phenolrotprobe. Klin. Wschr. **1959,** 1185. — **Moeller, J.,** u. **L. Abt:** Zur Vereinfachung der PAH-Clearance nach H. Wittkopf. Klin. Wschr. **1952,** 340. — **Moeller, J.,** u. **A. Bedö:** Die Phenolsulphonphthaleinausscheidung als Funktionsprüfung der Niere. Ärztl. Wschr. **1952,** 1125. — **Moeller, J.,** u. **F. Lohse:** Die normale Nierenschwelle für Glucose bei langdauernder Zuckerbelastung. Klin. Wschr. **38,** 265 (1960). — **Moeller, J.,** u. **W. Rex:** Nierenfunktionsstörungen bei tubulärer Insuffizienz. Z. klin. Med. **150,** 103 (1952). — **Mudge, G.H.,** and **J.V. Taggart:** Effect of acetate on the renal excretion hippurate in the dog. Amer. J. Physiol. **161,** 191 (1950). ~ Effect of acetate on the renal excretion of p-aminohippurate in the dog. Amer. J. Physiol. **161,** 191 (1950).

Nedeljković, R.: Renal blood flow direct and indirect measurements. Arch. int. Physiol. **64,** 34 (1956). — **Newman, E.V., A. Gilman,** and **F.S. Philips:** The renal clearance of thiosulfate in man. Bull. J. Hopk. Hosp. **79,** 229 (1946). — **Nickel, J.F., P.B. Lowrance, E. Leifer,** and **S.E. Bradley:** Renal function, electrolyte excretion and body fluids in patients with chronic renal insufficiency before and after sodium deprivation. J. clin. Invest. **32,** 68 (1953). — **Nüssgens, H.:** Zur Frage der Brauchbarkeit vereinfachter Clearancemethoden als Nierenfunktionsprüfung. Klin. Wschr. **1954,** 491. — **Nüssgens, H.,** u. **K.W. Fritz:** Die sog. indirekten Nieren-Clearance-Methoden. Klin. Wschr. **1958,** 120.

Ochwadt, B.K., and **R.F. Pitts:** Disparity between phenol red and diodrast clearances in the dog. Amer. J. Physiol. **187,** 318 (1956). — **Olbrich, O., M.H. Ferguson, J.S. Robson,** and **C.P. Stewart:** Simplified procedure for determining the renal clearance of inulin and diodone. Lancet **1950 II,** 565. — **Oravisto, K. J.:** Investigations into the excretion mechanism of indigo carmine in normal human kidney. Ann. Chir. Gynaec. Fenn. **46,** Suppl. 2, 1 (1957).

Phillips, R.A., V.P. Dole, P.B. Hamilton, K. Emerson jr., R.M. Archibald, and **D.D. van Slyke:** Effects of acute hemorrhagic and traumatic shock on renal function of dogs. Amer. J. Physiol. **145,** 314 (1946).

Rehberg, P.B.: Studies on kidney function. I. The rate of filtration and reabsorption in the human kidney. Biochem. J., **20,** 447 (1926). ~ II. The excretion of urea and chlorine analyzed according to a modified filtration-reabsorption theory. Biochem. J. **20,** 461 (1926). — **Reubi, F.:** Le flux sanguin rénal. Helv. med. Acta, Suppl. **26** (1950). ~ Die tubulären Nierensyndrome. Ergebn. inn. Med. Kinderheilk., N.F. **9,** 154 (1958). ~ Zur Diagnose der chronischen Pyelonephritis (oder interstitiellen Nephritis). In: E. Wollheim, Glomeruläre und tubuläre Nierenerkrankungen. Stuttgart: Georg Thieme 1962. ~ Clearance tests in clinical medicine. Springfield (Ill.): Ch. C. Thomas 1963. — **Reubi, F.C.:** Nierenkrankheiten. Bern u. Stuttgart: Huber 1960. — **Reubi, F.C.,** and **H.A. Schroeder:** Can vascular shunting be induced in the kidney by vasoactive drugs. J. clin. Invest. **28,** 114 (1949). — **Reubi, F.C., C. Vorburger,** and **H.M. Keller:** The renal extraction of sodium para-aminohippurate (PAH) in anaemic subjects before and after a red cell transfusion. Clin. Sci. **23,** 213 (1962). — **Richards, A.N., B.B. Westfall,** and **P.A. Bott:** Renal excretion of inulin, creatinine and xylose in normal dogs. Proc. Soc. exp. Biol. (N. Y.) **32,** 73 (1934). — **Robson, J.S., M.H. Ferguson, O. Olbrich,** and **C.P. Stewart:** The determination of the renal clearance of inulin in man. Quart. J. exp. Physiol. **35,** 111 (1949). — **Rowntree, L.G.,** and **J.T. Geraghty:** Experimental and clinical study of functional activity of kidney by means of PSP. J. Pharmacol. exp. Ther. **1,** 579 (1910).

Schachter, D., and **N. Freinkel:** Self depression of Tm_{PAH} in the dog at high plasma levels and its reversibility by acetate. Amer. J. Physiol. **167,** 531 (1951). — **Schachter, D., N. Freinkel,** and **I.L. Schwartz:** Movement of inulin between plasma and interstitial fluid. Amer. J. Physiol. **160,** 523 (1950). — **Schirmeister, J., L. Schmidt** u. **H.D. Söling:** Zur Frage der Größe des Glomerulusfiltrates. Klin. Wschr. **37,** 881 (1959a). ~ Die renale Extraktion verschiedener Clearancesubstanzen beim Hund während maximal erhöhtem Ureterdruck. Naunyn-Schmiedebergs Arch. exp. Path. Pharmak. **237,** 473 (1959b). — **Schreiter, G.:** Die klinische Bedeutung einer Mikro-Totalclearance-Methode als Nierenfunktionsprobe. III. Vergleich der Mikrototalclearance- und Halbwertszeitmethode mit der Phenolsulfonphthaleinprobe. Z. ges. inn. Med. **16,** 105 (1961). — **Schubert, R.:** Verhalten von niedermolekularem Kollidon in Serum und im Harn bei Glomerulonephritis. Medizinische **1958,** 1248. ~ Neue klinische Erfahrungen über das unterschiedliche Verhalten von Polyvinylpyrrolidon mit Trypanrotmarkierung im Serum und Urin bei Gesunden und glomerulären Nierenkranken. Verh. dtsch. Ges. inn. Med. 65, 602 (1959). — **Schubert, R., D. Klaus u. U. Lutz-Dettinger:** Klinische Erfahrungen beim Vergleich der Clearance von Inulin, PAH und Polyvinylpyrrolidon bei Nierengesunden und Nierenkranken. Med. Welt 3, 639 (1959). ~ Klinische Erfahrungen beim Vergleich der Clearance von Inulin, PAH und Polyvinylpyrrolidon bei Nierengesunden und Nierenkranken. Medizinische **1959**, 639. — **Schwalb, H., J. Hernández-Richter, E. Gress u. K. Kotsianos:** Vergleichende experimentelle Untersuchungen über die Bestimmung der Nierendurchblutung mit dem bubble flow meter und mit der Clearance der p-Aminohippursäure. Z. ges. exp. Med. **130**, 505 (1958). — **Schwartz, I. L., D. Schachter,** and **N. Freinkel:** The measurement of extracellular fluid in man by means of a constant infusion technique. J. clin. Invest. **28**, 1117 (1949). — **Selkurt, E.E.:** Renal blood flow and renal clearance during haemorrhagic shock. Amer. J. Physiol. **145**, 699 (1946). ~ Renal blood flow and renal clearances during hemorrhage and hemorrhagic shock. In: Schock. Ciba Symposium. Berlin-Göttingen-Heidelberg: Springer 1962. — **Sellwood, R.V.,** and **E.B. Verney:** The effect of water and of isotonic saline administration on the renal plasma and glomerular filtrate flows in the dog, with incidental observations on the effect of these flows of compression of the carotid and renal arteries. Phil. Trans. B **238**, 361 (1955). — **Shannon, J.A.:** The excretion of inulin by the dog. Amer. J. Physiol. **112**, 405 (1935). — **Shannon, J.A.,** and **H.W. Smith:** The excretion of inulin, xylose and urea by normal and phlorizinized man. J. clin. Invest. **14**, 393 (1935). — **Shipley, R.E.,** and **R.S. Study:** Changes in renal plasma flow, extraction of inulin, glomerular filtration rate, tissue pressure and renal urine flow with acute alterations of renal artery blood pressure. Amer. J. Physiol. **167**, 676 (1951). — **Shock, N.W.:** Renal function tests in aged males. Geriatrics **1**, 232 (1946). — **Smith, H.W.:** Lectures on the kidney. Lawrence: University of Kansas **1943**. ~ The kidney, structure and function in health and disease. New York: Oxford University Press 1951. ~ Principles of renal physiology. New York: Oxford University Press 1956. — **Smith, H.W., W. Goldring,** and **H. Chasis:** The measurement of the tubular excretory mass, effective blood flow, and filtration rate in the normal human kidney. J. clin. Invest. **17**, 263 (1938). — **Smith, W.W., N. Finkelstein,** and **H.W. Smith:** Renal excretion of nexitols and their derivates and of endogenous creatinine in dog and man. J. biol. Chem. **135**, 231 (1940). — **Socha, P.:** Zusammenstellung und Betrachtungen über die bislang bekannten Zwischenfälle auf Grund von Unverträglichkeit des Indigokarmins bei der Nierenfunktionsprobe. Z. Urol. **55**, 303 (1962). — **Stave, U.:** Beitrag zur funktionellen Reifung der Nierentubuli: Die Phenolrot-Ausscheidung im Säuglingsalter. Z. Kinderheilk. **77**, 554 (1956). — **Swanson, R.C.:** Renal excretion of commercial alkali-stable inulin. Fed. Proc. **14**, 149 (1955). — **Szenes, T., u. M. Földi:** Die „aglycosurische Blutzuckerkonzentration". Schweiz. med. Wschr. **78**, 876 (1948).

Talbott, J.H., B. Castleman, R.H. Smithwick, H.S. Melville, and **L.J. Pecora:** Renal biopsy correlated with renal clearance observations in hypertensive patients treated by radical sympathectomy. J. clin. Invest. **22**, 387 (1943). — **Thompson, D.D., M.J. Barett,** and **R.F. Pitts:** Significance of glomerular perfusion in relation to variability of filtration rate. Amer. J. Physiol. **167**, 546 (1951).

Uhlmann, W.: Zur Problematik der Totalclearancemethodik. I. Klin. Wschr. **1955**, 606. II. Klin. Wschr. **1955**, 713.

Voelcker, F., u. E. Joseph: Funktionelle Nierendiagnostik ohne Ureterkatheter. Münch. med. Wschr. **50**, 2081 (1903).

Wallenius, G.: Renal clearance of dextran as a measure of glomerular permeability. Acta Soc. Med. upsalien. **59**, Suppl. 4 (1954). — **Walser, M., D. G. Davidson,** and **J. Orloff:** The renal clearance of alkali-stable inulin. J. clin. Invest **34**, 1520 (1955). — **Warren, J.V., E.S. Brannon,** and **A.J. Merrill:** Method of obtaining renal venous blood in anaesthetized persons with observations on extraction of oxygen and sodium para-aminohippurate. Science **100**, 108 (1944). — **Weil, W.B.:** The evaluation of renal function in infancy and childhood. Amer. J. med. Sci. **229**, 678 (1955). — **Wesson, L.G.,** and **D.P. Lauler:** Diurnale cycle of glomerular filtration rate and sodium and chloride excretion during responses to altered salt and water balance in man. J. clin. Invest. **40**, 1967 (1961). — **West, J.R., H.W. Smith,** and **H. Chasis:** Glonerular filtration rate, effective renal blood flow, and maximal tubular excretory capacity in infancy. J. Pediat. **32**, 10 (1948). — **Wittkopf, H.:** Die Vereinfachung der Nierenfunktionsprüfung mit Paraaminohippursäure nach der Clearancemethode. Klin. Wschr. **1951**, 191. — **Wolf, A.V.:** The urinary function of the kidney. New York: Grune & Stratton 1950.

Erfassung einseitiger Nierenfunktionsstörungen

Baldwin, D.S., W.H. Hulet, A.W. Biggs, E.A. Gombos, and **H. Chasis:** Renal function in the separate kidneys of man. II. Hemodynamics and excretion of solute and water in essential hypertension. J. clin. Invest. **39**, 395 (1960). — **Baldwin, D.S., W.H. Hulet, E.A. Gombos,** and **A.W. Biggs:** Functional disparity between the two kidneys in essential hypertension. Proc.

51. Meet. Amer. Soc. clin. Invest. Atlantic City 1959. Ref. J. clin. Invest. **38**, 985 (1959). — **Bergström, J., H. Bucht, J. Ek, B. Josephson,** and **P. A. Örsten:** The influence of the plasma concentration on the renal extraction of PAH in kidney diseases. Scand. J. clin. Lab. Invest. **11**, 376 (1959). — **Bernstein, L. M.,** and **W. M. Hamby:** Unilateral urine sampling utilizing external ureteral compression. New Engl. J. Med. **268**, 1093 (1963). — **Berthoud, E.:** Le test de Howard. Schweiz, med. Wschr. **93**, 1763 (1963). — **Birchall, R., H. M. Batson,** and **Ch. B. Moore:** Hypertension due to unilateral renal arterial obstruction. Preliminary observations on the contribution of differential renal clearance studies. Amer. Heart J. **56**, 616 (1958). — **Birchall, R., H. M. Batson jr.,** and **W. Brannan:** Contribution of differential renal studies to the diagnosis of renal arterial hypertension with emphasis on the value of $\frac{\text{U sodium}}{\text{U creatinine.}}$. Amer. J. Med. **32**, 164 (1962). — **Brown, J. J., W. S. Peart, K. Owen, O. J. S. Robertson,** and **Sutton:** The diagnosis and treatment of renal artery stenosis. Brit. med. J. **1960 I**, 327.

Connor, T. B., M. Berthrony, W. C. Thomas jr., and **J. E. Howard:** Hypertension due to unilateral renal disease with a report on a functional test helpful in diagnosis. Bull. Johns Hopk. Hosp. **100**, 241 (1957). — **Connor, T. B., W. C. Thomas jr., L. Haddock,** and **J. E. Howard:** Unilateral renal disease as a cause of hypertension- its detection by ureteral catheterization studies. Ann. intern. Med. **52**, 544 (1960).

Du Mont, H. L., u. **A. Marggraf:** Untersuchungen an getrennten Nierenharnen. Z. Urol. **53**, 401 (1960).

Edling, N. P. G., C. A. Edvall, C. G. Helander, and **B. Pernow:** Comparison of urography with selective clearance as tests of renal function. Acta radiol. (Stockh.) **45**, 85 (1956). — **Edvall, C. A.:** Determination of unilateral renal function in urology. Unilateral selective clearance and the extraction ratio of PAH (E_{PAH}) determined by renal vein catheterisation. Acta chir. scand. **114**, 303 (1958). ~ Influence of ureteral obstruction (hydronephrosis) on renal function in man. J. appl. Physiol. **14**, 855 (1959).

Fritjofsson, Å., C. G. Helander, S. E. Lindell, and **K. O. Obrant:** Renal function in urogenital tuberculosis before and after chemotherapy. Urol. int. (Basel) **17**, 93 (1964).

Goldring, W.: Clinical application of current tests of renal function. J. Amer. med. Ass. **153**, 1245 (1953). — **Graber, J. G.,** and **Shackman:** Divided renal function studies. Brit. med. J. **1956 I**, 1321.

Hagemann, I., K. Buchali, G. Schneider u. **W. Porstmann:** Über diagnostische Maßnahmen bei Nierenarterienstenose und Hypertonie vor der Indikationsstellung zur Operation. Dtsch. Gesundh.-Wes. **19**, 85 (1964). — **Hamby, W. M.,** and **L. M. Bernstein:** Reduced ratio of effective renal plasma flow to Tm_{PAH} in reversible renal hypertension. J. Lab. clin. Med. **64**, 866 (1964). — **Haugen, H. N., K. Høeg, A. Vogt,** and **E. M. Blegen:** Bilateral renal clearance. Scand. J. clin. Lab. Invest. **12**, 66 (1960). — **Horváth, Cs.,** u. **J. Kincses:** Nierenfunktions-index, separierter Index und Clearance-Untersuchung. Acta med. Acad. Sci. hung., Suppl. 1, **6**, 26 (1954). — **Howard, J. E.:** Hypertension due to vascular lesions of one kidney. Its significance to problem of hypertension in general. Amer. J. Obstet. Gynec. **68**, 1212 (1954). ~ Hypertension as related to renal ischemia. Circulation **29**, 657 (1964). — **Howard, J. E., M. Berthrong, R. D. Sloan,** and **E. R. Yendt:** Relief of malignant hypertension by nephrectomy in four patients with unilateral renal vascular disease. Trans. Ass. Amer. Phycns **66**, 164 (1953). — **Howard, J. E.,** and **T. B. Connor:** Hypertension produced by unilateral renal disease. Arch. inten. Med. **109**, 8 (1962). ~ The use of differential renal function studies in the diagnosis of renovascular hypertension. Symposium on hypertension. Amer. J. Surg. **107**, 58 (1964). — **Howard, J. E., T. B. Connor,** and **W. C. Thomas jr.:** Functional test for detection of hypertension produced by one kidney: Preliminary studies. Trans. Ass. Amer. Phycns **69**, 291 (1956). — **Hulet, W. H., D. S. Baldwin, A. W. Biggs, E. A. Gombos,** and **H. Chasis:** Renal function in the separate kidneys of man. I. Hemodynamics and excretion of solute and water in normal subjects. J. clin. Invest. **39**, 389 (1960).

Jones, N. F., and **M. A. Barraclough:** Angiotensin. Response of the kidney in unilateral renal-artery stenosis. Lancet **1962 I**, 454.

Kleinschmidt, A.: Funktionsanalyse und Punktionsdiagnostik bei Nierenkrankheiten. In: Wollheim, Glomeruläre und tubuläre Nierenkrankheiten, hrsg. von E. Wollheim. Stuttgart: Georg Thieme 1962.

Lawrence, J. R., A. Doig, C. S. Knight, I. F. McLaren, and **K. W. Donald:** Renal artery stenosis without renal ischaemia. Lancet **1964 II**, 62.

Maher, F. T.: Separated renal function studies (Symposium). Proc. Mayo Clin. **36**, 701 (1961). — **Merrill, J. P.:** The treatment of renal failure. New York and London: Grune & Stratton 1955. — **Michie, A. J.,** and **C. R. Michie:** Kidney function in unilateral pyelonephritis. I. Clinical data. Amer. J. Med. **22**, 179 (1957). — **Michie, A. J., C. R. Michie,** and **M. C. Ragni:** Kidney function in unilateral pyelonephritis. II. Physiologic interpretations. Amer. J. Med. **22**, 190 (1957).

Palócz, J.: Über die separierte Clearance der beiden Nieren. Acta med. Acad. Sci. hung. **2**, 341 (1951). — **Prát, V.:** Separated clearance. III. The effect of filling the urinary bladder on kidney haemodynamics and function in man. Physiol. bohemoslov., Fremdspr.,Ausg. **5**, 401 (1956). ~ Klinische Untersuchungen der separierten glomerulären Filtration durch einseitige Obturation des Harnleiters. Urol. int. (Basel) **10**, 157 (1960). — **Prát, V., E. Capková, V. Horáček,** and **D. Petrželková:** The examination of separate renal tubular function in clinical practica. Brit. J. Urol. **30**, 142 (1958).

Rapoport, A.: Modification of the "Howard test" for the detection of renal-artery obstruction. New Engl. J. Med. **263**, 1159 (1960). — **Reubi, F.:** Nierenkrankheiten. Bern: Huber 1960. — **Rosch, P. J.:** Renal infarction with hypertension. Lancet **1956 II**, 732. — **Rothauge, C.F.:** Methodik und Wert der Clearance-Untersuchung getrennter Nierenharne für die Erkennung und Behandlung der einseitigen Pyelonephritis. Verh. dtsch. Ges. Urol., Z. Urol. Sonderheft, **197** (1958).

Schwab, M.: Methodik und Indikation moderner Nierenfunktionsprüfungen. Verh. dtsch. Ges. inn. Med. **69**, 299 (1963). — **Schwab, M., H. Kuhlmann** u. **Th. Dissmann:** Seitengetrennte Nierenfunktionsstudien bei essentieller Hypertonie. In: Hochdruckforschung, II. Symposion in Freiburg 1964, S. 61. Stuttgart: Georg Thieme 1965. — **Smith, H. W.:** Principles of renal physiology. New York: Oxford University Press 1956. — **Stamey, T. A.:** The diagnosis of curable unilateral renal hypertension by ureteral catheterization. Postgrad. Med. **29**, 496 (1961). ~ Diagnosis of curable unilateral renal hypertension by ureteral catheterization. Abstr. Circ. **26**, 774 (1962a). ~ Functional characteristics of renovascular hypertension with emphasis on the relationship of renal blood flow to hypertension. Circulat. Res. **11**, 209 (1962b). — **Stamey, T. A., I. J. Nudelman, P. H. Good, F. N. Schwentker,** and **F. Hendricks:** Functional characteristics of renovascular hypertension. Medicine (Baltimore) **40**, 347 (1961.) — **Stamey, T. A.,** and **A. Pfau:** Some functional, pathologic, bacteriologic and chemotherapeutic characteristics of unilateral pyelonephritis in man. Invest. Urol. **1**, 134 (1963).

Verniory, A., P. Vereerstraeten, E. Claereboudt et **J.P. de Koster:** Étude de la fonction séparée des deux reins dans 30 cas d'hypertension artérielle d'étiologies diverses. J. Urol. Néphrol. **70**, 737 (1964).

White, H. L.: Excretion of sodium in relation to glomerular filtration in a renal function. Trans. of 2nd Conference on renal function. New York: J. Macy jr. Foundation 1950, p. 127. — **Winter, Dh. C.:** The performance of divided renal function tests in renal hypertension: a practical method. J. Urol. (Baltimore) **91**, 203 (1964).

Yeates, W. K.: Differential renal functional tests. A technique for the collection of urine specimens. Lancet **1963 II**, 12, 53.

Bestimmung der osmotischen Leistung

Adams, D. A., Ch. R. Kleeman, L. H. Bernstein, and **M. H. Maxwell:** An evaluation of maximal water diuresis in chronic renal disease. II. Effect of variations in sodium intake and excretion. J. Lab. clin. Med. **58**, 185 (1961). — **Addis, T.,** and **M. C. Shevky:** A test for the capacity of the kidney to produce a urine of high specific gravity. Arch. internl. Med. **30**, 559 (1922). — **Allison, M. J. C.:** A specific enzymatic method for the determination of creatine and creatinine in blood. J. biol. Chem. **157**, 169 (1945). — **Alving, A. S.,** and **D. D. van Slyke:** Significance of concentration and dilution tests in Bright's disease. J. clin. Invest. **13**, 969 (1934).

Baldwin, D. S., H. J. Berman, H. O. Heinemann, and **H. W. Smith:** The elaboration of osmotically concentrated urine in renal disease. J. clin. Invest. **34**, 800 (1955). — **Barlow, E. D.,** and **H. E. de Wardener:** Compulsive water drinking. Quart. J. Med. **28**, 235 (1959). — **Barta, L.,** and **A. Hernandi:** Water-reabsorbing capacity of tubular system in newborn and in infants. Amer. J. Dis. Child. **79**, 467 (1950). — **Bjerre-Christensen, K.:** The pitressin test of renal concentrating capacity. Acta med. scand. **142**, 215 (1952). — **Bock, K.D.,** u. **H. J. Krecke:** Der Konzentrationsversuch als klinische Nierenfunktionsprobe. Grundlagen, Methodik und Beurteilung. Dtsch. Arch. klin. Med. **204**, 499 (1957). — **Bradford, J. R.:** The results following partial nephrectomy and the influence of the kidney on metabolism. J. Physiol. (Lond.) **23**, 415 (1899). — **Bradley, S.E., G.P. Bradley, C. J. Tyson,** and **W.D. Blake:** Renal function in renal diseases. Amer. J. Med. **9**, 766 (1950). — **Brod, J.:** Chronic pyelonephritis. Lancet **1956 I**, 973. ~ Chronische Pyelonephritis. Berlin: VEB Volk und Gesundheit 1957. — **Brunn, F.:** Pituitrin zur Nierenfunktionsprüfung. Med. Klin. **1921 II**, 871.

Cohen, S. J., M. G. Fitzgerald, P. Fourman, W. J. Griffith, and **H.E. de Wardener:** Polyuria in hyperparathyroidism. Quart. J. Med. **26**, 423 (1957). — **Corcoran, A.C.:** Electrometric urinometry. A note on comparative determinations of urinary osmolarity and specific gravity. J. Lab. clin. Med. **46**, 141 (1955).

Dettmar, H., u. **W. Brenner:** Der Adiuretintest als Nierenschnellfunktionsprüfung bei der Prostatahypertrophie. Z. Urol. **46**, 221 (1953). — **Dustan, H.P.,** and **A.C. Corcoran:** Functional interpretation of renal tests. Med. Clin. N. Amer. **39**, 947 (1955).

Edelmann jr., C.M., H.L. Barnett, and **V. Troupkou:** Renal concentrating mechanism in newborn infants. Effect of dietary protein and water content, rate of urea, and responsiveness to ADH. J. clin. Invest. **39**, 1062 (1960). — **Epstein, F.H., C.R. Kleeman,** and **A. Hendrikx:** The influence of bodily hydration on the renal concentrating process. J. clin. Invest. **36**, 629 (1957). — **Epstein, F.H., M.J. Rivera,** and **F.A. Carone:** The effect of hypercalcemia induced by calciferol upon renal concentrating ability. J. clin. Invest. **37**, 1702 (1958).

Frank, M.N., L.S. Dreifus, F. Rarick, and **S. Bellet:** Urinary osmolar concentration in the hydropenic state as a measure of renal tubular function: a test for early renal impairment: preliminary report. Amer. J. med. Sci. **233**, 121, 152 (1957). — **Frey, E.,** u. **J. Frey:** Die Funktion der gesunden und der kranken Niere. Berlin-Göttingen-Heidelberg: Springer 1950.

Ganz, A.: Die Einschränkung des Urinkonzentrationsvermögens als Frühsymptom der chronischen interstitiellen destruktiven Nephritiden. Med. Klin. **58**, 871 (1963). — **Gill, J.R.,** and **F.C. Bartter:** On the impairment of renal concentrating ability in prolonged hypercalcemia and hypercalciuria in man. J. clin. Invest. **40**, 716 (1961). — **Goldring, W.,** and **H. Chasis:** Hypertension and hypertensive disease. New York: Commonwealth Fund. 1944.

Hansen, J.D.L., and **C.A. Smith:** Effects of withholding fluid in the immediate postnatal period. Pediatrics **12**, 99 (1953). — **Hayman, J.M., N. P. Shumway, P. Dumke,** and **M. Miller:** Experimental hyposthenuria. J. clin. Invest. **18**, 195 (1939). — **Hedinger, M.,** u. **C.R. Schlayer:** Über die Prüfung der Nierentätigkeit durch Probemahlzeit. Dtsch. Arch. klin. Med. **114**, 119 (1914). — **Horne, S.F.,** and **L.M. Morris:** Use of posterior pituitary extract (pituitrin) to measure renal function. Amer. J. med. Sci. **213**, 871 (1947).

Isaacson, L.C.: Urinary osmolality and specific gravity. Lancet **1959 I**, 72. ~ Urinary osmolarity in thirsting normal subjects. Lancet **1960 I**, 467.

Kaitz, A.L.: Urinary concentrating ability in pregnant woman with asymptomatic bacteriuria. J. clin. Invest. **40**, 1331 (1961). — **Kasanen, A.,** and **H. Salmi:** Significance of some renal function tests in the early diagnosis of pyelonephritis. Acta med. scand. **165**, 147 (1959). — **Kleeman, C.R., D.A. Adams,** and **M.H. Maxwell:** An evaluation of maximal water diuresis in chronic renal disease. I. Normal solute intake. J. Lab. clin. Med. **58**, 169 (1961). — **Kleeman, C.R., W.L. Hewitt,** and **L.B. Guze:** Pyelonephritis. Medicine (Baltimore) **39**, 3 (1960). — **Korányi, A.v.:** Physiologische und klinische Untersuchungen über den osmotischen Druck tierischer Flüssigkeiten. I. Z. klin. Med. **33**, 1 (1897); — II. Z. klin. Med. **34**, 1 (1898).

Laroche, Cl., et **J. Pao-Laggi:** L'exploration des fonctions rénales par les épreuves de concentration. Rev. Prat. (Paris) **1954**, 709. — **Leon jr., A.C. de, L.S. Dreifus,** and **S. Bellet:** Urinary osmolar concentrating: a means of evaluation early renal function changes in essential hypertension. Amer. J. med. Sci. **239**, 144 (1960). — **Lewis jr., W.,** and **A.S. Alving:** Changes with age in renal function in adult men clearance of urea: amount of urea nitrogen in blood: concentrating ability of kidneys. Amer. J. Physiol. **123**, 500 (1938). — **Lindeman, R., D. van Buren, H. Carmer,** and **L.G. Raisz:** Osmolar renal concentrating ability in healthy young man and hospitalized patients without renal disease. New Engl. J. Med. **262**, 1306 (1960). — **Lowther, C.P.:** The use of pitressin as a test of renal function. Glasg. med. J. **36**, 35 (1955).

Mark, R.E.: Ergebnisse partieller Nierenexstirpation am Tier. Z. ges. exp. Med. **46**, 1 (1925). — **McCance, R.A.:** Renal physiology in infancy. Amer. J. Med. **9**, 229 (1950). — **Merrill, J.P.:** Electrolyte changes in renal failure. Metabolism **5**, 419 (1956). — **Mertz, D.P.:** Untersuchungen über den Harnkonzentrierungsmechanismus während Hydropenie. 1. Beziehung zwischen maximalem spezifischem Harngewicht und Harnosmolarität bei nierengesunden und nierenkranken Personen. Z. klin. Med. **157**, 517 (1963). ~ Untersuchungen über den Harnkonzentrieriungsmechanismus während Hydropenie. 2. Beziehungen zwischen maximaler Harnosmolarität und nierenhämodynamischen Meßgrößen bei nierengesunden und nierenkranken Personen. Z. klin. Med. **157**, 529 (1963). — **Miles, B.E., A. Paton,** and **H.E. de Wardener:** Maximum urine concentration. Brit. med. J. **1954 II**, 901. — **Mosenthal, O.H.:** Renal function as measured by the elimination of fluid, salt and nitrogen, and the specific gravity of the urine. Arch. intern Med. **16**, 733 (1915).

Nickel, J.F., P.B. Lowrance, E. Leifer, and **St.E. Bradley:** Renal function, electrolyte excretion and body fluids in patients with chronic renal insufficiency before and after sodium deprivation. J. clin. Invest. **32**, 68 (1953). — **Nonnenbruch, W.:** Über die Beurteilung der Nierenfunktion in der Praxis. Med. Welt **1941**, 577. ~ Die doppelseitigen Nierenkrankheiten Morbus Brighti. Eine neuralpathologische Betrachtung. Stuttgart: Ferdinand Enke 1949.

Pässler, H., u. **K. Heinecke:** Versuche zur Pathologie des Morbus Brighti. Verh. dtsch. Ges. Path. **9**, 99 (1905). — **Peters, G.:** Nebennierenrinden-Inkretion und Wasser-Elektrolyt-haushalt. Befunde und Deutungen. Leipzig: VEB Georg Thieme 1960. — **Platt, R.:** Renal failure. Lancet **1951 I**, 1239. ~ Structural and functional adaption in renal failure. Brit. Med. J. **1952 I**, 1313, 1372. — **Poláček, E.,** u. **M. Pólanska:** Koncentracni pokus u kojencú. Cs. Pediat. **17** (1), 1 (1962).

Raisz, L. G., W. F. McNeely, and **L. Saxon:** Studies of the renal concentrating mechanism. I. Role of vasopressin. J. Lab. klin. Med. **52**, 437 (1958). — **Roch, R.,** et **B. Besser:** Densimétrie des urines fractionnés. Rev. méd. Suisse rom. **62**, 897 (1942). — **Rodeck, H.:** Neurosekretion und Wasserhaushalt bei Neugeborenen und Säuglingen. Arch. Kinderheilk. 36. Beih. (1958). — **Roscoe, M. H.:** A comparison of calculated and estimated osmolarities of urine. J. clin. Path. **13**, 514 (1960). — **Rubini, M.:** Water excretion in potassium-deficient man. J. clin. Invest. **40**, 2215 (1961).

Schneeberg, N. G., W. B. Likoff, and **I. E. Rubin:** The pituitrin concentration test of renal function. J. Lab. clin. Med. **28**, 757 (1947). — **Schoen, E. J.:** Minimum urine total solute concentration in response to water loading in normal men. J. appl. Physiol. **10**, 267 (1957). — **Schoen, E. J., G. Young,** and **A. Weissman:** Urinary specific gravity versus total solute concentration. A critical comparison. I. Studies in normal adults. J. Lab. clin. Med. **54**, 277 (1959). — **Sodemann, W. A.,** and **H. T. Engelhart:** Renal concentration test employing posterior pituitary injection; modified procedure. J. Amer. med. Ass. **122**, 1070 (1943). — **Spühler, O.,** u. **H. U. Zollinger:** Die chronisch-interstitielle Nephritis. Z. klin. Med. **151**, 1 (1953). — **Stanbury, S. W.,** and **A. E. Thomson:** Diurnal variations in electrolyte excretion. Clin. Sci. **10**, 267 (1951). — **Storey, W. E.:** Variations in urinary dilution and concentration among healthy males under simple standard conditions. Ann. intern. Med. **34**, 737 (1951). — **Strauss, H.:** Die Nephritiden. Berlin u. Wien 1916.

Tassinari, G., e **R. Pin:** Potere di concentrazione del rene senile: risultati della prova eseguita con ormone post-ipofisario. G. Geront. **6**, 19 (1958). — **Taylor, R. D., J. D. Pierce,** and **I. H. Page:** Use of posterior pituitary extract in tests of urinary concentration. Amer. J. med. Sci. **209**, 235 (1945). — **Thomsen, J.:** Urin analysis in dehydration fever. Arch. Dis. Childh. **22**, 226 (1947). — **Tibblin, G.:** Njurarnas koncentrationsförmåga vid hypertensiv sjukdom. Svenska Läk.-Tidn. **61**, 1374 (1964).

Ullrich, K. J.: Das Nierenmark, Struktur, Stoffwechsel, Funktion. Habil.-Schr. Göttingen 1957. ~ Über die Funktion des Nierenmarks. Dtsch. med. Wschr. **84**, 1197 (1959). ~ Über die Rolle des Nierenmarks bei der Harnkonzentrierung und der Säureexkretion. Verh. dtsch. Ges. inn. Med. **65**, 242 (1959).

Volhard, F.: Die doppelseitigen hämatogenen Nierenerkrankungen (Brightsche Krankheit). In: Handbuch der Inneren Medizin, Bd. III/2. Berlin: Springer 1918.

Wachtel, S.: Die Korrektur des spezifischen Gewichts zuckerhaltiger Harne. Z. med. Lab.-Techn. **1**, 135 (1960). — **Wardener, H. E. de:** Vasopressin tannate in oil and the urine concentration test. Lancet **1956 I**, 1037. — **Wardener, H. E. de,** and **A. Herxheimer:** The effect of high water intake on the kidney's ability to concentrate the urine in man. J. Physiol. (Lond.) **139**, 42 (1957). — **Wesson jr., L. G.:** Electrolyte excretion studies in the dog. In: Methods in med. research, vol. V, p. 175. Chicago: Year Book Publ. inc. 1952. — **White, A. G.,** and **G. Rubin:** Physiological mechanisms regulating rate of urinary flow in renal disease. Proc. Soc. exp. Biol. (N.Y.) **86**, 30 (1954). — **Winberg, J.:** Determination of renal concentration capacity in infants and children without renal disease. Acta paediat. (Uppsala) **48**, 318 (1959). ~ Renal function studies in infants and children with acute nonobstructive urinary tract infections. Acta paediat. (Uppsala) **48**, 577 (1959). — **Wirz, H.:** Der osmotische Druck in den corticalen Tubuli der Rattenniere. Helv. physiol. pharmacol. Acta **14**, 353 (1956). — **Wirz, H., B. Hargitay** u. **W. Kuhn:** Lokalisation des Konzentrierungsprozesses in der Niere durch direkte Kryoskopie. Helv. physiol. pharmacol. Acta **9**, 196 (1951).

Yardley, H. J.: The composition of normal and pathological urine with an estimate of the concentration of unanalized substances. Clin. chim. Acta **3**, 280 (1958).

Anhang: Quantitatives Harnsediment und Provokationstests

Addis, T.: The number of formed elements in the urinary sediment of normal individuals. J. clin. Invest. **2**, 409 (1926). ~ Glomerular nephritis. Diagnosis and treatment. New York: MacMillan Company 1949. — **Alyea, E. P.,** and **H. H. Parish jr.:** Renal response to exercise-urinary findings. J. Amer. med. Ass. **167**, 807 (1958). — **Arnett, J. H.,** and **K. D. Gardner jr.:** Urinary abnormalities from over-use of muscles. Amer. J. med. Sci. **241**, 55 (1961).

Brod, J.: Chronische Pyelonephritis. Berlin: VEB Volk und Gesundheit 1957. ~ Die Nieren. Physiologie, klinische Physiologie und Klinik. Berlin: VEB Volk u. Gesundheit 1964.

Dukes, C.: Some observations on pyuria. Proc. roy. Soc. Med. **21**, 1179 (1927/28).

Gardner jr., K. D.: "Athletic pseudonephritis" — alteration of urine sediment by athletic competition. J. Amer. med. Ass. **161**, 1613 (1956). — **Giles, M. D.:** The Addis count in the prognosis of acute nephritis in childhood. Arch. Dis. Childh. **22**, 232 (1947). — **Goldring, W.:** Studies of the kidney in acute infection. III. Observations with the urine sediment count (Addis) and the urea clearance test in lobar pneumonia. J. clin. Invest. **10**, 355 (1931).

Hamburger, J., G. Mathé et **J. de Verbizier:** Note sur une méthode de numération des éléments figurés de l'urine. Ann. Biol. clin. 8, 627 (1950). — **Harvald, B., F. Valdorf-Hansen,**

and **A. Nielsen:** Effect on the kidney of drugs containing phenacetin. Lancet **1960 I**, 303. — **Hilson, G.R.F.:** Technical methods. A disposable counting chamber for urinary cytology. J. clin. Path. **17**, 571 (1964). — **Hocken, A.G.:** Urinary white-cell excretion under T.A.B.-vaccine provocation. Lancet **1963 II**, 759. — **Houghton, B.J.,** and **M.A. Pears:** Cell excretion in normal urine. Brit. med. J. **1957 I**, No 5019, 622. — **Hutt, M.S.R., J.A. Chalmers, J.S. MacDonald,** and **H.E. de Wardener:** Pyelonephritis. Observations on the relation between various diagnostic procedures. Lancet **1961 I**, 351.

Katz, Y.J., St.R. Bourdo, and **R.S. Moore:** Effect of pyrogen and adrenal steroids in pyelonephritis. Lancet **1962 I**, 1140. — **Katz, Y.J.,** and **R.S. Moore:** Effect of pyrogen and steroids on the pyelonephritic kidney: the steroid provocative test for pyelonephritis. Excerpta Medica, Int. Congr. Ser. **29**, 48 (1960). — **Katz, Y. J., A. Velasquez,** and **St.R. Bourdo:** The prednisolone provocative test for pyelonephritis. Lancet **1962 I**, 1144. — **Kerp, L., H. Merker** u. **J. Frey:** Über Methodik und diagnostischen Wert eines Zählverfahrens für geformte Harnbestandteile. Klin. Wschr. **34**, 1147 (1956). — **Kleiman, A.H.:** Hematuria in boxers. J. Amer. med. Ass. **168**, 1633 (1958). ~ Athlete's kidney. J. Urol. (Baltimore) **83**, 321 (1960). — **Krecke, H.-J.,** u. **G. Schütterle:** Quantitative Untersuchungen zur Frage der Ausscheidung von Erythrozyten und Leukozyten im normalen Urin. Dtsch. Arch. klin. Med. **207**, 118 (1961). — **Krecke, H.-J., G. Schütterle** u. **U. Engert:** Zur Wirkung verschiedener Theophyllin-Verbindungen auf die Exkretionsraten von Erythrozyten und Leukozyten im Urin. Verh. dtsch. Ges. inn. Med. **71**, 915 (1965). — **Kurtz, C.F., M.M. Wesemann, P. Ruffalo,** and **W. J. Gray:** Effects of athletic activity on composition of the urine. J. Indiana med. Ass. **50**, 1348 (1957).

Linneweh, F.: Zur Klinik der Harnwegsinfektionen. II. Neuere Kriterien zur Diagnostik der Harnwegsentzündungen. Dtsch. med. Wschr. **82**, 438 (1957). — **Little, P.J.:** Urinary white-cell excretion. Lancet **1962 I**, 1149. — **Little, P.J.,** and **H.E. de Wardener:** The use of prednisolone phosphate in the diagnosis of pyelonephritis in man. Lancet **1962 I**, 1145. — **Lyttle, J.D.:** The Addis sediment count in normal children. J. clin. Invest. **12**, 87 (1933).

Masters, P.L.: Urinary changes in infections of the urinary tract in childhood. Guy's Hosp. Rep. **102**, 76 (1953). — **Merker, H.,** u. **L. Kerp:** Methode und klinische Anwendung einer Zählung der minütlich ausgeschiedenen Formbestandteile im Harn. Ärztl. Lab. **4**, 101 (1958). — **Milliez, P.,** et **G. Lagrue:** Intérêt de la numération des éléments figurés urinaires dans le diagnostic étiologique des néphropathies. Gaz. méd. Fr. **62**, 657 (1955).

Otaguro, K.: Quantitative Untersuchungen der Leukozyten im Urin. Urol. int. (Basel) **10**, 340 (1960).

Pears, M.A., and **B.J. Houghton:** Response of the infected urinary tract to bacterial pyrogen. Lancet **1958 II**, 128. ~ Response of the infected urinary tract to bacterial pyrogen. Lancet **1959 II**, 1167. — **Prescott, L.F.:** Effects of acetylsalicylic acid, phenacetin, paracetanol and coffeine on renal tubular epithelien. Lancet **1965 II**, 91.

Relman, A.S., and **N.G. Levinsky:** Clinical examination of renal function. In: M.B. Strauss, and L.G. Welt, Diseases of the kidney, p. 80. Boston: Little, Brown & Co. 1963. — **Richet, G.:** La numération des hématies urinaires au cours des néphropathies. J. Urol. méd. chir. **59**, 295 (1953). — **Roberts, A.M.:** Some effects of exercise on the urinary sediment. J. clin. Invest. **14**, 31 (1935). — **Rofe, P.:** The cells of normal human urine. J. clin. Path. 8, 25 (1955). — **Rotondi, A.V.:** Urinary sediment. Associa cao Paulista de Medicina Beirut. J. Amer. med. Ass. **158**, 1543 (1955). — **Rupp, W.:** Kritik der zytologischen Harndiagnostik. Ärztl. Wschr. **14**, 113 (1959a). ~ Über die Leukozyten- und Keimausscheidung im Urin gesunder Kinder bei Anwendung quantitativer Methoden. Ärztl. Wschr. **14**, 132 (1959b).

Sarre, H.: Nierenkrankheiten, Physiologie, Pathophysiologie, Untersuchungsmethoden, Klinik und Therapie. Stuttgart 1959. — **Schirmeister, J., H. Karachonsiti, H. Willmann** u. **H. Kiefer:** Der Pyrexal-Provokationstest in der Diagnostik der chronischen Pyelonephritis. Dtsch. med. Wschr. **50**, 2416 (1963). — **Siltanen, P.,** and **M. Kekki:** Effect of exercise on the formed elements of urinary sediment. Acta med. scand. **164**, 151 (1959). — **Snoke, A.W.:** The normal Addis sediment count in children. J. Pediat. **12**, 473 (1938). — **Stansfeld, J.M.,** and **J.K. Webb:** Observations on pyuria in children. Arch. Dis. Childh. **28**, 386 (1953).

Vega Medina, C.A.: La bactériurie quantitative comparée aux méthodes classiques de laboratoire dans les infections des voies urinaires chez l'enfant. Ann. paediat. (Basel) **199** (6), 635 (1962).

Wardener, H.E. de: The difficulty of diagnosing pyelonephritis. Brit. J. Urol. **37**, 1 (1965). — **Weil, W.B.:** Evaluation of renal function in infancy and childhood. Amer. J. med. Sci. **229**, 678 (1955). — **Winter, K.A.:** Das quantitative Harnsediment und die Glomerulonephritis. Ärztl. Lab. **4**, 112 (1958). — **Winter, K.A.,** u. **T. Knauth:** Quantitative Untersuchungen zur Hämaturie. III. Mitt. Über Erythrozytenveränderungen im Harn. Z. ges. inn. Med. 8, 215 (1953). ~ Über das quantitative Harnsediment. Zur Methodik und ihren Fehlern. Med. Mschr. **11**, 154 (1957). — **Wolfromm, R.,** et **S. Kalipsizoglu:** Étude quantitative du sédiment urinaire par la numération des hématies émises par minute. Bull. méd. (Paris) **67**, 487 (1953).

III. Die Nierenbiopsie

Technik

Für die Gewinnung von Nierengewebe zur histologischen Untersuchung stehen folgende Maßnahmen zur Verfügung:

1. Die Probeexcision

Sie wird bei Gelegenheit eines aus anderen Gründen notwendigen Eingriffs an der Niere durchgeführt oder unter speziell zu ihrer Vornahme erfolgter Freilegung des Organs. Untersuchungsmaterial kann am vorbestimmten Ort und stets in ausreichender Menge gewonnen werden. Eine Wiederholung des Eingriffs kommt nur in Einzelfällen in Betracht.

2. Die Punktion nach Freilegung der Nierenoberfläche

Auch sie wird entweder intraoperativ oder von einem kleinen Flankenschnitt aus nach Freipräparierung des entsprechenden Bezirks der Nierenrückfläche vorgenommen.

Mit einer Hohlnadel wird ein Gewebszylinder ausgestanzt und durch Aspiration gewonnen. Es kommen besonders die Biopsienadeln nach Iversen-Roholm oder nach Menghini in Betracht. Bei Gebrauch der Spaltnadel nach Vim-Silverman (Modifikation nach Franklin) wird der Gewebszylinder durch Kompression der Schneidflächen an seiner Basis abgequetscht und mit der Nadel sicher extrahiert. Gegenüber der Blindpunktion besitzt das Vorgehen unter Sicht des Auges den Vorteil, daß Punktionsort und -tiefe exakt bestimmbar sind und infolgedessen die Biopsie stets erfolgreich verläuft. Noch wesentlicher ist, daß komplizierende Blutungen nach außen sofort erkannt werden können. Wenn sie nicht spontan sistieren, ist direkte Blutstillung, etwa durch Kapselnaht, möglich. Nachteilig ist die Notwendigkeit zum chirurgischen Vorgehen sowie die verbleibende Narbe, so daß Kontrolluntersuchungen auf Schwierigkeiten stoßen können.

3. Die percutane Nierenbiopsie

Seit 1934 haben eine Anzahl von Untersuchern über die Ergebnisse bei percutanen Nierenpunktionen berichtet (Literatur bei Kollwitz 1962). Allgemeine Bedeutung erlangte das Verfahren erst, als Iversen und Brun (1951) ihre Methode veröffentlichten. Sie punktierten am sitzenden Patienten mit der für die Leberpunktion entwickelten Nadel nach Iversen-Roholm und aspirierten Gewebszylinder unter negativem Druck. In ihrer ersten Untersuchungsserie gewannen sie in nur 40% der Punktionen Nierengewebe. Die Erfolgsquote ließ sich durch Vornahme des Eingriffs in Bauchlage auf 67% steigern.

Bereits 1954 hatten Kark und Muehrcke eine Ausbeute von 96% positiver Ergebnisse dadurch erzielt, daß sie Punktionsort und -tiefe durch vorherige Einführung einer Explorationsnadel auf Grund atemsynchroner Pendelbewegungen festlegten und eine modifizierte Vim-Silverman-Nadel verwendeten. Dieses Instrument ermöglicht infolge der sicheren Abtrennung des Gewebszylinders an der Basis dessen zuverlässige Gewinnung. Der hohe Anteil erfolgreicher Biopsien ist auch von vielen Nachuntersuchern bestätigt worden.

Aus diesem Grund sind die meisten percutanen Nierenbiopsien nach dieser Methode durchgeführt worden. Sie muß heute als das Verfahren der Wahl gelten.

Die gute Ausbeute, die die Menghini-Nadel bei der Leberbiopsie ergab, ist der Grund für ihre Verwendung zur Nierenpunktion (Kerr 1960, Thaler, Behringer und Deutsch 1960). Thaler u.a., die den Gebrauch einer Suchnadel besonders zur Ermittlung der Organtiefe gerade bei dieser Methode für sehr wesentlich halten, benutzen eine 11 cm lange Menghini-Nadel mit einer lichten Weite von 1,3 mm. Bei insgesamt 60 Punktionen gewannen sie in 73% der Fälle Nierengewebe. Art und Zahl der Komplikationen entsprechen etwa den Erfahrungen anderer Autoren mit der Vim-Silverman-Nadel.

Wenn die Indikation zur percutanen Nierenbiopsie gestellt ist, ist die Seitenwahl zu treffen. Grundsätzlich ist die Punktion beider Nieren möglich. Früher wurde die rechte Seite bevorzugt, da man links die Gefahr von Nebenverletzungen (große Gefäße, Milz) fürchtete. Diese besteht aber kaum in höherem Maße, wenn

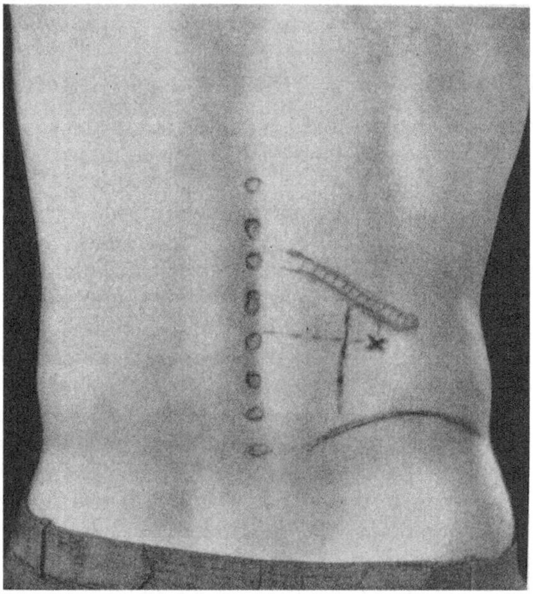

Abb. 15. Lokalisation des Punktionsortes für die percutane Nierenbiopsie. Neben den Wirbelfortsätzen sind die zwölfte Rippe rechts und der obere Beckenkamm sowie der äußere Rand der geraden Rückenstrecker markiert. Die Punktionsstelle (×) ergibt sich aus der Lagebeziehung der Niere zu Rippe und Wirbelsäule im Röntgenbild (intravenöses oder retrogrades Pyelogramm)

nicht ein Milztumor vorliegt. Wir empfehlen mehr die linksseitige Punktion, da die Niere hier eine besonders deutliche Atemverschieblichkeit zu zeigen pflegt.

Bei Verdacht auf eine einseitige Erkrankung ergibt sich die Seitenwahl zwangsläufig, je nachdem, ob man die Veränderungen der vermutlich erkrankten Niere objektivieren will oder ob das anscheinend gesunde Nachbarorgan überprüft werden soll. Oft kommt unter diesen Umständen eine Punktion beider Nieren in mehrtägigem Abstand in Betracht.

Bei Hinweisen auf eine beidseitige diffuse Nephropathie wird die nach dem Röntgenbild deutlicher abgrenzbare bzw. auf Grund ihrer Lage zur letzten Rippe leichter zugängliche Niere gewählt. Bei der Bestimmung des Punktionsortes wird von einem intravenösen oder retrograden Pyelogramm ausgegangen. Eine technisch einwandfreie, nicht verkippte a-p-Aufnahme mit Zentrierung des Strahlengangs auf den 2. Lendenwirbelkörper gibt die Beziehung des Nierenweichteilschattens zur 12. Rippe, bei ihrer rudimentären Ausbildung zur 11. Rippe, auf beiden Seiten am besten wieder. Unter günstigen Bedingungen zeigt bereits eine gute Leeraufnahme die Nierenkonturen und klärt die topographischen Verhältnisse.

Als Punktionsstelle empfiehlt es sich, einen Punkt im lateralen Bereich des unteren Nierenviertels zu wählen. Seine Distanz von der Verbindungslinie der Dornfortsätze der LWS einerseits und der 12. (11.) Rippe andererseits werden auf dem Röntgenbild ausgemessen. Diese Abstände werden nach Fettstiftmarkierung des Rippenverlaufs und der Dornfortsätze auf die Rückenhaut des Patienten übertragen. So wird der Punktionsort festgelegt; er soll möglichst lateral vom Wulst des M. sacrospinalis liegen (s. Abb. 15). Die maßgerechte Übertragung der zweidimensionalen Projektionen auf den gewölbten Rücken des Patienten muß mit Sorgfalt vorgenommen werden. Durch den unterschiedlichen Abstand und infolge Strahlendivergenz treten Verschiebungen auf. Die Verwendung von Bleimarken, Maßstäben, Gittern bzw. Rastern soll die Festlegung der optimalen Punktionsstelle erleichtern (Kaye 1956, Nugent und Stowell 1959, Kollwitz 1960). Wir haben uns nicht davon überzeugen können, daß derartige Maßnahmen die Trefferquote der Punktion überzeugend erhöhen. Von Berlyne (1961) wurde ein Ultraschallverfahren zur Lokalisation des unteren Nierenpols angegeben. Auch die Anwendung von Isotopen wurde zu diesem Zwecke empfohlen (Telfer u.a. 1964).

Die Durchführung der percutanen Nierenbiopsie

(Methode nach Kark u. Muehrcke 1954)

Der Patient hat vorher auf dem Untersuchungstisch Bauchlage eingenommen. Dabei wird eine festgestopfte Rolle von etwa 15 cm Durchmesser oder ein Sandsack zwischen Rippenbogen und Beckenkamm unter sein Abdomen geschoben. Uns hat sich ein zweiteiliges, hartes Kissen bewährt, das den zentralen Wirbelsäulenbereich ausspart. Zweck dieser Maßnahme ist, die Niere gegen die kompakte Rückenmuskulatur zu drücken, so daß das nach hinten fixierte Organ für die eindringende Nadel leichter erreichbar ist und kaum ausweichen kann. Ferner soll eine auftretende Hämorrhagie durch Gegendruck in Grenzen gehalten werden. Bei Patienten, denen die Bauchlage stärkere Beschwerden bereitet, kann unter Verzicht auf die abdominelle Kompression der Eingriff im Sitzen durchgeführt werden.

Am vorgesehenen Einstichort wird eine Novocainquaddel gesetzt, das subcutane Gewebe anaesthesiert und die Haut mit dem Skalpell etwa 0,3 cm lang in Richtung der Hautlinien incidiert. Im Anschluß daran wird eine dünne, elastische, 10—12 cm lange Explorationsnadel langsam durch die Gewebsschichten des Rückens in leicht craniomedialer Richtung auf die Niere zu vorgeschoben. Ziel der Punktion ist ein lateraler Bereich des unteren Nierenabschnittes. Sobald die Nierenkapsel erreicht ist, spürt man meist eine leichte Resistenz. Nicht selten gibt der Patient einen geringen Kapselschmerz an. Wenn zu vermuten ist, daß die Explorationsnadel die Nierenkapsel durchbohrt hat, wird der Patient aufgefordert, einmal tief ein- und auszuatmen. Befindet sich die Nadel mit ihrer Spitze innerhalb des Nierengewebes, so zeigt ihr sichtbarer Teil charakteristische atemsynchrone Schwankungen. Das äußere Nadelende pendelt in einem der Nierenbewegung entgegengesetzten Sinn nach cranial und caudal (s. Abb. 16).

Befindet sich die Nadel noch extrarenal, so fehlt die Pendelbewegung völlig oder sie ist nur schwach angedeutet. Liegt sie dicht unterhalb des Nierenpols, so beschreibt sie bei der Atmung nur einen halben Bogen oder zeigt ein leichtes Vibrieren. Unter Umständen muß die Richtung des Einstichs und seine Tiefe, mitunter auch der Ort geändert werden, bis die Mitbewegung der Nadel deutlich genug ausfällt. Ausnahmsweise wird eine atemabhängige Nadelbewegung ganz vermißt, obgleich ein positives Punktionsergebnis später den Beweis für die richtige intrarenale Nadellage erbringt.

Sobald die geschilderte Pendelbewegung eintritt, ist die Länge des überstehenden Nadelteiles zu messen. So ergibt sich der Oberflächenabstand des Organs. Er beträgt im Mittel 4,5—6 cm, bei sehr schlanken Patienten weniger, bei muskelkräftigen oder adipösen Individuen gelegentlich mehr.

Bei Zurückziehen der Nadel wird der Stichkanal zwischen Organ und Hautoberfläche mit 1 %igem Novocain infiltriert. Bevor mit der Injektion des Anaestheticums begonnen wird, ist durch die fehlende Atembewegung der Nadel sicherzustellen, daß diese sich außerhalb der Niere befindet.

Die Benutzung der Explorationsnadel erlaubt also bei minimaler Gewebsschädigung die Tiefenbestimmung des Organs, zeigt die Richtung, unter der die Punktionsnadel einzuführen ist und ermöglicht die Anaesthesie des Punktionskanals.

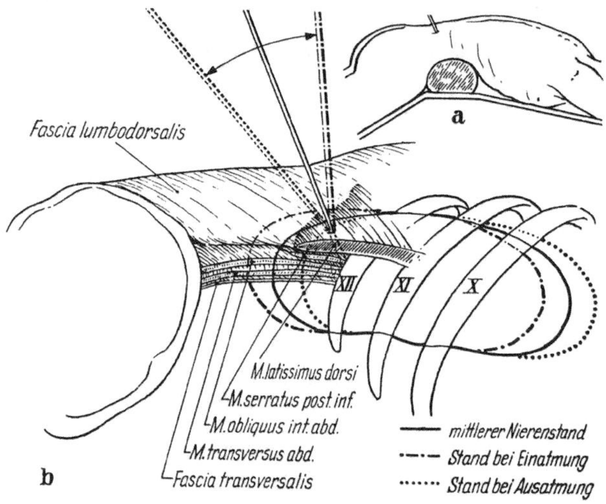

Abb. 16. Kontrolle der Nadellage bei der percutanen Nierenbiopsie. Schematische Wiedergabe des gegensinnigen Ausschlages der Suchnadel bei Tiefertreten der rechten Niere infolge kräftiger Inspiration (KOLLWITZ 1962)

Die eigentliche Biopsie mit der Franklin-Modifikation der Vim-Silverman-Nadel kann nun vorgenommen werden. Die mit einem Mandrin versehene Hohlkanüle wird in der ermittelten Richtung bis an die Nierenkapsel vorgeschoben, deren Entfernung von der Haut jetzt bekannt ist. Nach Überwindung des Kapselwiderstandes empfiehlt es sich, noch einige Millimeter tiefer einzugehen, um sicher zu sein, daß die Kapsel durchdrungen ist. Nun fordert man den Patienten erneut zur einmaligen tiefen In- und Exspiration auf, um an der Pendelbewegung die intrarenale Nadellage zu kontrollieren. Darauf entfernt man den Mandrin und ersetzt ihn durch die innere Spaltnadel. Während der Untersuchte den Atem anhält, wird diese rasch in ihrer ganzen Länge vorgeschoben bzw. vorgestoßen, wobei ihre Schneidflächen über die äußere Hohlkanüle hinaus 2 cm in das Nierengewebe eindringen. Gleich anschließend schiebt man die äußere Nadel schnell über die Schneidflächen nach vorn, während der innere Instrumententeil in der ursprünglichen Lage fixiert bleibt. So wird ein Gewebszylinder ausgestanzt und an seiner Basis vom Organparenchym getrennt. Eine Drehung des Instruments muß vermieden werden. Beide Nadelteile werden rasch und gleichzeitig herausgezogen. Die Punktionsstelle wird von einer Hilfsperson sofort komprimiert. Dann bringt man das ausgestanzte Gewebsmaterial in eine geeignete Fixationsflüssigkeit. Erforderlichenfalls ist vorher noch die Abimpfung bzw. Gewebsabtrennung für die bakteriologische Untersuchung durchzuführen.

Es folgt die Anlage eines Druckverbandes. Der Patient verbleibt zur Blutungsprophylaxe noch für 20 min ruhig in Bauchlage auf der Kompressionsrolle. Dann wird er vorsichtig in Rückenlage gebracht und soll noch für 4 Std absolute Körperruhe einhalten, d.h. jede aktive Rumpfbewegung, insbesondere das Aufrichten, aber auch jedes Pressen und kräftiges Husten streng meiden.

Es ist ratsam, die Biopsie im Bett des Patienten durchzuführen, das man durch Einschieben einer festen Unterlage für den Eingriff vorbereitet. So kann man dem Patienten jede unnötige Belastung ersparen. Bei einem notwendigen Transport soll er sich völlig passiv verhalten.

Insgesamt muß nach jeder Punktion eine mindestens 24stündige Bettruhe durchgeführt werden.

Im Anschluß an den Eingriff ist der Puls in halbstündigen, der Blutdruck in mindestens ein- bis zweistündigen Abständen zu kontrollieren und zu registrieren. Der Harn muß gesammelt und auf Erythrocytengehalt untersucht werden.

Es empfiehlt sich reichliche Flüssigkeitszufuhr, um bei intrarenalen Blutungen einer Gerinnselbildung und dem Auftreten von Kolikschmerzen vorzubeugen.

Die Indikationen der Nierenbiopsie

Daran, daß der kleine Punktionszylinder bei den diffusen Nephropathien meist als repräsentativ für die renale Morphologie anzusehen ist, kann nach den vorliegenden Vergleichsuntersuchungen mit üblichen histologischen Schnitten kein Zweifel sein (Muehrcke u.a. 1955, Sala 1957, Vernier 1958, Kesselring u. Zollinger 1960, Schreiner 1958, 1963). Voraussetzung ist, daß der Zylinder mindestens vier bis fünf Glomerula enthält (Kark u.a. 1958) und nach Möglichkeit auch Markanteile umfaßt.

Die Repräsentanz gilt auch für die herdförmigen Erkrankungen im Sinne der Pyelonephritis bzw. der interstitiellen Nephritis (Bonomini u. Zucchelli 1961), soweit es sich nicht um Initialphasen handelt. Es liegt im Wesen der Blindpunktion, daß unter diesen Umständen die Biopsienadel die krankhaft veränderten Gewebspartien verfehlen kann. Kellow u.a. (1959) stellten dementsprechend fest, daß die Auswertung der Biopsie bei diffusen Veränderungen in 84%, bei herdförmigen nur in 51% der Beurteilung des histologischen Organschnittes entsprach. Vergleichsuntersuchungen, die das Biopsieergebnis in Beziehung zu renalen Funktionsproben, insbesondere den Clearancegrößen setzen, zeigten nur in einem Teil der Fälle enge Korrelationen (Bjørneboe u.a. 1952, Parrish u.a. 1955, Kinoshita u.a. 1957, Leonardi u.a. 1957, Watt u.a. 1959).

Ausgeprägte Diskrepanzen ergeben sich beim nephrotischen Syndrom zwischen dem Grad der Glomerulumveränderungen und dem Ausmaß der Proteinurie, wenn nur lichtoptisch untersucht wird (Bjørneboe u.a.; Brun u.a. 1953; Iversen 1954). Beispielsweise stellten Traeger u. Fries (1961) in einem Drittel ihres Krankengutes bei normalen Clearancewerten sichere morphologische Veränderungen fest. Derartige Beobachtungen sprechen sehr für den diagnostischen Wert des bioptischen Verfahrens. Noltenius (1961) betont, daß die Morphologie im allgemeinen zuverlässigere Resultate ergibt als die Funktionsproben. Dies drückt sich auch darin aus, daß über eine Bestätigung der Diagnose in etwa 40% der Fälle hinaus eine weitere Klärung in zusätzlichen 50% erreichbar wird (Parrish u. Howe 1955, Kark u.a. 1953, Egeli 1960). Kesselring u. Zollinger (1960) fanden in 31% ihrer Patienten die klinische Diagnose durch die Punktion bestätigt, in 35% darüber hinaus präzisiert. Beim nephrotischen Syndrom registrierte Schreiner (1963) in insgesamt 94% eine entscheidende Sicherung der

Diagnose: in 68% Bestätigung, in 5% Differenzierung und in 21% Korrektur der klinischen Deutung.

Eine ungünstige Wirkung auf die Nierenfunktion ist von dem bioptischen Eingriff nicht zu erwarten, wie Tierversuche und Clearancekontrollen ergaben; nur in Einzelfällen wurde eine leichte vorübergehende Beeinträchtigung festgestellt (Arai 1956, Kinoshita u.a. 1957, Brun u. Raaschou 1958, Tamura 1963).

Der Eingriff setzt von seiten des Untersuchers Geschick und ausreichende Erfahrung mit der Methode voraus. So läßt sich die Gewebsläsion auf ein Minimum beschränken und insbesondere die Verletzung von Nachbarorganen vermeiden. Vorübergehende Mikrohämaturien sind bei der Punktion eines derartig gefäßreichen Organs die Regel. Die eigentlichen Gefahren liegen in der Eröffnung größerer Gefäßquerschnitte, die stärkere intrarenale und perirenale Blutungen verursachen können. Hierzu prädestinieren neben den durch Kontrollen vor der Untersuchung auszuschließenden Gerinnungsstörungen insbesondere arterieller Bluthochdruck und Nephrosklerose. So beobachteten Brun u. Raaschou (1958) bei Hypertonikern mit Blutdruckwerten zwischen 160 und 200 mm Hg Makrohämaturien in 12,4% der Fälle, während diese bei Werten unter 160 mm Hg nur in 7,8% auftraten.

Die percutane Nierenbiopsie ist grundsätzlich sogar bettlägerigen Schwerkranken zuzumuten. Ihr Vorteil liegt gerade in der raschen Durchführbarkeit und in der geringen Belastung des Patienten, der im eigenen Bett verbleiben kann. Im Gegensatz zur chirurgischen Biopsie unter Sicht des Auges in Narkose, die von einigen Autoren (Hamburger 1958, Spühler 1962) wegen der eingeschränkten Blutungsgefahr vorgezogen wird, hinterläßt die percutane Punktion keine Narbe und kann gegebenenfalls wiederholt werden.

Einen Einblick in die Häufigkeit von Komplikationen gibt die Tabelle 18, die die Feststellungen von drei Untersuchergruppen gegenüberstellt. Nach einer Rundfrage von Slotkin u. Slotkin (1962), die 5000 percutane Punktionen erfaßte, wurde bei insgesamt 27 schweren perirenalen Blutungen (= 0,5%) 15mal ein operativer Eingriff notwendig.

Tabelle 18. *Komplikationen und Nebenerscheinungen bei insgesamt 1210 percutanen Nierenbiopsien von drei Untersuchergruppen*

Komplikationen und Nebenerscheinungen	Kark u. Mitarb. 500 Biopsien		Brun, Raaschou u. Mitarb. 510 Biopsien		Kleinschmidt und Solbach 200 Biopsien	
	Anzahl	% der Gesamtzahl	Anzahl	% der Gesamtzahl	Anzahl	% der Gesamtzahl
Niereninfektion bzw. Bakteriämie	1	0,2				
Makrohämaturie	26	5,2	40	7,9	4	2,0
Verlängerte Hämaturie	3	0,6	33	6,6	4	2,0
Nierenkolik	14	2,8	5	1,0	2	1,0
Perirenales Hämatom	3	0,6	1	0,7	4	2,0
Rückenschmerzen	22	4,4	35	7,0	7	3,5

Die Übersicht von Kollwitz (1962), die 7200 Nierenbiopsien berücksichtigt, enthält zehn Todesfälle (= 1,4‰), meist als Folge von schweren Blutungen, zum Teil bei stärker eingeschränkter Nierenfunktion bzw. ausgeprägten Gefäßveränderungen.

Diese Tatsachen, die für einen diagnostischen Einfriff eine schwere Belastung bedeuten, bedingen eine *strenge* Indikationsstellung.

Im Vordergrund sollte nach unserer Auffassung die „therapeutische Indication" stehen. Sie betrifft die Fälle, in denen das Ergebnis der Biopsie über die erforderliche Behandlung entscheidet, wenn über diese auf Grund anderer Resultate nicht verbindlich befunden werden kann. Eine Gruppenindikation für die Nierenbiopsie gibt es nicht. Die Entscheidung ist jeweils individuell zu treffen. Für die Therapie ist die percutane Nierenbiopsie besonders aufschlußreich

1. beim nephrotischen Syndrom, da die Wirksamkeit der Behandlung mit Corticosteroiden weitgehend vom Zustand der Glomerulumarchitektur abhängt. Verlaufsbeobachtungen ergaben, daß nur bei weitgehender Intaktheit (im lichtoptischen Bild!) ein therapeutischer Erfolg zu erwarten ist (GALAN u. MASO 1957, BLAINEY u.a. 1960, EARLE 1961, VERNIER u.a. 1961, MÉRIEL u. SUC 1961, KLEINSCHMIDT 1962). Liegen stärkere glomeruläre Veränderungen vor, so ist sogar mit einem ungünstigen Einfluß zu rechnen. Auch bei der Amyloidose ist die Steroidbehandlung kontraindiziert;

2. beim einseitig renal bedingten Hochdruck, da der Zustand der kontralateralen Niere durch die Biopsie überprüft werden kann. Die Nephrektomie ist nur beim Fehlen stärkerer Veränderungen zu erwägen;

3. bei der akuten Niereninsuffizienz, weil es für die Einleitung der Hämodialyse bedeutungsvoll ist, inwieweit die Anurie-Oligurie auf einer reversiblen Störung beruht. Wenn die Vorgeschichte und Befund Zweifel lassen, so ergibt die Biopsie Sicherheit darüber, ob die Glomerula intakt sind und nur das Tubulussystem im Sinne einer akuten tubulären Nekrose befallen ist (GORMSEN u.a. 1955, ROSENBAUM u. ROSS 1961, MERRILL 1962). Unter diesen Bedingungen ist die Einleitung bzw. Fortsetzung der Behandlung mit der künstlichen Niere indiziert. Wegen der notwendigen Heparinisierung ist zur Blutungsprophylaxe ein Zeitabstand einzuhalten (MÉRIEL u.a. 1959). Es besteht aber kein Grund, deshalb die Biopsie, wie WETZELS u. HERMS (1961) meinen, beim akuten Nierenversagen ganz zu verwerfen.

Finden sich schwere glomeruläre Veränderungen, etwa im Sinne einer ausgeprägten subakuten Glomerulonephritis mit Halbmondbildungen im Kapselraum oder eine ausgeprägte Pyelonephritis, so kann von der Dialyse keine Wendung im Krankheitsbild erwartet werden.

Wenn KARK u. MUEHRCKE sowie TAMURA (1963) die Nierenpunktion bei allen diffusen Nephropathien propagieren, soweit es der Allgemeinzustand des Patienten erlaubt, so kann dem aus den oben erwähnten Gründen nicht beigepflichtet werden. Stets ist eine gewissenhafte Auswahl nach dem Gesichtspunkt zu treffen, ob der Eingriff über eine Klärung der Natur des Krankheitsprozesses hinaus eine Stadiendiagnose und prognostische bzw. therapeutische Schlüsse erlaubt. Nach allgemeiner Auffassung ist die Biopsie vor allem beim nephrotischen Syndrom indiziert, dessen Ätiologie besonders vielseitig ist (GORMSEN u.a.; ROSS u. ROSS 1957, KARK u.a. 1958, JOEKES 1958, BLAINEY u.a. 1960, HABIB u.a. 1961, ZOLLINGER 1961, LITMAN u.a. 1961).

Neben der sog. Lipoidnephrose gehören hierher verschiedene Formen der chronischen Glomerulonephritis, die Glomerulosklerose, Lupus erythematodes, Amyloidose, Nierenvenenthrombose, Gestosen sowie toxische Schädigungen verschiedener Ursache. Den größten Anteil dieser Gruppe stellt das nephrotische Syndrom unbekannter Ätiologie (HABIB u.a.), dessen unterschiedliche Morphologie bioptisch exakt erfaßbar ist.

Die Klärung ermöglicht neben den besprochenen therapeutischen Hinweisen entscheidende prognostische Schlüsse. Bei *glomerulonephritischen Prozessen* läßt sich zwischen herdförmigem und diffusem Befall differenzieren sowie der Typ (exsudativ oder proliferativ) bzw. das Krankheitsstadium (Progredienz oder

Ausheilung) auf Grund der Veränderungen am Gefäßknäuel des Glomerulum ablesen. Gerade bei der Glomerulonephritis wird die gute Übereinstimmung zwischen klinischem Bild und Biopsieergebnis betont (LEONARDI u. RUOL 1957, ROSS u. ROSS 1957, ARAI 1958). Während einige Autoren den Eingriff aus diesem Grund für unnötig halten, weisen GORMSEN u.a. auf die klinisch schwierige, therapeutisch so wichtige Differenzierung zwischen akuter Glomerulonephritis und dem frischen Schub einer unerkannten chronischen Glomerulonephritis hin.

Es hat sich herausgestellt, daß im klinischen Frühstadium oft bereits unerwartet schwere morphologische Veränderungen anzutreffen sind (HUTT u.a. 1958, KOBAYOSHI u.a. 1960, JENNINGS u. EARLE 1961). Besonders aufschlußreich sind mehrfache Kontrollpunktionen bei atypischen Krankheitsbildern im Hinblick auf Prognose und Therapie. Auf den oft periodischen oder rezidivierenden Verlauf des bioptisch abgrenzbaren herdförmigen Typs der Glomerulonephritis (BATES u.a. 1957, JOEKES u.a. 1958, HEPTINSTALL u. JOKES 1959) weist ROSS (1960) hin.

Verständlicherweise können glomeruläre Erkrankungen verbindlich nur dann beurteilt werden, wenn der gewonnene Zylinder Rindensubstanz enthält. Demgegenüber befallen interstitiell entzündliche Prozesse vorwiegend die Mark-Rindengrenze oder das Mark. Für die Diagnose der so häufig symptomarm oder larviert verlaufenden chronischen Pyelonephritis ist die Nadelbiopsie von besonderer Bedeutung (MUEHRCKE u.a. 1955a und b, KIPNIS u.a. 1955, BRUN u. RAASCHOE 1958a und b, SCHREINER 1958, KLEINSCHMIDT 1961). Sie wird nicht selten unerwartet bei bis dahin als essentiell gedeuteter Hypertonie gefunden. Trotz der herdförmigen Verteilung der Läsionen gelingt der bioptische Nachweis häufig, nach BONOMINI u. ZUCCHELLI (1961) sogar in 77,8%. Entscheidend ist hier zweifellos das Krankheitsstadium. Das Mark ist auch der bevorzugte Manifestationsort der tuberkulösen Läsionen. Ihr Nachweis gehört nicht zur Biopsieindikation. Bei den Schwangerschaftstoxikosen erlaubt die Nierenbiopsie die Abgrenzung der reversiblen Glomerulumveränderungen der Eklampsie mit ihrer relativ günstigen Prognose von den Pfropfgestosen, bei denen klinisch unerkannt und symptomarm schwelende Nephropathien (chronische Pyelonephritis, chronische Glomerulonephritis) oder vasculäre Hochdruckveränderungen nachweisbar sind (DIECKMANN u.a. 1957, 1958; MÉRIEL u. SUC 1961).

Zur Klärung der Hochdruckpathogenese kann das Biopsieergebnis wesentlich beitragen, doch muß gerade hier die Indikation besonders kritisch überprüft werden. Wie bereits erwähnt, sind Blutungskomplikationen bei der Hypertonie vor allem in Zusammenhang mit Gefäßsklerose häufiger als bei normotonen Patienten (BRUN u. RAASCHOU 1958). Der Eingriff sollte stets erst nach vorheriger medikamentöser Blutdrucksenkung durchgeführt werden (DE WARDENER u. HUTT 1956). Auf die Bedeutung der percutanen Punktion beim einseitig renal bedingten Hochdruck sind wir bereits bei Besprechung der „therapeutischen“ Indikation eingegangen. Soweit es für den Einzelfall von Wichtigkeit ist, kann bei der arteriellen Hypertension Art und Schweregrad der Gefäßveränderung festgestellt werden (KLEINSCHMIDT 1959, SARIN u. MISRA 1960). In einem Teil der Fälle läßt sich eine diffuse Nierenparenchymerkrankung als okkulte renale Ursache aufdecken (MÉRIEL u. SUC 1961, SARIN u. MISRA 1961).

Bereits beim jugendlichen Diabetes mellitus sollen sich mitunter renale Veränderungen im Punktionszylinder finden, wenn andere Hinweise fehlen (SARIN u. SARIN 1958, MATHUR u. SHRIVASTAVA 1960). Bei bereits manifester diabetischer Nephropathie wird durch die Biopsie die Differenzierung zwischen Glomerulosklerose, symptomarmer Pyelonephritis und Arterio-Arteriolosklerose bzw. die Feststellung einer Mischform erleichtert oder erst ermöglicht, wodurch sich prognostische Anhaltspunkte und therapeutische Konsequenzen ergeben.

Besonders aufschlußreich ist der Eingriff bei den sog. *Kollagenosen*, bei denen der renale Befund oft die Diagnose sichert.

Beim *Lupus erythematodes disseminatus* ist diese Nachweismöglichkeit besonders aussichtsreich, da die Niere fast stets befallen ist (LISTER u. BAKER 1954). So waren im Krankengut von KARK u.a. (1957) in 13 von 33 Fällen trotz deutlicher Nierenveränderungen normale Laborbefunde und Funktionsproben festzustellen. Auch JOSKE u. STUBBE (1957) betonen den Wert der Biopsie für Diagnose, Prognose und Therapie des Erythematodes.

Die renale *Amyloidose* wird mit dieser Methode oft unvermutet als Ursache einer Nephropathie entdeckt (BJØRNEBOE u.a. 1952, KARK 1958). Die Punktion ist hier besonders zuverlässig und kann Fälle mit zweifelhaftem Kongorottest eindeutig klären (BERGSTRAND u. BUCHT 1961). Ein besonders hoher Prozentsatz von Amyloidose beim nephrotischen Syndrom wurde in Indien (MATHUR u. SRIVASTAVA 1960) und in der Türkei (EGELI 1960) bioptisch festgestellt.

Bei isolierten intermittierenden oder anhaltenden *Proteinurien* deckt die Nierenpunktion häufig eine glomeruläre oder interstitielle Nephropathie als Ursache auf. Ein normaler bioptischer Befund beweist auch im Zusammenhang mit intakten Funktionsproben nicht die Benignität der Störung (ROBINSON u.a. 1961, KLEINSCHMIDT 1963). Es sei auf die Verhältnisse beim nephrotischen Syndrom verwiesen, wo sich oft ausschließlich im elektronenoptischen Bild morphologische Veränderungen als Erklärung der diffusen glomerulären Permeabilitätsstörung nachweisen lassen.

NOLTENIUS (1960) beobachtete unter 140 Nierenbiopsien 14 Fälle mit Proteinurie ohne klinisch oder morphologisch erkennbare Ätiologie. Die histologisch erfaßbaren Veränderungen ließen infolge ihrer Geringfügigkeit eine sichere Zuordnung nicht zu. PHILLIPP u.a. berichteten über zwölf Fälle asymptomatischer Proteinurie unter 135 Biopsien, von denen sich morphologisch nur die Hälfte eindeutig als parenchymatöse Erkrankung klären ließ, während sechs auch histologisch keinen eindeutigen pathologischen Befund aufwiesen.

Als Ursache konstanter, nicht urologischer *Mikrohämaturien* finden sich häufig noch aktive oder abklingende glomerulitische Prozesse, sowie andererseits pyelonephritische Herde, die Ursache von Leukocytenvermehrungen im Sediment sein können. Beide Befunde sind aber mitunter, auch wenn sie nicht auf einen nur herdförmigen Prozeß zurückgehen, durch die Biopsie pathogenetisch nicht zu klären.

Bei obstruktiver *Uropathie* und *Nephrolithiasis* ermöglicht die Punktion eine Beurteilung des Parenchymzustandes und insbesondere die Feststellung interstitieller Infiltrate. Hinsichtlich des Keimnachweises ist die Erfolgsquote von Gewebsabimpfungen im Vergleich zum Ergebnis von bakteriologischen Harnuntersuchungen relativ gering (s. Abschnitt Bakteriologie des Harns).

Die Kontraindikationen

Der Eingriff sollte unterlassen werden, wenn eine erhöhte Blutungsgefahr besteht oder die Nierenfunktion bereits so beeinträchtigt ist, daß eine Komplikation zur kritischen Verschlechterung führen kann.

Bei entzündlich-eitrigen Prozessen ist eine Ausbreitung durch Keimverschleppung zu befürchten.

Auch bei malignen Tumoren ist unter Umständen mit einer postpunktionellen Ausbreitung zu rechnen.

Die folgende Tabelle gibt eine Zusammenstellung von Kark über die *Kontraindikationen* des Eingriffs wieder, die diesen Gesichtspunkten Rechnung trägt.

Tabelle 19. *Kontraindikationen der Nierenbiopsie* (nach Kark)

1. Ablehnende Haltung des Patienten	7. Fehlen einer Niere
2. Große Cysten	8. Perinephritischer Absceß
3. Nierentumoren	9. Hydro- oder Pyonephrose
4. Aneurysmen der Nierenarterie	10. Endstadium der Krankheit
5. Ausgeprägte Arteriosklerose	11. Reststickstoff, der im Steigen begriffen ist oder über 100 mg-% liegt
6. Hämorrhagische Diathese	

Diese Richtlinien haben allgemeine Anerkennung gefunden, wenn teilweise auch nur im Sinne einer relativen Kontraindikation. Eine höhergradige arterielle Hypertonie hat gleichfalls als Kontraindikation zu gelten, wenn es nicht gelingt, für die Zeit der Punktion und anschließend medikamentös eine befriedigende Senkung herbeizuführen. Nach den vorliegenden Erfahrungen sollte die Kombination von Bluthochdruck und renaler Gefäßsklerose als absolute Kontraindikation gelten, da unter diesen Umständen besonders schwere Blutungen mit tödlichem Ausgang beobachtet wurden.

Literatur

Biopsie

Arai, O.: On the experimental and clinical studies of renal biopsy. Report I. The influence of renal biopsy on the renal function. Acta med. biol. (Niigata) **4**, 175 (1956). ~ On the experimental and clinical studies on a renal biopsy. III. Correlation between clinical and histological diagnosis by needle biopsy of the kidney. Acta med. biol. (Niigata) **5**, 265 (1958).

Bates, R.C., R.B. Jennings, and **D.P. Earle:** Acute nephritis unrelated to group A hemolytic streptococcus infection. Report of ten cases. Amer. J. Med. **23**, 510 (1957). — **Bergstand, A.,** and **H. Bucht:** Electron microscopy of renal glomerular amyloidosis. Ciba Found. Symposium on renal biopsy, p. 51. London: J. and A. Churchill 1961. — **Berlyne, G.M.:** Ultrasonics in renal biopsy. An aid to determination of kidney position. Lancet **1961 II**, 750. — **Bjørneboe, M., C. Brun, H. Gormsen, P. Iversen,** and **F. Raaschou:** The nephrotic syndrome. I. histologic changes illustrated by means of biopsy of the kidney. Acta med. scand. **142**, Suppl. 266, 233 (1952). — **Bjørneboe, M., C. Brun, P. Iversen, H. Gormsen,** and **F. Raaschou:** Two cases of calcinosis renis, studied by means of renal biopsy and renal function tests. J. clin. Invest. **31**, 727 (1952). — **Blainey, J.D., D.M. Brewer, J. Harwicke,** and **J.F. Soothill:** The nephrotic syndrome. Diagnosis by renal biopsy and biochemical and immunological analyses related to the response to steroid therapy. Quart. J. Med. **29**, 235 (1960). — **Bonomini, V.,** e **P. Zucchelli:** La biopsia renale nelle pielonefriti. G. Clin. med. **42**, 713 (1961). — **Brun, C., H. Gormsen, T. Hilden, P. Iversen,** and **F. Raaschou:** Diabetic nephropathy. Kidney biopsy and renal function tests. Amer. J. Med. **15**, 187 (1953). — **Brun, C.,** and **F. Raaschou:** The results of fivehundred percutaneous renal biopsies. Arch. intern. Med. **102**, 716 (1958).

Dieckmann, W.J., C.P. McCartney, and **J.P. Harrod jr.:** Kidney biopsies in multiparons patients with vascular renal disease in pregnancy. Amer. J. Obstet. Gynec. **75**, 634 (1958). — **Dieckmann, W.J., E. Potter,** and **P. MacCartney:** Renal biopsies from patients with "toxemia of pregnancy". Amer. J. Obstet. Gynec. **73**, 1 (1957).

Earle, D.P.: Ciba Found. Symposium on renal biopsy, p. 146. London: J. and A. Churchill 1961. — **Egeli, E.S.:** Über den klinischen Wert der Nadelbiopsie der Niere. Med. Klin. **55**, 289 (1960).

Galán, E., and **Masó:** Needle biopsy in children with nephrosis: a study of glomerular damage and effect of adrenal steroids. Pediatrics **20**, 610 (1957). — **Gormsen, H. T. Hilden, P. Iversen,** and **F. Raaschou:** Renal biopsy in glomerulonephritis and nephrotic syndrome. Nord. Med. **54**, 1341 (1955).

Habib, R., P. Michielsen, E. de Montera, N. Hinglais, P. Galle, and **J. Hamburger:** Clinical, microscopic and electron microscopic data in the nephrotic syndrome of unknown origin. Ciba Found. Symposium on renal biopsy. London: J. and A. Churchill 1961. — **Hamburger, J.:** La technique de biopsie renale utilisée à l'Hopital Necker. Presse méd. **65**, 1451 (1958). — **Heptinstall, R.H.,** and **A.M. Joekes:** Focal glomerulonephritis. A study based on renal biopsies. Quart. J. Med. 28, 329 (1959). — **Hutt, M.S.R., J.L. Pinninger,** and **H.E. de Wardener:**

The relationship between the clinical and the histological features of acute glomerular nephritis. Based on a study of renal biopsy material. Quart. J. Med. **27**, 265 (1957).

Iversen, P., M. Bjørneboe, and **N.B. Karup:** Biopsy studies of the liver and the kidney. Advanc. intern. Med. **1954**, 6, 161.

Jennings, R.B., and **D.P. Earle:** Poststreptococcal glomerulonephritis: histologic and clinical studies of the acute, subacute and early chronic latent phases. J. clin. Invest. **40**, 1525 (1961). — **Joekes, A.M., R.M. Hepstinstall,** and **K.A. Porter:** The nephrotic syndrome. A study of renal biopsies in 20 adult patients. Quart. J. Med., N.S. **27**, 495 (1958). — **Joske, R.A.,** and **J.L. Stubbe:** Aspiration biopsy of the kidney in systematic Lupus erythematosus. Med. J. Aust. **1**, 347 (1957).

Kark, R.M., and **R.C. Muehrcke:** Biopsy of kidney in prone position. Lancet **1954 I**, 1047. — **Kark, R., R. Muehrcke, V.E. Pollak, C. Pirani,** and **J. Kiefer:** An analysis of five-hundred percutaneous renal biopsies. Arch. intern. Med. **101**, 439 (1958). — **Kark, R.M., C.L. Pirani, V.E. Pollak, R.C. Muehrcke,** and **J.D. Blainey:** The nephrotic syndrome in adults: a common disorder with many causes. Ann. intern. Med. **49**, 751 (1958). — **Kark, R.M., V.E. Pollak, J.S. Soothill, C.L. Pirani,** and **R.C. Muehrcke:** Simple tests of renal function in health and disease. I. A reappraisal of their value in the light of serial renal biopsies. Arch. intern. Med. **99**, 176 (1957). — **Kaye, M.:** Needle biopsy of the kidney. Canad. med. Ass. J. **75**, 480 (1956). — **Kellow, W.F., N.J. Cotsonas, B. Chomet,** and **H. Zimmermann:** Evaluation of the adequacy of needle biopsy specimen of the kidney. Arch. intern. Med. **104**, 353 (1959). — **Kerr, D.N.S.:** Renal biopsy with modified Menghini needle. Lancet **1960 II**, 1370. — **Kesselring, F.,** u. **H.U. Zollinger:** Resultate und Erfahrungen mit der percutanen Nierenbiopsie. Helv. med. Acta **27**, 724 (1960). — **Kinoshita, Y., O. Arai, H. Kameyama, Y. Katagiri** u. **S. Eguchi:** Über Nierenbiopsie und den Zusammenhang zwischen histologischem Befund und Nierenfunktionszustand. Acta med. biol. (Niigata) **4**, 325 (1957). — **Kipnis, G.P., G.G. Jackson, F.D. Dallenbach,** and **J.A. Schoenberger:** Renal biopsy in pyelonephritis; correlative study of kidney morphology, bacteriology, and function in patients with chronic urinary infections. Arch. intern. Med. **95**, 445 (1955). — **Kleinschmidt, A.:** Funktionsspektrum und histologischer Befund (Nadelbiopsie) in der Klinik der Pyelonephritis. Med. Welt **1961**, 2288. ~ Klinische Aspekte der benignen Proteinurie. Dtsch. med. Wschr. 88, 2283 (1963). — **Kleinschmidt, A.,** u. **H.G. Solbach:** Indikation und Technik der percutanen Nierenbiopsie. Klin. Wschr. **37**, 126 (1959). — **Kobayashi, O., H. Wada,** and **M. Moriuchi:** Needle renal biopsy of acute glomerulonephritis in children. Acta med. biol. (Niigata) **7**, 241 (1960). — **Kollwitz, A.A.:** Wert und Grenzen der percutanen Nierenbiopsie in der Urologie. Urologe **1**, 5 (1962). ~ Percutane Nierenbiopsie — Erfahrungen und Ergebnisse. Ärztl. Mitt. (Köln) **47/59**, 1757 (1962). — **Kollwitz, A.A.,** u. **E. Krokowski:** Nierenlokalisation zur percutanen Punktionsbiopsie mit Hilfe eines Bleirasters. Internist (Berl.) **1**, 128 (1960).

Leonardi, P., e **A. Ruol:** La diagnosi nefrobiotica delle glomerulonefriti. Acta med. patav. **17**, 145 (1957). — **Leonardi, P., A. Ruol** e **D. Cora:** Studio comparativo fra i risultati della biopsia renale e quelli delle prove di clearance. Acta med. patav. **17**, 231 (1957). — **Lich jr., R.:** Renal biopsy. J. Amer. med. Ass. **163**, 420 (1957). — **Lister, L.M.,** and **R.D. Baker:** Needle biopsy of the kidney in the diagnosis of disseminated lupus erythematodes. Amer. J. Med. **17**, 851 (1954). — **Litman, N.N., C.L. Yuile, H. Latta, D. Glicklich,** and **F.G. Smith jr.:** A critical evaluation of renal biopsy in children. Amer. J. Dis. Child. **102**, 321 (1961).

Mathur, K.S., and **S. Srivastava:** Needle biopsy of the kidney. An appraisal of 150 successful biopsies. J. Indian med. Ass. **35**, 145 (1960). — **Mériel, P., Y. Denard, J.-M. Suc, J. Putois** et **C. Regnier:** Les techniques de ponction du rein. J. Urol. méd. chir. **65** ,609 (1959). — **Mériel, P.,** et **J.M. Suc:** Indications de la biopsie rénale. J. Urol. Néphrol. **67**, 363 (1961). — **Merril, J.P.:** Acute renal failure. In: D.K. Black, Renal disease, p. 302. Oxford: Blackwell 1962. — **Muehrcke, R.C., R.M. Kark,** and **C.L. Pirani:** Technique of percutaneous kidney biopsy in the prone position. J. Urol. (Baltimore) **74**, 267 (1955). ~ Biopsy of the kidney in the diagnosis and management of renal disease. New Engl. J. Med. **253**, 557 (1955).

Noltenius, H.: Glomerulumveränderungen bei Proteinurie in der intravitalen Nierenbiopsie. Beitr. path. Anat. **123**, 173 (1960). ~ Die Bedeutung der Nierenbiopsie für die intravitale Diagnose von Nierenkrankheiten. Verh. dtsch. Ges. Path. **1961**, 316. — **Nugent, Ch.A.,** and **W. Stowell:** Localization of the kidney for renal biopsy. J. Urol. (Baltimore) **82**, 193 (1959).

Parrish, A.E., and **J.S. Howe:** Kidney biopsy. Arch. intern. Med. **96**, 712 (1955). — **Parrish, A.E., N.H. Rubinstein,** and **J.S. Howe:** Correlation between renal function and histology. Amer. J. med. Sci. **229**, 632 (1955). — **Phillippi, P.J., R.R. Robinson,** and **P.R. Langelier:** Percutaneous renal biopsy. Observations with special reference to asymptomatic proteinuria. Arch. intern. Med. **108**, 739 (1961).

Robinson, R.R., S.N. Glover, P.J. Phillippi, F.R. Lecocq, and **P.R. Langelier:** Fixed and reproducible orthostatic proteinuria. I. Light microscopic studies of the kidney. Amer. J. Path. **39**, 291 (1961). — **Rosenbaum, J.L.,** and **L.J. Ross:** Use of renal biopsy to predict the clinical result of hemodialysis in chronic renal disease. Cleveland Clin. Quart. **28**, 5 (1961). —

Ross, J.H.: Recurrent focal nephritis. Quart. J. Med. **29**, 391 (1960). — **Ross, J.H.,** and **I.P. Ross:** The value of renal biopsy. Lancet **1957 II**, 273, 559.

Sala, A.M.: Value of renal biopsy determined by autopsy control. 3. Internat. Congr. Clin. Pathology, Brüssel, 1957, p. 52. — **Sarin, L.R.,** and **S.N. Misra:** Percutaneous renal biopsy in hypertension. A report of 37 cases. J. Indian med. Ass. **36**, 43 (1961). — **Sarin, L.R.,** and **J.C. Sarin:** An analysis of 120 aspiration needle biopsies of the kidney. J. Indian med. Ass. **31**, 319 (1958). — **Schreiner, G.E.:** The clinical and histological spectrum of pyelonephritis. Arch. intern. Med. **102**, 32 (1958). ~ The nephrotic syndrome. In: M.B. Strauss and L. G. Welt, Diseases of the kidney. Boston: Little, Brown & Co. 1963. — **Slotkin, E.A.,** and **P.O. Madsen:** Complications of renal biopsy: incidence in 5000 reported cases. J. Urol. (Baltimore) **87**, 13 (1962). — **Spühler, O.:** Grenzen der Nierendiagnostik. Dtsch. med. Wschr. **46**, 2349 (1962).

Tamura, T.: Fundamental studies on renal biopsy. Jap. Circulat. J. (Kyoto) **27**, 683 (1963). — **Thaler, H., A. Beringer** u. **E. Deutsch:** Nierenbiopsie mit der Menghini-Nadel. Wien. klin. Wschr. **72**, 453 (1960). — **Traeger, J.,** et **D. Fries:** Ponction-biopsie rénale et exploration fonctionelle au cours des glomérulo-néphrites (valeur des explorations biologiques et fonctionelles pour la prézision des charactères histologiques des lésions glomerulaires). J. Urol. Néphrol. **67**, 387 (1961).

Vernier, R.L., M.G. Farquhar, J.G. Brunson, and **R.A. Good:** Chronic renal diseases in children. Amer. J. Dis. Child. **96**, 306 (1958). — **Vernier, R.L., H.G. Worthen,** and **R.A. Good:** The pathology of the nephrotic syndroms. J. Pediat. **58**, 620 (1961).

Walt, M.F., J.S. Howe, and **A.E. Parrish:** Renal tubular changes in acute glomerulonephritis. Arch. intern. Med. **103**, 690 (1959). — **Wardener, H.E. de,** and **M. Hutt:** Discussion on renal biopsy. Proc. roy. Soc. Med. **49**, 332 (1956). — **Wetzels, E.,** u. **W. Herms:** Die akute Tubulusnekrose. Dtsch. med. Wschr. **86**, 514 (1961).

Zollinger, H.U.: Die Nephrosen (klinisch-anatomische Korrelationen). Praxis **50**, 258 (1961).

IV. Röntgendiagnostik der Nieren*

Die röntgenologische Nierendiagnostik beschränkte sich lange Zeit im wesentlichen auf drei Untersuchungsarten: Die sog. Leeraufnahme, das intravenöse Ausscheidungspyelogramm (Urogramm) und das retrograde Pyelogramm. In den letzten 10—20 Jahren wurden jedoch mehrere neue Verfahren entwickelt, so daß heute für die radiologische Diagnostik — je nach klinischer Fragestellung — eine reiche Auswahl von Untersuchungsmethoden zur Verfügung steht.

Dieser Fortschritt beruht einmal auf der röntgentechnischen Weiterentwicklung (Tomographie, Bildverstärker, Schnellserientechnik und Kinematographie), auf dem Ausbau neuer Untersuchungsmethoden am Patienten (Punktion bzw. Katheterisierung der Aorta, gezielte Katheterisierung der Nierenarterien und perirenale Gasinsufflation) sowie auf der Herstellung neuer Kontrastmittel. Gegenüber den früher verwandten dijodierten Pyridonderivaten vom Typ des Jodopyracet (Perabrodil®, Diodrast® u.a.) oder Jodoxyd (Uroselectan®, Uropac® u.a.) besitzen die *trijodierten* Benzoate wesentliche Vorteile. Sie ergeben hohe Schattenintensität bei niedriger Viscosität und verhalten sich auch hochkonzentriert örtlich und allgemein weniger toxisch.

Der chemischen Kurzbezeichnung nach handelt es sich um Diatrizoat, Acetrizoat, Ametrizoat, Diprotrizoat und Jodphthalamat. Die wichtigsten Präparate sind in Tabelle 20 aufgeführt.

Die renale Elimination des Kontrastmittels erfolgt durch glomeruläre Filtration und tubuläre Sekretion, die als aktiver Transportvorgang durch einen Maximalwert (Tm) begrenzt wird. Diese Erkenntnisse gehen auf die historischen Untersuchungen über Diodrast (Perabrodil) als Testsubstanz in der Nierenphysiologie zurück. Bei zunehmendem Plasmaspiegel kann nur der filtrierte Anteil weiter ansteigen, da überdies die Bindungskapazität der Serumeiweißkörper schon zu einem früheren Zeitpunkt überschritten ist. Das tubulär sezernierte Quantum fällt bei Überangebot durch Selbstdepression progredient ab (JOSEPH-

* Unter Mitarbeit von Dr. H. SCHIBALSKI† und Dr. H. CULLMANN.

Tabelle 20. *Neuere Kontrastmittel für die intravenöse Urographie und Angiographie (trijodierte Benzoate)*

Muttersubstanz	*Handelspräparate*
I. Diatrizoate	
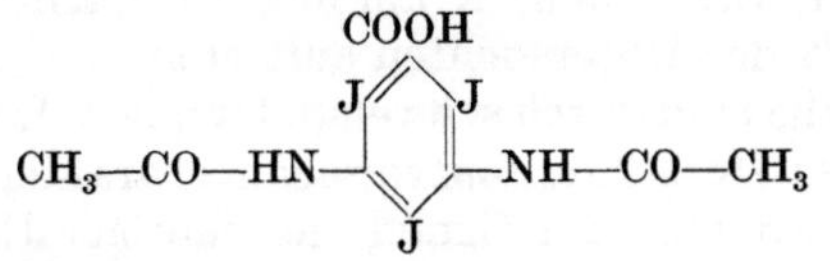	Hypaque (Natriumsalz) Renografin (Methylglucaminsalz) Renovist, Urografin (Mischungen von Methylglucamin- und Natriumsalz)
II. Metrizoate	
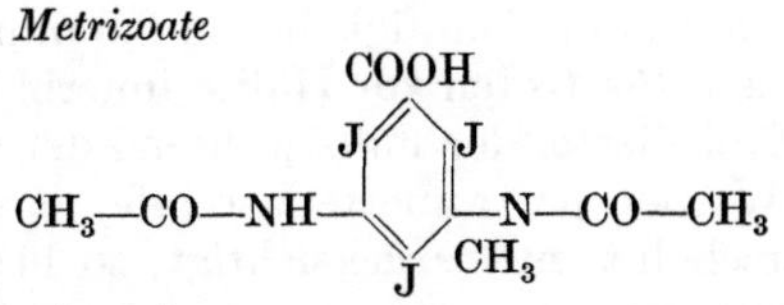	Isopaque (Natriumsalz) Triosil (Natriumsalz)
III. Ametrizoat	
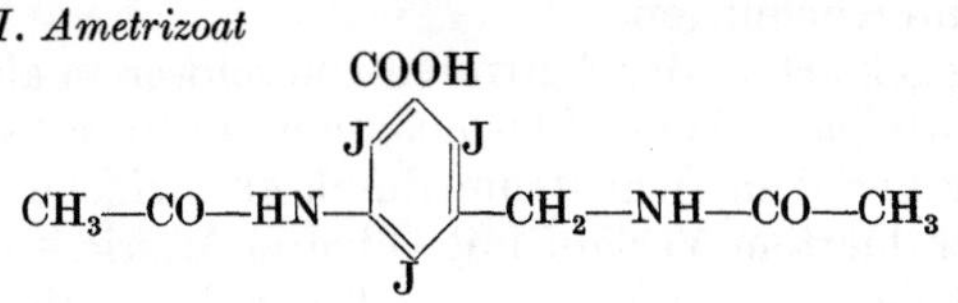	Uromiro (Methylglucaminsalz)
IV. Acetrizoate	
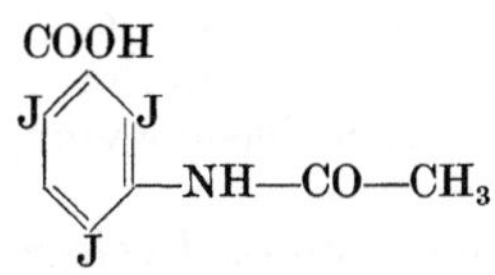	Acediodone (Natriumsalz) Diazinol (Natriumsalz) Rheopak (Natriumsalz) Triabrodil (Natriumsalz) Triopac (Natriumsalz) Triurol (Natriumsalz) Urokon (Natriumsalz Vesamin, Opacoron (Mischungen von Methylglucamin- und Natriumsalz)
V. Diprotrizoate	
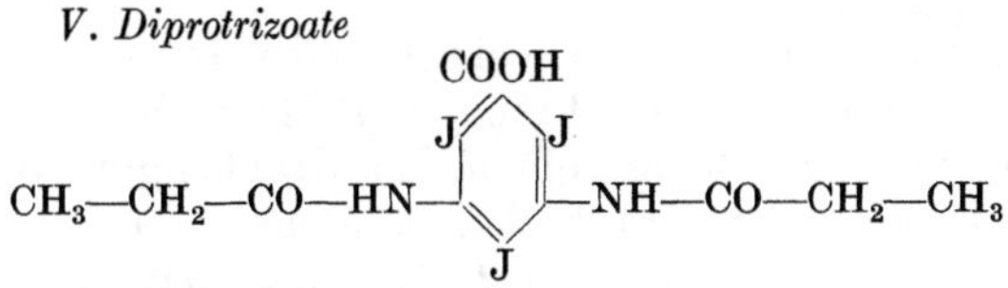	Miokon (Natriumsalz) Ditriokon (Mischung der Natriumsalze von Diprotrizoat und Diatrizoat)
VI. Jodphthalamat	
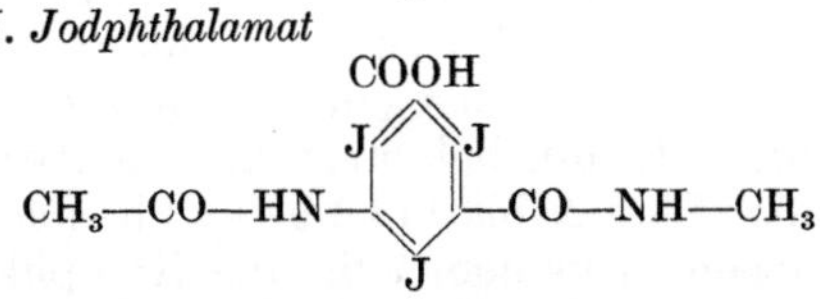	Angio-Conray (Natriumsalz) Conray (Methylglucaminsalz)

SON 1952). Die neuen trijodierten Kontrastmittel werden so hochdosiert verabreicht, daß ihre Ausscheidung durch Glomerulumfiltration ganz im Vordergrund steht (EDVALL 1958). Diese Tatsache konnte auch durch stopflow-Untersuchungen eindeutig belegt werden (WOODRUFF u. MALVIN 1960).

Ein besonderer Vorteil der trijodierten Kontrastmittel ist die gute Verträglichkeit bei rascher intravasaler Injektion und in hoher Konzentration, wie sie insbesondere bei der Angiographie erforderlich sind. In den meisten Fällen verläuft die intravasale Injektion völlig erscheinungslos. Aber auch die trijodierten Benzoate können, obgleich mit geringerer Häufigkeit als die dijodierten Kontrastmittel, Störungen auslösen (HORNYKIEWYTSCH u. BARGON 1962a und b). Man beobachtet örtliche, im Injektionsgebiet auftretende Reizerscheinungen und Allgemeinreaktionen, die wohl in erster Linie toxisch oder allergisch bedingt sind.

Bei den Allgemeinerscheinungen nach Kontrastmittelinjektion unterscheidet SCHOEN (1962) die häufigen leichten Symptome (Hautrötung, Hitzegefühl,

Husten, Niesen, Tränenfluß, Nausea, Kopfschmerz, Herzklopfen), die sich in 7—15% der Fälle einstellen, von den viel selteneren bedrohlichen Symptomen (Frösteln, Hypotonie, Schweißausbruch, Blässe, Cyanose, Beklemmungsgefühl, Dyspnoe, Asthmaanfall, Gesichtsödem, Erbrechen, Krämpfe), die nach Erfahrung zahlreicher Autoren bei 0,2—3,5% der Untersuchten auftreten.

Die tödlich verlaufenden Zwischenfälle sind durch schwerste Dyspnoe, Lungenödem, Atemstillstand bzw. irreversibles Herz-Kreislaufversagen charakterisiert.

Pendergrass u.a. (1955, 1958) errechneten auf Grund mehrjähriger Ermittlungen am großen amerikanischen Krankengut eine Häufigkeit von 8,6 unmittelbaren Todesfällen auf 1 Million Urographien. Sie treten zur Hälfte innerhalb der ersten Minute nach Injektionsbeginn, in drei Viertel der Fälle während der ersten 5 min auf, die weiteren innerhalb 1 Std. Werden protrahierte Verläufe, deren ursächliche Zuordnung teilweise fraglich erscheint, mitberücksichtigt, so liegt die Letalität bei 13,5 pro 1 Million Untersuchungen.

Pathogenetisch nicht eindeutig geklärt ist das Auftreten von schwerem akutem Nierenversagen nach Kontrastmittelgabe beim Plasmocytom. Scheitlin u.a. (1960) ergänzen sechs letale Fälle aus dem Schrifttum durch eine eigene Beobachtung: stets kam es unter protrahiertem Verlauf mit Oligurie-Anurie — zweimal trotz Dialysen — zum tödlichen Ausgang nach 11 Tagen bis 4 Monaten. Pathologisch-anatomisch fanden sich schwere Tubulusschäden. Einmal führte nur 1 ml Kontrastmittel zu initialem Schock und akuter Niereninsuffizienz, die nach 4 Wochen den Tod zur Folge hatte (Brüdigam u. Moeller 1957). Auch Olmer u.a. (1962) berichten von zwei entsprechenden Plasmocytomfällen mit rasch auftretender Oligurie-Anurie und letalem Ausgang.

Nach diesen Erfahrungen muß die intravenöse Pyelographie, wie die intravasale Einbringung von Kontrastmitteln überhaupt, bei allen Plasmocytomkranken als absolut kontraindiziert gelten.

Flüchtige, zum Teil massive Proteinurien bei vorher eiweißfreiem Harn, aber keinen Rest-N-Anstieg, beobachteten Kirkland u. Haslock (1961) nach sieben von 37 Urographien und nach vier von 14 Aortographien. Im Krankengut von Schneider u. Helbig (1962) (200 Urographien und 20 Angiographien) waren sie mit 1% wesentlich seltener; vorbestehende Proteinurien nahmen nicht zu.

Der Frage, ob die Kontrastmittelgabe bei bereits eingeschränkter Nierenfunktion zu Schäden führt, ist Ebbinghaus (1955) nachgegangen. Unter den 3500 intravenösen Pyelographien der Würzburger Klinik befanden sich 90 Patienten mit beträchtlich reduzierter Nierenleistung (Rest-N bis 148 mg-%, Phenolrottest bis 5%, Konzentrationsschwäche), bei denen in keinem Fall eine Komplikation auftrat. Auch Schwartz u.a. (1963) konnten bei Kreatininkontrollen an 90 niereninsuffizienten Patienten nach Urographie bis auf einen fraglichen Fall (allerdings Exitus!) keinen nachteiligen Einfluß der Kontrastmittelgabe auf die Nierenfunktion feststellen.

Staehler (1959, 1963) hält die Urographie dagegen bei Urämie für kontraindiziert, da die Niereninsuffizienz dadurch verschlimmert werden kann.

Die heterotope Ausscheidung von Nierenkontrastmittel ist ein seltenes Ereignis. Schermuly (1958) berichtet über insgesamt neun Fälle, darunter eine eigene Beobachtung. Als Ursache nimmt er eine Störung der Nierenfunktion an. Die Ausscheidung erfolgte sechsmal in die Gallenblase, zweimal in den Magen und einmal in den Darm.

Bei der Aortographie sind nachteilige Folgen auf die Nierenfunktion häufiger beschrieben worden. Die Quote der renalen Schädigung soll von Kontrastmittelmenge und -konzentration abhängen (McAfee 1957). Wegen des erhöhten Risikos wird von einigen Autoren die Angiographie schon bei mäßig reduzierter Nierenleistung (Harnstoff über 40 mg-% , Konzentrationsfähigkeit unter 1020) abgelehnt (Literatur bei SCHOEN 1962). Im Gegensatz dazu stehen Mitteilungen, nach denen Serien von jeweils mehreren hundert ohne derartig strenge Vorsichtsmaßnahmen durchgeführten Aortographien praktisch weitgehend komplikationslos verliefen (PAGE 1960, VOGLER 1961, THURN u.a. 1962). LEADBETTER u. MARKLAND (1962) berichten gleich günstige Erfahrungen bei 7660 Aortographien. Dabei beschränkten sie das injizierte Quantum auf 10—15 ml 50%iges Kontrastmittel pro Aufnahme und gaben insgesamt nie mehr als 35 ml.

Die Abspaltung von Jodatomen aus dem Molekülkomplex der Kontrastmittel scheint auf Grund der vorliegenden Untersuchungen praktisch kaum in Betracht zu kommen, so daß freies Jod als Ursache von Nebenwirkungen wohl ausscheidet. Aus diesem Grund erübrigt sich auch die Durchführung von isolierten Jodtests als Vorprüfung.

Allergische Reaktionen beruhen offensichtlich auf einer Überempfindlichkeit gegenüber dem gesamten Kontrastmittelkomplex. Diese wird besonders häufig bei Untersuchten mit allergischer Diathese angetroffen. So fanden ZEITEL, LENTINO u. JACOBSON (1956) bei 71 Kranken mit Allergieanamnese in 42,4% Nebenerscheinungen, bei 929 Nichtallergikern jedoch nur in 4,4% .

Auch ROOT u. STRITTMATTER (1955) sahen nach Hypaque® Unverträglichkeitssymptome bei Allergikern dreimal häufiger als bei anderen Patienten.

Zur Feststellung einer Kontrastmittelunverträglichkeit wird die Injektion einer Testmenge von 1 ml empfohlen. Treten Allgemeinerscheinungen auf, die meist nur flüchtig sind, so soll das betreffende Mittel nicht verwendet werden. Leider ist diese Vorprobe nach allgemeiner Erfahrung keineswegs zuverlässig. Auch bei negativem Ausfall wurden nach Gabe der Gesamtdosis nicht selten Störungen, mitunter schwere Zwischenfälle, ja sogar Todesfälle beobachtet. Es wird auch ein ungünstiger Einfluß der Testinjektion diskutiert, die über eine Einleitung der Antikörperbildung die Bereitschaft zur anaphylaktischen Reaktion fördern soll (GROTHUESMANN 1964). Trotz der Unzuverlässigkeit rät PENDERGRASS (1958) zur regelmäßigen Testung mit 0,1—0,2 ml der 10%igen Kontrastmittellösung subcutan. Auch SCHOEN (1962) hält die Unterlassung der intravenösen Vorprobe ungeachtet ihrer geringen Ausbeute ärztlich nicht für vertretbar.

SVOBODA (1965) und VIETEN (1965) empfehlen die Vorinjektion von 1—2 cm^3 der Gesamtmenge des Kontrastmittels und nach kurzer Pause rasche Injektion der Restmenge, wenn sich keine Frühreaktion eingestellt hat.

Da verläßliche prophylaktische Maßnahmen also bisher nicht bekannt sind, ist die Sofortbehandlung der ernsteren Zwischenfälle durch Injektion von Corticosteroiden, künstliche Atmung, Sauerstoffzufuhr und Herz-Kreislauftherapie in jedem Röntgeninstitut sicherzustellen.

Die einzelnen strahlendiagnostischen Untersuchungsverfahren der Nieren unterscheiden sich nach Leistungsfähigkeit und Indikationsbreite. Das ist zu berücksichtigen, wenn sie sinnvoll und in der richtigen Reihenfolge eingesetzt werden sollen. Stets wird man versuchen, mit der einfachsten Methode auszukommen. Je nach dem Ergebnis werden von Fall zu Fall Verfahren mit zusätzlichem diagnostischem Aussagewert eingesetzt.

Bei der Darstellung der Untersuchungsverfahren beschränken wir uns auf die Methoden, die sich einzeln und in Kombination als besonders aufschlußreich für die klinische Diagnostik erwiesen haben:

1. Die Leeraufnahme, eventuell Leertomographie;
2. das intravenöse Urogramm bzw. das intravenöse Nephropyelogramm;
3. das retrograde Pyelogramm (unter Einschluß der Pyeloskopie);

4. das Pneumoretroperitoneum (gegebenenfalls mit Nephro- und/oder Tomogramm kombiniert);

5. die Nierenangiographie als Aortographie oder gezielte (selektive) Nierenangiographie.

Die Leeraufnahme

Jede röntgenologische Nierenuntersuchung hat mit einer Übersichtsaufnahme des gesamten uropoetischen Systems zu beginnen (Kneise u. Schober 1952, Vahlensieck 1960, Deuticke 1965). Sie ist durch die Leeraufnahme mit eingeführtem Ureterkatheter nicht zu ersetzen, da durch den Katheter selbst kleine Konkremente verdeckt oder hochgeschoben werden können (Deuticke).

Eine technisch gute Leeraufnahme vermag bei entsprechender Vorbereitung des Patienten über Lage, Größe und Form der Nierenweichteilschatten Auskunft zu geben. Zugleich schützt sie vor der Gefahr, schattengebende Konkremente von einer bestimmten Größe an — eine diffuse Nephrocalcinose oder Verkalkungen anderer Pathogenese (Tuberkulose, Markschwammniere etc.) — zu übersehen. Dies kann der Fall sein, wenn man nur Aufnahmen nach Kontrastmittelgabe ausführt. Die Übersichtsaufnahmen sind stets so einzustellen, daß der obere Symphysenrand miterfaßt wird, um auch tiefsitzende Ureterkonkremente zu erkennen (Kolle 1959). Zeigt eine Übersichtsaufnahme im sagittalen Strahlengang Verschattungen, deren Zugehörigkeit zum uropoetischen System zweifelhaft erscheint, so empfiehlt sich zunächst eine weitere Leeraufnahme im transversalen Strahlengang, um die Lage solcher Verschattungen in zweiter Ebene festzustellen. Bei normalem Situs projizieren sich Verschattungen, die den Nieren oder etwa den oberen zwei Dritteln der Ureteren angehören, in oder unmittelbar vor die Wirbelsäule (Sgalitzer 1936, Stähli 1951). Eine weitere Indikation zur Leeraufnahme ergibt sich, wenn bereits gesicherte Harnsteine operativ angegangen werden sollen. Hier empfiehlt sich eine Kontrolle unmittelbar vor dem Eingriff, um einen Lagewechsel des Konkrementes entsprechend zu berücksichtigen (Vahlensieck 1960). Unter Umständen ist auch dabei die Leertomographie angebracht, besonders, wenn das Vorliegen einer akuten Anurie die intravenöse Kontrastmittelanwendung verbietet (Fritz u. Thurn 1962).

Die diagnostische Bedeutung unterschiedlicher Nierengrößen

Größenunterschiede der Nieren werden auf Grund von Entwicklungsstörungen, gestörter Gefäßversorgung oder infolge von Erkrankungen beobachtet. Daher erschien die Ermittlung der Normalgrößen als Bezugswert für die diagnostische Praxis wünschenswert. Die einzelnen Untersucher verwandten verschiedene Meßverfahren und kamen zu unterschiedlichen Ergebnissen. Eine wesentliche Vorbedingung ist die überlagerungsfreie Darstellung der Nierenumrisse. Moell (1961) bestimmte die Nierengröße bei 200 nierengesunden Erwachsenen durch planimetrische Ausmessung auf Übersichtsaufnahmen. Dabei ließ sich zahlenmäßig nachweisen, daß die Nieren bei Männern eindeutig größer sind als bei Frauen. Die linke Niere übertrifft bei beiden Geschlechtern jeweils die rechte. Zwischen den röntgenologisch und autoptisch gefundenen Längs- und Querdurchmessern der Nieren bestand eine *konstante Relation.* Nach Moell zeigt die röntgenologische Nierengröße bei autoptischer Kontrolle eine so enge Korrelation zum Nierengewicht, daß dieses strahlendiagnostisch am Lebenden mit einiger Genauigkeit bestimmt werden kann.

Hodson (1961) analysierte 1500 normale Ausscheidungspyelographien hinsichtlich Nierengröße und -form, Symmetrie, Kelchverteilung sowie Breite der

Parenchymschicht. Die Nieren, auch in diesem Kollektiv bei Männern im Mittel gering größer als bei Frauen, nehmen bis Mitte der Dreißigerjahre an Ausdehnung zu und bleiben dann etwa konstant.

Der Autor setzte die gefundenen Meßwerte zu Geschlecht, Alter, Körpergewicht und Größe der Untersuchten in Beziehung. Dabei zeigte sich zwar hinsichtlich der Mittelwerte eine gewisse Abhängigkeit zwischen Nierengröße (Fläche beider Nierenschatten) und Körpergröße. Die große Variationsbreite der renalen Meßwerte spricht aber gegen ihre Verwendung als Grundlage für Vergleichsuntersuchungen. Deshalb lassen sich aus der röntgenologischen Feststellung der Nierengröße keine verläßlichen klinischen Schlußfolgerungen ziehen.

Nach THURN u. BÜCHELER (1964) darf ein signifikanter Seitenunterschied der Nieren dann angenommen werden, wenn die Längsdurchmesser über 1 cm differieren. Größenunterschiede von weniger als 1 cm sind noch als physiologisch zu betrachten.

VUORINEN u.a. (1960) führten den Begriff des Nierenindex ein, der aus dem Produkt von Breite und Länge des kontrastgefüllten Hohlsystems, dividiert durch das Produkt aus größtem Längs- und Breitendurchmesser des gesamten Nierenschattens errechnet wird. Es handelt sich also um die Relation Nierenbeckenausdehnung zu Nierengesamtfläche, die sich z.B. bei der Hydronephrose mit Parenchymschwund gegensinnig verhalten. Dabei kommt es zum Anstieg des Index. Ein Wert von 0,40 und darüber gilt bei Erwachsenen als pathologisch. Wie nicht anders zu erwarten, haftet diesem pseudoexakten Meßverfahren eine beträchtliche Fehlerbreite an, die nur zum Teil auf kurzfristigen, dynamisch verursachten Änderungen der Nierengröße beruht. So soll es während einer Pentothalnarkose innerhalb von Minuten zu einer reversiblen Volumenabnahme von 45% kommen (HODSON 1962). Zur Erfassung des Nierenvolumens empfiehlt ROMERO AGUIRRE (1956), die Hälfte des Produkts aus Länge und Breite des Organs mit dem „Nierenkoeffizienten“ 0,77 zu multiplizieren. Es ergeben sich mittlere Normwerte um 150—170 cm^3; bei kompensatorischer Hypertrophie sind Zunahmen bis auf das Doppelte zu beobachten.

Für die Beurteilung von Nierenform und -größe ist die Tomographie den genannten Meßmethoden wegen ihrer größeren Zuverlässigkeit überlegen. Sie kann mit anderen Verfahren (intravenöses Pyelogramm, Retropneumoperitoneum) gekoppelt werden (EVANS 1957, LUDIN 1961, THURN u. BÜCHELER 1964). Steht zur Beurteilung der Nieren nur eine Übersichtsleeraufnahme zur Verfügung, die bei gut erkennbaren Nierenumrissen im Zweifel läßt, ob tatsächlich eine Seitendifferenz besteht oder nur vorgetäuscht wird, so ist ein Abpausen der Nieren wertvoll. Ohne jede optische Ablenkung durch andere Bildelemente ergibt sich auf diese Weise eine optimale Vergleichsmöglichkeit. Dieses Vorgehen empfiehlt sich besonders zur Verlaufskontrolle bei Nierenkrankheiten, wenn vergleichbare Nierenaufnahmen mit zeitlichem Abstand vorhanden sind.

An einer großen Gruppe nephrektomierter Patienten untersuchten FIDA u. ROCCA (1958) röntgenologisch die Entwicklung der kompensatorischen Hypertrophie der verbliebenen Niere, die sich in einer Vergrößerung von Gesamtvolumen und Hohlsystem äußert und nach 4—12 Monaten abgeschlossen ist. In der Altersgruppe von 15—30 Jahren entstand die Hypertrophie rasch und ausgeprägt, zwischen 30 und 50 Jahren war sie deutlich geringer und nach dem 50. Lebensjahr nicht mehr nachweisbar.

Als Ursache einer *verkleinerten Niere* kommen primäre Hypoplasie oder sekundäre Schrumpfung, vasculär bzw. entzündlich bedingt, in Betracht. Besonders, wenn gleichzeitig ein Hochdruck besteht, sind zusätzliche Untersuchungen (intravenöses Nephropyelogramm, Arteriographie) durchzuführen, da ätiologisch unter anderem eine Nierenarterienstenose vorliegen kann (CORDONNIER 1959, POUTASSE 1961).

Zur *Nierenvergrößerung* führen neben der kompensatorischen Hypertrophie aber auch Hydronephrose oder doppelte Hohlraumanlage. Ist die Seitendifferenz nicht stark ausgeprägt, so können mitunter Zweifel entstehen, welche von beiden die pathologisch veränderte Niere ist (KNEISE u. SCHOBER 1952). Die Bewertung derartiger Befunde hat mit Zurückhaltung zu erfolgen. Dies um so mehr, als auch ungünstige Projektionseffekte anderer abdomineller Organe (Gallenblase, Milz, Darmschlingen usw.) pathologische Befunde vortäuschen können. Auf Grund dieser Erfahrung sieht WILDBOLZ (1952) den Zweck von Übersichts-Leeraufnahmen weniger in der Differenzierung der Nierenschatten als ausschließlich in der Feststellung schattengebender Konkremente.

Im Gegensatz zu dem geringen Wert röntgenologischer Größenbestimmungen sieht HODSON (1961, 1962) im Vergleich der Schattensymmetrie beider Nieren eine brauchbare diagnostische Hilfe. Die Erfahrung hat nämlich gezeigt, daß eine merkliche Asymmetrie der Nieren fast stets pathologisch ist, wenn man von jener Asymmetrie absieht, die entweder Folge einer Nierenrotation, unter Umständen durch Skoliose, oder eines extrarenalen Prozesses ist. Unter diesem Aspekt sind bei gut erkennbaren Nierenkonturen differentialdiagnostische Erwägungen möglich. Es sind zwei Typen von Asymmetrie — die proportionierte und die disproportionierte — zu unterscheiden. Erkennt man mehr oder minder starke Ausbuckelungen oder Einziehungen der Umrißkonturen einer oder beider Nieren (disproportionierte Asymmetrie), so spricht ein solcher Befund — ganz abgesehen von den Nierengrößen — für örtliche, unterschiedlich stark ausgedehnte Erkrankungen: die Ausbuckelungen für mehr periphere Cysten, Primärtumoren oder Metastasen, die Einziehungen für Infarktnarben, umschriebene chronische Pyelonephritis, Tuberkulose usw. Liegt dagegen einseitig ein zwar deutlich vergrößerter, aber regelmäßig konfigurierter Nierenschatten vor (proportionierte Asymmetrie), so spricht dies für kompensatorische Hypertrophie, Doppelniere, angeborene oder erworbene Hydronephrose. Eine verkleinerte, aber regelmäßig konfigurierte Niere (ebenfalls proportionierter Typ) spricht in erster Linie für eine arterio- bzw. arteriolosklerostische Schrumpfniere oder eine kongenitale Hypoplasie, während unregelmäßig verkleinerte Nieren (disproportionierter Typ) eher auf chronisch-pyelonephritischen oder tuberkulösen Schrumpfungsprozessen beruhen. Auf Grund der klinischen Symptomatik wird man solche Fälle differentialdiagnostisch noch enger einkreisen können. Bei gering ausgeprägter Hufeisenniere (leichte Fusion) kann bei symmetrischen Nierenschatten die Diagnose an Hand der Leeraufnahme nur gestellt werden, wenn sich die Anomalie durch die veränderte Richtung der Nierenlängsachsen zu erkennen gibt.

Die intravenöse Ausscheidungspyelographie bzw. Ausscheidungsnephropyelographie

Die intravenöse Pyelographie stellt das Basisverfahren von besonderer Indikationsbreite und großem diagnostischem Aussagewert dar. Sie konnte durch neuere Untersuchungsmethoden in ihrer Vormachtstellung kaum eingeengt oder gar abgelöst werden. Das Vorgehen läßt über die Darstellung des renalen Hohlsystems als seinem eigentlichen Indikationsgebiet unter Umständen eine Beurteilung des Nierenparenchyms zu. Der sog. nephrographische Effekt (v. LICHTENBERG 1932), der sich als Frühergebnis infolge der initialen diffusen Kontrastmittelanreicherung in der Niere mitunter einstellt, läßt sich durch rasche Injektion einer größeren bzw. stärker konzentrierten Kontrastmittelmenge recht konstant und intensiv herbeiführen und diagnostisch verwerten. So ergibt sich die Nephropyelographie als umfassenderes Verfahren (HELLMER 1942, WALL u. ROSE 1951, TRUSS 1958, ZINNER 1960, RATHE 1961, SENDEL 1964).

Soweit die Funktionsfähigkeit der Niere in direkter Beziehung zu ihrer Durchblutungsgröße steht (WELLAUER u. DEL BUONO 1956), gestattet ein Nephrogramm gewisse Rückschlüsse auf die Nierenfunktion. Darüber hinaus können mit dieser Untersuchungsmethode auch Parenchymveränderungen auf Grund örtlicher Durchblutungsabnahmen bzw. Infiltrationen oder Narben diagnostiziert werden. Sie stellen sich im Bereich des homogenen Nierenschattens dar. So können morphologische Veränderungen im Nierenparenchym, falls sie eine gewisse Ausdehnung erreicht haben, bereits erkannt werden, bevor sie das Hohlsystem verformen. Infolgedessen kann das Ausscheidungspyelogramm auf Grund des nephrograpischen Effekts die angiographische Nierenuntersuchung unter Umständen ersetzen, besonders in Verbindung mit der Tomographie (EVANS u.a. 1954, POST u. SOUTHWOOD 1959, THURN u. BÜCHELER 1963, SENDEL 1964).

Bei der praktischen Durchführung wird die Beurteilung der Nierenschatten und -Hohlräume durch störende Darmgasüberlagerungen oft erschwert. SVOBODA (1957) empfiehlt daher die Zonographie, eine Schichtuntersuchung mit extrem kleinem Pendelwinkel (bis zu 10°), die eine verwischungsfreie Schichtdicke von über 1 cm und damit eine ausreichend scharfe Abbildung der Hohlraumsysteme ergibt.

Zur Vermeidung eines vorzeitigen Kontrastmittelablaufs kann eine Ureterkompression mittels Ballon- oder Pelottenkompressorium von außen durchgeführt werden. Voraussetzung ist dabei, daß eine Ausscheidungsaufnahme vor Anlage und eine Ablaufaufnahme nach Abnahme der Kompression angefertigt werden, damit Auswirkungen von Druck und Stauung klar erkannt und berücksichtigt werden können. Einige Autoren haben sich gegen die Verwendung eines Ureterkompressoriums ausgesprochen, da sie dadurch eine wesentliche Störung des physiologischen Ablaufs der Harnbildung annehmen (STÄHLI 1951, SCHOBER 1952, TESCHENDORF 1953, FREI 1958, WEYENETH 1963, LENKO 1964), andere wollen auf die kontrastreichere und vollständigere Darstellung des Hohlsystems nicht verzichten und nehmen gegebenenfalls leichte funktionelle Beeinträchtigungen von kurzer Dauer in Kauf (HICKEL u. CORNET 1948, PRÉVOT 1950, WILDBOLZ 1952, DEJDAR 1959, HODSON 1962, MAURER u. TESKE 1964). Ohne Zweifel wird der diagnostische Wert der intravenösen Pyelographie zumindest hinsichtlich des morphologischen Bildinhalts beträchtlich erhöht.

Die von VOIGT (1940) eingeführte Untersuchung in Kopftieflage wird von MONGIN (1961) sowie UEBERSAX u. LE RUDULIER (1963) empfohlen. Sie macht angeblich in 90% der Fälle die Anwendung eines Kompressoriums überflüssig, da so eine gute Auffüllung der Nierenhohlräume erreicht wird. Zur Ablaufaufnahme wird der Patient dabei wieder horizontal gelagert oder fußwärts gekippt. Die Methode setzt einen kippbaren Untersuchungstisch voraus und hat den Nachteil, daß der Luftübertritt vom Magen in den Dünndarm, der einen wesentlichen Teil der störenden Darmgasüberlagerungen bedingt (MAGNUSSON 1931, NAEGELE 1964) forciert wird.

Die tägliche Erfahrung lehrt, daß sich das Becken-Kelchsystem häufig erst unter Kompression so kontrastreich und umfassend darstellt, daß sichere diagnostische Schlußfolgerungen möglich sind (Abb. 17). Ein gelegentlich dabei auftretender tubulärer Reflux, der von einer noch physiologischen tubulären Stase kaum abgrenzbar ist, kann mitunter zu Lasten der Kompressionsmethode gehen, aber auch bereits auf eine besondere Disposition der betroffenen Niere hinweisen (DEUTICKE 1965). Zeigen derartige Aufnahmen eine Dilatation des Hohlsystems, die auf Vergleichsaufnahmen ohne Kompressorium nicht vorhanden ist, so kann dies in solchen Fällen zur Diagnose einer latenten Hypotonie des Nierenbeckens verhelfen. Erfahrungsgemäß reagiert nämlich ein normal tonisiertes Hohlsystem auf die Ureterenkompression nicht mit einer Erweiterung.

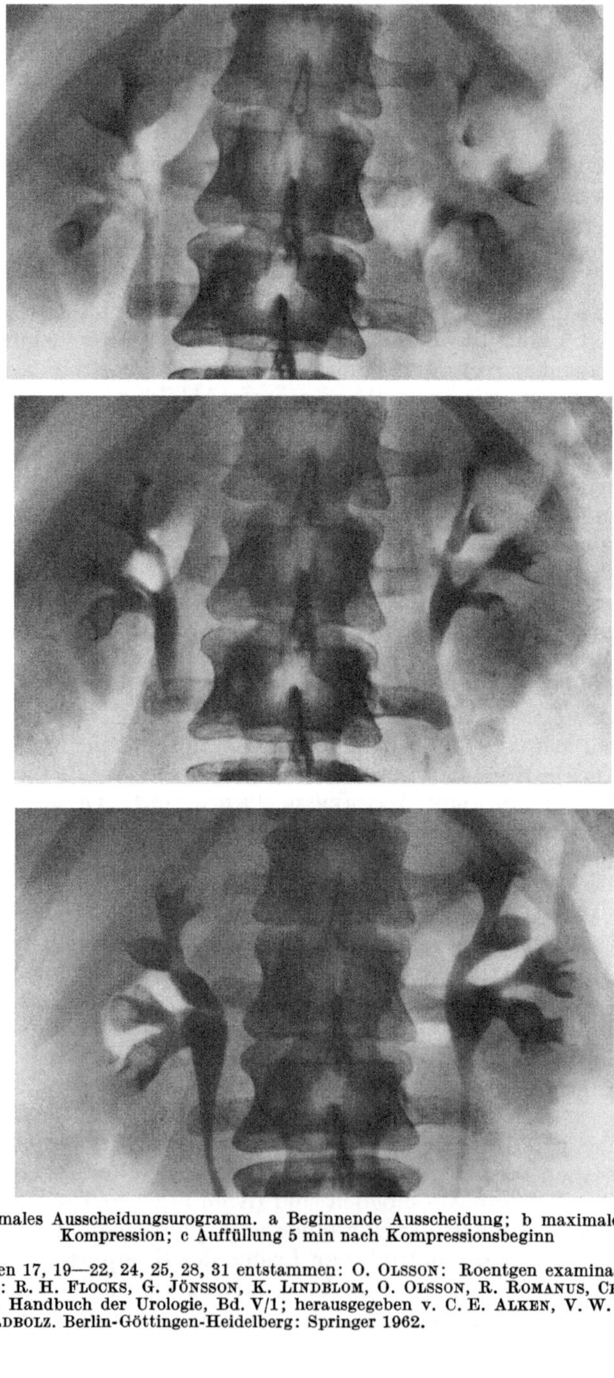

a b c

Abb. 17a—c. Normales Ausscheidungsurogramm. a Beginnende Ausscheidung; b maximale Auffüllung ohne Kompression; c Auffüllung 5 min nach Kompressionsbeginn

Die Abbildungen 17, 19—22, 24, 25, 28, 31 entstammen: O. Olsson: Roentgen examination of the kidney and the ureter. In: R. H. Flocks, G. Jönsson, K. Lindblom, O. Olsson, R. Romanus, Ch. C. Winter, Diagnostic Radiology, Handbuch der Urologie, Bd. V/1; herausgegeben v. C. E. Alken, V. W. Dix, H. M. Weyrauch und E. Wildbolz. Berlin-Göttingen-Heidelberg: Springer 1962.

Die i.v. Pyelographie hat als Routineverfahren zu gelten, das bei Verdacht auf eine Erkrankung der Nieren, der Ureteren und der Harnblase in vielen Fällen weiterhilft. Sie gibt über morphologische Veränderungen und funktionelle Störungen Aufschluß, so daß der weitere Untersuchungsgang festgelegt werden kann. Bekanntlich gelangen die intravenös verabreichten trijodierten Kontrastmittel mehr durch glomeruläre Filtration als durch tubuläre Sekretion rasch und hochkonzentriert in die ableitenden Harnwege. Mit Rückgang dieser Partialleistungen wird pro Zeiteinheit ein niedrigeres Quantum ausgeschieden. Bei stärkerer Einschränkung der Nierenfunktion kommt oft nur eine ungenügende Darstellung des Hohlsystems zustande oder sie fehlt ganz. Auch hier haben die modernen trijodierten Kontrastmittel ihre Überlegenheit bewiesen, da sie noch bei einer Konzentrationseinschränkung bis zu einem spezifischen Harngewicht von 1012 im Durstversuch mit befriedigender Schattenintensität ausgeschieden werden, während die Elimination der älteren dijodierten Präparate schon bei 1015 unzulänglich ist (Dejdar 1959). Dieser bemerkenswerte Fortschritt mindert aber gleichzeitig die Aussagekraft des Pyelogramms hinsichtlich der Nierenfunktion. Man kann aus einem zeitgerechten und intensiven Pyelogramm nicht mehr auf ihre weitgehende Intaktheit schließen (Bauer 1955, Bruni 1959, Hoffmann u. Grayhack 1960, Winter 1960).

Die Pyelonephritis

Eine besondere Rolle spielt das intravenöse Ausscheidungspyelogramm für die Diagnose und die Verlaufsbeobachtung der häufigsten Nierenerkrankung, der unspezifischen Pyelonephritis. Sie kann, beginnend mit rein funktionellen Störungen (Dyskinesien), alle Stadien einer organischen Erkrankung bis zu schwersten Parenchymveränderungen durchlaufen. Ihre Röntgensymptomatik ist durch mehrere grundlegende Arbeiten (Prévot u. Berning 1950, Dejdar u. Prat 1958, Dejdar 1959, Hodson 1959, Rosenheim 1963 u.a.) umfassend analysiert worden.

Die Deutung der Röntgensymptomatik bei der beginnenden Pyelonephritis ist in einigen Punkten uneinheitlich. So wird einerseits eine umschriebene Einengung von Kelchhälsen als akut-entzündliche Schleimhautschwellung aufgefaßt (Prévot u. Berning; Hornykiewytsch u. Bargon 1962), während man sie andererseits als Spasmus bzw. Kontraktion deutet (Frei 1958).

Nicht selten mag beides zugleich vorliegen, zumal der Entzündungsreiz die häufigste Ursache funktioneller Irritationen ist. Um so mehr muß daher ein unterschiedlich deutbarer Befund Anlaß zu weiterer Kontrolle sein.

Bei der akuten Pyelonephritis können bereits entzündliche Veränderungen im Nierenparenchym vorliegen, die aber im Ausscheidungspyelogramm nicht erkennbar sind. Daher ist dieses Untersuchungsverfahren hier kaum je indiziert. Nach Berning u. Prévot (1952) sind klinisch vier Verlaufsformen der chronischen Pyelonephritis zu differenzieren, denen patho-morphologische Substrate ungleicher Ausprägung zugrunde liegen. Hieraus resultiert eine unterschiedliche Röntgensymptomatik (s. Abschnitt Berning u. Thiele). Hornykiewytsch (1962) unterscheidet: 1. Pyelonephritische Veränderungen mit vorwiegender Lokalisation im Parenchym ohne wesentliche Destruktionen und ohne stärkere Affektionen der harnableitenden Wege; 2. grobe, makroskopisch erkennbare pyelonephritische Zerstörungen der Mark- und Papillensubstanz mit zugleich erheblichen Veränderungen der Kelche, des Beckens und der Ureteren. Zwischen diesen beiden Extremen liegen die vielfältigsten Abstufungen und Mischformen.

Die chronisch verlaufende Pyelonephritis läßt röntgenologisch die ersten entzündlichen Veränderungen in der Papillen-Kelchregion erkennen. Da anfangs nur eine diskrete Symptomatik zu erwarten ist, setzt die Beurteilung gerade dieses

Stadiums große Erfahrung voraus, zumal auch völlig normale Kelchschalen — je nach ihrer Projektion — eine unterschiedliche Konfiguration zeigen. Der günstigste Strahlengang liegt vor, wenn die Kelchenden streng im Profil dargestellt sind, weil sich dann ihre Schalen und Fornices am schärfsten abgrenzen lassen. Außerdem ist bei der röntgenologischen Beurteilung der Frühstadien zu berücksichtigen, daß eine leichte Deformierung der Kelchenden sowohl Ausdruck der gestörten Entleerungsdynamik als auch einer Entzündung sein kann. Dabei sprechen symmetrische Abweichungen (Erweiterungen oder Einengungen) von normaler Konfiguration eher für funktionelle Varianten als für morphologische Substrate (Abb. 18a).

Als Folge von Papillenschrumpfung beobachtet man eine Abflachung der Kelchschalen, die sich immer mehr in den ehemals von den Papillen eingenommenen Raum, also peripherwärts, hineinstülpen. Dadurch werden Kelchenden

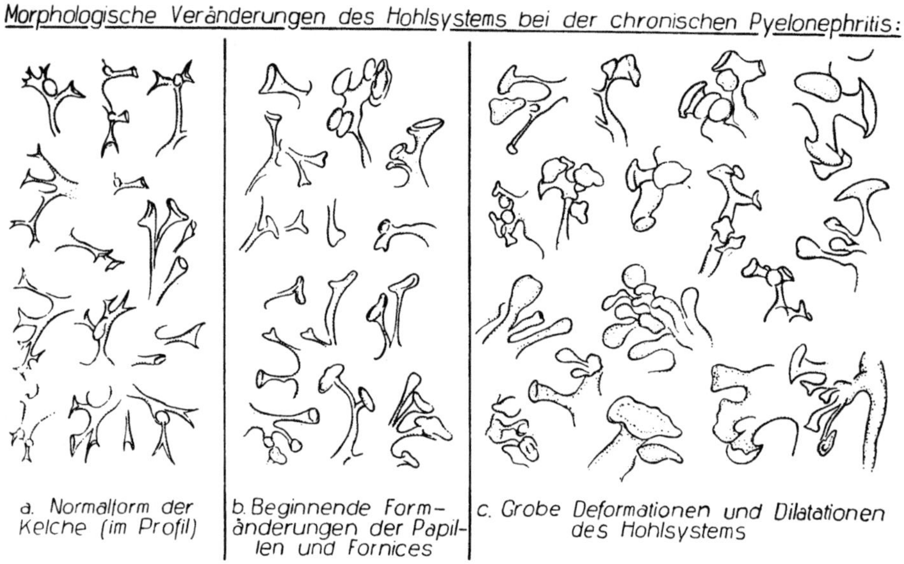

Abb. 18. Schema der Veränderungen des Nierenhohlsystems bei chronischer Pyelonephritis nach DEJDAR

mannigfach — vorwiegend kolbenförmig — und unterschiedlich stark deformiert (Abb. 18b). Gleichzeitig ablaufende peripyelitische Schrumpfungen können schließlich zur schweren Verunstaltung des gesamten Nierenhohlsystems führen (Abb. 18c).

Mit Fortschreiten der organischen Veränderungen nehmen die differentialdiagnostischen Schwierigkeiten im allgemeinen ab. Im Spätstadium ist dagegen die Abgrenzung von Schrumpfungsprozessen anderer Ätiologie fast unmöglich.

Eine unspezifische Pyelonephritis, die mit herdförmigen Destruktionen der Papillen einhergeht, ist praktisch von einer Tuberkulose nicht zu unterscheiden (PRÉVOT 1964). Die Verhältnisse werden noch schwieriger, wenn gleichzeitig zwei oder mehr Erkrankungen unterschiedlicher Ätiologie vorliegen (z. B. unspezifische oder spezifische Pyelonephritis bei gleichzeitiger Glomerulonephritis, Hydronephrose bzw. Hydropyonephrose, infizierte Cystenniere usw.). Da bei der schweren chronischen Pyelonephritis die Parenchymschädigung bekanntlich die Kontrastmittelausscheidung stark zu beeinträchtigen vermag, empfiehlt FREI nachdrücklich die Pyeloskopie. Bei akuter und subakuter Pyelonephritis gilt dieses Verfahren jedoch als kontraindiziert, da der Entzündungsprozeß zu diesem Zeitpunkt verschlimmert werden kann.

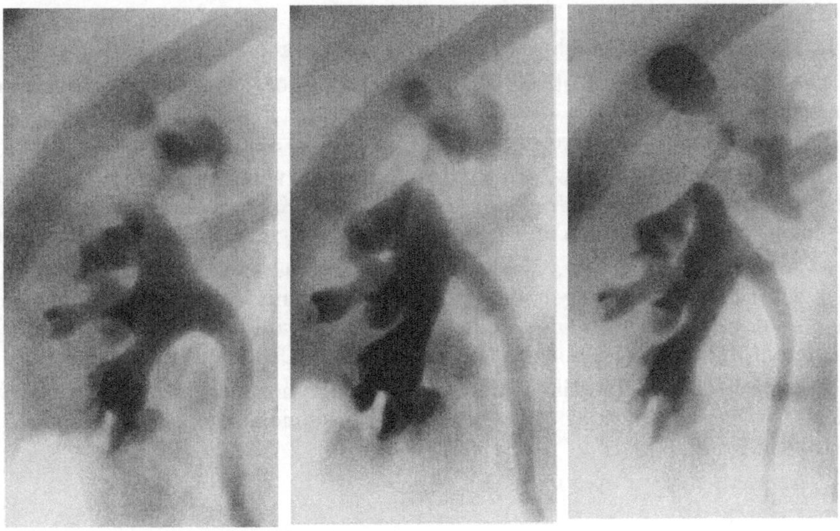

a b c

Abb. 19a—c. Ausscheidungsurogramm bei Tuberkulose des rechten oberen Nierenpols. a Papillenulceration und Schleimhautödem des oberen Kelchhalses. b Kavernenbildung und Kelchhalsstriktur 1 Jahr später. c 2 Jahre später Vergrößerung der Kaverne, Deformierung der benachbarten Kelche

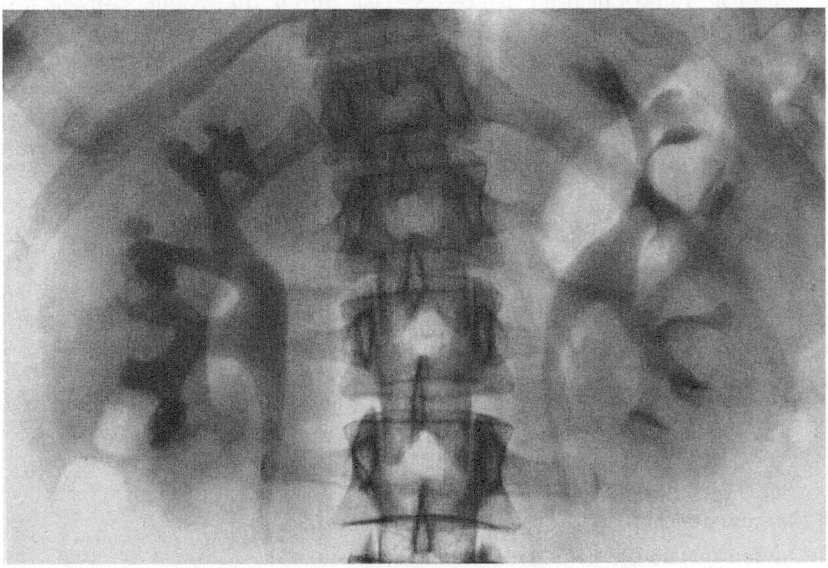

Abb. 20. Ausscheidungsurogramm. Doppelseitige Cystennieren mit seitendifferenter Ausprägung

BOEMINGHAUS (1957) unterstreicht den großen Wert der Ausscheidungsurographie für die Gesamtbeurteilung der Nieren in funktioneller und anatomischer Hinsicht. Er bezeichnet sie insbesondere bei der Urogenitaltuberkulose als die Untersuchungsmethode der Wahl. Als Beispiel sei auf Abb. 19 verwiesen.

Neben der Feststellung und Lokalisation von Konkrementen (insbesondere den nicht schattengebenden) und ihren Folgezuständen ist das intravenöse Ausscheidungspyelogramm für weitere Erkrankungen von großem diagnostischem Wert:

1. Tumoren (vornehmlich als Papillome des Becken-Kelchsystems).

2. a) Cystennieren (fast stets doppelseitige polycystische Veränderungen) (Abb. 20).

b) Nierencysten (Solitärcysten oder multiple Cysten, meist einseitig).

3. Hydronephrosen bzw. Pyohydronephrosen verschiedenster Pathogenese (primär-kongenital durch Ureterobstruktion oder Kompressionen bzw. narbiger Ureterschrumpfungen nach Bestrahlung und gelegentlich auch postoperativ).

4. Schwammnieren bzw. Markschwammnieren (LENARDUZZI 1939). Multiple bläschenartige Erweiterungen der Sammelröhren mit Neigung zu konkrementartigen Verkalkungen. Solange keine Sekundärerkrankung vorliegt, verhält sich die Nierenfunktion meist normal (LINDVALL 1959, OLSSON 1962).

5. Isolierte Kelchdivertikel, die differentialdiagnostisch gegenüber umschriebenen Destruktionen, z.B. tuberkulösen Einschmelzungen, abzugrenzen sind (HEIDENBLUT 1956, THURN u.a. 1962).

6. Anomalien, Dystopie usw.

Die einseitig funktionslose Niere

Wenn es auf einer Seite nicht zur Kontrastmittelausscheidung kommt, während sich auf der Gegenseite das Hohlsystem deutlich darstellt, so spricht man von einer einseitig funktionslosen Niere. Sie ist durch die völlige Ausscheidungsinsuffizienz für ein intravenöses Kontrastmittel charakterisiert, und zwar mindestens für den Zeitraum, der eine normale Pyelographie umfaßt, also etwa 30 min. Auch wenn später noch eine Kontrastmittelausscheidung eintritt, wird von funktionsloser Niere gesprochen, die somit eine nur funktionsträge Niere mit einschließt. Als Ursachen sind nach HARTMANN (1962) folgende Erkrankungen zu nennen:

1. Ureterverschluß
a) durch einen Ureterstein;
b) durch einen Tumor (des Ureters oder der Blase);
c) durch eine Stenose (narbige oder angeborene);
d) durch tumoröse Einmauerung (bei Rectum-, Uterus- oder Prostatacarcinom);
e) reflektorische Anurie nach Steinabgang.

2. Hydro- oder Pyonephrose.

3. Nephrolithiasis.

4. Nierentumor.

5. Nierentrauma.

6. Nierentuberkulose (Mörtel- oder Kittniere).

7. Nierenaplasie oder kongenitale Hypoplasie.

8. Pyelonephritische Schrumpfniere.

9. Verlegung einer Nierenarterie
a) bei Atheromatose;
b) Endangitis obliterans;
c) arterieller Embolie;

10. nach Nierenoperationen.

Im Krankengut von STRANDNESS (1958) fand sich unter 70 Fällen mit einseitig funktionsloser Niere folgende Häufigkeitsverteilung:

Ursache	Zahl der Fälle	Ursache	Zahl der Fälle
Nierenstein	12	Nierenarterienaneurysma	1
Nierentumor	8	Nierentuberkulose	2
Blasencarcinom	5	Genitalcarcinom bzw. Metastasen	12
kongenitale Mißbildung	4	Chirurgische Ureterdurchtrennung	1
Pyelonephritis	4	ungeklärt	18
Nierenarterienthrombose	3		

Soweit derartige Fälle nicht durch Cystoskopie und retrograde Pyelographie geklärt werden können, ist in den meisten Fällen die absolute Indikation zur Durchführung einer renalen Angiographie gegeben.

Speziell bei unklaren Hochdruckfällen vermag die Ausscheidungspyelographie bei Ausschluß lokal-entzündlicher Ursachen wichtige indirekte Hinweise auf eine renal-vasculäre Auslösung zu geben. Einseitiger völliger Funktionsausfall („funktionslose Niere") (HOWARD u.a. 1954, POUTASSE 1956, CORDONNIER 1959, BOOKSTEIN u. ABRAMS 1960) kann ebenso wie das Ausbleiben des nephrographischen Effekts (RATHE 1961) für eine Nierenarterienstenose sprechen. Ist sie nur unvollständig oder partiell, so tritt unter Umständen nur eine einseitig verspätete Kontrastmittelfüllung auf bei retrograd beiderseits normal darstellbaren Nierenbecken (POUTASSE 1956, 1961; SCHREIBER u.a. 1964). Diese Veränderungen kommen — angiographisch bestätigt — als Hochdruckursache in Betracht. Hieraus können sich für den Einzelfall aussichtsreiche therapeutische Konsequenzen ergeben.

Da im Gefolge von Nierenarterienstenosen von der betroffenen Niere vermehrt Wasser (und Na) rückresorbiert wird, ergibt sich hier eine besonders intensive Konstrastmittelanreicherung, die — unter osmotischer Diurese noch verstärkt — differentialdiagnostisch ausgewertet werden kann (AMPLATZ 1962). Auf dieser Basis entwickelten SCHREIBER u.a. (1964) den Pyelogramm-Harnstoffauswaschtest. Hierbei wird im Anschluß an die pyelographische Darstellung beider Nieren eine 15 min anhaltende osmotische Diurese mit 40 g Harnstoff in 500 ml physiologischer NaCl-Lösung eingeleitet. Normalerweise wird dadurch das Kontrastmittel innerhalb von 15—18 min beiderseits ausgewaschen (negativer Test). Besteht eine ein- oder beidseitige Anfärbung fort, so spricht das für ein- oder doppelseitige Nierengefäßinsuffizienz. Die Autoren propagieren den Einsatz dieses Tests an Stelle des intravenösen Routinepyelogramms bei Verdacht auf renovasculären Hochdruck. Ein negativer Ausfall soll eine Nierenarterienstenose als Ursache ausschließen. Bei positivem Ausfall sind zusätzlich seitengetrennte Nierenfunktionsprüfungen und die Arteriographie zum Beweis einer ein- oder beidseitigen Nierengefäßerkrankung erforderlich.

Das retrograde Pyelogramm

Mit wachsender Bedeutung der Ausscheidungsurographie verlor das retrograde Pyelogramm an Indikationsbreite. Dafür waren mehrere Gründe maßgeblich. Einmal die Notwendigkeit der instrumentellen Untersuchung mit dem Risiko mechanischer Verletzungen, zum anderen die latente Infektionsgefahr und das Fehlen direkter funktionsdiagnostischer Hinweise. Als weiterer Nachteil kann noch der pyelorenale Reflux geltend gemacht werden, der Anlaß zu Fehldeutungen geben kann. Von dem atraumatischen pyelo-tubulären Reflux ist der nach Kelcheinriß meist im Fornixbereich auftretende pyelo-venöse und pyelo-lymphatische Reflux zu unterscheiden. Vorwiegend die erste Form kommt aber — wenn auch seltener — bei der Ausscheidungspyelographie ebenfalls vor.

Um Überdruck im Nierenbecken als Refluxvorbedingung zu vermeiden, wird empfohlen, die retrograde Kontrastmittelinjektion, wenn möglich, unter Durchleuchtungskontrolle oder unter Bildverstärkung durchzuführen (Olsson 1963). Wichtig ist in diesem Zusammenhang auch die Lage des Katheters, der nur bis zum Ureterabgang aus dem Nierenbecken, allenfalls bis zu dessen Mitte hoch-

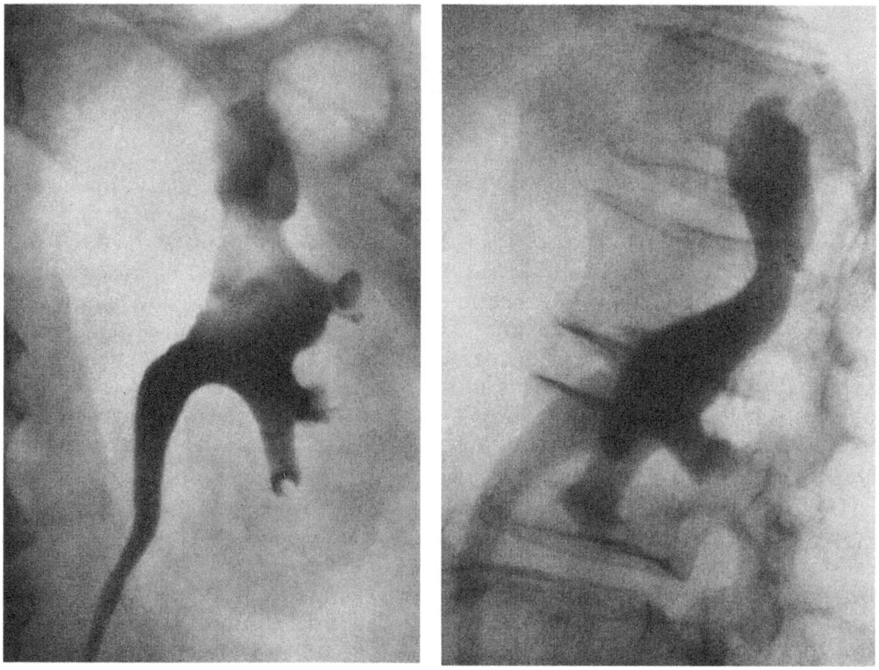

Abb. 21. Retrogrades Pyelogramm in zwei Ebenen. Raumfordernder Prozeß mit großer, von vorn einwirkender Pelotte

geschoben werden sollte. Hierzu ist die Kontrolle der Katheterposition durch eine Leeraufnahme erforderlich. Nach Umlagerung des Kranken ermöglichen weitere Aufnahmen, gegebenenfalls unter Nachinjektion von Kontrastmittel, die genaue Klärung von Einzelheiten in angemessener Projektion. Als Beispiel s. Abb. 21 und 22. Der wesentliche Vorteil der retrograden Pyelographie liegt in der Unabhängigkeit vom Funktionszustand der Niere und damit von der Intensität der Kontrastmittelausscheidung und -konzentrierung. Außerdem gestattet die einleitende Uretersondierung die getrennte Harngewinnung für cytologische, bakteriologische und funktionsdiagnostische Untersuchungen als unter Umständen wichtige Ergänzung.

Generell wird die Infektionsgefahr bei der retrograden Pyelographie recht unterschiedlich bewertet. Bei streng aseptischem und atraumatischem Vorgehen sind aber Keimaszensionen sowie entzündliche Lokal- oder Allgemeinerscheinungen extrem selten geworden. Treten sie auf, so klingen sie unter Chemotherapeutica und Antibiotica meist rasch ab.

STAEHLI (1951) verzichtet bei der Nierentuberkulose, abgesehen von Ausnahmefällen, auf ein retrogrades Pyelogramm, um die Gefahr einer miliaren Aussaat nicht heraufzubeschwören.

Über die Frage der ein- oder doppelseitigen Untersuchung sind die Meinungen nach wie vor geteilt. DEUTICKE (1965) zieht das einseitige Pyelogramm vor, weil es die Möglichkeit von Aufnahmen in verschiedenen Projektionsrichtungen gibt. Die Unterlassung der 2. Bildebene hält er besonders in der Tumordiagnostik für einen Kunstfehler.

Mit aller Eindringlichkeit sprechen sich auch KNEISE und SCHOBER (1952) gegen die gleichzeitige doppelseitige retrograde Pyelographie aus, wenn Verdacht

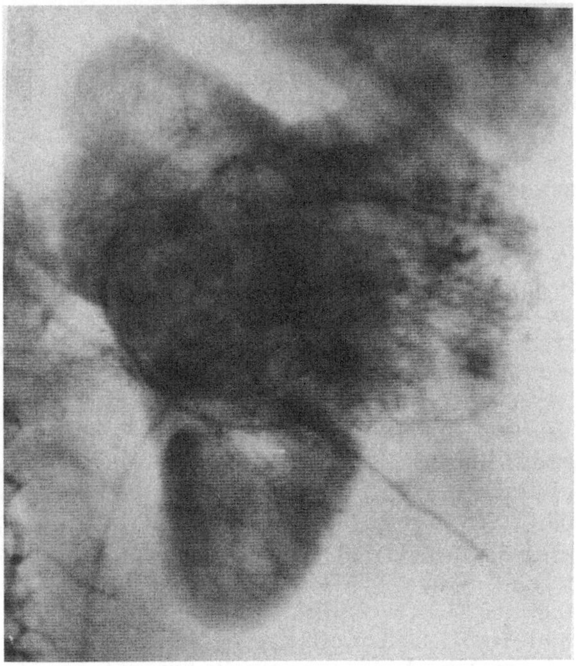

Abb. 22. Arteriogramm des gleichen Falles: Hypernephrom

auf spezifische Erkrankung besteht. Im Gegensatz dazu befürworten BOEMINGHAUS u. ZEISS (1933) das beidseitige Vorgehen selbst bei der Tuberkulose, weil nach ihrer Meinung der Vorteil der Vergleichsmöglichkeit beider Nieren die latente Gefahr einer Keimaszension überwiegt. Allerdings erscheint bei gut erhaltener Nierenfunktion die intravenöse Urographie mindestens hierzu ebenso geeignet! WILDBOLZ (1952) verwirft die routinemäßige Füllungspyelographie bei der Tuberkulose, die nur ausnahmsweise zulässig sei. Nach seiner Meinung gibt es kein röntgenologisches Zeichen, das für die Tuberkulose pathognomonisch ist, alle können auch bei unspezifischen Leiden vorkommen. Relativ charakteristisch seien allenfalls isolierte Kelchveränderungen, Infiltrate des Ureters und Kavernenbildung. Wenn demnach die retrograde Pyelographie oft nicht entscheidend zur Erkennung einer Nierentuberkulose beizutragen vermag, so wird sie doch in Einzelfällen zur Ergänzung oder an Stelle des intravenösen Urogramms (etwa bei unzureichender Kontrastmittelausscheidung) benötigt.

VAHLENSIECK (1964) hält das Untersuchungsverfahren auch bei paranephritischen Eiterungen für wertvoll.

Die wichtigsten Anwendungsgebiete der retrograden Pyelographie sind jedoch in der Diagnostik der Harnwegstumoren und in der Untersuchung der urographisch stummen Niere zu sehen sowie in der urologischen Steindiagnotik. Im Anschluß an die Übersichtsaufnahme mit eingeführtem Ureterkatheter erfolgt in der Regel die Untersuchung mit positiven Kontrastmitteln, während die bereits von v. LICHTENBERG (1911) angegebene retrograde Pyelographie mit negativem Kontrast (O_2, Luft) heute nur noch selten in der Steindiagnostik Verwendung findet. Sie ermöglicht aber in manchen Fällen den Nachweis nichtschattengebender Konkremente oder von kleinen Nierenbeckentumoren, die bereits bei geringer Kontrastmittelkonzentration überdeckt werden können.

Pyeloskopie

In Erweiterung der retrograden Pyelographie können pyeloskopische Aufnahmen, die unter Kontrolle des Auges während der Durchleuchtung erfolgen, feine funktionelle und strukturelle Abweichungen aufdecken. Beliebiger Lagewechsel des Patienten und gezielter Strahlengang ermöglichen die optimale Darstellung von Befunden, die durch das übliche Pyelogramm nicht erfaßbar oder nicht sicher zu deuten sind, wie isolierte Parenchymdefekte, Papillennekrosen, lokale Infiltrationen, Kelchdivertikel u.a.

Die Lage der Papillen, die normalerweise in einer ventralen und einer dorsalen Reihe angeordnet sind, bestimmt die Lage der Kelche. Gegenüber der ungezielten Aufnahme hat die Pyeloskopie den großen Vorteil, daß beide Formelemente in angemessener Projektion untersucht werden können.

Über die Vorzüge und speziellen Ergebnisse dieser Untersuchungsmethode, die sich vor allem zur Beurteilung der renalen Entleerungsdynamik unter pathologischen Verhältnissen eignet, berichten zahlreiche Autoren (LONGUEU u.a. 1927, PFEIFFER 1949, PRÉVÔT u. BERNING, KNEISE u. SCHOBER, GÜNTHER 1952, ALKEN u. BÜSCHER 1953, TESCHENDORF 1954, STAEHLER, VAHLENSIECK).

Mit Einführung des Röntgenbildverstärkers hat die Indikationsbreite dieser Untersuchungstechnik wieder zugenommen, nachdem vorher aus Gründen der Strahlenbelastung eine gewisse Zurückhaltung geboten schien. So wurden von CATEL u. GARSCHE (1957) neuerdings pyeloskopische Untersuchungen sogar an Kindern durchgeführt. Sie erbrachten wertvolle Erkenntnisse über die Funktionsabläufe der Beckenentleerung.

THURN u.a. (1962) konnten mit röntgenkinematographischen Untersuchungen die Ergebnisse von CATEL u. GARSCHE teilweise bestätigen und erweitern.

Das Pneumoretroperitoneum

(retroperitoneale Pneumographie)

Die Röntgendiagnostik der Nieren mittels Gasauffüllung des perirenalen Raumes wurde mittels direkter Punktion des Nierenlagers bereits 1921 von ROSENSTEIN und von CARELLI ausgeführt, gewann aber erst 1947/48 eine größere praktische Bedeutung, als RUIZ-RIVAS die Methode der parasacrococcygealen Gasinsufflation bekanntgab. DE GENNES u.a. modifizierten 1949 die von RUIZ-RIVAS angegebene Methode zur perinealen bzw. retrorectalen (präsacralen) Gasinsufflation.

Bei sachgemäßer Durchführung belästigt diese Untersuchungsart den Patienten relativ wenig. Ihre Hauptgefahr stellt die Gasembolie dar. In einer Übersicht von RANSOM u.a. (1956) wurden bei über 9000 Untersuchungen mit präsacraler Luft- bzw. O_2-Insufflation insgesamt 24 tödliche und 33 weitere schwere Zwischenfälle registriert.

COCCHI (1957) erfaßte bei etwa 2000 diagnostischen Gasfüllungen acht Todesfälle. Als Ursachen wurden sichere und wahrscheinliche Gasembolien sowie schlechter Allgemeinzustand angegeben. Weitere fünf Patienten überstanden die Gasembolie.

Seit der Verwendung von CO_2 zur Insufflation, das im Blut wesentlich besser löslich ist als Luft und Sauerstoff, hat die Emboliehäufigkeit beträchtlich abgenommen.

Technik

Mit einer englumigen Lumbalpunktionsnadel oder Denekenadel mit seitlicher Öffnung wird unterhalb des Steißbeines parallel zum Knochen eingegangen und die Kanüle in der Mittellinie cranial hochgeschoben. Dabei wird durch digitale Kontrolle im Rectum eine Verletzung der Darmwand verhindert. In Knie-Ellenbogenlage oder in Seitenlage werden dann 1—2,0 Liter CO_2 insuffliert und durch adäquate Lagerung des Patienten den Erfordernissen entsprechend im Retroperiteoneum verteilt.

Neuerdings empfiehlt VIRTAMA (1962) die Punktion von der Mitte der Verbindungslinie zwischen Trochanter major und cranialem Ende der Anococcygealfurche mit einer 16—18 cm langen Hohlnadel (lichte Weite 1,5 mm). Durch diese wird ein Polyäthylenkatheter eingeführt, der nach Entfernung der Nadel zur eventuellen Nachinsufflation verbleibt.

Bei genügender Gasfüllung zeigt die Übersichtsaufnahme im Normalfall eine gute Differenzierung der Umrisse der Nieren bzw. Nebennieren mit annähernd seitengleicher Aufhellung der Umgebung und scharfer Abgrenzung der Psoaskonturen. Raumbeanspruchende Prozesse, Schattensummation mit Leber, Milz oder Pankreas ergeben unter gleichen Voraussetzungen in umschriebenem Bereich einen verminderten Aufhellungseffekt. Die Psoas-, Nieren- und Nebennierenkonturen sind dann häufig weniger scharf abgrenzbar. Mitunter werden derartige Befunde auch durch technische Unzulänglichkeiten, behinderte Gaspassage im perirenalen Zellgewebe bei Verwachsungen oder ähnlichem vorgetäuscht.

Ihren besonderen Wert besitzt die Pneumographie für die Bestimmung von Lage, Form und Größe der Nieren bei Fällen, die mittels der üblichen Röntgenuntersuchungen nicht zu klären sind (z. B. bei Kontrastmittelunverträglichkeit, schwacher oder fehlender Kontrastmittelausscheidung sowie Unausführbarkeit von retrogradem Pyelogramm und Nierenangiographie. Als spezielle Indikationen werden die Differentialdiagnose zwischen kongenitaler Mißbildung und Tumor bzw. Cyste sowie der Nachweis von Nierenhypoplasie bzw. -aplasie genannt. Abb. 23 stellt auf diese Weise große beidseitige Cysten des oberen Nierenpols dar. Ferner kann das Verfahren zur Erkennung von Ektopien, der Art des Isthmus bei Hufeisennieren sowie der seltenen wirklichen Doppelnieren beitragen. Unregelmäßige Konturen infolge von narbigen Einziehungen bei der chronischen Pyelonephritis oder nach Niereninfarkten sind exakt darstellbar. Bei der Tuberkulose lassen sich peripher gelegene Kavernen erkennen, wenn sie zur Ausbucklung der Nierenoberfläche geführt haben (GUNST 1957); beim Fehlen von Kalkeinlagerung ist allerdings eine Abgrenzung gegenüber peripheren Solitärcysten unmöglich. Außerdem gestattet die Methode die Feststellung perinephritischer Veränderungen.

Die große Bedeutung des Pneumoretroperitoneums für die Nebennierendiagnostik soll hier nur kurz erwähnt werden. Sie liegt in der Erkennung, Lokalisation und Größenbestimmung von Tumoren und Hyperplasien, etwa beim

Cushing-Syndrom, bei gewissen Formen von Pseudohermaphroditismus und Pubertas praecox oder beim primären Hyperaldosteronismus.

Eine wichtige Indikation ist die Seitenlokalisation des Phäochromocytoms durch Nachweis von Größen- bzw. Formänderung der Nebenniere oder Nierenverdrängung. In vielen Fällen gelingt jedoch der röntgenologische Nachweis nicht, weil Phäochromocytome wie auch die anderen genannten endokrin aktiven Tumoren häufig sehr klein sind. Ohne Zweifel vermag das Pneumoretroperitoneum oft zur richtigen Diagnose zu verhelfen. Unbefriedigende Ergebnisse in der Nebennierendiagnostik beruhen auf der beträchtlichen Größenvariation dieser Organe, die oft vom Nierenschatten teilweise überdeckt sind.

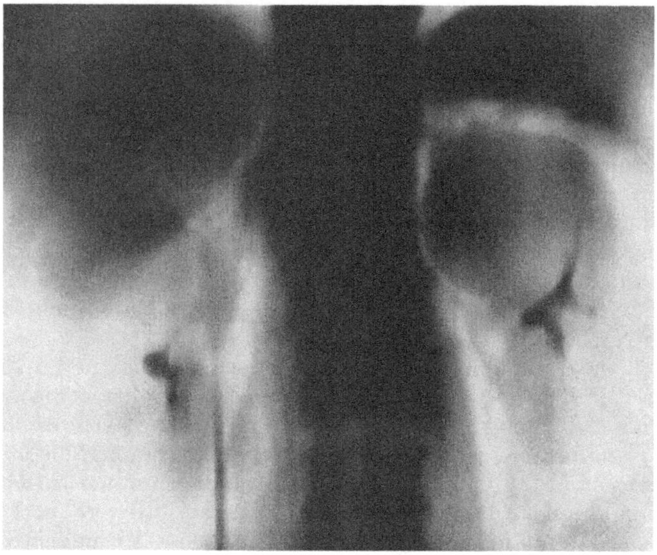

Abb. 23. Retropneumoperitoneum bei beidseitigen Cysten des oberen Nierenpols. Schichtaufnahme in Kombination mit i.v. Pyelogramm (Privatdozent FRANZEN, Universitätsstrahleninstitut Mainz)

Die Kombination der retroperitonealen Pneumographie mit der Tomographie und gegebenenfalls gleichzeitiger Urographie wird von vielen Autoren für nützlich gehalten (BONOMINI u.a. 1954, GANDINI u. GIBBA 1954, FRANZEN 1955, GIRAUD u.a., GEBAUER 1959). Dabei sollte stets eine genügende Anzahl von Schichtaufnahmen, möglichst in zwei Ebenen, ausgeführt werden, um auch außerhalb der üblichen Schichttiefen gelegene Prozesse zu erfassen.

Das transversale Schichtverfahren (GEBAUER u. SCHANEN 1955) kann unter Umständen zur Feststellung expansiver Prozesse entscheidend beitragen; die erforderliche Vertikalstellung kann aber zum Mediastinalemphysem führen.

Auch die Nierenangiographie wurde in Verbindung mit dem Pneumoretroperitoneum ausgeführt (GOODWIN u.a. 1955, BÖHNINGER 1960). Zweifellos treten aber beide Methoden oft in Konkurrenz.

Schließlich ist noch die Feststellung benigner und maligner retroperitonealer Tumoren, Lymphknotenmetastasen, Lymphogranulomatose usw. mit Verdrängung der Nieren oder infiltrativem Wachstum zu nennen.

Kontraindikation für den Eingriff sind entzündliche Veränderungen im Bereich der geplanten Einstichstelle, schwere Herz-Kreislaufdekompensation sowie schlechter Allgemeinzustand.

Die Nierenangiographie

Obgleich Dos Santos, Lamas und Caldas schon 1929 und 1931 in ihren Publikationen über die translumbale Aortographie auch die Nierenangiographie berücksichtigten, hat sich diese Untersuchungsmethode erst unter der risikoarmen Anwendung der neuen konzentrierten Kontrastmittel auf breiterer Basis durchgesetzt (Pässler 1952, Lindgren 1953, Edsman u. Ljunggren 1954, Evans 1954, Olsson 1955, Poutasse u. Dustan 1957, Murray u. Tresidder 1957, Schulze-Bergmann 1957, Vogler u. Herbst 1958, Schimatzek 1958, Hodson 1962).

Mit dieser Methode können die gesamten prärenalen und intrarenalen Arterien bis zu ihrer Aufzweigung in die Aa. interlobulares und Aa. arciformes sowie zum Teil auch das venöse System mit Kontrastmittel dargestellt und diagnostisch beurteilt werden. Bei ungenügender Nierendurchblutung kommt es über die Zwischenphase einer diffusen Kontrastmittelanreicherung im Parenchym — der bereits erwähnten Nephrographie — anschließend zur besonders schattenintensiven Ausscheidungsurographie. So resultiert eine aufschlußreiche Kontrastdarstellung des uropoetischen Systems, durch welche zu- und abführende Blutgefäße, Nierenparenchym und Hohlsystem in einem Untersuchungsgang erfaßt werden.

Die ersten Darstellungen der Nierenarterien erfolgten durch direkte translumbale Punktion der Aorta unterhalb der 12. Rippe links (Dos Santos u.a. 1929 und 1931).

Leadbetter u. Markland (1962) empfehlen, lateral vom 3. Lendenwirbel her außerhalb des M. sacro-spinalis schräg nach oben und medial einzugehen, da sich ein schräger Gefäßdurchstich besser schließt und andererseits die Nadel so die Nierenarterie nicht verdecken kann.

Eine paraaortale oder intramurale Kontrastmittelinjektion läßt sich durch Aspiration bzw. durch initiale Testinjektion verhindern. Die Autoren sprechen von einer idealen Lage der Kanüle, wenn sie sich direkt unterhalb des Nierenarterienabganges befindet, da dann die oft störenden Aa. mesenteria superior, lienalis und hepatica nicht mitgefüllt werden. Stets wird unmittelbar vor der unter hohem Druck erfolgenden Kontrastmittelinjektion (10—15 ml einer hochprozentigen Lösung) die Aorta unterhalb des Nabels komprimiert, um eine optimale Nierenarterienfüllung zu erreichen und raschen Abfluß zu verhindern. Zu diesem Zweck wird auch eine Blutdrucksenkung mittels Ganglienblockern empfohlen. Als Komplikation wurden neben Kontrastmittelunverträglichkeit sowie lokalen Kontrastmittelschäden an der Niere Verletzung eines Gefäßabganges oder eines Aneurysmas, Blutungen in die Pleura, ins Mediastinum bzw. Anstechen der Lunge beobachtet, die meist keine ernsteren Folgen hatten. Mitunter waren aber chirurgische Maßnahmen nicht zu umgehen. Saur (1962) berichtet in einer Sammelstatistik über 14340 Fälle von direkter Aortographie über 197 (1,4%) Komplikationen, davon 23 (0,16%) mit tödlichem Ausgang! Schwere toxische Schädigungen wie Querschnittsmyelitis und Paraplegien, die auf der Neurotoxicität der älteren, zum Teil anorganischen Jodverbindungen oder der Thrombose von spinalen Gefäßen bzw. Druckwirkung beruhten, werden seit Einführung der neuen Kontrastmittel und bei niedriger Dosierung nicht mehr beobachtet (Leadbetter u. Markland).

Heute wird von zahlreichen Untersuchern die percutane retrograde abdominelle Aortographie nach Seldinger (1953) bevorzugt, besonders, da die genannten Komplikationen nicht zu befürchten sind und lokale Blutungen durch Kompression verhindert werden können. Nach Punktion einer Femoralarterie mit einer dreiteiligen Spezialkanüle in Lokalanaesthesie wird ein flexibler Führungsdraht in die Aorta eingeführt, über den man nach Entfernung der Kanüle einen Polyäthylenkatheter hochschiebt. Die richtige Lage der Katheterspitze in Höhe der Nierenarterienabgänge ist röntgenologisch zu kontrollieren, unter Umständen durch Injektion einer kleinen Kontrastmittelmenge. Die Methode erfuhr zahlreiche Abwandlungen (Hettler 1960, Zimmermann 1961, Porstmann 1962), wird aber nach wie vor überwiegend in ihrer ursprünglichen Form angewendet. Voraussetzung ist eine gut tastbare, durchgängige A. femoralis, so daß der Katheter glatt hochgeschoben werden kann. Trifft das nicht zu oder finden sich Hinweise auf schwere sklerotische und stenosierende Gefäßprozesse im Bereich von unterer Aorta und den Aa. iliacae, so muß auf die translumbale Aortographie zurückgegriffen werden.

Zur vollständigen Darstellung der Nierengefäße werden 15—20 ml eines konzentrierten Kontrastmittels unter hohem Druck rasch injiziert und fortlaufend großformatige Serienaufnahmen durchgeführt, um alle Phasen der Passage zu erfassen. Durch Einführung der Katheterspitze direkt in die Nierenarterien, die durch einen trichterartigen Abgang erleichtert wird, läßt sich mit niedrigen Kontrastmittelmengen (3—4 ml) die selektive Nierenangiographie durchführen (Tillander 1951, 1956, Ödmann 1956, Edholm u. Seldinger 1956, Gollmann 1956).

Stets soll auch hier durch vorherige Kontrolleinbringung eines geringen Kontrastmittelquantums die richtige Sondenlage vorher kontrolliert werden. Die gezielte Darstellung ist vornehmlich bei Verdacht auf Aneurysma oder Tumorbildung indiziert. Mitunter kann durch Strahleffekt eine Nierenarterienstenose nur vorgetäuscht werden. Irrtumsmöglichkeiten ergeben sich auch, wenn nur eine von mehreren vorhandenen Nierenarterien katheterisiert wird und eine nur unvollständige Darstellung resultiert. In diesem Fall gibt verständlicherweise ausschließlich die Aortographie die wahren Verhältnisse wieder (s. Abb. 29). Die Etagenaortographie nach Hettler (1960) ermöglicht eine Darstellung der Nierengefäße ohne Überlagerung durch höhere Aortenäste (Mesenterica cran.). Dabei findet ein an der Spitze verschlossener Katheter mit seitlichen Austrittsöffnungen Anwendung.

Die retrograde Aortographie ohne Katheter (Pässler 1952, Schmitz-Dräger 1962, Ludin 1962) dürfte ebenso wie die Katheterisierung der Aorta von der A. brachialis aus (Morino u.a. 1957) nur in den seltenen Fällen induziert sein, bei denen weder die direkte Aortographie noch die Seldinger-Methode durchführbar sind.

Braedel (1961) hat schließlich die Doppelkatheterisierung beider Femoralarterien zur gleichzeitigen selektiven Darstellung beider Aa. renales angegeben, eine komplizierte Methode, die nur für bestimmte Fragestellungen indiziert erscheint.

Als verläßliche Ersatzmethode wurde von Steinberg u.a. (1959) die intravenöse Methode der abdominellen Arteriographie empfohlen, die aber eine oft nur unzureichende renale Gefäßdarstellung ergibt, wobei das Kontrastmittel — ungezielt eingebracht — sämtliche aus der Aorta abgehenden Nebenäste gleichfalls füllt, so daß störende Überlagerungen vorkommen.

Die Nierenarteriographie stellt zweifellos die aufschlußreichste Methode der renalen Röntgendiagnostik dar.

Das differenzierte Verfahren gehört in die Hand des Geübten und sollte stets erst nach Ausschöpfung der röntgenologischen Routinemethoden angewandt werden (Vogler u. Herbst 1958, v. Keiser 1962, Düx u. Thurn 1963, Halpern 1964).

Bei der Nierenangiographie werden von den meisten Autoren vier unmittelbar aufeinander folgende, sich teilweise überschneidende Phasen unterschieden, die Abb. 24a—d wiedergibt:

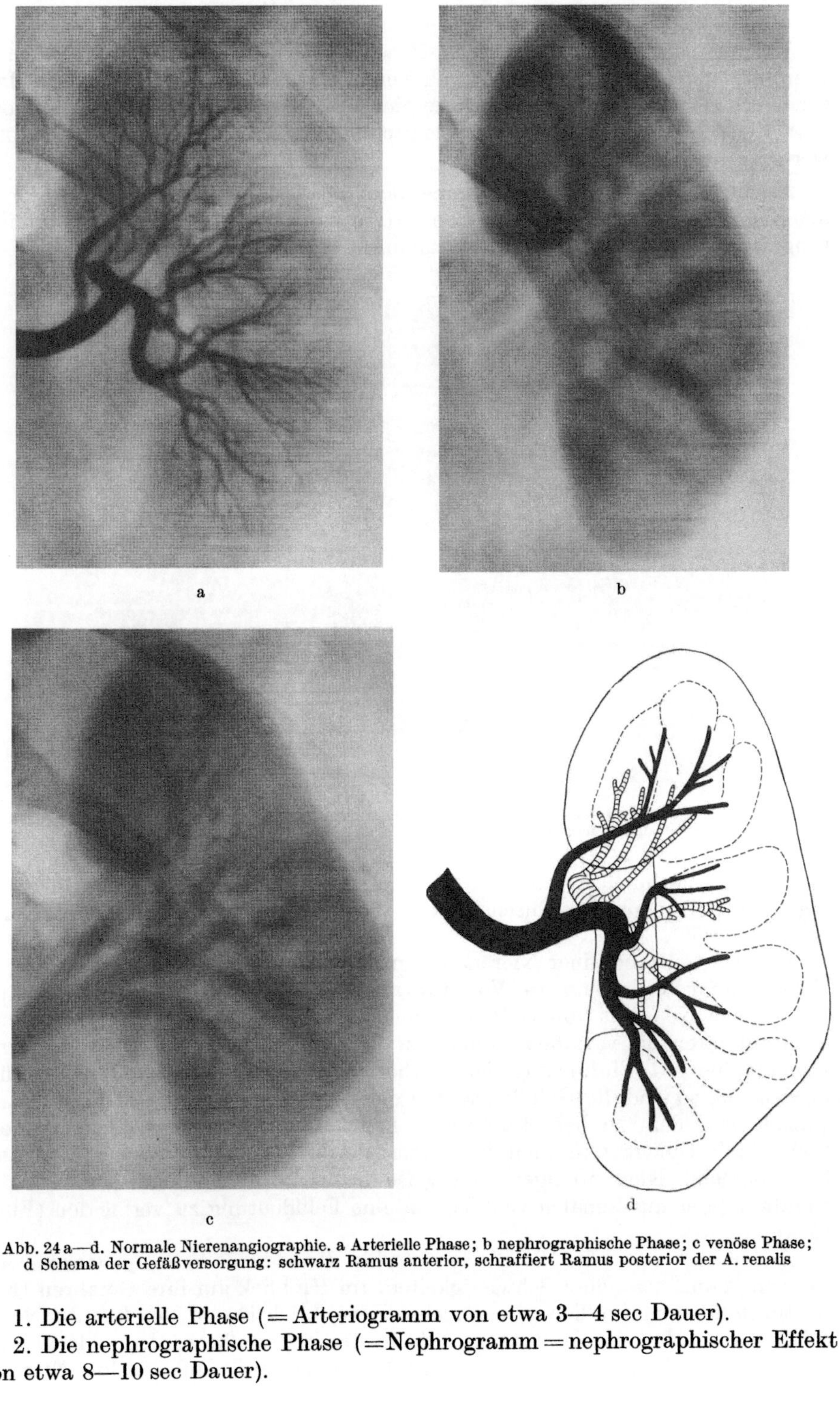

Abb. 24a—d. Normale Nierenangiographie. a Arterielle Phase; b nephrographische Phase; c venöse Phase; d Schema der Gefäßversorgung: schwarz Ramus anterior, schraffiert Ramus posterior der A. renalis

1. Die arterielle Phase (= Arteriogramm von etwa 3—4 sec Dauer).

2. Die nephrographische Phase (=Nephrogramm = nephrographischer Effekt von etwa 8—10 sec Dauer).

3. Die venöse Phase ohne nähere Zeitbestimmung.
4. Das Ausscheidungspyelogramm.

Während der nephrographischen Phase wird relativ häufig eine zeitlich getrennte Darstellung der glomerulären von der „tubulären" Zone (besser Markzone) beobachtet. Das kann, falls die eine oder die andere dieser beiden Zonen bzw. auch beide gleichzeitig pathologisch verändert sind, diagnostisch ausgewertet werden.

So zeigt z. B. bei chronischer Glomerulonephritis oder diffuser Arteriolosklerose die glomeruläre Zone zwar noch eine diffuse, homogene Kontrastmittelanreicherung, ist aber in ihrer gesamten Ausdehnung — je nach Krankheitsstadium — oft

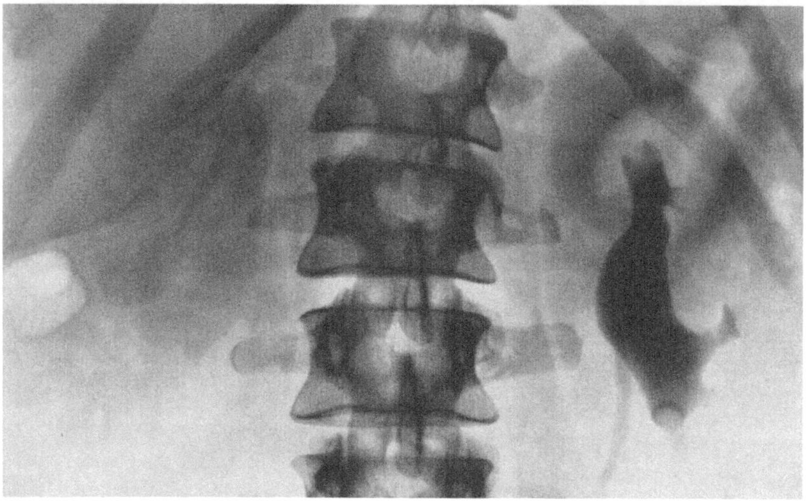

a

Abb. 25a—c. Nierenatrophie infolge Ureterobstruktion. Jahre vorher gynäkologische Operation, danach „stumme Niere". a Urogramm. Rechts keine sichere Ausscheidung bei kleinem Nierenschatten

signifikant verschmälert. Im Narbenbereich einer chronischen Pyelonephritis dagegen fehlt der nephrographische Effekt in der zugehörigen glomerulären Region (Hodson 1962).

Für das Gelingen einer Nierenangiographie ist eine sichere Beherrschung der Untersuchungstechnik ebenso Voraussetzung wie für ihre richtige Interpretation eine genaue Kenntnis von Gefäßanatomie und Topographie der Aorta abdominalis mit ihren oft variablen Gefäßabzweigungen. Wenn eine selektive Nierenangiographie mit Einführung der Katheterspitze in eine A. renalis ausgeführt werden soll, so sind die Gefäßvarianten der Aa. renales und ihrer Hauptverzweigungen besonders zu berücksichtigen. Fehlt die A. renalis an angenommener Stelle, so darf nicht irrtümlich die A. lumbalis dafür gehalten werden (Vogler u. Herbst 1958). Nicht weniger wichtig ist die Kenntnis der segmentären Gefäßanordnung der intrarenalen Gefäße, um eine Fehldeutung zu vermeiden (Fuchs 1963).

Technisch bereitet die Nierenangiographie, abgesehen von den genannten Ausnahmen, kaum besondere Schwierigkeiten. Im Hinblick auf ihre Gefahren (Kontrastmittelüberempfindlichkeit, versehentliche Injektion in ein kleines Nebengefäß usw.) sollte die Indikation jedoch streng gestellt werden. Als absolute Indikation zur Nierenangiographie steht die sog. einseitig funktionslose Niere, die durch ein negatives Ausscheidungspyelogramm charakterisiert ist (s. S. 438), ganz im Vordergrund, wenn die retrograde Untersuchung keine ausreichende Klärung erbringt. Die Vieldeutigkeit dieses Symptoms wurde oben bereits er-

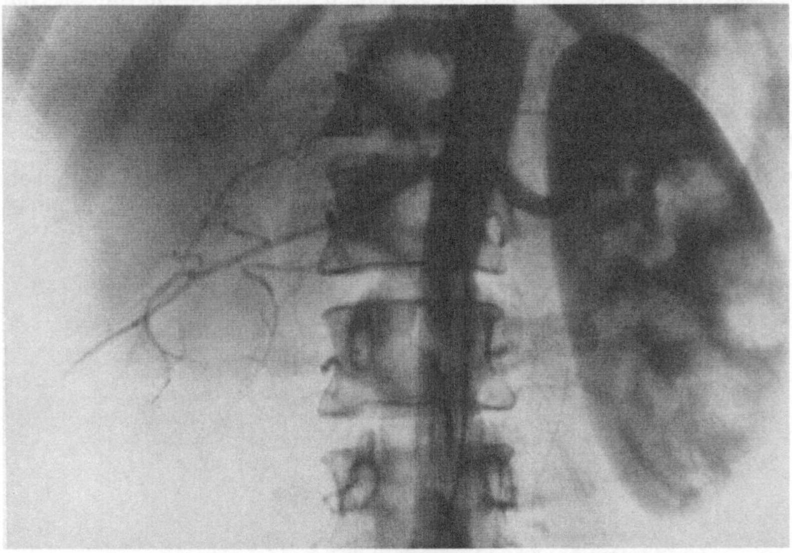

b

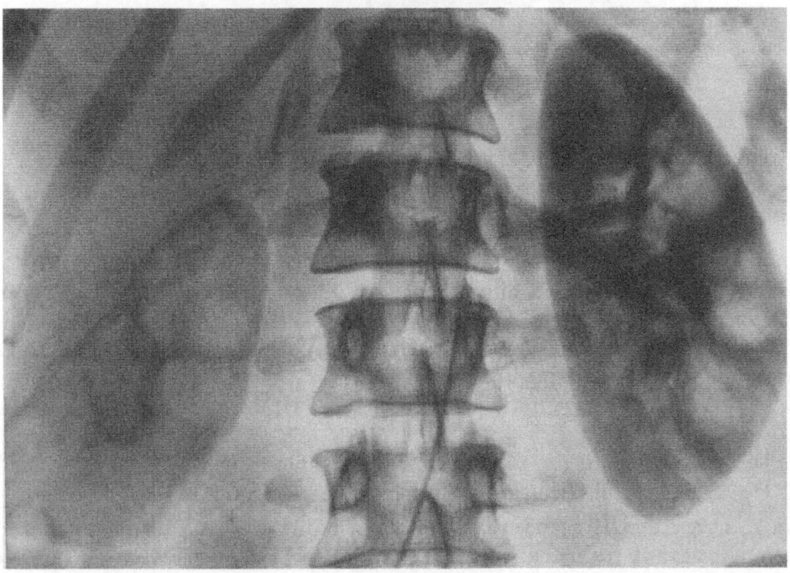

c

Abb. 25 b u. c. Angiogramm (spätarterielle und nephrographische Phase) zeigt Atrophie der rechten Nierenarterie bei weitgehendem Parenchymschwund

örtert (s. S. 444). Die Gefäßdarstellung vermag erfolgreich zur Klärung der Ätiologie beizutragen. Als Beispiel sei auf Abb. 25 verwiesen.

Die röntgendiagnostische Auswertung angiographischer Nierenaufnahmen wurde durch die Untersuchungen von Wille-Baumkauff (1950) mit Gefäßdarstellungen an Leichen- und operativ entfernten Nieren wesentlich gefördert.

Die arterielle Phase (= Arteriogramm) klärt die Verhältnisse der zuführenden Nierengefäße mit meist guter Füllung ihrer intrarenalen Verzweigungen, während die Darstellung der Aa. interlobulares seltener gelingt (WELLAUER u.a. 1957).

Verlauf und Anzahl der kontrastgefüllten Arterien sowie die Beschaffenheit ihrer Konturen ermöglichen besonders im Vergleich mit der anderen Seite diagnostische Schlußfolgerungen. Kaliberschwankungen der Arterien und Gefäßspasmen (BOIJSEN 1959, HAAGE u. REHM 1963) sind oft nur Ausdruck einer Variabilität und müssen hinsichtlich ihrer pathologischen Bedeutung vorsichtig beurteilt werden.

In der arteriellen Phase lassen sich Gefäßanomalien eindeutig nachweisen. Sie wurden von den einzelnen Autoren mit unterschiedlicher Häufigkeit festgestellt [anatomisch: HELLSTRÖM (1928) in 50%, angiographisch: VOGLER u.

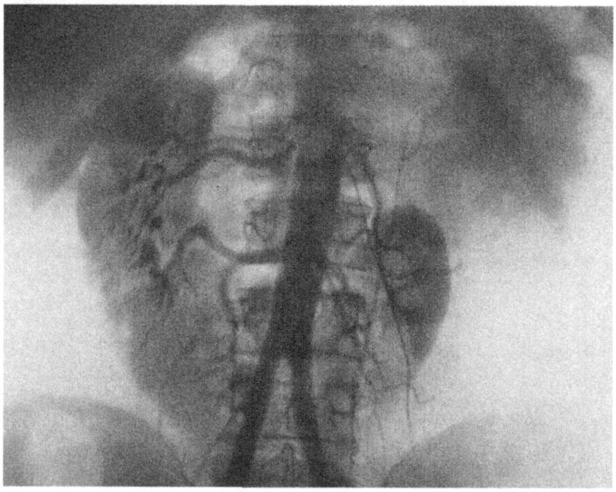

Abb. 26. Aortogramm einer Hufeisenniere mit breiter Parenchymbrücke. Der Organmißbildung entsprechen Gefäßanomalien. (A. SCHIMATZEK, Allg. Poliklinik der Stadt Wien)

HERBST (1958) 23%, KALLENBERG (1960) 25%, FUCHS (1963) 20%, BOIJSEN (1959) 76%]. Gröbere Mißbildungen der Nieren zeigen stets Gefäßanomalien (OLSSON u. WHOLEY 1964, so etwa die Hufeisenniere (Abb. 26). Neben der Aufdeckung von Gefäßanomalien oder Aplasien ist die arterielle Phase für die Erkennung dreier Gefäßerkrankungen besonders wichtig (HODSON 1962):

1. Die Stenose der A. renalis oder eines ihrer Hauptäste mit folgender Ischämie (s. Abb. 27).
2. Die Arteriolosklerose mit ihren Folgeerscheinungen.
3. Der Status nach Infarkt mit narbiger Ausheilung.

Zu 1. Das Ausmaß ischämischer Folgen hängt vom Grad der Stenose ab. Sie können von kaum wahrnehmbarer Schädigung bis zur schweren Nephrosklerose reichen, wobei die aus der Ischämie resultierende Größenabnahme der Niere von Einwirkungszeit und Grad der Durchblutungsminderung abhängt. Die Volumenabnahme kann bis zu 40% betragen und ist, zumindest bei einer Stenose der A. renalis, stets gleichmäßig ausgeprägt (proportionierter Typ der Nierenasymmetrie), da sämtliche Nierenanteile in gleichem Maße von der Durchblutungsschädigung betroffen werden. Ausnahmen hierbei sind erstens das Vorliegen mehrerer Aa. renales und zweitens der seltene Totalinfarkt, bei dem es entweder infolge einer Rekanalisation oder unter Ausbildung eines kleinen Kollateralkreislaufes über die Kapsel- und Becken-Kelchgefäße wieder zu einer teilweisen Erholung der Niere kommt (HODSON). Liegt nur eine Polarterie vor, und wird diese noch total verschlossen, so schrumpft der entsprechende Pol (FUCHS, HODSON).

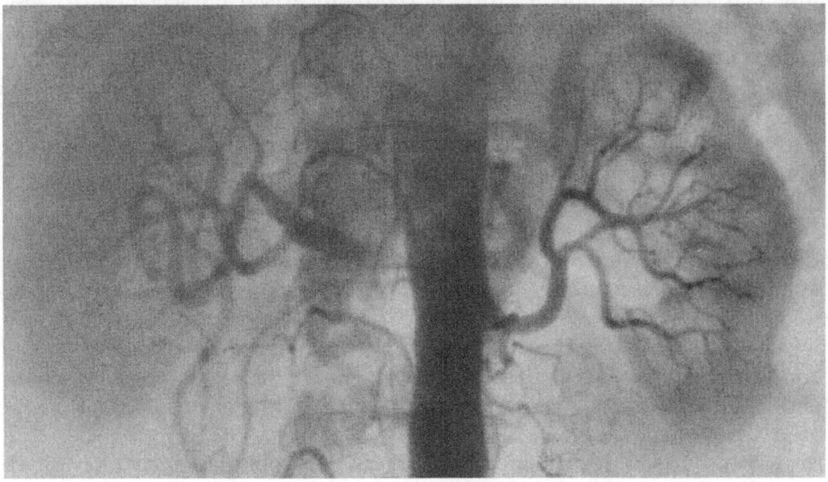

a

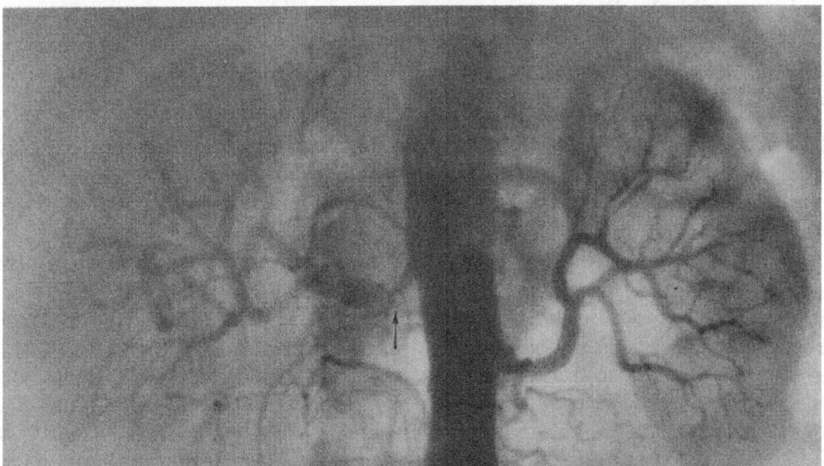

b

Abb. 27a u. b. Retrograde Serienaortographie einer arteriosklerotischen Nierenarterienstenose rechts. Nur auf der unteren Aufnahme sichere Darstellung der Stenose (↑). (THURN u. LUTZEYER, Städt. Krankenanstalten Aachen)

Zu 2. Die Folgen der Arteriolosklerose können durch drei Merkmale charakterisiert sein:

a) Verminderung der arteriellen Abzweigungen, die die glomeruläre Zone radial durchlaufen.

b) Im Vergleich zur allgemeinen Schrumpfung stärkere Verschmälerung der glomerulären Zone (Abstand der Aa. arcuatae von der Nierenoberfläche).

c) Zunehmende Schlängelung kleinerer Arterien proximalwärts. Als Folge dieser Veränderungen kommt es zu einer Umbildung des Gefäßbaumes mit vermehrter Schlängelung seiner peripheren Äste, ähnlich wie bei einer Eiche („Eichbaum"-Muster nach Hodson). Ein solches Bild läßt sich bei guter Gefäßdarstellung klar erkennen und ist differentialdiagnostisch entscheidend. Zwar zeigt die glomeruläre Zone bei chronischer Glomerulonephritis auch einen geringeren nephrographischen Effekt, jedoch fehlt hier, als differentialdiagnostisches Kriterium gegenüber der Arteriolosklerose, die Schlängelung der peripheren Arterien.

Die Arteriosklerose der größeren Nierenarterien zeigt die gleiche Symptomatik (unregelmäßig geschlängelte Konturen mit Einengung des Gefäßlumens infolge atheromatöser Plaques), wie sie auf Grund zahlreicher angiographischer Untersuchungen der unteren Extremitäten bekannt ist.

Zu 3. Der Umfang einer Infarktnarbe ist vom Versorgungsgebiet des befallenen Gefäßes abhängig. Wenn die Narbe groß genug und vor allem peripher gelegen ist, so kann sie bereits auf der Leeraufnahme sichtbar sein. Deutlicher aber erkennt man sie auf dem Arteriogramm am Ausfall der Gefäßzeichnung bzw. in der nephrographischen Phase als örtliche Aussparung. Schließt das vernarbte Gebiet eine Pyramide mit ein, so wird diese — im Gegensatz zu einer umschriebenen chronischen Pyelonephritis — nicht zerstört, sondern bleibt in kleinerer Proportion erhalten (Hodson).

Im folgenden soll der diagnostische Wert der Nierenangiographie für die Erkennung bestimmter Nierenkrankheiten erörtert werden. Da sich verschiedene Verlaufsstadien renaler Erkrankungen überschneiden, soll die Deutung nicht nur eine angiographische Phase, sondern alle berücksichtigen.

Die raumfordernden Prozesse

Tumoren, Cysten und Hydronephrosen sind angiographisch — von einer bestimmten Größe an — gut zu erkennen, doch treten mitunter differentialdiagnostische Schwierigkeiten auf. Meistens stellen sie sich in der arteriellen Phase am besten dar. Zuweilen treten sie aber im Nephrogramm bzw. in der spätarteriellen Phase deutlicher hervor.

Allgemein gilt der Gefäßreichtum des malignen Tumors als das differentialdiagnostische Kriterium gegenüber benignen Tumoren bzw. Cysten. Wir verweisen auf das Angiogramm eines operativ gesicherten Nierencarcinoms (Abb. 28). Hierbei handelt es sich jedoch nicht um eine strenge Regel. Nach Vogler u. Herbst läßt das Charakteristicum gefäßarm und gefäßreich wohl gewisse, aber keineswegs immer sichere Schlüsse auf Benignität oder Malignität eines Tumors zu. Gestreckte oder geschlängelte, korkenzieherartig verlaufende Gefäße in oft auffallender Dichte sind nach Ansicht vieler Autoren für maligne Tumoren typisch (Hartmann, Fuchs, Hodson, Vogler u. Herbst, Haage u. Rehm, Olsson, Schimatzek, Wellauer, Lélek, Gebauer, Schulze-Bergmann, Glanzmann u. Etter, Arnholdt, Gregg u.a. 1957) (s. Abb. 29a—c). Diese Charakterisierung soll nach Hodson (1963) für etwa 90% der Fälle zutreffen. Infolge kleiner arteriovenöser Fisteln erfolgt bei Tumoren häufig ein vorzeitiger Kontrastmittelübertritt in das venöse Gebiet. Dadurch kommt es zuweilen zu einer stärkeren Strömungsverlangsamung oder Stase des Kontrastmittels. Es resultieren dann Bilder, die als Blutseen (Haage u. Rehm u.a.) bzw. als Blutsümpfe (Schimatzek u.a.) bezeichnet werden.

Nach de Vries kann das angiographische Bild eines Nierenkarbunkels dem eines Nierentumors äußerst ähnlich sein. Dadurch wird die Differentialdiagnose sehr schwierig bzw. unmöglich.

Tumoren, die primär von den Nieren ausgehen, sich aber vorwiegend extrarenal entwickeln, werden manchmal, wie sich angiographisch objektivieren läßt,

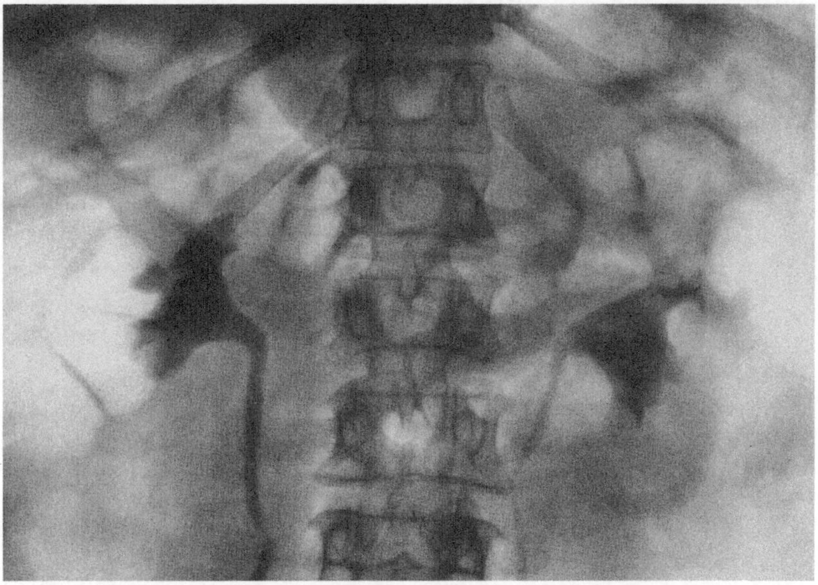

a

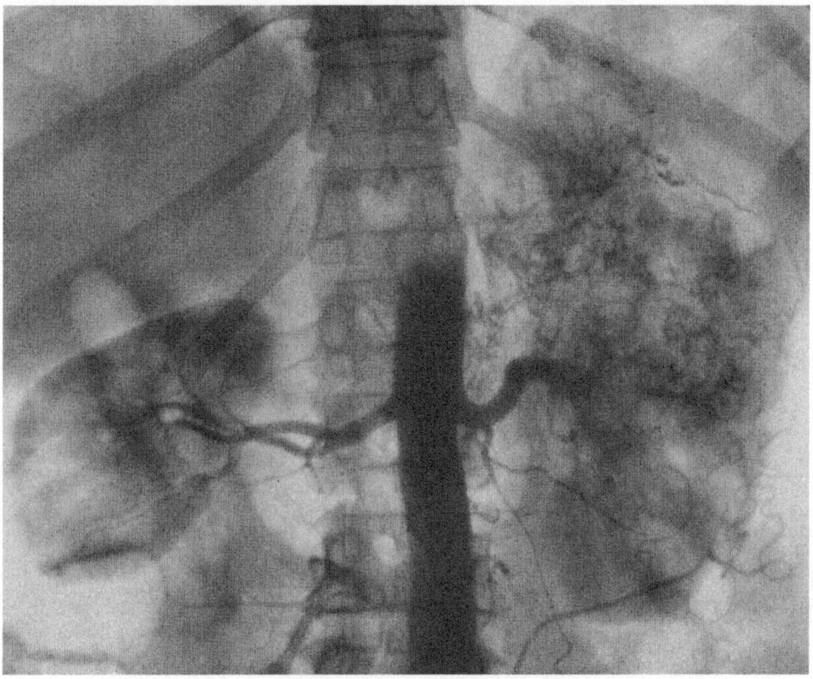

b

Abb. 28. a Ausscheidungsurogramm: raumfordernder Prozeß im oberen Nierenpol links. b Angiographie: großer gefäßreicher Tumor (Nierencarcinom)

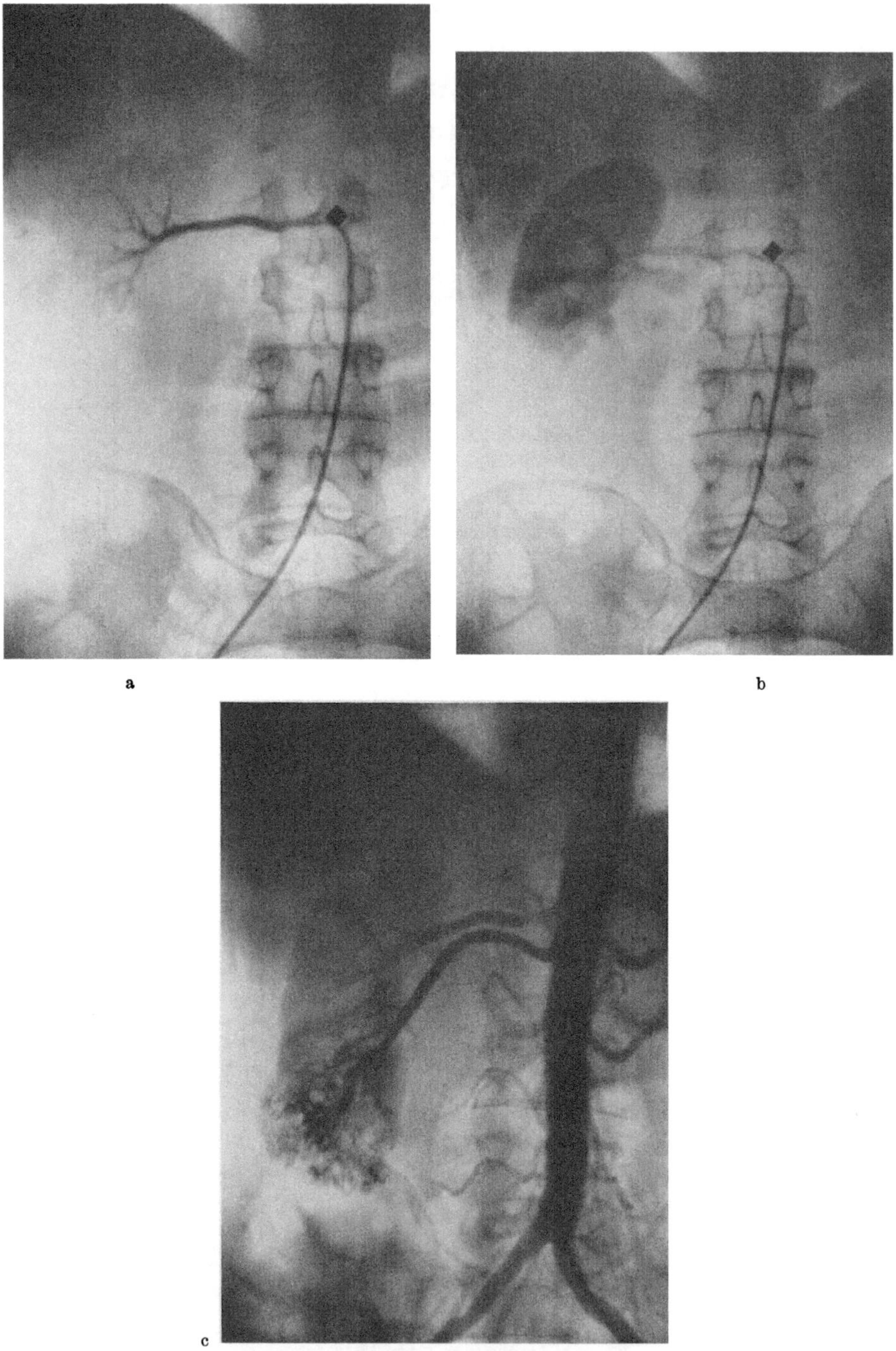

a b c

Abb. 29a—c. Hypernephrom bei doppelter Nierenarterie. a Selektive Nierenangiographie ergibt normale Gefäßdarstellung im oberen und mittleren Nierenbereich. Keine Gefäßdarstellung im unteren Nierenpol. b Nephrographische Phase: oben normale Parenchymzeichnung, caudalwärts unregelmäßiger Abbruch. c Aortographie: doppelte Nierenarterie. Im Versorgungsgebiet der unteren Arterie gefäßreicher Tumor (Hypernephrom). (SCHIMANSKI u. SCHMIDT, Pforzheim) von benachbarten Arterien (A. mesenterica, Aa. lumbales u.a.) mitversorgt (Vogler u. Herbst). — Gutartige Tumoren und gröbere Cysten sind meist scharf begrenzt. Dadurch unterscheiden sie sich von Malignomen. Die mehr klein-

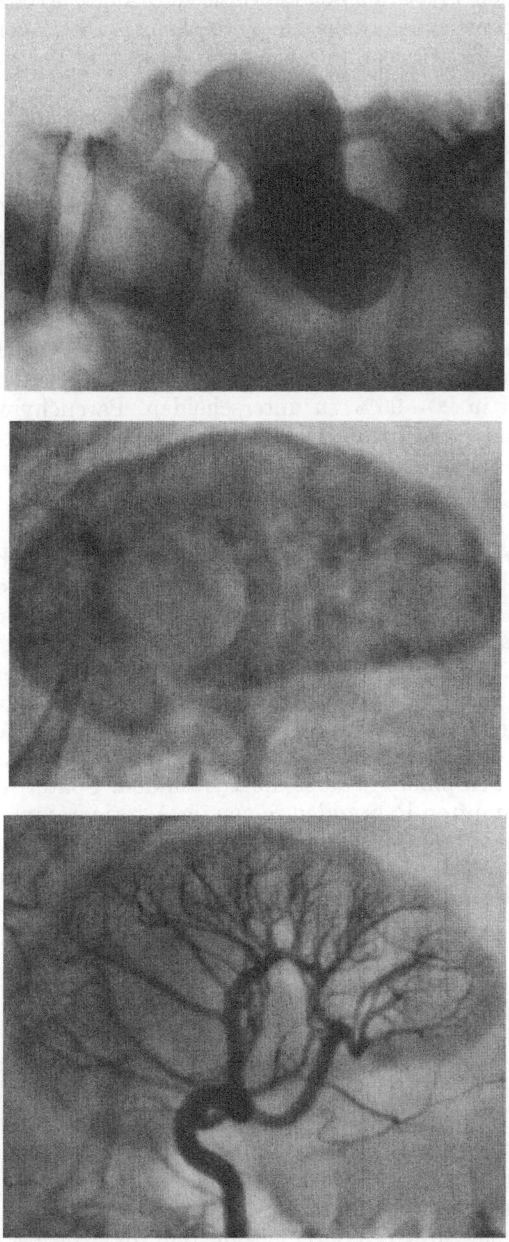

a b c

Abb. 30a—c. Selektives Angiogramm bei Solitärcyste. a Arterielle Phase: Intrarenale Gefäße verlagert und im Bereich der Cyste reduziert. b Nephrographische Phase: Runder, glatt begrenzter Füllungsdefekt. c Bestätigung durch Punktion und Füllung der Cyste (seitliche Aufnahme). (Boijsen u. Folin, Lund)

cystische Form von Cystennieren zeigt im allgemeinen dünne und gestreckte Arterien. Im Nephrogramm beobachtet man eng benachbarte, kleine Füllungsdefekte unterschiedlicher Ausdehnung (Fuchs). Größere diagnostische Schwierigkeiten bereitet angiographisch die grobcystische Form von Cystennieren. Da diese meist auf Grund beidseitiger typischer Veränderungen am Nierenbecken-Kelchsystem pyelographisch feststellbar sind (s. Abb. 20, S. 443), erübrigt sich bei dieser Form eine Angiographie. Gröbere gutartige Tumoren bzw. Solitärcysten zeigen in der arteriellen Phase oft bogenförmig verdrängte Arterien. Im Nephrogramm fehlt an entsprechender Stelle die Verdichtung. Überlagern diese Gebilde Parenchym, das noch Kontrastmittel speichert, so ist hier der nephrographische Effekt weniger intensiv.

Nach REYNOLDS, FULTOW u. SNIDER (1959) ermöglicht die sorgfältige röntgenologische Analyse in einem hohen Prozentsatz die Differenzierung zwischen gutartigem Tumor und Cyste, die andererseits THURN u. LUTZEYER (1964) selbst bei Schnellserientechnik kaum für möglich halten. Selektive renale Arteriographie und Nephrotomographie können die Zahl der Fehldiagnosen noch herabsetzen. Sie lassen sich aber wegen der Ähnlichkeit der Symptomatik nicht ganz vermeiden. Kontrastfüllung nach Punktion kann die Cyste beweisen (BOIJSEN u. FOLIN 1961, FRIMANN-DAHL 1963) (Abb. 30).

Mitunter kommen aber auch Tumoren in Hohlräumen vor. POST u. SOUTHWOOD betonen die Nützlichkeit der Nephrotomographie. Ihrer Ansicht nach sind Cysten von Tumoren in 90—95% zu unterscheiden. Parenchymtumoren zeigen in der arteriellen Phase meist dichte Gefäßzeichnung. Cysten dagegen sind gefäßlos bzw. stark gefäßverarmt. Im Nephrotomogramm erscheinen sie als glattrandige Aufhellungen, dagegen sind Tumoren durch unregelmäßige Verschattungen charakterisiert.

Zu den raumbeanspruchenden Prozessen werden auch die Hydronephrosen gerechnet. Sie zeigen — je nach Ausdehnung — gleichfalls bogenförmige Arterienverlagerungen. Die Gefäße sind stärker gestreift und man erkennt Kalibereinengungen. Nephrographisch zeigt sich das Ausmaß des Parenchymschwundes. Ist das Lumen der A. renalis im Vergleich zur gesunden Seite über die Hälfte eingeengt, so kann eine Erholung der Nierenfunktion nach Beseitigung der Abflußbehinderung nicht mehr erwartet werden (FUCHS). Die kleinen Arterien sind bei Hydronephrosen rarefiziert und vermindert durchblutet (VOGLER u. HERBST). Bei Hydronephrosen atrophieren zuerst die Pyramiden. Später folgt die Rindensubstanz. Die geschrumpften Pyramiden zeigen im Arteriogramm scharf begrenzte Ausfallbezirke. Der nephrographische Effekt fehlt in diesen Regionen. Zum Nachweis abberrierender Gefäße als Ursache von Hydronephrosen empfehlen SÜLI u. NICOLE (1964) die Kombination der Pneumopyelographie mit der Gefäßdarstellung.

Gefäßerkrankungen

Die Nierenangiographie dient in erster Linie zur direkten Erkennung primärer und sekundärer Gefäßerkrankungen sowie von Gefäßanomalien.

Die Sklerose der Aa. renales zeigt sich meist schon kurz nach ihren aortalen Abgängen in Form vereinzelter, verschieden großer atheromatöser Plaques mit meist konzentrischer Lumeneinengung (FUCHS, HARTMANN, SCHIMATZEK, SUTTON, HODSON, TILLE, OLSSON u.a.). MEANEY u. DUSTAN (1963) fanden allerdings bei selektiven Arteriographien an 100 Hypertoniepatienten eine relativ hohe Beteiligung der Interlobärarterien (58%) und nur in 21% isolierte Gefäßprozesse an den Nierenarterienabgängen. SUTTON (1961) betont, daß die arteriosklerotischen Einengungen in diesen Gefäßbereichen fast nie länger als 1 cm sind. Nach OLSSON (1963) können die Arterienverengungen lang oder kurz, einseitig oder doppelseitig sein. Manchmal zeigt sich das Lumen kaum eingeengt, in anderen Fällen ist die Arterie völlig verschlossen. Gewöhnlich beruhen die Gefäßverengungen auf einer Arteriosklerose, können andererseits aber auch durch fibromuskuläre Hyperplasien oder extraarterielle Ursachen bedingt sein. Bei stärkerer Ausprägung sind sie meist Ausdruck einer bereits generalisierten Arteriosklerose. Da die Aufzweigungen der Nierenarterien funktionell Endgefäße sind, resultiert beim Totalinfarkt einer intrarenalen Arterie ein ischämischer Schaden. Anscheinend kann es dabei aber über Kapsel- oder Kelchgefäße noch zu einer Art Notversorgung des betroffenen Gebietes kommen, was jedoch funktionell ohne Bedeutung ist. Die Nierenarterien zeigen nach Zahl, Verlauf und Aufteilung beträchtliche Variationen. Im Krankengut von GRAVERS (1954) und BOIJSEN (1959) wurde meist nur jeweils eine Nierenarterie festgestellt. Dagegen fand SCHIMATZEK bei etwa einem Viertel seiner Fälle (23,8%) multiple Nierenarterien. Mitunter wird eine Niere von bis zu fünf Arterien versorgt.

Die Bedeutung multipler Nierenarterien für die Hochdruckgenese ist problematisch. Während PETERS (1964) autoptisch bei essentiellen Hypertonikern akzessorische Arterien doppelt so häufig fand wie bei Kontrollfällen mit normalem Herzgewicht, konnten GEYER u. PUTASSE (1962) angiographisch bei ihren Hochdruckpatienten keine Häufung von multiplen Nierenarterien feststellen.

Als sehr wertvoll hat sich die Nierenangiographie auch zum Nachweis von solitären oder multiplen, ein- oder doppelseitigen Aneurysmen der Nierenarterien erwiesen, die in etwa einem Zehntel der Fälle die intrarenalen Gefäße betreffen (SMITH u. ERICKSON 1957, MCLELLAND 1957). LJUNGGREN (1958) weist an Hand der von EDSMAN (1957) beobachteten Fälle auf die verschiedenen Entstehungsarten der Aneurysmen hin. Die echten Aneurysmen, die alle drei Gefäßwandschichten betreffen, werden etwa viermal häufiger angetroffen als die falschen (HARROW u. SLOANE 1959), deren Wand einem organisierten Hämatom entspricht. Verständlicherweise ist hier die Rupturgefahr größer. Früher waren nur verkalkte Aneurysmen in einzelnen Fällen auf Grund von „Ringschatten" röntgenologisch diagnostizierbar; HARROW u. SLOANE (1959) berichten von fünf derartigen Fällen. Sie neigen im allgemeinen nicht zur Ruptur und sollten nur bei Größenzunahme operiert werden (BOIJSEN u. KÖHLER 1963). Die nicht verkalkten können ausschließlich durch angiographische Untersuchungen nach Lokalisation und Ausdehnung erkannt werden. Meist verlaufen sie klinisch symptomlos (MCLELLAND 1957). Von sechs Fällen EDMANs trat nur in zwei Fällen eine Hämaturie auf. Bei Kranken von SMITH u. ERICKSON (1957) und GLANTON u.a. (1959) bestanden heftige Flankenschmerzen. In seiner Übersicht registriert ABESHOUSE (1951) bei Aneurysmen der Nierenarterien in der Hälfte der Fälle Schmerzen, bei 30% Hämaturie und in etwa 15% eine Hypertonie. Unter zwölf Patienten mit renalem Aneurysma von POUTASSE (1957) wiesen drei mit poststenotischer Lokalisation eine Hypertonie auf. (Bei zwei der nicht hypertensiven Kranken gelang eine Excision der sackförmigen Erweiterung unter Erhaltung der Nierenarterie und Nierenfunktion.) Deshalb fordert LJUNGGREN in allen Fällen mit ätiologisch ungeklärtem Hochdruck die Aortographie, um diese und jede andere für die Hypertension ursächlich in Frage kommende Nierengefäßveränderung zu erfassen und gegebenenfalls der Operation zuzuführen. Auf Grund eigener Beobachtungen empfehlen DÜX u. THURN (1962) auch klinisch die Unterscheidung in echte und falsche Aneurysmen der Nierenarterien und schlagen folgende Einteilung vor (Tabelle 21).

Die Feststellung *arteriovenöser Aneurysmen* ist von besonderer Bedeutung, da sie meist einen Hochdruck verursachen. Vermutlich ist die renale Ischämie distal der Fistel für die Blutdrucksteigerung verantwortlich. Sie kommen häufiger angeboren als erworben vor. MILLOY u.a. (1958) haben die elf Fälle des Schrifttums um einen weiteren vermehrt; vermutlich ging hier die Aneurysmabildung auf eine

Tabelle 21. *Aneurysmen der Arteria renalis.* (Nach Düx u. Thurn 1962)

I. Echte Nierenarterienaneurysmen
  1. prärenal
    a) sackförmige
    b) spindelförmige
    c) Aneurysma dissecans
    d) poststenotische aneurysmatische Dilatation oder Preßstrahlaneurysmen bei stenosierenden Prozessen der Arterie
  2. intrarenal (wie bei 1.)
II. Falsche Nierenarterienaneurysmen
III. Arteriovenöse Fisteln

Messerverletzung 10 Jahre vorher zurück. In diesem Fall blieb der Blutdruck im ersten postoperativen Jahr mäßig erhöht.

Eine vermutlich kongenitale arteriovenöse Fistel mit Hypertonus beobachtete Gollmann (1958) bei einem 18jährigen Patienten. Nach der Nephrektomie bildete sich die Hypertonie zurück.

Zahlreiche Autoren (Haller u.a. 1957, Castillo u. Barrera 1958, Hartmann 1962, Hodson 1962, Olsson 1963 u.a.) unterstrichen die Wichtigkeit der renalen Angiographie für die Diagnose der Nierenarterienembolie bzw. -thrombose, vor allem hinsichtlich des therapeutischen Handelns. Bei akuten, kompletten Verschlüssen der A. renalis oder eines ihrer Äste ist Schimatzek mit der Aortographie zurückhaltend, da sich angeblich keine therapeutischen Konsequenzen ergeben. Dieser Schluß kann allenfalls hinsichtlich peripherer Embolien akzeptiert werden. Olsson (1963) berichtet in diesem Zusammenhang von einem differentialdiagnostisch interessanten Fall mit kompletter Anurie infolge eines reflektorischen Spasmus bei akuter Embolie der Femoralarterie. Nach Operation der Femoralisembolie kam die Nierenfunktion wieder in Gang und die bilaterale selektive Nierenangiographie zeigte normale Verhältnisse.

Das gemeinsame Vorkommen von arterieller Hypertonie und einseitiger Nierenerkrankung hat schon früh an eine ursächliche Beziehung denken lassen. Sie ist für den experimentellen Drosselungshochdruck (Hartwich 1930, Goldblatt 1937) erwiesen und durch zahllose Erfolge der Nephrektomie bei einseitig nierenkranken Hypertonikern belegt.

Smith (1956), der eine Übersicht über 575 Nephrektomien bei Hochdruckpatienten mit Hinweisen auf einseitige Nierenfunktionsstörung gibt, empfiehlt eine strenge Indikationsstellung für den Eingriff. Sonst besteht die Gefahr, daß eine Niere geopfert wird, die gar nicht am Hochdruck schuld ist und damit sinnlos eine Niereninsuffizienz heraufbeschworen wird. Als Kriterium des therapeutischen Erfolges gilt ausschließlich eine *anhaltende* Blutdrucknormalisierung oder deutliche Senkung für 1 Jahr oder darüber hinaus. Besteht die induzierte Hypertonie schon längere Zeit, so ist infolge sekundärer Gefäßveränderungen eine solche Wirkung nicht mehr zu erwarten. Eindrucksvoller sind in diesem Zusammenhang Beobachtungen von Peabody u. Gates (1958) an 21 Hochdruckkranken mit Nierenarterienstenosen. Die entfernten Nieren zeigten bei den überlebenden elf Patienten keine oder nur geringe Veränderungen, offenbar, weil sie durch die Gefäßenge vor Druckschäden geschützt waren. Dagegen wies bei den verstorbenen Kranken die Gegenniere, die durch eine weite Arterie versorgt wurde, stets eine ausgeprägte maligne Nephrosklerose auf. Smith vertritt die Auffassung, daß etwa 20% aller Hypertoniker an einer operativ behandelbaren einseitigen Nierenerkrankung leiden. Keineswegs darf jedoch beim einseitig Nierenkranken ein bestehender Hochdruck stets pathogenetisch auf die renale Störung zurückgeführt werden, da sie offenbar nur *eine* Vorbedingung zur Hypertonieentwicklung darstellt, die oft erst im Zusammenhang mit anderen Einflüssen zur Manifestierung führt (KLEINSCHMIDT 1954). Diesem Fehlschluß begegnet man aber im Schrifttum sehr häufig.

Unter 5000 aufeinanderfolgenden Autopsien von BARRIE u.a. (1961) fanden sich 106 Fälle mit einseitiger Nierenatrophie, von denen 37 an ausgeprägtem Hochdruck gelitten hatten. Pathologisch-anatomisch wurden als Ursache der Nierenatrophie obstruktive Uropathie, chronische Pyelonephritis, multiple Infarkte und Stenosen der Nierenarterien festgestellt. Häufigkeit und Schweregrad der Hypertonie gibt die Tabelle wieder.

Tabelle 22. *Pathologisch-anatomischer Befund und Hochdruckhäufigkeit bei 106 Fällen von einseitiger Nierenatrophie* (BARRIE, MACRAE u. SHEA 1961)

Ursache der Nierenatrophie	Ges.-Zahl	Maligne Hypertonie	220/110 u. darüber	200/100 u. darüber
Stenose der Nierenarterie und ihrer Hauptäste . .	11	6	5	—
Chronische Pyelonephritis	34	1	4	4
Obstruktive Uropathie . .	37	—	2	7
Multiple Infarkte	24	—	—	8

Es ist ersichtlich, daß sich hier bei den Nierenarterienstenosen besonders schwere Hypertonien fanden, während die Nierenatrophien anderer Genese nur zum Teil hypertonisch waren. Klinisch, durch Arteriographie, wies POUTASSE (1961) unter 617 Hochdruckpatienten mit Hinweisen auf eine einseitig renale Genese in insgesamt 173 Fällen Nierenarterienstenosen nach.

Obgleich auch diese Zahlen nicht beweisen, daß der Verschluß einer Nierenarterie zwangsläufig Hochdruck verursacht, verschaffen sie doch einen quantitativen Einblick in das gemeinsame Vorkommen beider Störungen.

Die therapeutischen Erfolge der chirurgischen Maßnahmen (Nephrektomie, Resektion von Stenosen, Gefäßprothesen) verpflichten zur Ausschöpfung aller diagnostischen Möglichkeiten. Nach Entfernung der gefäßkranken Niere registrierten beispielsweise BRUST u. FERRIS (1957) in vier von fünf Fällen eine Beseitigung der Hypertonie, während diese bei fünf Fällen mit einseitiger Pyelonephritis trotz Nephrektomie unverändert blieb. Bei den 126 Hochdruckpatienten mit Nierenarterienstenosen von POUTASSE (1961), die chirurgisch behandelt wurden (Gefäßdehnung, Anastomosierung, Segmentresektion bzw. Nephrektomie) ergab sich in 44 Fällen eine Normalisierung des Blutdrucks, meist eine deutliche Senkung, während bei 17 Kranken die Hypertonie in gleichem Ausmaß fortbestand (Mortalität 17%).

Die Indikationen zur renalen *Angiographie* formulieren POUTASSE u. DUSTAN (1957) auf Grund ihrer Erfahrungen bei 109 ausgewählten Hochdruckpatienten folgendermaßen:

1. Alle Fälle mit deutlicher Seitendifferenz der Nierengröße und der Nierenfunktion bei der Ausscheidungsurographie.
2. Jugendliche Patienten ohne erkennbare Hochdruckursache.
3. Ältere Patienten mit bislang mäßiger Hypertonie, die plötzlich einen malignen Verlauf nimmt.
4. Rasche Verschlechterung einer essentiellen Hypertonie jeden Alters, besonders bei Nierensymptomen.

In ihrem Krankengut wiesen sie bei 30 Fällen ein- oder doppelseitige Nierenstenosen nach, die als primäre Hochdruckursache in Betracht kommen.

Die Anzeigestellung anderer Autoren entspricht weitgehend diesen Grundsätzen (LUTZEYER u. CARSTENSEN 1961).

Als weitere Indikation hat darüber hinaus noch der mit akutem Blutdruckanstieg verlaufende lumbale Schmerzanfall zu gelten, der den Verdacht auf Thrombose oder Embolie der Nierenarterie erweckt.

Es ist aber zu betonen, daß sich die Hypertonie mitunter nicht sofort im Anschluß an ein derartiges Ereignis manifestiert, sondern Wochen oder Monate zu ihrer Entwicklung benötigt. Dies läßt sich durch Einzelbeobachtungen von Perera und Haelig (1952), Howard u.a. (1954), Poutasse (1956) sowie Haller u.a. (1957) belegen. Alle diese Fälle konnten durch Nephrektomie geheilt werden.

Die chronische Pyelonephritis

Bei der unspezifischen chronischen Pyelonephritis ist die Angiographie erst im fortgeschritteneren Stadium indiziert. Die recht beträchtlich divergierenden Auffassungen einzelner Autoren beruhen teilweise darauf, daß sie sich auf verschiedene Verlaufsstadien beziehen.

Nach Fuchs erlaubt die Angiographie die Darstellung von vasculärer Atrophie und Parenchymdestruktion. Bei lokalisierten Prozessen können kleine Bezirke mit zahlreichen zarten, unregelmäßigen Gefäßen und vermehrter Konstrastdichte als Zeichen der floriden Entzündung angesehen werden. Die nephrographische Phase bringt den noch erhaltenen Teil des intakten Nierenparenchyms und die Ausdehnung der pyelonephritischen Narben an der Nierenoberfläche zur Darstellung. Floride Entzündungsprozesse lassen sich dagegen angiographisch nicht erfassen (Fuchs, Schimatzek).

In weit fortgeschrittenen Fällen, bei denen das Parenchym das injizierte Kontrastmittel nicht zeitgerecht auszuscheiden vermag, tritt dieses aus den Arterien direkt in die Venen über. Infolgedessen stellen sich die arterielle und venöse Phase praktisch gleichzeitig dar (Fuchs). Von anderen Autoren, die über angiographische Befunde bei hochgradig pyelonephritisch geschrumpften Nieren berichten, wird allerdings nichts über dieses Phänomen erwähnt.

Bei der pyelonephritischen Schrumpfniere ist die Angiographie die entscheidende Methode zum Nachweis der renalen Durchblutungsdrosselung. Nur sie läßt eine Beurteilung des Nierenparenchyms zu, während die ausschließlich pyelographische Untersuchung bei der Pyelonephritis in dieser Beziehung keine verbindlichen Resultate liefert (Olsson). Thurn u. Bücheler weisen darauf hin, daß die Nierentomographie unter Berücksichtigung von Verlaufskontrollen einen wichtigen Beitrag zur Diagnostik der chronischen Pyelonephritis zu leisten vermag. Ihrer Meinung nach ist eine Renovasographie bei dieser Krankheit meist nicht erforderlich, wenn sie auch mitunter charakteristische Hinweise gibt.

Die Tuberkulose

Für die Erkennung von Gefäßveränderungen im Bereich tuberkulöser Herde ist die Bedeutung der Nierenangiographie umstritten. Boeminghaus (1957) mißt der röntgenologischen Darstellung primärer Parenchyminfiltrate keinen Wert bei. Er vertritt die Ansicht, daß die Röntgendiagnose der Nierentuberkulose erst mit dem Auftreten von Papillendestruktionen beginnt. Abgeschlossene Herde kämen nicht zur Darstellung, allenfalls ließe sich die Ausdehnung größerer, abgeschlossener Kavernen angiographisch abschätzen.

Schimatzek (1957) ist der Meinung, daß die Nierenangiographie bei der Tuberkulose gegenüber den Routineuntersuchungen, abgesehen vom Nachweis der Parenchymschädigung, keine wesentlichen diagnostischen Fortschritte bringt. Die Indikation zur Nephrektomie könne in den meisten Fällen auf Grund der üblichen Aufnahmen und des klinischen Befundes gestellt oder abgelehnt werden.

Auch FRITJOFSSON u. EDSMANN (1959) kommen auf Grund ihrer Beobachtung an 29 Patienten mit angiographisch nicht diagnostizierter, später aber operativ verifizierter Tuberkulose zu dem Ergebnis, daß die Angiographie für die Erkennung der Nierentuberkulose nur beschränkten Wert besitzt. Sie halten schmale Läsionen in der Nierenrinde weder durch Angiographie noch durch Urographie für diagnostizierbar.

Nach TILLE (1962) kann die Arteriographie tuberkulöse Parenchymprozesse zwar sichtbar machen, erlaubt aber keine Abgrenzung gegenüber unspezifischen

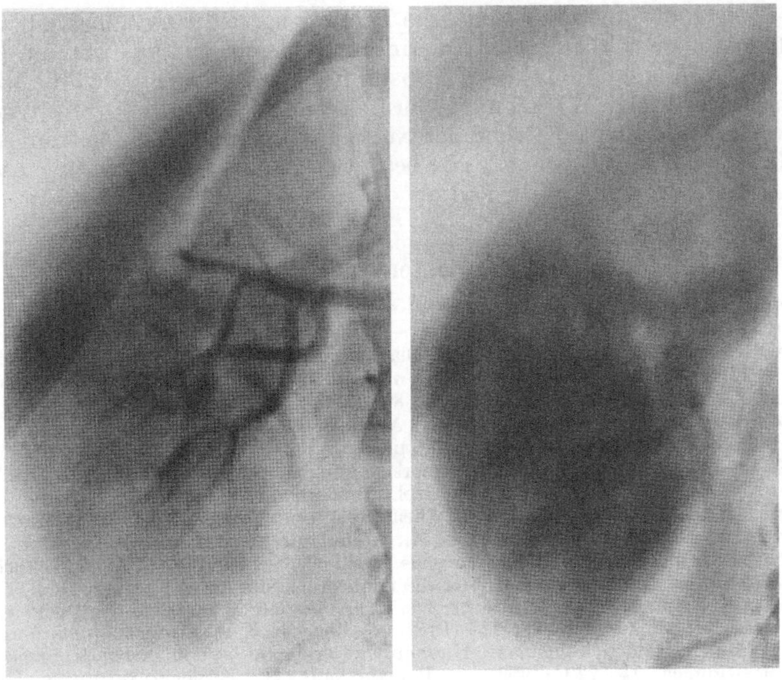

a b

Abb. 31a u. b. Angiogramm bei Nierentuberkulose (gleicher Fall wie Abb. 19). a Arterielle Phase: Gefäßveränderungen und -rarefizierung im oberen Pol. b Nephrographische Phase: Relativ scharf abgrenzbarer Destruktionsbezirk

entzündlichen Prozessen, da diese im allgemeinen zu gleichen angiographischen Veränderungen führen.

Im Gegensatz zu diesen skeptischen Auffassungen sind andere Autoren von der diagnostischen Bedeutung der Angiographie bei der Nierentuberkulose überzeugt. Nach VOGLER u. HERBST (1958) zeigen die kleinen Arterien in tuberkulösen Herden charakteristische konische Einengungen bzw. sogar Obliterationen ihres Lumens mit Aufhebung der peripheren Gefäßdarstellung im Sinne eines Pseudoinfarktes. DE NUNNO (1959) glaubt mit Hilfe der selektiven Nierenangiographie tuberkulöse Prozesse bereits im Initialstadium am Gefäßsystem nachweisen zu können: peri- und endarteriitische Reaktionen, Kaliberschwankungen und unregelmäßige Gefäßkonturen. Durch Verschluß von peripheren Arterien kann es zum erwähnten Pseudoinfarkt kommen, der durch fehlende Gefäßdarstellung von der Umgebung absticht.

Angiographisch lassen sich ferner durch spezifische Entzündungsherde verursachte Verlagerungen der intrarenalen Gefäße sowie endarteriitische Veränderungen darstellen (HODSON 1962, FUCHS 1963). Beide Autoren betonen, daß gerade die nephrographische Phase der Arteriographie Lokalisation und Ausdehnung tuberkulöser Parenchymherde deutlich erfaßt und Zerstörungen wiedergibt, die mit dem Nierenbecken nicht in Verbindung stehen. Dies läßt Abb. 31 überzeugend erkennen.

Auch Wellauer u. del Buono (1956) sind der Ansicht, daß sich tuberkulöse Destruktionsherde im Parenchym von einer bestimmten Größe an als örtlich verminderte Gefäßzeichnung und verwischte Konturen darstellen. Stumme Kavernen lassen sich angiographisch dadurch nachweisen, daß sie nicht selten tumorartig auseinanderdrängen (Gunst).

Wenn auch die Auffassung über die Deutung spezieller Gefäßbefunde bei der Tuberkulose uneinheitlich bleibt, so stimmen andererseits viele Autoren (Hartmann, Tille, Alken, Wellauer, Hodson u.a.) darin überein, daß die wichtige Entscheidung über die Ausdehnung chirurgischer Maßnahmen (Parenchymresektion) wohlfundiert nur auf Grund der Nierenangiographie getroffen werden kann (s. Abb. 19, S. 443 und Abb. 31). Sie besitzt einen wesentlich größeren Aussagewert als die Urographie allein und als die retrograde Pyelographie bzw. Pyeloskopie.

Literatur

Abeshouse, B. S.: Aneurysm of the renal artery: report of two cases and review of the literature. Urol. cutan. Rev. **55**, 451 (1951). — **Alken, C. E.:** Renovasographie bei Teilresektionen der Niere und ihre Bedeutung für die Diagnose isolierter Prozesse am Nierenparenchym. Z. Urol. **1952**, Sonderheft 121. — **Alken, C. E., u. H. K. Büscher:** Die Durchleuchtung der Harnwege, ihre Technik und Praxis. Z. Urol. **46**, 801 (1953). — **Alken, C. E., u. F. Sommer:** Die Renovasographie. Z. Urol. **43**, 420 (1950). — **Amplatz, K.:** Two radiographic tests for assessment of renovascular hypertension: preliminary report. Radiology **79**, 807 (1962). — **Arnholdt, F.:** Die Aortographie bei Nierenerkrankungen. Verhandl.-Bericht d. Dtsch. Ges. f. Urol. v. 2.—6. 9. 1955 in Hamburg. Z. Urol., Sonderband **1957**, 287.

Barrie, H. J., A. J. Macrae, and S. M. Shea: Relation of hypertension to unilateral renal atrophy. Lancet **1961 I**, 193. — **Bauer, K. M.:** Ambulante Schnellmethode zur funktionellen Nierendiagnostik mit Urografin. Medizinische **1955**, 997. — **Berlyne, G. M., A. S. Tarill, and S. B. de Baker:** Renal artery stenosis and the nephrotic syndrome. Quart. J. Med., N.S. **33**, 325 (1964). — **Berning, H., u. R. Prévot:** Die klinischen Verlaufsformen der Pyelonephritis. Ergebn. inn. Med. Kinderheilk. **3**, 320 (1952). — **Boccadoro, B.:** Urographische und angiocardiographische Untersuchungen an Hunden mit Jodamid, einem neuen Kontrastmittel. Arzneimittel-Forsch. **15**, 229 (1965). — **Boeminghaus, H.:** Urologie, operative Therapie, Klinik — Indikationen, 2. Aufl. München-Gräfelfing: Werk-Verlag 1954. ~ Zur Tuberkulose der Harnwegsorgane. Dtsch. med. Wschr. **82**, 169 (1957). ~ Nierenhypoplasie und Hochdruck. Z. Urol. **51**, 322 (1958). — **Boeminghaus, H., u. L. Zeiss:** Die Erkrankung der Harnorgane im Röntgenbild. Leipzig: Johann Ambrosius Barth 1933. — **Böhninger, V.:** Retropneumoperitoneum und Aortographie in der röntgenologischen Nierendiagnostik. Radiol. diagn. (Berl.) **1**, 273 (1960). — **Boijsen, E.:** Angiographic studies of the anatomy of single and multiple renal arteries. Acta radiol. (Stockh.), Suppl. **183** (1959). ~ Selektive renale Angiographie. Radiologe **1**, 170 (1961). — **Boijsen, E., and J. Folin:** Angiography in the diagnosis of renal carcinomes. Radiologe **1**, 173 (1961). — **Boijsen, E., and R. Köhler:** Renal artery aneurysms. Acta radiol. (Stockh.) **1**, 1077 (1963). — **Bonomini, B., e R. Baccaglini:** Pneumoperitoneo e pneumomediastino. L'enfisema diagnostico dei tessuti areolari profondi del tronco. Bologna: Capelli 1953. — **Bonomini, B., L. Oliva e P. Porscher:** L'insufflazione retroperitoneale. In: Radioldiagnostica. Torino: Minerva Medica 1954. — **Bookstein, J. J., and H. L. Abrams:** Surgical correctable renal hypertension. Radiology **75**, 207 (1960). — **Braedel, H. U.:** Die Zwei-Katheter-Methode der Nephrographie. Röntgen-Bl. **14**, 33 (1961). — **Brasche, H.:** Ein Beitrag zur Technik der Aortographie. Fortschr. Röntgenstr. 88, 669 (1958). — **Brüdigam, B., u. J. Moeller:** Über ein atypisches Plasmocytom mit einer schweren Überempfindlichkeitsreaktion auf Perabrodil. Klin. Wschr. **35**, 280 (1957). — **Bruni, R.:** L'indagine della funzione renale mediante l'urografia endovenosa. Minerva pediat. **11**, 490 (1959). — **Brust, A. A., and E. B. Ferris:** The diagnostic approach to hypertension due to unilateral kidney disease. Ann. intern. Med. **47**, 1039 (1957). — **Bücheler, E., L. Beitz, A. Düx u. P. Thurn:** Zur Röntgenuntersuchung des Retroperitonealraumes. Radiologe **5**, 217 (1965).

Carelli, M. H.: Sur le pneumopéritoine et sur une méthode personelle pour voir le rein sans pneumopéritoine. Bull. Soc. méd. Hôp. Paris **45**, 1409 (1921). — **Carstensen, G., u. W.**

Lutzeyer: Erkrankungen der Nierenarterien. Z. Urol. **57**, 435 (1961). — **Castillo, P.A.,** and **F. Barrera:** Human hypertension due to thrombotic occlusion of both renal arteries. Report of a case "cured" by surgical removal of the thrombus. Amer. Heart J. **56**, 769 (1958). — **Catel, W.,** u. **R. Garsche:** Studien bei Kindern mit dem Bildwandler. Fortschr. Röntgenstr. **86**, 66 (1957). — **Cocchi, U.:** In: H.R. Schinz, W.E. Baensch, E. Friedl u. E. Uehlinger, Lehrbuch der Röntgendiagnostik, Ergebnisse 1952—1956. Stuttgart: Georg Thieme. ~ Retropneumoperitoneum und Pneumomediastinum. Stuttgart: Georg Thieme 1957. — **Cordonnier, J.J.:** Unilateral renal artery disease with hypertension. J. Urol. (Baltimore) **82**, 1 (1959).

Dejdar, R.: Die chronische Pyelonephritis in röntgenographischer Darstellung. Fortschr. Röntgenstr. **90**, 196 (1959). — **Dejdar, R.,** u. **V. Prat:** Das Röntgenbild der Nieren und der Harnwege bei der chronischen Pyelonephritis. Z. Urol. **51**, 1 (1958). — **Demoulin, M.,** u. **L. Nickels:** Kelchzysten der Niere. Fortschr. Röntgenstr. **83**, 208 (1955). — **Deuticke, P.:** Nierentumoren. Dtsch. Z. Chir. **231**, 767 (1931). ~ Die Röntgenuntersuchung der Niere und des Harnleiters in der urologischen Diagnostik. München: Werk-Verlag 1965. — **Dos Santos, R., A.C. Lamas** et **J. Pereira Caldas:** L'artériographie des membres de l'aorte et des branches abdominales. Med. contemp. **47**, 93 (1929). ~ Artériographie des membres et de l'aorte abdominale. Paris: Masson & Cie. 1931. — **Düx, A.,** u. **P. Thurn:** Das Aneurysma der Arteria renalis. Fortschr. Röntgenstr. **96**, 471 (1962). — **Düx, A., P. Thurn** u. **B. Kisseler:** Der physiologische Entleerungsmechanismus der ableitenden Harnwege im Röntgenkinematogramm. Fortschr. Röntgenstr. **97**, 689 (1962).

Ebbinghaus, K.D.: Die technische Durchführung der intravenösen Pyelographie. Ärztl. Wschr. **10**, 97 (1955). — **Edholm, P.,** and **S.J. Seldinger:** Percutaneous catheterization of the renal artery. Acta radiol. (Stockh.) **45**, 15 (1956). — **Edsman, G.:** Angionephrography and suprarenal angiography. Acta radiol. (Stockh.), Suppl. 155 (1957). — **Edsman, G.,** and **E. Ljunggren:** Die Aortographie in der urologischen Diagnostik. Z. Urol., Sonderband 130 (1954). — **Edvall, C.A.:** Unilateral renal function in chronic pyelonephritis and renal papillary necrosis. Acta chir. scand. **115**, 11 (1958). — **Evans, A.T.:** Renal arteriography. Amer. J. Roentgenol. **72**, 574 (1954). — **Evans, J.A.:** Nephrotomography in the investigation of renal masses. Radiology **69**, 5, 684 (1957). — **Evans, J.A., W. Dubilier,** and **J.C. Monteith:** Nephrotomography. Amer. J. Roentgenol. **71**, 213 (1954).

Fida, B., e **P. Rocca:** Il rene superstite dopo mononefrectomia. Sue modificationi morfologiche (radiologiche) nelle varie età e nel tempo. Minerva nefrol. **5**, 120 (1958). — **Franzen, J.:** Das Retropneumoperitoneum, eine Bauchraumuntersuchung, ihre Technik, Indikation und Leistungsfähigkeit. Röntgen-Bl. 8, 257 (1955). ~ Die röntgenologische Tumordiagnostik im Retropneumoperitoneum. Chirurg **28**, 454 (1957). — **Frei, A.:** Ein neues Kontrastmittel zur intravenösen Urographie. Dtsch. med. Wschr. **79**, 1636 (1954). ~ Zur Röntgendiagnose der chronischen Pyelonephritis. Verhandlungsber. der Dtsch. Ges. für Urol., S. 201. Leipzig 1958. — **Frimann-Dahl, J.:** Radiology in renal cysts, particularly on the left side. Brit. J. Radiol. **37**, 146 (1964). — **Fritjofsson, A.,** and **G. Edsmann:** Angionephrography in renal tuberculosis. Acta chir. scand. **118**, 60 (1959). — **Fritz, K.W.,** u. **P. Thurn:** Zur Röntgenuntersuchung bei akuter Anurie. Fortschr. Röntgenstr. **96**, 236 (1962). — **Fuchs, W.A.:** Die Interpretation der Nierenangiographie. Schweiz. med. Wschr. **50**, 1783 (1963).

Gandini, D., and **A. Gibba:** Present trends in the diagnosis of surgical renal diseases by means of pneumoretroperitoneum combined with the usual radio-urological technique. Nunt. Radiol. (Roma) **20**, 707 (1954). — **Gebauer, A.:** Fortschritte in der Röntgendiagnostik der Nierenkrankheiten. Internist (Berl.) **5**, 292 (1964). — **Gebauer, A.,** u. **J. Lissner:** Differentialdiagnose retroperitonealer Tumoren. Fortschr. Röntgenstr. 88, 200 (1958). — **Gebauer, A., E. Muntean, E. Stutz** u. **H. Vieten:** Das Röntgenschichtbild. Stuttgart: Georg Thieme 1959. — **Gebauer, A.,** u. **A. Schanen:** Das transversale Schichtverfahren. Stuttgart: Georg Thieme 1955. — **Gennes, L. de, J.P. May** et **G. Simon:** Le rétropneumopéritoine (noveau procédé d'exploration radiologique de l'abdomen). Presse méd. 58, 351 (1950). — **Geyer, J.R.,** and **E.F. Poutasse:** Incidence of multiple renal arteries in aortography. J. Amer. med. Ass. **182**, 120 (1962). — **Giraud, M. P. Bret, M. Kuentz** et **A. Anjou:** Bilan de cent examens après pneumorétropéritoine. J. Radiol. Électrol **35**, 838 (1954). — **Giraud, M., P. Bret, M. Kuentz, A. Anjou, G. Costaz** et **L. Chollat:** Étude radiologique et stratigraphique des tumeurs surrénaliemes. J. Radiol. Électrol. **38**, 893 (1957). — **Glanton, J.B., R.L. Parsons,** and **F. Mathers:** Renal artery aneurysm producing renal infarction with resultant hypertension. J. Amer. med. Ass. **171**, 2089 (1959). — **Glanzmann, H.,** u. **H. Etter:** Der diagnostische Wert der Renovasographie. Schweiz. med. Wschr. **91**, 728 (1961). — **Goldblatt, H.:** Studies on experimental hypertension. V. The pathogenesis of experimental hypertension due to renal ischemia. Ann. intern. Med. **11**, 69 (1937). — **Gollmann, G.:** Eine Modifizierung der Seldingerschen Kathetermethode zur isolierten Kontrastfüllung der Aortenäste. Fortschr. Röntgenstr. **87**, 211 (1956). ~ Hypertonus bei einseitiger Nierenarterienstenose mit arteriovenöser Fistel. Fortschr. Röntgenstr. 88, 684 (1958). — **Goodwin, W.E., E.V. Moore,** and **E.C. Peirce:** Roentgenographic visualization of adrenal glands: use of aortography and/or retroperitoneal pneumography to visualize adrenal glands: combined adrenalography. J. Urol. (Baltimore) 74, 231 (1955). — **Graves, F. T.:** Anatomy of intrarenal arteries and its applications to segmental resection of kidneys. Brit. J. Surg. 42, 132 (1954). — **Gregg, D. Mc. C., J. M. Allcook,** and **F. R. Beridge:** Percutaneous transfemoral selective renal arteriography (including cineradiology). Brit. J. Radiol. 30, 423 (1957). — **Groß, O.:** Übersicht über die angiologischen Untersuchungsmethoden. Med. Klin. 53, 1062 (1958). — **Grothuesmann, H.-G.:** Zur Frage der Testung und Injektionsdauer jodhaltiger Nierenkontrastmittel. Münch. med. Wschr. 106, 461 (1964). — **Günther, G. W.:** Röntgenuroskopie. Stuttgart: Georg Thieme 1952. — **Gunst, W.:** Zur chirurgischen Behandlung isolierter stummer Kavernen — Kavernotomie — bei der Nierentuberkulose. Z. Urol. 50, 177 (1957).

Haage, H., u. **A. Rehm:** Spasmus der Nierenarterien bei der Renovasographie. Fortschr. Röntgenstr. 99, 649 (1963). ~ Die Renovasographie in der urologischen und internistischen Diagnostik. Med. Mitt. Schering 25, H. 3 (1964). — **Halikiopoulos, H. J., R. N. Lillian Ballou,** and **D. F. McDonald:** The excretory urogram and radiographic kidney sice as screening devices in hypertension of unilateral renal origin. J. Urol. (Baltimore) 88, 456 (1962). — **Haller, J. A., L. R. Radigan,** and **A. G. Morrow:** Hypertension due to segmental infarction of the kidney. Amer. J. Med. 22, 303 (1957). — **Halpern, M.:** Percutaneous transfemoral arteriography. An analysis of the complications in 1000 consecutive cases. Amer. J. Roentgenol. 92, 918 (1964). — **Harrow, B. R.,** and **J. A. Sloane:** Aneurysm of renal artery: Report of 5 cases. J. Urol. (Baltimore) 81, 35 (1959). — **Hartmann, G.:** Die Bedeutung der Angiographie für Diagnostik und Therapie der sogenannten funktionslosen Niere. Münch. med. Wschr. 101, 1264 (1959). ~ Die Angiographie der einseitig funktionslosen Niere. Jena: VEB Fischer 1962. — **Hartmann, H.:** Einseitige Nierenerkrankung und Hochdruck. Langenbecks Arch. klin. Chir. 281, 633 (1955). — **Hartwich, A.:** Der Blutdruck bei experimenteller Urämie und partieller Nierenausschaltung. Z. ges. exp. Med. 69, 462 (1930). — **Heidenblut, A.:** Das Kelchdivertikel der Niere. Fortschr. Röntgenstr. 84, 230 (1956). — **Hellmer, H.:** Nephrography. Acta radiol. (Stockh.) 23, 233 (1942). — **Hellström, J.:** Über die Varianten der Nierengefäße. Z. urol. Chir. 24, 253 (1928). — **Hettler, M.:** Angiographische Probleme und Möglichkeiten. Der percutane Arterienkatheterismus mit an der Spitze verschlossenem Katheter als Grundlage der Etagen-Aortographie. Fortschr. Röntgenstr. 92, 420 (1960). — **Hickel, R.,** et **P. Cornet:** Essay sur la signification et la valeur des images et des signes urographiques fonctionelles. J. Radiol. Électrol. 29, 9 (1948). — **Hodson, C. J.:** Discussion on pyelonephritis. The radiological diagnosis of pyelonephritis. Proc. roy. Soc. Med. 52, 669 (1959). ~ Physiological changes in size of the human kidney. Clin. Radiol. 12, 91 (1961). ~ Radiology of the kidney. In: D. A. K. Black, Renal disease, p. 388. Oxford: Blackwell 1962. — **Hoffmann, W. W.,** and **J. T. Grayhack:** The limitations of the intravenous pyelogram as a test of renal function. Surg. Gynec. Obstet. 110, 503 (1960). — **Hornykiewytsch, Th.:** Die Röntgensymptomatologie der Pyelonephritis. Radiol. Austria 3, 215 (1962). — **Hornykiewytsch, Th.,** u. **G. Bargon:** Die Gefahren und Schäden bei der modernen röntgenologischen Diagnostik und Strahlentherapie. Internist (Berl.) 3, 487 (1962 A). ~ Zur röntgenologischen Diagnostik der Pyelonephritis. Ärztl. Mitt. (Köln) 40, 2021 (1962 B). — **Howard, J. E., M. Barthrong, D. M. Gould,** and **E. R. Yendt:** Hypertensions resulting from unilateral renal vascular disease and its relief by nephrectomy. Bull. Johns Hopk. Hosp. 94, 51 (1954).

Josephson, B.: The mechanism of the excretion of renal contrast substances. Acta radiol. (Stockh.) 38, 299 (1952).

Kallenberg, A.: Die Kontrastdarstellung der Nierengefäße durch subdiaphragmale Aortographie zur urologischen Diagnostik. Münch. med. Wschr. 102, 1397 (1960). — **Keiser, D. v.:** Die Aortographie mit der Kathetermethode. Zbl. Chir. 83, 2262 (1958). — **Kirkland, J. A.,** and **M. R. Haslock:** Transient proteinuria following intravascular injection of contrast media. Lancet **1961 I**, 693. — **Kisseler, B., M. Merten** u. **P. Thurn:** Zur röntgenologischen Diagnose und Differentialdiagnose des Kelchdivertikels der Niere. Fortschr. Röntgenstr. 96, 222 (1962). — **Kleinschmidt, A.:** Die Nierenleistung beim sogenannten einseitig renal bedingten Hochdruck und ihre Umstellung nach Nephrektomie. Z. klin. Med. 152, 288 (1954). — **Kneise, O.,** u. **K. L. Schober:** Die Röntgenuntersuchung der Harnorgane. Leipzig: Georg Thieme 1952. — **Kolle, P.:** Zur Diagnostik und Therapie der Harnleitersteine. Münch. med. Wschr. 101, 1611 (1959).

Leadbetter jr., G. W., and **C. Markland:** Evaluation of technics and complications of renal angiography. New Engl. J. Med. 266, 10—13 (1962). — **Legueu, F., B. Fey** et **P. Truchot:** La pyéloscopie. Paris 1927. — **Lélek, J.:** Erfahrungen auf dem Gebiet der Nierenangiographie. Radiol. Austria 13, 253 (1962). ~ Neuere Beiträge zur Lokalisation des Phäochromocytoms. Fortschr. Röntgenstr. 96, 263 (1962). — **Lenarduzzi, G.:** Reperto pielografico poco commune (dilatazione delle vie urinarie intrarenali). Radiol. med. (Torino) 26, 346 (1939). — **Lenko, J.:** Zur Frage der Kompressionsaufnahme bei Ausscheidungsurographien. Urologia 31, 52 (1964). — **Letino, W., B. E. Zeitel, H. G. Jacobson,** and **M. H. Poppel:** Intravenously given urographic mediums (comparative study of 800 cases). J. Amer. med. Ass. 161, 606 (1956). —

Lichtenberg, A. v.: Grundlagen und Fortschritte der Ausscheidungsurographie. Langenbecks Arch. klin. Chir. **171**, 3 (1932). ~ Uroselektanausscheidung zur qualitativen Nierenfunktionsanalyse. Lengenbecks Arch. klin. Chir. **171**, 3 (1932). — **Lichtenberg, A. v.,** u. **H. Dietlen:** Die Darstellung des Nierenbeckens im Röntgenbild nach Sauerstofffüllung. Münch. med. Wschr. **58**, 1341 (1911). — **Lindgren, E.:** Technic of abdominal aortography. Acta radiol. (Stockh.) **39**, 205 (1953). — **Lindvall, N.:** Roentgenologic diagnosis of medullary sponge kidney. Acta radiol. (Stockh.) **51**, 193 (1959). — **Ljunggren, E.:** Die partielle Nephrektomie bei Nierentuberkulose. Verhandlungsber. Dtsch. Ges. Urol. Düsseldorf 1951. Z. Urol., Sonderheft 40 (1952). ~ Renal artery aneurysm. Acta chir. scand. **115**, 120 (1958). — **Ludin, H.:** Tomographische Bestimmung der Nierengröße. Fortschr. Röntgenstr. **95**, 215 (1961). ~ Aortographie unter Valsalva-Bedingungen. Fortschr. Röntgenstr. **96**, 611 (1962).

Magnusson, W.: On meteorism in pyelography and on the passage of gas through the small intestine. Acta radiol. (Stockh.) **12**, 552 (1931). — **McAfee, J. G.:** Survey of complications of abdominal aortography. Radiology **68**, 825 (1957). — **McLelland, R.:** Aneurysma der Nierenarterie. Amer. J. Roentgenol. **78**, 256 (1957). — **Meaney, Th. F.,** and **H. P. Dustan:** Selective renal arteriography in the diagnosis of renal hypertension. Circulation **28**, 1035 (1963). — **Milloy jr., F., E. H. Fell, R. F. Dillon,** and **A. M. Zagas:** Intrarenal arteriovenous fistula with hypertensive cardiovascular disease: Review of the literature. Amer. J. Surg. **96**, 3 (1958). — **Moell, H.:** Kidney size and its deviation from normal in acute renal failure. A roentgendiagnostic study. Acta radiol. (Stockh.), Suppl. 206 (1961). — **Mongin, R.:** Une méthode d'urographie dirigée. Clinique (Paris) **56**, 537 (1961). — **Morino, F., S. Olivero, C. Quaglia, M. Robecchi** et **A. Tarquini:** L'artériographie sélective. Nouvelle méthode d'angiographie rénal. Urol. int. (Basel) **4**, 321—334 (1957). — **Murray, R. S.,** and **G. C. Tresidder:** Renal angiography. Brit. med. Bull. **13**, 61 (1957).

Naegele, E.: Wo kommen die Gasansammlungen im Darm her, die uns die Beurteilung der Urogramme so oft erschweren, und wie können wir sie vermeiden? Radiologe **4**, 61 (1964).

Ödman, P.: Percutaneous selective angiography of the main branches of the aorta (preliminary report). Acta radiol. (Stockh.) **45**, 1 (1956). — **Olmer, J., P. Casanova, R. Musatore** et **G. Knebelmann:** Dangers de l'urographie intraveineuse dans les myélomes. J. Urol. Néphrol. **68**, 84 (1962). — **Olsson, O.:** Renal angiography. 10. Congr. de la Soc. internat. d'Urologie, Athen 1955. ~ Renal angiography. In: Angiography, edit.: H. L. Abrams. Boston: Little, Brown & Co. 1961. ~ Renal radiography. In: M. B. Strauss and L. G. Welt, Disease of the kidney. Boston: Little, Brown & Co. 1963. ~ Die diagnostische Bedeutung der Angiographie der Nierengefäße. Verh. dtsch. Ges. inn. Med. **69**, 363 (1963). — **Olsson, O.,** and **G. Jönsson:** Roentgen examination of the kidney and the ureter. Handbuch der Urologie, Bd. V/1. Berlin-Göttingen-Heidelberg: Springer 1962. — **Olsson, O.,** and **M. Wholey:** Vascular abnormities in gross anomalies of kidneys. Acta radiol. (Stockh.) **2**, 420 (1964).

Pässler, H. W.: Die Angiographie. Stuttgart: Georg Thieme 1952. ~ Abdominale Aortographie mit besonderer Berücksichtigung der bilateralen retrograden Serienarteriographie ohne Katheter. Fortschr. Röntgenstr. **98**, 279 (1963). — **Page, I. H.:** Die Mosaik-Theorie der essentiellen Hypertonie. In: F. Reubi, K. D. Bock und P. Cottier, Essentielle Hypertonie. Berlin-Göttingen-Heidelberg: Springer 1960. — **Page, J. H., H. P. Dustan,** and **E. F. Poutasse:** Mechanisms, diagnosis and treatment of hypertension of renal vascular origin. Ann. intern. Med. **51**, 196 (1959). — **Pantlen, H.:** Die retrograde Sondenarteriographie in der Nierendiagnostik. Münch. med. Wschr. **27**, 1259 (1957). — **Pastor, B. H., R. M. Myerson, G. T. Wohl,** and **P. V. Rouse:** Hypertension associated with renal artery aneurysm and relieved by nephrectomy. Ann. intern. Med. **42**, 1122 (1955). — **Peabody, C. N.,** and **D. C. Gates:** Malignant renal hypertension (Wilson-Byrom-Syndrome) cured by nephrectomy. Lancet **1958 II**, 291. — **Pendergrass, E. P., P. J. Hodes, R. L. Tondreau, C. C. Powell,** and **E. D. Burdick:** Further consideration of deaths and unfavorable sequelae following the administration of contrast media in urography in the United States. Amer. J. Roentgenol. **74**, 262 (1955). — **Pendergrass, H. P., R. L. Tondreau, E. P. Pendergrass, D. J. Ritchie, E. A. Hildreth,** and **S. K. Askovitz:** Reactions in intravenous urography. Radiology **71**, 1 (1958). — **Perera, G. A.,** and **A. W. Haelig:** Clinical characteristics of hypertension associated with unilateral renale disease. Circulation **6**, 549 (1952). — **Peter, L.:** Multiplizität der Nierenarterien bei sogenannter essentieller Hypertonie. Virchows Arch. path. Anat. **337**, 452 (1964). — **Pfeifer, W.:** Grundlagen der funktionellen urologischen Röntgendiagnostik. Stuttgart: Georg Thieme 1949. — **Porstmann, W.:** Modifikation der Seldingerschen percutanen Katheteraortographie durch Anwendung eines in der Blutbahn endständig verschlossenen Katheters. Fortschr. Röntgenstr. **97**, 12 (1962). — **Post, H. W.,** and **W. F. W. Southwood:** The technique and interpretation of nephrotomograms. Brit. J. Radiol. **32**, 283, 734 (1959). — **Poutasse, E. F.:** Occlusion of a renal artery as a cause of hypertension. Circulation **13**, 37 (1956). ~ Renal artery aneurysm: Report of the cases, two treated by excision of the aneurysm and repair of renal artery. J. Urol. (Baltimore) **77**, 697 (1957). ~ Diagnosis and treatment of occlusive renal artery disease and hypertension. J. Amer. med. Ass. **178**, 1078 (1961). — **Poutasse, E. F.,** and **H. P. Dustan:** Arteriosclerosis and renal hypertension: indications for aortography in hypertensive patients and results of surgical treatment of obstructive lesions of renal arteries. J. Amer. med. Ass. **165**, 1521 (1957). — **Poutasse, E.F., A.W. Humphries, L.J. McCormack,** and **A.C. Corcoran:** Bilateral stenosis of renal arteries and hypertension. J. Amer. med. Ass. **161**, 419—423 (1956). — **Prévôt, R.:** Intravenöse gezielte Pyelographie. Fortschr. Röntgenstr. **59**, 52 (1939). ~ Zur Röntgendiagnostik der Pyelonephritis. Radiologe **4**, 29 (1964). — **Prévôt, R.,** u. **H. Berning:** Zur Röntgendiagnostik der Pyelonephritis. Fortschr. Röntgenstr. **73**, 482 (1950).

Ransom, C.L., R.R. Landes, and **R. McLelland:** Air embolism following retroperitoneal pneumography: a nation-wide survey. J. Urol. (Baltimore) **76**, 664 (1956). — **Rathe, J.C.:** Differential „nephropacification“: A screening procedure for unilateral artery occlusion. Radiology **76**, 629 (1961). — **Reynolds, L., H. Fulton,** and **J.J. Snider:** Roentgenographic analysis of renal mass lesions (cysts and tumors). Amer. J. Roentgenol. **82**, 840 (1959). — **Romero Aguirre, F.:** Valoracison experimental y cilinca de la hipertrofia compensadora del rinon. Arch. Fac. Med. Zaragoza **4**, 255 (1956). — **Roof, J.C.,** and **W.C. Strittmatter:** Hypaque, a new urographic medium. Amer. J. Roentgenol. **73**, 768 (1955). — **Rosenheim, M.L.:** Problems of chronic pyelonephritis. Brit. med. J. **1963 I**, No 5343, 1433. — **Rosenstein, P.:** Die „Pneumoradiographie“ des Nierenlagers, ein neues Verfahren zur radiographischen Darstellung der Nieren und ihrer Nachbarorgane. Z. Urol. **32**, 448 (1921). — **Ruiz-Rivas, M.:** Nueva tecnica de diagnostico radiografico aplicable a organos y estructuvas retroperitoneales, mediastnicas y cervicalis. Rev. clín. esp. **25**, 206 (1947). ~ Generalized subserous emphysema through a single puncture. Amer. J. Roentgenol. **64**, 723 (1950). ~ Enfisema generalizado del Tejdo celular profundo. Cirug. Ginec. Urol. 8, Nr 4 (1954).

Saur, H.-Th.: Über die Komplikationen bei der direkten Aortographie und bei der Gefäßdarstellung mit der Kathetermethode nach Seldinger. Knappschaftsarzt **32**, 199 (1962). — **Scheitlin, W., G.Martz** u. **U. Brunner:** Akutes Nierenversagen nach i.v. Pyelographie bei multiplen Myelosen. Schweiz. med. Wschr. **90**, 84 (1960). — **Schermuly, W.:** Die heterotope Ausscheidung von Nierenkontrastmittel. Fortschr. Röntgenstr. **89**, 220 (1958). — **Schimanski, K.,** u. **H. Schmidt:** Hypernephrom im Versorgungsgebiet einer Polarterie. Ein Beitrag zur Tumordiagnostik im Nierenbereich. Radiologe **5**, 206 (1965). — **Schimatzek, A.:** Aortographie. Z. Urol., Sonderband 257 (1958). — **Schillingbaum, W.:** Verteilung, Ausscheidung und Resorption nierengängiger, mit J^{131} markierter Röntgenkontrastmittel. Fortschr. Röntgenstr. **96**, 795 (1962). — **Schmitz-Dräger, H.G.:** Retrograde Aortographie ohne Katheteranwendung. Fortschr. Röntgenstr. **96**, 639 (1962). — **Schneider, H.J.,** u. **W. Helbig:** Zur Frage der Nierenschädigung nach Ausscheidungsurographie. Z. Urol. **55**, 529 (1962). — **Schoen, D.:** Über die Gefahren bei der intravasalen Anwendung jodhaltiger Kontrastmittel. I. u. II. Med. Welt **33**, 144, 200, 203 (1962). ~ Vorsichtsmaßnahmen bei i.v. Anwendung jodhaltiger Kontrastmittel. Med. Welt **31**, 1582 (1961). — **Schreiber, M.H., H.E. Sarles, M.E. Herring,** and **A.R. Remmers jr.:** The pyelogram-urea washout test. Its value in the diagnosis of renovascular hypertension. New Engl. J. Med. **270**, 1223 (1964). — **Schulz, H.:** Durchführung und Möglichkeiten der Urographie (i.v. Pyelographie). Medizinische **1959 II**, Nr 33—34, 1491. — **Schulze-Bergmann, G.:** Die Anzeigen und Grenzen der angiologischen Nierendiagnostik. Bruns' Beitr. klin. Chir. **194**, 1 (1957). — **Schwartz, W.B., A. Hurwit,** and **A. Ettinger:** Intravenous urography in the patients with renal insufficiency. New Engl. J. Med. **269**, 277 (1963). — **Seldinger, S.J.:** Catheter replacement of the needle in percutaneus arteriography. Acta radiol. (Stockh.) **39**, 368 (1953). — **Sendel, A.:** Über die intravenöse Nephropyelographie. Med. Welt **1964**, 562. — **Sgalitzer, M.:** Röntgenuntersuchung im Krankenzimmer. Wien. med. Wschr. **86**, 864 (1936). — **Smith, G.I.,** and **V. Erickson:** Intrarenal aneurysm of the renal artery: case report. J. Urol. (Baltimore) **77**, 814 (1957). — **Smith, H.W.:** Unilateral nephrectomy in hypertensive disease. J. Urol. (Baltimore) **76**, 685 (1956). — **Staehler, W.:** Die Teilresektion bei Nierentuberkulose. Verhandlungsber. Dtsch. Ges. Urol. Z. Urol., Sonderheft 47 (1952). ~ Klinik und Praxis der Urologie (Klinik, Indikation, Diagnostik, operative und instrumentelle Eingriffe, Nachbehandlung). Stuttgart: Georg Thieme 1959. — **Staehler, W.K., K.M. Bauer** u. **U. Feine:** Die Bedeutung des Isotopennephrogramms bei urologischen Erkrankungen. Med. Welt **1963**, 776. — **Stähli, G.:** Anwendung und Leistungsfähigkeit des Röntgenbildes bei der Untersuchung der Harnorgane. Med. Welt **20**, 927 (1951). — **Steinberg, J.:** Method of intravenous abdominal aortography. Vascular dis. **1**, 233 (1964). — **Steinberg, J., N. Finby,** and **J.A. Evans:** A safe and practical intravenous method for abdominal aortography, peripheral arteriography and cerebral angiography. Amer. J. Roentgenol. **82**, 758 (1959). — **Strandness jr., D.E.:** The unilateral nonfunctioning kidney. Arch. intern. Med. **101**, 611 (1958). — **Straus, W.H.,** and **S.M. Rogoff:** Water-soluble radiopaques. Med. Radiogr. Photogr. **40**, 27 Suppl. (1964). — **Süli, B.,** u. **R. Nicole:** Kombination der Luftpyelographie mit Aortorenovasographie. Urologe **3**, 155 (1964). — **Sutton, D., F.J. Brunton,** and **F. Starer:** Renal artery stenosis. Clin. Radiol. **12**, 80 (1961). — **Svoboda, M.:** Intravenöse Urographie mittels Zonographie. Z. Urol. **57**, 739 (1964). ~ Testen oder nicht testen — so heißt die Frage: Keine entscheidende Bedeutung der Testung ist unsere Meinung. Radiologe **5**, 184 (1965).

Teschendorf, W.: Lehrbuch der röntgenologischen Differentialdiagnostik, 3. Aufl. Stuttgart 1954. — **Thurn, P.,** u. **E. Bücheler:** Die Nephrotomographie. Fortschr. Röntgenstr. **99,** 784 (1963). ~ Röntgenologischer Nachweis und Beurteilung der Nierenverkleinerung. Fortschr. Röntgenstr. **100,** 496 (1964). — **Thurn, P., W. Fritz, A. Düx** u. **A. Heymer:** Die Bedeutung der Nierenarteriographie für Diagnostik und Therapie der renalen Hypertonie. Dtsch. med. Wschr. **87,** 838 (1962). — **Thurn, P.,** u. **W. Lutzeyer:** Technik und Bedeutung der Nieren-Serienarteriographie. Urologe **3,** 144 (1964). — **Tillander, H.:** Magnetic guidance of a catheter with articulated steel tip. Acta radiol. (Stockh.) **35,** 62—64 (1951), S. 539. ~ Selective angiography of abdominal aorta with guided catheter. Acta radiol. (Stockh.) **45,** 21 (1956). — **Tille, D.:** Die Aortographie des Abdomens aus klinischer Sicht. Leipzig: Georg Thieme 1961. ~ Die Bedeutung der angiographischen Nierendiagnostik vom Standpunkt des Internisten. Internist (Berl.) **3,** 668 (1962). — **Truss, F.:** Beitrag zur Nephrographie. 75. Tagg Dtsch. Ges. f. Chir. München 1958. Langenbecks Arch. klin. Chir. **289,** 631 (1958).

Uebersax, R., et **J.-L. le Rudulier:** Comparaison des résultats obtenus par différentes méthodes urographiques. Presse méd. **71,** 2343 (1963).

Vahlensieck, W.: Der Kullerstein. Ärztl. Wschr. **15,** 54 (1960). ~ Über strahlendiagnostische Verfahren im Rahmen der urologischen Untersuchung. Münch. med. Wschr. **106,** 453 (1964). — **Vieten, H.:** Vortestung von Kontrastmittelinjektionen? Radiologe **5,** 191 (1965). — **Virtama, P.:** Über die Technik der Gasfüllung des Retroperitoneum. Fortschr. Röntgenstr. **96,** 269 (1962). — **Vogler, E.:** Renale Angiographie. Med. Mitt. Schering 21 (1960). ~ Angiographie der Nieren. Indikation und Ergebnisse. In: 9. Internat. Congr. of Radiology München 1959, Bd.1, S. 342. (Stuttgart-München-Berlin 1961.) — **Vogler, E.,** u. **R. Herbst:** Angiographie der Nieren. Stuttgart: Georg Thieme 1958. — **Voigt, H.W.:** Zur Diagnostik krankhafter Veränderungen am oberen Nierenpol. Z. Urol. **34,** 549 (1940). — **Vries, G.H. de:** Angiogramm eines Nierenkarbunkels. Fortschr. Röntgenstr. **90,** 640 (1959). — **Vuorinen, P., L. Pyykönen,** and **P. Antilla:** Renal cortical index obtained from urography. Brit. J. Radiol. **33,** 622 (1960).

Wall, D., and **D.K. Rose:** The clinical intravenous nephrogram: preliminary report. J. Urol. (Baltimore) **66,** 305 (1951). — **Wellauer, J.:** Die abdominale Aortographie. In: Schinz, Röntgendiagnostik. Ergebnisse 1952—1956. Stuttgart: Georg Thieme 1957. — **Wellauer, J.,** u. **M. del Buono:** Erfahrungen mit dem neuen trijodierten Kontrastmittel Triopac bei der intravenösen Urographie. Schweiz. med. Wschr. **28,** 811 (1956). — **Weyeneth, R.:** Interprétation de l'urographie rénale. J. suisse Méd. **93,** 1777 (1963). — **Wildbolz, H.:** Lehrbuch für Urologie und chirurgische Krankheiten der männlichen Geschlechtsorgane. Berlin-Göttingen-Heidelberg: Springer 1952. — **Wille-Baumkauff, H.:** Ein Betrag zur Arteriographie der Nieren. Jena: Gustav Fischer 1950. — **Winter, Ch.C.:** The excretory urogram as a kidney function test. J. Urol. (Baltimore) **83,** 313 (1960). — **Woodruff, M.W.,** and **R.L. Malvin:** Localisation of renal contrast media excretion by stop flow analysis. J. Urol. (Baltimore) **84,** 677 (1960).

Zeitel, B.E., W. Lentino, and **H.G. Jacobson:** Renografin, a new intravenous urographic medium. J. Urol. (Baltimore) **76,** 461 (1956). — **Zimmermann, H.:** Abgewandelte perkutane Kathetermethode (nach Seldinger) zur gezielten Aortographie. Fortschr. Röntgenstr. **94,** 784 (1961). — **Zinner, G.:** Zur intravenösen Nephrographie. Z. Urol. **53,** 529 (1960). ~ Zur Verbesserung der Ergebnisse bei der i.v. Pyelographie. Fortschr. Röntgenstr. **99,** 812 (1963). — **Zinner, G.,** u. **R. Gottlob:** Vergleichende Untersuchungen über die schädigende Wirkung verschiedener Röntgenkontrastmittel. Münch. med. Wschr. **101,** 1717 (1959).

GPSR Compliance

The European Union's (EU) General Product Safety Regulation (GPSR) is a set of rules that requires consumer products to be safe and our obligations to ensure this.

If you have any concerns about our products, you can contact us on ProductSafety@springernature.com

In case Publisher is established outside the EU, the EU authorized representative is:

Springer Nature Customer Service Center GmbH
Europaplatz 3
69115 Heidelberg, Germany

Batch number: 10584556

Printed by Printforce, the Netherlands